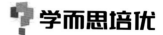

数 学

三级上 第1-10讲

培优A班

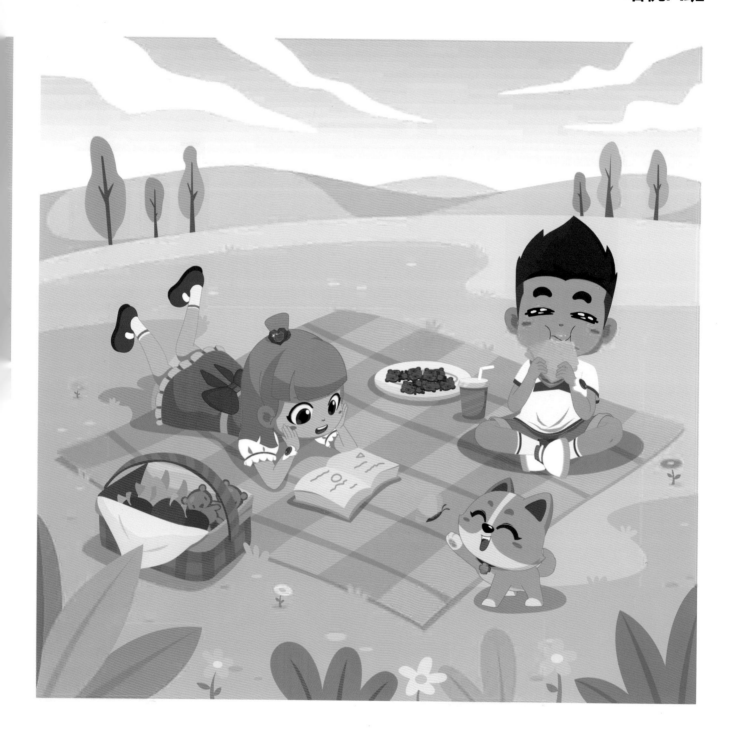

南京卫生健康年鉴

（2021）

《南京卫生健康年鉴》编纂委员会 编

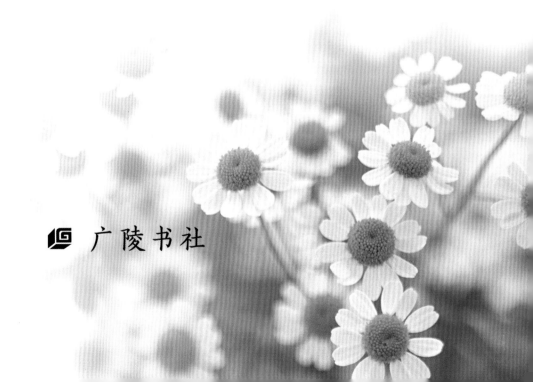

广陵书社

图书在版编目（CIP）数据

南京卫生健康年鉴. 2021 / 《南京卫生健康年鉴》
编纂委员会编. -- 扬州：广陵书社，2021.12
ISBN 978-7-5554-1714-9

Ⅰ. ①南… Ⅱ. ①南… Ⅲ. ①卫生工作－南京－
2021－年鉴 Ⅳ. ①R199.2-54

中国版本图书馆CIP数据核字(2021)第211162号

书　　名	南京卫生健康年鉴（2021）
编　　者	《南京卫生健康年鉴》编纂委员会
责任编辑	王　丹
出版发行	广陵书社
	扬州市四望亭路 2-4 号　　　　邮编　225001
	（0514）85228081（总编办）　　85228088（发行部）
	http://www.yzglpub.com　　E-mail:yzglss@163.com
印　　刷	江苏省地质测绘院
开　　本	889毫米 × 1194毫米　1/16
印　　张	23.5
字　　数	923 千字
版　　次	2021 年 12 月第 1 版
印　　次	2021 年 12 月第 1 次印刷
标准书号	ISBN 978-7-5554-1714-9
定　　价	260.00 元

《南京卫生健康年鉴(2021)》编辑部

编纂说明

BIANZUAN SHUOMING

一、《南京卫生健康年鉴》是综合反映南京医药卫生健康等各方面工作基本情况、进展和成就的地方专业性年鉴。自1987年起，《南京卫生年鉴》每年出版一卷，2016年起更名为《南京卫生计生年鉴》，2019年起更名为《南京卫生健康年鉴》。

二、2021年卷年鉴主要收录2020年资料。全书设特载、总述、抗击新冠肺炎疫情、医疗卫生改革、疾病预防与控制、卫生应急、爱国卫生运动、职业健康工作、基层卫生工作与妇幼保健、老龄健康工作、人口监测与家庭发展工作、中医中药、医政管理、医疗技术、医药教育、医药科学研究、药品器械、规划财务管理、卫生监督工作、卫生宣传与出版工作、国际合作与交流、学术团体活动、编写单位概况、各区卫生工作概况、文件与法规、重要会议报告、卫生论坛、卫生工作纪事、卫生界人物、卫生统计、索引等三十一个类目。全书版权页后及卷末附有彩色插页。

三、2021年卷年鉴按类目、分目、条目三个层次编纂，部分条目内还设有子目。

四、2021年卷年鉴卫生统计数据均以南京市卫生健康委员会统计资料为准。

五、为便于读者检索，除卷首的目录外，对各栏的内容编制主题词或关键词以索引的形式附于书末，以汉语拼音字母顺序依次排列。

六、各编写单位排列次序按医院和非医院单位及其等级、性质两个层次排列；各区排列次序系参照《南京简志》排列。

《南京卫生健康年鉴》编辑部

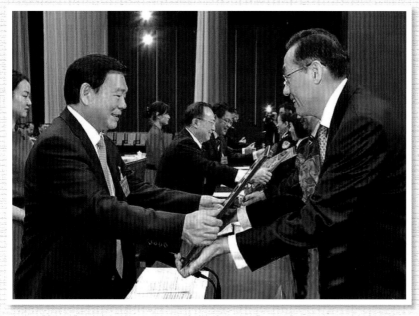

11月26日，全省抗击新冠肺炎疫情表彰大会在宁举行。江苏省委书记、省人大常委会主任娄勤俭向获全省抗击新冠肺炎疫情先进集体称号的南京市卫生健康委颁奖

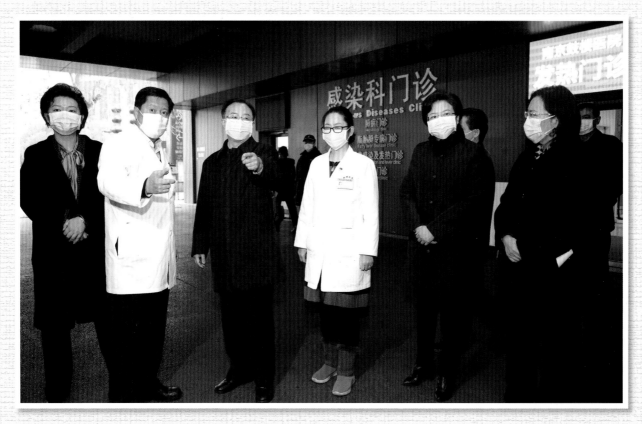

1月23日，江苏省委副书记、省长吴政隆视察南京鼓楼医院疫情防控工作

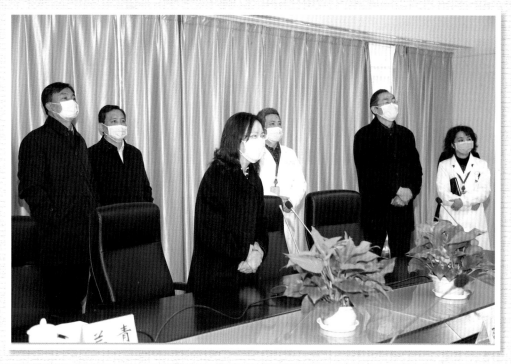

3月3日，江苏省副省长、省疫情防控工作领导小组副组长陈星莺前往南京市公共卫生医疗中心调研

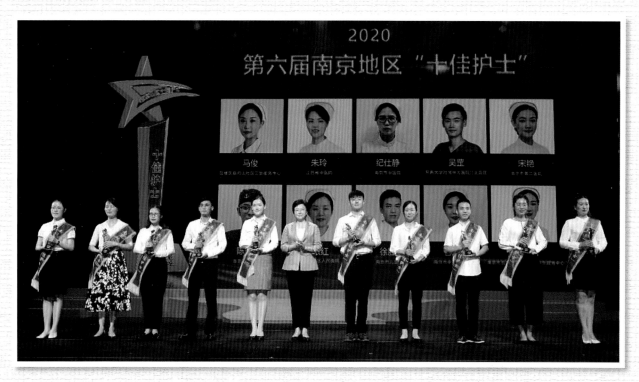

8月19日，南京市表彰第六届南京地区"十佳医生""十佳护士"。南京市市长韩立明为"十佳护士"颁奖

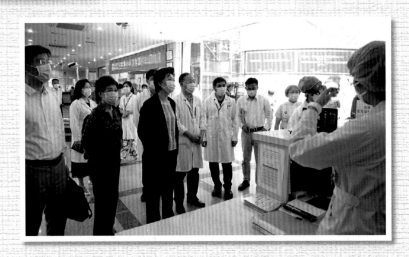

5月20日，江苏省卫生健康委主任谭颖一行赴江苏省省级机关医院督导疫情防控工作

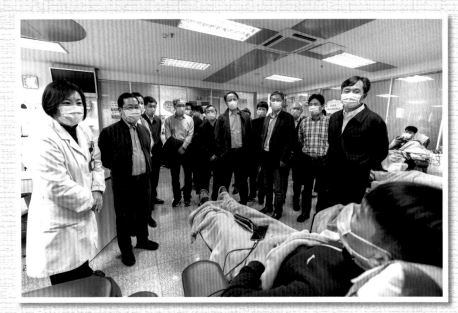

4月26日，南京市人大代表、南京市副市长胡万进带领市人大鼓楼组代表到市血液中心开展"推进公共卫生服务体系建设，应对突发公共卫生事件"视察调研，并慰问无偿献血者

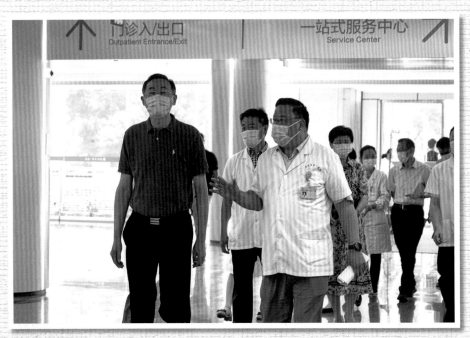

8月25日，南京市卫生健康委党委书记、主任方中友调研市第一医院河西院区

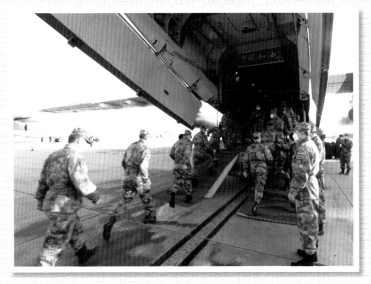

2月2日，东部战区总医院抗疫医疗队火速奔赴湖北武汉火神山医院

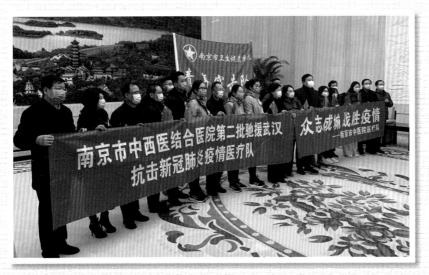

2月10日，南京市中西医结合医院5位同志随第三支国家中医医疗队（江苏）集结出征武汉，前往方舱医院开展救治工作。这是该院派出的第二批医疗队员

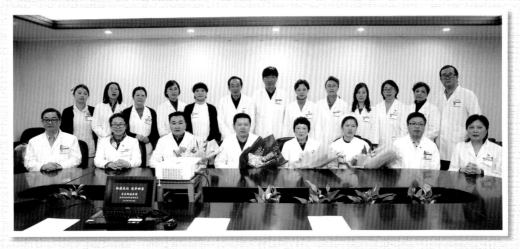

1月25日，南京鼓楼医院第一批医疗队出征湖北武汉

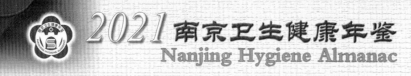
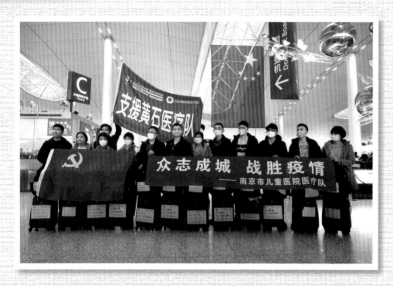

2月11日，南京市儿童医院紧急选派12名医疗队员支援湖北黄石

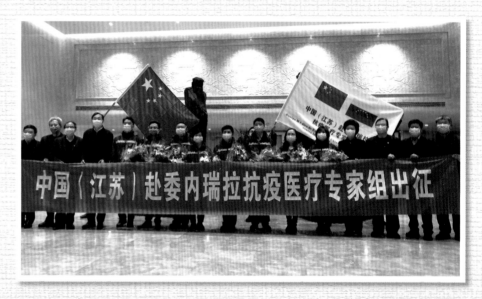

3月29日，中国政府援助委内瑞拉抗疫医疗专家组一行8人从南京禄口国际机场赴委

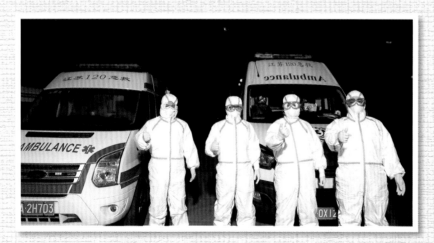

2月26日，南京市急救中心新冠肺炎转运
救治团队深夜紧急出发转运患者

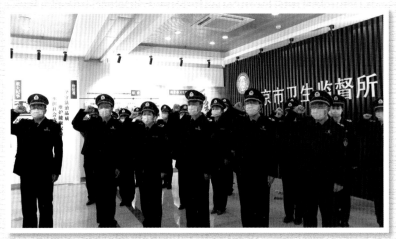

1月30日，南京市卫生监督所新冠肺炎疫情防控战"疫"誓师大会

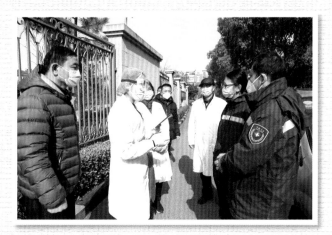

1月30日，南京市疾控中心消杀科在栖霞区（朗诗保利麓院）对新冠肺炎居家环境进行终末消杀

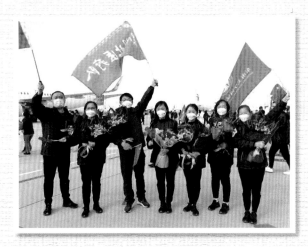

中大医院援黄石医疗队不辱使命、平安凯旋

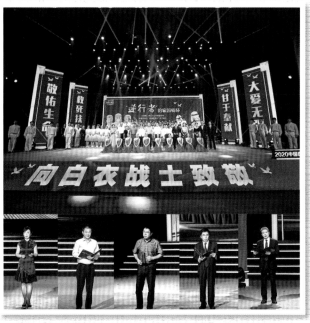

8月12日，南京医学会、南京医师协会与南京广电集团民生节目部、南京市妇联家庭建设指导中心联合主办《"逆行者"的家国情怀——江苏省、南京市卫生健康系统庆祝2020年"中国医师节"文艺演出》。黄英姿、鲁翔、戚健伟、黄茂、易永祥5位抗疫英雄担任串讲人

南京市公共卫生医疗中心救治新冠肺炎患者

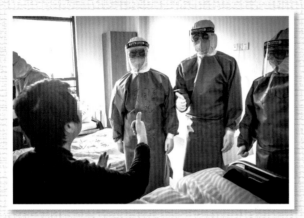

南京市公共卫生医疗中心医务人员在隔离病房查房

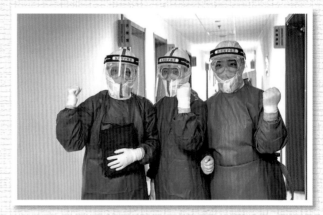

南京市公共卫生医疗中心医务人员在隔离病区加油鼓劲

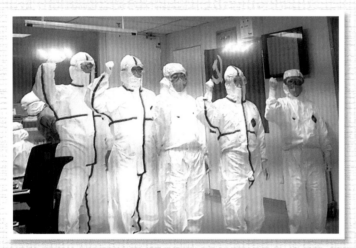

南京市公共卫生医疗中心医务人员在隔离病区一线向党组织庄严宣誓

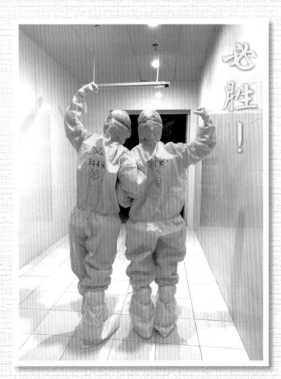

南京市公共卫生医疗中心医务人员在进隔离病区前，彼此加油打气

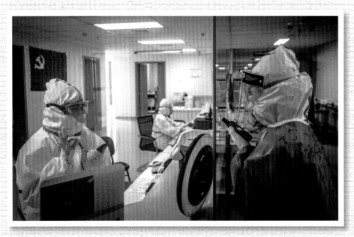

南京市公共卫生医疗中心隔离病房医务人员用对讲机和手势沟通交流治疗工作

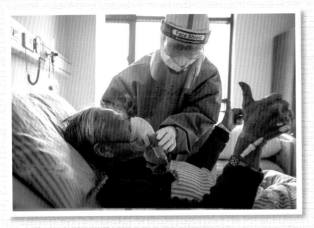

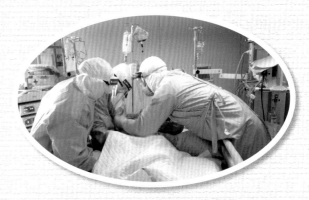

2月21日，南京市公共卫生医疗中心医护人员身穿2—3层密不透风的防护装备，近距离接触新冠肺炎病患

南京市公共卫生医疗中心医护人员全力救治患者

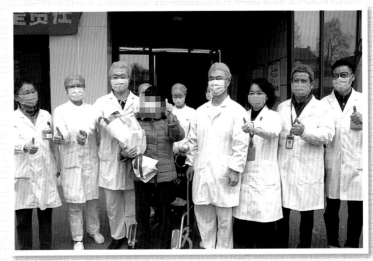

3月8日，南京市公共卫生医疗中心最后1例治愈康复的确诊患者出院，至此南京地区93例本土确诊患者全部治愈出院

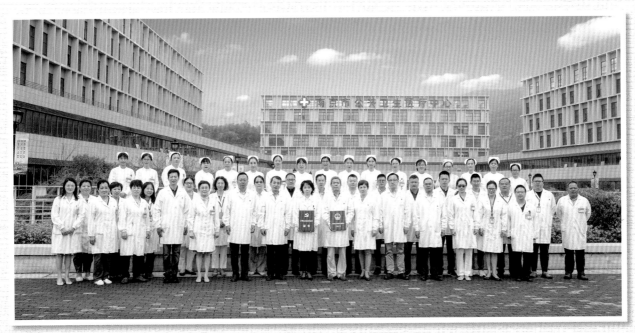

2020年，南京市第二医院（江苏省传染病医院）党委获全国抗击新冠肺炎疫情先进集体和全国先进基层党组织称号

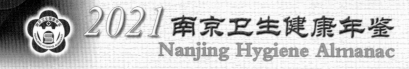

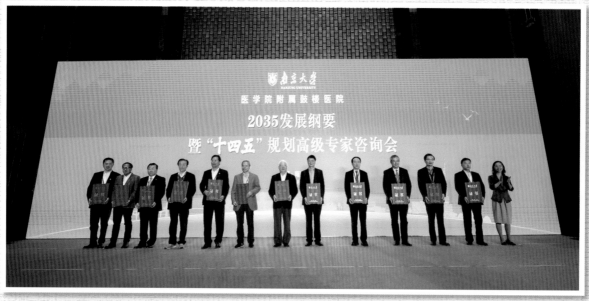

11月7日，南京鼓楼医院召开"十四五"规划高级专家咨询会

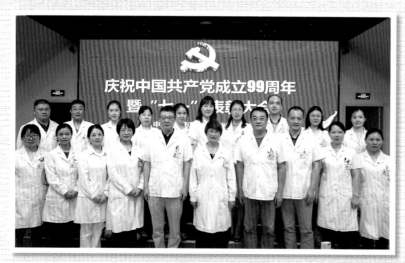

6月，南京市职业病防治院召开
庆祝中国共产党成立99周年暨
"七一"表彰大会

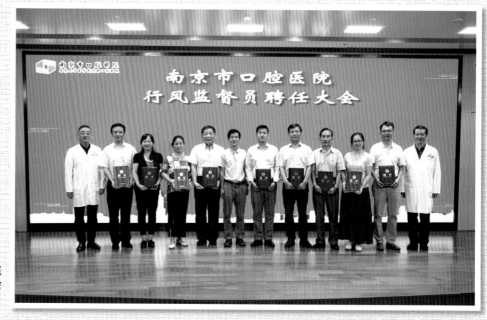

7月13日，南京市口腔医
院召开行风工作推进会
暨行风监督员聘任大会

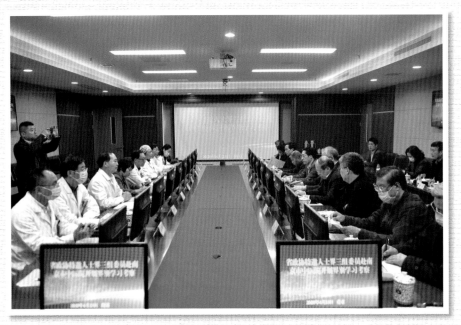

4月23日 省政协特邀人士界三组委员赴南京市中医院开展界别学习考察

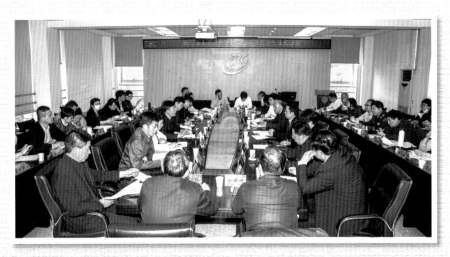

4月26日，南京市人大鼓楼组代表到市疾控中心调研公共卫生体系建设

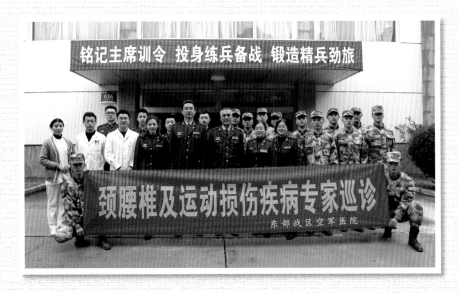

2020年，东部战区空军医院开展"心系基层送温暖，助力空天保健康""颈腰椎及运动损伤疾病"系列巡诊活动

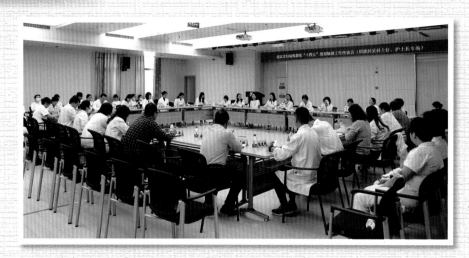

9月3日，南京市妇幼保健院
召开多场调研座谈会，认真
编制"十四五"规划

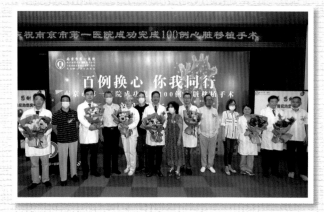

9月，南京市第一医院心脏移植破百例

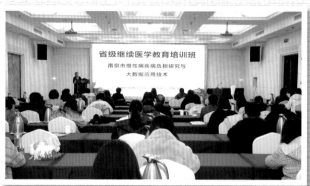

11月23—26日，南京市疾控中心
举办"南京市慢性病疾病负担研
究与大数据应用技术"省级继续
医学教育培训班

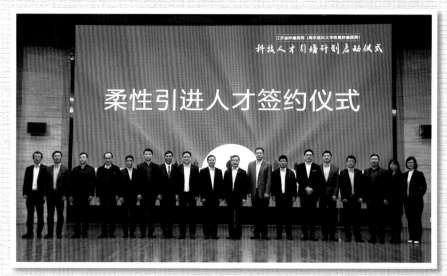

11月8日，江苏省肿瘤
医院举行科技人才引培
计划启动仪式

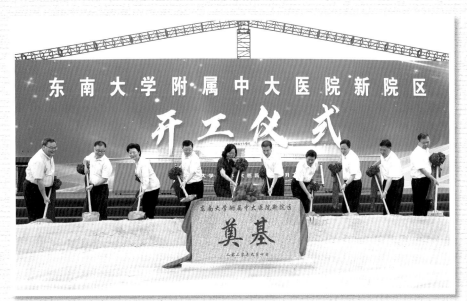

9月10日，东南大学附属中大医院举行新院区开工仪式

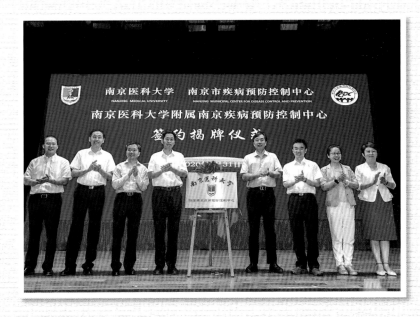

8月31日，南京医科大学附属南京疾病预防控制中心签约揭牌仪式暨公共卫生发展论坛在宁举行。南京市副市长胡万进，南京医科大学党委书记王长青，中国工程院院士、南京医科大学校长沈洪兵，中国疾控中心流行病学首席专家吴尊友，南京市卫生健康委党委书记、主任方中友等出席

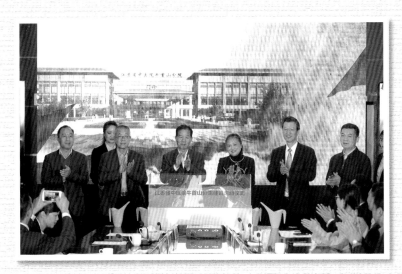

11月6日，江苏省中医院国家中医药管理局"中医药传承创新工程项目储备库"牛首山分院一期工程项目全面启动建设

8月19日，江苏省肿瘤医院与江北新区管委会签约，共同建设江苏省肿瘤医院江北新院区

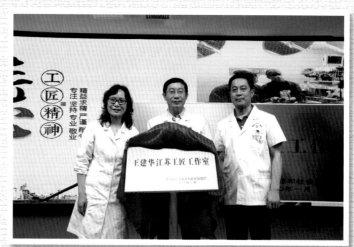

1月，江苏省中西医结合医院领导为"王建华江苏工匠工作室"揭牌

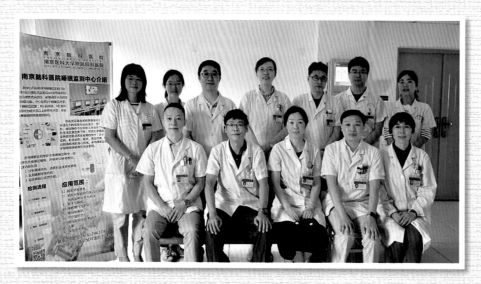

8月1日，南京脑科医院成立睡眠医学中心，汇集老年神经内科、医学心理科、中医科、呼吸科等多个学科专家

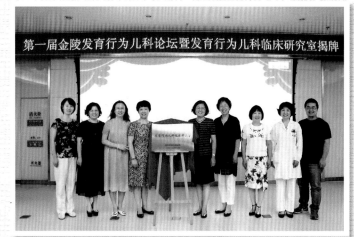

8月7日，南京市妇幼保健院成立
"发育行为儿科临床研究室"，
为进一步深化发育行为儿科临床
和基础研究提供技术支持

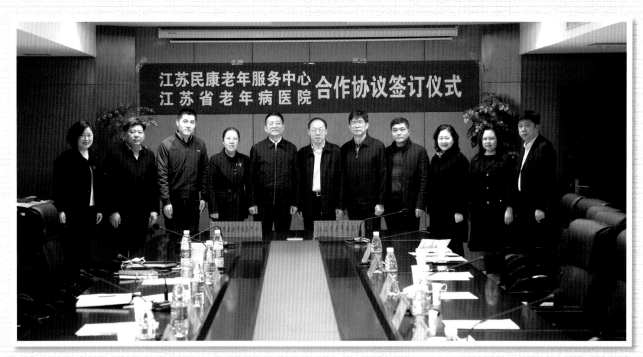

12月23日，江苏省老年病医
院与江苏民康老年服务中心
签订合作协议

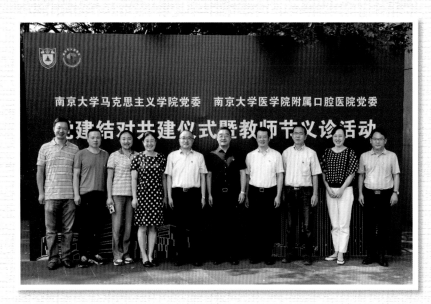

9月9日，南京市口腔医院与南京
大学马克思主义学院举行党建结
对共建仪式暨教师节义诊活动

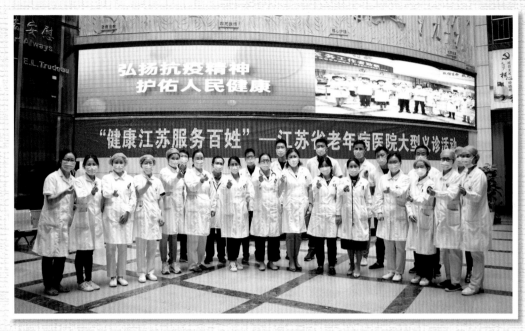

9月8日，江苏省老年病医院举办"健康江苏，服务百姓"义诊周活动

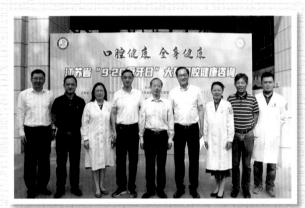

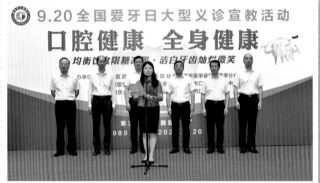

9月19—20日，南京医科大学附属口腔医院和南京市口腔医院举办"9·20爱牙日"大型义诊宣教活动

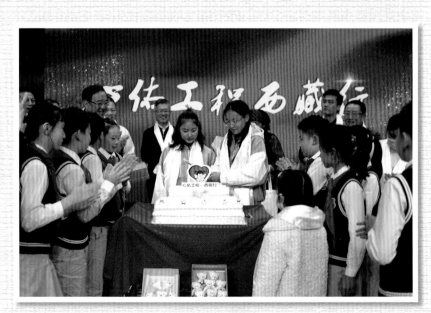

10月30日，南京医科大学第二附属医院开展"心佑工程西藏行"儿童先心病救助活动，分两批完成7名儿童先心病手术治疗

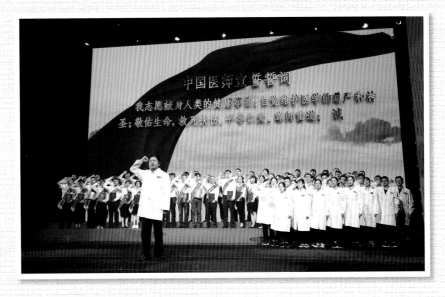

8月19日，南京医师协会会长、南京鼓楼医院副院长孙凌云带领50名南京市"人民满意的卫生健康工作者"以及南京医科大学学生代表庄严宣誓

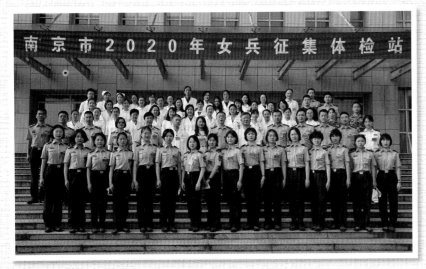

8月，南京市职业病防治院参与南京市2020年女兵征集体检工作

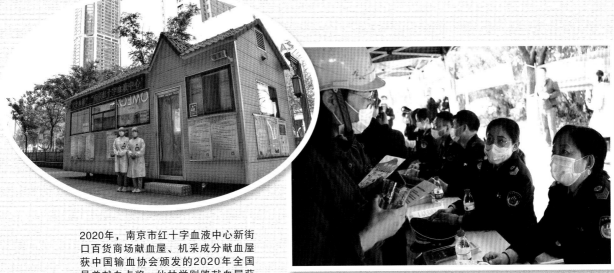

2020年，南京市红十字血液中心新街口百货商场献血屋、机采成分献血屋获中国输血协会颁发的2020年全国最美献血点奖，仙林学则路献血屋获2020年全国最智献血屋奖

4月29日，南京市卫生监督所深入企业开展《中华人民共和国职业病防治法》宣传周活动

东部战区总医院
以人为本 科技争先 质量一流 服务至上

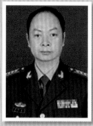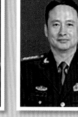

院长 何子安　　政委 王强

东部战区总医院前身为国民政府中央医院，始建于1929年，是中国人自己创办的第一家国立西医院。

医院设卫勤部、政治工作部、保障部、护理部，下辖秦淮、淮安、镇江3个医疗区，9个派驻门诊部。2020年，医院门急诊量共260.8275万人次，收治7.3387万人次，手术9.6128万人次，药占比34.635%。年初新冠肺炎疫情阻击战中，医院迅速开通防控指挥系统，先后开设6个发热门诊，140间隔离病房，抽调137名专家骨干驰援武汉。先后1人被表彰为"全国抗疫先进个人"，2个单位被表彰为先进集体，3人为全国三八红旗手，6人荣立三等功，呼吸内科荣立集体二等功，输血医学科被联勤保障部队表彰为保障部队先进基层党组织。目前，院本部拥有术中放疗机、"达芬奇"手术机器人、双源CT、射波刀、PET/CT等现代化医疗设备，总价值10.85亿元。医院推行"医院管理智能化、医疗信息数字化、机关办公自动化、卫勤保障精确化"，医院信息化水平全国一流，是全军首批数字化示范医院。

医院是战区范围内救治级别最高的医疗机构。医院是南京大学医学院附属金陵医院，海军军医大学、南方医科大学、东南大学医学院、南京医科大学等高校的临床医学院，承担17所院校的实习教学任务，拥有博士一级学科联合培养点5个、硕士一级学科联合培养点10个，是国家住院医师规范化培训示范基地、全军博士后流动站，每年有600余名研究生、400余名军地进修生和600余名本科实习生在院学习，举办各类继续医学教育培训班70余项。

医院积极做强优势学科，做精特色学科，做大虚拟学科，扶持新兴学科，建成国家、军队和江苏省重点学科以上科室34个，拥有1个国家临床医学中心、2个国家重点学科、7个国家临床重点专科军队建设项目、11个全军研究所（中心）等优势学科群，肠功能障碍的治疗、多靶点治疗重症狼疮性肾炎等治疗技术世界领先，医学影像介入治疗等技术在全国全军处于领先地位，国家肾脏病临床研究中心顺利通过国家、军队验收。连续5年获全国医院品管圈大赛一等奖。复旦版中国医院排行榜综合排名全国第39位。影像科张龙江副主任入选国家"百千万"人才工程并被授予"有突出贡献中青年专家"称号。

医院注重用科学创新牵引全面建设发展，鼓励医务人员结合临床开展科学研究。"肠功能障碍的治疗"荣获国家科技进步一等奖。"十二五"以来，获得国家和军队科研成果奖60余项，其中国家科技进步二等奖4项，军队（省部级）科技成果一等奖19项、二等奖40项。共获得各类科研课题546项，总资助经费3.7512亿元，其中国家"973"首席项目2项，国家重点研发计划1项，国际政府间合作项目1项，国家自然科学基金191项。医院现主办（主编）学术期刊9种，其中中文期刊6种，外文期刊3种。2020年，医院发表国内论文479篇，SCI论文251篇。放射科主任医师卢光明获2020年度何梁何利奖；神经内科刘新峰主任在国际顶级杂志子刊《柳叶刀神经病学》发表论文，影响因子高达28.755。"十三五"期间，医院有全国级学会主任委员3名、副主任委员11名，全军级学会主任委员1名、副主任委员13名，江苏省级学会主任委员12名、副主任委员37名。

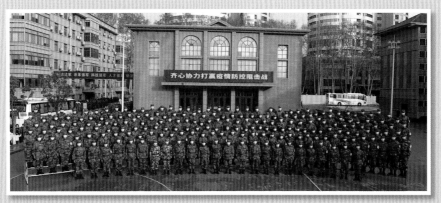

2月2日，东部战区、无锡联勤保障部队中心领导为赴武汉抗疫医疗队送行

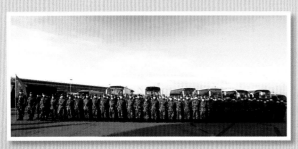

抗疫医疗队整装待发

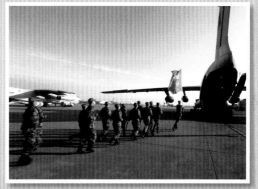

抗疫医疗队紧急登机赴武汉

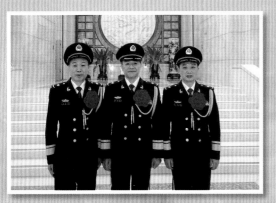

"全国抗击新冠肺炎疫情先进个人"阳文新（左），先进集体代表李维勤（中）、吕镗锋（右）

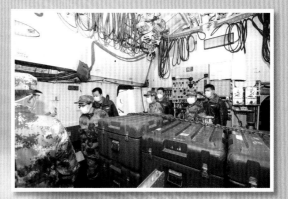

抗疫医疗队物资装机

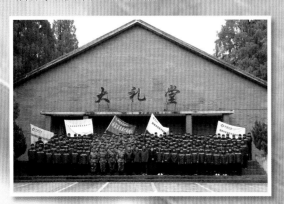

参加国家应急救援联合演练的军地医疗队合影

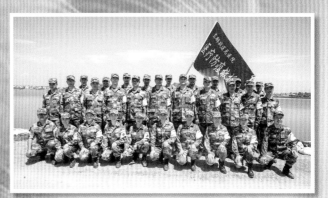

医疗防疫救援队赴九江抗洪

江苏省人民医院
南京医科大学第一附属医院

创立年份：1936年

江苏省人民医院暨南京医科大学第一附属医院、江苏省临床医学研究院、江苏省红十字医院,前身为1936年成立的江苏省立医政学院附设诊疗所,至今已有85年的历史。江苏省妇幼保健院作为江苏省人民医院妇幼分院,实行一体化管理。

医院是江苏省属三级甲等综合性医院,担负着医疗、教学、科研、公益4项中心任务。占地面积16万余平方米,现有建筑面积41万平方米,固定资产总额(净值)26.7亿元,实际开放床位4600张,职工6800余人。

医院是国家重大疫情救治基地,承担国家疑难病症诊治能力提升工程建设项目1项,有国家重点学科1个,国家临床重点专科18个;省临床医学研究中心5个,江苏高校优势学科1个,省重点学科2个,省"国家重点学科"培育建设点1个,省"科教强卫"工程临床医学中心4个,医学重点学科(实验室)13个,省级医疗诊治中心5个,省级专科(病)诊疗中心8个,省级临床重点专科34个,省医疗质量控制中心19个。

医院现有中国工程院院士1名(肝胆中心王学浩教授),美国医学科学院国际院士1名(康复医学中心励建安教授);拥有各类国家重点人才项目专家13名;有中华医学会等专科分会常务委员及以上15人,江苏省医学会各专科分会主委、副主委74人;有国际外科学院执行委员会委员1人,听力国际副主席1人。

江苏省临床医学研究院依托该院建立,有国家重点实验室1个[生殖医学重点实验室(临床中心)],中国医学科学院重点实验室1个(活体肝脏移植重点实验室)。国家药物临床试验机构共有药物临床试验专业28个及I期临床试验研究室1个,通过WHO/SIDCER认证和AAHRPP认证。

医院是南京医科大学最大的临床教学基地,第一临床医学院设在医院内,实行一体化管理。现有6个学系、43个教研室。医院是江苏省临床医学教育研究所依托单位,是国家住院医师规范化培训示范基地。

医院在复旦大学医院管理研究所发布的2019年度全国医院综合排行榜中列全国第22位,有4个专科进入全国排名前10,有11个专科获得声誉提名。在2019年度中国医学科学院中国医院科技量值(STEM)排行榜中,该院科技影响力综合排名位列全国医院第16位,有7个专科进入全国排名前10,有18个学科位列全国前20。

医院对外交流活跃,与多个国际知名医院、学科和实验室建立友好合作关系。

医院始终坚持发展是第一要务,贯彻"创新、协调、绿色、开放、共享"的发展理念,突出公益性,坚持"以人为本、回报社会"的宗旨,弘扬"德术并举、病人至上"的精神,为建设一流国家级临床医学中心和高水平临床研究型医院而奋力拼搏。

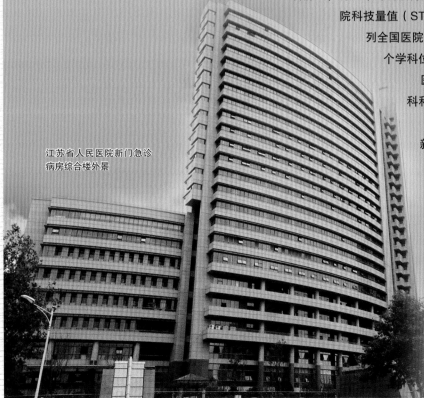

江苏省人民医院新门急诊病房综合楼外景

电话：(025)83737024
传真：(025)83724440
网址：www.jsph.org.cn
邮编：210029

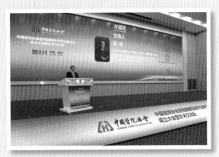
第一届中国医院协会医院健康促进委员会在南京成立，江苏省人民医院党委副书记、院长赵俊任主任委员

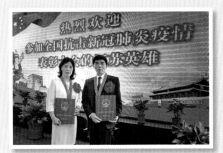
江苏省人民医院刘云、黄茂荣获"全国抗击新冠肺炎疫情先进个人"称号

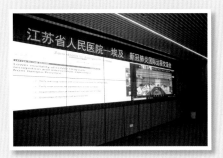
江苏省人民医院与埃及等国际上多个国家进行抗疫经验云分享

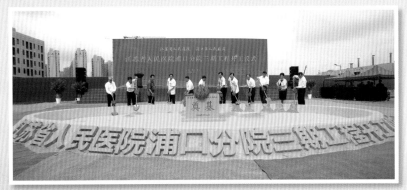
江苏省人民医院浦口分院三期工程正式开工

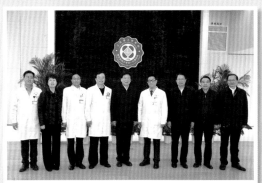
江苏省委书记娄勤俭到江苏省人民医院慰问王学浩院士

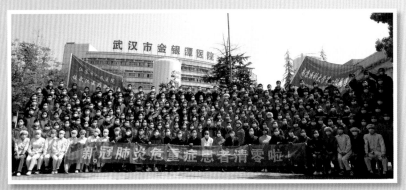
江苏省人民医院援武汉重症医疗队在金银潭医院举行病区交接仪式

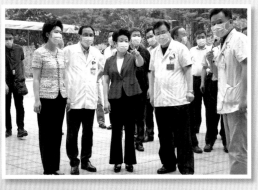
江苏省政协主席黄莉新率驻苏代表到江苏省人民医院调研

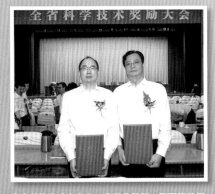
全省科技奖励大会上，陈明龙教授、殷国勇教授获江苏省科学技术奖一等奖

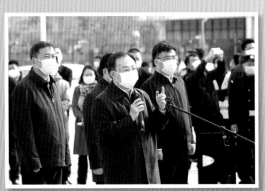
江苏省省长吴政隆迎接援黄石医疗队员并在机场发表重要讲话

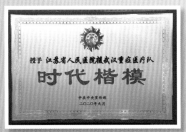
江苏省人民医院援武汉重症医疗队获评"时代楷模"称号

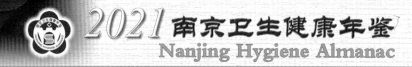

南京大学医学院附属鼓楼医院

南京大学医学院附属鼓楼医院（南京鼓楼医院）建于1892年，目前已发展成为学科门类齐全、师资力量雄厚、医疗技术精湛、科研实力较强的大型研究型综合性三级甲等医院。目前，医院核定床位3800张，在岗职工5000余人，海外院士1人、柔性引进院士1人、长江学者3人、杰青2人、优青4人、国家百千万人才工程3人、国家有突出贡献中青年专家7人、享受国务院政府特殊津贴49人。现有国家重点学科、国家临床重点专科9个、省临床医学中心3个、省医学重点学科7个、省医学创新团队4个、省级临床重点专科29个、省级质控中心9个、省专科（专病）诊疗中心8个。

鼓楼医院在2019年度国家卫健委全国三级医院绩效考核中列综合医院第19名，江苏省第1名，等级A+；CMI值（反映疑难疾病诊疗水平的病例组合指数）1.40，全国排名第7位；科研经费总额全国排名第22位；在2019年度复旦版中国医院排行榜中排名第37位；SCI论文发表数位列全国第28位，以第一作者发表国际合著论文数全国第20位；中国医院科技量值（STEM）综合榜全国第39位。医院担任中华医学会分会主委1人、候任主委和副主委5人，担任江苏省医学会分会主委、候任主委和副主委41人，担任南京医学会分会主委、候任主委和副主委48人，综合实力居全省前列。

医院党建方面，以党的建设统领全局，成立中共南京鼓楼医院委员会党校暨中共南京市委党校（南京市行政学院）现场教学基地，深入开展党史等专题学习教育，全面抓好党员发展和管理工作；优化党组织架构，坚持"支部建在连上"，实施党建、业务"双带头人培养"工程，实现党建工作与学科发展、医疗业务、对口帮扶、医德医风等工作深度融合。

医院高度重视医疗技术开展，急难危重诊疗能力不断提升。许多医疗技术如严重脊柱畸形治疗、间质干细胞治疗免疫性疾病、小切口治疗复杂心脏疾病、大血管大手术、干细胞修复子宫内膜、生殖医学、移植技术、机器人手术、内镜诊疗等技术水平居于全国前列。

近年来，医院获得国家杰出青年基金、优秀青年基金等科研项目700余项，荣获国家科技进步二等奖3项、国家技术发明二等奖1项、省科技进步一等奖7项、中华医学奖15项，各类科技成果共计300余项。一大批代表性文章发表在主流期刊上。2020年，获国家自然科学基金资助项目77项，含重点项目2项，优秀青年基金1项，居省内医疗机构首位。

医院圆满完成援鄂抗疫任务。在抗击新冠肺炎疫情的斗争中，鼓楼医院先后有229名医务人员驰援武汉、新疆、北京和委内瑞拉等疫情第一线，救治大量新冠肺炎患者，医务人员零感染，得到国家、省、市卫健委的肯定，相关救治经验通过央视等中央媒体向全国分享。

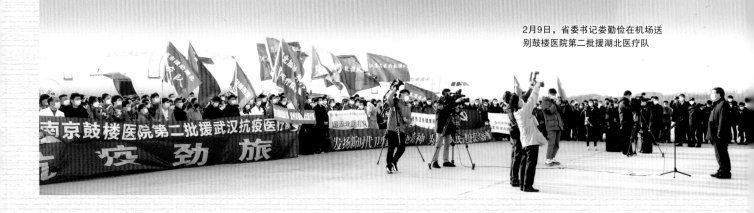

2月9日，省委书记娄勤俭在机场送别鼓楼医院第二批援助湖北医疗队

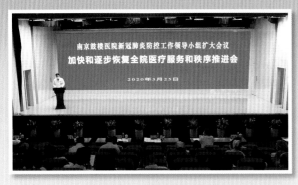

3月25日，鼓楼医院召开加快和逐步恢复全院医疗服务和秩序推进会

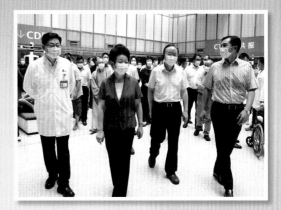

6月，省政协主席黄莉新调研鼓楼医院

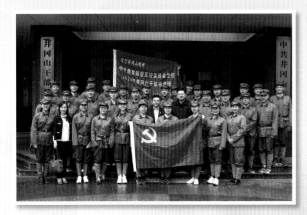

10月21日，中共南京鼓楼医院委员会党校组织青年复合型人才赴井冈山进行现场教学

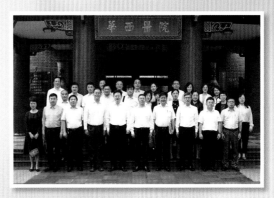

9月10日，鼓楼医院代表团赴华西医院考察学习

12月16日，鼓楼医院在全院广泛开展向新中国成立后鼓楼医院首任院长陈祖荫同志学习活动

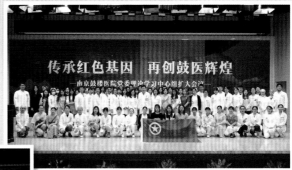

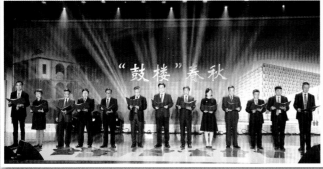

12月29日，鼓楼医院举办"南京大学·鼓楼医院一家亲"迎新年联欢会，温暖跨年。图为鼓楼医院领导班子集体朗诵《"鼓楼"春秋》

南京市第一医院

南京市第一医院（南京医科大学附属南京医院、中国药科大学南京市第一医院）是原卫生部首批三级甲等综合性医院。医院创建于1936年2月，现有1个主院区和2个分院区（南院和河西院区），在职职工3200人，编制床位2600张，占地面积10.039万平方米，建筑面积20.67万平方米。2020年，医院诊疗总人次177.31万人次，出院人次7.39万人次。医院设有南京医科大学第三临床医学院、南京市心血管病医院、国家高级卒中中心、国家药物临床试验机构、国家首批心脏移植准入医院、国家首批工伤康复试点机构、国家良性前列腺增生健康管理基地、南京医科大学数字医学研究所等。

医院科室设置完善，现有国家级医学重点学科1个，国家临床重点专科1个，省级医学重点学科4个，南京医科大学重点学科4个，南京医科大学重点学科优选学科1个，江苏省临床重点专科19个，南京市医学重点专科12个，省级创新团队6个，江苏省专科（病）诊疗中心1个。设有国家级博士后科研工作站1个，院士工作站3个。

医院医疗水平精湛，现已成立国家高级卒中中心、省级胸痛救治中心、区域级创伤中心和市级危重孕产妇救治中心，并形成以冠脉分叉病变的介入治疗、肺动脉去神经术、心脏移植技术、微创心脏不停跳搭桥技术、急性缺血性卒中血管再通治疗技术和数字骨科的个性化、精确化诊疗为主的医疗技术特色。

医院作为南京医科大学第三临床医学院，教学体系完整，设有临床学位分委员会1个、教学督导室1个、教研室20个；现有博士点14个、硕士点30个；博士生导师20人、硕士生导师153人；教授（含兼职）38人、副教授（含兼职）127人。现有含住院医师规范化培训基地在内的国家级培训基地6个、省级培训基地5个。每年在院培养含博士生、硕士生、本科生、进修生、住院医师规范化培训等各类学员1200人。

医院医疗设备先进，拥有百万元以上设备132套，包括112环数字光导PET-CT、同位素单光子发射计算机断层扫描仪（ECT）、心血管造影系统（DSA）、先进的双源CT、多层面螺旋CT、1.5T和3.0T磁共振断层扫描仪、直线加速器系统、数字化X线成像系统（DR）、高能超声聚焦治疗机、光学干涉断层成像系统和数字化手术室系统等先进设备。

精准防控、驰援武汉、打赢疫情防控阻击战。医院专门成立新冠肺炎防控指挥小组及工作组，制定并持续完善新冠防控相关制度和流程，加强发热门诊建设，优化就诊流程，做好医院就诊住院患者、陪护人员、工作人员全过程、全覆盖管理，实现新冠肺炎患者无漏诊和全院职工无感染目标。集中优势资源开展医疗支援行动，派遣2批60名医务人员驰援湖北，其中第2批援鄂医疗队整建制接管武汉同济光谷院区E1-5F病区，首创"糖果翻身法"应用于新冠肺炎患者俯卧位机械通气的诊疗方法，得到国家卫健委的充分肯定和推广应用，取得患者零死亡、抢救成功率100%的优异成绩。获抗疫专项集体奖项1项，全国个人荣誉4人次，省市级荣誉84人次、153项。

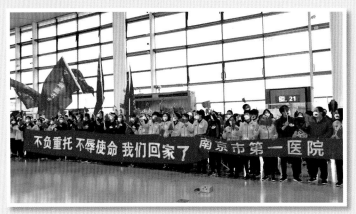

南京市第一医院第二批驰援武汉56名医疗队员圆满完成抗疫任务

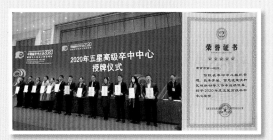

南京市第一医院连续三年被评为"高级卒中中心五星单位"

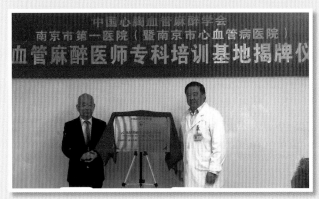

南京市第一医院麻醉科荣获全国首批"中国心胸血管麻醉学会心血管麻醉医师专科培训基地"称号

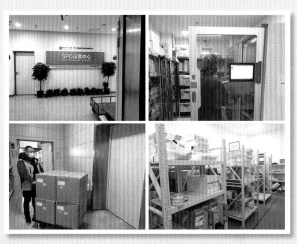

南京市第一医院上线医用耗材精细化管理物流平台（SPD）

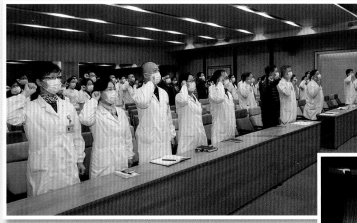

南京市第一医院召开抗击新型冠状病毒肺炎誓师大会

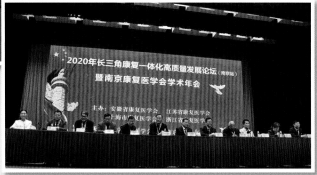

南京市第一医院召开长三角康复一体化高质量发展论坛

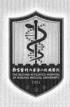

南京医科大学第二附属医院
The Second Affiliated Hospital of Nanjing Medical University

　　南京医科大学第二附属医院暨江苏省第二红十字医院、南京医科大学第二临床医学院，创建于1951年，至今已有70年历史。

　　医院是江苏省卫生健康委员会直属的三级甲等综合医院，担负着医疗、教学、科研、公益等重要任务。医院有3个院区（姜家园院区、萨家湾院区和迈皋桥院区），占地面积6.2万平方米，建筑面积10.6万平方米，固定资产9.47亿元，其中专业设备6亿元；编制床位数1700张，实际开放床位数1650张，开放病区49个，职工2900余人。

　　医院有临床科室37个，其中省级临床重点专科14个（消化内科、小儿内科、肾脏内科、妇产科、老年医学科、内分泌科、肿瘤科、泌尿外科、耳鼻咽喉科、心血管内科、眼科、普外科、医学影像科、呼吸内科）。消化医学中心、肾脏病中心为江苏省"十三五科教强卫工程"医学重点学科。医院是国家卫健委全科医师培训基地、消化内镜诊疗培训基地、妇科四级腔镜诊疗培训基地、临床药师培训基地、住院医师规范化培训基地（23个专业）。

　　医院现有享受国务院政府特殊津贴专家8人，江苏省突出贡献中青年专家3人，江苏省双创团队1个，江苏省双创人才2人，江苏省特聘教授、医学专家6人，"333工程"第二层次培养对象6人、第三层次培养对象30人，江苏省"六大人才高峰"培养对象46人，江苏省卫生健康委员会"十三五科教强卫工程"医学创新团队4个、医学重点人才5人、青年医学人才19人。

　　医院是国家药监总局和国家卫生健康委员会批准的国家药物临床试验机构（药物临床试验专业13个）。拥有南京医科大学校级重点实验室2个（慢性肾脏病研究实验室、整合肠病研究实验室）。

　　医院始终秉承"敬佑生命、救死扶伤、甘于奉献、大爱无疆"的医院精神，践行"至精至诚、至善至爱"的宗旨，坚持"以病人为中心"，深化医改、内抓质量、外树形象，不断提升医疗服务、教育教学、科学研究、文化传承与创新的能力，努力打造一所"国内知名、省内一流、百姓信赖"的大型综合医院，为"健康江苏""健康中国"贡献力量。

医院地址：
姜家园院区：鼓楼区姜家园121号　邮编：210011
萨家湾院区：鼓楼区中山北路262号　邮编：210003
迈皋桥院区：栖霞区和燕路290号　邮编：210028
医院网址：www.jsnydefy.com

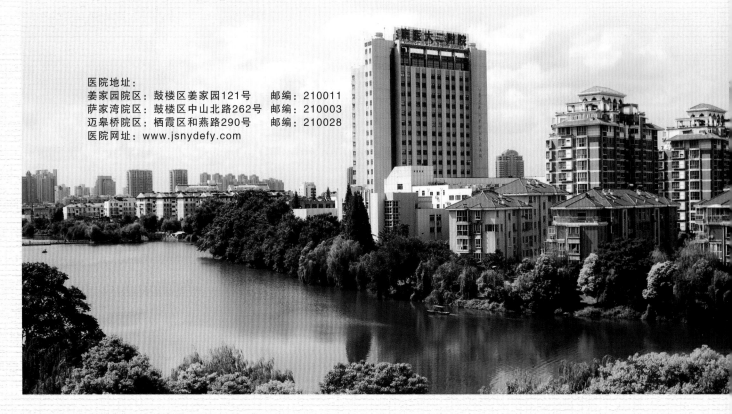

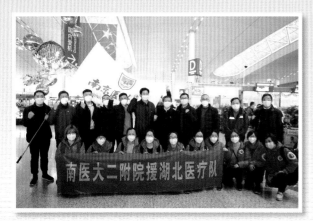

出征黄石

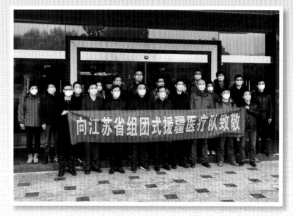

季国忠书记为医院援疆队员送行

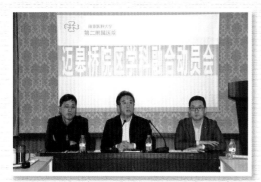

迈皋桥融合会

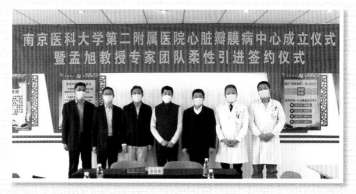

心血管中心心脏瓣膜病中心成立仪式暨孟旭教授专家团队柔性引进签约仪式

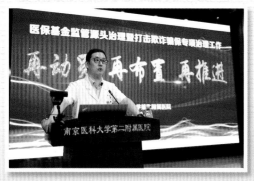

医保基金监管源头治理暨打击欺诈骗保专项治理工作

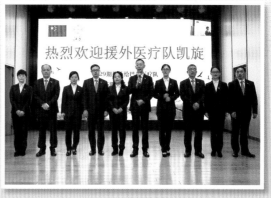

援外队员归来

新大楼亮灯

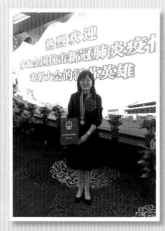

孙立群获"全国抗击新冠肺炎疫情先进个人"称号

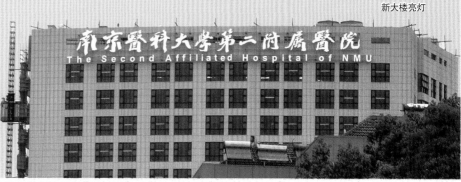

东南大学附属中大医院
ZHONGDA HOSPITAL SOUTHEAST UNIVERSITY

东南大学附属中大医院始建于1935年，其前身为中央大学医学院附设医院，历经第五军医大学附属医院、解放军84医院及南京铁道医学院附属医院等几个重要历史阶段。历史上，名家辈出，戚寿南、姜泗长、张涤生、牟善初、阴毓璋、王士雯、贺林、杨焕明等众多院士和专家学者曾在此校园求学或执教，奠定了丰厚的文化底蕴和笃学重研的传统。经过86年的发展，现已成为集医疗、教学、科研为一体的大型综合性教学医院，是国家教育部直属"双一流""985工程"重点建设的大学附属医院，也是江苏省首批通过国家卫健委评审的综合性三级甲等医院。

东南大学附属中大医院现有编制床位2499张（含江北院区）。年门急诊量203万人次，年出院病人10.6万余人次。拥有高级职称人员413人，博士365人，硕士673人，博士生导师、硕士生导师181人。医院拥有一批国家级突出贡献专家、国家杰出青年基金获得者、江苏省医学领军人才和江苏省医学优秀重点人才等各级人才工程专家和享受政府特殊津贴者，共计120余人，在全国及省级专业学会中担任要职的专家100余人。医院拥有国家临床重点专科（重症医学科、医学影像学）、江苏省优势学科（医学技术学）、江苏省重点学科（临床医学）、江苏省临床医学研究中心（医学影像与介入放射、肾脏病）、江苏省专科(病)诊疗中心（重症医学中心、介入放射诊疗中心）、江苏省临床医学中心（医学影像与介入放射诊疗临床医学中

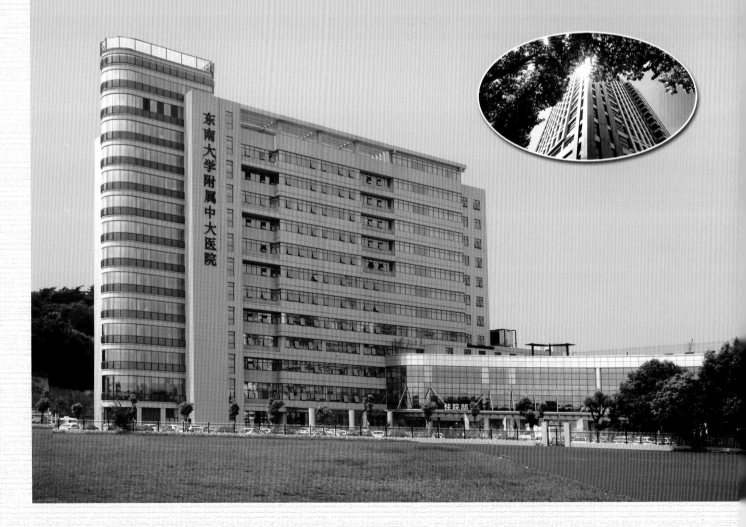

住院部

心）、江苏省医学重点学科（重症医学、肾脏病学、心血管病学、血液病学）、江苏省临床重点专科（介入放射科、普通外科、心血管内科、骨科、血液内科、急诊医学科、消化内科、肾脏内科、神经内科、内分泌科、麻醉科、肿瘤科、重症医学科、整形外科、病理科、儿科、妇产科、医学影像科、泌尿外科、呼吸内科、老年医学科、药学、超声诊断科、医学检验科、心理精神科、康复医学科、神经外科）、博士后科研流动站（临床医学）、Ⅰ级学科博士学位授予点（临床医学）、13个校级研究所，形成了一个较为合理的学科梯队。

医院不断提升医疗质量，积极应用医疗新技术，转变护理理念，为广大群众提供优质、高效、便捷的医疗服务。尤其在重症医学、影像诊断、心血管疾病、介入治疗、血液净化、脊柱病变微创治疗、造血干细胞移植、小耳畸形再造、中风治疗、新生儿重症抢救等方面居国内先进行列，有的达到国际先进水平。同时在分子影像、卒中后忧郁、器官纤维化、急性肺损伤等机制的基础研究方面形成特色。

医院不断加强国际合作和交流，先后与美、德、英、日、法、比利时、新加坡等医院及医学院建立友好合作关系，开展经常性学术交流，定期派出学科带头人和学术骨干参加国际学术会议或出国访问进修。近年来，医院先后获国家临床教学示范中心、"江苏省文明单位"、"南京市文明单位"、"江苏省文明医院"、全国省级医院思想政治工作先进集体、全国首批"百姓放心示范医院"、卫生部数字化医院试点示范单位等荣誉。

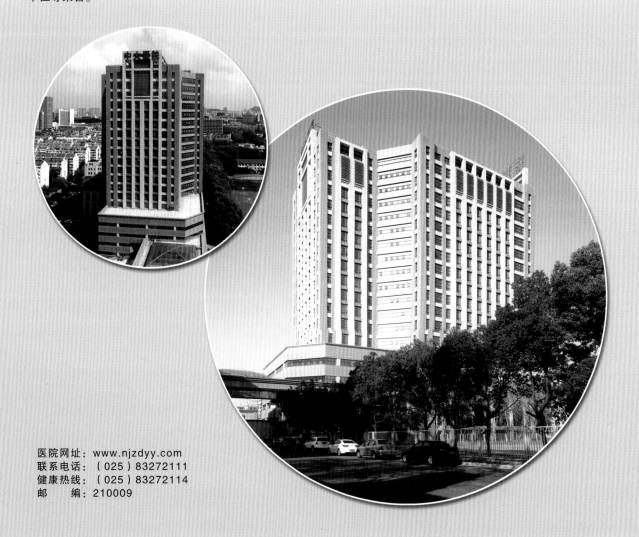

医院网址：www.njzdyy.com
联系电话：（025）83272111
健康热线：（025）83272114
邮　　编：210009

东部战区空军医院
护航强军梦　奋飞新时代

东部战区空军医院坐落于钟灵毓秀、虎踞龙盘的六朝古都南京，创建于1951年10月，前身为华东军区空军医疗队（第三野战军第15野战医院四队）。医院坚持以人为本、规模适度、平战结合、医教研卫协调发展总思路，编制床位345张，展开床位700张，设有三处一部（卫勤处、政治工作处、保障处、护理部），临床、医技科室40个，病区17个，临床实验室6个。

医院空运医疗队自1994年组建至今，高标准、严要求，出色完成各项重大演训任务。曾参加抗洪抢险、防治非典、抗击冰雪、汶川地震等重大突发公共卫生事件的批量伤员救治。

医院现有3.0T磁共振、256排超高端CT、美国医科达直线加速器、头部伽玛刀等大型医疗设备，HIS、PACS、LIS等临床应用信息系统建设完备。拥有东部战区临床航空医学研究所、东部战区创伤骨科中心、东部战区糖尿病足中心、东部战区中医诊疗中心、东部战区心肺康复中心、东部战区卫生云计算研究实验中心。是全国首批健康管理示范基地、江苏省糖尿病足专病联盟牵头单位、陆军军医大学士官学校教学基地、南京中医药大学非直属附属医院、安徽医科大学临床医院、中华护理学会安宁疗护专科护士临床教学基地。医院自主研发的部队卫生云系统，在全军300多家单位部署应用，为部队基层医疗机构提供全流程的信息云业务及远程医疗服务。医院现为江苏省糖尿病足病联盟主盟单位，起草国家糖尿病足病临床路径。

医院以"尊重生命、真诚关怀"为理念，牢固确立"敬业、奉献、使命、责任"的院训，现已成为一所集医疗、教学、科研、卫勤、保健于一体的综合性三级甲等医院。医院先后获全军"白求恩杯"优质服务奖、"全军为兵服务先进单位"、全国"医院改革创新奖"、"江苏省文明单位"、"中国医院信息化先进单位"等荣誉，多次被评为"先进党委"，荣立集体三等功。

医院地址：南京市秦淮区马路街1号
医院总机：（025）80865000
邮政编码：210002
官方网站：www.dkyy.mil.cn

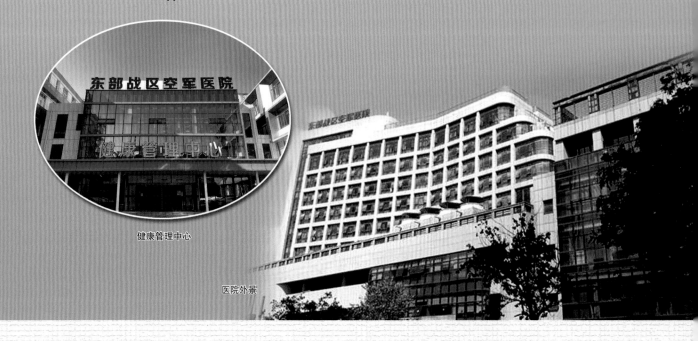

健康管理中心

医院外景

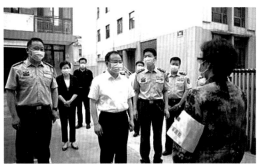
"八一"建军节，省长吴政隆慰问全院官兵

55名医护人员组成医疗队义无反顾奔向湖北新冠疫情防控第一线，不辱使命，载誉凯旋

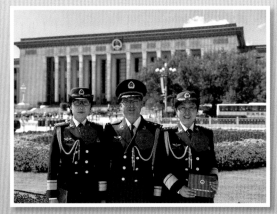
东部战区空军援鄂医疗队被表彰为"全国抗击新冠肺炎疫情先进集体"，廖辉、蒋德升被表彰为"全国抗击新冠肺炎疫情先进个人"

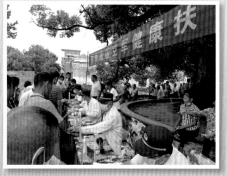
赴江西省吉安市泰和县螺溪镇保全村开展健康扶贫大型义诊活动

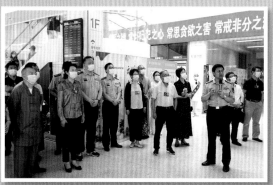
市人大副主任陈华一行莅临调研安宁疗护，疼痛科成为南京市首家设立安宁疗护病区专题科室

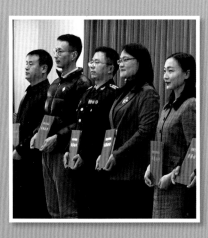
卫勤处处长蔡旻在南京市精神文明建设总结部署大会上被表彰为"优秀个人"

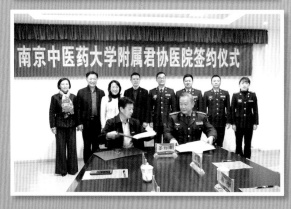
医院与南京中医药大学建立非直属附属医院关系

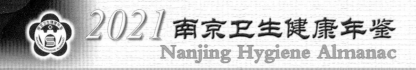

江苏省中医院

江苏省中医药开设病区58个，病床2500张，职工3404人（含南京中医药大学第一临床医学院105人）。有国医大师5人，全国名中医4人，白求恩奖章获得者2人，国家中医药管理局中医药传承与创新"百千万人才工程"（岐黄工程）岐黄学者4人，青年岐黄学者2人，国务院特殊津贴获得者39人，江苏省有突出贡献中青年专家15人，省"333工程"重点人才70人，省六大人才高峰120人，省中医药领军人才17人，国家级名中医25名，江苏十大国医名师6人，省名中医、名中西医结合专家89名；博士生导师133人，硕士生导师240人；全院正高级职称414人，副高级职称537人。开设临床科室、医技科室46个，其中国家区域（中医）诊疗中心建设项目5个，国家重大疑难疾病中西医协作试点项目2个，教育部重点学科1个，国家中医药管理局中医重点学科15个，国家临床中医重点专科建设单位6个，国家中医药管理局重点专科8个；有国家级三级重点实验室3个；国家中医临床研究基地（脾胃病）、江苏省中医消化病临床医学研究中心和江苏省中医妇科临床医学中心各1个，建有国家药品临床基地和国家科技部"中药GCP中心"，检验科为华东地区首家、全国中医药系统第二个通过国家认可委员会ISO 15189认证的医学实验室，临床药理实验室通过中国合格评定国家认可委员会ISO 17025认证，为全国中医系统第一家通过认证的临床药理实验室。2020年，医院蝉联"全国文明单位"和"江苏省文明单位标兵"，获得"全国抗疫先进集体"称号和江苏省五一劳动奖状。

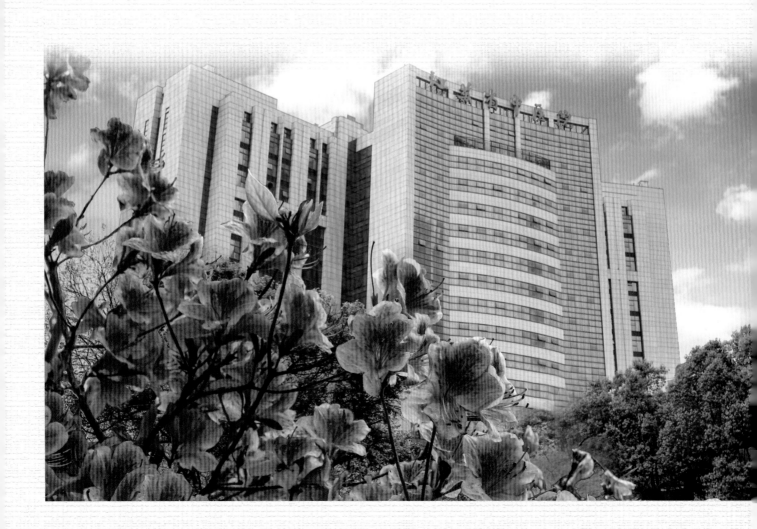

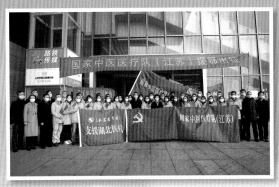

第五批国家中医医疗队、江苏省中医院中医青年军团会师武汉方舱医院

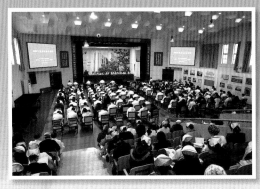

江苏省中医院推动院内巡察及反馈工作

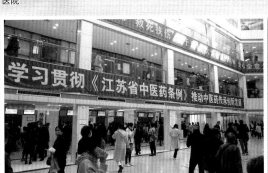

江苏省中医院认真宣传落实《江苏省中医药条例》

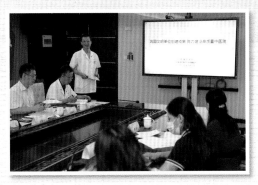

江苏省中医院再次蝉联"全国文明单位""江苏省文明单位"称号

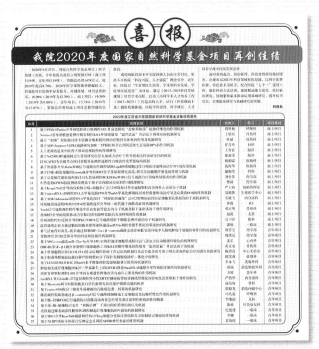

江苏省中医院获得国家自然科学基金立项资助37项，名列全国中医系统前列

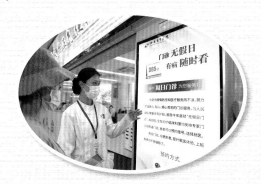

江苏省中医院中医药服务能力持续提升，保持省内领先地位

江苏省中医院国家五大区域诊疗中心建设通过中期评估

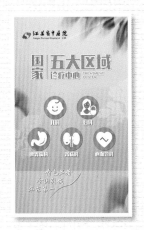

江苏省中医院开展科技创新实现省科学技术奖历史性突破

江苏省中西医结合医院

江苏省中医药研究院、江苏省中西医结合医院始建于1956年，首任所长为著名中医药学家、学部委员（院士）叶桔泉教授。2013年6月，成为中国中医科学院首个地方分院，是江苏省专业从事中医药研究的省属公益类科研机构、综合性三级甲等中西医结合医院，同时还是南京中医药大学附属中西医结合医院、第三临床医学院、全国重点中西医结合医院、国家药物临床试验机构、国家中医住院医师规范化培训基地、国家中医应急救治医疗队、江苏省中医综合类紧急医学救援基地、美国心脏协会（AHA）授权的专业急救技能培训基地。2017年被纳入全国中医药传承创新工程省级中医药科研机构项目储备库，2018年成为第二批国家中医临床研究基地建设单位。

科技创新，聚力科研平台建设和成果转化。

通过多年的建设发展，该院拥有研究体系完整、设施设备先进、研究能力较强的中医药科研平台。包括国家中医药管理局中药口服制剂释药系统重点研究室、国家中医药管理局瘿病证治重点研究室、江苏省现代中药制剂工程技术研究中心、省天然药物研究与创制实验室、国家专利产业化江苏中医药试点基地等。在继承中创新、在创新中发展，该院先后研发国内首例复方中药注射剂脉络宁，以及月月舒、乳康舒胶囊等中药新药。积极实施名老中医临证经验和学术理论传承创新，依托名老中医工作室，挖掘整理名老中医经验方，积极推进医院制剂研发。近5年来，该院在科研领域取得令人瞩目的成就，中标科研项目350项，其中国家级91项，包括国家新药创制重点专项3项；省部级46项。连续3年国家自然科学基金项目的中标数和中标率居国内同类型中医药科研机构前列，2016年首获国家自然基金委优秀青年基金。并先后荣获各级各类科研成果奖21项，获国内外专利57项，取得临床批件、制剂注册批件2个；发表论文425篇，其中在SCI期刊发表108篇，最高影响因子36.5。与上海交通大学、中国中医科学院基础理论所、圣和药业、三胞集团natali公司等合作，真正实现多学科、多领域的协同创新。

提升内涵，倾力打造中西医结合学科优势。

目前医院核定床位830张，规划床位1500张。消化科为国家卫生部临床重点专科、国家中医药管理局"十二五"重点专科建设项目；骨伤科、心血管科为国家中医药管理局"十一五"重点专科；重症医学为国家中医药管理局"十二五"重点专科培育项目；心内科、妇产科、呼吸科、消化科、骨伤科、肿瘤科、内分泌科、普外科、儿科、肾科、老年科、神经内科为江苏省中医重点专科。同时拥有国家药物临床试验机构15个专业及I期临床试验研究室。

医院现有3.0T核磁共振（MRI）、数字减影血管造影(DSA)、脊椎微创手术导航系统、复合手术室等国际国内领先的医疗设备。常规开展脊柱微创治疗（PELD）、心血管介入（PTCA）、冠脉搭桥、心脏瓣膜置换、消化科介入（ERCP）等先进的诊疗技术。脊柱微创技术结合传统中医药治疗、甲状腺疾病综合诊疗、保胆取石、针刀技术、中西医结合溶石排石等为该院特色技术。国家中医药管理局中西医结合糖尿病一体化诊疗平台建成，积极探索新的诊疗模式建设，优化诊疗流程。一批科室先后获评国家中医药管理局、省卫生健康委优质护理服务先进病房和全国中医特色护理优秀科室。检验科作为华东地区第二家ISO15189认证单位，为临床和科研提供稳定可靠的实验数据。

人才强院，着力构筑结构合理的人才队伍。

医院现有员工1400多人，其中正副教授、主任医师、研究员300余名；拥有省国医名师、全国名老中医师带徒导师、省名中医、省名中西医结合专家34名；博士、硕士导师71名；11位专家享受政府特殊津贴；拥有国家"优青"以及一批国家卫健委和省突出贡献专家等重点人才项目328人；国家中医药管理局中药口服制剂释药系统重点研究室获批省医学创新团队。2017年以院"名医工程"为抓手，储备和搭建"老、中、青"相结合的中西医结合人才梯队。每年派出德才兼备人才，完成援外援疆、对口支援等任务，为国争光，为单位添彩。

近年来该院精神文明建设硕果累累，先后涌现出全国三八红旗集体、国家级和省级青年文明号、省市级巾帼示范岗、厅行风建设先进单位、全国五一劳动奖章、全国巾帼岗位明星、省勤廉标兵、省十大医德标兵、江苏工匠、省十佳健康卫士等一批先进集体和模范人物。单位先后获"全国中医药系统创先争优先进集体""全省创先争优·争创群众满意窗口服务单位""江苏省文明单位"等荣誉称号。2020年抗击新冠肺炎疫情期间，派出14名医护人员驰援湖北，获省最美医务工作者、省最美抗"疫"家庭等荣誉。

在新的形势下，该院将借助中医药发展的大好契机，树立全生命周期全方位的健康新理念，积极发挥中医药在疾病预防中的主导作用、治疗中的协同作用、康复中的核心作用。目前在建的省政府重大民生项目转化医学楼，将为该院充分发挥中西医结合医药相长优势，促进中医药应用基础向临床的转化，推进单位高质量、安全发展，助推健康江苏、健康中国建设奠定扎实的基础。

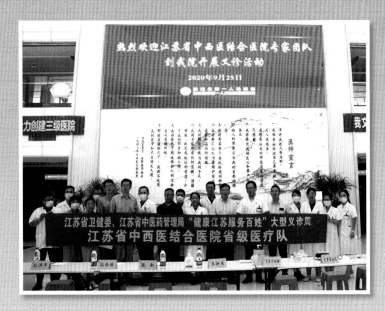

"健康江苏 服务百姓"
大型义诊活动周，谢林
副院长带队前往灌南县
人民医院、灌南县中医
院开展义诊活动

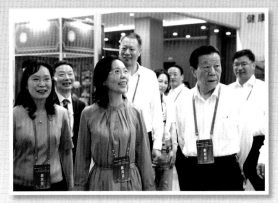

2020长三角健康峰会江苏省中西医结合医院展位前，江苏省人
民政府副省长陈星莺正在认真查看各类展品

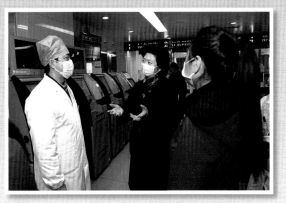

江苏省卫生健康委员会主任谭颖一行亲临江苏省中西医结合医院
督查新冠肺炎疫情防控工作

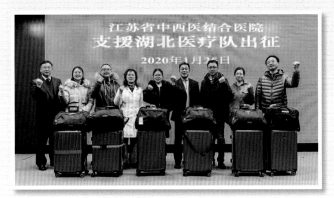

江苏省中西医结合医院6名援鄂队员出征武汉

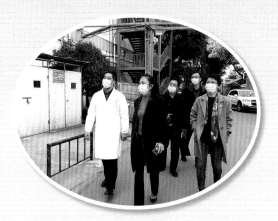

省卫生健康委副主任、省中医药管理局局长朱岷
以"四不两直"方式到省中西医结合医院检查指
导疫情防控期间安全生产工作

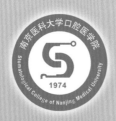

江苏省口腔医院
南京医科大学附属口腔医院
南京医科大学口腔医学院

　　南京医科大学附属口腔医院暨江苏省口腔医院、南京医科大学口腔医学院、江苏省红十字口腔医院，是江苏省第一所三级甲等口腔专科医院、江苏省口腔卫生指导中心单位，现为中华口腔医学会副会长单位、江苏省口腔医学会会长单位。医院历经46年发展，已成为江苏省口腔医疗、教学、科研、预防和培训中心。

　　医院总诊疗面积6万余平方米，设有一级临床科室13个，医技科室7个，院外门诊7个。2020年，门急诊量近72万人次，年出院病人近2800人次。牙体牙髓病科、口腔颌面外科、口腔修复科、口腔正畸科均为国家临床重点专科，口腔医学主干科室均为省级临床重点专科。

　　医院现有职工700余人，其中医师300余人，拥有高级职称130余人，有硕、博士生导师60余人。60余名专家兼任中华口腔医学会、江苏省口腔医学会等学会和协会的学术职务。拥有享受国务院政府特殊津贴专家、江苏省"有突出贡献的中青年专家"、江苏省优秀医学领军人才等40余人。医院在全国率先提出"诊前3分钟"医疗服务理念并得到当时卫生部肯定。医院是省内首家"国家医师资格考试实践技能考试与考官培训基地"（口腔类）和口腔全科医生培养省级示范临床基地，也是首批国家级住院医师规范化培训基地（口腔类）。在复旦大学医院管理研究所最新公布的中国最佳口腔专科声誉排行榜中，医院位列全国第8位，江苏地区第1位。

　　医院口腔医学学科是江苏省唯一的口腔医学类优势学科，在2020年软科世界一流学科（内地）榜中排名5—7位。设有博士后科研流动站，具有一级学科博士学位、博士专业学位授予权。在第四轮全国口腔医学一级学科评估中获评B+等级（前10%-20%）。口腔医学专业为国家级一流本科专业、高等教育特色专业，江苏省高等教育品牌专业、重点专业。4门课程被教育部认定为首批国家级一流本科课程。本科教育实力位列中国本科教育口腔医学专业大学竞争力排行榜第6位。

　　医院建有江苏省口腔疾病研究重点实验室、江苏省口腔转化医学工程研究中心，近5年承担各级各类课题180余项，其中国家自然科学基金重点项目等国家级课题47项；发表论文700余篇，其中SCI收录346篇；授权专利92项；获教育部高等学校科学研究优秀成果奖二等奖等21个奖项。在2020年发布的中国医院科技量值排行榜中，口腔医学学科位列全国第7位，江苏地区第1位；整形外科学跻身全国十强。

　　医院（学院）坚持以守护人民健康和培养口腔医学人才为己任，秉承"敬人敬业、至精至诚"的院训，不断创建国内一流、特色鲜明的研究教学型口腔医学院和口腔专科医院。

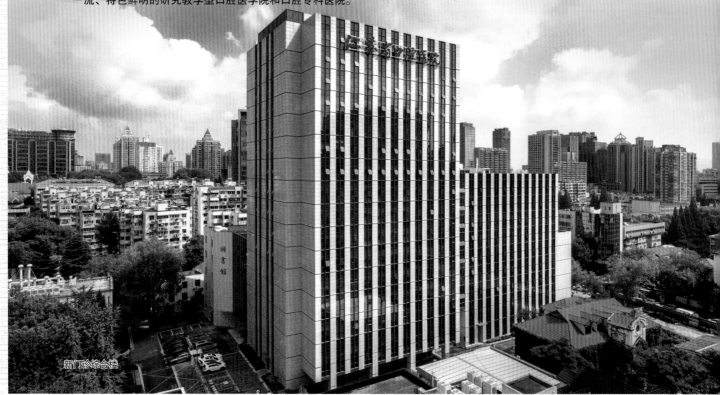

新门诊综合楼

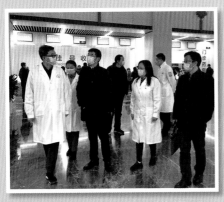

江苏省卫生健康委副主任李少冬视察疫情防控工作

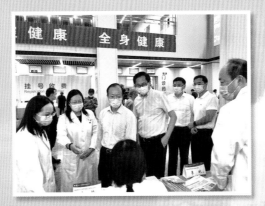

江苏省卫生健康委副主任周明浩视察"爱牙日"活动

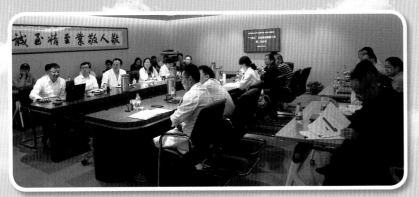

"十四五"规划编制会议

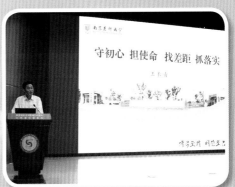

南京医科大学党委书记王长青讲党课

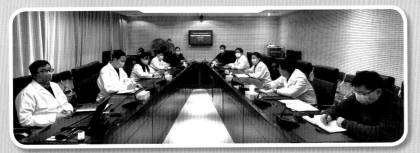

疫情防控领导小组会议

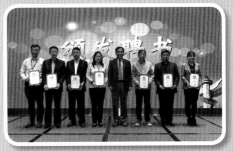

院长徐艳当选中华口腔医学会口腔生物医学专委会副主任委员

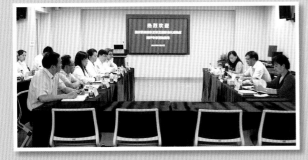

通过国家医疗信息互联互通成熟度四甲测评

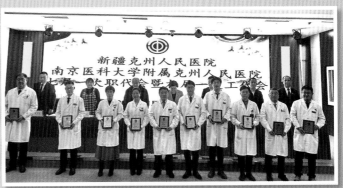

孙亚州同志获"吴登云式援疆专家"称号

江苏省省级机关医院
江苏省老年病医院
南京医科大学附属老年医院

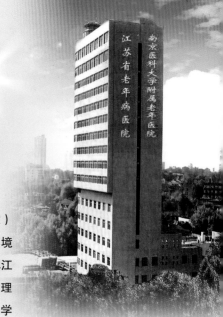

　　江苏省省级机关医院（江苏省老年病医院、南京医科大学附属老年医院）坐落于六朝古都南京著名的颐和路公馆区，紧邻省委省政府，交通便捷，环境优美。医院始建于1952年，1991年成立江苏省老年医学研究所，1992年挂牌江苏省老年病医院，2013年开设分院，2015年全面运营管理南京江宁沐春园护理院，2018年建为南京医科大学附属老年医院，2020年成为南京医科大学康达学院老年临床医学院。是一所集医疗、教学、科研、康复、保健、医养结合为一体，具有老年特色的三级医院，是中国老年医学学会老年医学培训基地、国家老年疾病临床医学研究中心（北京301、四川大学华西医院）江苏分中心。承担着省、市党政领导、公务员、社区居民的医疗服务，以及省级领导的日常医疗保健等任务。为江苏省主要干部保健基地和省市医保定点医院。

　　医院坚持以医疗为基础，干部保健为重点，老年医学为特色的发展思路，打造"一体两翼"（本部+分院和护理院；疾病诊治+慢病与健康管理和康复与长期照护）的发展格局。现有床位502张，设临床、医技科室52个，老年医学研究室14个，有普外科、骨科、胸外科等17个病区，其中老年医学科、内分泌科为省级临床重点专科，血液肿瘤科、消化科、内分泌科等10个科室为南京市医学重点专科。内分泌科、老年医学科为基层特色科室省级孵化中心。2020年医院门急诊诊疗人次76.2万（受疫情影响，往年达120万），体检总人次3.3万。医院现有职工757人，其中卫技人员662人。拥有高级职称233人，中级职称164人，博士17人，硕士181人。享受省政府特殊津贴人员2人，省政府突出贡献中青年专家1人，省六大人才高峰高层次人才11人，省"333工程"高层次人才4人，江苏省医学重点人才（联合共建）1人，江苏省名中医1人。医院配备全球领先的西门子Force CT、西门子3.0T磁共振仪、高端静音磁共振仪、高端彩超、数字减影血管造影（DSA）、直接数字化X线摄影系统（DR）、经颅多普勒（TCD）、超细电子胃镜、综合检眼台、全身X线骨密度仪、乳腺钼靶摄影机、肿瘤热疗仪等一批先进的仪器设备。建有HIS、LIS、PACS、门诊诊间、电子病历、医院综合运营管理系统等现代化信息网络系统。

　　医院主办的《实用老年医学》杂志被评为中国科技论文统计源期刊、中国科技核心期刊，先后被波兰《哥白尼索引》（IC）、美国《化学文摘》（CA）、美国乌利希期刊指南收录，并荣获"华东地区优秀期刊奖"，其学术质量和影响力在全国老年医学类杂志中名列前茅。

　　医院荣获全国五一劳动奖状、全国敬老文明号、全国老年友善医院、国家级节约型公共机构示范单位、江苏省文明单位、江苏省患者安全目标合格医院、江苏省平安医院、江苏省优质医疗服务示范医院、江苏省价格诚信单位、江苏省厂务公开民主管理先进单位、省级机关资产管理先进单位、江苏省公共机构能效领跑者、江苏省"模范职工之家"、南京市"3·15"民生服务业"市民满意单位"等荣誉称号。

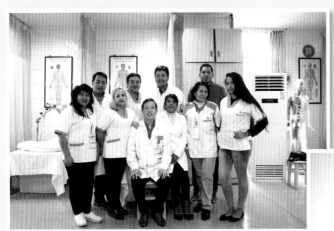

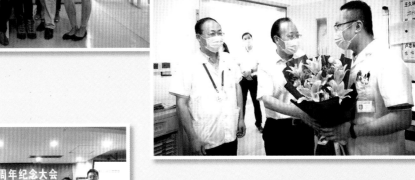

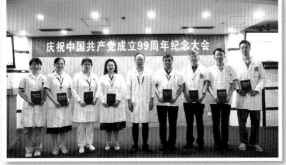

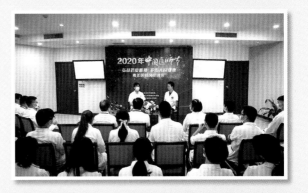

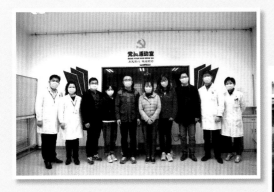

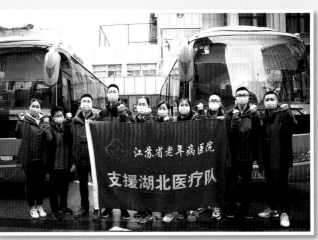

南京市第二医院
（江苏省传染病医院、南京市公共卫生医疗中心）

南京市第二医院（江苏省传染病医院，南京市公共卫生医疗中心）又名南京中医药大学附属南京医院、东南大学附属第二医院，同时挂牌南京市肿瘤医院。创建于1933年，是集医疗、教学、科研、预防为一体，以"精专科、强综合、重防治、应突发"为特色的三级甲等医院。

医院现分为钟阜院区、汤山院区两个院区。2020年门急诊量54.95万人次，出院病人3.76万人次。现有在职职工1539人，其中卫技人员1384人，高级职称人员262人，博士后3人，博士40人，硕士366人。有1个国家临床重点专科，7个江苏省重点学科、专科，1个江苏省示范中医科，5个南京市重点专科，1个南京市医学重点实验室，1个国家中医药管理局重点研究室。有南京中医药大学、东南大学、南京大学等高等院校博导、硕导共78人。医院是国家级住院医师规范化培训基地。钟阜院区地处鼓楼区钟阜路1–1号，占地面积2.8万平方米，总建筑面积8万平方米。综合学科齐全，开设40多个临床、医技科室，提高综合救治水平以支撑传染病患者的救治、反哺传染病科室的发展。常规开展肝硬化、肝癌、肺结核、肺癌、骨关节结核、脑积液的外科和介入手术，为传染病患者诊疗提供强有力的综合保障，同时为城北地区百姓提供全面、优质的综合医疗服务，医疗服务辐射至安徽、山东等邻近省份。汤山院区（南京市公共卫生医疗中心）位于江宁区汤山街道康复路1号，占地面积32万平方米，总建筑面积10.9万平方米。是江苏省传染病紧急医学救援基地，南京市重大公共卫生事件应急救治中心。设有感染病科、结核科、肝病科、综合内外科、重症医学科、胰腺炎诊疗中心、一期临床研究中心等10多个临床、医技科室，医疗服务辐射至全省及周边省市。

2020年新冠肺炎疫情发生后，南京市第二医院汤山院区（市公共卫生医疗中心）作为省、市定点收治医院，在省、市政府及省、市卫健委的有力领导下，迅速反应，抽调感染病科、呼吸科、重症医学科、放射、检验、药剂等多学科人员组建救治梯队，集中一切资源力量，全力开展医疗救治，创新实施"分片包干、重点监测、一患一策、每日会诊、同步中医与心理治疗"的救治策略，阶段性实现病人"零死亡"、医务人员"零感染"的目标，相关做法受到国务院联防联控机制专家组肯定，被省卫健委在全省范围推广。医院荣获"全国抗击新冠肺炎疫情先进集体""全国先进基层党组织"等荣誉称号。

风劲帆扬，砥砺前行，如今的南京市第二医院，翻开崭新的一页。医院将进一步发展特色技术引领学科发展，提高综合服务能力。依托三级公立医院绩效考核，健全现代医院管理制度，提升精细化管理水平。合力建设学科高峰，争创国家级区域医疗中心，提升医院整体软实力。加快市公共卫生医疗中心扩建工程建设，整体形成预防、治疗、研究、应急指挥和教学培训中心，进一步完善新发突发传染病防控，推动公共卫生体系的建立健全。

院　　长：易永祥　　　党委书记：张国有
党委副书记、纪委书记、工会主席：朱兰华
副 院 长：杨永峰、邵蔚、郑勤、卢涛、张侠、殷国平
总会计师：佘磊
联系地址：南京市鼓楼区钟阜路1–1号（钟阜院区）
南京市江宁区汤山街道康复路1号（汤山院区）

医院总机：（025）58006129　　传真：（025）83626060
邮编：210003（钟阜院区），211113（汤山院区）
电子信箱：yb83439755@163.com
医院网址：www.njsech.net
医院微信号：njey–yb

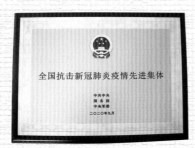

2020年"全国抗击新冠肺炎疫情先进集体"奖牌

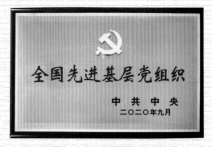

2020年"全国抗击新冠肺炎先进基层党组织"奖牌

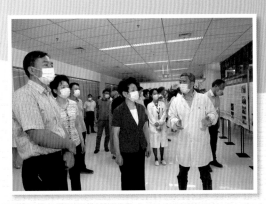

6月11日，江苏省政协主席黄莉新率驻苏全国政协委员莅临汤山院区视察调研

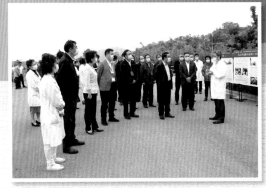

5月9日，江苏省人大常委会副主任、党组副书记陈震宁，南京市人大常委会党组书记、主任龙翔分别带领省直单位、南京市全国人大代表莅临汤山院区视察调研

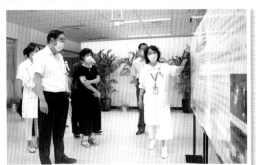

8月7日，江苏省人大常委会副主任许仲梓莅临汤山院区视察调研

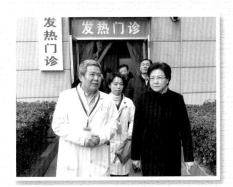

1月21日，南京市市长韩立明调研钟阜院区，易永祥院长汇报新冠肺炎疫情防控及医疗救治工作情况

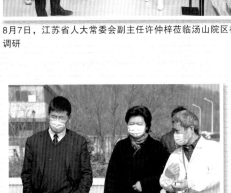

江苏省卫生健康委党组书记、主任谭颖调研汤山院区，易永祥院长汇报工作情况

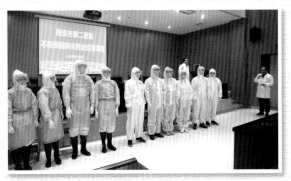

组织应急演练

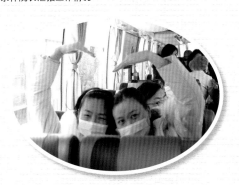

欢送第一批隔离医护人员

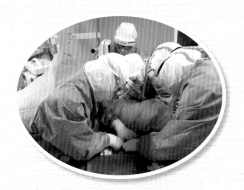

抢救患者

2021 南京卫生健康年鉴

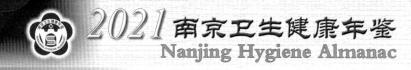

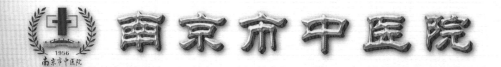

南京市中医院（南京中医药大学附属南京中医院、南京市中医药研究所）成立于1956年，是新中国成立最早的中医医院之一，发展至今已是一所中医特色明显，集医疗、教学、科研、预防保健、康复和急救功能为一体的，具有中国传统文化特色的花园式、现代化大型三级甲等中医院，是全国肛肠医疗中心、国家级区域诊疗中心。医院现占地面积6.1万余平方米，建筑面积31.1万平方米，编制床位1500张，在职职工1868人，其中高级职称卫技人员348人。医院科室设置完善，现有国家级重点学科1个（中医肛肠病学），国家级重点专科7个；江苏省重点学科1个（中医脑病学），江苏省重点专科8个；南京市中医重点专科14个。成立全国名老中医工作室5个，省市名中医工作室30个。 设立院士工作站、江苏省研究生工作站、江苏省博士后创新实践基地、南京市中医药现代化与大数据研究中心、南京市中医药转化医学基地、南京市普外科临床医学中心、南京市医学重点实验室、南京市临床生物资源样本库等。

医院拥有院内自制制剂122种，拥有国家级非物质文化遗产代表性项目丁氏痔科医术，江苏省非物质文化遗产项目洪氏眼科、金陵中医推拿术；与多名国医大师、国医名师达成合作协议；与美国、比利时等多所大学开展院校间科研、教学、人才培养全面合作。在全国率先创立多专业一体化诊疗平台，并作为典范向全国推广建设经验。

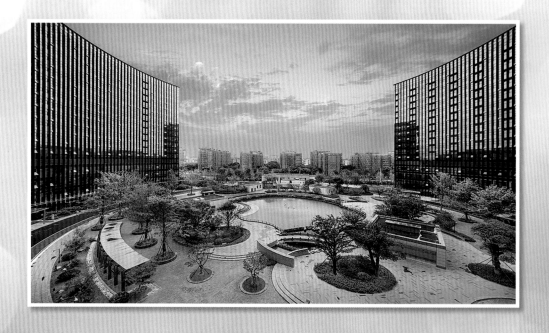

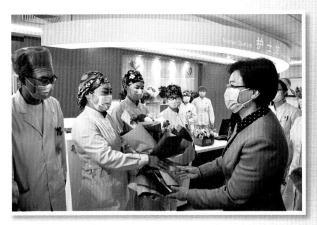

南京市市长韩立明来院慰问援武汉医疗队队员

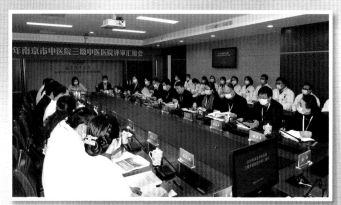

南京市中医院通过三级中医医院评审

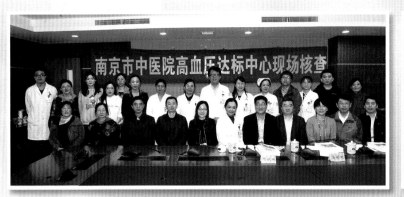

南京市中医院高血压达标中心通过现场核查

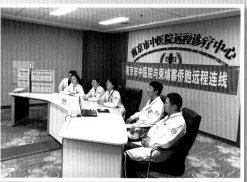

南京市中医院视频连线柬埔寨传授抗疫经验

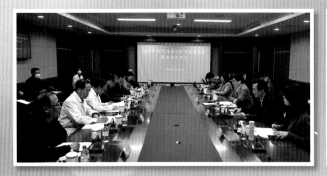

南京支持中医药传承创新发展座谈会暨新闻发布会在南京市中医院召开

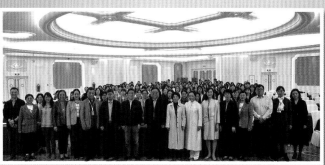

举办国家级"中医护理学科建设学习班"暨"金陵医派中医护理研究室"揭牌仪式

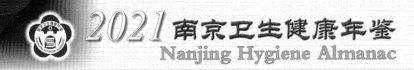

南京市妇幼保健院
Nanjing Maternity and Child Health Care Hospital
南京医科大学附属妇产医院

南京市妇幼保健院创建于1936年，前身为国立中央高级助产职业学校附设产院，现为南京医科大学附属妇产医院、国家级爱婴医院、省内首家三级甲等妇幼保健院，集保健、医疗、教学、科研为一体，始终坚持"以保健为中心、以保障生殖健康为目的，保健与临床相结合，面向群体、面向基层和预防为主"的妇幼卫生工作方针，常年为南京及周边地区妇女儿童提供多层次、全方位健康保健和疾病预防诊疗服务，是中国医院协会妇产医院管理分会会员单位、中国妇幼保健协会常务理事单位、江苏省医院协会妇幼保健院分会主委单位。

医院坐落于市中心，占地面积2.02万平方米，总建筑面积10.57万平方米，医院编制床位1000张，现有职工总数1898人，其中高级职称417人，博士93人，硕士463人，博导8人，硕导77人。医院学科体系完善，其中腔镜科为卫生部四级妇科内镜手术培训基地，中医科为全国综合医院中医药工作示范单位，产科、产前诊断研究室、新生儿科、妇科、麻醉科、中医科为省级临床重点专科，儿童保健科、妇女保健科、乳腺科、检验科、超声诊断科、病理科、放射科为市级临床重点专科，妇女保健科、儿童保健科、生殖医学、计划生育、乳腺病学为第二周期省妇幼保健重点学科。南京市妇女保健所、儿童保健所、新生儿疾病筛查中心、南京市妇幼保健计划生育服务中心均设于院内。

医院先后建成生殖医学国家重点实验室队列研究基地、全国综合(专科)医院中医药工作示范单位、国家药物临床试验机构、国家级儿童早期发展示范基地、中国出生缺陷干预救助示范基地、国家孕产期保健特色专科医院、国家更年期保健特色专科、国家新生儿保健特色专科、江苏省省级孕产妇危急重症救治中心、江苏省省级新生儿危急重症救治中心、江苏省出生缺陷精准防控研究中心、南京市遗传医学临床医学中心、南京市孕产妇危急重症救治中心、南京市新生儿危急重症救治中心等近百个。

医院秉承"厚德、爱生、精进、释悦"之院训，以推动妇幼健康事业发展、护佑妇女儿童健康为己任，努力创建"国内一流、省内龙头"的妇幼保健院。

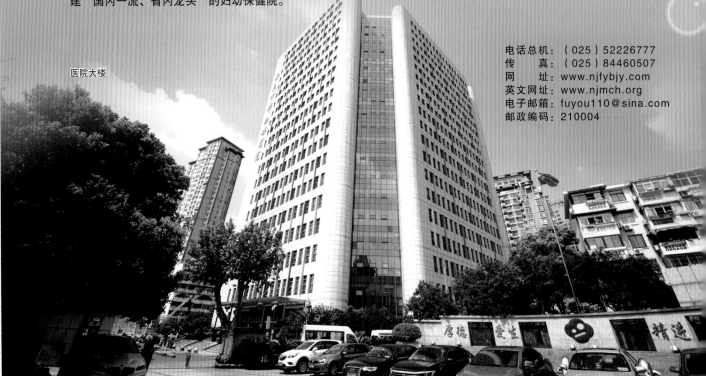

医院大楼

电话总机：（025）52226777
传　　真：（025）84460507
网　　址：www.njfybjy.com
英文网址：www.njmch.org
电子邮箱：fuyou110@sina.com
邮政编码：210004

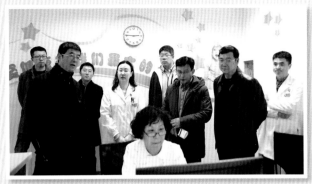

江苏省卫健委副主任李少冬一行来院调研省妇幼健康信息系统建设情况

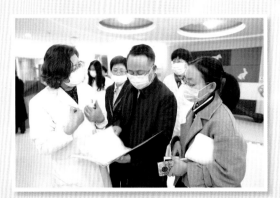

国家卫健委妇幼司儿童处处长王克让一行来院调研指导儿童保健工作

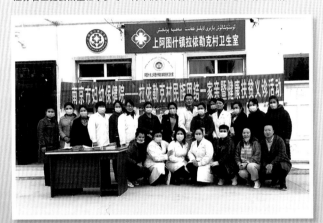

专家团队前往新疆克州参加"关爱母亲行动·两癌筛查"援助活动

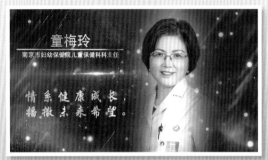

儿童保健科童梅玲获南京市"十佳医生"荣誉称号

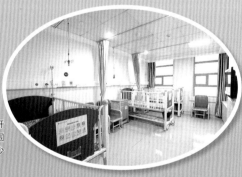

医院小儿外科正式开诊，推进形成从胎儿围产期到婴幼儿期、青少年期的全程健康管理

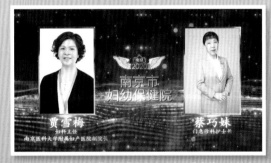

妇科贾雪梅、门诊部蔡巧妹获南京市"人民满意的卫生健康工作者"荣誉称号

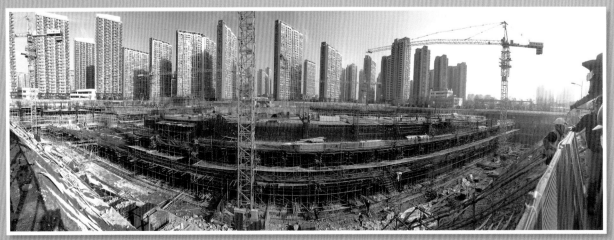

丁家庄院区建设项目

南京医科大学 附属儿童医院
Children's Hospital of Nanjing Medical University

江苏省儿童医学中心 南京市儿童医院

南京市儿童医院（南京医科大学附属儿童医院，江苏省儿童医学中心，江苏省红十字儿童医院）创建于1953年，是一所集医疗、科研、教学、康复、保健为一体的大型综合性三级甲等儿童医院，设有广州路、河西两个院区，编制床位1742张。现有26个临床专科，其中1个国家级临床重点专科、13个省级临床重点专科、13个市级临床重点专科、2个省"科教强卫工程"医学重点学科、1个省"科教强卫工程"医学创新团队、1个省妇幼重点学科、2个省级质控中心，2020年已上线互联网医院。

医院科研教学资源丰富，是南京医科大学儿科学院主体单位，设有国家博士后科研工作站、南京市儿科医学研究所、南京市儿科学重点实验室；拥有国务院政府特殊津贴专家、国家杰青、国家"万人计划"、教育部"新世纪优秀人才支持计划"、科技部"中青年科技创新领军人才"等高端领军人才。"十三五"承担国家级课题88项，获国家科技进步二等奖、宋庆龄儿科医学奖等55项科技奖项。

医院坚持围绕"健康中国"战略，积极发挥区域儿科领军作用，发起成立江苏省儿科专科联盟、儿科医疗联合体，构建儿科技术支持网络，推进儿科分级诊疗体系建设；在全国率先引入"医务社工"服务模式，在江苏首开住院患儿游戏治疗，公益慈善项目获多项国家和省级志愿服务项目大赛荣誉；获得"江苏省文明单位""全国人文爱心医院""江苏省百姓信任的医院"等荣誉称号。

电话总机：（025）83117500　　Email：njchyb1@163.com
传真：（025）83304239　　　　邮政编码：210008
官方网址：www.njch.com.cn

河西院区外景

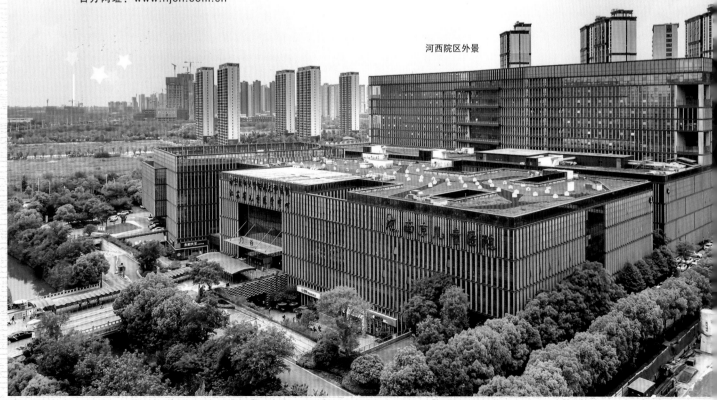

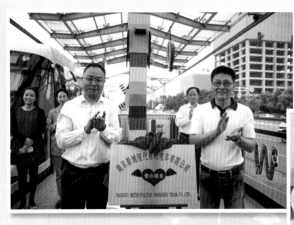

公益

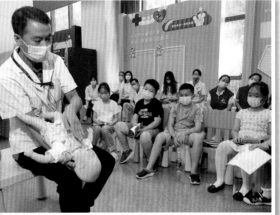

公益

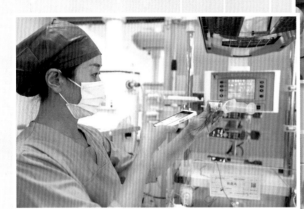

护理

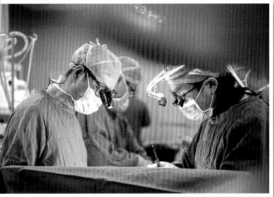

医疗

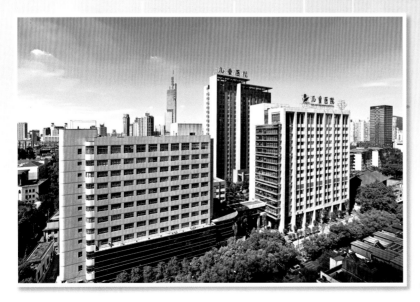

广州路院区外景

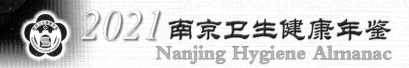

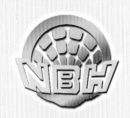

南 京 脑 科 医 院
NANJING BRAIN HOSPITAL
南京医科大学附属脑科医院
AFFILIATEND TO NANJING MEDICAL UNIVERSITY

　　南京脑科医院（南京市胸科医院，江苏省精神卫生中心，世界卫生组织儿童心理卫生研究中心）暨南京医科大学附属脑科医院，由脑科院区和胸科院区组成，承担着神经精神疾病及胸部疾病的预防、治疗、康复、科教等工作。医院拥有国家级临床重点专科建设单位1个，江苏省重点学科6个，南京市医学重点专科以及市级以上专科特色临床服务中心多个。

　　2020年，医院坚持一手抓新冠疫情防控，一手抓临床业务发展。新冠疫情期间，医院100余名志愿者24小时轮流坚守接听江苏省心理危机（抗疫）干预热线，先后派出4批次10人奔赴湖北、新疆和南京市公共卫生中心参与疫情控制工作；在临床学科建设上，医院形成多学科协同发展态势，为病人提供"一站式"诊疗服务，成立III期肺癌综合诊疗中心、睡眠医学中心、帕金森病诊疗中心，获批国家标准化心脏康复中心建设单位和国家住院医师规范化培训重点专业基地，精神医学专业成为省级一流本科专业建设单位，精神医学学科连续多年在复旦版医院专科排行榜中排名全国第六位。

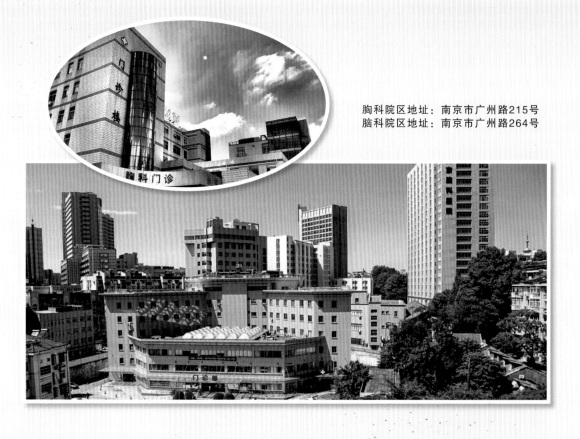

胸科院区地址：南京市广州路215号
脑科院区地址：南京市广州路264号

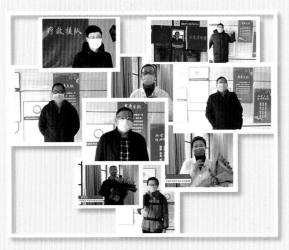

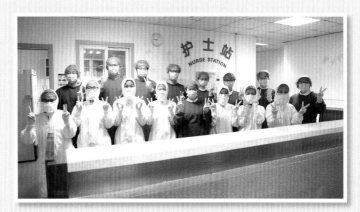

2月至9月，医院组建新病区作为疫情期间精神科观察病房

1月至8月，医院陆续派出10名医务人员支援各地抗击新冠肺炎疫情

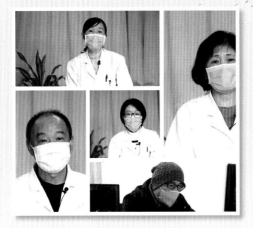

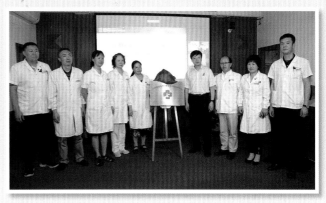

8月27日，医院成立Ⅲ期肺癌综合诊疗中心

2月7日起至全年，江苏省心理危机干预中心为新冠肺炎疫情提供24小时紧急心理服务

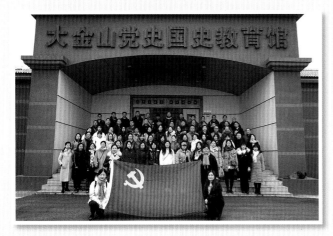

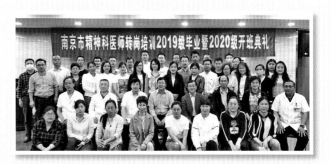

12月5日，胸科院区各党支部共同组织党员及入党积极分子前往溧水大金山国防园开展主题党日活动

5月15日，医院举行南京市精神科医师转岗培训2019级毕业暨2020级开班典礼

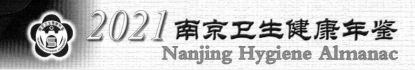

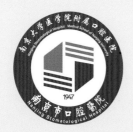

南京大学医学院附属口腔医院
南京市口腔醫院

Nanjing Stomatological Hospital
Medical School of Nanjing University

南京大学医学院附属口腔医院暨南京市口腔医院，创建于1947年，前身为国民政府中央卫生实验院牙病防治所。新中国成立后，其成为政府重点建设的5所全国中心城市口腔医疗机构之一，也是江苏省内历史最悠久的口腔专科医院。1996年，全国首批、省内第一家通过三级口腔专科医院评审。经过70年余年发展，现已成为一所以临床口腔医学为优势，医疗、教学、科研、预防并重的大型三级甲等口腔医院。现为南京大学口腔医学本科、硕士、博士学位点，国家住院医师规范化培训基地，国家口腔颌面外科专科医师培训试点基地，国家口腔医师资格考试实践技能考试与考官培训基地，中华护理学会京外专科护士（口腔专业）临床教学建设基地，国家药物临床试验机构，江苏省口腔医学会创会会长单位，江苏省整形美容协会会长单位，江苏省医院协会口腔医院分会主任委员单位，江苏省博士后创新实践基地，江苏省院士工作站，南京口腔医学会理事长单位。

医院实施"质量立院、学（专）科强院、科教兴院"战略，坚持高端引领，走精品化、特色化和国际化发展之路，努力打造特色技术和核心技术，推进"名医、名科、名院"研究型医院和"快乐口院"文化名院建设。

本着服务南京、覆盖全省、面向全国、走向世界的目标，构建网络化、1+12+X金字塔式的城市医联体（城市医疗集团），建设全省5个分部，赴全国7个省份开展公益活动，成立3个专科联盟，成员来自100余家医疗机构，先后7人参加援非医疗队。成功举办"世界大学联盟口腔医学论坛"等国际学术会议，与美国、英国、荷兰、澳大利亚和新西兰等20余所国际知名口腔医学院建立交流合作关系。

连续多年位列中国医院口腔专科复旦排行榜前十强。在公立医院绩效考核中取得优异成绩，连续2年全省第一，是省内唯一一家2年均进入全国排名前十的口腔专科医院。先后获得"全国文明单位""江苏省文明单位""南京市文明单位""全国人文爱心医院""创建文明城市优秀单位""市卫健系统患者满意度先进单位""改善医疗服务示范医院""全国改善医疗服务群众满意机构""平安示范医院"等荣誉称号。

六朝古都，钟灵毓秀；千年文化，人才荟萃。全院干部职工正以饱满的工作热情，以改革为动力、质量为主导、服务为抓手，医教研协同发展，为建设国内一流、国际知名口腔医院而努力奋斗。

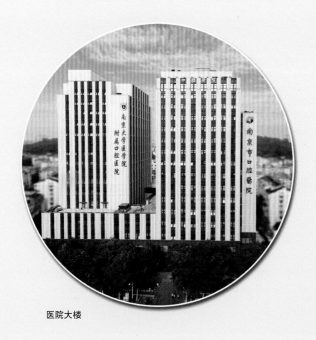

医院大楼

南京市口腔医院及分部

本部
地址：南京市中央路30号
电话：(025)83620362
第一门诊部
地址：大光路139号(南京海关大楼对面)
电话：(025)84683106
第二门诊部
地址：中山南路239号盛天大厦一楼(地铁一号线张府园站旁)
电话：(025)84516584
第三门诊部
地址：鼓楼区湛江路69号(苏宁千秋情缘小区东门)
电话：(025)86220179
第四门诊部
地址：迈皋桥红山路高家村43号百通公寓一楼
　　　（迈皋桥地铁站5号出口向南50米）
电话：(025)85590350
第五门诊部
地址：建邺区庐山路98-2号（金陵中学河西分校西门斜对面）
电话：(025)83620113
江北口腔医疗中心
地址：江北新区浦珠中路359号（江北国际医院A楼5-7层）
电话：(025)83620359、83620154

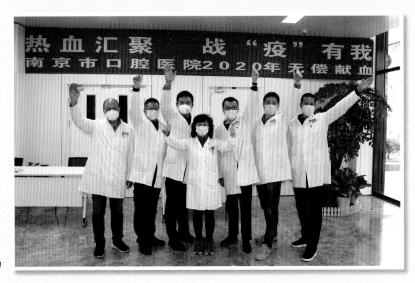

疫情期间率先开展无偿献血活动

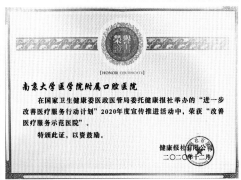

获2020年度"改善医疗服务示范医院"荣誉称号

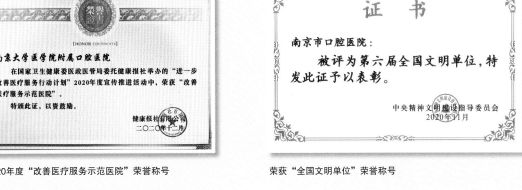

荣获"全国文明单位"荣誉称号

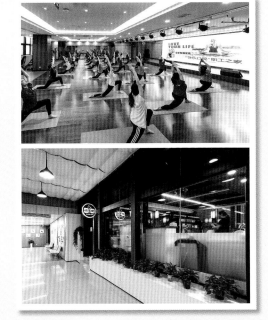

践行"双满意"文化理念,打造"职工之家"健身房和"快乐吧"咖啡屋

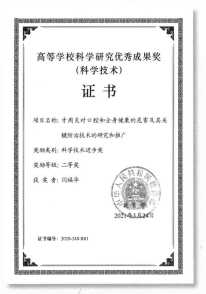

闫福华教授主持的项目获教育部高等学校科学技术进步二等奖

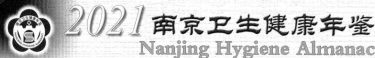

南京市中西医结合医院
南京中医药大学附属南京市中西医结合医院

南京市中西医结合医院是一所集医疗、教学、科研、预防、保健、养生为一体的国家公立三级甲等中西医结合医院。医院位于南京城东，北揽钟山，东望长江，南眺秦淮，西邻玄武。定编床位500张，年门急诊量超过86万人次。医院现为国家重点中西医结合医院、南京中医药大学附属医院和安徽中医药大学教学医院、江苏省爱婴医院。医院是南京理工大学医工结合创新研究院、南京中医药大学临床中药学研究所、南京市孕产妇危急重症救治中心、南京市胸痛救治中心、江苏省外治法研究中心、南京中西医结合学会所在地，是江苏省中西医结合学会外治法专业委员会、江苏省中西医结合学会亚健康专业委员会主委及挂靠单位。以医院为核心医院的城东医疗联合体建设工作稳步推进，共签约21家基层医疗机构。

医院现有国家、省、市级重点学科、专科、专病17个，其中中西医结合外科（瘰疬、骨痨）为国家中医重点专科，肺外结核病为国家中医重点专病，儿科为国家中医重点专科建设项目、治未病中心为国家中医重点专科培育项目。瘰疬科、妇科、脾胃病科为江苏省中医重点专科，中医疮疡病学为江苏省中医药重点学科。骨伤科、急诊科、肛肠科等为南京市中医重点专科。肺病科、内分泌病科、心血管病科、重症医学科为南京市中医重点专科建设单位。肺病科获批成为南京市基层特色科室孵化中心。

医院设36个临床、医技科室和瘰疬、骨痨、肛肠、乳腺病、糖尿病、月经病、肥胖症、小儿厌食、肾病、肝病、失眠、风湿病、疼痛、治未病、膏方等近40个特色专科专病门诊，中西医结合体检、冬病夏治、儿科冬病冬治、中医外治、中西医结合治疗淋巴结核与骨结核等中医外科疑难疾病等已成为医院特色。

医院现拥有荷兰飞利浦磁共振成像设备（MRI）、美国飞利浦X线电子计算机断层扫描仪（128排高端CT）、德国西门子数字减影血管造影X线机（DSA）、德国西门子双板DR、美国GE彩色多普勒超声诊断仪、瑞士第五代EMS碎石清石系统、德国西门子全自动生化分析仪流水线等先进医疗设备。

医院本着"患者满意，员工幸福，社会认同"的办院宗旨，遵循"中西并重，持续改进，为患者提供满意服务"的质量方针，依托高校教育和科研优势，努力把医院建设成为管理规范、技术精湛、环境优美、服务一流，患者及社会各界信赖和满意的现代化三级甲等中西医结合医院。

地　　址：江苏省南京市玄武区孝陵卫179号
邮　　编：210014
联系电话：（025）85370528，85370819
医院网址：www.zxyyy.com

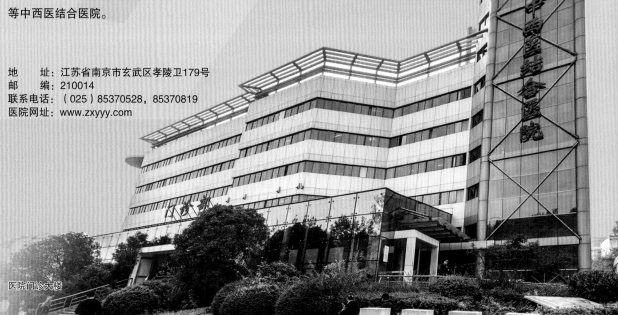

医院门诊大楼

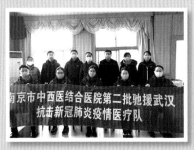

5位同志随第三支国家中医医疗队（江苏）
驰援武汉方舱医院

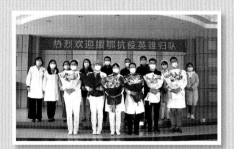

为援鄂抗疫英雄举办归队仪式

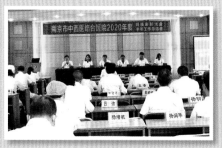

召开2020年度科技表彰大会暨半年总结会

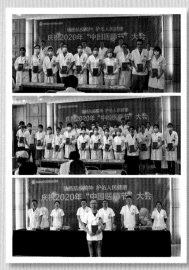

举办庆祝第三个中国医师节系列活动

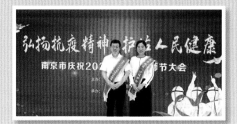

刘万里同志荣获南京市"人民满意的卫生健康工作者"称号，第三批援鄂国家中医医疗队（江苏）护师曹晶晶荣获第六届南京地区"十佳护士"称号

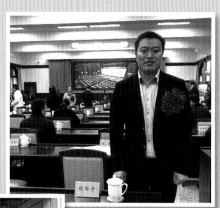

程阳升同志荣获"全省抗击新冠肺炎疫情先进个人"荣誉称号

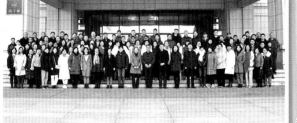

举办中层干部管理培训班

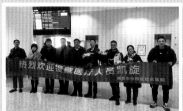

两位同志圆满完成
组团式援藏任务凯旋

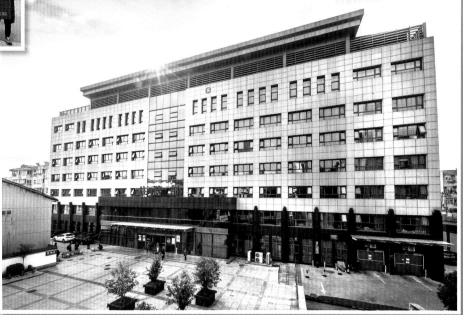

住院楼

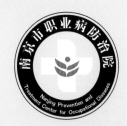
南京市职业病防治院

Nanjing Prevention and Treatment Center for Occupational Diseases

　　南京市职业病防治院隶属于南京市卫生健康委员会，是目前南京市唯一一家集职业病预防、诊断、治疗于一体的非营利性职业病防治专科医院，也是南京市医疗保险、工伤保险定点机构。医院始建于1972年，前身为南京市职业病防治所，2012年3月由南京市疾病预防控制中心金山医院、皮肤病性病专科医院、燕子矶康复医院3家机构合并组建而成。

　　医院坐落于风景秀丽的紫金山麓，占地面积7506.2平方米，开设床位120张，现有职工222人，其中高级职称49人，中级职称98人，初级职称46人。设有预防保健科、职业病科、内科、外科、眼科、耳鼻咽喉科、口腔科、病理科、中医科、皮肤科（皮肤病专业、性传播疾病专业）、医疗美容科（美容皮肤科、美容中医科）、传染科（虫媒传染病专业）、医学检验科（临床体液、血液专业、临床微生物学专业、临床化学检验专业、临床免疫、血清学专业）、医学影像科（x线诊断专业、超声诊断专业、心电诊断专业）、中西医结合科等多个科室，并建立艾滋病初筛实验室。

　　医院具有职业病诊断资质以及职业健康检查资质。现有江苏省职业病诊断鉴定专家库专家19人，其中，A库专家7人，B库专家12人。具有江苏省职业病诊断医师资质37人，其中职业性尘肺病及其他呼吸系统疾病诊断医师17人，职业性化学中毒诊断医师23人，职业性放射性疾病诊断医师14人，职业性皮肤病诊断医师26人，职业性眼、耳鼻喉口腔疾病诊断医师25人，职业卫生现场5人。能够全方位为南京地区接触职业病危害因素的劳动者提供职业病监测与职业健康风险评估、职业健康检查和职业病诊治、职业病防治宣传教育等工作。

　　近年来，医院先后被评为江苏省职业病诊断、职业健康检查先进单位，南京市文明单位，南京市双拥先进、禁毒先进、内保先进单位，社区药物维持治疗门诊连续2次被国务院防治艾滋病工作委员会评为"全国滥用阿片类物质成瘾者社区药物维持治疗工作优秀门诊"。全院医务人员始终贯彻"用情服务，用心防治"的服务宗旨，秉承"劳动者健康，我们的责任"的服务精神，树立"厚德、致业、重防、实治"的服务理念，以精湛的医疗技术和诚信优质的态度为广大患者提供一流的医疗服务。医院始终以争创国内职防名院名科、树立职防名医为目标，全面提升职业病防治能力和服务水平，为劳动者提供更加优质高效的服务，为健康南京建设多作贡献。

地址：南京市玄武区花园路4号
邮编：210042
联系电话：
院办（传真）：（025）85411810
医务科：（025）85411802
网址：www.njzfy.com

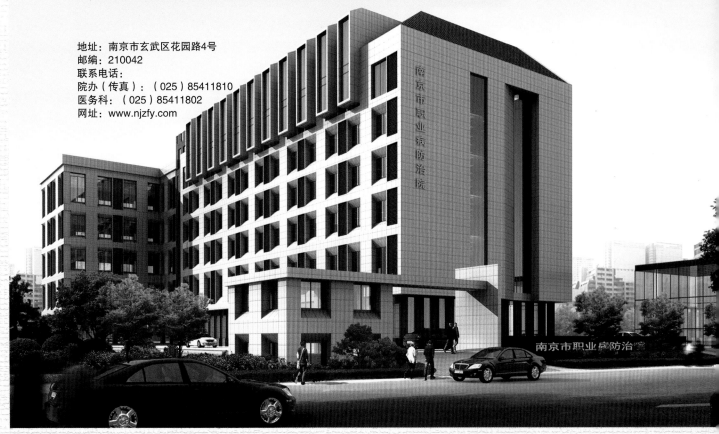

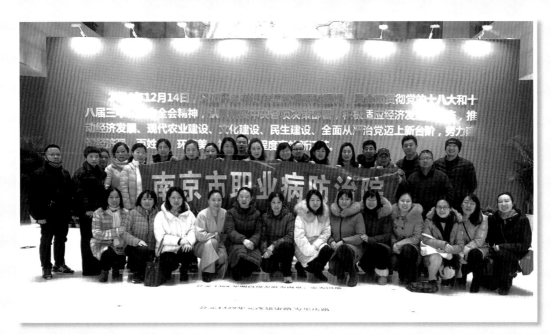

组织参观"五个迈上新台阶"新南京建设成就展

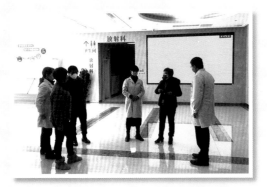

南京市纪委监委派驻南京市卫生健康委纪检监察组莅临医院
督查疫情防控工作

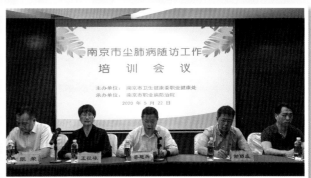

承办南京市尘肺病随访工作培训会议

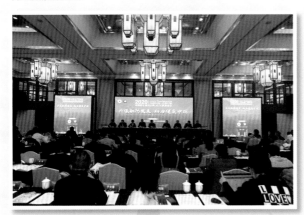

2020年全国职业病防治院（所）长联席会议在南京市召开

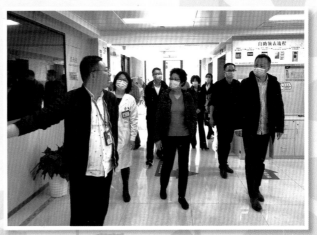

国家卫生健康委职业健康司巡视员郦净来院调研职业健康工作

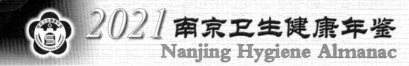

南京市中心医院
（南京市市级机关医院）

　　南京市中心医院（南京市市级机关医院）成立于1949年，是南京市首任市长、开国元帅刘伯承为机关干部保健而创建的医疗所，原名南京地区公费医疗第三门诊部、南京市市级机关门诊部、南京市市级机关医院；2015年3月更名为南京市中心医院（南京市市级机关医院）；2020年12月挂牌"南京市老年病医院"并加入南京鼓楼医院集团，是集医疗、保健、教学、科研为一体的二级甲等综合医院，面向社会提供医疗服务。历年来，病员综合满意度平均达到98%，医院每年收到患者的表扬信百余封、锦旗和牌匾数十面，先后获省、市"文明单位""节能示范单位""精神文明建设先进单位""模范职工之家""巾帼文明示范岗""青年文明号""医保诚信单位""优秀基层党组织"等称号。

　　医院设本部（南京市玄武区成贤街116号）、太平南路分部（秦淮区太平南路371号5—7层）和河西门诊部（建邺区江东中路265号新城大厦A座1—2层），总建筑面积近3.8万平方米，现有职工495人，高级技术职称80人，中级技术职称123人。目前开设床位300张，年门诊量约45万人次，日均各类手术20余台。医院成立鼓楼医院消化科分中心、老年病防治研究中心、糖尿病防治研究中心、骨科中心、心血管病医院分中心等7个中心，是南京鼓楼医院集团南京市中心医院、东南大学医学院教学医院、东南大学附属中大医院合作医院、南京医科大学康达学院教学医院。老年科、内分泌科、心血管内科、神经内科、普外科、骨科、重症医学科、医学检验科、放射科为南京市医学重点专科。

　　医院科室设置齐全，设备设施先进，流程合理便捷，环境舒适温馨。现有临床科室23个，医技科室11个，开设10个病区，包括内科（心血管内科、内分泌科、神经内科、消化内科、呼吸内科、肾脏内科）、老年科（干部病房）、重症医学科（ICU）、普外科、骨科中心、妇科等。另设有急诊科、门诊部（口腔科、眼科、耳鼻喉科、中医科、皮肤科、儿科）、康复科、血液净化中心、体检中心及MDT多科专家专科门诊。

　　医院拥有核磁共振成像系统（1.5T）、全身螺旋CT（128层）、数字化X线成像系统（DR7500、DRX-1、DRX500、DigitalDiagnost C50）、数字胃肠机、乳腺钼靶机、X线骨密度仪、C型臂X光机、全自动生化仪

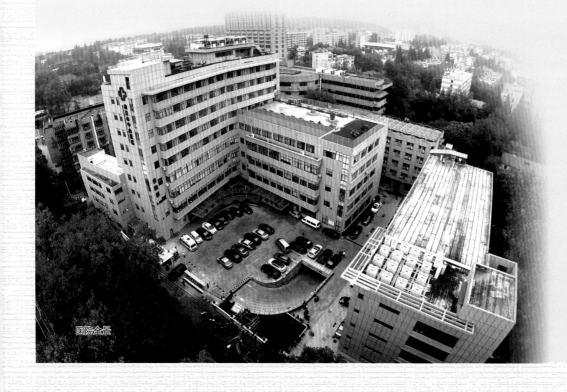

医院全景

医院微信二维码

（7180、COBAS C702）、化学发光仪、彩色超声诊断仪（HD-11、IU-22、IE33、EPIQ5、CX30）、彩色经颅多普勒系统、运动心电测试系统、24小时动态心电及动态血压检测仪、富士能BLI胃镜、电子胃镜、肠镜、宫腔镜系统、腹腔镜系统、超声刀系统等大型医疗设备500余台，并系统配置计算机网络管理系统（HIS、LIS、PACS、EMR）、中央空调、中心供氧、中心正负压、中央监护等设施，为医院现代化发展定位奠定厚实的基础。

在长期的临床诊疗和科研教学工作中，医院逐步形成以老年医学为特色和优势的医疗格局，在老年疾病特别是老年慢性病的治疗和康复方面积累丰富经验。医院明确发展思路，提出将医院建设成为三级老年病医院的目标。医院将以《江苏省老年病医院基本标准（试行）》《江苏省三级综合医院评审标准实施细则（2019版）》为标准，加强流程再造，加大信息化投入，改善机关干部和群众的就医感受，使医院管理、医疗技术、服务质量和硬件设施设备等全面与三级医院功能和任务相适应，为保障机关干部和人民群众身体健康、为加快南京卫生健康事业高质量发展、为提高城市能级和辐射带动力而不懈努力。

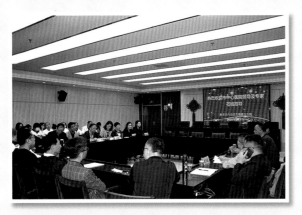

南京市中心医院专家组赴六合竹镇医院开展二级医院创建帮扶指导工作

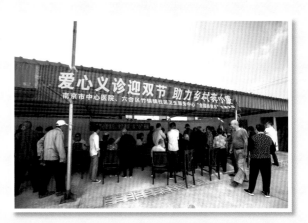

"爱心义诊迎双节，助力乡村奔小康"全国扶贫日主题义诊

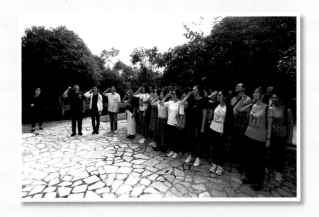

党支部开展党性教育活动

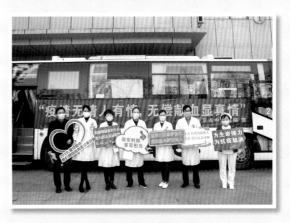

疫情期间无偿献血显真情

南京市疾病预防控制中心

南京市疾病预防控制中心成立于2001年6月，是由原市卫生防疫站、市健康教育所、市结核病防治所等6家单位合并组建而成的公益性事业单位。现有编制361人，主要承担全市传染病、寄生虫病、地方病、非传染性疾病等预防与控制，突发公共卫生事件和灾害疫情应急处置，疫情及健康相关因素信息管理，健康危害因素监测与干预，疾病病原微生物检测、鉴定和物理、化学因子检测、评价，健康教育与健康促进，疾病预防控制技术管理与应用研究等。是全市基本公共卫生服务技术指导中心和食品安全风险监测市级中心，挂牌南京医科大学附属疾病预防控制中心。

中心现有在岗职工289人，占地面积1.8万平方米，建筑面积1.48万平方米，其中实验室用房4100余平方米。配备万元以上仪器设备446余台，总价值6400余万元，拥有省实验室资质认定，实验室国家认可，省职业卫生、放射卫生技术服务，艾滋病初筛、确证实验室，寄生虫病诊断参比实验室，国家尿碘、盐碘和流感监测网络实验室，国家致病菌识别网网络实验室，食品饮用水放射性污染应急监测实验室，国家细菌性传染病分子分型监测网络实验室，全国食源性疾病分子溯源网络实验室资质。中心现有4个省级重点实验室（食品安全风险监测重点实验室——病毒领域、非法添加领域、重金属领域实验室，放射卫生重点实验室）和3个市级医学重点专科（卫生检验、传染病预防控制、慢性病预防控制重点专科）。

近年来，中心及时科学处置"黑芝麻糊"乌头碱中毒事件和小龙虾相关横纹肌溶解综合征事件，有效开展H5N1高致病性禽流感、H1N1流感、H7N9禽流感、埃博拉出血热、手足口病等疫情防控工作，出色完成亚青会、青奥会等大型活动公共卫生技术保障，并全面完成急性传染病、艾滋病、结核病、血吸虫病、慢性非传染病、免疫规划，以及食品卫生、环境卫生、职业（放射）卫生、消毒与媒介生物控制等各项疾病预防控制目标任务，构建食品安全、环境卫生、职业（放射）卫生、消毒与媒介生物控制等健康危害因素监测网络，疾病预防控制工作取得显著成绩。

2020年1月以来，市疾控中心在市委市政府和市卫生健康委的坚强领导下，经受住新冠肺炎疫情的严峻考验，出色完成流行病学调查、核酸检测、公共场所消毒、密切接触者管理、冷链食品和非冷链物品相关人员和环境监测等疫情处置，以及省市两会、南京马拉松、国家公祭日等重大活动卫生防疫保障任务，获"全省抗击新冠肺炎疫情先进集体""南京市五一劳动奖状"等荣誉称号。

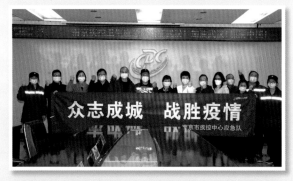

消毒与病媒生物防制科王冲随江苏支援湖北公共卫生专家队出征武汉

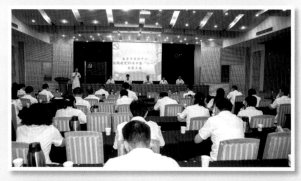

召开庆祝建党99周年"七一"表彰大会

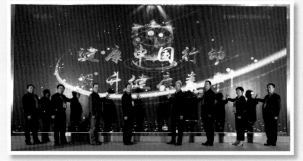

12月2日"健康中国行动 提升健康素养"2020年免疫规划工作创新宣传案例征集活动在南京启动

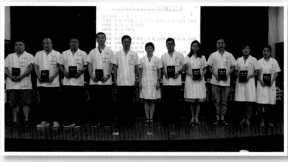

召开新冠肺炎疫情防控工作阶段性总结大会

南京市卫生监督所

    南京市卫生监督所于2001年6月18日挂牌成立，是受南京市卫生健康委员会委托，行使卫生健康综合监督行政执法职责，参照公务员法管理的正处级全额拨款事业单位。主要职能为医疗服务监督、传染病防治监督、中医服务监督、计划生育与母婴保健监督、职业卫生监督、生活饮用水卫生监督、学校卫生监督、公共场所卫生监督、爱国卫生监督。现有科室18个，在岗职工116人，硕士23人。

    2020年南京市卫生监督所获2020年度全省卫生监督工作先进单位、全市抗击新冠肺炎疫情先进集体、南京市迎接国家卫生城市复审工作有功单位、先进基层党组织等集体荣誉共计14项。多名同志分别获南京市"人民满意的卫生健康工作者"、第六届南京地区"十佳医生"、抗击新冠肺炎疫情先进工作者、南京"最美医护工作者"、卫生健康系统优秀共产党员、南京市迎接国家卫生城市复审工作先进个人、市政务服务A218窗口年度三星标兵窗口、"南京市三八红旗手"等多项荣誉。

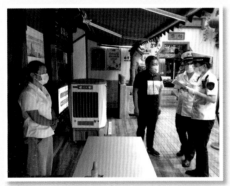

开展民生服务场所疫情防控专项督查

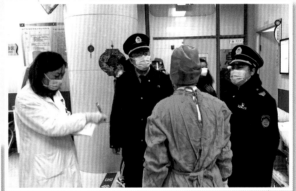

开展医疗机构新冠肺炎防控专项督查

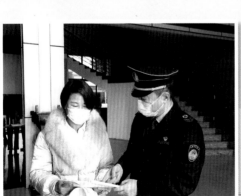

开展生产经营单位疫情防控专项督查

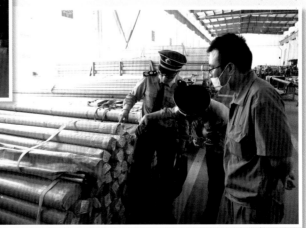

深入企业助力复工复产

南京市急救中心

　　南京市急救中心始建于1956年8月，原名南京市救护总站、南京市红十字救护总站，是全国最早开展院前医疗急救工作的急救中心之一。现位于紫竹林3号南京市突发公共卫生事件应急指挥中心，建筑面积4400平方米。主要承担南京地区的院前医疗急救、突发事件的现场救治、自救互救技能的普及培训及大型活动的医疗保障等任务。全体"120"急救人秉承"时间就是生命，岗位就是责任"的理念，严格按照就近、就急、满足专业需要、兼顾患者或家属意愿的原则，为群众提供及时、便捷、人性化的服务。

　　中心已经历半个多世纪的发展，急救应急能力和出救次数在全省同行中位于领先地位。面对新冠肺炎疫情考验，中心扣紧"防""转""救"，在疫情防控和城市日常急救两个战场科学应战，探索出一条有南京特色的院前医疗急救疫情防控新路径，确保疫情防控和日常急救同时作战、同时打赢，为保障群众的生命安全和健康及省市疫情防控取得胜利发挥重要作用，中心被中共江苏省委、省政府授予"全省抗击新冠肺炎疫情先进集体"称号，2名同志被授予"全省抗击新冠肺炎疫情先进个人"称号。

　　目前中心是中国医院协会急救中心（站）管理分会常委单位、国家航空医疗救护联合试点和互联网+院前医疗急救试点医疗机构、长三角院前急救联盟成员单位、江苏省医院协会急救医疗中心（站）分会主任委员单位、南京市院前急救医疗质量控制中心挂靠单位。

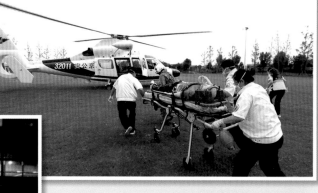

南京市航空医疗救护联合演练

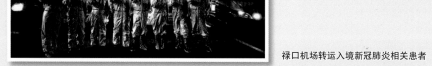

禄口机场转运入境新冠肺炎相关患者

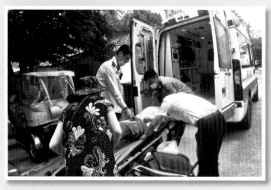

急救人员在烈日下抢救患者

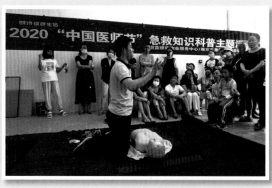

急救志愿培训走进社区

南京红十字血液中心

南京红十字血液中心成立于1958年，是隶属南京市卫生健康委员会管理的公共卫生事业单位。1993年中心通过卫生部组织的评审验收，成为全国首批经卫生部验收合格的血液中心之一。历经几代人不断艰苦奋斗，已成为一所集采供血、科研、教学于一体的采供血机构。

中心现有职工总数212人，博士2人，硕士36人，高级职称19人。采供血大楼占地面积0.60公顷，总建筑面积1.1万平方米，设有业务科室9个，职能科室5个。其中，亲子司法鉴定所是2002年经江苏省司法厅首批审核批准设立的第一家司法鉴定所。现有献血点26处，供血范围除市区外，还覆盖六合、浦口、江宁、溧水、高淳等，供血半径超过100公里，为辖区内60余所市属、区属、民营医院提供血小板类、红细胞类、冷沉淀类、血浆类四大类18个品种的血液制品，并为临床提供疑难血型鉴定及配血、新生儿溶血病检查、输血不良反应鉴定、组织配型等技术服务项目。2011年以来，中心陆续开展病毒灭活血浆技术、滤白技术、核酸技术、辐照技术，以适应日益快速发展的业务需要。

2020年，南京红十字血液中心在南京市卫健委的正确领导下，坚持以习近平新时代中国特色社会主义思想为指导，深入学习贯彻党的十九届五中全会精神，面对新冠肺炎疫情带来的采供血严峻形势，中心全体职工以强烈的政治责任感，不畏艰难，负重奋进，以确保临床血液供应为核心，保障血液质量安全为宗旨，提升"献血后"服务水平为立足点，高效高质保障疫情防控工作的落实和血液的安全供应，圆满完成各项工作任务，使南京市连续4次获得"无偿献血先进市"称号。在上半年采血人次、采血量大幅度下降的情况下，挺过低谷，再攀新高。全年献血共计106814人次，献血量32.8吨，同比上升3.92%及4.12%；供应各类血液产品360015.25单位，同比供血量上升2.23%。

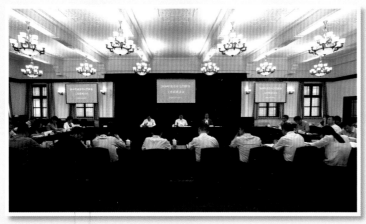

南京市召开2020年无偿献血工作联席会议

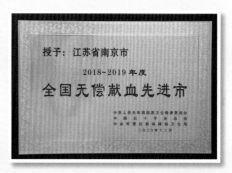

南京市连续四次获得"全国无偿献血先进市"荣誉称号

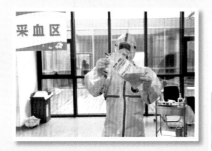

南京市首例新冠肺炎康复者恢复期血浆采集成功

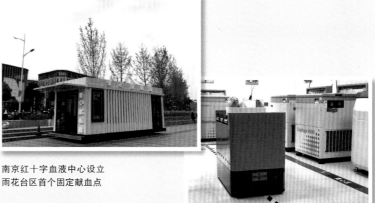

南京红十字血液中心设立
雨花台区首个固定献血点

自主研发应用的全国首个血液成分制备智能化平台

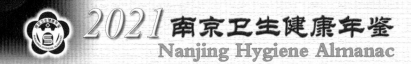
南京医科大学附属眼科医院

南京医科大学眼科医院系南京医科大学附属眼科医院、江苏省红十字眼科医院，是三级甲等眼科专科医院，国家临床重点专科，国家药物临床试验机构（GCP）。

医院建筑面积近12000平方米，医院职工295人，其中医生81人，护士101人；正高级职称19人，副高级职称16人，博士生导师6人，硕士生导师12人。

2020年医院白内障科成为江苏省省级临床重点专科，眼底病科成为南京市临床重点专科。

医院高度重视疫情防控工作，成立防控工作领导小组，根据实际情况调整防控措施并严格执行，"里应外合"筑牢安全防线，加强对患者的管理和疫情防控知识宣传，对全体员工开展疫情防控培训并且每月进行全院核酸检测，确保患者与职工的安全。

医院获国家自然科学基金面上项目1项，南京市医学科技发展项目2项，南京医科大学校级基金4项。获中华医学会科学技术三等奖，江苏省医学会医学科技一等奖，上海市医学会医学科技一等奖。

蒋沁院长在全球学者库（2020年9月）发布的全国眼科专家学术影响力百强排名第21位，江苏居首。

2020年5月"无党派人士蒋沁工作室"成立，标志着南京市无党派工作室模式正式从试点先行转向全面推开阶段，将成为南京统战工作的重要平台载体，为更好地凝聚和团结全市党外知识分子提供有力支撑和依托，为健康江苏、健康南京建设作贡献。

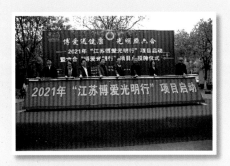

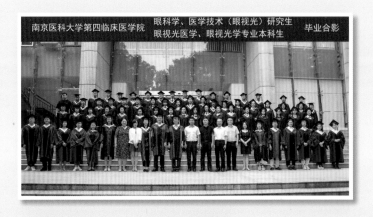

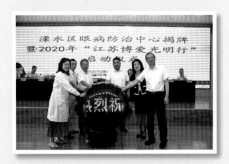

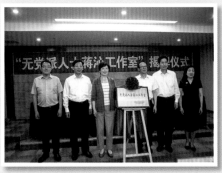

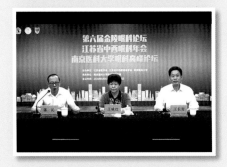

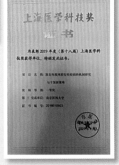

南京医科大学附属江宁医院

南京医科大学附属江宁医院创建于1935年，是一所集医疗、教学、科研、预防、保健、康复为一体的三级甲等综合医院，是南京医科大学附属医院、东南大学与江苏大学教学医院、国家级住培基地、国家药物临床试验机构，并挂牌南京医科大学康达学院江宁临床医学院、江苏医药职业学院临床学院、江苏卫生健康职业学院江宁临床医学院。医改"江宁模式"成为全国典范。

医院拥有3个院区，开设床位2600张。医院年门急诊工作量169.54万人次以上，年收治住院病人6.9万人次以上，年手术量3.3万人次以上。

新冠疫情发生以来，医院多措并举，严格管控，2个院区发热门诊24小时开诊，先后开设一民集中留观点、金陵国际留观点和开发区分院留观点，日最高收治疑似患者达120人。医院当好"守门人"，开发区分院隔离留观点承担南京市境外输入疑似患者的收治任务。医院先后选派两批医务人员驰援武汉，为武汉疫情防控阻击战贡献力量。

医院现有在职职工2790名，其中卫技人员2467名，硕博研究生663名；高级职称466名，中级职称834名。第一批江苏"卫生拔尖人才"1名，江苏省"333工程"培养对象5名，江苏省"双创博士"8名，南京市中青年行业学科带头人3名，南京市卫生青年人才1名，南京市中医药青年人才2名，南京市中青年拔尖人才2名，江宁区中青年优秀人才4名。南医大及南医大康达学院教授22名，副教授53名，讲师99名；硕博生导师22名。

医院拥有省市级重点专科27个，分别是呼吸科、心内科、神经内科、肿瘤科、消化科、普外科、泌尿外科、骨科、胸外科、肾内科、内分泌科、重症医学科、康复医学科、麻醉科、检验科、医学影像科、妇科、药学部、血液科、老年医学科、超声诊断科、输血科、病理科、儿科、急诊医学科、耳鼻咽喉科、中西医结合科（南京市中医重点学科建设单位）。其中，呼吸科、神经内科、心内科、康复医学科、医学影像科为省级临床重点专科，消化科、骨科为省级临床重点专科建设单位；心内科为南京医科大学重点学科。

医院中心实验室挂牌南京医科大学校级重点实验室，设有江苏省人民医院王学浩院士工作站、南京医科大学免疫细胞转化研究中心。医院成功申报国家自然科学基金项目立项10项，省市厅级项目百余项。

医院配备全国乃至世界一流的先进医疗设备，拥有瓦里安智能加速器系统、超高端SPECT/CT、全球首款静音核磁共振、西门子顶级科研型3.0核磁共振、第三代双源CT、256排螺旋CT等。医院还全力打造全国首家智慧建筑+物联网医院。

医院不断加强国际合作和交流，邀请国际知名专家学者前来讲学交流，派出学科带头人和业务骨干参加国际学术会议或出国访问进修。医院是江苏省卫健委中德"银发项目"全省首个实施医院。

医院秉承"仁爱、诚信、精湛、卓越"的院训，坚持"人才科技兴院、质量服务立院、改革创新强院"的办院方针，围绕"一院三区"发展新格局，瞄准国际型、研究型的发展方向，全面加强学科建设，不断提高综合实力，为建设更高水平的综合性三级甲等医院而不懈奋斗。

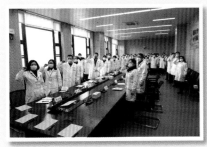

召开疫情防控誓师大会

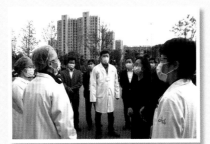

江苏省副省长陈星莺视察疫情防控工作

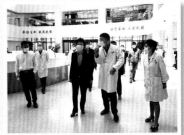

江苏省卫健委主任谭颖视察

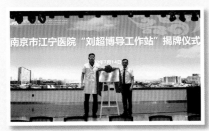

刘超博导工作站揭牌

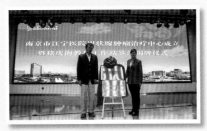

嵇庆海教授工作站揭牌

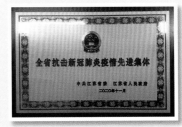

获"全省抗击新冠肺炎疫情先进集体"称号

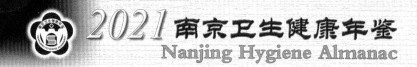
南京市第一医院临床核医学中心
（南京临床核医学中心）

　　南京市第一医院临床核医学中心（南京临床核医学中心）是具有独立法人地位，技术与特色突出，体内外核医学均衡发展的临床医学中心。中心集临床、科研、教学于一体，为江苏省及南京市的品牌单位，拥有江苏省及南京市临床医学重点专科、南京医科大学重点学科，为"十二五"江苏省医学重点学科（建设单位），国务院批准南京医科大学"特种医学"一级学科共建单位。拥有南京医科大学博士、硕士授予点，博士后流动工作站，是中华医学会核医学分会"体外诊断实验室示范基地"，也是中国抗癌协会江苏省肿瘤标志委员会、南京医学会核医学分会的主委及秘书单位。

　　中心专家云集，技术力量雄厚。现有主任医师5名、主任检验师2名、副主任医师3名、副主任检验师3名，其中正教授2名、副教授1名、博士、硕士生导师3名及各类技术人员150余名。目前承担国家自然科学基金多项，江苏省自然科学基金、省市等重点项目，获江苏省科技进步三等奖、南京市科技进步奖及江苏省卫生厅新技术引进奖多项。获各类发明专利多项，在SCI刊物上发表几十篇有影响的论著。每年举办的"分子标志核医学靶向与治疗"大型学术会议，已经成为全国核医学领域品牌学术交流会。

　　中心建立完善的质量管理体系，通过国家认可委ISO/IEC15189临床医学实验室认可，是全国第一家通过国家认可委ISO/IEC17020认可的医学中心。分子诊断实验室为江苏省首批通过卫生部技术验收的基因检测示范实验室。检查检测结果得到国家、国际认可，具有很高的社会公信力。中心于2021年再次通过ISO/IEC15189复查审核。

　　中心一贯秉承"热忱、合作、创新、服务"的服务宗旨，与国内外多家研究机构及周边省市基层医院建立长期的合作关系。目前承担着周边及华东地区400多家合作单位的检查检测任务，提供报告远程查询、专家授课与临床咨询服务。在临床医疗与科研中发挥重要的地区医学中心作用，对城乡社区卫生服务形成强有力的资源和技术服务支持，为临床医生和病患者提供优质的服务和精准的诊断。

中心官方网站：www.njcnmc.com
中心电子邮箱：njlchyxzx@126.com
中心地址：南京市长乐路68号/南京市燕山路139号
咨询服务电话：（025）52279826

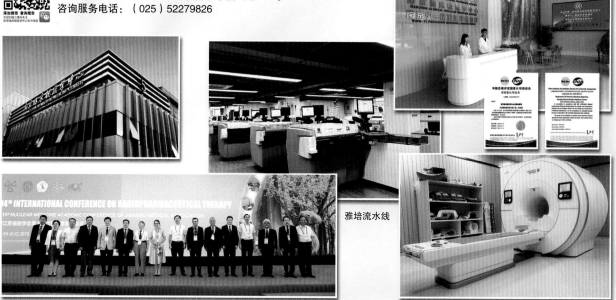

第十四届国际放射性核素治疗大会暨江苏省第十五次核医学学术会

雅培流水线

江苏省首台PET/CT落户中心

鼓楼区卫生健康委员会

　　2020年，鼓楼区驻区各级医疗机构450家，其中三级医院12家，二级医院7家，一级医院11家，区疾病预防控制中心、区妇幼保健所、区卫生监督所公共卫生单位3家，社区卫生服务中心14家（非政府办4家），社区卫生服务站1家。开展新冠肺炎疫情防控工作，发挥"医联体"作用，"医联体"合作单位11家。推进基本医疗、社区卫生、妇幼健康建设。强化中医药治病防病、中医药人才培训。强化重大疾病防控、卫生计生综合监督，全力打造健康环境，关爱计划生育特殊家庭，全方位全周期保障群众身体健康，满足群众日益增长的多层次多样化健康需求。家庭医生签约39.32万人，建立居民电子健康档案99.94万份。获评2020中国家庭健康守门人、省抗击新冠肺炎疫情先进集体，家庭医生签约服务工作受到省政府通报表彰，建宁路、幕府山社区卫生服务中心"优质服务基层行活动"受到国家卫健委通报表彰。

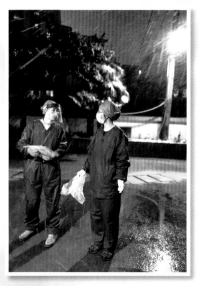

2月15日，等待接收和运送标本去市疾控中心送检

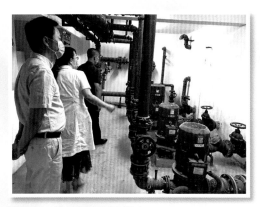

9月28日，基层单位安全督导检查

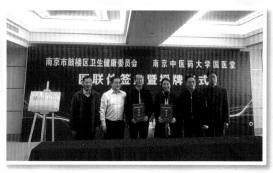

4月24日，与南京中医药大学国医堂医联体签约

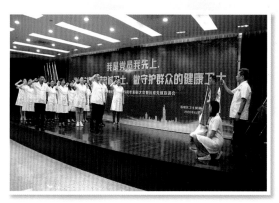

6月29日，区卫健系统举办纪念建党99周年表彰大会暨抗疫先锋宣讲会，会后开展集中宣誓

建邺区卫生健康委员会

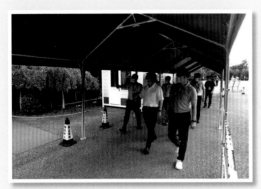

建邺区区委常委、区委书记李晖在卫健委主任王石城陪同下，检查指导医学隔离观察点工作

2020年，建邺区卫生健康委员会在区委区政府的正确领导下，以习近平新时代中国特色社会主义思想为指导，统筹推进卫生健康事业高质量发展，坚决打赢新冠肺炎疫情防控阻击战。不断提升辖区居民看病就医的获得感、幸福感和满意度。高分通过国家级慢性非传染性疾病综合防控示范区达标工作的考核验收；连续5年成功举办"万步有约"区域职业人群健走大赛；智慧健康建设再上新台阶，区域卫生健康信息平台通过"国家医疗健康信息互联互通标准化成熟度四级甲等"测评。疫情防控实现确诊病例零死亡、密接人员零扩散、医务人员零感染，被评为"江苏省抗击新冠肺炎疫情先进集体"。

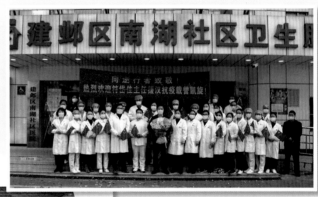

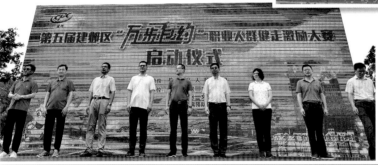

建邺区政府副区长夏晓燕到区疫情防控指挥部检查指导工作

4月13日，符岱佳（左七）支援武汉凯旋归宁

8月7日，第五届建邺区职业人群健走大赛在江心洲青奥森林公园举办启动仪式（左起张金、孙涛、周金意、卞晓明、王石城、武鸣、蒋志云、沈瑜、李成国）

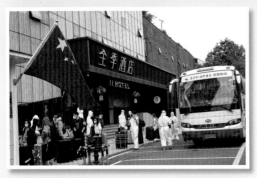

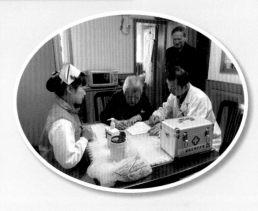

2020年，为抗击新型冠状病毒肺炎疫情，建邺区最多开设8家医学隔离观察酒店

建邺区家庭医生团队积极开展"互联网＋护理"服务模式，定期上门为签约居民开展相关医疗服务

雨花台区卫生健康委员会

全区共有各级各类医疗卫生机构196家，其中二级以上综合医院有雨花医院、梅山医院、南京市第一医院南院等3所，社区卫生服务中心7个，公共卫生单位3家。

2020年，雨花台区卫健系统团结一心、勇担使命，克难奋进、开拓创新，统筹推进疫情防控和卫生健康事业高质量发展。新建12个社区卫生服务站、医疗点和家庭医生工作室，"15分钟健康服务圈"进一步完善。新建3个医联体，全年医联体下派专家5103人次。与鼓楼医院签订"药联体"合作协议。累计建成省级、市级特色科室31个，平均每个社区卫生服务中心建有4—5个特色科室。高质量通过"全国基层中医药工作先进单位"复核评审。6家社区卫生服务中心达到国家"优质服务基层行"活动推荐标准；其中3家推荐标准达标中心创建成为省级社区医院，累计创建5家。雨花台区基层卫生工作被江苏省政府予以真抓实干激励表彰。雨花台区被江苏省卫健委评为首批"江苏省社区医院示范区"、2020年度家庭医生服务模式创新单位。雨花台区综合医改工作获南京市二等奖。雨花台区卫健委被南京市委市政府授予"全市抗击新冠肺炎疫情先进集体"称号，被雨花台区委区政府授予2020年高质量考核第一等次。

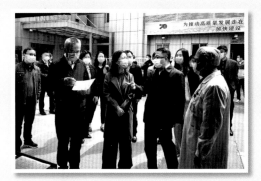

3月24日，副省长陈星莺陪同国务院应对新冠肺炎疫情防控工作第七指导组莅临雨花台区检查指导工作

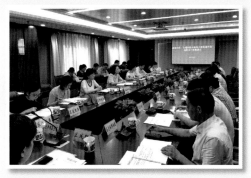

9月22日，国家复审专家组对雨花台区"全国基层中医药工作先进单位"建设开展复核评审

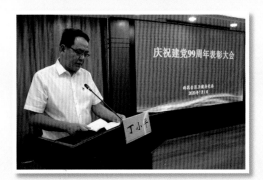

7月1日，南京市卫健委副主任丁小平出席雨花台区庆祝建党99周年表彰大会并讲话

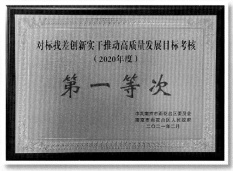

雨花台区卫健委被区委区政府授予2020年高质量发展目标考核第一等次

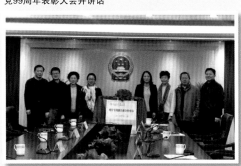

12月17日，南京鼓楼医院与雨花台区卫健委举行药联体揭牌仪式

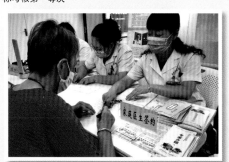

2020年雨花台区卫健系统扎实做好家庭医生签约服务

栖霞区卫生健康委员会

　　2020年，面对百年一遇的疫情、百年一遇的汛情，栖霞区卫健系统在区委区政府的坚强领导下，冲锋在前、奋勇拼搏、顽强奋斗，抗击大疫情、抵御大洪水、推动大发展，展现出敢打胜仗、能打胜仗的精神风采。栖霞区创成全省首批社区医院建设示范区。全国社区医院建设现场会连续2年在区召开。基层人才队伍建设和家庭医生签约服务工作成效明显，获省政府表彰。区卫健委获评"全省抗击新冠肺炎疫情先进集体"。栖霞"院府合作"深化医改新路径入选中国改革2020年度50典型案例。作为全省首批基层卫生信息系统提档升级4个试点区之一，区域健康信息平台达到省应用分级评价四级水平。"互联网+护理服务"在全市推广。区卫健委年度综合考核位列机关部门第一等次第一名，机关作风建设位列先进单位第一名。

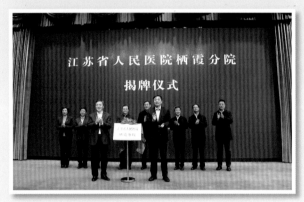

江苏省人民医院栖霞分院揭牌

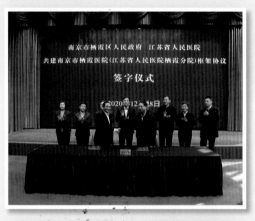

江苏省人民医院与栖霞区人民政府签署共建江苏省人民医院（栖霞分院）框架协议

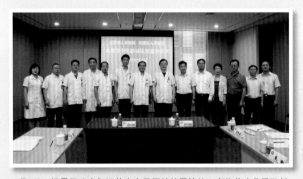

9月7日，栖霞区政府与江苏省人民医院签署协议，合作共建燕子矶新城医院

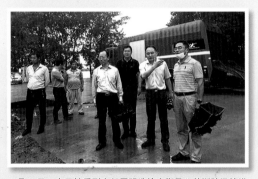

7月19日，省卫健委副主任周明浩检查指导八卦洲防汛抗洪工作

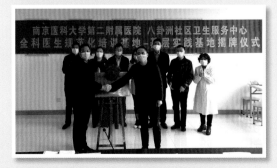

3月31日，南京医科大学第二附属医院八卦洲社区卫生服务中心全科医生规范化培训基地——基层实践基地正式揭牌

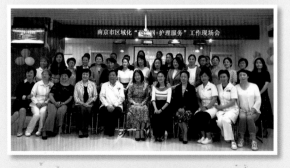

5月26日，南京市区域化"互联网+护理服务"现场会在栖霞区医院召开

浦口区卫生健康委员会

  2020年，浦口区有各级各类医疗机构135个，其中，三级中医医院1个、政府办二级综合医院1个、社区卫生服务中心7个，社区卫生服务站58个。医疗机构编制床位数1751张，其中医院床位1602张，社区卫生机构床位149张。有卫生人员3282人，其中卫生技术人员2803人，内含执业（助理）医师1156人、注册护士1198人。平均每千人口拥有编制床位数4.55张、医师3.13人、注册护士3.24人。门急诊量224.19万人次，住院4.36万人次。社区卫生服务中心省级标准化建设达标率100%，服务站达标率100%。基本公共卫生人均补助经费提升至100元，居民健康档案建档率91.43%。浦口区派出7批次43名医务人员驰援武汉、北京、新疆等地抗击新冠肺炎疫情，发热门诊累计接诊2.2万余人次，购置移动方舱CT、移动DR等设备并投入使用，区疾控中心建成全市首家区级疾控中心PCR实验室，区中心医院被确定为全市第三顺位新冠肺炎患者定点收治医院。浦口区卫健委获全市基层医改（区域医联体建设）创新一等奖，获江苏省委、省政府表彰的"江苏省抗击新冠肺炎疫情先进集体"称号。

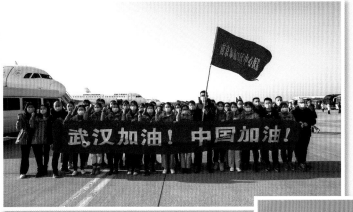

2月9日下午，第五批江苏援湖北医疗队启程出征，其中浦口区34名医护人员参与南京市组建的医疗队前往一线

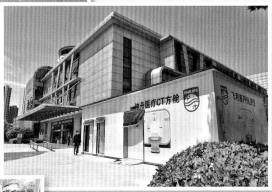

7月，位于浦口区中心医院的方舱CT投入使用，为疫情防控提供设备保障

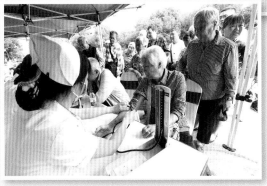

9月19日，为庆祝南京市浦口区中医院被江苏省中医药管理局确认为三级中医院，区中医院举行义诊活动

六合区卫生健康委员会

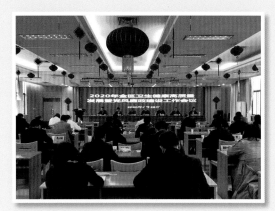

全区卫生健康工作会议

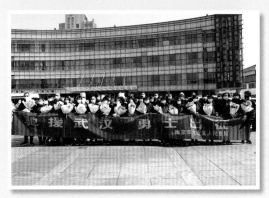

驰援武汉人民医院集体照

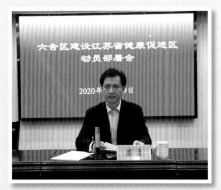

江苏省健康促进区动员部署会

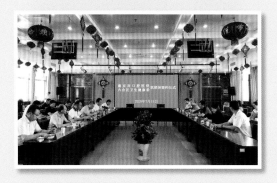

区人民医院创建三级医院

六合区现有二级医疗机构4个，街镇社区卫生服务中心15个，民营二级医院1个、一级医院10个，各类诊所（门诊部）71个。设有村卫生室112个。专业公共卫生机构4个，无偿献血工作站1个。各类卫技人员3601人，执业（助理）医师1660人，执业护士1403人。聘用乡村医生474人。每千常住人口拥有执业（助理）医师2.39人、执业护士2.02人，每千人口拥有床位2.61张。

2020年，面对突如其来新冠肺炎疫情，在区委区政府坚强领导下，该委快速处置武汉返乡及家庭关联病例疫情，实现患者零死亡、医护零感染，是全省第一批低风险地区之一。该委和2名个人获省委省政府表彰，区人民医院、区疾病预防控制中心和11名个人获市委市政府表彰。

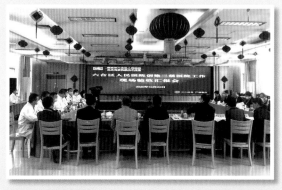

南京市口腔医院医联体签约

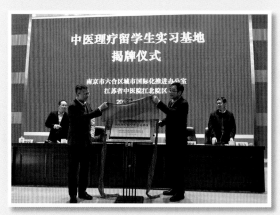

中医理疗留学生实习基地揭牌仪式

溧水区卫生健康委员会

　　溧水区是全省唯一的"健康江苏实践示范区"，是全国基层中医药工作先进单位、省级慢性病综合防控达标区、省血吸虫病消除达标区、省级妇幼健康优质服务示范区、省级卫生应急规范区。6个镇（街）为国家卫生镇（街）。3个卫生院为全国群众满意乡镇卫生院，6个卫生院创成省示范乡镇卫生院。现有各类医疗卫生机构171家［其中：医院8家，护理院（护理站）9个，基层医疗机构151家，专业公共卫生机构3家］。实际开放床位2552张，卫生技术人员3869人。

　　2020年，溧水区卫生健康委坚持新冠肺炎疫情防控和卫生健康事业高质量发展同步推进。被表彰为"全省抗击新冠肺炎疫情先进集体"，是国家紧密型县域医共体建设试点、国家基本药物制度综合改革试点、全省医共体医保支付方式改革试点、省级社会心理服务体系建设试点、省级基层卫生健康信息化建设提档升级试点地区。公立医院改革连续4年获得省政府通报表扬，区人民医院改善医疗服务获国家卫生健康委医政医管局表彰。区域医疗服务能力显著提升，区中医院成功转设为三级中医院，白马中心卫生院完成二级医院转设并创成省级农村区域医疗中心，妇幼保健所创成二级妇幼保健院，第三人民医院创成二甲专科医院，东屏卫生院创成社区医院，新增一批省市特色科室。大力推进"健康江苏实践示范区"建设，成功举办第二届"健康中国"发展大会并获得各方好评；省康复医院、南京市示范性颐养中心、国家冰雪运动训练基地等标志性项目开工建设，国家极限运动训练馆等开馆运行；居民健康素养水平达到30%，慢病早死率下降至9.30%，十五分钟健康圈全面形成。

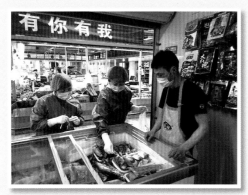

5月2日，溧水区疾控中心在农贸市场开展水产品新冠病毒监测采样

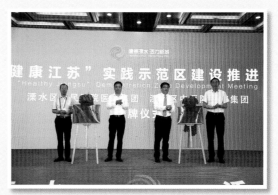

9月7日，"健康江苏"实践示范区建设推进会——中医院医疗集团揭牌

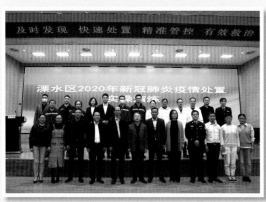

11月17日，溧水区疫情防控指挥部在中医院开展新冠肺炎疫情处置实操演练

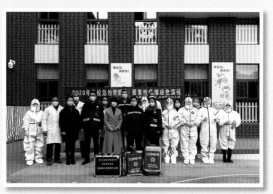

12月25日，溧水区疫情防控指挥部在石湫街道中心幼儿园开展急性胃肠炎聚集性疫情防控应急演练

江北新区卫生健康和民政局

　　2020年6月，新组建江北新区卫生健康和民政局，新区卫生健康系统着力战疫情、增能力、优服务、促改革、强监管、抓保障，圆满地完成各项工作任务。

　　扎实做好新冠肺炎疫情防控工作，顺利处置7例确诊患者的流调、救治、后期健康管理，落实1万余名境内外人员集中隔离医学观察，常态化核酸检测超16万人次。深入推进卫生综合改革，出台《长三角区域医疗中心建设实施方案》，明确新区高水平综合医院、国际化专科医院、高端化诊疗中心发展方向；制定《江北新区（江苏自贸区南京片区）关于医师多医疗机构执业备案改革试点工作的通知》，试点取消医师多机构执业备案。加快集聚优质医疗资源，江苏省肿瘤医院确定落户江北新区，中大医院新院区、江北新区妇幼保健院（江北新区妇女儿童健康中心）开工建设，南医大四附院新院区试运营，新区首家三级专科医院（明康眼科医院）开业运营，鼓楼医院江北国际医院肿瘤中心建成使用。着力提升基层服务能力，沿江、盘城街道社区卫生服务中心成功创建省级社区医院，葛塘街道社区卫生服务中心妇科、盘城街道社区卫生服务中心糖尿病专科被确定为市级基层特色科室；试点商业保险支持下的家庭医生签约服务机制及医保政策支持下的慢病管理机制，江北新区、葛关路社区卫生服务中心获评2020年度江苏省家庭医生服务模式创新单位；泰山街道社区卫生服务中心明发社区普斯康健家庭医生工作室被评为江苏省星级家庭医生工作室。积极落实健康新区行动，新区被确认为省级健康促进区创建单位，新增市级健康细胞工程35个。持续加强重点人群保障，率先开展多元化安宁疗护试点工作，卫生健康和民政局获评2020年市安宁疗护试点工作优秀集体，大厂街道社区卫生服务中心、江北医院获评优秀机构；新改扩建标准化母婴室9个，新增普惠托育机构3家，1家托育机构被列为2020年江苏省示范性托育机构；顺利通过省级血吸虫病消除标准验收。加大力度建设卫生信息化，区域健康信息平台通过省分级评价四级和国家医疗健康信息互联互通标准化成熟度四级甲等测评验收。

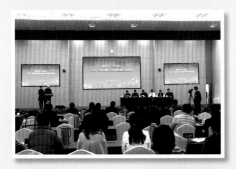

开展新冠肺炎
疫情处置综合
实战演练

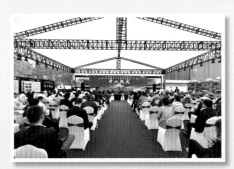

江北新区妇幼保健院
（江北新区妇女儿童
健康中心）开工仪式

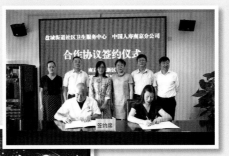

江北新区探索商保支
持的家医签约服务机
制试点工作签约仪式

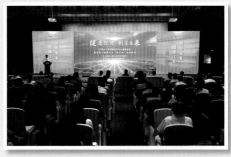

举办"健康江北·创享未
来"打造长三角区域医疗
中心高峰论坛

南京医科大学第四附属医院新院区启用仪式

目　录

医疗卫生改革

疾病预防与控制

卫生应急

爱国卫生运动

职业健康工作

基层卫生工作与妇幼保健

医政管理

医疗技术

医药教育

医药科学研究

药品器械

规划财务管理

卫生监督工作

卫生宣传与出版工作

国际合作与交流

学术团体活动

编写单位概况

各区卫生工作概况

文件与法规

重要会议报告

卫生论坛

卫生工作纪事

卫生界人物

卫生统计

索　引

Contents

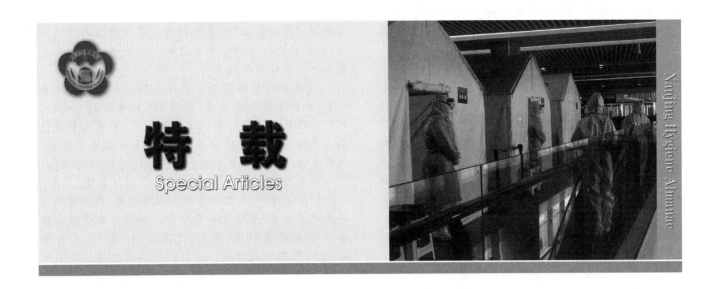

国务院应对新型冠状病毒感染肺炎疫情联防联控机制关于做好新冠肺炎疫情常态化防控工作的指导意见

国发明电〔2020〕14 号

各省、自治区、直辖市人民政府，国务院各部委、各直属机构：

在以习近平同志为核心的党中央坚强领导下，经过全国上下艰苦努力，我国新冠肺炎疫情防控向好态势进一步巩固，防控工作已从应急状态转为常态化。按照党中央关于抓紧抓实抓细常态化疫情防控工作的决策部署，为全面落实"外防输入、内防反弹"的总体防控策略，坚持及时发现、快速处置、精准管控、有效救治，有力保障人民群众生命安全和身体健康，有力保障经济社会秩序全面恢复，经中央应对新型冠状病毒感染肺炎疫情工作领导小组同意，现提出以下意见。

一、坚持预防为主

1.科学佩戴口罩。在人员密集的封闭场所、与他人小于 1 米距离接触时佩戴口罩。医疗机构工作人员，在密闭公共场所工作的营业员、保安员、保洁员、司乘人员、客运场站服务人员、警察等人员以及就医人员等要佩戴口罩。

2.减少人员聚集。注意保持 1 米以上的社交距离。减少非必要的聚集性活动，减少参加聚集性活动的人员。尽量不前往人员聚集场所尤其是密闭式场所。

3.加强通风消毒。室内经常开窗通风，保持空气流通。公共场所、场站码头、公共交通工具要落实日常清洁、消毒等卫生措施。

4.提高健康素养。养成"一米线"、勤洗手、戴口罩、公筷制等卫生习惯和生活方式。咳嗽、打喷嚏时

注意遮挡。

二、落实"四早"措施

5.及时发现。落实公共场所体温检测措施，加强预检分诊和发热门诊排查，做到对确诊病例、疑似病例、无症状感染者的"早发现"，并按要求"早报告"，不得瞒报、漏报、迟报。

6.快速处置。24 小时内完成流行病学调查，充分发挥大数据等优势，尽快彻底查明可能的感染源，做好对密切接触者的判定和追踪管理。落实"早隔离"措施，及时对确诊病例、疑似病例进行隔离治疗，对无症状感染者、密切接触者实行 14 天集中隔离医学观察。对可能的污染场所全面终末消毒。

7.精准管控。依法依规、科学划定防控区域范围至最小单元（如楼栋、病区、居民小区、自然村组等），果断采取限制人员聚集性活动、封锁等措施，切断传播途径，尽最大可能降低感染风险。及时公布防控区域相关信息。

8.有效救治。指定定点收治医院，落实"早治疗"措施，加强中西医结合治疗。及时有效全面收治轻症患者，减少向重症转化。坚持"四集中"，对重症患者实施多学科救治，最大限度提高治愈率、降低病亡率。患者治愈出院后，继续集中或居家隔离医学观察 14 天。

三、突出重点环节

9.重点场所防控。按照相关技术指南，在落实防控措施前提下，全面开放商场、超市、宾馆、餐馆等生活场所；采取预约、限流等方式，开放公园、旅游景点、

运动场所,图书馆、博物馆、美术馆等室内场馆,以及影剧院、游艺厅等密闭式娱乐休闲场所,可举办各类必要的会议、会展活动等。

10.重点机构防控。做好养老机构、福利院、监所、精神卫生医疗机构等风险防范,落实人员进出管理、人员防护、健康监测、消毒等防控措施。养老机构内设医务室、护理站等医疗服务机构的,不得超出医疗许可服务范围对外服务。医疗机构举办养老机构或与养老机构毗邻的,应按照医疗机构分区管理要求开展交叉感染评估,评估有风险的应采取必要的控制措施。

11.重点人群防控。指导老年人、儿童、孕产妇、残疾人、严重慢性病患者等重点人群做好个人防护,并开展心理疏导和关爱帮扶等工作。

12.医疗机构防控。加强院内感染防控,推广分时段预约诊疗,严格落实医疗机构分区管理要求,及时排查风险并采取处置措施,严格探视和陪护管理,避免交叉感染。严格预检分诊和发热门诊工作流程,强化防控措施。落实医务人员防护措施,加强对医务人员的健康管理和监测。

13.校园防控。实行教职员工和学生健康情况"日报告""零报告"制度。做好健康提示、健康管理和教室通风、消毒等工作,落实入学入托晨(午)检、因病缺课(勤)病因追查和登记等防控措施。

14.社区防控。加强基层社区网格化管理,发挥社区志愿者作用。做好健康教育、环境卫生治理、出租房屋和集体宿舍管理、外来人员管理等工作。出现疫情的社区要加强密切接触者排查和隔离管理、终末消毒等工作,必要时采取限制人员聚集性活动、封闭式管理等措施。

四、强化支撑保障

15.扩大检测范围。各地可根据疫情防控工作需要和检测能力,进行科学评估,对密切接触者、境外入境人员、发热门诊患者、新住院患者及陪护人员、医疗机构工作人员、口岸检疫和边防检查人员、监所工作人员、社会福利养老机构工作人员等重点人群"应检尽检"。对其他人群实施"愿检尽检"。人群相对密集、流动性较大地区和边境口岸等重点地区县区级及以上疾控机构、二级及以上医院要着力加强核酸检测能力建设;鼓励有资质的社会检测机构提供检测服务,扩大商业化应用。"应检尽检"所需费用由各地政府承担,"愿检尽检"所需费用由企事业单位或个人承担;检测收费标准由各地物价部门确定并公示。各地要及时公布检测机构名单。

16.发挥大数据作用。依托全国一体化政务服务平台,全面推动各地落实"健康码"互通互认"一码通行",及时将核酸和血清抗体检测结果、重点人员等信息共享到"健康码"数据库,推进人员安全有序流动。做好全国一体化政务服务平台"防疫健康信息码"入境人员版的推广应用,加强入境人员闭环管理。

17.强化科研与国际合作。推进疫苗、药物科技攻关和病毒变异、免疫策略等研究。加快检测试剂和设备研发,提高灵敏度、特异性、简便性,进一步提升检测能力、缩短检测时间。加强与世界卫生组织等国际组织、有关国家的信息共享、技术交流和防控合作。

五、加强组织领导

18.落实党委和政府责任。各地党委和政府要落实属地责任,加强组织领导,坚持依法防控、科学防控、联防联控,加大经费投入,加强医疗物资动态储备,提升防控和应急处置能力,严格落实常态化防控各项措施要求。国务院各有关部门要落实主管责任,继续加强联防联控、统筹调度,强化对各地常态化防控工作的指导和支持。

19.落实企事业单位责任。各企事业单位要落实主体责任,严格执行疫情防控规定,健全防控工作责任制和管理制度,制定完善应急预案。

20.动态调整风险等级和应急响应级别。各地要按照分区分级标准,依据本地疫情形势,动态调整风险等级和应急响应级别。要因地制宜、因时制宜,不断完善疫情防控应急预案和各项配套工作方案,一旦发生疫情,及时采取应急处置措施,实施精准防控。

境外疫情输入防控在落实常态化防控工作的同时,按照中央关于做好防控境外疫情输入工作的指导意见实施。

国务院应对新型冠状病毒
感染肺炎疫情联防联控机制
2020 年 5 月 7 日

国务院关于深入开展爱国卫生运动的意见

国发〔2020〕15 号

各省、自治区、直辖市人民政府，国务院各部委、各直属机构：

爱国卫生运动是我们党把群众路线运用于卫生防病工作的成功实践，是贯彻预防为主方针的伟大创举。党的十八大以来，爱国卫生运动进一步强化党和政府领导，组织发动群众开展了一系列活动，有效改善了城乡环境卫生状况，群众健康素养显著提升，疾病防控取得显著成效。当前，爱国卫生工作仍存在一些薄弱环节，城乡区域发展不平衡不充分的问题仍然突出，工作方式方法比较单一，信息化程度还不高，基层机构和能力弱化。新冠肺炎疫情防控暴露出爱国卫生工作在环境卫生长效管理、群众组织动员和健康素养提升等方面仍存在短板。为深入贯彻习近平总书记关于爱国卫生工作的重要指示精神，落实党中央、国务院决策部署，继承和发扬爱国卫生运动优良传统，充分发挥爱国卫生运动的制度优势、组织优势、文化优势和群众优势，将爱国卫生运动与传染病、慢性病防控等紧密结合，全面改善人居环境，加快形成文明健康、绿色环保的生活方式，有效保障人民群众健康，提出以下意见。

一、总体要求

（一）指导思想。以习近平新时代中国特色社会主义思想为指导，全面贯彻党的十九大和十九届二中、三中、四中、五中全会精神，坚持以人民健康为中心，政府主导、跨部门协作、全社会动员，预防为主、群防群控，丰富工作内涵，创新方式方法，总结推广新冠肺炎疫情防控中的有效经验做法，突出问题和结果导向，强化大数据应用和法治化建设，着力改善人居环境，有效防控传染病和慢性病，提高群众健康素养和全民健康水平，为实现健康中国目标奠定坚实基础。

（二）总体目标。公共卫生设施不断完善，城乡环境面貌全面改善，文明健康、绿色环保的生活方式广泛普及，卫生城镇覆盖率持续提升，健康城市建设深入推进，健康细胞建设广泛开展，爱祖国、讲卫生、树文明、重健康的浓厚文化氛围普遍形成，爱国卫生运动传统深入全民，从部门到地方、从社会到个人、全方位多层次推进爱国卫生运动的整体联动新格局基本建立，社会健康综合治理能力全面提高。

二、完善公共卫生设施，改善城乡人居环境

（三）推进城乡环境卫生综合整治。以重点场所、薄弱环节为重点，全面推进城乡环境卫生综合整治，建立健全环境卫生管理长效机制，补齐公共卫生环境短板。推进农贸市场合理布局和标准化建设，规范市场功能分区设置，逐步取消市场活禽交易，维护好市场及周边环境卫生。加强小餐饮店、小作坊等食品生产经营场所环境卫生整治，推进餐饮业"明厨亮灶"。持续抓好城市老旧小区、城中村、城乡结合部、背街小巷、建筑工地等环境卫生管理。推进村庄清洁行动，深入持久开展农村人居环境整治。加强大气、水、土壤污染治理，严格实行污染物排放总量控制，严厉打击违法排污行为。逐步建立环境与健康调查、监测和风险评估制度，定期开展城乡环境卫生状况评价。

（四）加快垃圾污水治理。加强城市生活垃圾和污水处理设施建设，做好生活垃圾分类投放、分类收集、分类运输、分类处理，逐步实现城市生活垃圾减量化和资源化、无害化处理。通过政策鼓励、宣传教育等，引导群众主动参与垃圾分类。持续推进县域生活垃圾和污水统筹治理，有条件的地方垃圾污水处理设施和服务向农村延伸。因地制宜加强农村生活污水处理设施建设，确保污水不乱排。建立完善农村垃圾收运处置体系，开展垃圾源头减量、就地分类和资源化利用。积极开展农业面源污染治理，推进农药化肥减量增效、农膜回收利用、畜禽粪污和农作物秸秆资源化利用。加快医疗废物处置设施建设，完善医疗废物和污水处理。

（五）全面推进厕所革命。扎实推进农村户用卫生厕所建设改造，引导农村新建住房配套建设卫生厕所，人口规模较大村庄配套建设公共卫生厕所，强化管理维护，逐步扩大厕所粪污无害化处理和资源化利用覆盖面。推进学校厕所改造建设，提升规范化卫生管理水平，抓好粪污无害化处理。深入推进旅游厕所提档升级，提升管理维护水平。大力开展农贸市场、医疗卫生机构、客运站等重点公共场所厕所环境整治，有效改善厕所环境卫生状况。

（六）切实保障饮用水安全。依法严格饮用水水源保护区管理。完善水源保护、自来水生产、安全供水全过程监管体系，加强对饮用水水源、水厂供水和用水点的水质监测。推进规模化供水工程建设以及人口分散区域的小型供水工程规范化改造，不断提高农村供水保障水平。加快城市供水设施建设改造，提高供水能力，扩大供水范围。加强城市二次供水规范化管理。

（七）强化病媒生物防制。健全病媒生物监测网络，加强病媒生物监测，发生传染病疫情时增加监测频率、扩大监测范围,及时掌握病媒生物密度、种属和孳生情况,科学制定防制方案。坚持日常防制和集中防制、专业防制和常规防制相结合,积极开展以环境治理为主、药物防制为辅的病媒生物防制工作。消除病媒生物孳生环境,切断传染病传播途径,有效防控登革热、寨卡病毒病等媒介传染病。强化病媒消杀队伍建设,提升病媒生物防制能力。

三、开展健康知识科普,倡导文明健康、绿色环保的生活方式

(八)培养文明卫生习惯。广泛开展健康科普进村镇、进社区、进机关、进企业、进学校、进家庭活动,宣传公共卫生安全、重大疾病防控及不同季节重点流行疾病防控等卫生健康知识,引导群众践行健康强国理念,推广不随地吐痰、正确规范洗手、室内经常通风、科学佩戴口罩、保持社交距离、注重咳嗽礼仪、推广分餐公筷、看病网上预约等新冠肺炎疫时好习惯,筑牢传染病防控第一道防线。树立良好的饮食风尚,深入开展减油、减盐、减糖行动,革除滥食野生动物陋习,在机关、企事业单位和餐饮行业积极推广分餐制,倡导聚餐使用公勺公筷。将健康教育纳入国民教育体系,作为中小学素质教育的重要内容,以"小手拉大手"促进全社会形成文明卫生习惯。通过设立文明引导员、开展"随手拍"等方式,形成约束有力的社会监督机制,促进文明卫生习惯长效化。及时借鉴推广有关地方经验,通过出台法规规章强化落实个人公共卫生责任。

(九)倡导自主自律健康生活。充分利用爱国卫生月等各类活动,发挥权威专家作用,加大健康生活方式科普力度,引导群众主动学习掌握健康技能,养成戒烟限酒、适量运动、合理膳食、心理平衡的健康生活方式,有效预防高血压、糖尿病等慢性病。针对妇女、儿童青少年、职业人群、老年人等人群及其关注的健康问题,做好精准宣传和健康干预。以多种教育教学形式对学生进行健康干预,科学指导学生有效防控近视、肥胖等。利用人工智能、可穿戴设备等新技术手段,开展参与式健康活动,推广使用家庭健康工具包。加快无烟机关、无烟家庭、无烟医院、无烟学校等无烟环境建设。健全全民健身公共服务体系,完善体育健身设施,实施国家体育锻炼标准,广泛开展全民健身赛事活动,加强科学健身指导服务,营造良好的全民健身氛围。

(十)践行绿色环保生活理念。积极开展生态道德宣传教育,引导群众尊重自然、顺应自然、保护自然,切实增强节约意识、环保意识和生态意识。大力开展节约型机关、绿色家庭、绿色学校、绿色社区创建等行动,倡导简约适度、绿色低碳生活,引导群众争做生态环境的保护者、建设者。倡导珍惜水、电等资源能源,树立爱粮节粮等意识,拒绝"舌尖上的浪费"。完善城市慢行系统,优先发展公共交通,加快构建绿色低碳交通体系,大力倡导绿色出行。倡导使用环保用品,推动塑料产品替代和限制使用,加快推进不可降解塑料袋、一次性餐具等的限制禁止工作,解决过度包装问题。

(十一)促进群众心理健康。加强心理健康科普宣传,传播自尊自信、理性平和、乐观积极的理念和相关知识,引导形成和谐向上的家庭和社会氛围。健全传染病、地震、洪涝灾害等突发公共事件处置中的社会心理健康监测预警机制,强化心理健康促进和心理疏导、危机干预。建立健全政府、社会组织、专业机构、高等院校和科研院所共同参与的心理健康咨询服务机制,充分发挥"互联网+"作用,为群众提供方便可及的心理健康服务。加强心理健康服务志愿者队伍建设,支持拓展心理健康宣传疏导等志愿服务。

四、加强社会健康管理,协同推进健康中国建设

(十二)大力推进卫生城镇创建。完善国家卫生城镇创建标准,引导各地全面提升公共卫生环境设施建设和管理水平,营造干净整洁舒适的宜居环境。优化国家卫生城镇评审流程,完善长效化动态管理机制,探索建立定期抽查制度。充分利用信息化技术手段开展国家卫生城镇评审工作,切实提升工作效率,减轻基层负担。按照国家有关规定,采取评比、表彰等措施鼓励各地积极主动创建国家卫生城镇,有效破解环境卫生管理难题,打造良好生活环境。

(十三)全面开展健康城市建设。适应经济社会发展和健康中国建设需要,因地制宜开展健康城市建设,打造卫生城市升级版,建成一批健康城市建设样板。修订完善健康城市建设评价指标体系,将健康中国行动相关要求纳入评价范围,探索开展基于大数据的第三方评价,推动健康中国行动落地见效。推动各地把全生命周期健康管理理念贯穿城市规划、建设、管理全过程各环节,健全完善相关法规规章,制订出台并不断完善城市卫生健康、法治、教育、社会保障、交通、食品、药品、体育健身、养老服务等各领域的综合策略和干预措施。加快建设适应城镇化快速发展、城市人口密集集中特点的公共卫生体系,强化健康风险防控,从源头上消除影响健康的各种隐患。建立健康影响评估制度,推动各地系统评估各项经济社会发展规划、政策法规及重大工程项目对健康的影响,全力推动将健康融入所有政策。

(十四)加快健康细胞建设。制订健康村镇、健康社区、健康单位(企业)、健康学校、健康家庭等健康细胞建设标准,引导和规范各地健康细胞建设。鼓励各地根据自身经济发展水平、文化特点等,以整洁宜居的环境、便民优质的服务、和谐文明的文化为主要内容,培育一批健康细胞建设特色样板,发挥辐射带动作用。有针对性采取措施,着力推动全社会健康环境改善、健康服务优化、健康教育普及和健康行为养成,推动公共卫生服务下沉,筑牢健康中国建设的微观基础。

五、创新工作方式方法，提升科学管理水平

（十五）加强法治化保障。推进实施基本医疗卫生与健康促进法、传染病防治法等法律法规，落实相关工作要求。制定出台全国层面的爱国卫生法规，将实践证明行之有效的好经验、好做法凝练提升为法律制度，进一步明确爱国卫生工作的目标任务、工作方法、管理措施和各方责任，指导各地及时修订完善地方爱国卫生法规规章。完善爱国卫生工作相关技术标准，推进工作规范化、标准化。

（十六）强化社会动员。加快爱国卫生与基层治理工作融合，推动形成自上而下行政动员与自下而上主动参与结合、平战结合的群众动员机制。推进村（居）民委员会公共卫生委员会建设和社区网格化管理，以基层爱国卫生工作人员为主，以家庭医生、计生专干、专业社会工作者、物业服务人员、志愿者等组成的兼职爱国卫生队伍为辅，推动组建居民健康管理互助小组，提高基层公共卫生工作能力水平。依托乡镇人民政府（街道办事处）、村（居）民委员会等基层组织及机关、企事业单位，发挥工会、共青团、妇联等群团组织作用，推广周末大扫除、卫生清洁日活动及制定村规民约、居民公约等有效经验，推动爱国卫生运动融入群众日常生活。通过政府购买服务等方式，支持社会组织、专业社会工作者和志愿者积极参与。

（十七）加强政策研究和技术支撑。深入开展环境卫生治理、社会健康管理等爱国卫生政策理论研究，充分发挥社会组织、专业机构、高等院校和科研院所等作用，加强爱国卫生工作技术指导、政策咨询和宣传引导。建立健全专家咨询制度，开展政策效果分析，推进爱国卫生专业技术开发，建立健全规范化的技术培训制度。加强爱国卫生信息化建设，充分利用大数据、人工智能等新技术开展爱国卫生工作，提高科学决策和精细管理能力。

六、强化组织实施

（十八）加强组织领导。各地要进一步统一思想、提高认识，把爱国卫生工作列入政府重要议事日程，纳入政府绩效考核指标，常抓不懈推动工作落实。各部门要加强工作协调联动，按照职责分工扎实部署推进本领域相关工作。各级爱国卫生运动委员会要把爱国卫生运动与群众性精神文明创建活动有机结合，制订具体工作方案和计划，明确责任分工、细化目标任务，确保各项工作取得实效。要及时总结和推广各地各部门典型经验和做法，建立定期通报机制，对工作突出、成效明显的给予表扬，对作出重要贡献的按照国家有关规定予以表彰，对措施不力、工作滑坡的给予批评并督促整改。

（十九）加强工作保障。各地要进一步强化爱国卫生工作体系建设，在部门设置、职能调整、人员配备、经费投入等方面予以保障，街道（乡镇）、社区（村）、机关、企事业单位要明确专兼职爱国卫生工作人员，推动爱国卫生各项工作落实到城乡基层。加强爱国卫生工作人员能力建设，提高统筹谋划、协调动员、科学管理等能力水平。

（二十）加强宣传引导。充分利用各类媒体特别是互联网、移动客户端等新媒体，全方位、多层次宣传爱国卫生运动，提升宣传效果，凝聚全社会共识，引导群众关心关注、积极参与。畅通监督渠道，主动接受社会和群众监督，及时回应社会关切，认真解决群众反映的问题，不断提高群众满意度和获得感，营造良好的社会氛围。

（二十一）加强国际合作。积极参与全球卫生治理，围绕全球公共卫生面临的问题和挑战，开展多层面国际交流合作，推动构建人类卫生健康共同体。加强与有关国际组织、世界各国的沟通交流与合作，学习借鉴健康城市、控烟等领域工作理念和经验做法，讲好爱国卫生运动的中国故事，不断促进爱国卫生运动深入开展。

国务院

2020 年 11 月 14 日

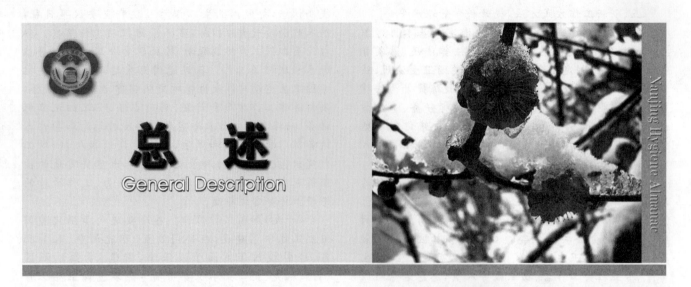

总 述

General Description

Nanjing Hygiene Almanac

2020 年,南京市有各级各类卫生机构 3439 个(不含驻宁部队、武警系统和高等院校),其中医院 271 个,基层医疗机构 3070 个,专业公共卫生机构 62 个,其他卫生机构 36 个;有卫生人员 121719 人,其中卫技人员 99557 人,内含执业(助理)医生 37823 人,注册护士 45473 人、药师(士)4950 人、技师(士)5626 人(其中检验人员 3894 人),其他卫技人员 5998 人。平均每千人口卫技人员、执业(助理)医生和注册护士数分别为 10.69 人、4.06 人和 4.88 人。床位 62937 张,全市平均每千人口床位数 6.76 张。

各级各类医疗机构总诊疗人次 7850.59 万,比上年下降 15.49%。入院人员总数 165.76 万,比上年下降 11.98%。病床使用率平均为 76.13%,同比下降 12.58%。平均住院日为 9.6 天,同比增加 0.4 天。居民平均预期寿命为 83.88 岁,其中,男性为 81.78 岁,女性为 86.11 岁。

全市卫健系统全力抗击新冠肺炎疫情,成立防控工作领导小组,出台《南京市新冠肺炎疫情局部暴发流行病学调查人员调度工作预案》《南京市新冠肺炎疫情常态化监测预警工作实施方案》等。13 天建成市公卫医疗中心应急扩容一期工程。发布全市 55 家发热门诊、各医疗机构网络咨询门诊信息、确诊病例涉及小区信息;加强突发疫情应急处置,规范处置 93 例本土确诊病例,对密切接触者扩大核酸检测和集中医学观察,严把流调追踪关,做到"应收尽收、应检尽检、应隔尽隔"。实施"发现—诊断—治疗—出院健康管理"闭环管理,集中收治新冠肺炎疑似病例、确诊病例以及无症状感染者;对 93 例本土确诊病例、20 例境外输入确诊病例采取中西医协同治疗救治,27 天实现本土确诊病例零增长、患者零死亡、医护零感染;3 月出现境外输入人员核酸检测阳性后,规范处置 23 例境外输入确诊病例、境外输入无症状感染者 74 例;先后派出 12 批医疗队、500 多名医务人员驰援武汉、黄石、黑龙江、北京、河北等地,2 名专家远赴委内瑞拉指导

抗疫;坚持常态长效管控,构筑外防输入全链条闭环管控机制,加强对境外和国内中高风险地区来宁人员健康管理。南京市储备呼吸内科、重症医学科、感染科、急诊科等医务人员 515 人,其中医生 175 名、护士 340 名;组建市级 3 支疫情处置专家队 30 人、流行病学调查队 205 人、核酸检测队 12 人、环境消杀队 40 人、心理健康服务队 10 人;区级共组建流行病学调查队 1247 人、核酸检测队 220 人、环境消杀队 779 人、心理健康服务队 224 人;组织 2 次市级视频培训,培训流行病学调查人员 1589 人次、核酸检测人员 1021 人次、环境消杀人员 417 人次、心理健康服务队 916 人次;全市共开展演练 80 次,参与观摩人数 2750 人次;开展市级桌面推演和综合演练各 1 次,开展区级各类演练 78 次。市公共卫生医疗中心扩建项目正式启动建设;全市日核酸检测能力达 20 万人份,累计"应检尽检"300 余万人次;为 7400 多家规模以上企业开展疫情防控指导,组建 130 余个学校防疫技术指导团队,完成 400 余场各类大型活动防控保障,开展冷链食品等应急监测。全市开展新冠病毒疫苗紧急接种工作,截至 12 月底接种人数共 1.4 万人。市卫健委及 12 个区卫健委获评全省或全市抗疫先进集体。

全市有效强化传染病防控,全年无甲类传染病报告,累计报告乙类传染病 14 种,报告病例总数 8990 例,累计报告发病率为 $106.56/10^5$,同比上年下降 11.78%。报告各类突发公共卫生事件及相关信息 54 起(一般突发公共卫生事件 43 起,相关信息 11 起),共波及 6.2 万人,发病 1567 例。全市传染病报告质量评价综合率为 99.99%。全市 655 所中小学校学生因病缺课日平均上报率为 98.39%,比上年同比提高 3.9%。全市累计接种免疫规划一类疫苗 168.1 万针次,接种率 98% 以上。全面运行"狂犬病暴露处置预防接种信息系统"、"医院产科预防接种信息系统",规范狂犬病暴露预防处置门诊和产科预防接种室建设工作。完成全市血防"十三五"规划终期评估和血吸

虫病防制三年攻坚行动终期评估,各项目标任务达到规划要求;全市血防查螺 2.29 亿平方米,药物灭螺 3302 万平方米,环境改造灭螺 98 万平方米,完成血清查病 5.8 万人,晚血治疗救助 24 人,未发现新感染血吸虫病人。成功申报第四轮全国艾滋病综合防治示范区,探索建立南京市首个青春健康教育示范基地,赴驻宁高校开展防艾讲座 196 场,覆盖学生 7.6 万人次;全市共设立艾滋病检测初筛实验室 82 家,社区卫生服务中心快检点 142 家,支持社会组织参加艾滋病防治工作,4 个社会组织、10 所高校社团分别参加国家和省预防医学会艾滋病防治项目,获资金 56.16 万元。开展精神卫生防制,加强严重精神疾病管理,做好精神卫生紧缺人才培训,培训非精神卫生专业执业医师 40 名;提高公众精神健康(心理健康),针对重点人群进行心理健康宣教,举办《关注"心灵的感冒"》的专题讲座,15 万人次在线收看,同步在南京、贵阳、兰州、银川、连云港、安顺等全国 18 家城市广播电台播出,直接听众覆盖 3000 万人口;截至年底,全市严重精神障碍信息系统在册患者 31607 人,报告患病率为 3.75‰,在管 31066 人,在册患者管理率为 98.29%,规范管理率为 96.78%。推进慢性病防制,联合 9 部门印发《南京市推进癌症防治工作实施方案(2020—2022 年)》;高淳区通过省级慢性病综合防控示范区复评审。全年累计健康管理患者人数(高血压、糖尿病)分别为 67.14 万人、22.74 万人;规范管理患者人数(高血压)53.15 万人、糖尿病患者 18.01 万人,规范管理率分别为 79.16% 和 79.20%;纳入社区糖尿病精细化管理患者数为 1.6606 万例,鼓楼区、江北新区社区全覆盖;至年底,全市累计组建慢性病患者自我管理小组 1077 个,累计持续性活动小组 225 个,其中高血压小组 93 个、糖尿病小组 132 个,覆盖慢性病患者 2486 名;完成国家及省慢性病防治项目任务,其中脑卒中高危人群筛查和干预 1.8 万例;在建邺、浦口和溧水区首次采用"南京市慢性病防控社会因素调查收集与管理系统"信息化平台,科学、规范、统一地开展社区成人慢性病防控社会因素调查(样本量约 3 万人),建立全市前瞻性随访重点人群队列和生物样本库。进一步完善预防接种工作。开设儿童预防接种咨询门诊,积极采购储备流感疫苗,加强人员培训考核,全年共接种免疫规划疫苗 182.4 万剂次。持续开展卫生应急工作。完成国家公祭仪式等 40 余项重大活动医疗保障,开展突发事故灾害应急救援 78 起,现场规范化处置率、报告率均达 100%。

出台《南京市医疗联合体综合绩效考核工作实施方案(试行)》,健全全市医联体综合绩效考核指标体系,对区级卫生健康行政部门和医联体分别进行考核。出台《南京市医联体专项经费使用管理办法》,进一步明确专项资金使用。完成 2019 年度医疗联合体建设情况综合绩效考核,预拨 2020 年度医联体专项资金 3000 万元,拨付专科联盟专项经费 715 万元。加快推进国家紧密型医共体(溧水区、高淳区)试点工作以及国家级城市紧密型医联体建设试点工作。市医保局、市卫健委印发《南京市紧密型医共体基本医疗保障总额付费试点办法》,率先开展医共体医保总额付费试点。市属三级医院通过组建医疗集团、医联体、专科联盟等形式,增强南京都市圈医联体交流合作。

南京市获国务院"国家公立医院改革真抓实干成效明显地区"称号。省对市高质量发展考核中,卫生健康指标连续两年居全省首位。完成所有市属公立医院章程修订。栖霞区深化医改"院府合作"入选"中国改革 2020 年度 50 典型案例"。推进紧密型医联体、医共体建设试点,全市共建 134 家联合门诊、102 家联合病房、219 个特色科室,开设家庭医生工作室 224 个、家庭病床 1.5 万人次,组建家庭医生全科团队 1002 个,780 名专家划片进驻。召开南京市"互联网＋护理"工作现场会,重点解读区域市化"互联网＋护理"工作模式、制度流程与安全;全年完成"互联网＋护理服务" 2531 例。

举办全市老龄健康工作和老龄国情教育培训班推动安宁疗护试点,医养结合工作入选"全国医养结合典型经验"。创新信用体系建设,在全省率先出台医疗卫生行业综合监管制度,全市查办行政处罚案件 675 件,较上年增加 22.3%,完成国家、省双随机抽检 3262 件。

制订《南京市互联网＋院前医疗急救试点工作实施方案》,落实 17 项便民服务举措,新建急救站点 16 个,推进互联网＋院前医疗急救试点。成功主办全省航空医疗救护演练,获国家卫健委医政医管局肯定。参加省急危重症护理技能竞赛,获团队、个人一等奖。下发《关于规范非急救转运医疗护送工作的通知》,明确转运过程中需要专业医疗护送患者的服务流程,规范非急救转运市场,满足群众多层次、多元化健康需求;联合市交通局、市公安局、市医保局、市场监管局五部门督查非急救转运服务公司,对 962120 调度派单、收费凭证、价格公示、车辆运行维护、回访记录等进行现场检查。全年转运近 3 万人次,回访率 100%,满意率 99.99%。

出台《南京市医疗质量控制中心管理办法》,明确市级医疗质量管理体系组织架构、设置规划及各质控中心工作职责、日常管理、资金管理及监督考核;下发年度质量管理专项经费 285 万元;开展医疗机构院内感染管理专项整治,对全市 37 个医疗质量控制中心进行调整优化,启动 2020－2022 年大型医院巡查。

市级医疗卫生机构共获批系统外各级各类科研项目 311 项,获得经费近 8 千万元。其中,国家自然科学基金项目 137 项,省重点研发计划(社会发展)项目 10 项,省自然科学基金项目 50 项,省卫健委医学科研项目 33 项。获国家科技进步二等奖(第二完成单位)1 项;获省科学技术奖 10 项,其中一等奖 1 项、二等奖 3 项、三等奖 6 项;获江苏医学科技奖 9 项,其中一等奖 4 项、二等奖 2 项、三等奖 3 项;获省医学引进新技术评估奖 41 项,其中一等奖 15 项、二等奖 26 项。

全市市属医疗卫生单位公开招聘 1134 人,本科及以上毕业生 811 人。其中,博士 102 人、硕士 372 人、本科 337 人、专科 323 人。至年底,全市医疗系统市属单位有硕士 6570 名、博士 1560 名、博士后经历 159 名、硕士生导师 1496 名(科研型 749 名、临床型 747 名),博士生导师 365 名(科研型 271 名、临床型 94 名),硕士点 110 个,博士点 49 个,博士后流动站 10 个。

(吴苏明)

抗击新冠肺炎疫情
COVID-19
Pandemic Response

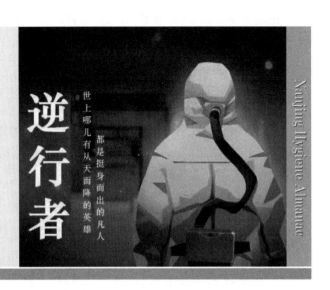

逆行者

世上哪儿有从天而降的凡人
都是挺身而出的英雄

Nanjing Hygiene Almanac

● **概况** 2020 年 1 月,发生新冠肺炎疫情。南京市卫健系统以新冠肺炎疫情防控为重点,成立防控工作领导小组,坚持政府领导、部门配合、依法防控、科学应对、预防为主、防治结合、群防群控、分级负责的工作原则,认真抓好预防、控制和救治 3 个关键环节,落实各项防控工作,市卫健委出台《南京市新冠肺炎局部小规模疫情处置工作预案》《南京市新冠肺炎疫情局部暴发流行病学调查人员调度工作预案》《南京市新冠肺炎疫情常态化监测预警工作实施方案》。1 月 23 日,南京市报告首例自湖北输入确诊病例。1 月 24 日 24 时,江苏省启动重大突发公共卫生事件一级响应,市委市政府在全省率先出台《关于完善重大疫情防控体制机制健全公共卫生应急管理体系的指导意见》,完善疫情防控方案预案,加强物资、人员储备配备。13 天建成市公卫医疗中心应急扩容一期工程;用 27 天阻断传播,2 月 19 日起本土确诊病例零增长,3 月 8 日本土病例清零。市卫生健康委及 12 个区卫生健康委均被表彰为全省或全市抗疫先进集体。发布全市 55 家发热门诊、各医疗机构网络咨询门诊信息、确诊病例涉及小区信息。开通南京 12320 卫生热线疫情防控专线,实行 24 小时电话服务,提供防控咨询、诉求办理、心理热线等服务,累计接听疫情电话 35498 通,办理群众涉疫工单诉求 7168 件次。南京市卫生信息平台及时掌握医疗卫生、12320、居家监测等各方面数据,对新冠肺炎疫情情况进行数据采集、动态跟踪、重点筛查、有效预测、实时展现,为科学防治、精准施策提供数据支撑。开展舆情监测,为相关部门提供辅助决策依据。组织技术力量,建立多中心视频会议系统,为市指挥部提供通讯保障。12320 卫生热线对接各医院开展新冠肺炎线上咨询、居家医学观察指导,缓解线下门诊压力,减少医院交叉传染。

市卫健委、市疾控中心建立疫情分析研判机制,开展新型冠状病毒肺炎疫情日分析,撰写每日疫情快报,针对不同时期国内外疫情形势,每月开展风险评估,分析研判紧扣全市防控策略落实,重点对病例暴露来源、检测来源、发病时间、就诊时间、隔离治疗时间、有无发生聚集性等关键因素深入分析,通过数据分析得出结论,思考存在问题并提供下一步防控措施决策建议。共撰写 12 期风险评估报告,同时针对南京的疫情形势,撰写 8 期专题分析报告,提出风险防控建议 50 余条。及时为全市防控策略、措施的施行提供积极建议,做好政府的参谋。加强突发疫情应急处置,规范处置 93 例本土确诊病例,无症状感染者 34 例,对密切接触者扩大核酸检测和集中医学观察,严把流调追踪关,做到"应收尽收、应检尽检、应隔尽隔"。3 月出现境外输入人员核酸检测阳性,规范处置境外输入确诊病例 23 例、境外输入无症状感染者 74 例。先后派出 12 批医疗队、500 多名医务人员驰援武汉、黄石、黑龙江、北京、河北等地,2 名专家远赴委内瑞拉指导抗疫。坚持常态长效管控,构筑外防输入全链条闭环管控机制,加强对境外和国内中高风险地区来宁人员健康管理。南京市储备呼吸内科、重症医学科、感染科、急诊科等医务人员 515 人,其中医生 175 名,护士 340 名。组建市级 3 支疫情处置专家队 30 人、流行病学调查队 205 人、核酸检测队 12 人、环境消杀队 40 人、心理健康服务队 10 人。区级共组建流行病学调查队 1247 人、核酸检测队 220 人、环境消杀队 779 人、心理健康服务队 224 人。组织 2 次市级视频培训,培训流行病学调查人员 1589 人次、核酸检测人员 1021 人次、环境消杀人员 417 人次、心理健康服务队 916 人次;全市共开展演练 80 次,参与观摩人数 2750 人次。市级桌面推演和综合演练各 1 次。区级各类演练 87 次,其中单项技能操练 32 次,综合演练 12 次,桌面推演 26 次,实战演练 17 次。全市日核酸检测能力达 20 万人份,累计"应检尽检"300余万人次。审批发证32家(应急审批15家临时消毒产品生产企业卫生许可证),紧急上市消毒剂,临时备案15个产品,全国消毒产品备案平台备案18个产品,缓解全市消毒产品紧缺状况;为7400多家规模以上企业开展疫情防控指导,组建130余个学校防疫技术指导团队,完成400余场各类大型活动防控保障,开展冷链食品等应急监测。全市开展新冠病毒疫苗紧急接种工作,截至12月底共接种1.4万人。

制订方案,建立心理热线,加大宣传,开展驻点疏导等系列工作。南京市新冠肺炎疫情指挥部印发《南京市新冠肺炎疫情紧急心理危机干预工作方案(试行)的通知》《新冠肺炎疫情防控期间心理援助热线工作指南的通知》《关于进一步加强新冠肺炎疫情紧急心理危机干预工作的通知》以及针对入境人员、医务人员、集中隔离点人员进行心理援助等系列文件。1月26日,市卫健委组织市、区两级精神病专科医院心理专家召开座谈会,开通24小时心理危机干预热线;市、区精神病专科医院成立131人心理救援队,81人心理援助热线队;市、区疾控中心组建70人健康教育队,针对不同人群开展心理危机干预工作,服务确诊患者1401人次,一线医护人员、组织管理人员、疾控人员等175人次。南京脑科医院选派5名专家支援湖北,并深入南京市定点医院开展心理疏导和危机干预工作,对被隔离人员和一线医护人员心理干预112人次,巡诊患者5504人次,参与不同人群联络会诊48人次,发现有心理行为问题748人次,提供心理支持、疏导、干预868人次,为医务人员提供心理支持、疏导、干预450人次,使用精神科药物21人次。服务疑似患者2人次,密切接触者33人次。派出35名心理医生进驻入境人员集中隔离场点,24小时值守,对被隔离人员开展现场心理疏导工作,共完成6批次

境外返宁人员14天集中隔离心理辅导服务,驻点工作90天。通过网络平台给赴前线抗疫人员及家属提供心理支持与保障8000余人次。对全市医务人员开展为期一周的集中培训和心理危机干预工作。市卫生健康委在各种媒体发布心理健康教育科普文章50余篇。

实施"发现—诊断—治疗—出院健康管理"闭环管理,集中收治新冠肺炎疑似病例、确诊病例,以及无症状感染者。2020年1月19日,南京市第二医院汤山院区(定点收治医院)收治首例新冠肺炎确诊病例。截至12月31日,收治224例新冠肺炎患者,其中,确诊病例116例(本土病例93例、境外输入病例23例),无症状感染者108例(本土病例34例、境外输入病例74例)。对93例本土确诊病例、23例境外输入确诊病例,采取中西医协同治疗救治,实现本土确诊病例零增长、患者零死亡、医护零感染。创新实施的"分片包干、重点监测、一患一策、每日会诊、同步中医与心理治疗"的救治经验获省卫健委认可并在全省各设区市推广。针对以境外输入病例为主的无症状感染者,实行临床路径与多学科支持相结合、医疗和护理相结合、中西医相结合、医患沟通和心理疏导相结合制度,境外输入病例救治工作经验在省联防联控工作简报专版报道。

按照省市共建的原则,启动汤山院区扩建工程项目。9月25日省卫健委与市政府签订共建合作协议,市公共卫生医疗中心扩建项目正式启动建设。2020年11月23日,南京市公共卫生医疗中心应急工程二期项目启动。11月24日,项目动工。12月10日,项目竣工验收,二期项目共续建72间病房。 (吴苏明)

●省长吴政隆到南京市第二医院(江苏省传染病医院)调研 2020年1月29日,江苏省省长吴政隆到南京市第二医院(江苏省传染病

医院)调研。

吴政隆省长在南山院区了解3个院区的功能定位、床位数量、使用等情况,并就解决南京市第二医院在防控疫情中存在的困难以及加强全省传染病防治能力建设召开办公会。他指出:疫情防控是当前的头等大事,南京市第二医院同时也是省传染病医院,是抗击疫情的第一线,要全力以赴救治新冠肺炎患者,保障患者生命安全。省和南京市将集中资源和力量,切实增强医院的战斗力,为保障患者生命安全创造更好条件。省卫健部门要加强对基层的业务指导,全省各地要针对疫情防治中存在的薄弱环节,补短板、强弱项,进一步提高传染病医疗救治能力和重大突发公共卫生事件应对能力,筑牢遏制疫情蔓延、守护群众身体健康的"安全岛"。省委常委、常务副省长樊金龙,南京市市长韩立明,省政府秘书长陈建刚,江苏省卫健委党组书记、主任谭颖,南京市卫健委党委书记、主任方中友参加调研。
(李 萍)

●副省长陈星莺调研南京市公共卫生医疗中心 2020年3月3日,江苏省副省长、省疫情防控工作领导小组副组长陈星莺到南京市公共卫生医疗中心调研,南京市副市长胡万进、江苏省卫生健康委副主任兰青、南京市卫生健康委主任方中友陪同调研。陈星莺副省长通过视频连线,看望慰问坚守一线隔离病房的医护人员,详细询问患者的救治情况,要求全力以赴救治新冠肺炎患者,狠抓院感防控工作落实,确保实现病人"零死亡"和医务人员"零感染"的目标,并向医护人员致以崇高的敬意和衷心的感谢,勉励他们继续发扬救死扶伤的精神,展现医护工作者的责任担当,圆满完成党和人民赋予的光荣使命。在院区扩建工程现场,陈星莺副省长实地查看应急板房工程和省市共建工程扩建项目选址规划情况,强调要超前谋划,狠抓落

实,进一步强化应急储备,提高医疗救治水平,全面提升医院综合能力,为加快推进全省公共卫生体系建设作出更大贡献。　(李　萍)

●**市长韩立明到南京市公共卫生医疗中心视察疫情防控工作**　2020年1月24日,南京市市长、市新型冠状病毒感染的肺炎防控工作指挥部指挥长韩立明赴市公共卫生医疗中心,现场检查疫情防控、病例救治等工作。副市长胡万进、市政府秘书长翁国玖、南京市卫健委主任方中友陪同视察。

通过视频,韩立明市长与奋战在隔离病房内的一线医护人员连线交流,向医护人员表达衷心感谢和崇高敬意,观察正在接受治疗的全市首例新型冠状病毒感染的肺炎患者状态。韩立明市长鼓励大家,要坚定信心、再接再厉,既要尽最大努力精心做好救治、帮助患者康复,也要注重做好自身防护、防止发生交叉感染,合力打赢防控救治这场硬仗。　(李　萍)

●**市长韩立明检查督导重点疫情防控工程**　2020年2月7日,南京市市长、市新型冠状病毒感染的肺炎疫情联防联控工作指挥部指挥长韩立明赴市公共卫生医疗中心应急工程施工现场,检查督导重点疫情防控工程施工进展情况。韩立明市长现场察看施工现场防控措施落实情况,详细询问项目建设最新进展。市领导李世贵、邢正军参加。　(李　萍)

●**市第二医院获评"全国抗击新冠肺炎疫情先进集体""全国先进基层党组织"**　2020年9月8日,全国抗击新冠肺炎疫情表彰大会在北京人民大会堂隆重举行。中共中央总书记、国家主席、中央军委主席习近平向国家勋章和国家荣誉称号获得者颁授勋章奖章并发表重要讲话。大会还对全国抗击新冠肺炎疫情先进个人、先进集体、全国优秀共产党员、全国先进基层党组织进行表彰。南京市第二医院(江苏省传染病医院)获评"全国抗击新冠肺炎疫情先进集体""全国先进基层党组织",党委书记张国有代表医院参会并领奖。南京市第二医院(江苏省传染病医院、南京市公共卫生医疗中心)是集医疗、教学、科研、预防为一体、以"精专科、强综合、重防治、应突发"为特色的三级甲等医院。先后承担SARS、甲型H1N1流感、人感染H7N9禽流感、埃博拉出血热等历次突发公共卫生应急事件的医疗救治任务,完成2013年四川雅安地震抗震救灾、2014年青奥会医疗保障等各项应急保障任务,参与塞拉利昂、桑给巴尔等国际医学援助工作,发挥江苏省突发公共卫生应急救援基地的作用。面对突如其来的新冠肺炎疫情,作为省、市定点收治医院,医院党委坚决贯彻落实党中央、国务院、省、市委的决策部署,在省、市卫健委的坚强领导下,充分发挥党组织战斗堡垒作用,带领全院党员干部职工践行初心使命,以实际行动守护人民群众生命安全,实现抗击新冠肺炎疫情阶段性"双零"目标。
　(李　萍)

●**省政协副主席周继业调研南京市疾控中心**　2020年4月22日,江苏省政协副主席周继业一行9人到南京市疾控中心对"进一步健全疫情防控长效机制"进行专题调研,并就"关于扎实推进我省疾病防控体系建设的建议"提案(0112号)开展督办调研。南京市政府副市长胡万进,市政协副主席李奇,市政协副秘书长、教卫体(文化文史)委员会主任张强,市卫健委副主任杨大锁,市疾控中心主任周楠、党委书记宋伟及相关部门领导陪同调研。周继业副主席一行实地调研该中心健康展示体验中心建设情况,并查看实验室及疫苗储运中心;听取南京市疫情防控工作有关情况介绍,并进行座谈交流,周继业副主席充分肯定该中心在

疫情防控工作中发挥的重要作用,指出要发挥南京市的政治经济优势,研究与南京水平相适应的突发公共卫生事件防控机制,取长补短、总结经验,建立完善的公共卫生应急管理体系。　(李文婷)

●**市长韩立明调研南京市疾控中心**　2020年2月14日,南京市市长、市新型冠状病毒感染的肺炎疫情联防联控工作指挥部指挥长韩立明调研南京市疾控中心新冠肺炎疫情防控工作,副市长、副指挥长胡万进,市政府秘书长翁国玖,南京市卫生健康委主任方中友陪同调研。韩立明市长详细了解疫情防控工作开展情况,认真听取该中心专家意见建议,对该中心的流行病学调查、密切接触者追踪、采样检测筛查等重点工作予以充分肯定,对该中心在疫情防控中发挥的突出作用表示感谢,并要求该中心聚焦外地来宁返宁人员等防控重点人群,加大监测排查力度,切实服务好复工复产复业;把流行病学调查、密切接触者追踪之网织得更密更实,有效切断疫情传播途径;不断完善公共卫生应急管理体系。　(李文婷)

●**市人大常委会主任龙翔视察南京市疾控中心**　2020年6月5日,南京市人大常委会主任龙翔率市人大及其常委会相关工作机构主要负责同志、部分市人大代表,到南京市疾控中心视察疫情防控和《中华人民共和国传染病防治法》实施情况。市人大常委会副主任陈华、副市长胡万进,市疾控中心主任周楠、党委书记宋伟陪同视察。龙翔主任一行实地察看中心实验室及疫苗储运中心,了解传染病防控、病毒检测、突发公共卫生事件和传染病疫情应急处置等情况。座谈会上,龙翔主任听取市卫健委全市疫情防控工作情况和《中华人民共和国传染病防治法》实施情况及下一步工作打算汇报,并代表市人大常委会,向为疫情防控工

作作出贡献的疾控人员致以崇高敬意和衷心感谢。指出下一步要全力抓好落实疫情防控常态化各项工作,转变思维方式,开展系统防控;转变工作举措,变"应急"为"常规";转变工作模式,实施精准防控。抓好《中华人民共和国传染病防治法》贯彻实施,继续依法防控,加快补齐短板,构建与公共卫生应急管理相适应的体制机制,完善法规制度体系和执行机制,加强基础设施和人才队伍建设,提升公共卫生事件应急能力。（李文婷）

●**市疾控中心有序推进重点人群新型冠状病毒肺炎疫苗紧急接种工作** 2020年12月,根据国家和江苏省相关文件要求,南京市开展重点人群新型冠状病毒疫苗紧急接种工作,市新冠肺炎疫情防控指挥部制定接种方案,市疾控中心及时制订培训方案、接种方案及异常反应处置方案,开展全员培训,在一周内线上、线下培训500余人次,基本达到全市疫苗接种人员工作全覆盖,并对接种门诊进行优化接种流程,落实接种场所通风消毒和人员防护,认真执行"三查七对一验证",并严格执行接种后留观30分钟的规定。强化疫苗出入库及配送冷链管理,及时协调解决疫苗供应短缺问题,与省疾控和疫苗生产企业联系沟通,最大程度上保证疫苗的供应,保障重点人群新冠疫苗的紧急接种工作按要求完成。（梁亚琼）

●**市疾控中心获新冠疫情防控多项荣誉** 2020年,在南京市新型冠状病毒肺炎疫情防控工作中,南京市疾病预防控制中心全力以赴应对突发疫情。1月20日,该中心成立新冠肺炎疫情防控工作领导小组,党政一把手任组长,下设办公室,内设疫情信息组、疫情处置组、实验室检测组、综合保障组,建立例会制度,后根据防控工作需要增设综合协调组、密接外协组、消杀组、应急物资组、后勤保障组、对外咨询组、指导组和机场保障、复工复产、学校复课、活动保障、免疫工作专班,各组明确工作职责,制定工作流程,完善工作制度。启动应急物资储备,购置防护物资和检测试剂等物品,并预判春节物流停摆等问题,派车前往厂家库房现场提货。病毒实验室与武汉市疾控中心检验科联系掌握检测试剂信息,在国家检测方案未出台前做好检测试剂和耗材储备。借助信息化手段,利用云视讯办公系统与省疾控中心和各个区疾控中心建立实时视频会议系统。在全市范围内开展急性呼吸道传染病综合监测、流感监测,早期发现新发呼吸道传染病,开展传染病预警。中心党委发出动员令,号召全体干部职工主动报名参加中心应急队伍,组建疫情防控工作后备梯队。自1月28日南京报告首位病例后,市区两级疾控机构协同联动,疫情处置队伍落实集中办公,实行24小时在岗值班,确保接报疫情第一时间开展流调工作。全年完成确诊病例116例（境外输入23例）、无症状感染者108例（境外输入74例）流行病学调查,出动7000余人次,撰写快报、调查报告、进程报告千余份,处理聚集性疫情21起。检测新冠肺炎样本5.1万份,复核（检出）阳性222人,开展27家医疗、第三方检测机构和疾控机构新冠病毒核酸阴性质量控制5000份,培训、指导11家区级疾控机构核酸检测实验室通过省级验收。建立外联与内协机制,收发协查函件2512份,排查9242人,规范管理密切接触者5200人。全市疾控机构开展或指导开展各类场所消毒1700万平方米,主持或参与制订各类防控方案、指引、工作流程118个。完成南京马拉松、国家公祭日、南京创新周等重大会议（活动）卫生防疫保障任务100余次。监测冷链食品、环境、从业人员样本24万余份。建立疫情分析研判机制,编发疫情简报276期、专题分析研判报告20余期。派专人组织机场采样专班开展入境人员采样工作,出动工作人员3300人次,处置航班272班次,采集入境高风险人群咽拭子5.3万份、静脉血样0.5万份。2月23日中心选派1名专业人员（王冲）赴武汉支援疫情防控工作,3月10日后选派9名专业人员赴上海浦东、昆山等地参加省防境外输入疫情防控组工作。开展科普宣教,在微信公众平台推出《新冠专栏》,发布各类科普宣传、工作信息1426篇,其中科普宣传210余篇。市区疾控机构联合行动,编制各类防制宣传材料60余种100余万份,发放至全市居民区等各类场所。在160辆公交线路、11条地铁线宣传出行注意事项,在各类场所安装"健康教育联播平台"终端55个,播放宣传视频100余部,累积超过20000小时,制作重点人群重点场所健康教育微视频4部,制作复学健康宣传海报1.1万余张。设立疫情专线,24小时接受市民咨询,接听咨询电话4万余人次。面对突如其来的新冠肺炎疫情,该中心经受住疫情严峻考验,获得省委省政府、市委市政府及卫生健康行政部门的充分肯定,获全省抗击新冠肺炎疫情先进集体、南京市五一劳动奖状单位、南京青年五四奖章集体等荣誉,30多人获省市表彰或奖励。（李文婷）

●**南京鼓楼医院4名"最美逆行者"驰援武汉** 2020年1月25日,南京鼓楼医院由呼吸科副主任医师庄谊、感染管理科副主任护师钱静、检验科党支部书记主管技师王军、重症医学科90后护师刘骊娟组成的支援武汉医疗队启程出征。该院为4名医务人员举办简短的出征仪式。（施利国 张伊人）

●**中国政府派遣医疗专家组赴委内瑞拉抗疫** 2020年3月30日,中国政府派遣医疗专家组抵达委内瑞拉首都加拉加斯,协助委方开展新冠肺炎疫情防控工作。中国政府赴委内瑞拉抗疫医疗专家组由国家卫生健康委员会组建，江苏省卫生健康委员会选派，共8人，分别来自江苏省人民医院、江苏省中医院、江苏省疾病预防控制中心、苏州大学附属第一医院、南京鼓楼医院，专业领域涵盖呼吸与重症科学、传染病控制、实验室检测、中医、护理等专业。组长由江苏省卫生健康委新冠肺炎医疗救治专家组组长、江苏省人民医院呼吸与危重症医学科主任黄茂担任。

（施利国　张伊人）

●国务院督查组到鼓楼医院开展秋冬季疫情防控专项督查　2020年10月14日，国务院疫情防控督查组一行3人在江苏省卫健委副主任周明浩、南京市政府副秘书长吴秀亮和市卫健委党委书记、主任方中友等领导的陪同下到南京鼓楼医院开展秋冬季疫情防控专项督查。鼓楼医院党委书记穆耕林，院长韩光曙，副院长吴超、于成功及相关职能部门负责人参加。

（施利国　张伊人）

●南京鼓楼医院国家公共检测实验室揭牌　2020年11月24日，国家公共检测实验室在鼓楼医院江北国际医院揭牌，标志着华东片区又增加一个日检测量达3万人份的新型冠状病毒核酸实验室。省卫健委副主任李少冬等领导在该院院长韩光曙陪同下参观实验室，听取工作汇报。

（施利国　张伊人）

●南京鼓楼医院召开2020年冬春季疫情防控工作专题会　2020年11月24日，南京鼓楼医院召开2020年冬春季疫情防控工作专题会，传达全国卫生健康系统关于新冠肺炎疫情防控工作电视电话会议精神和江苏省卫健委应对疫情工作领导小组会议精神，部署南京鼓楼医院2020年冬春季疫情防控工作安排。会议由党委书记穆耕林主持，党政领导班子、各分党委筹建召集人、职能部门负责人和部分临床科室负责人参会。副院长吴超传达国家卫健委、江苏省卫健委新冠肺炎疫情防控工作电视电话会议精神。党委书记穆耕林提出总体要求。（施利国　王娟）

●市第一医院支援武汉医疗队连夜奔赴武汉　2020年1月25日，大年初一晚上7点22分，南京市第一医院呼吸科副主任医师邹春芳、医学检验科副主任技师刘才冬、感染科主治医师蔡仁田、重症医学科护师陈久栋等4人随江苏援助湖北医疗队连夜奔赴武汉。江苏援湖北医疗队由147人组成，其中，有28名来自南京的医务工作者。省卫生健康委主任谭颖、市卫生健康委主任方中友等领导在南京南站为队员们送行。2月8日晚，市第一医院在一小时内完成56名第二批援湖北医疗队组队。2月9日，56名医务人员随江苏第二批援助湖北医疗队出征。他们是：戚建伟、王煜、谷伟、沈华、刘颖、袁祖亮、袁受涛、施乾坤、周峰、高琳、杨振华、汪志兵、孙加奎、章文豪、邹磊、刘晓东、戴莲、吴林珂、李林、蔡玲、张媛、方啸、宋丹丹、张秋岩、邓净、王菁、张琦婉、陶钰、高慧芳、徐晓敏、徐一鸣、李曼、古彦、仲蓉蓉、翟璐璇、柳敏、刘佳、范晶晶、董艳、王云、王丹蕾、李晓梅、杜雨婷、唐佳佳、殷非、乔积民、周涛、张艳、阚小华、张国新、赵益槽、张娟、吕红、唐燕、朱乐、王蔚萍。江苏省委书记娄勤俭专程到机场给医疗队送行。（陈红　胡婕）

●市第一医院迎接多轮国家、省市领导新冠肺炎疫情防控督导　2020年2月4日，省卫生健康委副主任李少东、兰青等领导对南京市第一医院新冠肺炎疫情防控措施落实情况进行督导。2月5日，国务院应对新型冠状病毒感染的肺炎疫情联防联控机制指导组来宁督查。国家卫生健康委药政司

原司长郑宏一行5人对该院督导检查。该院党委书记张颖冬、院长马俊等院领导及相关科室负责人陪同。（陈红　胡婕）

●市人大常委会主任龙翔一行慰问南京市第一医院医务人员　2020年2月8日，南京市人大常委会主任龙翔一行6人到南京市第一医院慰问抗击新冠肺炎疫情医务人员。龙翔一行先后前往急诊、发热门诊、感染科病房看望慰问医务人员，对该院防控措施落实情况进行督导，肯定该院抗击新冠肺炎疫情工作开展情况，希望医务人员做好防护工作，保护好自己，坚决打赢这场疫情阻击战。

（陈红　胡婕）

●市第一医院专家完成支援南京市公共卫生医疗中心救治任务　2020年3月10日，随着南京市的最后一位新冠肺炎患者康复出院，南京市第一医院支援南京市公共卫生医疗中心新冠肺炎隔离病房的3位专家圆满完成救治任务，进入隔离观察休整阶段。按照"集中患者、集中专家、集中资源、集中收治"原则，该院派出呼吸内科副主任医师闫海军、呼吸内科主治医师陈玉宝、重症医学科主治医师许欢3位专家支援南京市公共卫生医疗中心集中收治工作。3位专家规范治疗，精准救治，取得患者零死亡、医务人员零感染的优异成绩。

（陈红　胡婕）

●市第一医院远程会诊新冠合并心梗患者　2020年3月17日，一场横跨千里的特殊远程会诊在南京市第一医院远程会诊中心进行，接受会诊的是湖北武汉同济医院光谷院区E1-5F重症病房的新冠合并心梗患者。患者68岁，于3月15日转至武汉同济医院光谷院区，被确诊为"新型冠状病毒感染，广泛前壁心肌梗塞，心功能不全"，考虑为心肌梗死。该院感染科、重症医学科、心血管内科、心胸

血管外科、肾内科、内分泌科、心超、护理等各相关学科专家针对患者病情,提出诊疗建议。南京市支援湖北医疗队二队根据会诊意见,给予患者更全面的个性化治疗方案。 (陈红 胡婕)

●市第一医院援鄂二队整建制接管的病区顺利关舱 2020 年 3 月 28 日,由南京市第一医院为主组成的南京二队整建制接管的华中科技大学同济医学院附属同济医院光谷院区 E1—5F 病区顺利关舱。同济医院是武汉市新冠肺炎重症病人救治的 9 家高级别、高水平定点医院之一,收治的患者病情危重、复杂。在该院光谷院区,来自上海、广东、山东、浙江、江苏、福建等 6 个省市的 17 支医疗队共计 2349 名医护人员,与光谷院区近 800 名医护人员并肩战"疫",同"死神"较量。从 2 月 11 日凌晨收治第一批新冠肺炎患者起,奋战 49 天,南京二队累计收治 88 例病人,其中,危重症病人 7 例,重症病例 81 例,治愈新冠肺炎确诊患者 79 例,转定点医院 8 例,实现零死亡,抢救成功率 100%。"江苏队"的重症救治"光谷经验"获国家卫健委肯定和推广。

(陈红 胡婕)

●市第一医院援鄂抗疫医务人员获经历公证书 2020 年 8 月 11 日,南京市秦淮区公证处向南京市第一医院援鄂抗疫医务人员发送经历公证书。秦淮区司法局副局长邵传燕对该院医务人员"舍小家,为大家"驰援武汉并取得零死亡、零感染的成绩给予高度评价,代表公证处向援鄂医疗队员代表发放经历公证书。

(陈红 胡婕)

●东南大学附属中大医院与黄石鄂东医疗集团签署战略合作协议 2020 年 3 月 28 日,在黄石市举办的欢送江苏省支援黄石第二批医疗队员返程暨战略合作协议签订仪式上,东南大学附属中大医院副院长、重症医学专家、江苏省援黄石医疗队医疗救治组及专家组组长黄英姿与鄂东医疗集团负责人共同签署学科医学联盟战略合作协议,以期共同建设一支"带不走的江苏医疗队"。在江苏省支援黄石抗击新冠肺炎疫情战"疫"中,东南大学附属中大医院作为江苏省医疗队的重要一员,充分发挥全国顶级重症医学学科优势,全力以赴投身黄石抗疫斗争,展示江苏医务工作者的实力与风采。

(康志扬)

●南医大二附院做好新型冠状病毒感染的肺炎防控工作 2020 年自新冠肺炎疫情发生以来,南京医科大学第二附属医院党委高度重视,迅速作出响应,发出倡议书 2 份,慰问信 1 封。组织 3 批次抗击疫情医疗队,援助湖北武汉和黄石。组建疫情防控党员突击队 182 人。 (田堃)

●南医大二附院做好援湖北一线医务人员保障和慰问工作 2020 年 1 月 28 日,南京医科大学第二附属医院党委书记季国忠带领相关部门负责人,逐一上门走访慰问赴湖北医疗队员家属。为帮助赴湖北医疗队员解决后顾之忧,该院向一线人员发出慰问信,建立 25 支保障工作爱心小队,安排专人开展"多帮一"服务,建立关爱台账,送上暖心礼包,开通爱心专线,提供心理咨询,办理人身意外保险,送防疫香囊等物品。 (田堃)

●省中医院多批次派出医护人员驰援湖北抗疫 2020 年 1 月 25 日,经国家卫健委统一部署,江苏省中医院选派 7 名医护人员赴武汉参与抗击新冠肺炎疫情。2 月 10 日,派出呼吸科、重症医学科、放射科 4 位专家。呼吸科史锁芳教授担任队长、重症医学科王醒担任副队长。2 月 11 日,派出 9 名队员,奔赴湖北黄石疫情防控第一线。2 月 20 日,副院长、中华中医药学会肺系病专业委员会副主任委员、著名中医呼吸病专家朱佳教授,作为国家卫健委成立的重症专家救治组成员,奔赴武汉,开展重症病例的中西医联合巡诊工作。2 月 21 日,独立组建江苏第五批 31 人的国家中医医疗队奔赴武汉,增援武汉江夏中医方舱医院。

(周恩超 朱志伟 盖峻梅)

●国务院应对新型冠状病毒感染肺炎疫情联防联控机制第十工作指导组赴江苏省中医院督查指导工作 2020 年 2 月 14 日,国务院应对新型冠状病毒感染肺炎疫情联防联控工作机制第十工作指导组组长、国家卫生健康委药政司原司长郑宏一行 5 人来到江苏省中医院就新冠肺炎防控情况进行督导,副省长陈星莺、省政府副秘书长王思源、省卫健委副主任兰青等领导出席会议。院党委书记方祝元作情况汇报,院领导和部分名中医、老专家参加。

(周恩超 朱志伟 盖峻梅)

●省中医院赴委内瑞拉抗疫专家组中医专家抵达加拉加斯 2020 年 3 月 30 日,中国政府赴委内瑞拉抗疫医疗专家组抵达委内瑞拉首都加拉加斯,协助委方开展新冠肺炎疫情防控工作。中国政府赴委内瑞拉抗疫医疗专家组由国家卫生健康委员会组建,江苏卫健委选派 8 人参加。江苏省中医院(南京中医药大学附属医院)感染病科副主任车军勇主任中医师为 8 人组中唯一中医专家。

(周恩超 朱志伟 盖峻梅)

●省中医院获"中国医院科学抗疫医学人文典范团队"称号 2020 年 7 月 24 日,由中国医院协会主办的"2020 中国医院院长论坛暨中国医院防控新冠肺炎疫情经验交流会"在北京和成都两地举办。会上,表彰一批在抗疫工作中涌现出的先进集体,该院获"中国医院科学抗疫医学人文典范团队"称号。

（周恩超　朱志伟　盖峻梅）

●**副市长胡万进一行指导省中西医结合医院新冠肺炎疫情防控工作**　2020年2月12日，南京市副市长胡万进以"四不两直"方式来到江苏省中西医结合医院，检查指导疫情防控工作，慰问奋战在抗疫一线的医务人员。副市长胡万进查看发热门诊、隔离留观场所，详细询问院疫情防控工作开展情况，了解南京市新冠肺炎疫情防控指挥部下发的公告、文件精神落实情况，并就防控工作中的一些制度建设、工作流程、培训宣传、疫情报告、消毒隔离、个人防护等具体工作和工作人员进行交流。对医务人员的辛勤付出表示感谢和慰问，并强调指出医院是新冠肺炎防治的前哨关口和重点场所，疫情防控形势严峻，必须高度重视，真正把疫情防控作为当前最重要的工作来抓，抓紧抓细抓实各项防控措施，提高防范意识和自我保护能力，依法科学有序开展疫情防控，坚决打赢疫情防控阻击战。

（杨　鸣　王熹微）

●**省中西医结合医院6名医务人员驰援武汉**　2020年1月25日，江苏省中西医结合医院6名医务人员驰援武汉。该院党委书记张金宏、院长王佩娟、副院长谢林送行，并嘱咐队员，在抗击疫情战斗第一线，要发挥中西医结合优势，团结协作相互关心；医院将在后方全力做好各项保障工作，解除队员的后顾之忧；要不辱使命，团结协作，牢记责任使命，树立大局意识、发扬优良传统、做好安全防护，期待队员平安归来。

（杨　鸣　王熹微）

●**省中西医结合医院第二批队员驰援湖北**　2020年2月10日，江苏省中西医结合医院接到省卫健委通知，再次派出医疗队驰援湖北

省黄石市。半小时内，集结8名符合条件的护理骨干：田月香、刘杰、马洁、秦悌芳、姜利霞、王婷婷、葛玮、夏月，其中2名为中共党员。这是继江苏省中西医结合医院1月25日首批驰援武汉后的第二批赴湖北队员。（杨　鸣　王熹微）

●**省中西医结合医院检验专家驰援喀什**　2020年8月4日，第二支江苏核酸检验检测队从南京禄口机场出发奔赴新疆，驰援当地新冠肺炎筛查核酸检测工作。江苏省中西医结合医院检验科副主任技师施建丰随队出征喀什，支援新冠肺炎筛查核酸核测工作。

（杨　鸣　王熹微）

●**省中西医结合医院援鄂队获表彰**　2020年，江苏省中西医结合医院共派出两批14名医护人员援鄂抗击新冠肺炎疫情，发挥中西医结合优势，全力救治患者，完成驰援任务，先后获各级表彰：2020年3月27日，吴卫娟、田月香获江苏省人社厅、江苏省卫健委援湖北一线医务人员新冠肺炎疫情防控"记功"奖励。2020年4月9日，援武汉青年突击队获共青团江苏省委"先进青年集体"称号。4月27日，胡星星获江苏省委宣传部、省文明办、省总工会"江苏省文明职工"称号。5月25日，陈浩、吴卫娟2个家庭获"江苏省抗疫最美家庭"称号。（杨　鸣　王熹微）

●**省中西医结合医院1个集体和5名医护人员获全省抗击新冠肺炎疫情表彰**　2020年11月26日，江苏省抗击新冠肺炎疫情表彰大会隆重举行，江苏省委、江苏省人民政府表彰在抗击新冠肺炎疫情斗争中涌现出的先进个人和先进集体。江苏省中西医结合医院发热门诊获"全省抗击新冠肺炎疫情先进集体"称号，朱云鸿、胡星星、陈浩、吴卫娟、田月香获"全省抗击新冠肺炎疫情先进个人"称号。　（杨　鸣　王熹微）

●**省中西医结合医院举行抗疫先进事迹报告暨庆祝5·12国际护士节表彰会**　2020年5月12日，江苏省中西医结合医院举行抗疫先进事迹报告暨"5·12"护士节表彰会。表彰会以"青春由磨砺而出彩，人生因奋斗而升华"为主题，通过表彰优秀、分享经验，号召全院护理人员继承和发扬南丁格尔精神，献身于护理事业，在全院形成尊重护士、重视和支持护理工作、护理事业发展的良好氛围。党委书记张金宏，院长王佩娟，纪委书记廉升，副院长刘超、谢林、方志军，护理代表，青年代表，党支部代表等200余人参加表彰会。党委书记张金宏对医院14名援鄂人员及院内抗疫一线的医务工作者致以崇高的敬意，向全院护理工作者和护理战线上的老同志致以最真挚的节日问候，并对该院取得援鄂抗疫、院内抗疫双线作战的阶段性胜利予以充分肯定。希望以抗疫精神和南丁格尔精神为引领，慎终如始做好疫情防控常态化；同舟共济推进医院高质量发展；齐心协力落实改善医院服务举措；努力进取提升全院管理水平；全心全意服务一线医护科研人员；精心打造兼具中西医特色的护理服务，不断探索和进行中西医结合护理研究、创新和运用，实际解决临床护理工作中的问题，让患者得到安全、优质、温馨、满意的护理服务。

（杨　鸣　王熹微）

●**市中医院举行援助南京公共卫生医疗中心医疗队出征仪式**　2020年2月24日，南京市中医院举行援助南京公共卫生医疗中心医疗队出征仪式，医疗队成员为呼吸内科郭建辉副主任中医师、何嘉副主任医师，感染性疾病科岳巧艳主治医师。出征仪式上，医疗队员代表作表态发言，党委书记陈延年代表医院向援助南京公共卫生医疗中心的医疗队表示崇高敬意，希望大家在援助治疗工作中发挥特长，团结一心，打赢这场疫情攻

坚战,期待大家如期平安凯旋。

(周莉莉 邵 颖)

●**市中医院开展新冠肺炎救治应急演练** 2020 年 7 月 2 日,南京市中医院开展 2020 年新冠肺炎救治应急演练,此次演练旨在提高医务人员应对新冠肺炎疫情的综合能力和团队协作精神,加强医院联动和配合能力。针对演练过程中暴露出的问题,各部门总结分析,将有针对性地开展培训,明确医务人员在不同区域、不同操作时的防护要求,缩短陪检工人的响应时间,优化患者检查、手术的转运路径。不断提高医院应急处置能力,为打赢疫情防控阻击战奠定基础。

(周莉莉 邵 颖)

●**省卫健委专家督查市中医院新冠肺炎防控工作** 2020 年 10 月 12 日,江苏省卫生健康委新冠肺炎疫情防控督导组临时随机督导南京市中医院疫情防控工作。检查组走访查看医院入口管理、预检分诊、发热门诊、核酸检测点和急诊,并对该院的预约诊疗、医务人员健康管理、医疗废物处理进行检查,检查组到 35 病区呼吸科和 16 病区肛肠外科,对病区管理进行督导。督查结束,专家组针对存在的问题一一进行反馈。

(周莉莉 邵 颖)

●**中国医学科学院皮肤病医院搭建网络会议系统** 2020 年 2 月,中国医学科学院皮肤病医院(中国医学科学院皮肤病研究所)网络中心利用网络视频会议技术等信息化手段,搭建与中国医学科学院北京协和医学院及院内网络会议系统,助力院所新冠肺炎疫情防控工作部署落实到位。 (吴晶晶)

●**中国医学科学院皮肤病医院开展"牢记初心使命,众志成城打赢疫情防控阻击战"主题党日活动** 2020 年 2 月 8 日,中国医学科学院皮肤病医院(中国医学科学院皮肤病研究所)机关第一党支部通过现场＋视频模式,开展主题党日活动。活动以"牢记初心使命,众志成城打赢疫情防控阻击战"为主题,传达中国医学科学院北京协和医学院党委《关于在疫情防控阻击战中充分发挥党组织战斗堡垒作用和党员先锋模范作用若干工作的通知》及中国医学科学院皮肤病医院(中国医学科学院皮肤病研究所)党委《关于进一步做好发动党支部和党员积极投身院所疫情防控工作的通知》文件精神,要求党员认真学习党中央和习近平总书记关于疫情防控的指示批示精神,把打赢疫情防控阻击战作为当前最紧迫最重要的政治任务,提高政治站位,立足本职,冲锋在前,主动作为,坚决打赢疫情防控阻击战。

(吴晶晶)

●**中国医学科学院皮肤病医院组织"声援'疫'线 拥抱春天"云朗诵活动** 2020 年 5 月 4 日,中国医学科学院皮肤病医院(中国医学科学院皮肤病研究所)团委组织"声援'疫'线 拥抱春天"云朗诵活动。院所青年积极响应,提交许多优秀作品。当天,院所利用微信订阅号对部分优秀作品进行分享推送。

(吴晶晶)

●**中国医学科学院皮肤病医院参观江苏省援鄂医护人员摄影图片展** 2020 年 7 月 9 日,中国医学科学院皮肤病医院(中国医学科学院皮肤病研究所)党委副书记陆明霞一行 20 余名党员赴南京晨光 1865 文化创意产业园参观江苏省援鄂医护人员摄影图片展,学习领悟抗疫医护工作者悬壶入沙场,白衣作战袍,奔赴荆楚"疫"线的英雄壮举和奉献精神。 (吴晶晶)

●**南京脑科医院成立精神科医学观察病房** 2 月 9 日,新冠疫情防控之初,南京脑科医院成立新病区作为医学观察病房,设置床位 17 张,进行二级防护管理,隔离观察诊治新入院的精神障碍患者。病区从精神科病区抽调 5 名医生、14 名护士,进行隔离衣和防护用具使用培训。新入院精神障碍患者病区观察 14 天,符合相应要求后,再转入普通病区。从 2 月 13 日到 9 月 18 日,病区暂时关闭(保留建制,人员实行弹性备班制)共 219 天,运行期间收治 385 名患者,其中 341 名患者转出至普通病区,44 名患者从该病区出院。 (陶筱琴)

●**南京脑科医院心理危机干预热线提供 24 小时心理服务** 2020 年 1 月 27 日,南京脑科医院心理危机干预热线紧急启动接听咨询电话。因与疫情相关的来电增多,该院作为全省新型冠状病毒肺炎疫情紧急心理危机干预工作的重要承担单位,开通心理危机干预热线以来,为受疫情影响、需要心理援助的群众提供 24 小时不间断服务。全年共有 100 余名心理热线志愿者轮流坚守,接听咨询干预疫情相关电话来电 1000 多通。该热线获"南京市抗击新冠肺炎疫情先进集体"称号。 (陶筱琴)

●**南京脑科医院支援各地抗击新冠肺炎疫情** 2020 年 1 月 25 日—3 月 17 日,南京脑科医院吴钧作为随江苏省第一批援鄂队员前往武汉支援医学检验工作,历时 53 天。2 月 24 日—3 月 20 日,该院谭俊华、李箕君、朱荣鑫、滕昌军、周萍作为江苏省第五批援鄂队员前往武汉开展心理援助工作,历时 26 天。2 月 28 日—3 月 20 日,该院王毅、许斌、侯志波参加南京市公共卫生中心医疗队,援助收治新冠肺炎工作,历时 22 天。8 月 3—19 日,该院邵吉宝随江苏检验医疗队支援新疆核酸检测工作,历时 17 天。 (陶筱琴)

●**南京脑科医院援鄂队员获表彰** 南京脑科医院医学检验科主管技师吴钧作为江苏省第一批援鄂队员前往武汉支援抗疫,被南京市总工会授予南京市五一劳动奖章。吴钧与第五批援鄂队员李箕君、朱荣鑫、周萍、滕昌军获江苏省人力资源和社会保障厅、江苏省卫生健康委新冠肺炎疫情防控嘉奖。

（陶筱琴）

●**市儿童医院医疗队支援湖北黄石** 2020年2月10日，南京市儿童医院抽调12名医护人员对口援助湖北黄石，此次出征的12名医护人员分别来自感染性疾病科、呼吸科、重症监护室。其中8位是共产党员，最小的25岁。

（钱 昆 姚银鎏）

●**市儿童医院开展新冠肺炎第五版治疗方案培训** 2020年2月10—11日，南京市儿童医院利用"云视讯"平台，采取在线视频方法，对全院医师进行新冠肺炎第五版诊疗方案培训，进一步加强医师对新冠肺炎基础知识与防控知识的掌握，增强防控意识。

（钱 昆 姚银鎏）

●**市卫健委领导到南京市儿童医院调研指导新冠肺炎防控工作** 2020年2月17日，南京市卫健委主任方中友一行到南京市儿童医院调研指导新型冠状病毒肺炎防控工作。该院党委书记黄松明、院长陈宇宁、副院长王倩及相关科室负责同志陪同调研。

（钱 昆 姚银鎏）

●**全国新冠肺炎儿童紧急医学救援演练与急救进展论坛在市儿童医院举办** 2020年5月31日，由中国医学救援协会儿科分会主办，南京医科大学附属儿童医院承办的2020年全国新冠肺炎儿童紧急救援演练与急救进展论坛在南京成功举办。此次会议通过线上线下相结合方式，邀请多名国内知名专家围绕儿科卫生应急、心肺复苏现状和进展、儿科急救基础知识等相关内容进行授课，全国各地27000余位专家学者参会。

（钱 昆 姚银鎏）

●**南京医科大学附属口腔医院上线互联网医院，开展疫情期间口腔疾病在线免费问诊** 2020年2月8日，南京医科大学附属口腔医院正式上线互联网医院，免费开放在线问诊功能，9个专业科室、22位专家通过在线图文问诊，询问患者症状、疼痛部位、性质、诱发因素、既往病史等，在疫情防控特殊时期解决患者无法到院就诊问题。

（朱 政 周萍）

●**市口腔医院开通互联网线上免费服务** 2020年2月6日，南京大学医学院附属口腔医院开通微信互联网线上医生咨询免费服务，以加强新型冠状病毒肺炎疫情防控工作，有效减少人员聚集，阻断疫情传播，解答广大居家患者的口腔问题。此外，医院微信公众号开展战"疫"有我系列活动，每日推送口腔相关知识。 （陈珺 顾雅心）

●**市口腔医院开展无偿献血活动** 2020年2月12日，南京市口腔医院开展以"热血汇聚 战'疫'有我"为主题的无偿献血活动，80多名医务工作者参加，献血总量18510毫升。作为2020年首家献血的市属公立医院，口院人用满腔热血为挽救患者生命和打赢疫情防控阻击战贡献自己的力量。

（陈珺 顾雅心）

●**市口腔医院举办"战'疫'有我，守口有责"线上课堂** 2020年2月28日，南京市口腔医院举办"战'疫'有我，守口有责"线上课堂。该课堂的开设得到省、市、专科联盟各家医院的支持，共有170余家医院认真参与，积极探讨，为疫情下开展口腔诊疗起到积极作用。该院作为省市口腔医疗质量控制中心主任单位，还组织编写全省口腔医疗机构诊疗工作防控建议，科学指导全省口腔医疗机构防控工作。 （陈珺 顾雅心）

●**市职业病防治院统筹做好疫情防控和复工复产** 2020年，面对突如其来的新冠肺炎疫情，南京市职防院全面落实防控要求，成立新冠肺炎疫情防控工作领导小组，由党政一把手任组长，下设综合协调、健康宣传、新闻舆论与一线人员家庭关怀保障、疫情防控、资金及物资保障、监督检查、医疗救治等组，全面负责新冠肺炎防控的领导、指挥、组织、协调工作。全体党员干部始终奋战在疫情防控和推进复工复产第一线，81名医护人员报名参加支援湖北黄石疫情防控工作。各党支部积极开展抗疫志愿者服务工作，全力以赴支持一线，牢牢守住医院防控的第一道防线，踊跃捐款、奉献爱心，捐款15380元。各科室齐心协力助复工，全年完成职业健康体检1207家，受检33442人次，完成从业人员健康检查51204人次。

（马春梅 许小美）

●**派驻纪检监察组督查市职防院疫情防控工作** 2020年2月10日，南京市纪委监委派驻市卫健委纪检监察组组长吴静、副组长冯会章到市职防院督查疫情防控工作。吴静对该院疫情防控工作表示肯定。同时，要求把握重点工作和重点环节，认真开展监督检查，优化管理、规范流程，加强防护物资管控，建议增加挂号、取药窗口排队区域的地面定点标识。该院认真落实督查要求，坚决打赢疫情防控阻击战。 （魏群 苏涛）

●**省级机关医院10名医疗专家赴湖北黄石援助** 2020年2月10日，江苏省级机关医院（江苏省老年病医院）接到省卫生健康委关于组派医疗队对口援助湖北省黄石市应对新冠肺炎防治工作的通知，全院职工踊跃报名，仅用30分钟，10名医疗队员全部集结完毕。2月11日16：00乘专机出征湖北黄石，在黄石奋战39天，和黄石医护人员一起与病魔对抗、与死神过招，用无惧和汗水救治新冠肺炎患者。4月7日，援黄石医疗队徐剑、王文俊、蔡崔春、李洁、胡彧波、柏健、李霞、沈蔚、王婧、刘小芹 10 名队员解除隔离观察，顺利完成驰援任务，获全省抗击新冠肺炎疫情先进集体称号，3 名援黄石医疗队员获江苏省抗击新冠肺炎疫情先进个人称号。（郑惠兰 周思含）

● **省级机关医院党委组织党员开展抗击疫情爱心捐款活动** 2020 年 3 月 1 日，江苏省省级机关医院（江苏省老年病医院）党委响应党中央、省委、省卫生健康委号召，向全院党员发出倡议，开展爱心募捐活动。倡议发出后，医院党委委员带头捐款，广大党员积极响应，在职党员、离退休党员踊跃参与。为减少人员聚集，通过微信、支付宝等形式捐款，表达着对疫情防控的关心和支持。11 个支部 305 名党员共捐献爱心款项 42969 元，用实际行动支持抗击疫情工作。

（郑惠兰 周思含）

● **省级机关医院中心实验室解雨春前往新疆喀什支援新冠病毒核酸检测工作** 2020 年 8 月 3 日，江苏省卫生健康委接到国务院应对新型冠状病毒肺炎疫情联防联控机制医疗救治组指令，根据新疆疫情防控工作需要，抽调 61 名经验丰富专业人员，组建江苏核酸检验检测队，协助新疆新冠肺炎筛查检测工作。接到通知后，江苏省省级机关医院（江苏省老年病医院）领导高度重视，各科室迅速反应，准备物资、协调人员，选派中心实验室解雨春赴新疆喀什支援抗疫，8 月 19 日完成筛查检测任务返宁。（郑惠兰 周思含）

● **省级机关医院援鄂医疗队员走进宁海中学分享抗疫故事** 2020 年 12 月 18 日，江苏省省级机关医院（江苏省老年病医院）援鄂队员李霞、王婧、胡彧波走进宁海中学，以"致敬抗疫英雄 争做时代先锋"为主题，为高二年级约 700 余名师生讲述战"疫"故事。医院护理部主任莫永珍、宁海中学团委书记张进主持分享会，共同观看医院援鄂纪录片《奋战黄石 39 天》。援鄂队员王婧以"青春无悔——致我们 39 天的黄石战'疫'"为题，讲述医疗队在黄石一线的工作内容和自己的抗疫经历。援鄂队员胡彧波以"年轻的责任"为题，分享援鄂抗疫故事。 （郑惠兰 周思含）

● **南京同仁医院全面开展疫情防控工作** 2020 年 1 月 17 日，南京同仁医院成立新冠肺炎疫情防控领导小组，举全院之力开展疫情防控工作。至 12 月，累计超过 20 万次投入抗疫一线，确保院内零感染。ICU 护士张永华作为南京市第一批驰援武汉医疗团队成员，于 1 月 27 日到达武汉大学中南医院 ICU 隔离病房，后任重症小组组长，获"江苏省卫生健康系统新冠肺炎疫情防控工作先进个人""江苏省三八红旗手""江苏最美医护工作者"等称号。120 急救分站获"2020 年度南京市院前抗疫先进集体""2020 年度南京市院前急救先进分站"称号；急诊医学科副主任程凡菊获"全市抗击疫情先进个人"称号；呼吸内科获"江宁区工人先锋"称号，急诊医学科获"江宁区五一巾帼标兵岗"称号。5 月 8 日，院党总支委员会召开"张永华事迹报告会暨 2020 抗击疫情表彰大会"，对急诊医学科等 5 个先进集体、张永华等 480 个先进个人予以表彰。在这场同严重疫情的殊死较量中，该院作为社会办医医疗机构，充分展现民医精神、民医力量、民医担当，集中体现民医党员们敢于斗争、敢于胜利的政治品格，彰显强大的组织力、行动力、战斗力。 （王芹芹）

● **南京同仁医院支援基层及企业抗疫** 2020 年 2 月，南京同仁医院投入人力、物力，承担南京禄口机场筛查、江宁经济技术开发区隔离患者转运等工作。协助江宁区将军山、江宁区东山街道等区域医疗驰援工作，配合上级主管部门指导基层做好疫情防控。3 月，成立技术指导团队，对接江宁区未来科技城企业复工复产工作，通过未来科技城对辖区范围内企业开展疫情防控工作指导。 （王芹芹）

● **南京同仁医院举办防疫健康讲座** 2020 年 5 月 29 日，南京同仁儿童医院吉征喜副主任医师以"新冠疫情下儿童防护"为主题，针对疫情常态化防控下小学复学常见问题，从认识新型冠状病毒肺炎、学校防护、家庭防护等方面到南京晓庄实验小学为师生举办健康讲座。全程录制视频，全校各班级播放，起到良好传播效果。（王芹芹）

● **南京首例新冠肺炎康复者成功捐献血浆** 2020 年 2 月 21 日，31 岁的新冠肺炎康复者 H 先生在南京市公共卫生医疗中心成功捐献 B 型血浆 200 毫升，这是首位南京市新冠肺炎康复者捐献血浆。市第二医院与市血液中心合作，在南京市公共卫生医疗中心专门设立爱心献血点，派出 10 名专家组建专家团队完成此次新冠肺炎康复者的血浆采集工作。

（李 军 朱雪琴）

● **南京市红十字血液中心表彰无偿献血者** 2020 年 12 月 26 日，南京市红十字血液中心对来自南京 30 余所高校的 269 名积极参与疫情紧急无偿献血的同学进行表彰。 （李 军 朱雪琴）

● **企事业单位医疗机构全力参与抗击新冠肺炎疫情防控工作** 2020 年，新冠肺炎疫情发生后，企事业单位医疗机构管理协会二级以上医疗机构积极响应党和政府号召，主动申请和委派医护人员赴湖北武汉疫情灾区抗击新冠肺炎。协会常务理事单位——南京市祖堂山医院指派 10 名医护人员、协会理事单位——南京市安宁医院指派 3 名医护人员，参加江苏省第一批驰援武汉医疗队。协会常务理事——市消防医院王春明院长赴武汉做内部安保工作。协会常务理事单位——南京医科大学附属眼科医院、南京梅山医院、南京南钢医院、南京航天医院、南京雨花城南口腔医院等主动申请，准备医护人员和防护用品，随时准备驰援武汉。南京江北人民医院作为江北新区疑似感染新冠肺炎收治点，专门将该院传染病区清空，做收治病房。协会二级以上医疗机构瑞东医院指派医护人员赴高速公路关卡设立检测点。南京大学医院指派医护人员去社区驻点防控。协会二级以上医疗机构加强实验室建设，达到新冠病毒核酸检测条件，根据疫情防控需要，随时开展核酸检测工作。落实"外防输入，内防反弹"防控策略，实行门诊预约挂号，减少交叉感染。协会一级以下医疗机构除设立方便门诊外，其余全部停诊关闭。监狱系统和精神老年康复医疗机构实行全封闭管理，直到疫情低风险时段。新型冠状病毒感染肺炎诊疗方案（试行）1－7版在协会《实用医药》期刊上发表，并刊出测试题。南京航天医院为航天系统单位作"企业复工复产新冠病毒肺炎预防措施"专题培训。南京梅山医院邀请省人民医院陈文森专家为全院医护人员讲授"新冠防控常态化医疗机构感染预防与控制"。 （刘网金）

医疗卫生改革
Medical Hygiene Reform

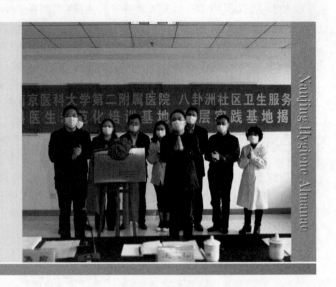

●**概况** 2020 年,南京市医改工作强化组织领导,推动高位统筹,继续沿用"双组长"制,调整医改工作领导小组成员,修订完善领导小组、医改办、各成员单位工作职责。市长韩立明、副市长胡万进等市领导多次批示,对医改工作给予充分肯定和高度重视。11 月 20 日,副市长胡万进主持召开年度全市综合医改专题会议,听取工作汇报,部署重点任务。

细化目标分解,压实主体责任。印发《2020 年下半年全市深化医改重点工作任务及分工》,完成市 2020 年全省医改重点工作任务推进情况上报工作,形成《关于 2020 年上半年全省综合医改试点工作进展情况对标找差的报告》,完成市人大第 0266 号建议案、市政协十四届三次会议第 0612 号提案办理。

收效真抓实干,调研试点推进。5 月 8 日,南京市公立医院综合改革受到国务院通报表彰。3 月 13 日,市政府办公厅决定对溧水、栖霞、江宁、浦口、秦淮、雨花台 6 区给予专项资金配套激励。6 月 10—11 日,省卫健委在南京市召开公立医院综合改革情况座谈会,南京市"院府合作"经验被列为全省集中推广地区医改典型经验。

建立监测制度,跟踪改革推进。制定年度全市医改进展监测指标体系和年度全市公立医院综合改革工作监测指标体系,印发《2020 年全市医改监测工作方案》,召开市医改办联络员会议,部署启动公立医院综合改革效果评价工作,研究讨论家庭医生签约服务收费调整相关事项,征求年度医改监测方案及重点任务分工意见。汇总上报年度市领导牵头重点改革任务及市委、市政府重点工作推进计划情况反馈,汇总深化医药卫生体制改革推进情况,征集重点项目改革宣传线索。及时发布医改动态信息,《省医改动态》刊用 29 篇,列省辖市首位。调整完善组稿方式,印发 4 期《南京地区医改动态》。

深化医改部署,备战年终考评。制订《南京市关于进一步深化医药卫生体制改革的实施方案》,召开全市医改工作培训会,邀请省卫生健康委体改处处长赵淮跃专题授课,做好省公立医院综合改革效果评价迎查工作,召开专题培训会,向省医改办提交市级自评报告,上报 9 大类 36 项佐证材料。做好省医改办专家组对鼓楼医院和溧水区人民医院的现场复评迎查工作。与南京中医药大学课题组合作,制订年度评价工作方案,形成综合位次评价报告。11 月 18 日,召开医改专题会议,组织重点处室及部分市属医疗机构进行座谈调研。12 月 9 日,组织市医保局等赴杭实地考察"最多跑一次"

改革做法,研究制定全市全面改善医疗服务实施意见。

推广典型经验,做好医改宣传。①组织做好"十三五"典型医改案例评审报送。完成省综合医改典型案例材料及相关宣传视频征集报送工作,做好"健康中国"App 优秀视频评选网络投票活动。启动"十三五"全市综合医改经验总结、创新举措及典型案例征集工作,开展第三方专家评审。②迎接中央媒体赴宁开展国家综合医改试点地区调研采访。③做好现代医院管理制度试点专题调研工作。5 月 19 日,省卫健委在鼓楼医院开展建立健全现代医院管理制度省级试点工作调研。9 月 16—17 日,省医改办在南京实地调研建立健全现代医院管理制度试点推进相关工作情况,分别听取高淳人民医院、高淳区中医院和鼓楼医院江北分院等情况汇报。11 月 13 日,组织试点医院参加省建立健全现代医院管理制度试点工作推进会,南京市试点工作被省卫健委采纳推广,《南京鼓楼医院主要做法》入选省医改动态《建立健全现代医院管理制度试点单位主要做法选登》。

分配补助资金,进行绩效自评。①组织开展绩效自评,开展市级层面国家公立医院综合改革绩效评价工作,完成自评报告上报省卫健委。做好国家、省公立医院综合改革补助经费分配工作。②完成市审计局专项审计报告意见反馈,针对存在问题,开展对标找差。③提供综合医改专项资金助审材料,清理完成"十三五"以来全市公立医院改革相关政策文件目录,协助市审计部门完成综合报告相关内容起草修订。

(李正斌 陈 芳)

●**南京鼓楼医院与市中心医院签署合作协议** 2020 年 12 月 2 日,南京鼓楼医院与南京市中心医院合作协议签署暨"南京鼓楼医院集团南京市中心医院"揭牌仪式在市级机关礼堂一楼会议室举行。市委常委、常务副市长杨学鹏,市委常委、市委秘书长蒋跃建,副市长胡万进出席。市各有关部门和玄武区委区政府负责人,鼓楼医院、市中心医院相关院领导参加揭牌仪式。仪式由副市长胡万进主持。两院力争通过 3—5 年的合作,使市中心医院在标准化建设、医院管理、人才培养、学科建设、科研教学、医疗质量与安全管理等方面明显提升,成为综合医学力量雄厚的区域性现代化综合医院。

(施利国 王 娟)

●**市卫生健康委领导到市儿童医院调研工作** 2020 年 8 月 26 日,南京市卫生健康委党委副书记、副主任彭宇竹一行 5 人到南京市儿童医院河西院区调研药政和科教工作。南京市儿童医院党委书记黄松明等领导及相关职能科室负责人参加。 (钱 昆 姚银銮)

●**市第一医院与和县政府院府合作协议签约** 2020 年 10 月 10 日,南京市第一医院与和县人民政府院府合作协议签约暨南京市第一医院医疗集团和县中医院揭牌仪式在和县中医院综合楼举行。该院副院长赵太宏与和县中医院院长王瑞云签订《南京市第一医院与和县中医院合作协议》;该院党委副书记、院长马俊与和县副县长王竹梅签订《南京市第一医院与和

县人民政府战略合作协议》;该院党委书记张颖冬与和县县委副书记、县长汪强为"南京市第一医院医疗集团和县中医院"授牌。和县县委宣传部长刘金星主持签约和揭牌仪式。 (陈 红 胡 婕)

●**东南大学附属中大医院与郎溪县院府合作签约** 2020 年 7 月 16 日,东南大学附属中大医院与郎溪县人民政府深化院府合作签约仪式在郎溪县人民政府举行。东南大学、中大医院、宣城市政府、郎溪县县委、县政府领导以及相关部门负责人参加签约仪式。双方通过建立"院府"合作关系,政府支持,医院对接,发挥中大医院在医疗、教学、科研、管理等方面优势和重点学科的技术辐射能力,实现专家资源、医疗技术、双向转诊上下贯通,提升郎溪县医疗卫生水平。

(康志扬)

●**东南大学附属中大医院牵手淮安四院共建紧密型医联体** 2020 年 9 月 10 日,东南大学附属中大医院与淮安市第四人民医院建立紧密型医联体战略合作签约仪式在淮安市第四人民医院举行。东南大学附属中大医院、淮安市卫健委、淮安市第四人民医院领导等相关人员参加签约仪式。中大医院在医疗、教学、科研、管理方面帮助淮安四院提升医疗服务综合实力,让淮安百姓在家门口即可享受到中大医院的优质医疗服务。

(康志扬)

●**东南大学附属中大医院与南京市妇幼保健院开启战略合作** 2020 年 11 月 2 日,南京市妇幼保健院与东南大学附属中大医院合作签约仪式在南京市妇幼保健院举行。东南大学附属中大医院在危急重症救治领域通过提供进修培训、建立转诊绿色通道、信息系统互联互通等形式,帮助南京市妇幼保健院加强危急重症救治团队建设,提升危急重症救治能力。

(康志扬)

●**东南大学附属中大医院沈杨教授、郭金和教授名医工作室落户来安县人民医院** 2020 年 1 月 10 日,东南大学附属中大医院著名妇产科专家沈杨教授名医工作室及著名介入与血管外科专家郭金和教授名医工作室签约仪式在来安县人民医院举行。沈杨教授名医工作室和郭金和教授名医工作室落户来安县人民医院,标志着来安县医疗卫生名医人才引进工作迈出坚实一步,有利于解决县域优质医疗资源不足等问题。 (康志扬)

●**东南大学附属中大医院徐晓龚博士工作室落户盱眙** 2020 年 11 月 12 日,东南大学附属中大医院风湿免疫科徐晓龚博士工作室签约仪式在盱眙县人民医院举行。徐晓龚博士工作室落户盱眙,推动盱眙县及周边地区风湿免疫学科发展,造福广大风湿免疫疾病患者。 (康志扬)

●**东南大学附属中大医院陈明教授工作站落户盱眙县人民医院** 2020 年 12 月 10 日,东南大学附属中大医院副院长、泌尿外科主任陈明教授工作站签约仪式在盱眙县人民医院举行。陈明教授工作站落户盱眙,是落实南京都市圈医疗联合体建设规划的重要举措,有助于促进盱眙及淮安地区医疗卫生事业发展。 (康志扬)

●**东南大学附属中大医院沈杨教授工作站及女性盆底健康管理分中心落户扬中** 2020 年 7 月 4 日,东南大学附属中大医院女性盆底健康管理中心扬中分中心、著名妇产科专家沈杨教授工作站揭牌仪式在扬中市中医院举行。沈杨教授工作站及女性盆底健康管理分中心落户扬中,带动扬中市中医院技术、人才、服务理念等全方位提升。 (康志扬)

●**东南大学附属中大医院施瑞华教授工作室及消化分中心落户滁州** 2020年9月12日,东南大学附属中大医院施瑞华教授工作室及滁州消化分中心签约仪式在滁州市第一人民医院举行。中大医院在医疗服务、科研教学、人才培养等方面对滁州市第一人民医院、市中西医结合医院消化诊疗领域进行帮扶指导。 (康志扬)

●**东南大学附属中大医院心血管病诊疗中心分中心及陈龙博士工作室落户泗阳** 2020年12月14日,东南大学附属中大医院心血管病诊疗中心泗阳分中心及陈龙博士工作室签约仪式在泗阳县中医院举行。中大医院心血管病诊疗分中心及陈龙博士工作室的成立,将带动泗阳县心血管病诊疗水平快速提升。 (康志扬)

●**东南大学附属中大医院李澄教授工作站及血液病多学科协作诊疗分中心落户洪泽区人民医院** 2020年12月17日,东南大学附属中大医院影像中心李澄教授工作站及血液病多学科协作诊疗洪泽分中心签约仪式在洪泽区人民医院举行。李澄教授工作站和血液病多学科协作诊疗分中心的成立,将带动洪泽区医学影像学科和血液病诊疗技术快速发展。 (康志扬)

●**东南大学附属中大医院张晓良教授远程肾病工作室入驻泰州二院** 2020年10月10日,东南大学附属中大医院肾脏病学专家张晓良教授远程肾病工作室签约仪式在泰州市第二人民医院举行。张晓良教授远程肾病工作室入驻泰州二院,有助于提升泰州地区肾脏病学科整体水平。 (康志扬)

●**东南大学附属中大医院施瑞华教授工作室落户如皋** 2020年10月10日,东南大学附属中大医院著名消化病学专家施瑞华教授工作室签约仪式在江苏省如皋市人民医院举行。施瑞华教授工作室的挂牌,进一步深化两院合作,有利于提升如皋市消化内科专科发展水平。 (康志扬)

●**孟旭教授工作站落户东南大学附属中大医院** 2020年4月23日,东南大学医学院杰出校友、著名心血管外科专家、首都医科大学附属北京安贞医院心血管外科孟旭教授工作站揭牌仪式在东南大学附属中大医院举行。孟旭教授工作站成立后,进一步推动中大医院胸心外科临床、科研、人才及学科发展。 (康志扬)

●**南医大二附院与灌云县人民医院结成医联体** 2020年9月8日,南京医科大学第二附属医院与灌云县人民医院签订医联体合作协议,并为卒中中心吴晋主任名医工作室揭牌。 (田 堃)

●**南医大二附院钱云教授名医工作室在宿迁市妇产医院揭牌** 2020年9月17日,南京医科大学第二附属医院钱云教授名医工作室揭牌仪式在宿迁市妇产医院举行。钱云教授每周四在宿迁市妇产医院坐诊,并通过多种形式发挥团队优势,推动三甲医院优质医疗资源下沉。 (田 堃)

●**省中医院与秦淮区政府签约共建信息化平台** 2020年4月29日,江苏省中医院与秦淮区政府签约,共建信息化平台。项目内容包括深化"院府合作"内涵,推进"医联体"建设,促进优质医疗资源下沉,提升基层卫生健康服务能力。 (周恩超 朱志伟 盖峻梅)

●**省中医院伊犁分院正式挂牌** 2020年9月23日,江苏省中医院伊犁分院挂牌仪式暨战略合作签约仪式在伊犁州中医院举行。伊犁州政府党组成员、江苏省援伊前方指挥部党委副书记、副总指挥陈翔,伊犁州卫健委党组副书记、主任艾尼瓦尔·艾依达尔江,伊犁州中医院院长安军,江苏省中医院副院长吴文忠等参加。 (周恩超 朱志伟 盖峻梅)

●**江苏省传染病专科联盟成立大会在市二院召开** 2020年1月17日,江苏省传染病专科联盟成立大会在南京市第二医院召开,此次联盟大会邀请省内传染病专科医院及综合医院感染科共22家单位参加。大会由联盟发起人南京市第二医院院长易永祥主持。成立江苏省传染病专科联盟是推进江苏省传染性疾病医疗资源的纵向整合,有利于完善江苏省医疗服务体系,提高基层医疗机构服务能力,建立分级诊疗机制和双向转诊。各联盟成员在技术帮扶、院际会诊、人才培养、科研协作、慢病管理、合理用药、共享电子病历、建立诊疗指南等多方面协同工作,逐步实现统一质量控制与质量安全管理体系,为患者提供分级、连续、节约、高效的医疗服务。会上,联盟成员代表感受体验远程会诊系统,共同审议通过江苏省传染病专科联盟章程。 (周子越)

●**市第二医院实行党委领导下的院长负责制** 2020年5月27日,南京市第二医院召开全院干部大会。南京市卫健委党委书记、主任方中友,党委委员、副主任丁小平出席会议。院领导班子及全体中层干部等100余人参加会议。会上,丁小平宣读干部任命决定:南京市第二医院实行党委领导下的院长负责制,张国有任南京市第二医院党委书记。党委书记张国有、院长易永祥分别作表态发言,方中友代表卫健委党委提出4点要求。 (朱 诺)

●**市第二医院与镇江市传染病医院签订战略合作协议** 2020年9月5日,南京市第二医院(江苏省传染病医院)与镇江市传染病医院在镇江举行战略合作签字仪式。南京市第二医院（江苏省传染病医院）院长易永祥与镇江市传染病医院院长邹圣强代表两院签订战略合作协议，建立省、市传染病医院战略合作关系，正式挂牌"江苏省传染病医院战略合作医院"。南京市第二医院（江苏省传染病医院）院长易永祥、副院长殷国平，镇江市卫健委党委副书记章昆明，镇江市传染病医院党委书记徐青龙、党委副书记、院长邹圣强，镇江市医疗集团党委委员、副院长张红光参加。

（江艾桐）

● **市口腔医院开展医联体建设活动** 2020年，南京市口腔医院与秦淮区、浦口区、六合区、溧水区、高淳区、江宁区和玄武区等7个区卫健委完成医联体合作签约，与5家试点单位开展双向转诊信息化试点，实现"立足南京，面向全省，辐射全国"的目标要求。

（陈珺　顾雅心）

● **南京市全面推进预约诊疗** 2020年，按照江苏省卫生健康委印发《关于在新冠肺炎疫情期间全面实行预约诊疗的通知》要求，南京市在新冠肺炎疫情期间实行非急诊全面预约诊疗服务。自3月12日开始，除急诊、发热门诊外，全省二级以上医院所有普通门诊、专科门诊、专家门诊全面实行预约诊疗、分时段就诊，取消现场挂号，实行预约诊疗。预约挂号途径包括南京12320卫生热线、南京卫生12320网、南京卫生12320微信公众号、健康南京App、我的南京App、各医院微信公众号或手机App、社区卫生服务中心转诊预约及各医院开展的其他预约方式。推进基层医疗机构首诊制。常见病、慢性病患者和老年人首选在辖区内的社区卫生服务中心首诊，如病情复杂，可由社区卫生服务中心通过南京市家庭医生分级诊疗系统预约直接转诊到二级以上医院就诊，也可由上级医院出具治疗方案，在下级医院或基层医疗机构实施治疗。大力推进"互联网＋医疗服务"，利用"互联网＋医疗健康"诊疗新模式。鼓楼医院、第一医院、第二医院、市中医院等13家医院已开通互联网医院诊疗服务，各区已开通家庭病床、"互联网＋护理"等服务，满足患者居家治疗、护理需求。

（黄钊　陈颖）

疾病预防与控制

Diseases Prevention and Control

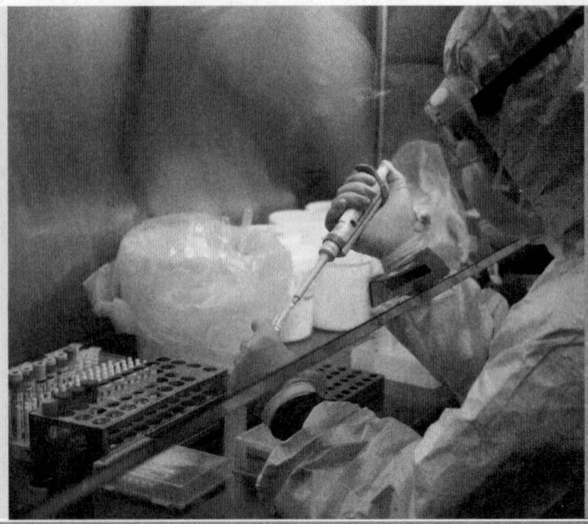

Nanjing Hygiene Almanac

综　　述

●**概况**　至2020年底，全市有各级疾病预防控制中心17个（不含驻宁部队系统）、卫生监督所（中心）14个、专科疾病防治机构5个、床位242张，人员数分别为1498人、604人和357人，其中专业技术人员分别为1138人、524人和277人。

全市无甲类传染病报告，累计报告乙类传染病14种，累计报告发病率为97.78/10⁵，报告发病率减少15.31%。抓好霍乱、手足口等重点肠道传染病防制工作。全年急性呼吸道综合监测12.8万例，住院肺炎监测1.3万人次，无不明肺炎报告。流感监测19.2万例，ILI%（门诊流感样病例就诊指数）为6.84%，低于上年度同期。全市传染病报告质量评价综合率为99.99%。全市655所中小学校学生因病缺课日平均上报率为98.39%，比去年同比提高3.9%。做好传染病疫情和突发公共卫生事件报告管理工作，及时开展流感、手足口病、腹泻病门诊等监测，做好出血热、发热伴减少综合征、登革热、布鲁氏菌病等重点传染病流行病学调查。依托江苏省学生健康监测平台，加强学生健康（因病缺课）监测，及时开展学生因病缺课症状监测日分析和周分析，收集和分析学生发热、呼吸道症状、胃肠道症状等发生率和变化情况，研判在校学生有关症状发展趋势。加强新冠肺炎疫情期间预防接种门诊技术指导，全市累计接种免疫规划一类疫苗182.4万针次，接种率99.94%。在市儿童医院河西院区设置儿童预防接种咨询门诊，在全市相关接种点全面运行“狂犬病暴露处置预防接种信息系统”、“医院产科预防接种信息系统”，规范狂犬病暴露预防处置门诊和产科预防接种室建设工作。做好传染病疫情和突发公共卫生事件报告管理工作，及时开展流感、手足口病、腹泻病门诊等监测，做好出血热、发热伴减少综合征、登革热、布鲁氏菌病等重点传染病流行病学调查。依托江苏省学生健康监测平台，加强学生健康（因病缺课）监测，及时开展学生因病缺课症状监测日分析和周分析，收集和分析学生发热、呼吸道症状、胃肠道症状等发生率和变化情况，研判在校学生有关症状发展趋势。

推进精神卫生防治工作，做好严重精神障碍患者综合管理工作。10—12月期间，邀请精神卫生专业机构、高等院校、疾控机构的相关专家在全市3所中学和2家社区卫生服务中心共举办5场心理健康宣教专题讲座。12月21日，召开全市12个区交叉评审会，对全市严重精神障碍管理工作进行全面的总结，分析存在的问题。截至2020年12月底，全市严重精神障碍信息系统报告患病率为3.75‰，在册患者管理率为98.29%，规范管理率为96.78%。

全市二级及以上医疗机构新发报告慢性病病例13.0909万例。社区卫生服务中心确认二级及以上医疗机构慢性病病例11.0853万例，确认率为84.67%；肿瘤病例1.1974万例，确认率为91.22%。南京市卫生健康委联合9部门制订下发《南京市推进癌症防治工作实施方案（2020－2022年）》，推进癌症康复指导和随访项目开展及2020年度重点工作。全年累计健康管理患者人数（高血压、糖尿病）分别为67.14万人、22.74万人；规范管理患者人数（高血压）53.15万人、糖尿病患者18.01万人，规范管理率分别为79.16%和79.20%。全市纳入社区糖尿病精细化管理患者数为1.6606万例，鼓楼区和江北新区实现社区全覆盖，其他各区至少4个社区完成300人精细化长效管理（≥3年）。玄武区、溧水区、江北新区3个试点区开展高血压精细化管理工作，依托信息平台，每个区完成1—2个社区100人以上管理任务。至年底，全市累计组建慢性病患者自我管理小组1077个，其中高血压小组496个、糖尿病小组 580 个,覆盖 1.0906 万例慢性病患者。完成国家及省慢性病防治项目任务,其中脑卒中高危人群筛查和干预 1.8 万例(南京鼓楼医院、江苏省人民医院、南京脑科医院各 6000 例),心脑血管发病登记 800 例(雨花台区),成人慢性营养监测 600 例(秦淮区),慢性阻塞性肺病监测 600 例(雨花台区)。加强全市慢性病防控示范区建设,高淳区通过省级慢性病综合防控示范区复评审。联合南京医科大学、江苏省疾控中心,在建邺、浦口和溧水 3 个区首次采用"南京市慢性病防控社会因素调查收集与管理系统"信息化平台,科学、规范、统一地开展样本量约 3 万人的社区成人慢性病防控社会因素调查,建立全市前瞻性随访重点人群队列和生物样本库。

印发《结核病防治工作目标任务》,分解目标任务,规范全市结核病防治工作。提升全市儿童结核病管理,将市儿童医院纳入结核病网络管理。全市共登记肺结核患者 2148 例(不含单纯结核性胸膜炎),肺结核患者病原学阳性患者 1281 例,病原学阳性诊断率 59.64%。发现疑似肺结核病人 3257 例,医疗机构网络报告 3257 例,报告率 100%。加强学校结核病疫情监测及秋冬季防控工作,对 20 所重点学校开展督查。全市共发现并处置学校结核病疫情 245 起,较去年同期减少 30.79%,涉及肺结核病例 274 例,较去年同期减少 28.65%。处置学校结核病聚集性疫情 3 起,无学校结核病突发公共卫生事件。

按国家和江苏省评估方案要求,完成全市血防"十三五"规划终期评估和血吸虫病地方病防制三年攻坚行动终期评估,各项目标任务达到规划要求。全市血防查螺 2.29 亿平方米,药物灭螺 3302 万平方米,环境改造灭螺 98 万平方米,完成血清查病 5.8 万人,晚血治疗救助 24 人,未发现新感染血吸虫病人。应对长江特大洪水,落实防急感工作措施,未发生本地血吸虫病急感病例,在国家及江苏省汛期防急感、汛期后螺情和病情的现场调查评估、洪涝灾害后血吸虫病联防联控交叉调研、"十三五"血吸虫病健康教育工作评估等工作中获表扬和肯定。高淳区、江北新区通过省考核评估,达到消除血吸虫病标准。

南京市国民营养指导委员会成立并召开第一次全体会议,制定出台《南京市国民营养指导委员会工作规则》;下发并推进《南京市国民营养计划实施方案 2020 年度重点工作》。制订印发《2020 年食品安全跟踪评价方案和风险监测方案》《2020 年南京市饮用水水质监测工作方案》,稳步推进各项监测工作开展。举办 2020 年度南京市食品安全风险监测暨营养工作培训班,开展《2020 南京市校园食品和饮用水安全专项监测行动》(全市共 10 所学校),食品安全风险监测按照时间节点开展,完成食品安全宣传周活动;截至年底,南京市食品企业标准网上申请公示 389 件。全市开展食品安全风险监测共 23 大类 904 批次 5044 项次,报告食品安全隐患 4 次。设立食源性疾病监测医院 175 家,共监测病例 3162 例,检测病例粪便样本 1242 份。全年共接报食源性疾病暴发事件 14 起,无死亡病例。组织开展"全民营养周"系列活动,获中国营养学会全民营养周"组织示范单位"称号;举办首届 2020 年南京市营养知识暨工作技能培训班。

会同市教育局开展市儿童青少年近视防控基地验收,授予南医大附属眼科医院和市儿童医院基地称号。启动开展 2020 年托幼机构和学校学生近视筛查工作。

(疾控处)

●**生命统计** 2020 年全市居民病伤死因顺位:第一位是循环系统疾病,死亡率 256.54/10^5;第二位是肿瘤,死亡率 185.47/10^5;第三位是呼吸系统疾病,死亡率 46.11/10^5。前三位死因死亡率达 488.12/10^5,占死亡总数的 82.22%。第四至第十位的分别是损伤与中毒(死亡率 34.69/10^5)、内分泌、营养与代谢疾病(死亡率 22.65/10^5)、神经系统疾病(死亡率 11.83/10^5)、消化系统疾病(死亡率 10.95/10^5)、泌尿生殖系统疾病(死亡率 7.54/10^5)、传染病和寄生虫病(死亡率 4.12/10^5)、骨骼肌肉和结缔组织疾病(死亡率 1.59/10^5),前十位居民病伤死因死亡率为 581.29/10^5,占死亡总数的 97.94%。居民平均预期寿命为 83.88 岁,其中男性为 81.78 岁,女性为 86.11 岁。

(洪 忻)

●**南京医科大学附属南京疾病预防控制中心挂牌** 2020 年 8 月 31 日,南京医科大学附属南京疾病预防控制中心签约揭牌仪式在宁举行。南京市政府副市长胡万进,南京医科大学党委书记王长青、中国工程院院士、南京医科大学校长沈洪兵,南京市卫生健康委党委书记、主任方中友,中国疾控中心流行病学首席专家吴尊友,南京医科大学副校长丁强,南京市疾控中心主任周楠、党委书记宋伟,以及市卫生健康委、南京医科大学、省疾控中心、市疾控中心的相关领导、负责人出席。市卫生健康委党委副书记、副主任彭宇竹主持签约揭牌仪式,市卫生健康委党委书记、主任方中友和南京医科大学校长沈洪兵致辞。南京医科大学副校长丁强与南京市疾控中心主任周楠签署合作协议,市政府副市长胡万进和南京医科大学书记王长青共同为南京医科大学附属南京疾病预防控制中心揭牌。双方将依托各自人才、技术、平台和资源优势,拓宽合作空间、深化合作领域,在学科建设、人才培养、科学研究等方面进行深度融合,全方位推进南京公共卫生体系建设,提升应对突发公共卫生事件和灾害疫情应急处置、健康危害因素监测与干预、实验室检验检测、区域健康大

数据分析利用及公共卫生管理水平等方面的能力。 （李文婷）

慢性非传染性疾病防制

●**概况** 2020 年，全市二级及以上医疗机构新发报告慢性病病例 130909 例，其中肿瘤病例 13126 例。社区卫生服务中心确认二级及以上医疗机构慢性病病例 110853 例，确认率为 84.67%；肿瘤病例 11974 例，确认率为 91.22%。南京市卫生健康委联合 9 部门制订下发《南京市推进癌症防治工作实施方案（2020—2022 年）》，推进癌症康复指导和随访项目开展及 2020 年度重点工作。全年累计健康管理患者人数，高血压、糖尿病分别为 67.14 万人、22.74 万人；规范管理患者人数高血压患者 53.15 万人，糖尿病患者 18.01 万人，规范管理率分别为 79.16% 和 79.20%。纳入社区糖尿病精细化管理患者数为 16606 例，鼓楼区和江北新区社区全覆盖，其他各区至少 4 个社区完成 300 人精细化长效管理（≥3 年）。玄武区、溧水区、江北新区 3 个试点区开展高血压精细化管理工作，依托信息平台，每个区完成 1—2 个社区 100 人以上的管理任务。至年底，全市累计组建慢性病患者自我管理小组 1077 个，其中高血压小组 496 个、糖尿病小组 580 个。覆盖 10906 例慢性病患者，其中高血压患者 5886 例、糖尿病患者 7190 例。累计持续性活动小组 225 个，其中高血压小组 93 个、糖尿病小组 132 个，覆盖 2486 名慢性病患者。完成国家及省慢性病防制项目任务，其中脑卒中高危人群筛查和干预 18000 例（南京鼓楼医院、江苏省人民医院、南京脑科医院各 6000 例），心脑血管发病登记 800 例（雨花台区），成人慢性营养监测 600 例（秦淮区），慢性阻塞性肺病监测 600 例（雨花台区）。加强全市慢性病防控示范区建设，

高淳区通过省级慢性病综合防控示范区复评审。联合南京医科大学、江苏省疾控中心，在建邺、浦口和溧水 3 个区首次采用"南京市慢性病防控社会因素调查收集与管理系统"信息化平台，科学、规范、统一地开展样本量约 3 万人社区成人慢性病防控社会因素调查，建立全市前瞻性随访的重点人群队列和生物样本库。 （洪 忻）

●**精神性疾病防制** 2020 年，南京市制定下发《关于印发南京市 2020 年严重精神障碍患者管理和心理健康服务工作目标任务的通知》，推进各区及各精神疾病专科医院落实登记报告工作，并对市公安局、民政局社会福利院相关精神障碍患者开展信息比对和集中诊断工作。加强精神卫生紧缺人才培训，培训非精神卫生专业执业医师 40 名。为提高公众精神健康水平（心理健康），尤其是加强对重点人群的心理健康宣教，市卫生健康委联合市委宣传部在市民学堂举办《关注"心灵的感冒"》专题讲座，15 万人次在线收看，同步在南京、贵阳、兰州、银川、连云港、安顺等全国 18 家城市广播电台播出，直接听众覆盖 3000 万人口。11 月 4 日，召开精神卫生工作部分成员单位联络员会议和全市精防人员业务培训会，通报工作进展，市医保局、民政局、残联介绍相关申请条件、工作流程和补助标准；邀请专家就严重精神障碍临床表现、用药和沟通技巧进行培训。11 月 25—26 日，市卫生健康委联合市总工会、市人力资源和社会保障局、共青团市委举办 2020 年度南京市精神卫生技能竞赛，雨花台区获团体一等奖，玄武区、鼓楼区获团体二等奖，江北新区、溧水区、秦淮区获团体三等奖。

截至 12 月底，全市严重精神障碍信息系统在册患者 31607 人，报告患病率为 3.75‰，在管 31066 人，在册患者管理率为 98.29%，

规范管理率为 96.78%。

（王爱青 洪 忻）

传染病防制

●**概况** 2020 年，南京市继续落实各类传染病的长效管理措施，规范、高效处置各类传染病疫情，狠抓以霍乱为主的肠道传染病防制；加强传染病网络直报工作，提高传染病疫情管理水平。全市无甲类传染病报告，共报告乙类传染病 14 种，报告发病 8311 例，死亡 29 例，发病率为 97.78/10⁵，死亡率为 0.34/10⁵，病死率为 0.35%。与 2019 年相比，报告发病率减少 15.31%，报告死亡率增加 2.79%，病死率增加 21.38%。

从传染病分类看，血源及性传播类传染病，占总发病数的 65.42%；呼吸道类传染病，占总发病数的 29.76%；肠道类传染病，占总发病数的 4.32%；自然疫源及虫媒类传染病，占总发病数的 0.51%。在死亡构成方面，血源及性传播类传染病，占报告总数的 82.76%；呼吸道类传染病，占报告总数的 13.79%；自然疫源及虫媒类传染病，占报告总数的 3.45%。与去年同期相比，报告发病数上升的病种有：肝炎（9.17%）；发病数下降的病种有：艾滋病、出血热、登革热、痢疾、肺结核、伤寒＋副伤寒、百日咳、猩红热、淋病、梅毒、疟疾；报告布病 4 例，与去年同期持平；报告新型冠状病毒肺炎 112 例，去年同期无报告。2020 年，全市无鼠疫、霍乱、传染性非典型肺炎、脊髓灰质炎、人禽流感、麻疹、狂犬病、乙脑、炭疽、流脑、白喉、新生儿破伤风、钩体病、血吸虫病和人感染 H7N9 禽流感病例报告。地区分布：发病率居前三位的依次是溧水区（144.79/10⁵）、高淳区（132.82/10⁵）、浦口区（112.15/10⁵）。年龄分布：2020 年南京市甲乙类传染病年龄组（5 岁~组）发病专率前 5 位依次为 80~岁组、75~岁组、85 岁及以上、70~岁组、20~岁组，发病率分别为 184.97/10⁵、173.67/10⁵、

165.97/10^5、155.48/10^5、154.63/10^5，70岁以上老年人，是传染病重点防制的目标人群。职业分布：发病人群分布在前5位的职业及占比分别为家务及待业人员（24.20%）、农民（16.08%）、商业服务（14.82%）、离退人员（14.68%）、工人（8.23%）。季节分布：受新冠疫情影响，2020年甲乙类传染病报告发病数2月份最低（394例），随后逐渐增加，但仍维持在平稳水平，其中6月最高（报告发病数782例）。 （苏晶晶）

●**新型冠状病毒肺炎防制** 2020年1月，国内出现新冠肺炎疫情，南京市疾控中心立即启动应急响应，成立领导小组，下设疫情处置组、信息组、检测检验组、技术督导组、消杀组、协调组等13个工作小组，开展新冠肺炎疫情应对和防控工作。1月17日，制定出台《南京市新型冠状病毒感染的肺炎疫情调查处置流程》，市、区疾控中心建立协作机制，公布24小时疫情接报固定电话。全市组建20支市级流调常规队、427支区级流调常规队，共计1281人。组建流调专家队，负责流调方案、标准制定、流调培训、审核流调报告，参与规模或调查难度较大疫情流行病学调查处置。全市共组建市级机动流调专家队1支（10人）、291支流调机动队，供全省、市机动调度支援其他市、区流调工作。1月23日，南京市报告首例湖北输入确诊病例，1月24日24时，江苏省启动重大突发公共卫生事件一级响应。2月6日，全市实施集中隔离医学观察，为全省较早实行集中隔离城市。

及时调查处置，阻断疫情传播。及时追踪确诊病例、无症状感染者，查明传染源和密切接触者，确定疫点，开展疫点消杀和密切接触人员医学观察。

加强监测，提高预测预警能力。全市开展急性呼吸道综合、流感、学生因病缺课、腹泻病例与致病菌监测，启动食品与环境、从业人员应急监测；实施应检尽检、愿检尽检，强化疫情早期识别能力。

注重分析研判，提出风险防控建议。全市疾控系统重点对病例暴露来源、检测来源、发病时间、就诊时间、隔离治疗时间、有无发生聚集性等关键因素深入分析，撰写12期风险评估报告，针对南京疫情形势，撰写8期专题分析报告，提出风险防控建议50余条。

加强培训与演练，提升应急处置技能。1月19日，组织开展"新型冠状病毒感染的肺炎防控工作培训会"；5月，举办全市疾控系统新冠肺炎大培训；9月，由江苏省、南京市卫生健康委主办、南京市疾控中心等单位承办的江苏省暨南京市2020年新冠肺炎疫情应急处置演练（桌面推演）在南京市举行；11月26日，针对境外食品冷链环节污染，由南京市新冠肺炎疫情联防联控指挥部主办，南京市卫生健康委员会承办，南京市疾控中心、鼓楼医院、南京市第二医院、秦淮区卫生健康委等协办，开展南京市2020年新冠肺炎疫情应急处置演练。全市开展针对性演练80次，参与观摩人数2750人次；开展市级演练2次（桌面推演和综合演练各1次）；开展区级各类演练78次，其中单项技能操练32次，综合演练12次，桌面推演26次，实战演练17次。全力提升新冠肺炎疫情早发现、早报告、早隔离、早治疗的应急处置能力。

截至12月31日，全市累计报告新冠病毒肺炎病例224例，其中本土病例127例（确诊病例93例，无症状感染者34例），境外输入性病例97例（确诊病例23例，无症状感染者74例）。3月30日前，全市报告21起聚集性疫情，病例92人，其中确诊病例61例，无症状感染者31例，聚集性疫情报告病例数占39.48%，3月30日起无聚集性病例报告。累计完成重点人群应检尽检223余万人次；中、高风险等重点地区来宁人员健康监测管理近20.3万人，累计追踪密切接触者5208人，现有集中隔离医学观察13人。全市共处置1起本土冷链产品、8起物品外环境核酸检测阳性事件。 （洪镭 马涛）

●**人感染禽流感** 2020年，全市无人感染H7N9禽流感病例报告，报告一例外地来宁就诊H5N6人禽流感病例。市疾控中心积极开展疫情监测，要求全市医疗机构提高流感样病例筛查报告力度，加强各流感哨点医院的督导。由于新冠肺炎疫情原因，根据省卫健委新冠肺炎疫情防控指挥部印发的《江苏省急性呼吸道传染病综合监测方案》要求，为进一步加强全市急性呼吸道传染病监测，早期发现新发呼吸道传染病，从2020年第16周起，在全市范围内开展急性呼吸道传染病的综合监测。全市6家哨点医院（鼓楼医院、儿童医院、市第一医院、溧水人民医院、江宁医院、六合人民医院）共31个监测科室开展急性呼吸道综合监测，共计监测128421例病人，住院肺炎6家哨点医院共32个监测科室开展住院肺炎监测，共计监测病例13280人次，多病原检测共计14819人次，全市其他二级及以上医疗机构开展不明原因肺炎病例监测，无不明原因肺炎报告。此外，在全市范围内定期开展禽流感外环境监测工作，确保全市人感染禽流感疫情防控工作有力、有序、有效、有度开展。 （王炜翔）

●**重点肠道传染病** 2020年，南京市疾控中心全年先后下拨两批肠道传染病防治消杀药品。4月初，采取视频电话会议培训的方式对全市各区疾病预防控制中心相关专业人员以及全市二级以上开设腹泻病门诊的医疗单位的医生、护士、检验人员进行霍乱等重点肠道传染病防治相关知识培训，督促区疾控中心参加培训的人员对其所辖医疗机构相关业务人员开展二级培训工作，全面提高全市肠道传染病防治专业队伍的业务素质和应变能力。南京市腹泻病门诊于 4 月 1 日开诊,10 月 31 日关诊。6 月、10 月市疾控中心按照《江苏省医疗机构肠道门诊设置规范(试行)》要求,对全市二级以上医疗机构的腹泻病门诊,从组织领导、硬件设施、人员配备、检验培养、门诊管理、网络直报等 6 个方面进行两轮检查。2020 年,全市无霍乱病例报告,无肠出血性大肠杆菌 O157:H7 病例发生。4—10 月,全市腹泻病门诊登记数 32427 人次,与去年相比减少 34.65%;O2 检索数 9093 人次,检索率为 28.04%,O2 检索占全市总人口的 1.08‰。门诊登记病人中肠炎 28522 例,占 87.96%;消化不良 2580 例,占 7.96%;其他 1240 例,占 3.82%。2020 年腹泻病发病时间分布与往年基本一致,主要集中在夏秋季节,符合肠道疾病发病的时间分布特征;职业分布以农民、工人、离退人员为主,分别占登记总数的 21.15%、16.22%、11.86%;牧民、渔(船)民和医务人员占比最低;年龄主要分布在 20—34 岁年龄组和 50—69 岁年龄组人群;性别分布为男性发病比女性略多,男女性别比为 1.14:1。2020 年以江宁区、鼓楼区、栖霞区、雨花台区医疗机构腹泻病门诊登记的腹泻病人数较多,分别占 17.64%、12.84%、9.95%、9.71%;O2 检索数最高的是江宁区(1494 例),其次是鼓楼区(1380 例)、溧水区(878 例);O2 检索率最高的是溧水区(53.24%),其次为秦淮区(36.33%)、浦口区(34.52%)。2020 年 4—10 月,全市各级疾控中心共采集各类外环境标本 765 份,通过二次增菌培养、检测均未分离出 O1 群及 O139 群霍乱弧菌。　　　　(汪君君)

●致病菌监测　2020 年,南京市疾控中心开展致病菌监测,用新技术解决细菌感染性疾病防控问题,进一步加强医防配合、资源共享、信息交流的新尝试。市疾控中心急传科与微检科合理调配人力、物力资源,严格按照致病菌监测方案

要求,组织实施监测工作。2020 年 1—12 月,全市共收集菌株 159 株,菌株收集完成率 132.50%,其中法定传染病菌株 24 株,布鲁氏菌 17 株,志贺氏菌 5 株,伤寒 2 株;完成 123 株分离株 PFGE 分子分型,完成率 102.50%。　　　　(汪君君)

●病毒性肝炎　2020 年,全市共报告病毒性肝炎 1381 例,发病居第三位,占甲乙类传染病总数的 16.62%。报告发病率为 16.25/10⁵,较 2019 年增加 8.35%,无死亡病例报告。各型病毒性肝炎发病构成比分别为:甲型占 3.62%、乙型占 65.03%、丙型占 23.61%、丁型占 0.07%、戊型占 6.95%、未分型占 0.72%。病毒性肝炎分型率各区均在 95% 以上,报告发病率居前三位的区为:溧水区(51.59/10⁵)、栖霞区(30.30/10⁵)和建邺区(23.34/10⁵)。与 2019 年相比,建邺区、鼓楼区、栖霞区、雨花台区、溧水区和高淳区的发病率有不同程度上升,其他区发病率均有所下降。城区、郊区发病率分别为 16.40/10⁵、16.09/10⁵。

报告病例中男性 828 例,女性 553 例,性别比为 1.50:1。肝炎主要危害中老年人,30—69 岁所占比例最高(79.44%),年龄组发病专率前 3 位依次为 75 岁~、70 岁~、55 岁~,发病率分别为 30.85/10⁵、29.48/10⁵、28.63/10⁵。职业构成前三位的是家务及待业人员(26.79%)、农民(20.20%)和离退人员(18.32%),共占 65.31%。全市甲肝和戊肝全年发病处于平稳态势,戊肝报告病例数高于甲肝,流行高峰高于甲肝;乙肝发病率居高不下,仍然是今后病毒性肝炎防制重点;丙肝发病全年也无明显季节特征,这与丙肝的血源传播途径有关。全市继续推广接种甲、乙肝疫苗的综合防制措施,以及戊肝疫苗的上市和疫苗接种,肝炎防制工作取得显著成绩,甲肝的"春、秋季高峰"已不明显,全市肝炎发

病整体呈下降趋势,近几年报告发病率一直低于 20/10⁵。根据近年的疫情分析,全市病毒性肝炎除主要影响老年人的健康,对中青年人健康的影响也不容忽视,应继续做好病毒性肝炎防制的宣传教育工作,增强群众自我保护意识,加强食品卫生、饮用水的监督力度,强化预防知识电话咨询,并开展健康宣教活动向群众宣传病毒性肝炎的危害和防制方法,让群众了解病毒性肝炎的传播途径与正确的预防方法,增强自我防病意识。　　　　(苏晶晶)

●流行性感冒　2020 年,全市现有南京市儿童医院、南京市第一医院、南京鼓楼医院 3 家国家级流感监测哨点医院,江宁医院为省级流感监测哨点医院。4 家流感监测哨点医院共报告流感样病例(ILI)191743 例,低于去年同期(412093 例);占同期门、急诊就诊总人数(ILI%)6.84%,低于去年同期(10.34%)。从年龄分布来看,病例主要集中在 0—4 岁,共为 140955 例,占监测总数的 73.51%;5—14 岁 42913 例,占 22.38%;15 岁以下年龄组合计 183868 例,占监测总数的 95.89%,是流感预防工作的重点对象。各哨点医院对流感样病例进行采样,全年采集流感样病例标本 3510 份,检出阳性标本 161 份,阳性率 4.59%,低于上年度同期水平(24.39%)。暴发疫情采集标本 64 份,阳性数 4 份。所有阳性标本中,以乙型为主(乙型中全部是 Victoria 系,未检出 Yamagata),占阳性总数的 66.87%(105/157);其次是季 H3 型,占阳性总数的 24.20%(38/157);检出新甲 H1 型 12 份,占阳性总数的 7.64%(12/157);另检出 2 例混合型。

2020 年,全市通过"中国流感监测信息系统""突发公共卫生事件管理信息系统"共报告流感、流感样病例暴发疫情 6 起,波及人数 4719,累积报告病例数 96 例,检测标本 64 份,检测阳性数 4 份。6

起疫情中,江北新区 2 起,雨花台区 2 起,栖霞区和建邺区各 1 起。经检测,确定 1 起为乙型和季 H3 型混合感染暴发,3 起为鼻病毒感染引起的暴发,1 起为肺炎链球菌和流感嗜血杆菌混合感染,1 起未检出阳性。　　　　　　(吴小清)

● 手足口病　2020 年,全市共报告手足口病 7330 例(按发病日期和现住址统计),其中重症病例 1 例,无死亡病例报告;发病数居丙类传染病第一位,占丙类传染病总数的 46.15%。报告发病率为 86.24/10^5,较 2019 年减少 51.48%;各区均有病例报告,报告发病率居前三位的区为:浦口区(187.18/10^5)、溧水区(166.66/10^5)和高淳区(131.05/10^5)。与 2019 年相比,各区发病率均有不同程度下降。2020 年,全市共报告手足口病突发事件 1 起,发病 31 例,涉及 842 人,该疫情得到及时处置。病原学监测,全市共采集普通病例标本 363 份,阳性 188 份,阳性率为 51.79%,其中 CoxA16 阳性 6 份,CoxA6 阳性 172 份,其他肠道病毒 10 份;占普通病例阳性标本数的比例分别为 3.19%、91.49%、5.32%。手足口病重症病例标本 2 份,阳性 1 份,阳性率为 50.00%;重症病例为其他肠道病毒阳性。　　　　　　(王恒学)

● 传染病疫情管理　2020 年,根据疾病报告管理信息系统统计数据,以及时报告率、及时审核率、有效证件号完整率、网络正常运行率 4 个指标进行传染病疫情报告信息质量综合评价,全市传染病疫情报告信息质量综合率为 99.99%。本年共报告传染病报告卡 35178 张,有 4 张未及时报告卡(玄武区、秦淮区、鼓楼区、高淳区各 1 张),及时报告率为 99.99%;共审核传染病报告卡 34235 张,有 1 张未及时审核卡(栖霞区 1 张),及时审核率为 99.99%;无重卡,重卡率 0.00%;纳入有效证件的卡片总数

30129 张,含有效证件卡片 30129 张,有效证件号完整率为 100%。2020 年全市网络报告单位总数为 257 家,正常运行单位数 257 家,网络正常运行率为 100%。11 月,市疾控中心组织对各区疾控中心、全市二级以上医疗机构(含省、市、区属医疗机构)进行传染病报告管理工作情况进行调查,共调查 40 家医疗机构,核查医疗机构门诊和住院传染病 22 种 550 例,发现 9 例漏报,漏报率为 1.64%。

　　　　　　(苏晶晶)

● 结核病防制　2020 年初,南京市卫生健康委印发《南京市 2020 年结核病和麻风病防治工作目标任务》;市疾控中心制定《2020 年全市慢性传染病防制工作要点》《2020 年南京市结核病防治工作计划》;5 月 27 日,在市疾控中心召开全市慢性传染病防制业务工作年会,市卫健委、市疾控中心、结核病定点医院、区疾控中心相关负责人参会。为提升全市儿童结核病管理,2020 年将市儿童医院纳入结核病网络管理。在全市区级定点医院建设耐药注射点,争取财政经费,补助完成治疗患者 5000 元/人。

　　加大社会宣传,携手抗疫防痨。开展第 25 个"世界防治结核病日"集中宣传活动。受新冠肺炎疫情影响,全市以"线上宣传"为主体,充分发挥新媒体影响力和便捷性,联合南京地铁在全市地铁播放终端播放结核病防治宣传视频,利用微信公众号多次推送抗疫防痨先进事迹,共同传播抗疫防痨正能量。通过动员广大居民参与结核病防治知识微信答题,提高结核病防治知识知晓率。推进抗疫防痨,助力复课复工。3 月 23 日学校复课前,市疾控中心专业人员以"网络直播"形式为部分区中小学校、幼儿园师生讲解新冠疫情和学校结核病防控,做到抗疫防痨两手抓。六合区、江宁区、溧水区疾控中心,面向社区、学校,在线上、线下开展以结核病、新冠肺炎防控为

主题的知识讲座 45 场次,受众广泛,效果明显。全力推进百千万志愿者结核病防治知识传播行动。广泛招募传播行动志愿者,动员志愿者自主开展宣传活动。在全省 2019—2020 年百千万志愿者结核病防治知识传播行动评比中,建邺区 1 名志愿者获评"优秀宣传个人",高淳区区长跑协会获评"优秀宣传团队"。开展"守护健康呼吸、共享健康校园"的结核病防治知识传播行动。市疾控中心精心策划部署,仅用 1 周在 12 个区 12 所学校,对 3500 余名师生面对面讲授结核病防治知识,提升师生防病意识,为校园结核病早期发现奠定基础。加强宣传物资保障,提升健康宣教实效。为保障宣传效果,市、区疾控中心发放 2 万只口罩、10 万份折页及 5000 张海报,张贴横幅近百条。建邺区发放宣传笔 2000 多支,高淳区发放笔袋 600 个,江北新区送出香皂 2000 多块等特色宣传品。

　　加大指导力度,突出培训实效。5 月,召开全市慢性传染病防制工作会议,主要对 2020 年结核病、麻风病防制工作要点及相关考核指标进行解析,并对疫情处置规范中关键的时间节点和操作流程进行培训。10 月,举办全市《中国结核病预防控制工作技术规范(2020 版)》专题培训班,系统解读技术规范的主要内容,现场通报全市结核病防治工作进展以及相关指标完成情况,并就全市学校结核病防控提出工作要求。11 月,在市卫健委、市教育局统一部署下,市疾控中心、市卫生监督所派出专业人员对全市近年来发生过结核病聚集性疫情或正在处置结核疫情的学校进行防控工作督查,各区对辖区内所有学校开展防控督查,做到全覆盖。12 月 21 日,接受省督查组对市、区卫生健康行政部门、中小学以及市、区监督部门和疾控部门的学校传染病防控工作专项督查。12 月,举办全市高校结核病防控工作培训班,重点学习

结核病疫情形势及防控策略措施、疫情处置规范、肺结核临床基础理论知识以及疫情下健康宣教要点、预防性服药动员等。12月，开展全市医疗机构结核病防治大培训。采取分级培训模式，对全市范围内各级各类医疗所有临床医疗人员开展1次肺结核防治工作全员培训，全面提升南京结核病防控能力。市级培训现场邀请国家级、省级防治专家授课，切实提升全市专业人员结核病防治技能。全年组织开展全市结核病防治工作现场评估3次。以问题为导向，对结核病人发现及治疗管理质量、重点人群筛查、耐多药肺结核可疑患者筛查、耐多药患者发现及治疗管理、药品使用管理状况、实验室开展分子检测情况、结核病患者督导管理、综合医院报告转诊等工作进行现场评估。在加强常规防制工作指导的同时，加大对学校结核病防控工作督查力度。

进一步规范学校结核病防控工作。加强学校结核病疫情监测，及时开展病例追踪调查，规范疫情处置工作。2020年，全市共发现并处置学校结核病疫情245起，较去年同期减少30.79%；涉及肺结核病例274例，较去年同期减少28.65%。全市开展密切接触者PPD筛查11115例，胸部X片筛查11153例，工作量较去年同期分别减少38.03%和35.80%。全市共处置学校结核病聚集性疫情3起，涉及肺结核病例27例，无学校结核病突发公共卫生事件。

2020年，全市共登记肺结核患者2148例（不含单纯结核性胸膜炎），肺结核患者病原学阳性患者1281例，病原学阳性诊断率59.64%。全市发现疑似肺结核病人3257例，医疗机构网络报告3257例，报告率100%。全市报告需转诊肺结核和疑似肺结核患者2359例，通过转诊和追踪到位2344例，总体到位率99.36%。上年同期（2019.1.1—2019.12.31）登记肺结核患者2235人，成功治疗2076人，成功治疗率92.89%。全市病原学阳性患者密切接触者2784人，筛查2784人，筛查率100%。全年耐多药肺结核高危患者245人，实际开展筛查并有药敏结果244人，MDR高危人群耐多药筛查率99.59%。全市病原学阳性新患者1152人，实际开展筛查并有药敏结果1141人，病原学阳性新患者耐多药筛查率99.05%。全年诊断MDR患者77人，纳入治疗75人，患者纳入耐多药治疗的比例97.40%。2018年登记并纳入治疗MDR患者18人，转归且成功治疗14人，患者成功治疗率77.78%。市疾控中心对全市7家结核病定点诊疗机构痰检实验室进行4个季度的现场抽片和交叉互检，覆盖率100%，复检结果给予反馈。

（王爱青 丁松宁）

寄生虫病防制

●**血吸虫病** 2020年，全市在11个区49个乡镇217个村开展查螺工作，投入查螺工日1.56万个，累计查螺面积2.2919亿平方米。全市期内在6个区21个乡镇58个村查到钉螺，期内有螺面积1427.2987万平方米。全市对查出活螺全部进行解剖，共解剖钉螺14023只，没有发现感染性钉螺。全市共投入灭螺工日1.22万个，实施药物灭螺3302.2704万平方米。血吸虫病查病完成血清检测63331人，血检阳性897人，粪检8196人，均为阴性。扩大治疗2687人次。2020年，全市现存晚血病人共161人，其中治愈135人、病情稳定25人、尚需治疗1人；对晚血病人进行定期随访，完成晚血救助24人。5月入汛后，全市安排专业人员100余人对重点地区急感工作进行现场指导，分发100箱展膜油剂，在高危水体开展药物灭杀血吸虫尾蚴工作约8万平方米，在血防重点环境新增电子警示器11台，新增警示牌264块，安排血防岗哨巡查5000余人次，登记涉水人员4500多人。对社区卫生服务中心门诊医生、血防岗哨人员相关血防知识培训200余人，沿江地区医疗机构血防门诊检测2万多人，未发现血吸虫病急感病人。5月25—31日是全市第30个血防宣传周，市疾控中心联合栖霞区疾控中心在龙潭街道举办血防宣传周现场活动，开展血防知识有奖问答、义诊咨询、发放宣传册等。2020年，组织有关区参加省血防所血寄防健康科普知识读物评比活动，全市共有4幅作品获一、二、三等奖，其中市疾控中心《虫生记——血吸虫"小6"成长记》获血防组故事类一等奖，该绘本正式出版印刷并发放防制区中小学供学习宣传。8月，中国疾病预防控制中心寄生虫病所、浙江省血防中心专家组成调研组对南京市栖霞区开展汛期防急感工作和"十三五"血防工作进展进行调研，对全市血吸虫病急感防控、新技术应用及防制工作效果给予充分肯定。10月，中国疾病预防控制中心寄生虫病所、江西省血防中心专家组成评估组对南京市六合区开展汛期后螺情和病情现场调查评估，调查龙袍街道4个环境，未发现阳性钉螺，在2个村集卵孵化粪检调查400人，未查出血吸虫病人。10月28—30日，省血防办组织省血吸虫病消除评估专家组10余人，从血吸虫病螺情、病情、台账资料、能力水平等4个方面对江北新区、高淳区血吸虫病消除工作进行现场考核评估，高淳区和江北新区通过评估达到消除血吸虫病标准。11月，由国家卫健委疾控局组织，湖南省牵头江苏省开展洪涝灾害后血吸虫病联防联控交叉调研，对南京市江宁区血防现场进行调研。11月23—24日，省血防所组织省疾控中心、上海市疾控中心等专家6人对全市"十三五"血吸虫病健康教育工作完成情况进行评估。专家组对全市血吸虫病健康教育工作以重点专项活动为抓手,因地制宜,多措并举,对取得显著的宣传效果给予肯定。南京市疾控中心获江苏省"十三五"血吸虫病健康教育工作先进集体称号。2020年,按国家和省评估方案要求,完成全市血防"十三五"规划终期评估和血吸虫病防制三年攻坚行动终期评估,各项目标任务均达到规划要求。　(万　春　魏德会)

●疟疾　2020年,全市共报告疟疾病例8例,全部为国外输入,其中恶性疟7例,卵形疟1例。报卡医院在1天内完成报卡,同时对病例进行正规的抗疟治疗。相关区疾控中心在3日内完成对网报疟疾病例血片镜检复核和流行病学个案调查,7日内完成疫点处置工作,经市级复核后上报。2020年,全市发热病人疟疾血检12796例,其中血片检测8934张,RDT检测3862张,检测出阳性病例8例。各区疾控中心复检辖区内门诊镜检站血片2589张,其中阳性血片8张,复检率为50.57%;9月,市疾控中心复检各区部分门诊镜检站抽送已检血片共计1380张,其中阳性血片8张,复检率为53.3%。血片制作、染色和清洁度的平均合格率均达到要求,复检结果未发现漏诊和误诊现象。2020年,休根疟史病例3例(其中间日疟1例,卵形疟2例)。全市以"消除疟疾控新冠,同防输入再传播"为活动主题,开展第十三个4·26"全国疟疾日"宣传活动。市疾控中心创新宣教方法,开展疟疾网络宣传及进社区、进广场宣传和咨询活动。4月,通过南京地铁报站系统连续播报1个月疟疾防治知识,提醒从非洲、东南亚回国人员中的发热者应及时进行疟原虫检查,防止境外输入再传播。通过微信公众平台定向推送功能,向重点人群推送防治宣传核心信息,受教育群众16万多人次。6—10月,在六合区和高淳区开展媒介种群和密度监测。六合区共诱捕360只蚊虫,其中中华按蚊3只、库蚊356

只、伊蚊1只,蚊虫密度指数为0.72只/人·小时。高淳区共捕获218只蚊虫,其中中华按蚊160只、其他按蚊43只、库蚊15只,蚊虫密度指数为1.09只/人·小时。六合区和高淳区均未发现嗜人按蚊。加强新冠肺炎防控常态化形势下疟疾防控。市卫生健康委9月初及时研究下发文件,明确高疟区回国人员疟疾检测各单位职责、工作流程和防护要求,市疾控中心跟进检测试剂和治疗药品调度及技术指导。9月24日,南京市迎接苏鲁豫皖鄂五省疟疾联防工作检查,检查组听取南京市和浦口区疟防工作汇报,到浦口中心医院、浦口区疾控中心实地查看,对全市疟防工作,特别是在新冠肺炎防控常态化形势下的疟疾防治工作给予好评。11月6日,省组织专家组到南京市调研指导新冠肺炎防控常态化形势下疟疾防控,现场走访了解江宁区医院和隔离点疟疾诊治情况,并对全市疟疾病例资料进行审核。　(万　春　魏德会)

●肠道蠕虫病　2020年,全市完成肠道寄生虫病监测查病5418人,发现蛔虫感染1例,感染度EPG为12;姜片虫感染1例,感染度EPG为12;其余均为阴性。全市共完成蛲虫监测2691人,阳性15人。对查出的阳性病人,均给予药物驱虫,未出现副反应报告。7月30日,江苏省寄生虫病防治研究所组织专家对南京市肠道线虫病防治效果开展评估,评估组听取工作开展情况汇报,查阅工作资料汇编,观看工作成效展板,现场考核全市实验室肠道线虫镜检能力,市疾控中心2人满分通过,全市达到肠道线虫病有效控制标准要求。　(万　春　魏德会)

地方病防制

●概况　2020年,全市共检测居民户食用盐3600份,合格碘盐3495份,不合格盐60份,非碘盐

45份,碘盐合格率98.31%,碘盐覆盖率98.75%,合格碘盐食用率97.08%。共检测零售盐720份,盐碘均数22.0毫克/千克,碘含量范围为0—41.73毫克/千克。全市触诊调查学生甲状腺2400人,检出肿大1人,触诊肿大率0.04%;B超调查学生甲状腺1200人,检出肿大者20人,B超肿大率为1.67%;共检测学生尿碘2400份,尿碘中位数251.4微克/升,尿碘浓度范围为8.6—3704.77微克/升;检测孕妇尿碘1200份,尿碘中位数为170.75微克/升,尿碘浓度范围为81.5—737.9微克/升。5月15日是全国第27个"防治碘缺乏病日",围绕"众志成城战疫情、科学补碘保健康"宣传主题,全市利用多媒体平台,结合丰富的线下宣传活动,向群众宣传普及科学防治碘缺乏病相关知识。市疾控中心制作"食用加碘盐,促进身体健康"公益宣传广告,利用地铁一号线大客流优势,在南京站到达时进行全车语音播报,5月连续播报1个月。市疾控中心利用微信公众平台定向推送功能,向孕妇、育龄妇女等特定人群精准推送防治宣传核心信息,受教育群众30多万人次。2020年,全市疾控中心参加省疾控中心组织的盐、尿、水碘质控工作考核,结果全部合格。完成地方病攻坚行动及"十三五"终期评估,各项任务指标均达到标准要求。

(万　春　魏德会)

皮肤病与性病防制

●麻风病防制　2020年1月26日是第67届"世界防治麻风病日"暨第33届"中国麻风节",活动主题为"消除麻风贫困,共享健康生活"。进一步宣传普及麻风病防治知识,营造良好社会氛围,全市相关部门开展形式多样、内容丰富的系列宣传活动。南京市卫生健康委、南京市民政局、市红十字会、市残联、市疾控中心以及各区卫生健

康委相关领导到南京市第二医院汤山分院(市公卫医疗中心)麻风休养区慰问休养员和工作人员,为休养员送去油、米等慰问品并与一线工作人员座谈。强化组织领导,确保目标完成。年初,市卫生健康委印发《南京市 2020 年结核病和麻风病防治工作目标任务》,市疾控中心制定《2020 年全市慢性传染病防制工作要点》《2020 年南京市麻风防制工作计划》。5 月 27 日,在市疾控中心召开全市慢性传染病防制业务工作年会,研究部署麻风防治工作重点。全市各区已建立麻风病疑似病例登记、报告及转诊制度,全年登记转诊 187 例麻风病疑似病例,经专业机构复核后,全部排除,未发现确诊病例。全市对 7 例麻风患者的 73 名密切接触者进行检查,未发现可疑麻风病体征。10 月,市疾控中心组织开展全市麻风病防治工作培训,各区疾控中心、全市二级以上医疗机构麻风病防治科长、业务骨干参加培训,重点就麻风病低流行趋势下的发现技能、防控措施等内容进行培训。为提高和增强基层医务人员麻风病早期发现能力,宣传普及麻风病防控知识,2020 年,高淳区实施省级提升村医麻风病防治能力项目。严格对照标准,紧抓项目启动、知识培训、村医竞赛等重要环节,按照实施方案高质量完成省级提升村医麻风病防治能力项目。全区 150 名村医参加麻风病防治知识培训,13564 名网民在"健康高淳"公众号参与有奖问答。组织开展全区村医麻风病防治技能竞赛,66 名村医参加竞赛,3 名村医获个人一、二、三等奖,6 个社区卫生服务中心获团体一、二、三等奖。2020年,全市未发现新发、复发麻风病例。

(王爱青 丁松宁)

●**市卫健委主任方中友一行到市公共卫生医疗中心开展"世界防治麻风病日"慰问活动** 2020 年 1 月 15 日,在第 67 届"世界防治麻风病日"暨第 33 届"中国麻风节"到来之际,南京市卫健委联合市民政局、市扶贫办、市残联、市红十字会、江宁区卫健委等多家单位,前往市公共卫生医疗中心开展 2020 年"世界防治麻风病日"慰问活动。市卫生健康委主任方中友、副主任杨大锁,市扶贫办副局长刘子荣一行参观麻风病防治科普馆,了解麻风病的历史演变,现场查看麻风休养员居住的环境、生活设施的配备以及家庭人员等情况,送上慰问金和米、面、油等慰问品,与他们亲切交谈并致以新春的祝福,同时,勉励医务人员继续发扬奉献精神,坚守岗位,为麻风病防治事业贡献自己的力量。各区卫生健康委、民政局、扶贫办、残联、红十字会等单位均派人员看望慰问麻风休养员,为他们送去慰问品和慰问金。

(胡 平)

●**性病丙肝** 2020 年,南京市疾控中心对疾病监测信息报告管理系统统计,全年梅毒报告 3023 例,较去年同期下降 11.4%;淋病报告 1144 例,较去年同期下降 25.5%。全年定期完成性病季度疫情分析报告和全国性病防治信息指标填报工作。对全市二级以上医疗机构性病和丙肝病例报告规范化工作进行培训,梳理并完成全市 2018—2020 年期间重复报告性病病例的查重和删卡工作。完成 2020 年丙肝病例报告数据质量核查工作和丙肝诊断标准培训工作。

(朱正平)

●**艾滋病防制** 2020 年,经市政府批准同意,全市全面启动国家第四轮艾滋病综合防治示范区工作,将艾滋病防治工作纳入政府目标管理责任制,示范区管理办公室设立在市卫生健康委员会疾控处,负责示范区日常工作的管理协调,通报部门工作。市疾控中心设立技术指导办公室,负责制订工作计划、方案,开展技术指导和培训工作。年初,市艾防办印发《南京市 2020 年艾滋病防治工作目标任务的通知》和《关于做好南京市第四轮艾滋病综合防治示范区的通知》,明确各部门的职责和工作任务,讨论制订示范区工作指导方案。5 月,召开 2020 年南京市艾滋病性病防治工作暨第四轮艾滋病综合防治示范区工作会议,完成第四轮示范区基线调查、工作规划和 2020 年工作计划。6 月,印发《规范南京市艾滋病病毒感染者和病人随访管理、治疗和检测工作的通知》,进一步梳理规范全市病例随访管理流程、治疗和 CD4、病毒载量检测工作职责。7 月与市妇联召开座谈会,联合举办农村留守妇女艾滋病防治专题讲座,并开展检测工作。11 月底,组织艾防委各成员单位召开艾滋病防制工作会议,总结交流全年工作开展情况。

2020 年,全市新报告艾滋病病毒(HIV)阳性病例 714 例,其中艾滋病病人 163 例、HIV 感染者 551 例、死亡 70 例。现住址新增 HIV 阳性病例 552 例,其中艾滋病病人 114 例、HIV 感染者 438 例、死亡 33 例。新报告病例感染途径构成情况:性接触途径传播占 97.8%(其中同性传播 60.2%、异性传播 37.6%),共用注射器静脉吸毒传播占 0.6%,其他或不详占 1.6%。

全市共设立艾滋病检测初筛实验室 85 家,社区卫生服务中心快检点 142 家,全年 HIV 抗体筛查 182.1 万人次。确证检测 915 人次,确证阳性 794 人、阴性 67 人。

全市设立 10 个艾滋病性病监测哨点,针对 MSM、FSW、IDU、性病门诊男性就诊者、孕产妇和老年人 6 类人群,开展监测工作。全年共监测 2437 人,发现 HIV 阳性人数 37 人,阳性率 1.5%。

全市 24 个 VCT 门诊,完成自愿咨询 10971 人次,提供 HIV 和梅毒检测 10715 人次,初筛阳性 173 例,初筛阳性率 1.61%。全市 32 家二级以上医疗机构提供 PITC 检测 43522 人次,初筛阳性 227 人,初筛阳性率 0.5%。8 个区依托基本公共卫生项目,参照"知情不拒绝"原则,探索开展 60 岁以上老年人群艾滋病抗体筛查试点工作,老年人筛查 59327 人,发现 HIV 阳性病例 8 例。

全年对男男性行为人群月均干预 1829 人次,干预覆盖率 94.6%,检测 8586 人次;对吸毒人群月均干预 626 人次,覆盖率 72.7%,检测 785 人次;对女性性服务人员月均干预 2673 人次,干预覆盖率 92.0%,检测 11052 人次。3 个美沙酮维持治疗门诊和 1 个延伸点累计入组治疗 2690 人,在治 524 人。

截至 12 月底,全市在随访管理艾滋病感染者和病人 4834 例,随访管理率 99.9%,CD4 检测率 99.9%,结核筛查率 99.9%,配偶检测率为 99.3%。

2020 年,新增抗病毒治疗 620 例,目前在治 4655 例,其中六区抗病毒治疗定点医院在治 284 例。全市抗病毒治疗率 94.9%,治疗满一年病例 CD4 检测率 96.2%,病毒载量检测率 95.4%。

全年对 12 个区开展两轮艾滋病性病防制工作指导,内容覆盖艾滋病病例随访管理、哨点监测进展、医疗机构 PITC 工作、高危行为干预和第四轮示范区推进情况。9 月,举办艾滋病高危人群行为干预和防制策略新进展继续教育培训班,覆盖全市基层工作人员近百人。

9 月,联合市教育局在全市各医疗卫生单位和中小学范围内开展第二届艾滋病健康教育宣传作品征集活动,共征集 205 份艾滋病防制健康教育作品,其中图文类 78 份,海报类 85 份,书画类 11 份,视频类 31 份。12 月 1 日世界艾滋病日,市艾防办转发《关于做好 2020 年世界艾滋病日主题活动的通知》,组织召开市艾防办成员单位会议和高校艾滋防制工作会议。

全年共设计制作 45 种宣传品,发放 79525 人次;开展广场宣传活动 56 次,覆盖 31650 人次;在广播电台、电视台等主流媒体开展艾滋病防治公益宣传或播放专题节目共 12 次。利用抖音、牛咔短视频、微信、官方网站等新媒体平台推送宣传教育信息 80 余篇。市疾控中心开展艾滋病宣传月有奖竞答活动,知识点传播数达 47.7 万。Blude App 弹窗广告投放 300CPM,弹窗观看数量为 339051 次,通过弹窗点击链接查看内容 7451 人次。健康宣教私信推送 18000 名用户。各项宣传教育措施对普及大众及重点人群艾滋病防治知识,提高全社会对艾滋病防控的责任意识,起到助力作用。

落实学生宣传教育和疫情通报会商机制,完成对市教育局、团市委和市红十字会学生疫情通报和有病例报告学校点对点防控意见书下达工作。

全市 51 所普通高等学校和职业院校成立由校领导牵头的艾滋病防控领导小组,299 所普通中学和中等职业学校实现艾滋病防制知识在内的性健康教育课程全覆盖。全年驻宁学校共开展讲座 196 场,覆盖学生 76027 人次。26 所普通高等学校和职业院校设立校内艾滋病自助检测材料、安全套自动售卖设施,全年共发放 14500 份自检服务包。

支持社会组织积极参加艾滋病防制工作,4 个社会组织(南京星友工作组、指南针工作室、南京阳光健康促进中心、南京夜色工作组)和 10 所高校社团分别参加国家和省预防医学会艾滋病防制项目,获批总金额 56.16 万元。完成 MSM 检测 3341 人次,培养同伴教育主持人 537 人,同伴教育通过考核人数 7387 人,管理和随访关怀 501 名艾滋病病毒感染者和病人。

(王爱青 朱正平)

●全国性病防治管理信息系统"梅毒控制规划"终期评估模块讨论会 2020 年 6 月 12 日,中国医学科学院皮肤病医院(研究所)性病控制中心在南京召开全国性病防治管理信息系统"梅毒控制规划"终期评估模块讨论会,性病中心各科室主任及信息员、网络中心工程师等 15 名代表参加。会议围绕"梅毒控制规划"终期评估实施方案 12 个指标数据来源、评估方法及收集渠道等展开讨论,对照 2016 年"梅毒控制规划"中期评估时存在的问题进行逐条梳理,形成解决方案。

(吴晶晶)

●《全国性病防治工作规范》专家研讨会 2020 年 4 月 28 日,中国医学科学院皮肤病医院(研究所)召开《全国性病防治工作规范》专家研讨会,23 名会议代表参加研讨。会上,性病中心副主任陈祥生介绍该规范出台背景、各章节内容。与会专家各抒己见、建言献策,全方位、多角度研讨论证规范的科学性、可操作性、可接受性。

(吴晶晶)

●全国性病防治工作会议 2020 年 8 月 21 日,中国医学科学院皮肤病医院(研究所)性病控制中心组织召开全国性病防治工作会议。会议采用视频方式,以南京为主会场,同时连线全国 31 个省(市、区),特别邀请国家卫生健康委疾控局、中国疾控中心艾防中心领导、专家,参会代表逾 800 人。会上,国家卫生健康委疾病预防控制局艾防处副处长时颖讲话,性病中心主任顾恒作大会发言,性病中心副主任陈祥生作主旨报告。

(吴晶晶)

●生殖道沙眼衣原体感染应用性研究团队筹备会 2020 年 7 月 24—25 日,中国医学科学院皮肤病医院(研究所)在深圳市举办"生殖道沙眼衣原体感染应用性研究团队筹备会"。会上,中国医学科学院皮肤病医院陈祥生教授详细介绍 StopCT 研究的思路和框架,以 StopCT 的 6 个字母代表应用性研究所涵盖的 6 个研究领域。

(吴晶晶)

●全国性病防治工作研讨会
2020 年 9 月 15 日,受国家卫生健康委疾控局委托,中国医学科学院皮肤病医院(研究所)性病控制中心在陕西省西安市召开性病防治工作研讨会。会议由国家卫生健康委疾控局处长时颖和性病中心主任顾恒共同主持。与会专家围绕《全国性病防治工作规范》、性病防治"十四五"规划、综合防治策略与措施等展开热烈讨论,建言献策,为性病防治和"十四五"规划谋篇布局,明确未来五年重点工作。

(吴晶晶)

●南京市建立首个高校青春健康教育基地 2020 年 11 月 28 日,南京市首个高校青春健康教育基地在南京工业大学江浦校区正式揭牌成立。揭牌仪式邀请南京 31 所驻宁高校分管艾滋病防制工作领导或部门负责人、各区疾控中心分管领导和业务骨干参加。近年来,针对青年学生预防感染艾滋病疫情控制,南京市疾病预防控制中心创新工作思路,探索新方法、新模式,先后开展艾滋病防制知识校园行活动、同伴教育主持人大赛、健康教育作品征集活动等多项高校艾滋病防控工作。自 2019 年起,经过一年多的筹备和实施,与南京工业大学江浦校区、江北新区公卫中心和江北新区禁毒办携手共建,打造南京市首个"高校青春健康教育示范基地",同时整合艾滋病、结核病、流感、新冠肺炎等传染病防控信息和禁毒宣教知识,旨在提升学校作为艾滋病防控主体的责任意识,为高校学生随时自我主动学习艾滋病防控知识、掌握自我防护技能和寻求咨询检测等提供便捷条件,对驻宁高校艾滋病防控工作具有示范引领和借鉴意义;为其他高校落实开展艾滋病防控工作提供可操作性模式,提高驻宁高校参与艾滋病防制工作积极性,有效提升健康教育效率。

(朱正平)

●市第二医院开展防艾宣传进校园系列活动 2020 年 11 月 16 日、24 日,南京市第二医院汤山院区专家和青年团员分别到东南大学成贤学院校区、南京大学仙林校区开展防艾宣传进校园系列活动。医务人员利用学校宣传栏、主干道摆放宣传材料,设置咨询台,加强学校公共区域和流动人员的宣传效果,开展艾滋病防治知识宣传、干预、动员检测等。感染性疾病科主治医师陈亚玲、孙丙虎分别为学生讲解艾滋病的发生、发展及抗病毒治疗最新进展,普及艾滋病的预防措施及 HIV 暴露后预防措施相关知识。现场互动活跃,医务人员一一解答同学们关心的问题。

(李 萍)

免疫规划

●概况 2020 年,全市免疫规划工作按照年初制订的工作计划稳步推进,在加强安全接种、疫苗接种和冷链管理、加强疫苗可预防疾病的控制、预防接种门诊建设等方面取得阶段性成果。2020 年,全市累计接种免疫规划疫苗 182.4 万针次,1—12 月,乙肝疫苗、卡介苗、脊灰疫苗、百白破疫苗、白破疫苗、麻疹疫苗、麻腮风疫苗、乙脑疫苗、流脑疫苗(包括 A 群流脑疫苗和 A＋C 群流脑疫苗)、甲肝疫苗等 11 种疫苗各剂次报告接种率均在 99％以上,地方免疫规划疫苗(水痘)全年接种 15.7 万剂次。

开展新冠疫情期间预防接种门诊技术指导。2020 年 1 月、2 月由于新冠肺炎疫情,全市各类预防接种门诊停诊,2 月 24 日起适时恢复预防接种门诊服务。为确保受种者安全接种,做好精准预约和人员防护,市疾控中心于 2 月 26 日起开展南京市预防接种门诊技术指导工作,全年技术指导儿童预防接种门诊 45 次、狂犬病暴露处置门诊 23 次、产科预防接种室 20 次、成人预防接种门诊 19 次、区疾病预防控制中心 13 次,共计指导 121 次。

相关疾病监测工作有序开展。AFP 疫情监测概况:全市共报告 15 岁以下 AFP 病例 236 例,其中本地确诊为 AFP 病例共 22 例,48 小时内流调率为 100％,14 天内双份便采集率 100％,合格便采集率 100％,75 天随访表及时送达率 100％,全市报告发病率为 2.32/10^5。麻疹疫情监测情况:全市共报告疑似麻疹和风疹合计病例数 196 例。经实验室检测,1 例为麻疹实验室确诊病例,按照报告地区,排除病例报告发病率为 2.13/10^5,按照现住址,共报告疑似麻疹和风疹合计病例数 189 例。经实验室检测,无麻疹实验室确诊病例,全市个案流调率为 100％,疑似病例 48 小时完整调查率为 97.45％,达到国家及省里的要求。乙肝监测情况:全市新发乙肝病例(包括急性和未分类)65 例,均及时进行个案流调。

疫苗接种疑似异常反应监测情况。全市共监测到 AEFI 个案 1416 例,其中一般反应有 1276 例,异常反应有 130 例,偶合症 9 例,心因性反应 1 例。全市 AEFI 网络直报系统运行正常,AEFI 48 小时内报告/调查及时率等均达到 100％。全市平均估计报告率为 0.795‰,达到江苏省要求(全年达到 0.5‰以上)。所有 AEFI 报告通过网络直报系统的三级审核,监测结果显示,全市免疫规划疫苗安全性与预防接种服务质量良好。

全面开展预防接种相关培训工作。为保证预防接种人员熟练掌握和规范使用新系统,进一步规范狂犬病暴露预防处置门诊和加快推进产科预防接种室建设,于 10 月 14 日召开全市新系统操作使用培训会,由中卫信工程师就新信息系统做详细的讲解和现场操作。南京医科大学附属苏州市立医院急诊科主任范琛讲解狂犬病暴露预防处置技术规范;根据《中华人民共和国疫苗管理法》的要求,进一步规范产科预防接种门诊二类疫苗的告知。各狂犬病暴露预防处置门诊和产科预防接种室专业人员304人参加。

11月5—6日，召开南京市儿童预防接种门诊业务培训会，各区疾控中心相关科室负责人和具体工作人员，各儿童预防接种门诊专业人员共计182人参加。邀请江苏省疾控中心计免所所长汤奋扬就《江苏省示范化门诊建设解读》进行讲解，对特殊儿童预防接种、疑似预防接种异常反应监测内容进行充实，为基层工作人员提供理论判断依据。

开展4·25预防接种宣传日活动。2020年4月25日为第34个全国"儿童预防接种宣传日"，宣传主题是"及时接种疫苗 共筑健康屏障"。根据新冠疫情防控要求，市疾控中心在微信公众号开展相关信息推送。4月25日当天为目标人群推送1万人次，使公众更好地理解预防接种与疫苗的重要性，提高公众接种疫苗的积极性和信任度，提高全社会对预防接种工作的参与性和参与度。

建设儿童预防接种咨询门诊。接种禁忌和慎用征的筛查，是接种疫苗前的必要措施，可有效减少疫苗接种后不良反应的发生风险，保障疫苗接种安全。为规范评估预防接种禁忌症，有效指导儿童预防接种门诊开展各类疫苗接种工作，市卫健委布置在市儿童医院设立市儿童预防接种咨询门诊，7月1日正式开诊。市疾控中心免规科在该门诊开设前后多次与儿童医院交流，对临床医务人员进行疫苗相关知识培训，使临床医生更加了解疫苗的特性和相应不良反应，在接受咨询时能够更加准确地给出指导意见。　　（梁亚琼）

●**南京同仁医院建成预防保健门诊**　2020年11月12日，南京同仁医院儿童预防保健门诊、计划免疫门诊通过江宁区、南京市验收投入使用。该门诊承担周边企业新冠疫苗接种，为16周岁及以上人群接种非免疫规划疫苗和群体性预防接种疫苗，根据区域疫苗分配情况，可预约重组乙型肝炎疫苗、23价肺炎球菌多糖疫苗、双价人乳头瘤病毒吸附疫苗、四价及九价人乳头瘤病毒疫苗等。（王芹芹）

卫生监测

●**劳动卫生监测**　2020年，组织开展全市工作场所职业病危害因素监测，全市共监测228家；市疾控中心现场质控复核及指导22家，承担8家水泥制造企业主动性监测。共监测煤尘作业点403个，合格率100%；矽尘作业点291个，合格作业点284个，合格率97.6%；水泥粉尘作业点79个，合格率100%；苯作业点152个，合格作业点151个，合格率99.3%；铅作业点38个，合格率100%；甲苯作业点82个，合格率100%；噪声作业点3361个，合格作业点3180个，合格率94.6%。对职业病信息报告工作进行业务管理，组织5家已备案的职业健康检查机构申请报告账号，审核各类职业病信息报告卡614份。对8家在南京市注册的职业卫生乙级技术服务机构开展技术服务能力检查，主要存在问题为公共卫生专业人员配备不足、职称不满足资质认定条件、仪器设备不满足资质认定条件、部分实验室质量管理中质量监督、文件受控、档案管理等需进一步完善。开展第18个"职业病防治宣传周活动"，组织"千企万人"线上有奖竞答活动，累计参与28364人次；南京地铁线路播放《中华人民共和国职业病防治法》宣传视频，宣传周期间每天循环播放64次，覆盖人群70万；在"南京市疾病预防控制中心"微信公众号平台推送科普文章13篇；发放职业病防治知识宣传折页7000份；征集职业健康传播作品10余份，报送国家和省卫健委参与首届职业健康传播作品大赛，市疾控中心图文类作品获国家三等奖、省特等奖和一等奖；参与发明专利研制2项。　　　　　　　　（吴　文）

●**环境卫生监测**　2020年，南京市疾控中心做好南京市重点公共场所和高风险场所健康危害因素监测工作，对10家场所开展问卷调查和现场监测（市级任务），指导区疾控中心并参与监测现场检测单位10家（区级任务）。场所类型包括医院、农贸市场、大型超市、高铁站和长途汽车站候车室，以及地铁站和地铁车厢等；共采集物表样品176份、空气气溶胶样品18份、污水样品12份，进行新冠核酸病毒检测，结果均为阴性；监测15家场所物表样品102份，94份合格，合格率为92.2%。

完成《2019年南京市空气污染（雾霾）人群健康影响监测技术报告》《2019年南京市空气污染项目监测数据初级审核质量评价报告》《南京市大气$PM_{2.5}$污染对人群健康风险评估报告》《2019年南京市空气污染（雾霾）监测工作总结》。收集2020年全年南京市每日空气污染物（包括SO_2、NO_2、CO、O_{3-8h}、PM_{10}及$PM_{2.5}$）监测数据，覆盖环保部门9个国控点、4个省控点和1个市控点，收集环保资料整理上报数据共计30660个。收集2020年南京市每日气压、温湿度、降水量、风速和日照时数等项目气象资料，获得365条数据。人群健康资料与死因资料方面，整理上报全市范围内符合要求的死因数据41746条；从中国疾病预防控制信息系统获取的常住人口资料，覆盖南京全市范围；急救资料收集方面，数据来源于南京市120急救中心下设的7个分站，筛选合格并上报急救个案21802条；医院门诊资料收集来源于南京市儿童医院、南京医科大学附属逸夫医院、江宁区中医院、江宁医院、南京同仁医院、东山社区卫生服务中心、江北人民医院、中大医院江北院区、南钢医院和葛关路社区卫生服务中心等医疗机构的每日门诊个案资料和住院资料,已完成全部资料的整理、筛选、审核和上报工作。

PM₂.₅监测:在江宁区监测点采样天数共计 103 天,数据上报共计 412 条,其中 PM₂.₅质量浓度 103 条,多环芳烃 103 条,金属 103 条,阴阳离子 103 条。江北新区监测点采样天数共计 85 天,数据上报共计 340 条,其中 PM₂.₅质量浓度 85 条,多环芳烃 85 条,金属 85 条,阴阳离子 85 条。

小学生健康监测:江宁区东山小学问卷调查包括 A 卷 289 份,B 卷 675 份和小学生症状监测 C 卷调查 164 份。江北新区南化实验小学问卷调查包括 A 卷 262 份,B 卷 687 份和小学生症状监测 C 卷调查 91 份。

对以上数据整理分析,开展 2020 年度南京市空气污染物对人群健康影响监测工作技术报告的编写,内容涉及环保、气象、死因、医院门诊、急救和学校调查等,数据类型包括计数和计量资料。运用描述性统计、假设检验、相关性分析以及时间序列分析等多种统计方法,分析南京市不同特征污染地区空气细颗粒物(PM₂.₅)污染特征及成分差异,了解不同地区空气污染对居民产生的急性影响和相关疾病患病情况。

对全市 74 个集中式供水监测点进行规范性监测,共采集水样 296 份,合格 296 份,合格率 100%。其中出厂水 44 份,合格 44 份,合格率为 100%;末梢水 212 份,合格 212 份,合格率为 100%;二次供水 40 份,合格 40 份,合格率为 100%;并将每季度监测结果和分析报告及时上报国家饮用水监测信息系统和政府有关部门。

在浦口区和高淳区开展农村环境卫生监测工作,共完成 40 个村、10 所中学、10 所小学、200 户居民的问卷调查及 40 份土壤样品的采集检测;土壤 pH 值均值为 6.35,蛔虫和蛔虫卵均未检出,镉、

铬、铅含量均达到土壤环境质量农用地土壤污染风险管控标准。

(熊丽林)

●**食品安全风险监测** 2020 年,南京市疾病预防控制中心有序推进各项监测工作。6 月组织召开南京市食品安全风险监测培训会议,对食品安全风险监测实施方案、食源性疾病监测技术、实验室检验技术及数据上报系统进行系统培训,全年食品污染及有害因素监测实现区县覆盖率 100%,不断完善食源性疾病监测体系。

2020 年,食品安全风险监测工作主要包括食品化学污染物及有害因素监测、食品微生物及其致病因子监测、食源性疾病监测和食品中放射性污染监测等 4 部分。全年共完成 930 份食品和环境样本、106 项污染物指标监测,获得有效检测数据 5152 个;175 家哨点医院完成 3174 例疑似食源性疾病病例监测,采集 1270 份粪便样本,开展 4 种致病菌和 5 种病毒检测;通过食源性疾病暴发报告系统接报食源性疾病暴发 14 起。

食品化学污染物及有害因素监测点覆盖全市所有区,样品采集覆盖农贸市场、超市、网店及种植(或养殖)环节等,以超市、农贸市场为主。监测内容包括重金属元素、农药残留、生物毒素、兽药、禁用药物、食品添加剂等共 87 种化学污染物及有害因素。全年共完成 14 类食品 491 份样品的监测工作,完成率 100%,获得检测数据 3293 个。主要超标污染物为重金属元素,超标率为 12.4%,比 2019 年下降 9.9 个百分点;含铝食品添加剂超标率 25.0%,比 2019 年上升 20 个百分点;农药残留超标率 6.5%,比 2019 年上升 0.2 个百分点;兽药残留超标率 3.6%,比 2019 年上升 0.2 个百分点;禁用药物检出率 1.7%,比 2019 年上升 0.8 个百分点。

食品微生物及其致病因子监测覆盖市级及全市 12 个区监测

点。2020 年,对全市 9 大类 401 份食品开展菌落总数、大肠埃希菌、单核细胞增生李斯特氏菌、金黄色葡萄球菌、沙门氏菌、志贺氏菌、空肠弯曲菌、小肠结肠炎耶尔森氏菌、产气荚膜梭菌、需氧芽孢、嗜热需氧芽孢、碱性磷酸酶、蜡样芽胞杆菌、副溶血性弧菌、大肠菌群、肠杆菌科、商业无菌等 17 项指标检测,获得有效数据 1699 个。共检出 8 株食源性致病菌,其中在 104 份肉与肉制品中检出 6 株沙门氏菌和 1 株金黄色葡萄球菌;1 份焙烤食品中检出 1 株单核细胞增生李斯特氏菌;未检出其他致病菌、病毒和寄生虫。2020 年南京市食品中食源性致病菌污染总体状况稳定。

食源性疾病监测分食源性疾病哨点医院监测和食源性疾病暴发(食物中毒)报告两方面。2020 年,食源性疾病监测医院共 175 家,实现各类医疗机构的全覆盖。全年共采集 3174 份食源性疑似病例基本信息表及 1270 份粪便样本,检出食源性致病菌 77 株,检出率为 6.1%;对 311 份样本检测肠道病毒,其中病毒核酸阳性 42 份。通过食源性疾病暴发报告系统接报食源性疾病暴发 14 起,238 人发病,2 人住院,无死亡病例。在检测的病原体中,沙门氏菌检出率为 3.5%(45/1270),副溶血性弧菌为 0.9%(11/1270),志贺菌为 0.08%(1/1270),致泻性大肠埃希氏菌为 6.4%(20/311),诺如病毒为 6.1%(19/311),腺病毒为 6.1%(19/311),轮状病毒为 1.6%(5/311),星状病毒为 0.3%(1/311)。21 株致病性大肠埃希氏菌分离菌株为 3 种型别,分别为致病性大肠埃希氏菌属(EPEC)不典型(EPEC)10 株、黏附性大肠埃希氏菌属(EAEC)5 株、产肠毒素大肠埃希氏菌属(ETEC)5 株。45 株沙门氏菌分离菌株型别分布较广,检出型别 18 种,主要分离型别为肠炎沙门氏菌 8 株(17.8%)、鼠伤寒沙门氏菌 6 株(13.3%)。

食品中放射性污染监测共监测食品、饮用水、环境样本 38 份,获得监测数据 160 个。生活饮用水检测结果符合相关标准,其余样品的检测结果与往年基本持平。

2020 年全市食品安全风险监测结果表明:全市食品安全总体状况稳定,全年散发食源性疾病病例和食源性疾病暴发事件报告情况平稳,未发生重特大食品安全事故,食品中放射性指标保持正常水平;但含铝食品添加剂超标问题依然突出,农药残留、兽药残留超标和禁用药物检出情况依然存在,应引起相关食品安全监管部门重视。

(郭宝福)

●**学校卫生监测** 学生健康监测工作:2019 年 9 月 1 日—2020 年 8 月 31 日,全市开展学生健康监测工作的中小学校为 660 所(含分校数),幼儿园为 537 所。与上一年度比较,中小学校增加 30 所,幼儿园增加 24 所。全市学生健康监测覆盖率学校为 100%,幼儿园为 73.2%。纳入监测平台监测的中小学生 798155 人,幼儿园学生 128516 人。中小学校每日报告率为 97.82%,非零报告率为 70.43%,幼儿园每日报告率为 93.23%,非零报告率为 72.09%。每日报告率与非零报告率均较上一学年有显著提高,但从中小学生患病的一般情况推算,非零报告率仍有提升空间。全市预警处置率(以学校客户端上报情况计)为 99.80%。全年学校学生因病缺课人次数为 388617,人日数为 544259.5,人均因病缺课天数平均为 1.40 天,因病缺课率为 0.39%。幼儿园学生因病缺课人次数为 238006,人日数为 350194.5,人均因病缺课天数平均为 1.47 天,因病缺课率为 1.59%。中小学生因病缺课比例居前五位的疾病依次为:感冒、胃肠道疾病、水痘、气管炎、肺炎;其患病人次数占总人次数的比例分别为 47.86%、8.89%、2.47%、

2.28%、1.49%。前五位疾病排位与去年同期相比,排序无变化。幼儿园学生因病缺课比例居前五位的疾病依次为:感冒、气管炎肺炎、胃肠道疾病、水痘、耳鼻喉疾病;其患病人次数占总人次数的比例分别为 76.16%、4.26%、2.91%、1.38%、1.03%。与去年同期相比,耳鼻喉疾病占比上升,取代手足口病位列第五位。中小学生因病缺课比例居前五位的症状依次为发热、咳嗽、咽痛、头痛、腹痛,其人次数分别占总人次数的 25.64%、12.96%、8.92%、8.29%、7.41%,与去年同期相比,咽痛的比例上升,位列第三,头痛、腹痛比例降低,分列四、五位。幼儿园学生因病缺课比例居前五位的症状依次为咳嗽、发热、流涕、咽痛、腹痛,其人次数分别占总人次数的 47.89%、17.44%、14.87%、3.62%、2.06%。2019—2020 学年,学生健康监测网络平台全年共发出疾病预警信息 12418 次,其中中小学校 8489 起,幼儿园 3929 起,较上学年预警数有所上升,所有预警各级疾控中心均积极处置,并提出控制疫情建议,处置率 99.80%。各中小学校疫情处置率(以在学校客户端上报情况计)为 99.93%。疾病预警前三位分别为一般感冒(1655)、胃肠道疾病(1068)、气管炎肺炎(334),预警数均较去年有所下降。

学校生活与教学环境监测:2019—2020 学年全市共监测学校 100 所,其中小学 60 所、初中 23 所、九年一贯制 4 所、高中 5 所、职业高中 2 所、完中 1 所、十二年一贯制 5 所。100 所学校中城市学校 69 所、乡镇学校 16 所、农村学校 15 所。共监测教室 536 间,其中小学 371 间、初中 122 间、高中 43 间。2019—2020 学年共监测 100 所学校,其中得分大于等于 40.8 分的学校 72 所,占比 72.00%,相比 2018—2019 年度的 64.58%增加 7.42%,农村学校得分情况明显低于城市与乡镇学校。

在可统计的 7 类 17 项指标中,达标率最高的 3 项指标分别为灯桌间距(99.44%)、二氧化碳浓度(99.44%)、黑板尺寸(98.32%);达标率最低的 3 项指标分别为黑板面照度(39.93%)、课桌椅分配符合率(21.46%)、后墙反射比(22.20%)。部分指标不达标,如采光系数、玻地比等属于设计缺陷,一旦发生,在现有条件下很难予以整改。建议在制度设计上增加并落实预防性卫生监督相关规定和要求,学校在新、改、扩时要严把审核关。部分指标不达标可通过加强宣教、培训、督导加以改善。如学校缺少正确配置课桌椅的卫生知识,不重视学生课桌椅的调节与正确摆放问题。相当部分学校教室内照明都配置 LED 灯管,但现在的国家标准并未明确 LED 灯管是否可用于中小学校教室照明,这给日常的工作与管理带来困难与困惑。

学生常见病防治督导:雨花台区和江宁区作为南京市 2 个实施"江苏省学生常见病和健康影响因素监测与干预"项目的试点区,有序组织、按时间节点完成各项工作任务,并顺利配合省调研组完成 2020 年全省学生常见病和健康影响因素监测与干预的调研和督导工作。

学校常见病干预:2020 年,全市在部分中小学校、幼儿园开展学生视力监测。南京市选取雨花台区、江宁区为监测区,共监测中小学校 12 所(小学 4 所、初中 4 所、高中 3 所、职高 1 所),幼儿园 14 所。其中雨花台区监测 7 所中小学(2 所小学、2 所初中、2 所高中、1 所职高)和 7 所幼儿园;江宁区监测 5 所学校(2 所小学、2 所初中、1 所高中)和 7 所幼儿园。本次监测要求覆盖小学、初中、高中所有年级,幼儿园在大班中抽取 5.5—6.5 岁儿童开展监测,监测以整班为单位,每个学校每个年级监测学生数不少于 80 人。此次监测共获得有效样本 5128 人。有效

样本中，男生 2737 人，占比 53.4%；女生 2391 人，占比 46.6%。幼儿园 1107 人，占比 21.6%；小学生 2009 人，占比 39.2%；初中生 1003 人，占比 19.6%；普通高中生 765 人，占比 14.9%；职业高中生 244 人，占比 4.8%。此次监测结果显示，全市儿童青少年近视检出率为 54.1%，其中男生为 52.2%，女生为 56.3%。不同学段间，幼儿园大班近视检出率为 13.5%，小学生近视检出率为 43.7%，初中生近视检出率为 84.0%，普通高中生近视检出率为 91.2%，职业高中近视检出率为 85.2%。因与 2019 学年同期监测相比，各学段监测人数有所不同，为保证与 2019 学年数据的可比性，及与国家、各省及各市近视筛查总率具有可比性，依据《江苏省儿童青少年近视复查率统计方法专家会议纪要》的建议，以幼儿园 320 人、小学 1920 人、初中 960 人、高中（含职高）960 人的学生构成比对 2020 学年儿童青少年近视检出总率进行标化。标化后，2020 学年全市儿童青少年近视检出率为 61.3%。与 2019 学年同期监测结果相比，幼儿园近视率上升 3.6%，小学生近视率上升 3.7%，初中生近视率上升 1.4%，高中生（含职高）近视率下降 0.2%。标化后总体近视率较去年增加 2.26%（2019 年总体近视率也以上述学生构成比做标化）。此次监测结果显示，中小学校及幼儿园学生轻度近视占比 50.2%，中度近视占比 39.7%，重度近视占比 10.2%。不同学段间，幼儿园大班中、重度近视占比 8.1%，小学生中、重度近视占比 28.2%，初中生中、重度近视占比 58.0%，高中生（含职高）中、重度近视占比 69.7%。与 2019 年同类监测结果相比，中小学校及幼儿园学生中、重度近视学生占比基本持平；其中幼儿园大班中、重度近视占比上升 1.1%，小学生中、重度近视占比上升 2.5%，初中生中、重度近视占比上升 2.1%，高中生（含职高）中、重度近视占比上升 1.5%。

学生健康体检：2020 学年，全市网报学生健康体检数据的中小学校数共计 414 所，其中小学 234 所、初中 136 所、高中 44 所。全市共监测学生 361988 人，其中男生 191902 人、女生 170086 人。2020 学年，南京市学生视力不良检出率为 63.23%，男生检出率为 60.90%，女生检出率为 65.86%，男生检出率低于女生。轻度视力不良率为 11.50%，中度视力不良率为 19.91%，重度视力不良率为 31.82%，分别占视力不良总数的 18.19%、31.48% 和 50.21%，重度视力不良率所占比例最大。2020 学年，全市学生超重检出率 16.65%，肥胖 15.37%，营养不良 5.27%，超重与肥胖的检出率处于较高水平，男生的超重、肥胖、营养不良检出率均高于女生。从营养情况的年龄别分布看，肥胖检出率随年龄增加呈下降趋势，超重检出率随年龄增加呈缓慢上升趋势，营养不良检出率波动较小，基本维持于相对较低水平。南京市学生血压偏高检出率为 10.62%，其中男生为 10.7%，女生为 10.54%，男生略高于女生，不同学段之间，小学、初中、高中呈逐渐上升趋势，但年龄分布显示，血压偏高检出率 7—9 岁区间呈下降趋势，10 岁后呈逐渐上升趋势。　　　　（刘　黎）

● 放射卫生监测　2020 年，全市完成 26 家哨点医院放射性疾病哨点监测，对 381 名放射工作人员开展个人剂量监测，并收集汇总职业健康检查资料；检测放射诊疗设备放射防护和影像质量 88 台，合格率 100%，开展介入放射工作人员眼晶状体剂量、核医学科工作人员内照射剂量及过量受照人员医学随访等专项调查；完成放射诊疗机构基本情况调查 461 家，放射频度调查 451 家；完成非医疗机构放射基本情况和职业健康状况调查

175 家，监测工业放射源及射线装置防护 5 家，合格率 100%。完成 38 份全市食品饮用水放射性污染样品采集和实验室检测，其中，饮用水中总 α、总 β 放射性水平均符合相关标准，其余样品检测结果与往年基本持平。举办 2 期放射管理人员培训班，培训 119 人次。参加中疾控个人剂量监测能力比对，结果合格；参加省疾控放射卫生技术服务机构能力比对，个人剂量结果优秀，CT 防护检测结果位列全省第三，DR 防护检测结果位列全省第二，检测报告质量评比全省第三。参加江苏省团体标准制定 3 项。实验室被江苏省卫生健康委员会命名为"江苏省放射卫生省级重点实验室"。　　　　（吴　文）

● 消毒与病媒生物监测　2020 年，南京市疾控中心制订《南京市登革热蚊媒专项监测实施方案》，采用布雷图指数法和双层叠帐法监测，时间为 5—10 月；在江宁区和栖霞区设置双层叠帐法监测点，选择居民区、公园/竹林、旧轮胎堆放地/废品站/工地等 3 类生境各 1 处，每处做 2 个帐次；全市 12 个区设置布雷图指数法监测点，涉农区选择街道和农村自然村各 1 处，其他区选择街道 2 处，每个街道的居民区调查不少于 100 户（入户不少于 20 户），每个农村自然村的居民区调查不少于 30 户；总布雷图指数（BI）为 3.19，居民区为 2.97，农村自然村为 1.82，公园为 2.00，废品收购站为 2.22，居民区外环境 4.95。总帐诱指数为 1.96 只/（顶·小时），居民区为 1.92 只/（顶·小时），公园/竹林为 3.54 只/（顶·小时），旧轮胎堆放地/废品站/工地为 0.42 只/（顶·小时）。登革热蚊媒专项监测时间为 5—10 月，为蚊虫活动高峰期。江宁区 8 月输入性登革热病例 1 例，布雷图指数小于 5。根据《江苏省病媒生物方案（2020 版）》《2020 年江苏省白纹伊蚊专题调查方案》，采用布雷图指数法和路径指

数法对南京市 5 个区进行调查；居民区路径指数为 5.48，居民区家庭布雷图指数为 5.0，居民区外环境布雷图指数为 60.0。根据《2020 年江苏省媒介生物病原学监测实施方案》和南京市实际情况，南京市疾病预防控制中心完成乙型脑炎媒介三带喙库蚊调查，在江宁区横溪街道甘泉湖社区、浦口区江浦街道大林村和六合区东沟社区金塘村设置乙型脑炎媒介三带喙库蚊调查点，共采集乙型脑炎媒介三带喙库蚊 5000 只，分为 10 份。三带喙库蚊样品的 RNA 提取液经实时荧光 RT－PCR 检测，无乙脑病毒阳性，阳性检测率为 0%，经三带喙库蚊传播乙型脑炎的风险级别为低风险。蜱调查点设置在江宁区陶吴镇和六合区横梁街道，4 月、6 月和 9 月进行调查，寄生蜱指数为 3.2，游离蜱指数为 1.5 只/（布旗 100 米·小时）。全年共采集蜱 268 只，经鉴定全部为长角血蜱。经 PCR 和 RT－PCR 方法进行核酸检测，SFTSV（新布尼亚病毒）阳性率为 0%，经蜱传播的传染病风险级别为低风险。

全年共对 30 家医疗机构消毒质量进行监测，监测覆盖率为 100%。共检测样品 1420 份，合格 1385 份，合格率为 97.54%，比 2019 年下降 1.87 个百分点。其中空气 154 份，合格率 89.61%，比 2019 年下降 6.86 个百分点；物体表面 415 份，合格率为 100%，与 2019 年持平；医务人员手 374 份，合格率为 97.86%，比 2019 年下降 2.14 个百分点；消毒液 173 份，合格率为 100%，与 2019 年持平；医疗器材 37 份，合格率为 94.59%，比 2019 年下降 5.41 个百分点；灭菌器 36 份，合格率为 100%，与 2019 年持平；紫外线灯 10 份，合格率为 100%，与 2019 年持平；内镜 62 份，合格率为 93.55%，比 2019 年下降 4.84 个百分点；透析用水 100 份，合格率为 97.00%，比 2019 年下降 1.11

个百分点；医院污水 59 份，合格率为 96.61%，比 2019 年下降 1.7 个百分点。

托幼机构消毒质量应监测 12 家，实际完成 13 家，监测覆盖率 100%。共监测采样 408 份，合格 391 份，合格率为 95.83%。其中空气（动态）37 份，合格 37 份，合格率为 100%；空气（静态）24 份，合格 23 份，合格率为 95.83%；工作人员手表面 83 份，合格 75 份，合格率为 90.36%；物体表面 131 份，合格 123 份，合格率为 93.89%；餐具 118 份，合格 118 份，合格率为 100%；紫外线灯 15 份，合格 15 份，合格率 100%。与往年监测数据比较，2020 年托幼机构消毒质量合格率比 2019 年稍有下降。

完成病媒生物密度监测，并及时上报数据。鼠密度为 0.11%，鼠种群为小家鼠 6 只、褐家鼠 2 只。蚊密度为 0.76 只/（灯·小时），优势蚊种为淡色（致倦）库蚊和三带喙库蚊，分别占比为 81.76% 和 9.19%，余为白纹伊蚊、骚扰阿蚊和其他蚊种。蝇密度为 1.62 只/笼，优势蝇种为家蝇、丝光绿蝇和麻蝇科等。蜚蠊密度为 0.73 只/张，德国小蠊为优势种，占捕获总数的 96.70%。病媒生物生态学市级监测鼠密度为 0.14%，蚊密度为 0.45 只/小时，蝇密度为 2.22 只/笼，蜚蠊密度为 0.40 只/张。2015—2020 年，鼠密度从 2015 年开始快速增高，于 2016 年达高峰，之后开始逐年下降；蚊密度从 2015 年开始迅速升高，2017 年达到高峰后，2018 年迅速下降，随后呈平稳状态；蝇密度于 2015 年开始迅速上升，2017 年达到高峰后，持续下降；蜚密度在 2015 年达最高峰，2016 年下降至低谷后，2017 年和 2018 年有所回升，2019 年下降至近 6 年最低水平，之后有所回升。

2020 年，白纹伊蚊幼虫对高效氯氰菊酯、溴氰菊酯、氯菊酯和双硫磷抗性系数分别为 24.09、5.07、

3.38 和 8.42，分别为高抗、低抗、低抗和低抗。2020 年，德国小蠊对溴氰菊酯、高效氯氰菊酯、残杀威、毒死蜱和乙酰甲胺磷的抗性系数分别为 104.31、40.53、4.73、3.03 和 2.93，分别为高抗、高抗、低抗、低抗和低抗。家蝇对溴氰菊酯、高效氯氰菊酯和敌敌畏的抗性系数分别为 5.13、0.62 和 151.01，分别为中抗、敏感和高抗。白纹伊蚊除高效氯氰菊酯抗药性升高之外，溴氰菊酯、双硫磷和氯菊酯的抗药性均有所下降。德国小蠊对残杀威抗药性变化较小；高效氯氰菊酯抗药性下降后又上升；溴氰菊酯抗药性快速下降后又快速上升。家蝇对敌敌畏抗性连续两年出现小幅上升，溴氰菊酯和高效氯氰菊酯的抗性持续大幅度下降。

完成病媒生物控制效果评估。2020 年，防鼠设施 6 月（85.19%）和 9 月（88.86%）均不达标；室内鼠密度控制水平，6 月（0.70%）和 9 月（0.58%）均为 A 级；外环境鼠密度控制水平，6 月（1.01）为 B 级，9 月（0.73）为 A 级。小型积水蚊虫密度控制水平，6 月（1.28%）和 9 月（1.36%）均不达标；大中型水体蚊虫密度控制水平，6 月（1.13%）为 B 级，9 月（0.00）为 A 级；外环境蚊虫密度控制水平外环境蚊虫密度控制水平，6 月（1.88）和 9 月（2.5）均不达标。室内成蝇密度控制水平，6 月为 A 级（2.78），9 月为 A 级（2.69）；室外蝇类孳生地密度控制水平，6 月为 C 级（3.60%），9 月为 C 级（3.83%）；防蝇设施，6 月为 C 级（93.93%），9 月为 B 级（96.45%）。蜚蠊成若虫侵害率，6 月为 B 级（1.75），9 月为 B 级（2.01）；卵鞘查获率，6 月为 A 级（0.47），9 月为 A 级（0.40）；蜚迹查获率，6 月为 A 级（0.85），9 月为 A 级（0.86）。　　（张守刚）

●市疾控中心通过国家认可委员会（CNAS）实验室认可复评审

2020 年 12 月 12—13 日，南京市

疾控中心接受中国合格评定国家认可委员会（CNAS）实验室认可复评审现场评审。评审组由崔树玉（组长）、闫慧芳、张荣锁、沈向红、袁平组成。评审组依据CNAS-CL01:2018《检测和校准实验室能力认可准则》、CNAS-CL01-A001:2018《检测和校准实验室能力认可准则在微生物检测领域的应用说明》、CNAS-CL01-A002:2018《检测和校准实验室能力认可准则在化学检测领域的应用说明》等文件，对该中心实验室质量管理体系文件、主要管理人员/技术人员、设施环境、依据标准、重要仪器设备、测量溯源及内部校准、质量控制的情况、技术能力确认方式等方面进行全面评审。评审组安排现场实验22个产品，涉及91个参数，其中安排盲样考核2个参数，加标回收10个参数，留样再测9个参数，人员比对2人参数，常规试验68个参数，考核授权签字人12名。评审组推荐维持认可的技术能力包括食品、水和涉水产品、公共场所、工作场所、放射卫生、消毒质量、一次性使用卫生用品共7类281项367个方法。此次顺利通过CNAS复评审现场评审，表明CNAS对中心检验检测能力和管理体系持续有效性的再次肯定，进一步巩固和提升中心在卫生检验领域的综合实力、专业性和权威性。

2003年3月，该中心首次通过CNAS实验室国家认可，并于2008年、2012年、2018年分别通过3次复评审，是全国最早通过CNAS实验室认可的省会疾控中心之一。　　（马智勇）

●**市疾控中心获批多项省级重点实验室**　2020年12月，南京市疾控中心获批江苏省食品安全风险监测重点实验室、江苏省职业健康重点实验室（放射卫生）。此次获批，既有利于完善该中心重金属总量和某些金属元素形态的检测方法，又突出中心实验室重金属领

域检测特色，有效提升双重能力——放射性危害因素检测能力及核辐射突发公共卫生事件应急处置能力。　　（熊丽林）

基本公共卫生服务

●**概况**　2020年9月，南京市疾病预防控制中心成立基本公共卫生服务指导管理办公室，负责基层医疗机构开展基本公共卫生相关的急性传染病、慢性病、慢性传染病、重症精神障碍、计划免疫、健康教育等疾病防控和科研指导工作；协助市卫生健康委，做好全市基本公共卫生服务项目工作，包括制定实施方案和技术标准，组建市级项目专家库，开展人员培训，组织市级绩效评价，承担基本公卫项目信息收集、分析、报送等工作，完成国家基本公共卫生服务项目统计调查工作；开展家庭医生签约服务工作，制订工作方案，开展人员培训；参与组织年度绩效评价，承担全市家庭医生签约服务信息收集、分析、报送等工作；协助市卫生健康委制订"优质服务基层行"活动实施方案；组建专家组，制定培训课程，组织开展培训；汇总收集审核信息资料，参与市级现场复核等；组织协调中心相关业务科室参加全市基本公共卫生服务项目的培训、技术指导、绩效评价等工作。2020年，根据上级相关部门工作任务要求，明确相关工作具体布置，贯彻工作落实，全年共组织召开3次专题培训（培训对象包括各区卫健委基层科负责人、报表填报人员、社区卫生服务中心/卫生院基本公卫业务骨干）。承担并组织市卫健委牵头的全市基本公卫督查1次。截至2020年底，在江苏省卫生健康委、财政厅联合组织的2019年度国家基本公共卫生服务项目绩效评价（考核）中，南京市获综合排名第三名。在国家卫生健康委、财政部联合组织的2019年度国家基本公共卫生服务项目绩效评价（考核）中，绩效评价结果位

列全国第一。南京市参加"优质服务基层行"活动基层医疗机构127家，"推荐标准"基层医疗机构达标46家，达标率为36.22%；"基本标准"基层医疗机构达标46家，达标率为56.69%，综合排名全省第一。家庭医生重点人群签约率70.32%；基层首诊签约率16.83%；家庭医生病床率66.67%。在市卫健委组织的2020年"优质服务基层行"家庭医生团队感控岗位练兵和技能竞赛活动中获"特殊贡献奖"。

基本公共卫生项目。采取省市区联动方案，将二、三级医院副主任医师、主管护师及以上职称580名心血管、内分泌等科室专家划片进驻933个家医团队，在社区开设专家、首席等家医工作室。组建医联体52个，17家三级医院孵化中心帮促援建基层219个特色科室，共建97个联合门诊和病房，实现院有重点、科有特色、人有特长，为患者提供一体化、综合性、连续性服务，居民在家门口就能享受同质化诊疗服务。在南京市各区已实现院内信息系统互联互通的同时，强化各区院内信息系统之间微循环，使院内体检系统与公卫系统实现一体化，体检数据自动推送到基本公卫信息系统档案中。协同市财政部门，将南京市基本公共卫生项目经费提升至100元/人。2020年度全市居民健康档案建档率90.46%，电子健康档案建档率为90.41%，并通过手机平台等向403.88万服务对象开放健康档案。发放健康教育印刷资料82.48万本，设置健康教育宣传栏2018个，举办健康教育讲座3585次，开展健康咨询活动1670次。适龄儿童国家免疫规划疫苗接种率均在99%以上。0—6岁儿童健康管理率99.23%，早孕建册率91.65%，产后访视率96.6%。60岁以上老年人健康管理人数90.36万；65岁以上老年人健康管理人数78万，65岁以上老年人健康管理率为74.22%，均超额完成

管理任务。按规范(不区分随访方式)进行高血压患者健康管理人数53.15万,规范管理率达79.16%;按规范(不区分随访方式)进行Ⅱ型糖尿病患者健康管理人数18.01万,规范管理率达79.20%,任务数完成率均为100%。严重精神障碍患者规范管理率达98.13%;肺结核患者管理率达100%。65岁及以上老年人中医药健康管理率为69.90%;0—36月龄儿童中医药健康管理服务率为81.23%。协助开展食源性疾病、饮用水卫生安全、学校卫生、非法行医和非法采供血、计划生育实地巡查69721次,发现事件或线索595个。开展新冠肺炎相关重点人群管理或监测11.1万人次,为148例新冠肺炎治愈患者开展健康随访。

优质服务基层行。完成《"优质服务基层行"活动标准化(SOP)操作手册》编撰工作,并被省卫健委全省推荐使用。该手册进一步细化国家《"优质服务基层行"评价指南》内容,注重基层台账资料整理精准性,针对每一条指标内容,明确附件目录、内容、格式等,确保基层统一,规范理解指标内涵,有效整理对应资料。下发《关于开展2020年"优质服务基层行"市级评审工作的通知》,明确主要领导牵头,制定各部门职责,设立各级管理员(联络员),并建立网络沟通渠道,对活动进行全面部署实施。遴选市、区级骨干,在国家"优质服务基层行"信息平台专家库中共维护专家63人,并建立市级专家队伍。组织专家采取12区点对点培训方式,开展业务培训12场次,覆盖人群938人次,同时组织全市业务人员参加省级线上视频培训,合计观看2000人次,进一步扩大培训受及人群。同时邀请省级专家,共开展专题培训2场,统一标准,规范培训。全市共有基层医疗卫生机构134家,2020年有126家参与评审,参与率为94.78%。其中按筹资类别分类有125家政府办基

层机构(全部参加),非政府办基层机构2家;按机构类别分类有112家社区卫生服务中心,15家乡镇卫生院。通过对省卫健委提出的强化学习培训、强化对标找差、强化目标管理、强化感控管理四个"强化"具体落实和精准实施,最终在省级评比中,南京市整体工作表现优异,"推荐标准"基层机构以上达标率为36.22%,"基本标准"以上达标率为92.21%,两项指标均位居全省第一位,也远超南京市自定的15%和85%年度目标。

家医签约。从规划引领、标准化建设、绩效工资制度、基层卫生队伍、家庭医生签约、信息化管理等方面打造家庭医生"六统一"工程。明确政策举措,实行服务标识、团队LOGO着装、诊疗设备、出巡诊随访一体机、信息管理平台、交通工具"六统一"。强化基层首诊,提升家庭医生履约率。省市区三级医疗机构共同参与,二、三级医院副主任医师、主管护师及以上职称760名心血管、内分泌、呼吸、消化、妇儿、康复、精神等科室专家划片进驻全市933个家庭医生团队,开设专家、名医、首席家庭医生工作室等,充实团队含金量。全市家庭医生签约率为30.53%,老年人签约为71.23%,孕产妇签约为72.34%,高血压患者签约率为78.88%,糖尿病患者签约为81.12%,结核病患者签约率为80.58%,严重精神障碍患者签约率为81.62%,残疾人签约率为77.30%,计划生育特殊家庭签约率为98.66%,农村建档立卡贫困人口签约率为98.35%,城乡低保五保人口签约率为81.45%,重点人群签约率为75.43%。坚持家庭医生团队文化建设与发展创新,注重在常态长效上下功夫,推进家庭医生团队"六进"活动及"点单式"签约。基本公卫包签约人数为2272821人,续签约人数为470984人,重点人群基层首诊签约466972人。精准号脉,靶向服务,满足居民多样化签约需求。

(王志勇)

●**南京市基本公共卫生工作"国考摘冠"** 2020年10月17日,南京市代表江苏省在国家级基本公共卫生项目绩效评价中摘冠。2020年9月,南京市疾控中心成立基本公共卫生服务指导管理办公室,通过"指标创优、科研创新、信息化创效、合作创先",强化和提高南京市基本公共卫生服务项目系统管理能力、项目实施效果、项目居民感受度、满意度。在2020年国家级基本公共卫生项目绩效评价中,通过对抽取的秦淮和溧水两区的居民健康档案,老年人、慢性病等重点人群服务数据,远程核实服务真实性、满意度和知晓率,结合经费落实情况、国家信息平台2019年监测数据情况、居民电子健康档案开放情况等指标完成情况的多角度、多维度综合评价,取得综合排名全国第一。

(王志勇)

●**南京市"优质服务基层行"活动取得全省指标双第一** 2020年12月5日,"优质服务基层行"活动取得全省指标双第一。在2020年度"优质服务基层行"活动开展中,南京市疾控中心率先在全国自行编纂标准化操作手册,制定具体化的技术指南,及时总结2019年工作中存在的问题,定制精准实施方案,强化工作的规范性;组织市级师资对各区业务骨干开展线上线下相结合的培训,通过多维度针对性和以评带训、实践讲解等培训方式,注重培训效果,切实提高各区专家团队业务水平。在2020年江苏省级"优质服务基层行"中,全市共有基层医疗卫生机构134家,组织126家参与评审,参与率为94.78%。其中按筹资类别分类有125家政府办基层机构(全部参加),非政府办基层机构2家;按机构类别分类有112家社区卫生服务中心,15家乡镇卫生院。通过对省卫健委提出的强化学习培训、强化对标找差、强化目标管理、强化感控管理四个"强化"具体落实和精准实施,2020年12月5日,

最终在省级评比中,南京市整体工作表现优异。其中46家通过推荐标准,达标率为36.22%;72家通过基本标准,达标率为92.21%,取得全省该项工作两个指标双第一殊荣。　　(王志勇)

健康教育与健康促进

●概况　　2020年,全市健康教育与健康促进工作围绕实施健康中国战略,依据《健康中国行动》,以《健康南京2017—2020》建设为目标,以健康素养核心知识与技能为主要内容,不断创新健康宣传方式与载体,开展健康教育,倡导健康行为生活方式,不断提升市民健康素养水平。

助力疫情阻击战,广泛开展大众科普。2020年新冠肺炎疫情期间,市区联合行动,针对疫情防控的不同阶段需要,针对儿童、老人、孕产妇、学校、养老、办公场所等各类重点人群、重点场所,开展无死角宣传覆盖。健康教育和健康促进工作旨在提高市民健康意识,以"戴口罩、勤洗手、多通风、不聚集"为四大宣传方向,全方位、全覆盖地建立健康宣教攻势,让南京市居民在疫情防控期间能够形成良好的卫生习惯和健康生活方式,同时能够固化,成为持之以恒的常态之举,用科学与健康素养筑起防控防疫的防线。累计编制各类材料60余种,100多万份。其中1月20日前印制发放宣传防控要点海报、宣传单10万张。疫情期间,在全市11条地铁线路,全车厢和站点投放视频宣传,每天每个终端播放64次。在160辆公交车上开展车厢内公共交通出行个人防护宣传。针对"复产复工复学"的疫情防控阶段性重点工作,及时制作《企业复工篇》《农贸市场篇》《复学卫生须知篇》和《心理健康——城市复苏篇》4个系列健康教育视频。在健康教育联播平台,卫生、教育微信公众号等平台发布分享。

关注重点人群及领域,拓展健康教育内涵。坚持以群众健康需求为导向,在重点人群的健康教育工作中,逐步推进校园健康教育与健康促进,并倡导学生"学校-家庭-社会"健康促进模式。以健康促进医院建设为契机,发挥医务人员健康教育主力军作用,推进医院向"以健康为中心"转变。加强烟草危害宣传工作力度。围绕今年无烟日主题,江苏省爱卫办、南京市爱卫办出品,南京市疾病预防控制中心制作,邀请全市各大医院呼吸科主任及援鄂呼吸科专家参与制作《保护青少年,远离传统烟草产品和电子烟》公益宣传片,在全市各大广场、车站、地铁、社区、医院等健康教育终端平台全面播放。继续参与江苏省"我为控烟发声"活动,全市各区均开展控烟活动,广泛营造社会控烟氛围。关注青少年健康素养促进,开展校园健康巡讲。开学季联合教育部门,南京市疾病预防控制中心、南京市中小学卫生保健所、南京市口腔医院共同开展口腔健康巡讲进课堂活动,同时继续启动"小学生家长健康知识读本"赠书活动,向2019年新入学师生发放10万册,自2017年以来累计发放72万册,已覆盖全市每一个小学生家庭。开展健康促进医院指导与评估。截至2020年,南京已累计建成省级健康促进医院39家,市级健康促进医院84家,并有40家医院正在按照省、市创建标准进行创建。为推进工作质量,对全市40余家创建单位开展两至三轮创建培训及督导评估。完成举办健康科普讲师演讲技能竞赛,不断推进健康科普专家库及资源库建设。由市总工会、市人力资源和社会保障局、共青团南京市委主办,市卫生健康委、市科教卫体工会联合会、市爱卫办联合承办的职工职业(行业)技能大赛一级竞赛系列活动从9月底开始,历时2个月,经过区级预赛、市级半决赛,从全市12区近400多名讲师中选拔16名选手于11月3日参加决赛。发挥市级讲师团队作用,开展面向居民、学生、机关职业人群的讲座咨询活动,制作24期《健康素养大讲堂》微课,在后疫情时代发挥重要健康促进作用,以科学、生动的内容和形式传播健康的理念和知识。

全面落实各项健康素养促进行动。组织开展第四期南京市健康生活方式指导员师资培训。培训采用线上线下同步进行的方式,邀请4名专家就《中华人民共和国基本医疗卫生与健康促进法》的解读、疫情防控下食品安全的注意事项、骨质疏松防治知识及全省健康素养促进行动的经验介绍等4个主题进行教学。当天线上观看培训直播人次达16000多人次,全市共有1200名健康生活方式指导员参与线上培训并完成考核。

开展健康素养监测,为行政部门提供科学依据。组织指导秦淮区、六合区完成"2020年成人居民健康素养监测"国家点监测任务。2个区6个街道12个监测点顺利接受省卫健委及省疾控中心多轮现场督导,完成质量控制工作。组织指导浦口区完成全国烟草流行调查。全面启动全市健康素养监测工作,全市12个区56个街道3000余人的监测工作于12月底前完成。加强健教业务指导,提升公卫服务能力。围绕国家基本公共卫生健康教育工作要点及江苏省健康促进行动方案,结合专项工作督导,以培训促能力建设,以督查促问题整改。2020年,南京市疾控中心对各区健康教育专业人员进行2次培训及2次专项工作督导;制作2020年健康教育工作资料汇编,对省、市有关健康教育工作的重点文件、工作部署进行集中汇总,发放至各区疾控中心;对基本公共卫生相关工作、健康南京建设有关指标、全民健康生活方式行动、健康支持性环境建设指导方案、健康促进医院等开展培训,夯实业务能力。　　(陈旭鹏)

●**市疾控中心在健康教育与健康促进多项竞赛评比中获奖** 2020年,南京市疾控中心积极组织、培养健康科普讲师,制作高质量健康教育资源。为适应疫情常态化防控下全市健康教育与健康促进工作的高质量发展要求,市疾控中心启动"健康素养大讲堂微课"项目,线上、线下同步传播,在全市健康社区、健康单位、健康促进医院、学校等健康细胞建设中积极推广。与市总工会、教育、残联、民政、社科联等相关部门协作报送各类健康科普资源评奖,取得国家、省、市10余项集体和个人荣誉。市疾控中心健康科普讲师李昕、王丽雅,在市人社局、市总工会、团市委主办的"健康科普讲师演讲技能竞赛"中分获一等奖和三等奖。李昕个人取得第一名,获市"五一"劳动奖章。由该中心健康教育科石呈领衔的南京市健康教育团队,在12月省总工会、省人社局举办的"江苏省健康促进与健康教育技能竞赛"中获总成绩第二名。石呈被省卫生健康委授予"江苏省健康促进与健康教育岗位能手"称号。

（陈旭鹏）

卫生保健

●**干部保健工作概况** 2020年,全市围绕《2020年市卫生健康工作要点》和2020年全国卫生健康工作会议精神,落实干部保健工作各项措施,使干部保健各项工作稳步推进。

落实新冠疫情防控工作。凝心聚力做好疫情防控工作,落实新冠疫情期间政策要求。参考市医保好的做法,对病情稳定的门诊慢性病患者,按照临床规范需要长期服用固定药物的,经诊治医生评估后,将一次性取药处方量最长放宽至3个月,下发《关于市本级特约人员实行预约诊疗的通知》,确保做好新冠疫情防控期间的特约医疗保障工作。

有序开展健康体检工作。继续优化体检工作方案。召开体检医院专家论证会,与市财政局会商,经市干保委领导同意,确定2020年市本级特约人员、公安、机关和事业单位职工的体检项目、体检标准;制订市区赴湖北医务人员健康体检工作方案。从4月起,组织公安干警、特约人员、机关干部事业单位等人员的健康体检工作。鼓励各体检中心构建多学科专家会诊团队,全程监督体检质量和进度,协调相关事宜,讨论分析并追踪体检中发现的疑难阳性结果。加强健康体检工作的组织协调和工作保障。召开体检工作专题会议,进行工作部署。加大对体检医院的指导与检查,抓住主检把关、专家会诊、异常个案随访、体检反馈等关键环节,提高健康体检服务质量。完成年度4.67万名市本级特约人员、公安干警、机关和全额拨款事业单位干部职工的体检任务。为体检人员面对面提出个性化的健康指导意见。开展健康讲座,订阅《相约健康》《新保健》科普杂志,普及卫生健康知识,提高大家的自我保健意识和保健能力。

切实抓好医疗保健管理工作。加强日常管理。召开特约享受单位和定点医院专题工作会,对保健基地医院工作进行指导与检查;开展保健基地医院现状调研,拟定干部保健建设的重点工作。根据机构改革方案,及时与各单位对接,完善干部保健管理基础信息。落实每日巡诊、家庭医生联系制度,规范巡诊方法、服务内容等工作,做好重点保健对象的日常医疗保障、会诊安排、健康体检等工作。做好医疗经费管理工作。通过干部保健网络在线审核等多种方式,检查特约医疗门诊、住院费用的使用情况,定期分析个人医疗费用支出情况,及时发现问题,纠正潜在漏洞。严格执行医疗经费相关管理制度,分别召开享受单位、定点医院工作会议,通报特约医疗管理有关情况。按季度给各定点医院拨款,完成特约医疗定点医院财务决算工作。加强干部保健人才队伍建设,提升学科建设水平,申报省干保科研课题。依据省卫生健康委员会下发的《关于组织开展2020年省干部保健科研项目申报工作的通知》,组织市属医院向省保健局申报14个省干部保健科研课题,同时完成2016年干部保健课题结题6项,2018年干部保健课题中期评审9项。

高标准做好专项健康保障工作。认真制订重大会议、重大活动的专项医疗保健方案,开展专业技术培训,加强保密教育,配备更新保障的应急救治设备,提高保障的综合能力,完成专项保障任务。

新建、调试新的干部保健信息系统。推进新建干部保健软件系统建设,加快干部保健系统中心端、用户端及基本业务服务模块的应用,完善相关工作。加强与市卫生信息中心协调沟通,开展市特约医疗56家定点医院与新干部保健系统端口对接、测试、上线工作,对新建干保软件系统上线试运用进行评估和优化。

（秦利萍）

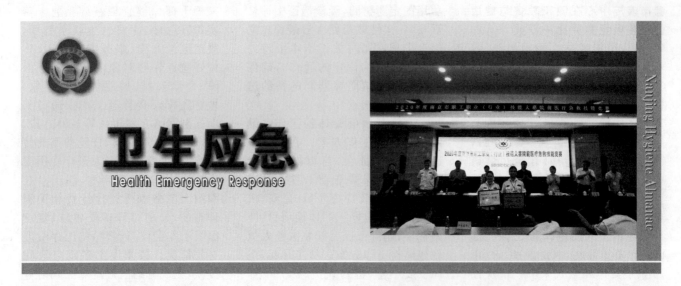

卫生应急

Health Emergency Response

Nanjing Hygiene Almanac

●概况　新冠肺炎疫情防控工作。在疫情初期，牵头负责指挥部综合协调工作，参与制订全市疫情防控方案，下发系列文件；编写防控工作简报，做好信息报送；承担市对外公布热线接听及答复脚本的编写，回复国务院督导件，及时协调解决市民疫情期间诉求与困难，制订下发《南京市新冠肺炎疫情防控应急预案（试行）》指导疫情防控工作。

公共卫生应急体系建设。协助制定《关于完善重大疫情防控体制机制 健全公共卫生应急管理体系的指导意见》；协助做好市人大常委会审议市政府关于新冠肺炎疫情防控工作和《中华人民共和国传染病防治法》实施情况报告的准备及协调工作，牵头开展市政协关于加强疾控体系建设提案的答复工作；完成市人大办公厅《南京市社会治理促进条例》立法专题调研，为《南京市社会治理促进条例》提供公共卫生立法建议。

卫生应急能力建设。加强卫生应急规范化建设，25 个街道（镇）通过卫生应急规范街道（镇）的市级论证评估，全市 100% 的街道（镇）创成卫生应急规范街道（镇）；修订卫生应急预案，牵头制订《南京市突发公共卫生事件应急预案》《南京市突发事件医疗卫生救援应急预案》和《南京市新冠肺炎疫情防控应急预案（试行）》；加

强卫生应急队伍建设，对市级卫生应急队伍进行调整，共 7 类 18 支队伍 193 人；开展卫生应急培训与演练，全年组织开展新冠肺炎疫情相关应急处置培训 5 次，开展创新周、南京马拉松、国家公祭仪式等重大活动医疗卫生保障或疫情防控演练；组织市级卫生应急队员 16 人参加市应急管理委员会举办的"第三期专业应急救援队伍专题培训班"；加强紧急医学救援基地建设，召开紧急医学救援基地工作调研与交流会，开展基地督导调研；开展卫生应急技能竞赛活动，由市总工会、市人社局、团市委主办，市卫健委和科教卫体工会联合会共同承办院前急救、儿科应急救援技能竞赛，锻炼卫生应急队伍，提升突发事件卫生应急能力水平。

突发公共卫生事件处置及突发事件的紧急医学救援工作。2020 年，全市报告各类突发公共卫生事件及相关信息 53 起，其中 1 起为发热伴血小板减少综合征聚集性病例疫情，6 起为诺如病毒感染性腹泻暴发疫情，1 起为手足口病暴发疫情，19 起为水痘暴发疫情，26 起为新冠肺炎聚集性疫情或个案；53 起突发公共卫生事件（含相关信息）涉及人口数为 63027 人，发病数为 1440 人，无死亡病例；2020 年，全市共开展 15 起较大突发事件紧急医疗救治工作，主要是车祸、工地坍塌、油箱爆

燃等突发事件，均在第一时间开展卫生应急处置工作。

救灾防病工作。6 月上旬，组织全市卫生健康系统汛期卫生应急视频培训会议，进行洪涝灾害后的卫生应急处置、疾病监测及相关疾病控制等方面的知识培训，下发《市卫生健康委关于进一步加强防汛抗洪医疗卫生应急保障工作的通知》《关于进一步做好防汛抗洪卫生应急工作的紧急通知》等文件；7 月 18 日，启动全市防汛 I 级应急响应，每日上报卫生健康系统汛期受灾情况及医疗救灾卫生应急工作情况；7 月 21 日，紧急购置防汛抗洪爱心保健包 50 万份，分发各区一线抗洪救灾人员手中；全市没有发生因洪涝灾害导致的人员伤亡事件及传染病流行。

做好重大活动医疗卫生保障。对元旦长跑、第二届环南京自行车赛、创新周、森林音乐会、马拉松、国家公祭日医疗卫生保障工作等 38 起重大活动（会议）进行医疗保障，累计派出 80 辆次救护车、600 名医护人员，得到市委市政府和活动主办方好评。

卫生应急社会动员。开展形式多样的自救互救培训，与市红十字会、教育局等部门密切配合，进行自救互救等卫生应急知识及技能培训，在全市所有医疗卫生机构开展初级救护员培训，对志愿者进行自救互救技能培训；通过 5 · 12

防灾减灾日、安全生产月、世界急救日等开展卫生应急的"五进"活动,提高居民自救互救的意识,培训居民基本急救技能,提升卫生应急素养;利用电话、网站、短信、微信、微博等加大对居民卫生应急知识宣传力度,南京12320卫生热线总服务量达1142万人次,呼入电话近127.3万通,电话和网络专家咨询总数达7.4万余人次,微信群直播16次;在抗击新冠肺炎疫情期间,南京12320卫生热线启动重大传染病疫情应急预案,实行24小时电话服务,累计接听疫情电话35498通,办理群众涉疫工单诉求7168件次;在解读防控政策、宣传防控知识、缓解市民恐慌情绪、维护社会稳定方面发挥了作用;南京12320卫生热线电话量服务量稳居全国前列,成为卫生健康行业优质服务品牌。

安全生产工作。压实安全生产责任。①落实党政领导责任制。先后印发《市卫生健康委党委委员班子成员2020年安全生产重点工作清单》《市卫生健康委内设机构安全生产职责清单》《市卫生健康委内设机构安全生产2020年工作任务清单》等文件,制定《2020年全市卫生健康系统安全生产工作要点》,推动形成"横向到边、纵向到底、人人担责、人人负责"的责任网络;制定《全市卫生健康系统安全生产制度》,严格落实责任追究、警示通报和约谈问责制度,不断推动卫生健康行政部门和医疗卫生机构党政领导责任落实,全面推进"党政同责、一岗双责、失职追责"责任体系的落实。②全面履行安全生产监管责任。坚持安全生产督查检查工作制度,采取医疗卫生单位自查与行政主管部门检查相结合、综合检查与专项检查相结合的方式,加大监督检查巡查力度,强化隐患整改督办督查;加强元旦、春节、五一、国庆等重大节日期间安全生产检查。③全面落实安全生产单位主体责任。各医疗卫生机构按照"安全责任到位、安全

投入到位、安全培训到位、安全管理到位、应急救援到位"的要求,建立全员、全程安全生产责任制度,将安全生产责任制覆盖至全部岗位;落实基本制度,加大安全生产投入,完善网格化管理明细图(表),明确网格长、网格员工作职责,量化工作目标和要求,把网格化管理做细做实。

有效开展专项整治。①建立整治方案体系。全面部署实施卫生健康系统专项整治,形成全市卫生健康系统"1+1+10"专项整治方案体系,实现专项整治行动与省卫生健康委、市督导组巡查问题整改以及市、区卫生健康系统自我巡查有机融合,同步部署推进。②健全完善工作机制。市政府成立全市医疗卫生安全专项整治工作组,由副市长胡万进负总责,市卫健委主要领导为第一责任人;同时成立专项整治行动领导小组,将专项整治工作纳入全年重点任务,列入工作要点,做到年度有工作规划,季度有综合分析,每月有检查讲评;市卫健委党委会、办公会进行9次专题听取并研究医疗卫生安全生产工作,开展10个专项整治行动。③紧盯重点隐患整改。认真梳理分析全市医疗卫生安全生产方面存在的短板弱项、盲区漏点,常年开展安全生产督导检查和回头看,对存在问题对账销号,全年全市卫生健康系统共组织督查1512组次,参加检查人员6831人次,专家508人次,检查医疗卫生机构6252户次,排查整治安全隐患6221项,整改完成率96.6%。

积极创建国家安全发展示范城市。①加强组织领导、制订工作方案。市、区卫生健康行政部门及各单位成立以主要领导为组长、相关分管领导为副组长、有关处(科)室主要负责人为成员的创建工作领导小组,将创建工作作为"一把手"工程,制订《市卫生健康委创建国家安全发展示范城市工作方案》。②明确责任分工,印发任务清单。印发《关于贯彻落实创建国

家安全发展示范城市工作任务清单的通知》,明确工作责任。③及时录入信息,不断开展自查。所有材料信息均及时通过市应急管理"181"平台填报,加强"181"平台系统数据跟踪和更新,制订《市卫生健康委创建国家安全发展示范城市自查计划》,全面开展自查,列出存在问题单位和问题清单,对医疗卫生机构未安装可燃气体浓度报警装置整改情况进行现场核验。

(许 燕 程 敏)

2020年度南京市职工职业(行业)技能大赛院前医疗急救技能竞赛活动获奖单位和个人名单

获奖单位

团体一等奖	南京市急救中心城北分站
	南京市急救中心鼓楼分站
团体二等奖	南京市高淳人民医院分站
	南京市急救中心城南分站
	南京市急救中心城西分站
	南京市急救中心城中分站
团体三等奖	南京江北人民医院分站
	南京市高淳中医院分站
	南京市红十字医院分站
	南京市溧水区人民医院分站
	南京市中西医结合医院分站
	南京市中医院分站

获奖个人

医生组:

一等奖	郭 鹏	南京市急救中心城北分站
二等奖	仇为豪	南京市急救中心鼓楼分站
	邢大平	南京市高淳人民医院分站
三等奖	沈 佩	南京市急救中心城南分站
	谈志文	南京市急救中心城西分站
	孙 坚	南京江北人民医院分站

护士组

一等奖	刘茗子	南京市急救中心鼓楼分站
二等奖	谢海清	南京市急救中心城北分站
	方 英	南京市高淳人民医院分站

三等奖　刘　巧　南京市急救中心城西分站
　　　　邓畅利　南京梅山医院分站
　　　　伍　平　南京市红十字医院分站
急救员组
一等奖　万　健　南京市急救中心城北分站
二等奖　郝达晨　南京市急救中心鼓楼分站
　　　　陈　杰　南京市急救中心城南分站
三等奖　刁　瑜　南京市急救中心城中分站
　　　　李有银　南京市高淳人民医院分站
　　　　王　毅　南京市高淳中医院分站
调度员组
一等奖　祁　鹏　南京市急救中心
二等奖　张　熙　南京市急救中心
三等奖　杨其云　南京市急救中心

2020 年度南京市职工职业（行业）技能大赛儿科应急救援技能竞赛获奖单位和个人名单

获奖单位
团体一等奖　南京市儿童医院
　　　　　　东南大学附属中大医院
团体二等奖　江苏省中西医结合医院
　　　　　　江苏省妇幼保健院（江苏省人民医院妇幼分院）
　　　　　　南京医科大学第二附属医院
　　　　　　南京市第二医院
团体三等奖　南京市中医院
　　　　　　南京市中西医结合医院
　　　　　　江北新区卫生健康和民政局
　　　　　　南京市第一医院
　　　　　　江苏省中医院
　　　　　　六合区卫生健康委
获奖个人
一等奖　时　珺　南京市儿童医院
二等奖　丁　蓉　江苏省妇幼保健院（江苏省人民医院妇幼分院）
　　　　薛春玲　南京市儿童医院
三等奖　汤婷婷　东南大学附属中大医院
　　　　朱兆奎　东南大学附属中大医院

俞婉静　南京市中西医结合医院

（许　燕　程　敏）

●**市急救中心新增 15 个院前医疗急救站（点）**　2020 年，南京市急救中心扎实推进急救站（点）规范化和标准化建设，新增 15 个院前医疗急救站（点），包括南京市急救中心分中心（南京市第二医院汤山急救站）、省中西医结合医院、市第一医院河西院区、南京脑科医院、江东社区卫生服务中心和马群社区卫生服务中心 6 个急救分站，南京同仁医院分站（谷里）、六合区人民医院分站（程桥和横梁）、浦口区中心医院分站（乌江）、溧水区中医院分站（柘塘）、南京医科大学第四附属医院分站（顶山）、东南大学附属中大医院江北院区分站（葛塘）、高淳人民医院分站（漆桥和汊溪路）9 个急救点。

（国立生）

●**市人大鼓楼组代表视察调研南京市急救中心**　2020 年 4 月 26 日，南京市副市长、农工党省委副主委、南京市委主委胡万进带领市人大鼓楼组代表一行 60 人到南京市急救中心，开展"推进公共卫生服务体系建设，应对突发公共卫生事件"专题调研。中心主任魏强、党总支书记蒋红兵陪同调研。

（国立生）

●**市急救中心做好汛期急救医疗保障工作**　2020 年 6—7 月南京进入主汛期，南京市急救中心严格落实防汛责任，主要领导靠前指挥，随时准备开展急救医疗应急救援，共出动急救车辆 21 台次，急救人员 54 人次，紧急转移救治 82 人次。

（国立生）

●**南京市开展航空医疗救护联合演练**　2020 年 9 月 28 日，南京市卫生健康委、市公安局、市应急管理局等部门联合开展 2020 年南京市航空医疗救护演练。南京市急救中心、南京市公安局特警支队警务飞行大队、南京鼓楼医院和南京

市栖霞区卫生健康委 4 家单位 28 人、1 架航空器、3 辆救护车参加演练。演练包括地面院前急救、航空医疗急救应急响应、航空医疗急救和院前院内急救衔接、应急终止 5 个部分，整个演练用时 32 分钟。国家卫生健康委医政医管局医疗资源处、民航华东地区管理局通用航空处、民航江苏监管局、省卫生健康委、省军区战备建设局、东部战区空军参谋部、市卫生健康委等单位有关领导和相关部门负责人，江苏省人民医院、南京鼓楼医院等南京市航空医疗救护基点医院分管院长和医务处负责人共 70 余人参加观摩会。演练总指挥由市卫生健康委二级巡视员许民生担任。

（国立生）

●**南京市职工职业（行业）技能大赛院前医疗急救技能竞赛**　2020 年 9 月 3—5 日，南京市职工职业（行业）技能大赛院前医疗急救技能竞赛在江苏卫生健康职业学院举办，全市 45 个急救分站 40 支代表队 128 名选手参加比赛。经过 3 天的紧张角逐，产生个人和团体一、二、三等奖及优胜奖。

（国立生）

●**市第一医院河西院区建成运行建邺区急救分站**　2020 年 10 月 22 日，南京市第一医院河西院区建邺区急救分站经南京市急救中心验收合格，具备独立运行能力。该急救分站的建成运行，对减小河西新城区急救站点服务半径、缩短急救反应时间具有重要作用。

（陈　红　胡　婕）

●**省中西医结合医院国家规培基地军地协同应急训练站正式落成**　2020 年 9 月 1 日，江苏省中西医结合医院与陆军工程大学野战工程学院双拥共建的江苏省中西医结合医院国家规培基地模拟人技能训练中心陆军工程大学野战工程学院站、国家中医药管理局中医应急救援队军地协同应急训练站

正式落成,揭牌仪式在陆军工程大学举行。野战工程学院院长姚尧、政委邢军和部分机关、基层干部代表参加。江苏省中西医结合医院院长王佩娟、副院长谢林,以及党办、教育处、医务处、健康拓展部等相关职能部门负责人出席仪式。野战工程学院政委邢军代表全体官兵致辞,对双方共建以来,医院在援建野战救护协同训练分站、积极开展官兵健康知识讲座、支持"爱心向黔进"专题活动等方面给予的帮助表示衷心感谢,对双方进一步开展深度合作、务实共建、常态交流等工作做出展望。院长王佩娟代表江苏省中西医结合医院对野战救护培训中心的落成表示祝贺,对学院在党建交流、骨干帮带等方面给予医院的支持和帮助表示感谢,希望能进一步全方位加强与学院的深度交流合作。

(杨 鸣 王熹微)

●**省中西医结合医院急救分站正式运行** 2020 年 6 月 1 日,江苏省中西医结合医院急救分站经上级批准正式投入运行。该站的成立,体现公立医院主动承担社会责任的公益性宗旨,填补迈皋桥地区院前急救工作空白,成为城东北地区急危重症患者保驾护航的重要关卡。 (杨 鸣 王熹微)

●**省中西医结合医院获批国家中医紧急医学救援队伍及基地依托医院** 2020 年 11 月 10 日,江苏省中西医结合医院被确定为国家中医紧急医学救援队伍及基地依托医院,为江苏省唯一一家,全国仅 33 家。近年来,该院承担着大量紧急医学救援任务,在应对各类突发公共事件中发挥积极作用,多次完成省市突发公共卫生事件应急救援工作及重大活动卫生应急保障任务,获国家卫健委、省政府、省卫健委的高度肯定。通过国家中医紧急医学救援基地建设,该院将按照"平战结合、专兼结合、协调联动、快速反应"的总体要求,加

强应急病房、应急手术室建设,强化急救物资储备,完成远程医疗会诊信息平台建设,组织省内或跨省大型联合演练,提升院前急救服务水平及批量伤员转运能力,带动提升省内紧急医学救援能力和专业人才的储备,提高中医药应急和救治能力,发挥中医药在重大突发事件、重大灾害事故的紧急医学救援中的独特作用。

(杨 鸣 王熹微)

●**东南大学附属中大医院儿科获南京市职工职业技能大赛团体一等奖** 2020 年 10 月 23 日,由南京市总工会、市人社局、团市委联合举办的 2020 年度南京市职工职业(行业)技能大赛儿科应急救援技能竞赛活动在南京市儿童医院举行。东南大学附属中大医院儿科团队选派范园园、朱兆奎、徐颖、汤婷婷、刘新婷、原晓共 6 名选手参赛。经过激烈角逐,获南京市技能大赛团体一等奖,朱兆奎和汤婷婷获南京市儿科应急救援技能竞赛三等奖,徐颖和刘新婷获南京市儿科应急救援技能竞赛优胜奖,朱兆奎、徐颖、汤婷婷和刘新婷获"南京市卫生应急能手"称号。

(康志扬)

●**市中医院组织应对"COVID－19 群体性事件"应急演练** 2020 年 4 月 29 日,南京市中医院护理部组织急救医学科、发热门诊分两批次进行"2019 新型冠状病毒群体性事件应急预案"演练。此次演练主题为"多名高度疑似家族患者集体就医",由急诊预检分诊点首诊,预检分诊点护士对患者进行接诊、询问流行病学史,并按指定路线专人引导至发热门诊,同时上报各相关部门,发热门诊接诊后对患者进行相关处置的全过程。

(周莉莉 邵 颖)

●**市中医院在南京市院前急救技能竞赛获奖** 2020 年 9 月 3—5 日由南京市总工会、市人社局、团

市委主办的南京市院前医疗急救技能竞赛活动在宁进行,南京市卫健委领导、南京市总工会主席、南京市急救中心主任等莅临指导,共有 40 支急救团体队参加竞赛,竞赛项目包括理论知识、个人操作及团队操作。南京市中医院院前急救团队获团体三等奖,个人分别获竞赛优胜奖和"急救应急能手"称号。 (周莉莉 邵 颖)

●**市第二医院举行"不明原因肺炎救治"应急演练** 2020 年 1 月 9 日,南京市第二医院在汤山院区组织开展"不明原因肺炎救治"应急演练。副院长郑勤主持演练,感染管理科黄英副主任、重症医学科郑以山主任分别做"经空气传播疾病院感防控""流行性感冒诊疗方案"培训,护理部沙莉副主任带领两名医生和两名护士向现场所有人员演示防护服穿戴流程。此次演练模拟 5 名不明原因肺炎症状病人即将转入院内救治。主要演练内容:救护车转运电梯、转运病人隔离病房、紧急转入 ICU、启动专人ICU 流程、启动采血、CT 检查流程、穿脱防护服。演练结束后,现场总指挥郑勤副院长组织专家、现场演练人员、各相关科室对演练进行总结,分析演练过程中存在的问题和不足,研究制定整改措施,不断完善对突发事件的应急响应机制。 (陈 蕾)

●**市第二医院开展急诊外科应急演练** 2020 年 7 月 2 日,南京市第二医院副院长郑勤带领医务处,在未提前通知各科室和个人的情况下,组织开展急诊复合伤、三无病人的急救演练。此次演练安排一名多发车祸伤,需要急诊手术治疗的 SP(标准化)病人,通过急诊外科首诊,考核急诊绿色通道流程,包括"绿色通道"通畅情况、相关科室的协作能力及该院对急危重症患者的救治能力,演练真实模拟从急诊外科到手术室救治的全过程。演练结束,各科室、各部

门认真总结,查漏补缺,吸取经验教训。医务处组织相关科室进行座谈总结,不断完善急救应急机制,优化急救流程并进一步加强后期培训演练,将其作为常规工作开展。　　　　　(闻逸帆)

●**市第二医院开展胸痛患者、危急重症孕产妇医疗救治应急演练**　2020年7月20日,南京市第二医院在急诊抢救室组织开展胸痛患者医疗救治应急预案演练,急诊科、心内科等科室配合,共同参与。本次应急演练,院内急会诊时间、心电图时间、心电图确诊时间、床旁完成时间达到预期演练效果,从多方面检验急救反应能力和救治水平,锻炼磨合急救绿色通道及各科室的衔接。同日,在急诊抢救室组织开展危急重症孕产妇救治应急预案演练,各科室孕产妇危急重症救治工作小组成员参与。此次医疗救治演练,有条不紊,操作规范熟练,各学科配合默契,进一步优化诊疗方案和流程,提高科室协作能力,使医护人员在面对危急重症孕产妇救治时做到快速反应、配合默契,保护母婴安全。　　　　(朱　杰)

●**市第二医院获2020年度南京市职工职业(行业)技能大赛儿科应急救援技能竞赛团体二等奖**　2020年10月23日,由南京市总工会、南京市人力资源和社会保障局、共青团南京市委员会主办,南京市卫生健康委员会、南京市科教卫体工会联合会、南京市儿童医院承办的2020年度南京市职工职业(行业)技能大赛——儿科应急救援技能竞赛在南京市儿童医院河西院区举行,来自南京市卫健系统的24支代表队108人同场竞技。该院陈艳、张莹、唐娟3名医生,朱叶丽、汪盼、施金雷3名护士,共6人组成南京市第二医院代表队参赛,取得团体二等奖。陈艳、张莹获个人优胜奖,并获"南京市卫生应急能手"称号。　　(朱　杰)

●**市儿童医院承办南京市职工职业(行业)技能大赛儿科应急救援技能竞赛**　2020年10月23日,由南京市总工会、南京市人力资源和社会保障局、共青团南京市委举办,南京市卫生健康委、南京市科教卫体工会联合南京市儿童医院共同承办的南京市职工职业(行业)技能大赛儿科应急救援技能竞赛活动在南京举办。本次竞赛有108名选手参赛,旨在提高儿科医务人员应急理论水平和实践技能。　　　　(钱　昆　姚银銮)

●**市儿童医院开展消防疏散及反恐演练活动**　2020年12月4日,南京市儿童医院组织150余名职工开展消防疏散演练及反恐怖活动演练。演练项目包括火灾处置、疏散救援和反恐队形演练及灭火器实际操作。通过活动,增强职工自救本领和操作技能,提高职工安全防范意识。　(钱　昆　姚银銮)

●**市口腔医院开展新冠肺炎疫情应急演练**　2020年10月28日,南京大学医学院附属口腔医院开展新冠肺炎疫情防控应急演练。本次演练由医务处牵头组织,感染管理科、门诊部、护理部、总务科、保卫科、教育科及相关临床科室积极参与,全院60余人参加演练。整个演练过程分工明确、职责到位、密切配合,有效检验医院对新冠肺炎疫情的应急处置、医疗救治和院感防控能力,达到及时发现、快速处置、精准管控、有效救治的目的,也为增强常态化疫情防控能力,规范、有序、有度地防控新冠肺炎疫情起到促进作用。
　　　　　(陈　珺　顾雅心)

●**市口腔医院举办门诊自助设备突发故障应急演练**　2020年7月24日,南京市口腔医院门诊部编写预案演练脚本,在一楼门诊大厅举办门诊自助设备突发故障应急演练。此次演练由门诊部牵头组织,协调信息科、财务科、保卫科共

同参与。　　(陈　珺　顾雅心)

●**南京同仁医院120急救点投入运行**　2020年11月19日,经南京市急救中心与区卫健委统筹规划,通过全面考察和筹备,南京同仁医院急救分站谷里急救点投入运行。该站点承担江宁区谷里街道及其周边区域大部分危急重症病人的抢救及转运工作。
　　　　　　　　(王芹芹)

●**南京同仁医院开展院级应急预案培训**　2020年3月,南京同仁医院组织为期一个月的突发事件应急预案培训及演练。培训和演练内容包括自然灾害、事故灾害、公共卫生及社会安全四大类总计30多个应急预案。　(王芹芹)

●**南京同仁医院举行反恐防暴演练**　2020年10月22日,南京同仁医院联合江宁区九龙湖派出所举行2020秋季反恐防暴应急专项演练。活动内容包括对谈判不满意、殴打门诊值班安保人员、破坏门诊分诊台、辱骂医护人员等扰乱就医就诊秩序的突发医疗事件进行模拟演练,加强警医联动、协同作战的应急处理技巧,增加医院治安防范控制能力,将反恐防暴工作纳入医院常态化安全管理。
　　　　　　　　(王芹芹)

●**南京江北医院启动应急突发性事件"一键式"报警系统**　2020年1月6日,南京江北医院应急突发性事件"一键式"报警系统正式启用。各医护办公室、重点部位共45个点位报警器与主机24小时联网,紧急情况下触发报警器,应急反应小分队队员在最短时间内赶至现场处置,维护医疗秩序,保障医护人员安全。"一键式"报警系统是最快捷的院内报警方式,当医务人员人身安全将要或正在受到非法侵害时,医护人员紧急启用,可避免严重的伤害事件发生,提高医院的安全防范能

力,为医护人员执业安全提供强有力保障。　　（顾慧君）

●**南京江北医院开展 2020 年度 CPR 技能考核**　2020 年 11 月 17—19 日,南京江北医院组织开展住院医师 CPR 技能考核。此次急救考核重在夯实急救技能,提升急救能力,强化医务人员的心肺复苏抢救能力,锻炼住院医师遇到突发事件的应对能力,并将该项考核制度化、常态化,考核成绩纳入住院医生阶段考核资格审查必备条件之一。　　（顾慧君）

●**东部战区疾控中心"三防"医学救援队参加中国国际进口博览会安保**　2020 年 11 月 1—12 日,东部战区疾病预防控制中心抽组 30 人,轮式车辆 8 台,编成"三防"医学救援队,担负中国国际进口博览会安保"三防"医学救援任务。在联合指挥部统一指挥下,围绕实现"平安进博会"总体目标,认真贯彻执行上级决策部署和各级指示要求,立足应对复杂困难情况,充分细致准备,强化实战训练,密切协同配合,严格值班备勤,做好任务部队卫勤保障,狠抓思想教育和安全管理,完成中国国际进口博览会安保任务。　　（吕　恒）

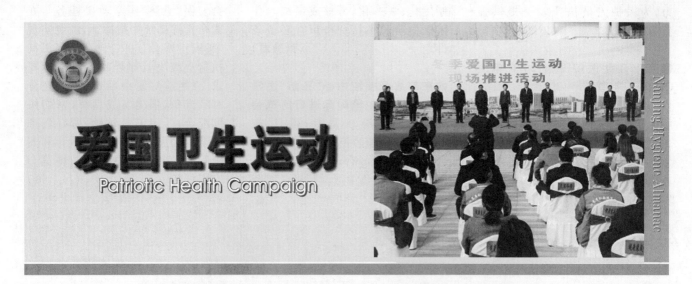

爱国卫生运动
Patriotic Health Campaign

●概况 2020年,南京市爱国卫生工作遵循习近平总书记关于开展爱国卫生运动的要求,组织开展社会动员,推进不同季节爱国卫生运动,科学安排复工复学指导工作,组织开展爱国卫生月活动及秋冬季爱国卫生运动,取得明显成绩。

筑牢疫情防控前沿防线。新冠疫情发生后,迅速建立健全防控工作机制,多形式、多渠道开展健康宣传,及时下发文件,指导疫情防控工作,开展爱国卫生工作督查,排查薄弱环节,下发问题清单,跟踪整改效果。全市爱卫系统参与疫情防控指导复工复学单位4万余家。7月,联合市商务局、市市场监管局、市文明办等部门,开展农贸市场环境卫生集中整治周活动。

广泛开展爱国卫生月活动。4月8日,市长韩立明参加秦淮区爱国卫生活动。市领导、各区和有关部门领导身体力行,带头参加爱卫月活动。各区、各部门积极响应,坚持环境治理与重点场所并重、线下协同与线上互动相结合,掀起爱国卫生运动新高潮。

常态化开展爱国卫生运动。7月29日,全国爱卫会下发《全国爱卫会关于2019年国家卫生城市(区)和国家卫生乡镇(县城)复审结果的通报》,确认南京市为国家卫生城市。全市共创成9个国家级、6个省级卫生镇街、70个省级卫生

村。以创建为抓手,对六合区、高淳区、溧水区、江宁区、浦口区进行农村户厕改造工作销号检查。开展除四害活动,减少虫媒传染病与新冠肺炎叠加风险。加强淹水地区环境清理和消毒工作,减少介水传染病的发生。完成病媒生物防制全覆盖落实情况评估。开展市场环境综合整治、食品安全监管等工作。11月,全省冬季爱国卫生运动现场推进活动在江宁区举办。

提高居民健康素养水平。会同市文明办编写《南京市民卫生健康公约》,联合省爱卫办制作"世界无烟日"公益宣传片,邀请省市医疗专家为控烟工作代言,在全市电子屏滚动播放。线上线下同步举办健康生活方式指导员培训班,推进健康环境建设,江宁区通过国家健康促进区技术评估。创成省级健康街道6个、健康社区58个、健康村8个、市级"健康细胞"工程单位314个、健康家庭20户、健康市民400名。开展市级机关健康促进项目,推动无烟机关创建工作,促进职业人群健康水平提升。开展2020年度南京市健康科普讲师演讲技能竞赛,组织参加省"致力健康促进、共建健康江苏"技能大赛,获团体二等奖。 (杨溢秦)

●南京市开展爱国卫生月和环境整治提升月活动 2020年4月1日,南京市委办公厅、市政府办公

厅印发《关于开展第32个爱国卫生月活动、为全面打赢新冠肺炎疫情阻击战营造良好环境的通知》,在全市开展为期1个月的"防疫有我、爱卫同行"爱国卫生月主题活动,并同步开展全市环境整治提升月行动。爱国卫生月活动分为工作启动、全面实施和长效巩固3个阶段。全面实施阶段,各区、各有关部门制订专门整治方案,针对薄弱环节,每周确定1个工作主题,制定整改达标工作时间表。加强组织领导、宣传引导、经验总结、督促督办,确保取得务实成效。环境整治提升月行动与爱国卫生月活动紧密结合、同步推进,围绕加强环境卫生整治,开展市容市貌整治,加强停车、工地、城市部件和绿化管养维护等重点方面管理,全面排查和整改城乡环境治理方面存在问题。 (胡苏锐)

●南京市召开第32个"爱国卫生月"新闻发布会 2020年6月12日,南京市召开第32个"爱国卫生月"新闻发布会。市卫生健康委副主任王安琴、市城市管理局一级调研员李鸢鸣、秦淮区副区长王赵海出席会议并分别通报"爱国卫生月"活动情况。 (胡苏锐)

●南京市举办2020年度省级健康促进区建设培训会议 2020年9月18日,市卫生健康委、市爱卫办

组织召开2020年度省级健康促进区建设培训会议。市卫生健康委副主任王安琴出席会议并讲话。培训会上,省卫生健康委健康促进处副处长单玲英围绕健康促进区建设目的和意义作讲解。

（胡苏锐）

●**南京市举行"爱卫有我 健康同行"健康促进主题活动** 2020年10月29日,由市卫生健康委、市机关事务管理局主办,市级机关爱国卫生运动委员会办公室承办的"爱卫有我 健康同行"健康促进主题活动在玄武湖公园举行。市机关事务管理局局长张小平、市卫生健康委一级调研员王克富参加活动。

（胡苏锐）

●**省暨南京市冬季爱国卫生运动现场推进活动在江宁举行** 2020年11月20日,省暨南京市冬季爱国卫生运动现场推进活动在南京市江宁区东山街道举行。省爱卫会副主任、省卫生健康委主任谭颖,南京市爱卫会主任、南京市副市长胡万进出席并讲话,省爱卫会办公室主任、省卫生健康委副主任周明浩,市爱卫会副主任、市卫生健康委主任方中友出席。省卫生健康委、住建厅、农业农村厅、商务厅、市场监管局等省爱卫会有关成员单位负责人和南京市爱卫会、江宁区爱卫会负责人为健康家庭代表发放健康大礼包。健康家庭代表宣读积极参与爱国卫生运动、努力培养健康文明生活方式倡议书。医疗卫生等领域专家在现场向广大市民宣传爱国卫生和冬季疫情防控知识,开展健康咨询与义诊服务。省、南京市爱卫会有关成员单位负责人和南京市各区爱卫会负责人还赴江宁区东山街道泥塘社区、刘姐菜篮子太平店等单位,实地调研指导冬季爱国卫生和新冠疫情防控工作。

（胡苏锐）

●**南京市在省健康促进与健康教育技能竞赛中获团体二等奖** 2020年12月20—21日,由省卫生健康委、省人社厅、省总工会联合举办的2020年江苏省健康促进与健康教育技能竞赛省级决赛在南京举行。由市疾控中心石呈、江宁区疾控中心吴白群、省肿瘤医院王卉、秦淮区蓝旗社区卫生服务中心王晓霏组成的南京健康教育代表队获团体总分第二名,王卉获"健康促进科普奖"以及"江苏省健康促进与健康教育岗位能手""江苏省技术能手""江苏省五一创新能手"称号,石呈获"健康促进科普奖"及"江苏省健康促进与健康教育岗位能手"称号。

（胡苏锐）

●**市口腔医院被授予南京市"健康促进医院"称号** 2020年,南京市口腔医院被南京市爱卫办授予2020年度南京市"健康促进医院"称号。该院扎实推进健康教育工作,完善健康环境建设,关爱职工健康,开展内容丰富、主题鲜明的健康促进活动,宣传科学的口腔健康知识,为促进全市居民口腔健康水平和健康南京建设做出积极贡献,取得突出成绩。

（陈珺 顾雅心）

职业健康工作
Occupational Health Work

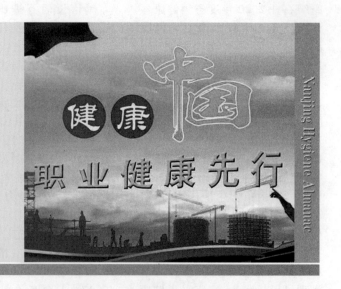

●概况 2020年,南京市职业健康工作按照"建体系、摸底数、抓防控、强执法、防风险、保健康"的总体思路,以《中华人民共和国职业病防治法》为主线,以强化"尘肺病防治攻坚行动目标责任"和"监督执法"为抓手,推进完成职业病防治"十三五"规划、职业病危害现状调查、尘毒危害专项治理等目标任务,全面落实属地监管责任和企业职业病防治主体责任。全年报告职业病新病例20例,比上年减少28.57%,职业健康检查实检人数为18万人次。

坚持疫情防控和职业健康工作两手抓,助力企业复工复产。积极落实《国家卫生健康委办公厅关于加强企业复工复产期间疫情防控指导工作的通知》等文件,对全市15家职业健康检查机构疫情防控和职业健康检查工作进行督查,督促职业健康检查机构做好疫情防控措施,制订职业健康检查工作方案,科学有序开展职业健康检查工作,为企业职工入岗和在岗职业健康检查提供便利条件。

加强职业健康监管体系建设。市、区二级及部分街道建成职业健康监督执法网络,南京经济技术开发区落实2名专管人员,全市职业健康监管执法体系基本形成。市卫监所成立职业卫生科,挑选10名业务人员专门从事职业卫生执法检查,强化职业健康执法检查工作。全市监督检查用人单位1006家,其中市级监督检查40家,督促用人单位落实职业病防治主体责任,对违法违规企业给予立案处罚43家,罚款58.46万元。

积极完成职业健康重点目标任务。贯彻落实《南京市尘肺病防治攻坚行动实施方案》,各项重点任务如期完成。印发《关于开展职业性尘肺病患者有关信息核查工作的通知》,开展尘肺病患者调查,完成随访调查3123例,存活1802人。按照《南京市矿山、冶金、化工行业领域尘毒危害专项治理工作方案》,对纳入全市尘毒危害专项治理的159家企业,全部完成职业病危害项目申报,职业病危害因素定期检测率、职业健康检查率、企业负责人和管理人员培训率均达95%以上。按照国家、省卫健委印发的《职业病危害现状统计调查方案》要求,制订调查方案,举办调查员培训班,完成63个乡镇(街道、开发区)调查工作,调查工业企业3900多家,录入系统3060家,高质量完成全市职业病危害现状调查任务。认真贯彻国家卫生健康委《关于启用新版"职业病危害项目申报系统"的通知》,全年职业病危害项目申报企业总数为7164家。推动市疾病预防控制中心职业卫生实验室建设并通过"省级职业卫生重点实验室"验收。

积极开展职业病防治宣传活动。4月底,组织全市开展全国第18个"职业病防治宣传周"宣传活动,开展"千企万人有奖竞答,职业健康保护我行动"微信竞答活动,拍摄《中华人民共和国职业病防治法》宣传视频,首次采用云直播方式与劳动者面对面交流,发放7000份宣传折页。

做好职业安全健康工作。认真贯彻落实《南京市创建国家安全发展示范城市总体方案》要求,对标对表开展工作,把职业安全健康工作任务落到实处。抓好健康企业创建工作,2家企业被评为省级健康企业。落实"放管服"举措,推进区、街镇、技术机构、企业网格化管理,全面排查职业健康领域重大风险,重点做好中小微企业"三同时"预评价和效果评价检测工作,牵住危害因素"牛鼻子",筑牢职业健康安全生产"防火墙"。

(蔡旭兵)

●全国职业病防治院(所)长联席会议在南京召开 2020年12月14—17日,由广东省职业病防治院、南京市职业病防治院联合主办的2020年全国职业病防治院(所)长联席会议在南京市召开。国家卫生健康委职业健康司副司长王建冬、江苏省卫生健康委副主任周明浩、市卫生健康委主任方中友出席会议并讲话。全国65家省(市)职业病防治院(所)主要负责人 150 余人参加会议。中国疾控中心职业卫生与中毒控制所所长孙新、辐射防护与核安全医学所副所长丁库克分别就职业病防治技术支撑体系建设、放射卫生工作现状及面临的机遇和挑战作主旨演讲。广东、湖南、湖北、重庆、山东、吉林、南京等省、市职防院（所）作经验交流。参会代表还就新形势下职业病防治院（所）功能定位和发展方向、职业病防治"十四五规划"等议题展开讨论、建言献策。

（唐丽娟　和淑洁）

●**国家人社部社保中心副主任吕鸿雁一行调研南京市第一医院**　2020 年 11 月 12 日，国家人力资源和社会保障部社保中心副主任吕鸿雁一行到南京市第一医院康复医学中心暨南京市工伤康复中心进行工伤康复工作调研。调研组视察工伤康复中心病房及治疗区域，看望工伤职工，对中心工伤康复工作规范管理、设备配套齐全和对工伤职工的人文关怀等工作给予充分肯定，强调未来康复一定是工伤制度发展方向之一。该院副院长赵太宏、康复医学科副主任陈安亮陪同。

（陈红　胡婕）

●**职业病诊断工作**　2020 年，南京市职业病防治院完成网络直报职业病报告信息 15 例，其中：职业性矽肺 3 例，职业性煤工尘肺 1 例，职业性电焊工尘肺 1 例，职业性陶工尘肺 1 例，职业性急性重度硫酸二甲酯中毒 1 例，职业性急性轻度二甲基甲酰胺中毒 1 例，职业性轻度噪声聋 7 例。　（汤玉华）

●**职业病监测工作**　2020 年，在全省重点职业病工作方案作出重大调整的情况下，南京市职业病防治院结合工作实际制订工作方案，及时组织开展技术培训，重点职业病监测数据的区级覆盖率、职业健康检查机构覆盖率、职业病诊断机构依法履职率均达到 100％。完成监测试点区栖霞区接尘工人职业健康检查任务。尘肺病随访工作完成 3465 例，随访率 96.45％。

（包佑红）

●**工业企业职业病危害摸底调查**　2020 年，南京市职业病防治院在全市范围内开展工业企业职业病危害摸底调查工作。完成 3060 家工业企业的现状调查，并全部录入平台系统，其中已完成区级审核 3060 家，区级审核率 100％，通过市级质控审核 2814 家，市级质控审核率 91.96％。推进新版职业病危害项目申报工作，完成申报 4008 家，审核通过 3340 家。

（包佑红）

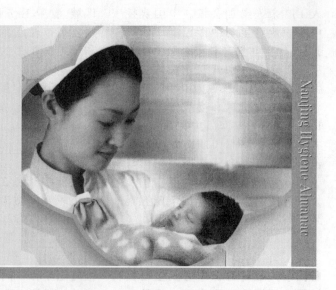

基层卫生工作与妇幼保健

Primary Medical Work and Care of Women and Children

Nanjing Hygiene Almanac

基层卫生健康工作

●**概况** 2020 年,基层卫生健康工作围绕健全一个体系,补足两个短板,办好三件实事,找差距,强弱项,抓落实,充分发挥基层新冠肺炎疫情防控网底作用,扎实推进基层医疗卫生服务体系建设,坚持稳中求进总基调,重点工作成绩突出。

筑牢基层网底,全力做好疫情防控。按照"外防输入、内防扩散"要求,基层医疗机构充分发挥主力军作用,勠力同心坚守在基层一线最前沿,积极落实各项社区防控措施,承担预检分诊、三站一场哨点、社区流调、居家隔离、集中隔离、社区消杀、转运、咽拭子采集、出院患者随访、复工复学、社区健康宣教等防控工作。

优化资源配置,健全基层服务体系。全面完成省级标准化建设。基层医疗机构全部达到省标准化建设要求,达标率 100%;新建 15 家社区卫生服务站(村卫生室),全部通过省级标准化验收。加强对岱山南、花岗、丁家庄二期保障房片区配套的社区卫生服务中心建设指导,完成基建和外立面装修任务。

高质量推进社区医院建设。全市 32 家基层机构被确认为省级社区医院,名列全省第一。积极创建社区医院示范区,指导秦淮、雨花台、栖霞和江宁区创建省级社区医院示范区,4 个区被授予为首批"江苏省社区医院示范县(市、区)"称号。

稳步推进农村区域性医疗中心建设。3 家机构被列入首批农村区域性医疗卫生中心基本建成单位。

扩大家庭医生工作室建设覆盖面。在社区卫生服务中心(站)、卫生院(村卫生室)覆盖不到的地方设置家庭医生工作室,全市建设家庭医生工作室 224 个。

加强能力建设,提升基层服务水平。①深入推进国家优质服务基层行活动。编撰业务标准化操作手册——《"优质服务基层行"活动辅导系列丛书》,发放 180 余套。该手册被省卫健委选用,录制成省级培训视频。推荐 49 家基层机构参加"推荐标准"基层机构评选。组织参加江苏省优质服务基层行信息平台在线视频培训,5 月底,完成全市 12 区计 127 家基层医疗机构在线培训。委托协会和市基本公共卫生项目办开展线下培训,组织省、市级专家,分区分专业分条口开展培训,确保培训质量。10月中旬,组织初筛"推荐标准"基层机构接受省级验收,有 46 家基层医疗卫生机构达到"推荐标准"(达 34%),72 家达到"基本标准"(达 81.81%),名列全省第一。②积极开展基层特色科室建设和孵化。对 36 家市级基层特色科室进行复核评估。10 家申报第五批省级基层特色科室通过现场评价。落实孵化中心"一机构一策",提升孵化能力。出台《南京市基层特色科室孵化中心考核管理办法》,针对孵化对象制定个性化孵化计划、目标、主要扶持建设任务情况,强化孵化效果,全市 17 个孵化中心与基层机构 151 个科室建立孵化关系。③持续开展基层卫生人才提升工程。开展新一轮省、市基层卫生骨干人才遴选工作,遴选市级基层卫生骨干人才 816 人,省级骨干 210 人。组织 110 名乡镇卫生院医务人员参加乡镇卫生院临床医师务实进修和实用技能项目,组织 12 名基层骨干全科人员、20 名乡村医生、3 名骨干专科医生、10 名骨干学员参加基层能力提升项目。对薄弱地区村卫生室补助经费 1022.68 万元,其中,日常运行经费 166 万元,村医 856.68 万元。④组织基层常态化岗位练兵。组织全市家庭医生全科团队技能竞赛,18 个社区卫生家庭医生团队和 6 个卫生院家庭医生团队参赛。在省级技能大赛中,市卫生院、社区代表队勇夺全省第一、第三,分别获一、二等奖,南京市荣获省优秀组织奖,4 人获"江苏省五一劳动奖章",8 人获"江苏省技术能手"，4人获市"五一劳动奖章"，24人获"南京市技术能手""南京市五一创新能手"称号，6人获"南京市青年岗位能手"称号。

落实民生实事，有效提升基本公共卫生服务均等化。①扎实推进基本公共卫生服务。按照常住人口基本公共卫生服务补助标准拨付经费3.65亿元，其中中央和省1.35亿元、市级2.3亿元。印发《南京市基本公共卫生服务项目实施方案》《南京市基本公共卫生服务项目绩效评价指标体系》。在2019年度国家基本公共卫生服务项目绩效评价中，获全国第一。②开展家庭医生签约服务。组建1002个家庭医生全科团队，建设家庭医生工作室224个，开设家庭病床15039人次，与去年同期相比增长32%；重点人群签约率稳定在60%以上，建档立卡人群做到应签尽签，体检率达96.06%；基层首诊式签约人数达到23.43%以上。创建省级家庭医生服务模式创新试点建设单位11个，创建省级星级家庭医生工作室7个，位居全省前列。3个区受到省政府通报表彰。栖霞区"院府合作"深化医改新路径，入选"中国改革2020年度50典型案例"。　　　　　　　（李　群）

●**国家卫生健康委基层司司长聂春雷一行调研南京市社区医院和基层卫生信息化提档升级工作**
2020年9月10日，国家卫生健康委基层司司长聂春雷一行调研南京市社区医院和基层卫生信息化提档升级工作。省卫生健康委副主任李少冬、市卫生健康委副主任杨大锁陪同。聂春雷一行先后实地察看栖霞区迈皋桥社区医院、江宁区禄口社区医院，听取南京市社区医院和基层卫生信息化建设情况汇报，充分肯定市社区医院创建成效，并就下一步工作提出要求。
　　　　　　　（卫　健）

●**全国社区医院建设培训班在南京召开**　2020年9月29—30日，国家卫生健康委基层司在南京市举办全国社区医院建设培训班。市卫生健康委副主任杨大锁作为全国唯一市级地方代表进行交流发言。南京市已建成5个全国百强社区卫生服务中心，12个全国优质示范社区卫生服务中心，8个"全国群众满意乡镇卫生院"；雨花台区、栖霞区、江宁区、秦淮区先后获评江苏省基层卫生十强县（市、区）。18所社区卫生服务中心被省卫生健康委确定为社区医院，数量位居全省第一。
　　　　　　　（卫　健）

●**南京家庭医生团队勇夺省级感控技能竞赛桂冠**　2020年11月26—27日，省卫生健康委、省委省级机关工委、省人力资源和社会保障厅、省总工会联合举办"2020年'优质服务基层行'家庭医生团队感控技能竞赛省级决赛"。全省13个地级市26支队伍，共计104位选手参加竞赛。经过紧张激烈角逐，南京市卫生院队获一等奖，并获省级"五一劳动奖章"；南京市社区队获二等奖；2个团队成员获"江苏省技术能手"称号；南京市卫生健康委获优秀组织奖。
　　　　　　　（卫　健）

●**市第一医院博士团队进社区**
2020年7月，南京市第一医院骨科博士团队到铁心桥社区服务中心开展以"骨科义诊进社区，健康服务入民心"为主题的大型骨科义诊活动。王黎明教授及骨科博士团队在4个诊室同时开诊，为社区居民诊疗，进行健康知识宣传、健康咨询，传授保健技能，接诊200余人。（陈红　胡婕）

●**2020年县乡村卫生人才（临床医生）能力提升省级培训班**　2020年12月3日，根据省卫健委统一部署，由南京医科大学第二附属医院主办的"2020年县乡村卫生人才（临床医生）能力提升省级培训班第一轮临床培训班"在该院开班。全省各县乡卫生院选送的30名临床骨干医师参加为期一个月培训。　　　　　　　（何　涛）

●**市中医院召开高血压达标中心建设启动会**　2020年4月28日，"南京市中医院高血压达标中心建设启动会"在南京市中医院召开。会上，江苏省人民医院心血管科卢新政教授解读中国高血压达标中心建设认证标准和流程。市中医院心血管科主任顾宁汇报前期筹备及后期工作情况。月牙湖社区卫生服务中心院长林颖超代表5家卫星医院成员对高血压达标中心建设作表态发言，表示全力支持达标中心建设。虞鹤鸣院长代表中心医院（牵头医院）发言，充分肯定高血压达标中心建设的意义，指出要通过达标中心建设工作，进一步加强中心医院与卫星医院之间的紧密联系，共同管理好区域内高血压患者，真正改善中国高血压防治现状，努力提高高血压知晓率、治疗率和控制率，更好地服务于广大高血压人群。院长虞鹤鸣代表该院（中心医院）分别与大光路社区卫生服务中心、月牙湖社区卫生服务中心、红花社区卫生服务中心、中华门社区卫生服务中心和双塘街道社区卫生服务中心5家卫星医院正式签署合作协议。
　　　　　　（周莉莉　邵　颖）

●**南京市基层特色科室孵化中心市中医院脾胃病孵化项目启动会**
2020年7月28日，南京市中医院召开"南京市基层特色科室孵化中心市中医院脾胃病孵化项目启动会"。市卫健委、市中医院以及秦淮区中华门社区卫生服务中心、浦口区中医院、鼓楼区阅江楼社区卫生服务中心等10余家脾胃病科基层孵化项目成员单位参加会议。会上颁发"南京市基层医疗卫生机构市中医院脾胃病科孵化中心"铜牌，举行各参会单位"南京市基层医疗卫生机构脾胃病特色科室孵化点"授牌仪式。　　（周莉莉　邵　颖）

●中国医学科学院皮肤病医院赴宝应开展慰问与义诊活动　2020年1月19日,中国医学科学院皮肤病医院(中国医学科学院皮肤病研究所)科研防治党支部组织党员赴宝应县麻风康复院开展慰问与义诊活动。副院所长杨雪源代表院所职工向麻风康复院赠送羽绒服、围巾、新年红包,价值13520元,均为院所职工捐款。杨雪源、王千秋、王洪生等资深专家提供义诊服务111人次,给危重疑难皮肤病患者带来福音。　(吴晶晶)

●南京医科大学附属口腔医院基层特色科室省级孵化中心获省卫健委年度考评二等奖　2020年9月22日,江苏省卫健委召开基层特色科室省级孵化中心年度工作评估交流会。南京医科大学附属口腔医院医联体建设、基层医疗机构口腔科孵化工作在全省基层特色科室孵化工作考评中获二等奖。此次考评涵盖20个专业,由评审专家和基层代表对各孵化中心工作情况和工作实绩进行综合考评。自2018年成为江苏省口腔医学基层特色科室孵化中心后,该院积极开展工作,紧密结合基层特色科室建设需要,制订个性化孵化方案,落实精准帮扶措施;积极推动对基层医疗机构口腔适宜技术和医院感染控制等人员培训和技术指导;完成县乡村卫生人才能力提升省级培训和江苏省家庭医生签约服务项目库编写等任务,持续提升基层口腔医疗机构服务能力和水平。　(朱政　周萍)

●南京医科大学附属口腔医院开展"江苏省基层特色科室孵化适宜技术"线上培训　2020年5月18日,南京医科大学附属口腔医院在线开展"江苏省基层特色科室孵化适宜技术"第四期培训。20余家江苏省基层特色科室孵化单位、县乡村卫生人才培训单位的口腔医务工作者参加培训。培训通过线上模式开展,学员们表示培训针对性强,对开展口腔诊疗活动给予很大指导和帮助。

　(朱政　周萍)

●省级机关医院基层特色科室省级孵化中心年度工作再创佳绩　2020年9月22日,江苏省卫生健康委一年一度的基层特色科室省级孵化中心工作评估会在南京举行。江苏省省级机关医院(江苏省老年病医院)内分泌科、老年医学科分别获得年度孵化工作一等奖和三等奖。该院内分泌科、老年医学科自成为省级孵化中心以来,以维护基层百姓健康为宗旨,以基层医疗服务需求为导向,以基层医疗服务能力提升为目标,开展大量孵化工作,严格落实工作要求,满足基层科室建设需要,发挥孵化中心作用,做好、做实、做优基层专业队伍建设,以多样化方式扶持基层专科发展,提高基层科室医疗服务能力,实现三级医疗机构、基层医疗机构、百姓三方共赢。

　(郑惠兰　周思含)

●南京同仁医院举行"关爱百岁老人"系列活动　2020年1月15日,南京同仁医院老年病科携手瑞芝康健养老中心及江宁区民政局,上门看望区内居家养老的8位百岁老人。为老人义务测血压、血糖,提供健康咨询。1月16日,由老年病科医护人员组成的义诊小分队,携手江宁湖熟街道耀华社区党群服务中心志愿者和社区网格员,深入社区为居家养老老人义务检测血糖、血压,提供健康咨询。1月18、19日,医护志愿者分2批组织4名医生、4名护士,到悦华养老集团2家养老中心,为150余位老人进行义诊。　(王芹芹)

妇幼健康工作

●概况　2020年,全市有助产医疗机构46家,其中三级22家,二级17家,一级7家,有产科床位2058张。设新生儿科医疗机构25家,床位521张。全市有5家产前诊断中心,17家产前筛查中心,14个妇幼保健机构,8家市级孕产妇危重症救治中心,5家市级新生儿危重症救治中心。活产数68713人,其中一产59.1%,二产以上40.9%。0—3岁婴幼儿200220人。婴幼儿照护服务机构744家,备案262家,社区亲子室488家,街指导中心43家,区指导中心6家,入托14681人。

完成政府民生实事社区婴幼儿照护服务52家机构建设。完成省政府18家普惠托育机构建设、9家国家普惠示范托育机构建设,推荐6家省级普惠托育机构,普惠托育机构数量全省第一。完成省政府高质量考核所改院建设,六合区、溧水区妇幼保健院正式建成投入运营。取得全省生殖健康一级竞赛第一名。新增3家国家级特色专科:国家更年期特色专科(南京市妇幼保健院)、国家新生儿保健特色专科(南京市妇幼保健院)、国家孕产期保健特色专科(鼓楼医院)。市第二医院获评省级母婴安全优质单位。

织密网,抓重点,努力推进妇女保健。①全力加强母婴安全管理。印发《加强全市母婴安全通知》和《加强婴幼儿儿童孕产妇积极应对新冠肺炎防控指导方案》。复核产前筛查医疗机构资质,开展孕产妇和新生儿危重症救治中心绩效评估。举办孕产妇危急重症救治中心培训、孕产妇感染性疾病防治培训。②扎实推进妇幼基本公卫项目。联合市总工会部署《全市女职工生殖健康和两癌筛查三年行动方案》,浦口区、江宁区、秦淮区、江北新区4个区首次试点HPV项目,完成筛查60971人。组织两癌市级师资培训班,储备技术力量700多人。完成宫颈癌筛查155562例、乳腺癌筛查156391例、孕优检查29646人。③普遍开展提优质控。开展妇幼卫生"三网"监测,妇幼健康信息系统、妇幼基本公卫、重大妇幼、婚前医学检查,两癌、先心筛查,孕产妇和新生儿危急重症救治中心质控。夯实医疗—行政、市—区—基层、全员覆盖—全程管理联动机制。④强化出生缺陷三级防治。举办出生缺陷管理工作培训班和新生儿先心筛查培训班。配合组织江苏省暨南京市2020年"世界母乳喂养周"主题宣传活动。⑤推动产后康复服务。印发《全市母婴生活照料疫情防控规范要点》,提升月子会所产后康复生活照料服务。完成《南京市母婴照料服务管理办法》后评估,评估月子会所40个品牌、54家门店。

重基本,推项目,提供儿童保健优质服务。①多措并举提升儿童眼视力保健。夯实儿童眼视力指导中心建设,开展多期培训,与南医大附属眼科医院共同举办全国爱眼日儿童眼保健线上培训,41万人收看。编制儿童近视防控短视频、预防手册、标准视力表2.4万份,开展家庭眼保健科普宣传。开展儿童眼视力和体检质控。②推动实施儿童健康管理项目。实施儿童早期发展自闭症项目,联合市脑科医院、妇幼保健院、儿童医院开展婴幼儿脑发育障碍早期识别和早期干预项目,完成3岁以下孤独症筛查29496人次,PCBI超早期干预患儿106人。③规范管理出生医学证明。调整办理流程,明确换补发单位为妇幼保健机构。制订出生医学证明档案管理实施方案,拟制问题解答模本,印发档案管理规范,与档案部门联合开展培训。核准170个电子印章,做好电子证照系统开发服务。④加快儿童体检复检。为全市49.6万0—6岁儿童进行健康体检,为25万托幼机构儿童进行视力筛查,建立完善儿童视力健康档案。⑤开展托育托幼机构卫生保健。制发托育托幼机构防控工作指南,开展线上培训。编发7期防控简报、指导手册,指导托育托幼机构筹备防疫物资。做好高中风

险地区返宁人员排查。全市0—3岁托育机构平稳应对疫情,未发生婴幼儿安全风险等不良事件。

拓平台,建体系,全力建设妇幼保健机构。①持续推进所改院高质量建设。六合区、溧水区完成所改院高质量建设任务,通过二级妇幼保健院验收。江北新区妇幼保健院正式开工建设,预计2022年建成。江宁区按照三级妇幼保健院标准,完成概念设计方案。②规范推进妇儿保门诊。新增规范化妇儿保门诊20家。全市112家基层社区卫生服务中心妇幼健康规范化门诊建设达到省定标准。

(王 芳)

●市人大常委会副主任陈华视察南京市0—3岁婴幼儿照护服务工作 2020年7月29日,市人大常委会副主任陈华率队视察南京市0—3岁婴幼儿照护服务工作。市卫生健康委副主任王静陪同。视察组实地查看高淳区东坝街道游子山村亲子室、智多园托育机构、区0—3岁婴幼儿早期发展指导服务中心。

(乔 勇)

●国家卫生健康委在南京召开母婴设施建设经验交流会议 2020年12月11日,国家母婴设施建设经验交流会议在南京召开。国家卫生健康委人口家庭司副司长周美林出席,南京市卫生健康委副主任王静作典型经验交流发言。南京市已建母婴设施817个,做到应建尽建,高配严管,持续推进,惠民便民。

(沈 沂)

●市卫生健康委举办基本公卫妇幼项目培训班 2020年8月26—27日,市卫生健康委举办基本公卫妇幼项目培训班。市卫生健康委副主任王静出席并讲话。培训班上,围绕《国家基本公共卫生服务规范(第三版)》,相关专家针对儿童健康管理、孕产妇健康管理、农村妇女"两癌"检查、孕前优生检查、避孕药具和叶酸发放等内容进

行详细解读,指导医疗卫生机构卫技人员落实规范要求,优化服务模式。各区卫生健康委分管主任、科长,区妇幼保健机构及各社区卫生服务中心(卫生院)从事孕产妇和儿童健康管理人员参加培训。

(殷方明)

●市卫健委召开妇幼健康工作指标分析会 2020年12月24日,市卫健委召开全市妇幼健康工作指标分析会。市卫健委副主任王静出席会议并讲话。会上,市卫健委妇幼健康处、市妇幼保健院、各区卫健委分别总结"十三五"妇幼健康指标完成情况、存在问题,并提出改进措施。对全市出生缺陷、生殖健康竞赛先进单位和个人予以表彰。

(王 芳)

●鼓楼区"一站式"未成年人保护中心暨吾护花开女童保护服务站成立 2020年12月23日,鼓楼区检察院、区妇联、区公安分局、区民政局、青雁社会组织在南京医科大学第二附属医院举行南京市鼓楼区"一站式"未成年人保护中心暨吾护花开女童保护服务站揭牌仪式。保护中心(服务站)设在该院门诊楼四楼高级专家会诊中心,与妇科检查区域无缝对接,充分保障未成年被害人隐私权。市检察院、市妇联、区检察院、区妇联、区公安分局、区民政局、南医大二附院等相关单位领导出席。

(何 涛)

●中国儿科强基层"星火计划"项目南京站启动 2020年8月15日,由中国医药卫生文化协会主办,国家卫健委医管中心支持,南京市儿童医院牵头举办的"促进全国医疗服务业高质量发展示范工程"之童进步、共发展——中国儿科强基层"星火计划"项目南京站启动会在南京举办。会上,南京市儿童医院挂牌成为"促进全国医疗服务业高质量发展示范工程"江苏省教育培训基地。

(钱 昆 姚银莹)

●**市儿童医院启动"亮眼护瞳"眼部健康检测筛查行动** 2020年10月23日，由南京市委组织部、南京市卫健委牵头，南京市儿童医院和高淳区教育局共同承办的城乡结对医疗公益性帮扶"亮眼护瞳"行动在高淳区第一中学启动。"亮眼护瞳"行动旨在贯彻落实习近平总书记"全社会都要行动起来，共同呵护好孩子的眼睛"重要指示精神，进一步做好南京市委关于助力高淳区高质量发展的一项服务基层公益筛查活动。 （钱　昆　姚银鋆）

●**省药品监督管理局调研南京市妇幼保健院疫苗药品管理工作** 2020年1月15日，江苏省药品监督管理局副局长陈和平一行调研南京市妇幼保健院疫苗、药品管理工作。市市场监督管理局副局长蒋永兆参加调研。陈和平现场检查该院疫苗接种室，听取疫苗接种流程，接种点疫苗领用、储存、使用登记等管理情况汇报，对该院疫苗及药品管理工作给予充分肯定。 （吕东晏　杜宣宁）

●**市政府研究室调研南京市妇幼保健院** 2020年6月4日，南京市政府研究室到南京市妇幼保健院开展健全公共卫生服务体系和提升医疗竞争力专题调研。调研组详细了解该院公共卫生职能及妇女儿童传染病防治工作情况，围绕如何履行妇幼公共卫生职能，提升妇女儿童健康水平，推动妇幼健康事业发展，医院发展中存在的瓶颈问题、政策建议进行交流。 （吕东晏　杜宣宁）

●**市妇幼保健院韩雪获南京"最美医护工作者"荣誉称号** 2020年，南京市妇幼保健院韩雪被市委宣传部、市卫生健康委员会授予南京"最美医护工作者"称号。韩雪作为急诊科护士长始终把妇女儿童的健康安全放在第一位，以强烈的职业敏感性和对工作高度负责的警觉性，主动积极参与研究制订院内疫情防控应急预案、应急演练方案等工作，始终发挥着身先士卒、率先垂范的先锋模范作用，坚守在抗击疫情的最前线。 （吕东晏　杜宣宁）

●**市妇幼保健院专家赴西宁开展服务交流活动** 2020年8月3日，受西宁市委组织部邀请，南京市妇幼保健院妇科主任叶春萍医师作为南京医疗专家成员，赴西宁市第一人民医院开展为期一周的服务交流活动。其间，叶春萍等专家手把手开展腔镜下全子宫切除术，举办宫颈癌广泛子宫切除手术技巧及注意事项专题讲座，开展专科大查房，针对疑难病例进行讨论交流等。 （吕东晏　杜宣宁）

●**市妇幼保健院专家团队开展援疆行动** 2020年10月14日，在江苏援疆新一轮"关爱母亲行动·两癌筛查"项目启动之际，南京市妇幼保健院党办主任蔡晓洁、宫颈科主任申艳、乳腺科主任陆澄一行到新疆克州进行援助活动，协助开展"两癌筛查"，进行健康检查、医疗咨询服务等。 （吕东晏　杜宣宁）

●**市妇幼保健院遗传医学中心获批"南京遗传医学临床医学中心"基地** 2020年4月17日，第二轮南京临床医学中心建设工作启动会在市政府举行。南京市妇幼保健院遗传医学中心获评"南京遗传医学临床医学中心"，该中心2014年获第一轮基地资助，经申报审核再次获第二轮基地资助。中心围绕"高通量测序检测技术平台构建、干细胞及基因编辑技术平台建立、动物疾病模型建立与疾病机制研究"三大方向，落实科研管理、经费管理各项规定，做好人才队伍培养，建立一系列技术平台，获得一批高水平成果。 （吕东晏　杜宣宁）

●**市妇幼保健院获国家卫生健康委"2019年度改善医疗服务创新科室"称号** 2020年6月9日，南京市妇幼保健院病员服务中心获国家卫生健康委员会医政医管局、健康报社联合颁发的"2019年度改善医疗服务创新科室"称号。该院病员服务中心成立以来先后获"全国优质医疗服务示范科室""改善医疗服务创新科室"等称号。 （吕东晏　杜宣宁）

●**市妇幼保健院产儿科、妇科项目获亚洲质量改善项目比赛一、二等奖** 2020年10月16日，在第五届亚洲质量功能展开与创新研讨会上，南京市妇幼保健院产儿科改善项目"提高低出生体重儿住院期间纯母乳喂养率"、妇科改善项目"提高妇科肿瘤患者化疗期间自我管理能力"，分获大赛一等奖和二等奖。 （吕东晏　杜宣宁）

●**市妇幼保健院朱慧获省生殖健康技术服务人员技能大赛个人一等奖** 2020年10月30日，由江苏省卫生健康委、省人社厅和省总工会联合举办的江苏省生殖健康技术服务人员技能竞赛在南京举行，南京市妇幼保健院朱慧获生殖保健组个人一等奖，被授予"江苏省技术能手""江苏省五一创新能手"称号。朱慧参加的南京市代表队获团体一等奖。 （吕东晏　杜宣宁）

老龄健康工作
Health Work for the Aged

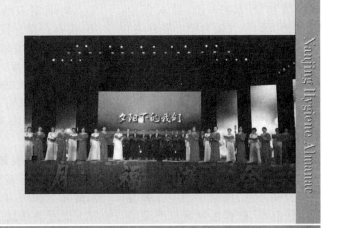

●**概况** 2020 年 5 月,召开第一次全市老龄委全体工作会议,各成员单位分管领导及联络员、各区分管领导参会。根据会议要求,对市老龄委成员单位进行调整,新设立医保、大数据等部门。目前,市老龄委成员单位共 39 家。制定印发《南京市老龄委工作规则》,进一步完善党委统一领导,政府依法行政,部门密切配合,群团组织积极参与,上下协同联动的老龄工作机制。

制定出台有关文件。制订印发《南京市贯彻〈国家积极应对人口老龄化中长期规划〉实施方案(2020—2022 年)》。制定印发南京市《关于建立完善老年健康服务体系的指导意见》《关于深入推进医养结合发展的实施意见》。

积极推动安宁疗护试点工作。①制定文件规范。联合发改、民政、财政、医保等部门共同出台《南京市安宁疗护试点实施方案》,明确安宁疗护试点工作目标、主要任务、实施步骤及工作要求。制定《南京市安宁疗护指导中心建设标准(试行)》《南京市安宁疗护机构设置基本标准(试行)》《南京市安宁疗护医疗服务机构评审标准(试行)》,为全面推广安宁疗护服务奠定基础。②建立安宁疗护服务体系。积极构建机构、社区、居家相衔接的安宁疗护服务网络。鼓楼医院、东部战区空军医院、明基医院、市儿童医院、赛虹桥社区卫生服务中心等 42 家单位成为试点机构。成立市安宁疗护指导中心,组建医学、护理、心理、营养、社会工作等多学科专业人才专家库、市安宁疗护质量控制组,充分发挥专家团队指导作用,为全市安宁疗护工作提供智力和技术支持。③开展安宁疗护试点工作帮带指导。鼓楼医院、东部战区空军医院、明基医院、雨花台区赛虹桥社区卫生服务中心(南京小行医院)4 个帮带单位与全市 12 个区分别建立帮带关系,每个帮带单位负责 3 个区安宁疗护试点机构帮带任务。市儿童医院与全市各区建立帮带关系,进行结对指导。④开展多场次多形式讲座培训。4 月,举办市安宁疗护试点推进会暨市安宁疗护指导中心挂牌仪式,对市安宁疗护相关标准和规范进行培训。对 42 家安宁疗护试点机构分管领导、医疗和护理部门负责人及从事安宁疗护工作人员进行专项业务培训。举办市级安宁疗护培训 9 次 1000 余人,院级安宁疗护培训 10 次 450 余人,线上讲座 8 场。

开展老年人健康体检工作。落实 60 岁及以上老年人免费健康体检服务,分解下达体检指标,全市有 90.36 万 60 岁以上老年人、78.1 万 65 岁以上老年人进行健康体检。举办老龄健康工作和老龄国情教育培训班,对老年健康服务体系建设、老年人健康管理、医养结合工作、老年人心理关爱项目、老龄国情教育进行培训,促进老龄健康工作稳步发展。

组织开展"敬老月"活动。围绕"敬老月"主题,组织策划一系列敬老关爱活动,做好走访慰问送温暖、为老志愿服务、老年法律维权、老年文体艺术、敬老宣传教育等活动,切实为老年人献爱心、解难事、办实事。承办 2020 年江苏省"敬老月"主题宣传活动及"老年太极健身展演"活动。举办第二十届南京夕阳红歌会。组织开展敬老助老模范人物评选活动,8 家单位 10 名个人获全国"敬老文明号"及"敬老助老模范人物"称号。开展"安康关爱行动"。推动老年人意外伤害险全覆盖,加大宣传力度,创新产品设计,扩大宣传影响,优化保险理赔,加强敬老服务。开展老年精神关爱行动。委托专业社会组织为全市 80 岁以上独居老人、70 岁以上特扶独居老人,开展每月一次精神关爱服务和心理健康知识辅导。

开展老年健康宣传周活动。普及老年健康科学知识和老年健康相关政策,增强老年人健康意识,提高老年人健康素养和健康水平,营造有利于老年人健康生活的社会环境。健康宣传周期间,全市共举办义诊、讲座等广场活动 235 场,印制横幅、展板 613 条(块),参与工作人员 1184 人(其中医务人员 867 人),服务老人 22255 人,发放宣传物资 76413 份,投入资金 31.3 万元。 （张 颖 潘月飞）

●省卫健委主任谭颖走访慰问高龄老人和为老服务团队 2020 年 10 月 21 日,省卫生健康委主任、省老龄委副主任谭颖走访慰问南京市鼓楼区高龄老人和为老服务团队,并送上节日问候和祝福。省卫生健康委副主任邱泽森、南京市副市长胡万进、南京市卫生健康委副主任赵军、鼓楼区副区长冯泉陪同。 （张 颖）

●南京鼓楼医院老年医院在溧水开建 2020 年 7 月 29 日,南京鼓楼医院老年医院签约和奠基仪式在溧水区南京市颐养中心举行,南京安居建设集团和南京鼓楼医院签署关于南京鼓楼医院老年医院建设相关事项的合作协议,预计 2022 年底投入使用。南京鼓楼医院老年医院位于溧水开发区 S7 号线群力站旁。项目占地面积约 1.3 万平方米,建筑总面积不低于 5 万平方米,拟建 300 个医疗床位和 300 个的护理床位,以老年医学为核心、三甲医院为支撑、专家名医为骨干、先进设施设备为保障、优质服务为品牌,建设"四中心 + 两基地",包括老年综合医学中心、智慧医养技术服务中心、主动健康技术服务中心、安宁疗护技术服务中心以及医养培训基地和研发基地,致力于打造医产融合、医网融合和医养融合的新模式。 （卫 健）

●南京人均期望寿命又提高 2020 年 11 月 24 日,南京市 2019 年人均期望寿命报告出炉。2019 年,南京户籍居民人均期望寿命达 83.59 岁,较 2018 年的 83.32 岁增长 0.27 岁。从 2007 年的 76.88 岁到 2019 年的 83.59 岁,10 余年来,南京市人均期望寿命稳步增长。 （卫 健）

●省工信厅、民政厅、卫生健康委到省级机关医院调研老年用品需求情况 2020 年 8 月 19 日,江苏省工信厅消费品工业处、省民政厅养老服务处、省卫生健康委老龄健康处到江苏省省级机关医院(江苏省老年病医院)调研老年用品需求情况。该院副院长沈启松、熊亚晴,相关职能及临床科室负责人、护士长等参加调研会。与会医护人员分别从一线工作的治疗和照护实践出发,对老年用品的设计需求进行提议,就医疗护理设备、安全辅助设备、实时呼叫设备、预警监测设备的具体应用情景和改进要点进行现场交流讨论。副院长沈启松提议,应将工业设计与医疗养老需求相结合,引导老年用品生产企业与医疗机构开展供需交流对接,促进两端共同参与研发,将现实需求转化为实物产品,真正做到从老年人需要出发,研有所用,推进适老产品的生产和推广应用。 （郑惠兰 周思含）

●忆心同行 老年健康关爱系列活动——精神运动康复走进最美谷里 2020 年 4 月 28 日,江苏省省级机关医院(江苏省老年病医

院)老年医学科医护团队到南京江宁谷里田园居家养老服务中心,为老人们送去健康和爱心。该活动为老人提供健康评估、义诊咨询、科普讲座等服务项目,并对中心照护人员进行"精神运动康复诊疗技术"培训,以提升其照护能力。 （郑惠兰 周思含）

●省级机关医院举办"世界阿尔兹海默病日"老年健康关爱活动 2020 年 9 月 17 日,在第 27 个"世界阿尔兹海默病日"来临之际,江苏省省级机关医院(江苏省老年病医院)老年医学科主任医师欧阳晓俊、护师朱海琼等到江苏省老年公寓,通过介绍和运用精神运动康复技术,为住养老人带去老年健康关爱。欧阳晓俊为老人们作"认识阿尔兹海默病"健康教育讲座,介绍日常生活中可以预防和改善阿尔兹海默病的措施。医护人员对在场老年人进行认知状况评估,并分发健康教育手册。 （郑惠兰 周思含）

●南京同仁医院举行住院老年病人集体生日会 2020 年 3 月 26 日,南京同仁医院举行住院老年病人集体生日会。这是该院在疫情防控常态化后恢复的首场集体生日会。活动现场经护理部人员精心组织及布置,伴随着乐曲声响,5 名寿星同病区病友围坐在一起。护理人员带着他们鼓掌欢悦,齐唱生日快乐歌。老人们双手合十,许下美好愿望,品尝甜丝丝的生日蛋糕,收到生日礼包,享受幸福时光。 （王芹芹）

附表　2020 年南京市户籍老年人口年龄结构

地区	总人口（万）	60 岁及以上人口（万）	占比（％）	地区构成（％）	60-69 岁（万）	占比（％）	70-79 岁（万）	占比（％）	80 岁及以上（万）	占比（％）
南京市	725.48	158.61	21.86	100.00	84.86	53.50	49.70	31.34	24.05	15.16
玄武区	46.69	11.26	24.12	6.44	5.82	51.66	3.30	29.26	2.15	19.08
秦淮区	68.33	21.05	30.80	9.42	11.37	54.01	6.10	28.98	3.58	17.01
建邺区	43.94	8.09	18.41	6.06	4.68	57.87	2.38	29.39	1.03	12.74
鼓楼区	92.13	24.10	26.16	12.70	12.94	53.69	6.82	28.29	4.34	18.02
雨花台区	31.95	6.34	19.86	4.40	3.45	54.41	2.01	31.75	0.88	13.83
栖霞区	55.39	11.31	20.42	7.64	6.10	53.95	3.64	32.17	1.57	13.88
江宁区	121.87	21.42	17.58	16.80	11.49	53.65	7.23	33.76	2.70	12.59
浦口区	34.11	6.98	20.47	4.70	3.76	53.80	2.25	32.17	0.98	14.03
六合区	68.02	15.27	22.45	9.38	8.45	55.36	4.82	31.57	2.00	13.07
溧水区	45.02	10.02	22.27	6.21	5.08	50.65	3.56	35.56	1.38	13.79
高淳区	45.11	10.65	23.62	6.22	5.04	47.30	3.93	36.92	1.68	15.78
江北新区	72.92	12.10	16.59	10.05	6.68	55.17	3.67	30.29	1.76	14.54

数据来源：1. 户籍人口数来自南京市公安局；2. 其他数据来自南京市各区老龄统计报表。

人口监测与家庭发展工作
Population Monitoring and Family Development Work

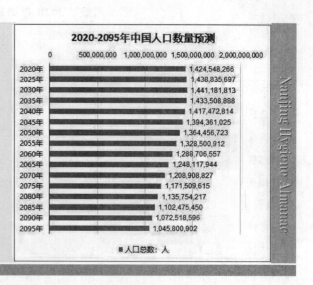

2020-2095年中国人口数量预测	
2020年	1,424,548,266
2025年	1,438,835,697
2030年	1,441,181,813
2035年	1,433,508,888
2040年	1,417,472,814
2045年	1,394,361,025
2050年	1,364,456,723
2055年	1,328,500,912
2060年	1,288,706,557
2065年	1,248,117,944
2070年	1,208,908,827
2075年	1,171,509,615
2080年	1,135,754,217
2085年	1,102,475,450
2090年	1,072,518,596
2095年	1,045,800,902

■人口总数：人

Nanjing Hygiene Almanac

人口监测工作

●**概况** 2020 年，上报《2019 年南京市计划生育目标管理责任制完成情况报告》，开展"十三五"人口和计划生育目标管理责任制终期验收工作，下发考评方案，明确考评内容和达标标准，采用书面评估和实地抽查方式对各区开展评估验收工作。各区完成或超额完成"十三五"期间签订的各项责任制目标。完成《南京市"十三五"期间人口和计划生育目标管理责任制完成情况评估报告》《市卫健委关于流动人口情况的汇报》。

加强人口监测制度建设。认真落实国家卫健委办公厅《关于做好人口监测工作的通知》，印发《南京市人口监测工作制度》，明确服务实名登记、信息比对核查等规范，落实人口监测、统计调查制度，强化数据协同采集、比对核查。

推进人口信息平台的信息精准。对全市人口数据库中 833 万条人口个案信息开展信息比对，加强与公安迁移死亡、生育登记等行政数据的匹配核查，提高常住人口覆盖率和主要数据项准确率，全员人口库常住人口覆盖率和主要数据项准确率达到 90％以上，人口信息化建设达标率 95％以上。

提升人口监测工作水平。举办统计工作专项培训，完成全市人口监测各类统计报表。明确出生数据来源核查比对职责，加强出生信息资源共享提升数据质量。完成"十三五"期间人口发展形势分析报告。发布年度人口出生形势分析报告，指导各区完成年度人口出生情况分析。组织、指导江宁区完成 2019 年、2020 年两次全国人口动态监测入户调查工作，调查质量得到国家和省卫健委表扬。

（毛 瑾）

●**市计生协召开七届二次理事会暨全市计生协工作大会** 2020 年 6 月 12 日，南京市计划生育协会召开七届二次理事会暨全市计生协工作大会。会议审议通过七届二次理事会工作报告，调整部分常务理事和理事。市人大原副主任、市计生协会长陈礼勤出席会议并讲话。市卫生健康委主任、市计生协第一常务副会长方中友作工作报告。市政府副秘书长吴秀亮主持会议。

会上，对 2019 年受到省级以上命名的优秀项目单位进行授牌。鼓楼区计生协、六合区计生协、南京林业大学分别围绕生育关怀服务创新、计生特殊家庭帮扶和青春健康教育作典型经验交流。市相关部委办局领导，各区分管区长、卫生健康委主任及江北新区社会事业局相关领导，部分高校、企事业单位领导及基层计生协同志参

加会议。
（卫 健）

●**市卫健委调研溧水区计生保险工作** 2020 年 5 月 22 日，市卫生健康委副主任、市计生协常务副会长丁小平一行到溧水区专题调研计生保险工作。溧水区卫生健康委副主任、计生协副会长吴德清就溧水区计生保险工作现状、亮点、存在问题以及计生保险工作打算作详细汇报。中国人寿南京分公司溧水支公司汇报溧水区计生保险参保情况和下一步工作展望。

（卫 健）

●**南京市召开计生系列保险工作会议** 2020 年 7 月 23 日，市计生协联合中国人寿南京分公司召开南京市计生系列保险工作会议。市卫生健康委副主任、市计生协常务副会长丁小平，市卫生健康委一级调研员、市计生协副会长王克富出席会议。会上，回顾总结 2019 年工作并对下一步工作进行部署，表彰 2019 年度计划生育系列保险和"双百"活动先进单位和先进个人，向 100 名计生留守儿童家庭赠送家庭健康保险，各区围绕新时期如何发挥好计生保险保障作用、深化计生保险工作进行研讨。 （卫 健）

●**市卫健委对创建全国计划生育优质服务先进单位进行评估** 2020 年 8 月 21—25 日，市卫生健

康委副主任王安琴率队对拟创建全国计划生育优质服务先进单位的6个区进行评估。评估采取查阅资料和现场考察相结合的方式进行。通过查阅区、街（镇）卫生健康台账资料，了解2018年以来工作推进情况，实地察看计生特殊家庭就医绿色通道定点医院（区级）、托育机构、连心家园，了解计生特殊家庭帮扶和婴幼儿照护服务情况。通过评估，推动各区把人口监测与家庭发展工作做好做细做实。 （卫 健）

●**市卫健委举办人口监测与家庭发展工作业务培训班** 2020年10月9日，市卫生健康委在六合区举办全市人口监测与家庭发展工作业务培训班。专家教授系统讲授心理危机干预技术实际运用，聆听金山公益倾注真情同心共筑暖心家园经验做法，围绕计划生育奖励扶助进行专题授课，逐一宣讲政策，逐个解疑释惑。结合省综合信息平台系统、生育服务登记系统"两个系统"实际运用存在问题和疑惑，进行现场操作。各区卫生健康委、江北新区卫生健康和民政局分管领导及业务科长，各街（镇）负责人口监测与家庭发展工作主管人员约140人参加。市卫生健康委副主任王安琴针对当前人口监测与家庭发展工作及队伍能力素质提升作讲话。 （卫 健）

●**市计生协举办干部能力培训班** 2020年10月14—16日，市计生协举办全市计生协干部能力培训班。省计生协专职副会长兼秘书长邵凡，市卫生健康委副主任、市计生协常务副会长丁小平，市卫生健康委一级调研员、市计生协副会长王克富出席开班仪式。培训班上，业内知名专家围绕"新时代中国人口形势与计生协转型创新发展""计生特殊家庭心理帮扶工作""健康中国2030规划纲要政策解读""家庭发展与健康家庭建设"等内容进行深度解读。

市计生协秘书处全体工作人员，各区计生协分管主任（副会长）、秘书长，部分街道、社区计生协分管领导或秘书长，南京地区高校计生联部分高校秘书长和部分企业计生工作负责人等110余人参加培训。 （卫 健）

家庭发展工作

●**概况** 2020年，全面落实计划生育奖励扶助资金，发放退休职工一次性奖励金11907.36万元，农扶6451.15万元，特扶12626.84万元，公益金353.4万元，独生子女父母奖励金1175.19万元，春节中秋慰问758.55万元，公交游园补贴619.98万元，计划生育奖励扶助政策兑现率达到100%。解决30家部省属企业退休职工一次性奖励金发放，以及户籍在广州、深圳等市退休职工一次性奖励金归属问题。

做好计划生育特殊家庭关怀扶助工作。开展特殊家庭"1+1+N"联系人服务团队试点，通过政府购买第三方服务方式为计生特殊家庭开展精准帮扶。开展"三个全覆盖"专项行动，解决计划生育特殊家庭养老、助医、生活照料等实际生活困难。对70岁以上独居失独老人开展居家探访工作，为失独人员提供访视和心理疏导服务。成立市级计划生育特殊家庭心理健康服务专家库，为基层提供心理服务技能指导。疫情期间按照省《关于做好计划生育特殊家庭疫情防控相关工作的通知》要求，积极参与联防联控工作，送生活物品、送防疫用品、送心理健康，做好计生特殊家庭关怀帮扶工作。

完成计划生育一次性奖励系统升级。为提升计划生育一次性奖励金发放效率和精准度，启动系统升级工作。该系统已在市、区、街、居四级运行。

开展"新国优"评选。制订评选方案，细化6大项任务，分管领

导带队，下基层逐项评审，好中选优，推荐江宁、浦口2家单位参与国家"新国优"评选。江宁区获国家卫健委"新国优"命名和表彰。

实施"新家庭计划家庭发展能力建设"项目。下发《关于开展2020年度南京市"新家庭计划家庭发展能力建设"暨评选南京市第四届"健康家庭""健康市民"活动的通知》，指导各区开展系列宣传、培训和服务活动。培育市级健康家庭12户、市级健康市民120名，开展"健康家庭""健康市民"健步走活动。

开展纪念"5·15"国际家庭日活动。秦淮区"家庭健康发展行动"广场活动吸引数百名群众参与，省卫健委人口家庭工作动态做专题报道。

修订《南京市计划生育公益金使用管理办法》。修改完善计划生育公益金管理办法，明确救助对象，提高救助标准，规范申请发放程序，保证计划生育公益金使用管理规范性。11月，与市财政局共同印发《南京市计划生育公益金使用管理办法》。拟定《南京市人口与计划生育规定》初步修改意见。

做好"一票否决"审核。依照计划生育"一票否决制"相关规定，在评先争优上严格把关，全年共办理计划生育"一票否决"审核237批次18738人次。

举办街镇计生专干培训班，聘请心理学专家、社会学专家、资深计生工作主任、金山公益组织负责人、信息系统工程师，系统讲授心理危机干预技术在计划生育特殊家庭心理健康服务中的运用、公益组织暖心家园的经验做法、人口家庭工作经验体会、人口信息平台运用等课程，使基层一线工作人员进一步明确工作职责、提升业务技能，增强做好人口家庭工作的自觉性、责任感。

做好重点对象信访维稳。组织各区开展经常性走访活动，倾听特殊家庭诉求，宣讲政策，采取生活关怀、心理疏导、精神慰藉等举措，主动作为，化解矛盾，压实责

任,做好国庆、"两会"期间维稳工作。接待6批失独家庭集访,在浦口区和栖霞区召开2次失独群体座谈会,做好安抚和政策解释工作,打消他们对养老、医疗等方面的顾虑。

推动计生服务规范化管理。推进计划生育行政服务"一网通办",下放行政权力事项,规范简化办事流程,落实"就近受理申请、审批权属不变、数据网上流转、批件快递送达"政务服务运行模式,为群众提供高效便捷服务。规范信访热点问题答复脚本。规范各类资格审核,对23万奖特扶人员资格重新核实,开展奖特扶资金使用情况专项督查,制定下发《奖特扶人员档案管理规范》,提高档案管理效率和规范程度。 (许 慧)

●省政协赴溧水区督办"关心帮扶失独家庭"重点提案 2020年8月7日,民建江苏省委委员到南京市溧水区就省卫生健康委、省财政厅承办的"关于进一步关心帮扶失独家庭建议"重点提案进行督办。省政协副主席洪慧民参加并讲话。委员们实地考察溧水区开发区荷花计划生育家庭社会心理服务咨询室、东屏街道"连心家园"项目点。南京市卫生健康委主任方中友介绍南京市有关计划生育特殊家庭帮扶工作情况。 (卫 健)

●南京市举办生殖健康技术服务人员技能竞赛 2020年9月25日,由南京市总工会、南京市人力资源和社会保障局、共青团南京市委员会联合主办,南京市卫生健康委、南京市科教卫体工会联合承办,南京市妇幼保健院、南京市计划生育药具管理站协办的2020年南京市生殖健康技术服务人员技能竞赛在南京举办。12支队伍共48名选手参加竞赛。竞赛产生团体一等奖1名、二等奖2名、三等奖3名、优秀奖6名、团体组织奖2名;避孕节育、生殖保健2个竞赛项目分别产生个人一等奖1名、二等奖2名、三等奖3名(名单附后)。单项一等奖获得者朱慧、朱国芳,被市总工会授予"南京市五一劳动奖章",每个单项前三名选手被市人社局授予"南京市技术能手"称号,每个单项第2至第6名选手被市总工会授予"南京市五一创新能手"称号。

2020年南京市生殖健康技术服务人员技能竞赛获奖名单

一、团体奖项(按得分高低排序)

一等奖(1名)	浦口区代表队
二等奖(2名)	鼓楼区代表队
	江宁区代表队
三等奖(3名)	高淳区代表队
	秦淮区代表队
	栖霞区代表队
优秀奖(6名)	溧水区代表队
	雨花台区代表队
	江北新区代表队
	六合区代表队
	建邺区代表队
	玄武区代表队
优秀组织奖(2名)	秦淮区代表队
	江宁区代表队

二、个人奖项(按得分高低排序)

(一)避孕节育组

一等奖(1名)

朱国芳 南京市高淳人民医院

二等奖(2名)

单晓静 南京市栖霞区妇幼保健院

袁大芹 南京市鼓楼区妇幼保健所

三等奖(3名)

张海云 南京市鼓楼区宝塔桥街道社区卫生服务中心

徐桂琴 南京市江宁医院

童 玲 南京市浦口区乌江街道社区卫生服务中心

(二)生殖保健组

一等奖(1名)

朱 慧 南京市妇幼保健院

二等奖(2名)

韩 菲 南京市红十字医院

陈 珊 东南大学附属中大医院

三等奖(3名)

陈 玥 江苏省中西结合医院

陆晓英 南京市浦口区江浦街道社区卫生服务中心

徐华丽 南京医科大学附属逸夫医院

(殷方明)

中医中药

Traditional Chinese Medical Science and Medicine

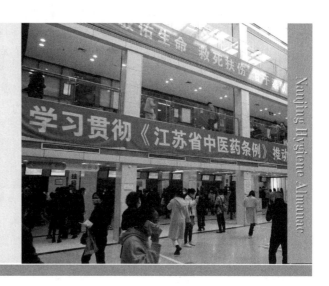

●**概况** 2020 年,全市政府办各级中医机构(含中西医结合机构)11 个,床位 8153 张;有卫生人员 12012 人,其中卫技人员 10752 人,有执业(助理)医师 4069 人。

发挥中医药特色优势,抗击新冠肺炎疫情。组织市中医药专家,制定下发中医药防控新冠肺炎指导性文件,成立新冠肺炎防治中医专家组,指导各区、各医疗机构中医药临床治疗。市中医院与市公共卫生中心签订合作协议,开展中西医结合联合诊疗,南京市新冠肺炎确诊患者中药(中成药)参与治疗率达 90% 以上,在隔离点配中医人员,提供中医药服务,为全市密切接触者医学观察期内人员及医务人员提供免费预防汤药近 35000 份,香囊近 46000 份,先后有 18 名中医人员进入国家中医医疗队,支援武汉抗击新冠肺炎。

落实中医药改革方案,提升中医药服务水平。市卫健委、市医保局、市财政局分别于 3 月、12 月联合下发《南京市基本医疗保险支持中医药传承创新发展的实施办法》《关于城镇职工基本医疗保险试行部分中医优势病种按病种付费的通知》。全国中医肛肠诊疗中心江北协作中心挂牌成立;5 月,南京市中医院与高淳中医院签署紧密型医联体协议,南京市中医院高淳分院挂牌,并派出管理人员、临床专家,挂职高淳中医院副院长、科室主任,助其提升综合实力,启动三级中医院创建工作。六合区中医院深化与省中医院紧密型医联体合作内涵,启动三级中医院创建工作。对全市二级以上中医医疗机构开展医疗质量控制、中医病案质量专项检查工作。各中医类医疗机构通过呼吸道传染病防治工作自查整改,结合抗击新冠肺炎发热门诊等建设,全力提升传染病应急处置能力。通过省中医医疗机构依法执业专项督查整改及 2019 年中医药资金绩效评价现场核查工作。市中医院通过三甲复审,江宁、溧水、浦口中医院通过省中医药管理局审核设为三级中医院,结束南京市区级无三级中医院历史。组织 2020 年度市级中医重点专科申报评审及 2017 年度中医重点专科中期评估工作,新增 23 个市级中医重点专科。完成全市三级中医院中医经典病房建设考核及 2020 年度中医师承出师考核审核及报名、全国六批师承年度考核报名、西学中高级研修班审核报名等工作。组织申报 2020 年基层医疗卫生机构中医诊疗区(中医馆)服务能力建设项目,36 个被省中医药管理局确立为省基层医疗卫生机构中医诊疗区(中医馆)服务能力建设项目建设单位。马府街卫生服务站、溧水石湫街道石湫村卫生室等 36 个单位入选南京市社区卫生服务站、村卫生室中医综合服务区(中医阁)示范建设单位。雨花台区高分通过全国中医药服务先进单位复审,区域内中医药事业发展得到提升。加强中医药人才培训,提升中医药服务能力。制订"南京市中医药青年人才培养计划",设立中医药人才培养专项经费;经专家审评,选拔 80 名优秀中医药青年人才重点培养,资助经费 3 万元/人/年,连续 5 年,人才经费依托区卫生健康行政部门或所在医院按 1:1 配比,签订培养合同,严格管理。组织专家对 24 个 2017 年市级名中医工作室建设情况进行终期考核。完成南京地区 658 名中医住院医师规范化培训、结业考核等工作。开展南京市基层中医药知识和技能培训,培训 152 人,并按省统一要求对 144 名 2019 年培训班人员考核。组织首届南京市中医药管理培训班,进行《江苏省中医药条例》、医院绩效管理、医保政策解读等系列管理知识培训。组织中医药经典大讲堂活动,通过线上直播、线下培训相结合方式,对南京地区近 600 名中级及以上职称的中医药人员进行中医经典再教育。

加强中医药文化宣传,弘扬中医药文化。开展形式多样的《中华人民共和国中医药法》实施三周年宣传月活动。各区各单位积极推进中医药文化宣传活动。市中西医结合医院等单位开展第十届"中医药就在你身边"中医药健康巡讲活动。10月,秦淮区举办第一届中医药技能大赛,取得良好效果。秦淮区中医院举办"转角遇见百草园"文化沙龙活动,弘扬中医药文化。完成省中医药健康文化素养调查工作。开展"岐黄校园行"活动,组织市中医药学会走进小学校园,对小学生进行中草药辨识、香囊制作、八段锦等中医药传统文化宣传。

(李 勇)

●**江苏、贵州两省领导考察江苏省中医院贵州中药饮片生产基地** 2020年8月4日,江苏省委书记、省人大常委会主任娄勤俭,贵州省委书记、省人大常委会主任孙志刚,省委副书记、省长谌贻琴率两省相关领导到江苏省中医院贵州中药饮片生产基地——贵州同德药业有限公司考察。江苏省委常委、常务副省长樊金龙,江苏省委常委、苏州市委书记蓝绍敏,江苏省委常委、省委秘书长郭元强,贵州省副省长吴强,两省有关部门负责同志等陪同考察。该院党委书记方祝元教授和贵州信邦集团总经理孔令忠向考察团介绍同德药业的生产经营以及产业扶贫带动情况。两省领导在听取汇报后,要求公司专注于医药大健康产业,用好两省中医药优势资源,把企业做大做强,更好地发挥扶贫带动作用。

(周恩超 朱志伟 盖峻梅)

● **市委副书记、市长韩立明到市中医院调研慰问** 2020年5月12日,南京市委副书记、市长韩立明、副市长胡万进,市政府办公厅党组书记、主任吴炜,副秘书长吴秀亮,市卫健委党委书记、主任方中友到南京市中医院调研常态化疫情防控工作并慰问护理人员。该院党委书记陈延年,党委副书记、院长虞鹤鸣等院领导陪同调研。韩立明市长深入检查疫情防控各项措施落实情况,详细询问开通"互联网+医院"以来,网络门诊、在线咨询等工作。看望援鄂医疗队护士

团队,走进徐辉同志工作过的病区,勉励大家向徐辉同志学习,赞扬援鄂护士义无反顾、英勇无畏奉献精神,强调护理工作在卫生健康事业发展中的重要作用,鼓励全院护士齐心协力,奋力进取,发扬敬佑生命、救死扶伤、甘于奉献、大爱无疆精神。

(周莉莉 邵 颖)

●**市政协主席刘以安等领导到市中医院视察"金陵网证"试点应用情况** 2020年8月11日,南京市政协主席刘以安,市政府副市长、公安局局长常和平,市政协副主席吴卫国等一行到南京市中医院视察"金陵网证"使用情况。市公安局大数据中心主任黄祥胜现场演示使用"网证"+"刷脸"全流程。刘以安对"金陵网证"在该院的试点应用工作给予高度肯定与赞扬,并强调一定要推进好"电子身份证"在医疗服务中的应用,进一步深入拓展延伸"电子身份证"在其他医院就诊场景中的应用,努力打造好、建设好智慧医疗服务体系。

(周莉莉 邵 颖)

●**市委常委、市纪委书记、市监委主任刘月科到市中医院调研工作** 2020年3月20日,南京市医用耗材阳光监管平台运行使用情况及全市卫生健康系统党风廉政建设座谈会在南京市中医院召开。南京市委常委、市纪委书记、市监委主任刘月科到该院调研并参加座谈。刘月科一行到门诊大厅,了解分时段诊疗及预约诊疗工作开展情况,听取市中医院党委书记陈延年工作汇报,同时重点调研医院发热门诊及留观病房诊疗情况。在座谈会上,市卫健委副主任丁小平重点汇报全市卫生健康系统党风廉政建设情况及当前全市医疗卫生机构疫情防控情况;市医保局副局长王国宝汇报医用耗材阳光监管平台运行、防疫物资保供、网上大厅采购工作情况;市中医院党委副书记、院长虞鹤鸣汇报运用监管平台采购、监管医用耗材相关情

况及党风廉政建设情况。刘月科对市中医院提出相关要求和希望。

(周莉莉 邵 颖)

●**中国工程院顾晓松院士一行到市中医院调研** 2020年6月18日,中国工程院顾晓松院士一行到南京市中医院调研视察。座谈会上,顾晓松院士介绍其领衔开展的抗新冠肺炎中药方剂"翘芪颗粒冲剂"的研究基础与研究方案,对该中药的良好开发前景作出展望,希望依托南京中医院顾晓松院士工作站平台,开展药物临床试验研究及产业转化。与会人员对药物开发工作方向和任务分工进行探讨与交流。

(周莉莉 邵 颖)

●**国家中医药管理局党组书记余艳红调研江苏省中医院** 2020年9月14日,国家中医药管理局党组书记余艳红在江苏省卫健委主任谭颖、江苏省卫健委副主任、省中医药管理局局长朱岷陪同下,到江苏省中医院调研。该院党委书记方祝元教授,副书记、院长翟玉祥教授等领导参加。

(周恩超 朱志伟 盖峻梅)

●**省政协特邀人士界三组委员到市中医院开展界别学习考察** 2020年4月23日,江苏省政协特邀人士界三组委员一行16人到南京市中医院开展界别学习考察。该院党委书记陈延年,党委副书记、院长虞鹤鸣,副院长陈庆琳及医院市区政协委员,院办、党办等相关职能科室负责人参加。省政协委员们参观医院急诊预检分诊点、门诊大厅、门诊中药饮片配方处、中心花园等,了解医院整体建筑规划。界别召集人、省档案馆馆长陈向阳主持召开座谈会,副院长陈庆琳介绍医院建设发展与抗击疫情等情况,并提出医院目前存在的困难;党委副书记、院长虞鹤鸣从江苏中医药发展历程、发展成绩和经验、中医药事业高质量发展面临的机遇与挑战等方面介绍中医

医疗事业发展情况;省中医药管理局综合处副处长朱蕾针对医院目前存在的困难,作详实解答并提出省中医药管理局已修订形成《江苏省中医药条例(草案)》并提请省人大常委会审议,希望通过相关法规及条例的制定,全力推进全省中医药事业振兴发展。与会代表就政府办医投入、中医药在疫情中的作用、医养融合等方面进行交流讨论。馆长陈向阳肯定南京市中医院近年来的发展,高度赞扬为抗击新冠肺炎疫情冲锋在前的医护人员,明确表示在中医药及中医院发展问题上,省政协将通过多种渠道呼吁,全力支持省卫健委的各项举措。 (周莉莉 邵颖)

●**贵州省政府参事调研组到市中医院调研** 2020年12月1日,贵州省政府参事调研组吴向东一行8人到南京市中医院调研参观,江苏省政府参事室、南京市政府参事室及南京市卫健委相关人员陪同,贵州省政府参事调研组吴向东一行先后参观门诊大厅、门诊饮片配方处、中心花园和制剂室。在座谈会上,该院副院长朱晓慧介绍医院制剂生产情况。双方就自制制剂的医联体内调拨、自制制剂医保定价、膏方及浓煎剂生产流程、数量、大健康产品转化展开讨论。贵州省政府参事室主任吴向东提出贵州脱贫攻坚任重道远,目前拟发展12项特色产业,发展中药材产业是其中之一。贵州中药饮片品质好、价格优,希望今后在自制制剂加工方面与南京市中医院开展合作,共建共赢。(周莉莉 邵颖)

●**省卫健委领导到省中医院慰问国医大师** 2020年8月19日,第三个中国医师节到来之际,江苏省卫健委党组成员、纪检监察组组长骆凤琴一行到江苏省中医院看望慰问该院国医大师邹燕勤教授以及援助武汉医疗队代表副主任医师王谦,向奋战在一线的医务人员致以节日问候和诚挚祝福。院长

翟玉祥教授等院领导及相关部门负责人陪同。

(周恩超 朱志伟 盖峻梅)

●**省卫生健康委调研省中西医结合医院建立健全现代医院管理制度试点工作** 2020年5月19日,江苏省卫生健康委体改处赵淮跃处长一行前往江苏省中西医结合医院调研建立健全现代医院管理制度试点工作。该院党委书记张金宏代表院党政领导班子对各位领导的到来表示热烈欢迎。院长王佩娟从试点工作总体概况、19项主要任务落实推进情况、存在问题及意见建议、下一阶段工作4个方面,汇报一年来试点工作进展与成效。赵淮跃处长充分肯定试点期间取得的成绩,指出要推动试点工作继续向前,始终秉持"以人民健康为中心"服务理念,坚持公立医院公益性,积极探索、开拓创新,努力实现医院治理体系和管理能力现代化。 (杨鸣 王熹微)

●**省中医院再次荣登全国中医院前列** 2020年8月28—29日,由艾力彼医院管理研究中心主办的2020中国医院竞争力大会在广州举办。江苏省中医院再次荣登全国中医院前列。

(周恩超 朱志伟 盖峻梅)

●**省中医院29名中医专家获"江苏省名中医"称号** 2020年6月2日,由省人力资源保障厅、省卫健委、省中医药管理局联合开展的江苏省名中医评选工作,经过逐级推荐和评审,江苏省中医院29名中医名家获"江苏省名中医"称号。这是该院继1979年至2002年期间60名中医专家获此项殊荣后再添新成员,累计已有89名"江苏省名中医"。

(周恩超 朱志伟 盖峻梅)

●**省中医院防治新冠肺炎中药制剂获批生产** 2020年2月21日,江苏省中医院"羌藿祛湿清瘟合

剂"和"芪参固表颗粒"2个防治新冠肺炎医疗机构制剂的申请取得备案号,这是江苏省首批备案防治新冠肺炎中药制剂。

(周恩超 朱志伟 盖峻梅)

●**"机器人中国胃肠外科临床手术教学示范中心"落户省中医院** 2020年6月13日,"机器人中国胃肠外科临床手术教学示范中心"授牌仪式及"江苏省中医院泌尿外科机器人手术100例"纪念仪式暨江苏省中医院加速康复外科中西医结合专委会第三届学术年会在江苏省中医院举行。该院党委副书记、院长翟玉祥教授,副院长马朝群教授、江志伟教授参加会议。

(周恩超 朱志伟 盖峻梅)

●**省中医院文化巡礼暨言恭达先生书法长卷捐赠仪式** 2020年7月12日,江苏省中医院(南京中医药大学附属医院)文化巡礼暨言恭达先生《大医精诚》书法长卷捐赠仪式在该院举行。清华大学教授、著名书法大家言恭达先生将创作的隶书书法长卷《大医精诚》节选(600厘米×120厘米)和《大医精诚》金文书法横披(180厘米×48厘米)捐赠给在抗疫中发挥中医特色的江苏省中医院,致敬白衣战士。江苏省人大、南京市人大、南京市政协、省卫健委有关老领导及省卫健委、该院领导、援鄂医疗队代表等150余人出席捐赠仪式。

(周恩超 朱志伟 盖峻梅)

●**省中医院微信公众号居全国综合医院影响力前十** 2020年8月10日,中国医师协会健康传播工作委员会发布全国2403家医疗单位(机构)微信影响力排行榜。江苏省中医院微信公众号居全国综合医院前十。

(周恩超 朱志伟 盖峻梅)

●**省中医院第三届橘泉院士论坛** 2020年10月8日,江苏省中医院第三届橘泉院士论坛在该院召

开。中国科学院院士、中国科学院上海药物研究所所长蒋华良,中国工程院院士、南京医科大学校长沈洪兵,江苏省卫健委副主任、省中医药管理局局长朱岷,江苏省名中医、省中医药发展研究中心主任兼书记黄亚博等嘉宾及相关专业人员约3000多人出席。

(周恩超 朱志伟 盖峻梅)

● 省中西医结合医院两项科技成果获江苏中医药科学技术奖 2020年3月2日,江苏中医药科学技术奖奖励办公室发布《关于颁发2020年江苏中医药科学技术奖的决定》(苏中奖〔2020〕1号)。江苏省中西医结合医院骨伤科谢林教授团队的"颈椎病的发病机制及中西医结合微创治疗研究"项目获江苏省中医药科学技术奖一等奖;消化科章细霞研究团队的"中药桂芍巴布剂敷神阙穴治疗腹泻型肠易激综合征研究"项目获三等奖。

(杨 鸣 王熹微)

● 省中西医结合医院举办《江苏省中医药条例》专题讲座 2020年10月28日,江苏省中西医结合医院举办《江苏省中医药条例》(以下简称《条例》)专题讲座。此次讲座特别邀请江苏省中医院医患沟通中心副主任、江苏省卫生法学会医事法学专业委员会理事虞凯授课。该院院长王佩娟主持讲座,要求各科室提高自觉性、主动性,认真学习,深刻领会《条例》精神实质,严格按照《条例》要求,不断健全中医药服务体系,推进中医药传承创新发展。 (杨 鸣 王熹微)

● 省中西医结合医院参加"首届长三角健康峰会(溧水)暨中医药博览会" 2020年9月26日,以"全民健康 全面小康"为主题的"2020长三角健康峰会(溧水)暨中医药博览会"在江苏白马农业国际博览中心正式拉开帷幕。峰会在江苏省卫生健康委员会、江苏省中医药管理局指导下,由新华报业传媒集团、南京市溧水区人民政府、江苏省中医药发展研究中心共同举办。活动现场,江苏省人民政府副省长陈星莺,省政府副秘书长王思源,省卫健委副主任、省中医药管理局局长朱岷,省中医药学会会长陈亦江,溧水区委书记薛凤冠,溧水区区长张蕴等领导到江苏省中西医结合医院展位前认真查看各类展品。该院院长王佩娟介绍有关中医药科研成果、中西医结合临床发展情况。省领导对江苏省中医药研究院、江苏省中西医结合医院近年来在平台建设、中药现代化关键技术基础性研究、中医药的继承挖掘等基础性工作方面所取得的成绩给予肯定,希望江苏省中医药研究院、中西医结合医院坚持中西并重、传承精华、守正创新,充分发挥中医药独特优势,使之与现代健康理念相融相通,服务于人民健康。在2020长三角中医药高质量发展学术大会上,院长王佩娟受邀作《着力学科群建设 谋划高质量发展》主题报告,受到与会嘉宾关注与好评。 (杨 鸣 王熹微)

● 省中西医结合医院获批"江苏省癌痛规范化治疗病房创建达标单位" 2020年12月11日,在江苏省肿瘤科医疗质量控制中心,江苏省医疗质量控制中心管理办公室组织实施的江苏省癌痛规范化治疗病房(GPM-Ward)项目的评审中,江苏省中西医结合医院顺利通过审查,获批"江苏省癌痛规范化治疗病房创建达标单位"。作为国家第二批中医临床研究基地重点病种(肠癌病)的建设实施单位,2019年在全国牵头成立中医肿瘤临床研究协作组(CMOCTG),起草并制定《CIPN的中西医诊疗专家共识》,2020年成为南京地区首批通过GPM-Ward评审的中医肿瘤单位。 (杨 鸣 王熹微)

● 省中西医结合医院在2020年度南京市职业(行业)技能大赛中取得好成绩 2020年9—10月,江苏省中西医结合医院组织参加2020年度南京市职业(行业)技能大赛生殖健康技能竞赛、护士技能竞赛、儿科应急救援技能竞赛。儿科医护团队获"团体二等奖",儿科主治医师鞠丽、主管护师吕目唯获"2020年度南京市卫生应急能手"称号,妇产科主治医师陈玥获生殖保健组三等奖,消化科科护士李珂璇获护士技能竞赛个人单项三等奖。 (杨 鸣 王熹微)

● 省中西医结合医院消化科主办的2项国家级多中心临床研究项目启动 2020年12月26日,江苏省中西医结合医院消化科主办的2项国家级多中心临床研究项目启动会在南京召开,来自江浙地区共22家三级医院分中心相关负责人参会,共同签署任务书,并开展项目培训与研讨交流。此次多中心临床研究,22家分中心将在2年时间内完成共600例临床试验病例,全方面开展中医药临床循证研究,以获得熄风化湿颗粒和三子方分别治疗腹泻型肠易激综合征和大肠腺瘤的更高级别循证证据,为临床提供新的治疗思路和方法。 (杨 鸣 王熹微)

● 省中西医结合医院"感动服务,无痛家园"志愿服务项目获得2项省级奖 2020年11月1日,第五届江苏志愿者服务展示交流会在张家港召开。会上,江苏省中西医结合医院"感动服务,无痛家园"志愿服务项目获江苏省志愿服务铜奖和江苏省青年志愿服务项目大赛一等奖。此项目是由江苏省中西医结合医院和南京市江宁区善晖社会工作服务中心联合开展。项目基于"感动服务,无痛病房"的服务理念,通过运用肿瘤科护士团队专业知识及人性化服务理念,为癌症患者提供优质、特色护理服务,通过各种治疗护理措施缓解患者症状,提高生活质量,给予患者的身体、心理、心灵全方位照护以及临终患者安宁疗护,给予患者家属心理疏导,帮助完善家庭支持系统,共创和谐社会。截至 2020 年 8 月,该项目实施近 8 年,服务患者及其家属多达 2300 余人。

(杨 鸣 王熹微)

● **省中西医结合医院护理部"守护圈"在江苏省第四届品管圈大赛中获奖** 2020 年 9 月 3—5 日,由江苏省医院协会主办的第四届江苏省医院品管圈大赛在泰州举办,来自全省 13 市的数十家医疗机构筛选出医疗、护理、医技、药学等 300 多个品管圈参加此次比赛。江苏省中西医结合医院选送护理部主持的"守护圈",获大赛课题研究型三等奖。"守护圈"主题为"跌倒防控 中医护理在践行——基于中医体质辨识研究医院高危跌倒人群内因"的 QCC 成果,打破现有模式,构建院内以跌倒高危人群为中心的多学科诊疗团队,以中医体质辨识为基点,挖掘医院高危跌倒人群内因,指明预防措施的切入点,并使患者深刻理解发生跌倒的原因,提高认知水平,采取自护行为,实现"医院高危跌倒人群跌倒发生零容忍"的护理理念,同时运用科学工具自下而上实现改进护理质量。

(杨 鸣 王熹微)

● **市中医院与用友网络科技股份有限公司签署战略合作协议并开展 DRGs 项目研发** 2020 年 1 月 9 日,南京市中医院与用友网络科技股份有限公司签署战略合作协议,开展 DRGs 项目研发工作。该院与用友网络科技股份有限公司将推进中医药 DRGs 的项目研发及产品落地,依托新医改政策,积极探索 DRGs 管理方法,将医疗质量和效益结合起来,努力促进 DRGs 的推广与发展。7 月 30 日,召开项目阶段总结及后续研发工作推进会。10 月 23 日,召开阶段总结及专家论证会,总结中医肛肠 DRG 研发阶段性成果。双方一致认为该项目对中医领域的 DRG 研发工作具有一定的创新性和指导价值。与会专家、项目组表示后续将进一步加深合作,推动项目成果在其他病种领域的复制与应用。

(周莉莉 邵 颖)

● **市中医院举办 2020 年中医护理基础理论与实践能力培训班** 2020 年 3 月 25 日,为保证南京地区各级医疗机构护理人员能够及时接受中医护理基础理论培训,南京市中医院首次采用"线上授课"形式面向院内外开展中医护理继续教育培训工作。此次学习班共有 234 名学员报名参加,其中 70 名学员来自院外。该院护理部制定详细课程录制计划,统一授课模板和录制软件,为老师提供安静良好的备课环境,组织授课老师分时段进行课程录制,并对视频进行精细剪辑。学员们在线注册后即可学习。线上学习时间自由,在发布限期内可反复观看教学视频,视频播放过程中的"随机签到弹框"可以对学员学习情况进行追踪,保证学习效果。 (周莉莉 邵 颖)

● **民盟南京市中医院支部举行换届选举大会** 2020 年 5 月 26 日,民盟南京市中医院支部在南京市中医院举行换届选举大会,选举产生新一届支部委员会。朱翔连任新一届主任委员,胡伟为副主任委员,李向东为组织委员,黄海梅为宣传委员。秦淮区委统战部副部长陈海波出席大会,充分肯定上届支委的成绩,希望新一届支委会带领支部盟员始终牢记盟员政治身份,认真学习两会精神。民盟南京市委专职副主委戴云对市中医院支部在各方面所取得的成绩给予高度评价,市中医院支部的组织发展速度在市民盟名列前茅,充分说明支部的活力和吸引力。

(周莉莉 邵 颖)

● **市中医院召开 2020 年三级中医医院评审工作启动会** 2020 年 8 月 5 日,南京市中医院召开 2020 年三级中医医院评审工作启动会。为迎接国家中医药管理局三级中医医院复审工作,该院成立南京市中医院三级中医医院评审领导小组和工作小组,下设复审迎查办公室。从评审标准(分值)及核心指标、《三级中医医院评审标准(2017 年 5 月版)》主要内容、《三级中医(中西医结合)医院评审标准实施细则江苏省补充条款(2019 年版)》主要内容和材料准备时间节点等 4 个方面对三级中医医院评审标准实施细则进行分解与解读。

(周莉莉 邵 颖)

● **市中医院医疗美容科正式成立** 2020 年 8 月 12 日,南京市中医院医疗美容科通过南京市卫健委专家组验收。科室设有独立的导诊区域、诊区以及手术室,能满足患者的治疗和求美需求。该院成立医疗美容科是为进一步完善医院架构,促进学科及业务发展,填补医院皮肤外科手术方面空白,进一步促进医院发展和提高。

(周莉莉 邵 颖)

● **市中医院接受全省中医医疗机构依法执业专项检查** 2020 年 9 月 24 日,受江苏省中医药管理局委派,南通市卫生监督所吴正和科长等一行 4 人到南京市中医院进行依法执业专项检查。南京市卫健委副主任杨大锁,中医处、审批法规处、市卫生监督所相关人员参会。检查组听取该院依法执业工作汇报,并对医院的机构资质、限制类医疗技术应用、精麻药品管理、医疗美容科设置、手术室高值耗材管理、门诊处方及病历书写质量等进行检查,充分肯定医院的依法执业工作,同时对医院精麻药品管理、处方管理、诊疗科目设置及病历书写质量等方面存在的问题提出意见。该院院长虞鹤鸣表示,将分析原因,认真整改,完善相关制度,把控医疗质量。市卫健委副主任杨大锁要求医院加强内涵建设及精细化管理,以查促建,持续改进,进一步提升医疗质量,夯实依法执业主体责任。

（周莉莉 邵 颖）

●**市中医院举办第十六期造口联谊会** 2020 年 9 月 24 日，南京市中医院第十六期造口联谊会在学术报告厅举办。伤口造口护理专科学组指导人、学组全体成员及 3 名 ET 参会，造口人士及亲属近 50 余人参加。此次造口联谊会拉近与患者之间的距离，针对日常生活中存在的问题，提供个性化、针对性指导，为造口人士搭建互动交流平台，树立战胜疾病信心，提高生活质量，更好回归社会，拓展延伸护理服务模式。

（周莉莉 邵 颖）

●**市中医院获 2020 年度"全国医院质量管理案例奖·卓越奖"** 2020 年 9 月 25 日，第十四届中国医院院长年会在厦门举办，现场揭晓 2020 年度"全国医院质量管理案例奖"评选结果，来自全国 46 家医院的管理案例荣登榜单。南京市中医院参评的综合质量类管理案例获 2020 年度"全国医院质量管理案例奖·卓越奖"。

（周莉莉 邵 颖）

●**市中医院接受南京中医肛肠疾病部省共建临床医学研究中心2019—2020 年度考核** 2020 年 9 月 29 日，南京市中医院接受南京中医肛肠疾病部省共建临床医学研究中心 2019－2020 年度考核。考核专家组肯定该院 2020 年度的建设工作，其中"全国中医肛肠专科联盟""互联网＋医疗""结直肠癌患者全病程管理系统""结直肠癌类器官样本库建设"等工作的实施极大提高该院肛肠中心在全国的影响力，认为该院完成项目合同所规定的 2019－2020 年度各项任务和指标，一致同意通过年度考核。专家组一行还实地参观该院中医药现代化与大数据研究中心、院士工作站以及中心实验室的建设，并给予高度评价。

（周莉莉 邵 颖）

●**2020 年国家级"中医护理学科建设学习班"暨"金陵医派中医护理研究室"揭牌仪式** 2020 年 10 月 22 日，2020 年国家级"中医护理学科建设学习班"暨"金陵医派中医护理研究室"揭牌仪式在南京市中医院举行。来自北京，海南，江苏省内的常州、扬州、连云港及南京本地的 20 余家医院近 200 名护理同仁共同见证"金陵医派中医护理研究室"的成立及揭牌，并参加为期 3 天的国家级中医药继续教育项目"中医护理学科建设学习班"学习。此次学习班课程内容丰富，紧扣主题，邀请国内知名医疗护理、教育、管理等专家，围绕中医护理学科建设、中医护理可持续发展、学科交叉融合下管理创新机制、质量持续改进、人文护理、护理信息化建设、中医学术流派传承、COVID－19 的中西医结合防治、护理科研等方面，紧扣当前形势、热点、难点等问题举行讲座及学术交流。

（周莉莉 邵 颖）

●**市中医院举办 2020 年南京地区中医经典大讲堂** 2020 年 11 月 13—14 日，由南京市卫生健康委主办，南京市中医院承办的"2020 年南京地区中医经典大讲堂"在学术报告厅举办。南京中医药大学国际经方学院院长、江苏省名中医黄煌教授以"方证相应与'方—病—人'思维模式"为主题展开授课内容，详细讲授经典方证思路及临床实践；南京中医药大学《内经》教研室吴灏昕教授讲授"《内经》理论的临床应用"，将金元四大家的中医理论基础与临床具体病例相结合进行辨析；南京中医药大学伤寒教研室周春祥教授详细讲解"中医辨证思维及临床应用"，结合《伤寒论》解释张仲景辨证思维；南京中医药大学温病教研室魏凯峰教授以"犀角地黄汤方证"为引，重点介绍温病方证体系的渊源、内涵、特点及辨方证方法；南京中医药大学袁晓琳教授围绕"《金匮要略》之诊疗思维探索"的主题探讨有关杂病

的治则治法，并结合经典条文对《金匮要略》辨治痹症思维进行解读。此次大讲堂采用线上直播和线下面授相结合的授课形式，线下听课人数近 200 人，线上直播点击率超 20000 人次，范围远至浙江、福建等地区。（周莉莉 邵 颖）

●**市中医院完成三级中医医院评审工作** 2020 年 11 月 26—27 日，由江苏省中医药发展研究中心主任、书记黄亚博带队，14 名专家组成的三级中医医院评审组对南京市中医院开展为期 2 天的三级中医医院评审工作。此次评审分为汇报、分组评审、反馈 3 个环节。评审专家组分为党建、管理、重点专科、临床科室、药事、护理、检验输血、病理、影像、院感等 10 个专项小组，分别采取查阅资料、现场查看、调阅病例、现场考核及访谈等形式，对该院中医药服务功能、综合服务能力、党的建设及补充条款进行认真、细致、全面的评审。11 月 27 日，评审组召开专家反馈会，江苏省中医药局中医医政处副处长陆敏、南京市卫健委副主任杨大锁、南京市卫健委中医处处长朱春霞及全体院领导、科主任出席，专家对该院三级中医医院建设工作提出中肯、客观的评价，指出工作中的亮点和不足，并提出改进意见。

（周莉莉 邵 颖）

●**市中医院赴商洛中医院开展对口支援工作** 2020 年 12 月 9 日，南京市中医院党委书记陈延年一行 7 人赴商洛市中医医院，就宁商医疗对口帮扶工作开展调研座谈暨"金陵医派中医药传承工作站"签约授牌义诊活动。南京市中医院与商洛市中医医院签订"金陵医派中医药传承工作站"项目协议书。陈延年书记为"金陵医派中医药传承工作站"授牌。该院根据商洛市中医医院的帮扶需求，进一步明确帮扶定位，精准聚焦对接，加强帮扶相关措施落实和薄弱环节建设，提高帮扶效率，为商洛市中

医医院提供人才、学科建设、医疗技术等帮助,促进商洛市中医医院良性发展。 (周莉莉 邵颖)

●**江苏省医务社会工作团体标准首次巡讲暨南京市医务社会工作发展论坛** 2020 年 12 月 12 日,江苏省社会工作协会、南京医院协会联合南京市卫生健康委员会、南京市民政局、南京市中医院举办的江苏省医务社会工作团体标准首次巡讲暨南京市医务社会工作发展论坛在南京市中医院召开。邀请北京安贞医院心外科主任刘东、上海复旦大学赵芳教授、南京师范大学花菊香教授、南京理工大学拜争钢教授等业内专家现场授课。江苏省肿瘤医院、南京鼓楼医院、南京市儿童医院等单位代表作医务社会工作实务分享。来自省内医院和部分社工机构代表 120 余人参加此次论坛。江苏电视台及《扬子晚报》作新闻报道。 (周莉莉 邵颖)

●**市中医院通过 2017 年南京市名中医工作室建设验收** 2020 年 12 月 22—23 日,南京市卫健委委托南京中医药学会组织专家组对南京市中医院 2017 年立项的 20 个第一批南京市名中医工作室开展验收工作。该院工作室负责人分别从条件建设、传承工作、人才培养、保障措施及创新性工作等方面详细阐述工作室的建设情况,专家组听取报告并进行质询,同时审阅工作室台账,包括跟师笔记、临床医案、诊疗方案、出版书籍及发表论文等实绩材料,结合实地查看名中医工作室硬件设施等现场情况,对各工作室的建设情况进行复核评分,一致认定通过验收。 (周莉莉 邵颖)

●**中国医学科学院皮肤病医院荨麻疹中药制剂获江苏省药监局传统工艺中药制剂备案** 2020 年 2 月,中国医学科学院皮肤病医院(中国医学科学院皮肤病研究所)研制的荨麻疹中药颗粒剂"祛风颗粒"获江苏省食品药品监督管理局传统工艺配制中药制剂备案(备案号:苏药制备字 Z20200003000)。按照国家和江苏省对医疗机构应用传统工艺配制中药制剂实施备案管理要求,中国医学科学院皮肤病医院(中国医学科学院皮肤病研究所)于 1 月向江苏省食品药品监督管理局传统工艺中药制剂备案信息平台提交完整备案资料,经审查后,获备案回执,取得备案号。 (吴晶晶)

●**市中西医结合医院惠民活动走进晏公庙社区** 2020 年 12 月 24 日,南京市中西医结合医院联合相关医联体单位,在晏公庙社区党群服务中心开展医联体中医药惠民系列活动。现场为社区居民提供冬季中医养生保健知识宣讲、冬季常见病防治咨询、中西医结合义诊、心肺复苏急救技术现场指导及三九贴等中医外治现场体验服务。并同步安排多名专家在互联网医院进行线上义诊。 (施春雷 侯晓云)

●**市中西医结合医院新增两个市级中医重点专科建设单位** 2020 年 11 月,经市卫生健康委专家现场评审,南京市中西医结合医院心血管病科、重症医学科入选 2020 年市级中医重点专科建设单位。 (施春雷 侯晓云)

●**市中西医结合医院举办中医外治法在小儿肺系疾病中临床应用学习班** 2020 年 11 月 7—8 日,南京市中西医结合医院举办江苏省中医药继续教育项目"中医外治法在小儿肺系疾病中临床应用学习班"。学习班邀请南京儿童医院主任医师田曼、缪红军,东南大学附属中大医院主任医师乔立兴,南京市第一医院主任医师张莉,山东中医药大学附属医院主任中医师姚笑,江苏省中医院主任医师袁斌、赵霞等全国知名儿科专家授课。来自省内外各级医院儿科及相关专业医护人员 70 余人参加学习。 (施春雷 侯晓云)

●**市中西医结合医院"徐氏外科医术"入选玄武区第四批区级非物质文化遗产代表性项目名录** 2020 年 9 月,南京市中西医结合医院"徐氏外科医术"经南京市玄武区文化和旅游局评审,入选玄武区第四批区级非物质文化遗产代表性项目名录。该院瘰疬科是"徐氏外科医术"的发源地,科室创建于 1969 年,由全国首批老中医药专家、学术经验继承工作指导老师、徐氏外科第二代传人、主任中医师徐学春创建。徐氏外科医术是金陵医学流派的重要组成部分,其内涵丰富,包括徐氏外科学术思想、徐氏中医特色换药术、徐氏炼丹术、瘰疬病的中医综合诊疗体系以及特色制剂的组方制备等。 (施春雷 侯晓云)

●**市中西医结合医院 2020 年膏方文化节** 2020 年 10 月 21 日,南京市中西医结合医院举办 2020 年钟山膏方文化节暨 2019—2020 年度中医体质辨识大数据媒体分享会,并组织专家团队为市民提供义诊、中医养生保健咨询等服务。 (施春雷 侯晓云)

●**重大慢病相关肾损害的中医药防治转化应用研究** 2020 年,江苏省中医院方祝元教授团队开展的重大慢病相关肾损害的中医药防治转化应用研究获江苏省科技进步一等奖。该项目围绕重大慢病相关肾损害,在多项国家级课题资助下,通过围绕如何有效延缓高血压和糖尿病导致肾脏损害的传承研发、理论创新、临床研究和推广应用及机制研究,历时 28 载,取得一系列成果:①提出"病初即可及肾"的新认识,强调"因实致病"是重大慢病相关肾损害早期的主要病机特点,观点被纳入全国高等中医院校规划教材;②创制系列防治重大慢病相关肾损害的特色制剂,如治疗高血压早期肾损害的潜阳育阴颗粒、治疗糖尿病早中期肾损害的芪葵颗粒等。③创建针对不同目标人群不同阶段防治肾损害的中医药综合干预方案,揭示中医药肾保护作用的新机制,体现中医药防治重大慢病相关肾损害的特色优势,成果推广至全国及省内19家三级医院应用,获得良好的社会效益。团队牵头制定《基层高血压中医药防治指南》,并在《国家基层高血压防治管理指南》中首次增加"高血压的中医药防治策略"的重要章节,并主持制定《糖尿病肾病中西医结合防治专家共识》。该项目共获专利4项,制剂证书4项,软件著作权2项;发表相关学术论文近200篇。主编全国高等中医院校《中医内科学》规划教材2部,获评国家中医药管理局高血压育阴潜阳重点研究室、区域诊疗中心、重点专科和重点学科。

(周恩超 朱志伟 盖峻梅)

●益气化瘀解毒法治疗进展期胃癌的方药创制与疗效评价及其转化应用 2020年,江苏省中医院刘沈林教授团队开展的这项研究获江苏省科技进步二等奖。该项目在传承的基础上凝练出进展期胃癌"脾虚瘀毒"的核心病机,提出"益气化瘀解毒"的治疗原则,创制了"健脾养正消症方"。经省内外11家医院多中心研究证实,该方可显著改善胃癌术后复发转移风险,提高晚期胃癌患者生活质量,延长患者生存期。基于上述临床效果,该方已研制成胃癌安合剂(苏药制字20140002),临床应用广获好评。该项目团队累计发表论文200余篇(其中SCI论文42篇),主编论著4部,获批胃癌相关发明专利5项,获2项国际奖项。基于多年的研究积累,刘沈林教授团队构建了省内胃癌中西医结合诊疗网络,创立了胃癌中西医结合临床路径,在国内牵头制定了

《中医胃癌康复指南》(中华中医药学会2019)和《胃癌中西医结合诊疗专家共识》(中国中西医结合学会2020)等。建立江苏省中西医结合肿瘤临床研究中心、江苏省中西医肿瘤诊疗平台、肿瘤康复基地,成立刘沈林全国名中医工作室及基层工作站等,显著提高江苏地区中西医结合治疗胃癌的整体学术水平。

(周恩超 朱志伟 盖峻梅)

●"易层"贴敷技术治疗膝骨关节炎的临床与基础研究 2020年,江苏省中医院王培民教授团队开展的这项研究获江苏省科技进步二等奖。该项目围绕膝骨关节炎(KOA)疼痛的首要临床症状和亟待解决的难题,在国家"十一五"科技支撑项目、国家及省自然科学基金、省社会发展重点专项等持续支持下,根据KOA临床特点,即"遇寒""劳累"易加重的特点,首次揭示外治技术在控制骨关节退变性疾病的疼痛敏感的疗效优势。明确"易层"贴敷技术通过抑制TRPs通道家族改善冷痛敏、机械痛敏,与KOA疼痛"遇寒则痛、得温则舒""遇劳则痛、休息缓解"的临床特点相契合,提出针对KOA"以痛为枢"的治疗理念。首次从病理、药效机制,揭示中医外治法可有效改善关节痹痛。形成团队"以痛为枢"的临床诊治思路,论文被《中国中医年鉴》收录。2016年,该技术被纳入江苏省级中医康复方案的KOA非手术推荐疗法和基层特色科室省级孵化中心(骨伤专业)项目,在第一届"海峡论坛"上被评为"中国临床适宜技术演示项目",项目主持人王培民教授被评为骨伤专业"省中医药领军人才",累计发表科技论文43篇,其中SCI收录论文8篇,合计影响因子17.408分,中文核心期刊17篇。近3年来,"易层"贴敷外治技术年均治疗20余万人,年均销量超过1700余万元。

(周恩超 朱志伟 盖峻梅)

●加速康复外科在胃癌中的体系建立与推广应用 2020年,江苏省中医院江志伟教授团队开展的这项研究获中国医药教育协会科学技术奖一等奖。江志伟教授于2007年开始在国内率先提出加速康复外科的概念,同年在国内率先报道将此理念应用于胃癌手术病人中,优化围手术期的处理措施及营养管理方法,结果缩短住院时间,减少治疗费用,促进肠功能的早期恢复。ERAS理念在1500多例胃癌患者中应用,术后住院时间由原来平均11天左右,缩短至6天左右;节省治疗费用;没有增加并发症及再住院率。完成多部临床规范与指南,牵头制定中国首个《胃癌胃切除手术加速康复外科专家共识》《加速康复外科围术期营养支持专家共识》。首次将加速康复外科的概念写入研究生教材《普通外科学》(赵玉沛院士主编)外科总论篇。ERAS经验获国家卫健委认可,面向全国试点及推广。

(周恩超 朱志伟 盖峻梅)

●"调神健脾"针法治疗肠易激综合征方案的构建及临床应用 2020年,江苏省中医院孙建华教授团队开展的这项研究获中国针灸学会科学技术二等奖。该项目基于孙建华教授多年采用针灸治疗肠易激综合征(IBS)的临床经验,开展一系列临床研究,历时12年,主要取得以下研究成果:①方案制订:在传承邱茂良、盛灿若治疗脾胃病学术基础之上,孙建华教授结合现代医学脑-肠互动异常对胃肠功能的影响,创立"调神健脾"针法治疗IBS,形成规范系统的IBS针灸治疗方案,广泛应用于临床中。②临床验证:开展"调神健脾"针法治疗IBS系列临床研究,完成多中心随机对照试验,研究成果发表在 Mayo Clinic Proceedings (IF:7.091),为针灸治疗IBS提供较高质量的循证医学证据;结合现代医学对IBS的最新研究进展,在临床上建立IBS患者血

清、粪便、结肠组织标本库，以及fMRI影像组学数据库，从中枢、免疫、肠道菌群、表观遗传相关机制层面为针灸治疗 IBS 临床疗效提供依据。该项目先后获国家自然科学基金等国家级和部省级 12 项课题支持，发表相关 SCI 论文 8 篇，核心论文 50 余篇。

（周恩超　朱志伟　盖峻梅）

● **中医外用制剂传承创新的临床及转化研究**　2020 年，江苏省中医院王培民教授团队开展的这项研究获中国中医药研究促进会科学技术奖二等奖。该项目围绕中医外治法的传承发展进行系列探索。在国家"十一五"科技支撑项目、国家及省自然科学基金、省社会发展重点专项等持续支持下，优化贴敷药物湿度参数，规范其治疗 KOA 的证型转型与治疗节点，形成"易层"贴敷治疗膝痹的临床技术方案；结合整体和局部辨证，分层组合使用，创制"易层"贴敷技术，在缓解疼痛方面疗效显著；"MEMS 微针促透'易层'变温贴敷技术"治疗 KOA，突破传统中药外敷吸收慢的局限，提高药物吸收效率，缩短起效时间，提高其治疗 KOA 的临床疗效；在国家和省自然基金项目资助下，团队率先证实 KOA 存在痛敏，确认冷刺激敏感蛋白 TRPA1、TRPM8 和机械刺激敏感蛋白 TRPV4 分别参与 KOA 冷痛敏和机械痛敏的构建并进行率先报道；在动物实验中证实"易层"贴敷疗法改善大鼠的冷热及机械痛敏；在基础研究的确证下，团队进行设备研发转化。①联合南京恒丰医疗器械有限公司，共同开发压力及温度敏感测痛仪，分别测量膝关节局部的压力痛阈值及冷/热痛阈值，使疼痛评价指标客观化，打破国外垄断；②联合南京理工大学研发全自动重粘稠膏药喷头阵列式小型均匀涂敷装置，解决该药供不应求的现状与行业难以实现自动化的难题。该项目获国家专利 3 项。

（周恩超　朱志伟　盖峻梅）

● **基于中日友好医院分型中西医结合股骨头坏死的系列保髋研究**　2020 年，江苏省中医院骨伤科主任沈计荣团队开展的这项研究获中国中医药研究促进会科学技术奖二等奖。该项目围绕难治性、致残性疾病股骨头坏死（ONFH），在多项课题资助下，突破传统诊疗方式，构建基于中日友好医院分型（CJFH 分型）中西医结合股骨头坏死的阶梯化诊疗方案，取得一系列临床研究成果。20 世纪 90 年代初至今，沈计荣主任先后创制补肾活血方治疗 CJFH 分型 M 型（内侧型）股骨头坏死；在省内率先使用微创腓骨棒支撑术治疗 CJFH 分型 M 型（中间型）股骨头坏死；在国内首创髋关节外科脱位技术治疗 CJFH 分型 L1 型（外侧 1 型）股骨头坏死；率先在省内开展微创直接前入路人工全髋关节置换术（DAA－THA）治疗 CJFH 分型 L3 型（外侧 3 型）股骨头坏死；率先在省内开展外科脱位下旋转截骨保髋术治疗 CJFH 分型 L2 型（外侧 2 型）及部分 L3 型股骨头坏死；率先在国内开展改良内翻截骨术治疗 CJFH 分型中 L1 型股骨头坏死；率先在国内将虚拟现实（VR）技术引入临床保髋实践，实现真正的"精准保髋"，极大提高了中晚期股骨头坏死患者保髋治疗的效果；牵头成立全国 30 家医院参与的股骨头坏死专病联盟。该项目研究成果先后发表于 *American Journal of Translational Research*、*Medicine*《中国修复重建外科杂志》《中华解剖与临床杂志》《中华关节外科杂志（电子版）》《环球中医药》等国内外著名杂志上。近 5 年来，团队累计发表学术论文 56 篇，其中 SCI 论文 9 篇。沈计荣多次主办全国性培训班。该研究成果在全国 30 家医院推广应用，取得良好的社会效益。

（周恩超　朱志伟　盖峻梅）

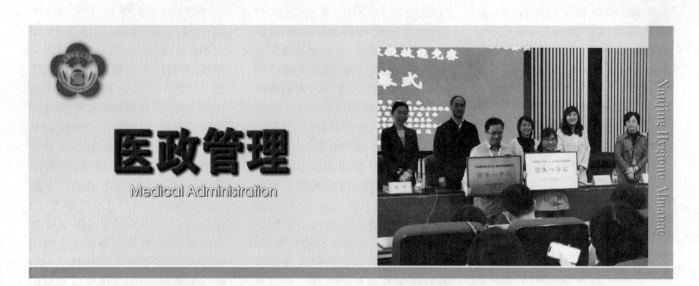

医政管理

Medical Administration

●概况 2020年,南京推进分级诊疗制度建设。落实各级医疗机构功能定位,推进急慢分治分级诊疗服务体系建设。健全完善全市医联体综合绩效考核指标体系,对区级卫生健康行政部门和医联体分别进行考核。出台《南京市医联体专项经费使用管理办法》,对专项资金使用予以进一步明确。完成2019年度医疗联合体建设情况综合绩效考核,根据考核结果,预拨2020年度医联体专项资金3000万元,拨付专科联盟专项经费715万元。加快推进国家紧密型医共体(溧水区、高淳区)试点工作以及国家级城市紧密型医联体建设试点工作。开展医共体医保总额付费试点,按照"共建、共享、同城化"目标,增加南京都市圈医联体交流合作,市属三级医院通过组建医疗集团、医联体、专科联盟等形式,在都市圈内广泛开展技术合作与学术交流,提升医疗服务质量和水平,为当地群众提供优质医疗卫生服务。

构建优质高效医疗卫生服务体系。①推进新五区医院建设。1月,组织等级医院评审专家对六合区人民医院创建三级工作进行调研,现场反馈存在问题,指导医院做好整改。6月,再次现场调度六合高质量发展相关工作,指导医院加快推进儿童、妇幼、传染、精神等薄弱专科建设。10月,对六合区

人民医院三级创建开展市级调研评估。省卫健委对六合人民医院开展县医院转设三级现场评审。12月,省卫健委正式发文确认六合区人民医院为三级医院,全市实现新五区三级医院全覆盖。②支持社会办医发展。组织医疗机构申报2020年省级民办医疗机构奖补资金,全市共有4家社会办医机构获得省级奖补350万元。南京医科大学眼科医院六合分院主体封顶,社会办优质医疗资源不断向新五区流动。开展2020年社会办医市级资金拨付工作,对南京明基医院、南京同仁医院下发国家重点专科奖补资金200万元。③推动医疗服务国际化发展。根据疫情防控工作需要,组织全市医疗机构外语志愿服务队伍,服务语种包括英语、日语、俄语、意大利语等。组织开展全市医疗机构涉外医疗服务能力情况调研,鼓励医疗机构开展国际商业保险直接结算业务,不断提升全市医疗服务国际化水平。支持医疗机构加强与国内外保险公司合作,医疗机构开展国际商业保险直接结算业务,按照服务量给予一定补助,制定相关资金奖补政策并申报列入2021年市级财政专项。

多措并举切实改善医疗服务。①为抗击新冠肺炎疫情,自3月12日起,全市二级及以上医院停止开设方便门诊,实行非急诊全面

预约诊疗服务,鼓励具备条件的其他医疗机构参照执行。引导市民预约挂号、分时段挂号、按预约时间就诊,促进患者有序就医,减少患者在院等待时间,减少交叉感染风险。推进多学科诊疗服务、日间医疗服务、急诊急救服务、老年护理服务,推进远程医疗和结果互认。配合完成全市医疗机构改善医疗服务行动计划效果评估。督促辖区内二级及以上医疗机构在国家卫生健康委单病种质量控制平台注册,进行相关数据上报。②召开南京市"互联网+护理"工作现场会,全年完成"互联网+护理服务"2531例。开展南京市"互联网+护理"培训工作,培训人员302人。5月11日,南京市卫健委与南京护理学会联合举办"守护生命 爱在春天"——南京地区白衣天使战"疫"事迹报告会,全程进行5G视频高清直播,106万余人在线观看,中央电视台进行报道。完成南京市十三五护理事业发展终期评估,制订十四五南京市护理事业发展规划。举办2020年度南京市职工职业(行业)技能大赛护士技能竞赛,共有45个代表队、168名选手参加;举办2020年度南京地区急危重症护理实践技能竞赛;组队参加江苏省急危重症护理技能竞赛,南京市代表队获团体一等奖、两组个人一等奖。开展专科护理培训,培训护士744名。③制订《南京市

互联网＋院前医疗急救试点工作实施方案》，初步建立"互联网＋院前医疗急救"模式，优化院前急救全流程信息化管理与服务，建成急救调度、院前医疗急救和院内抢救实时、智能、安全双向信息通道，搭建急诊急救信息共享平台，助力"五大中心"建设。新建急救站点16个。开展"2020年南京市航空医疗救护演练"，积极推进航空医疗救护联合试点工作，提高突发事件综合应急救援能力。④督查非急救转运服务公司，对962120调度派单、收费凭证、价格公示、车辆运行维护、回访记录等进行现场检查。制定下发《关于规范非急救转运医疗护送工作的通知》，明确在转运过程中需要专业医疗护送患者的服务流程，规范非急救转运市场，满足群众多层次、多元化健康需求，保障人民群众健康合法权益。2020年，转运近3万人次，100%回访后，满意率达99.99%。

加大依法执业监管力度。①加强医疗技术临床应用管理。组织血透质控中心专家对开展血透技术的16家医疗机构进行专项检查。建立血透中心（室）发热病人日报告制度，指定南京晟洁血液透析为密接者定点医学观察血液透析中心。组织专家会同省特检院、消防局，对6家拟开展高压氧技术的医疗机构进行评估工作；完成25家次医疗美容医院的1856项医疗美容项目备案工作；完成86家次医疗机构的229项次国家、省限制类技术备案工作；完成10家次医疗机构的10项次整形外科超级别手术备案工作；完成25名医师信息修改工作；完成14家民非年检。②强化医院感染管理。开展医疗机构医院感染防控自查及"回头看"督查工作，贯彻落实感染管理技术标准。加强对易发生医源性感染科室管理。③开展医院感染管理专项整治行动，强化医院感染防控工作，提高预检分诊和发热门诊工作质量，落实医院疫情防控措施。市、区两级采取

"四不两直"方式加强现场监督指导，督促问题整改。开展南京市医疗机构废弃物专项整治工作，规范医疗机构废弃物管理，增强医疗废物集中处置能力，规范医疗机构生活垃圾和未被污染的输液瓶（袋）的回收处置渠道，实现医疗机构废弃物处置全过程闭环管理。④加强医疗质量管理。建立健全全市医疗质量管理与控制组织体系，制定《南京市医疗质量控制中心管理办法》，明确市级医疗质量管理体系组织架构、设置规划以及各质控中心工作职责、日常管理、资金管理及监督考核；下达年度质量管理专项经费285万元；开展现场竞聘，对全市37个医疗质量控制中心进行调整优化。开展全市病历质量检查，抽查检查病历近3000份，全面加强病案质量管理，三级医疗机构病历质量甲级率97.5%，二级医疗机构病历质量甲级率92.91%。

构建和谐医患关系。①推进平安医院创建工作。接受省平安医院创建协调小组对市妇幼保健院、市口腔医院、溧水区人民医院和江宁区中医院申报省级平安示范医院的考评验收。市平安医院创建活动领导小组专家对全市9家二级及以上医疗机构开展市级平安医院考评验收，其中，江宁区第二人民医院、青龙山精神病院、泰康仙林鼓楼医院、栖霞区医院、市红十字医院、秦淮区中医医院、雨花医院、六合区精神病医院等8家医院确认为市级平安医院。完成14家三级医院创建省级平安医院，21家二级医院创建市级平安医院。三级医院全部完成创建，二级医院完成90%，被国家卫生健康委评为"2018－2019年全国创建平安医院活动表现突出地区"。②构建医疗纠纷保调赔防四位一体工作机制。南京地区医疗机构医疗责任保险经纪公司和"共保体"面向社会公开招标，扩大医疗风险分担机制覆盖面，开展医疗责任险统保工作，推动各级各类医疗机构积极参保。2019－2020年

度，160家公立医疗机构参保，5家民营医疗机构参保，全市政府办医院投保率100%。搭建医疗纠纷调解和医疗责任险赔偿处理两个中心，建立一体化医疗纠纷处理平台和医疗风险分担机制，通过加强司法、审判、信访机关与医鉴办及各医疗机构的沟通联系，将医疗纠纷引入法治化解决渠道，打造医疗纠纷调解专业队伍，化解医疗纠纷，总结出一套有效工作经验，取得较好社会效应。制订《南京市进一步加强患者安全管理工作实施方案》，加强医疗机构患者安全管理。进一步做好调保结合、诉调对接工作，不断完善院内调解、人民调解、司法调解、医疗风险分担机制（"三调解一保险"），有效衔接医疗纠纷调处长效机制。实施"政府推动、市场运作、各方参与、专业调解"医患矛盾化解工程，在医疗纠纷处理领域开始全新实践，起到为政府分忧、为医疗机构解难、为患者依法维权、为社会和谐创建的积极作用。赴浙江逸夫医院调查学习，在四家医院进行试点，成立市医疗风险管理服务中心，有效防范和降低医疗不良事件发生。274家医疗机构缴纳医责险保费3714.22万元，保险公司为医疗机构提供4.5亿元保障，体现保险的互助与防损作用。医疗纠纷报案及投诉2686件，受理迁出医疗纠纷案件2567件，待受理119件，其中，保险结案1713件，配合医疗机构、公安机关处理医闹案件80余件；医学法学预审案件1294件，专家合议案件30余件，完成保险赔偿金额7900余万元。③推进警医共建严厉打击涉医违法犯罪。与公安机关紧密协作，开展"严厉打击涉医违法犯罪专项行动"。全市二级以上医院有61家设立医院警务室，加强医院治安防范工作力度，有效避免可能激化的医患矛盾，切实维护医患双方合法权益。重视医院安全保卫队伍建设，全市医疗机构现有安全保卫工作人员2000多人。各级医疗机构投入资金数

千万元,建设监控室和医患沟通室,在门急诊、病区、科室等重点要害部位和易发案件区域建立电子巡查系统、视频安防监控系统、一键式报警系统和入侵报警系统等,确保人民群众放心就诊、安全就诊。全年共发生涉医案(事)件8起,其中,4人被公安机关拘留,3起案件进行赔偿。

做好医政综合服务。①召开全市无偿献血工作联席会议,完成执业医师资格考试工作。②建成16家互联网医院,对常见病、慢性病患者开展复诊医疗服务,开展互联网发热咨询服务。依托省互联网医院监管系统,加强服务监管。③配合医保部门,统计上报辖区内新冠肺炎疑似、确诊患者相关费用。④组织医疗机构开展市级医学重点专科申报工作,全市共89个专科申报第11周期市级医学重点专科,有75个专科通过初审进入现场测评环节,完成第10周期市级医学重点专科中期考核工作。⑤完善《南京市关于人才健康服务保障的工作方案》。⑥组织各区医疗机构开展"爱眼日"活动。完成2020年度疾病应急救助基金核销工作。⑦完成胸痛、卒中和创伤救治中心年度质量考核工作。⑧联合市财政局拨付专项资金432.15万元,用于补助援藏、援疆、援陕、援青医务人员以及补助接受来宁进修人员单位,对受援医院和科室发展规划进行指导,提升医疗服务水平。⑨对二级以上公立医疗机构及相关公共卫生机构494名医生晋升高级职称前下基层服务情况进行核查。⑩完成对溧水区人民医院二级甲等精神病院现场评审及浦口区中心医院转设三级医院市级调研评估。完成对市第一医院、市儿童医院大型医院巡查。

(刘奇志)

●省政协主席黄莉新率住苏全国政协委员赴鼓楼医院调研工作 2020年6月11日,江苏省政协主席、住苏全国政协委员活动召集人黄莉新率住苏全国政协委员一行30余人赴南京鼓楼医院,围绕"深化医药卫生体制改革、健全公共卫生体系、推进健康江苏建设"等议题,听取医院党委书记穆耕林、院长韩光曙的汇报,并调研交流。省政协副主席洪慧民、麻建国,秘书长杨峰,省卫健委主任谭颖,市政协主席刘以安,副市长胡万进等参加活动。

(施利国 张伊人)

●副省长马秋林一行慰问市第一医院医务人员 2020年1月20日,江苏省人民政府副省长马秋林一行来到南京市第一医院慰问并举行座谈会。省政府副秘书长张乐夫、市政府副秘书长包洪新,市卫健委副主任丁小平等省市领导陪同慰问。在座谈会上,该院副院长、心内科主任陈绍良教授介绍心血管内科在临床医疗、科技项目、科学研究、国际合作等方面取得的成绩,详细介绍"国家心血管病临床研究中心"创建工作。该院党委书记张颖冬汇报市第一医院申请设立"南京市心血管病研究所"和创建"国家心血管病临床研究中心"等工作进展。马秋林副省长对该院取得的成绩给予高度评价,并提出要求。

(陈红 胡婕)

●市委常委、市委统战部部长华静调研市第一医院 2020年5月18日,市委常委、市委统战部长华静调研南京市第一医院。市委统战部副部长、市社院党组书记孔绿叶,市卫健委主任方中友等陪同。华静一行到该院心内科导管室和心研所手术室,看望农工民主党党员陈绍良和无党派人士代表陈鑫,对他们长期坚持奋战在临床一线表示亲切慰问。

(陈红 胡婕)

●国家卫健委医管中心专家组到市第二医院调研 2020年9月3日,国家卫生健康委医管中心副主任高学成率调研组一行6人到南京市第二医院对传染病医院现状及相关工作开展调研。江苏省卫健委医政医管处、江苏省卫健委医管中心相关领导陪同。调研组在汤山院区(南京市公共卫生医疗中心)实地调研,参观感染性疾病科病房、新负压重症病房、胰腺炎诊疗中心病房、肝病科病房。在钟阜院区召开座谈会,该院院长易永祥汇报二院发展情况。该院领导班子和相关职能科室负责人针对"如何让传染病医院在未来良性地发展"以及聚焦《传染病医院基本标准(1994版)》等问题,和调研组共同探讨、深入交流。调研组对江苏省传染病医院(南京市第二医院)在全国传染病医院中的发展表示肯定,对传染病医院状况有新的认知,对传染病医院基本标准修订有积极推动作用。

(朱颖懿)

●国家医保局副局长陈金甫调研鼓楼医院 2020年1月2日,国家医保局副局长陈金甫一行到南京鼓楼医院调研。陈金甫专题调研医院国家药品带量采购扩围落地情况以及药品耗材中选产品使用情况。国家医保局价格招采司副司长丁一磊,江苏省医保局局长周英、副局长韩红玉,南京市医保局局长刁仁昌、副局长王国宝,南京鼓楼医院党委书记彭宇竹、院长韩光曙、总会计师陈斌及相关部门负责人参加。

(施利国 张伊人)

●市人大代表监督组视察鼓楼医院 2020年6月30日,南京市人大常委会副主任陈华率市人大代表监督组在南京鼓楼医院举行专题视察活动。市卫健委副主任王静,该院党委书记穆耕林,副院长于成功以及各职能部门负责人参加。

(施利国 张伊人)

●市人大代表视察调研市血液中心 2020年4月26日,南京市人大代表、副市长,农工党省委副主委、市委主委胡万进与鼓楼区人大常委会主任陆敏带领市人大鼓楼组代表来到市血液中心,开展"推进公共卫生服务体系建设，应对突发公共卫生事件"视察调研。代表们参观机采科、成分科、检验科、全国劳模邹元国事迹陈列室，对采供血工作进行深入了解，并亲切慰问机采献血者。市卫健委副主任杨大锁，市血液中心主任张春、书记周慧芳等陪同。

（李 军 朱雪琴）

● **市政协教卫委员会主任张强一行调研市第一医院** 2020 年 6 月 2 日，南京市政协教卫体（文化文史）委员会主任张强一行 12 名政协委员调研南京市第一医院河西院区，实地考察该院区一期工程改造建设情况。该院领导班子成员陪同调研。调研组一行视察即将开诊的门急诊楼、病房楼及核医学中心实验室，详细了解该院区科室设置、运行情况及在建项目进展情况。 （陈红 胡婕）

● **市卫健委党委书记、主任方中友调研市第一医院河西院区** 2020 年 8 月 25 日，南京市卫健委党委书记、主任方中友调研南京市第一医院河西院区。方中友一行先后实地调研医院门急诊、专家门诊、消化内镜中心、重症医学科及心内科病房，听取相关工作汇报。市卫健委副主任王静、该院党委书记张颖冬等陪同。 （陈红 胡婕）

● **省卫健委赴鼓楼医院调研南京市现代医院管理制度试点工作** 2020 年 5 月 19 日，江苏省卫健委体改处处长赵淮跃一行到南京鼓楼医院调研，就南京市现代医院管理制度试点工作开展情况进行座谈。市卫健委副主任许民生、鼓楼医院院长韩光曙以及市第一医院、市中医院、高淳人民医院等相关领导出席座谈并作汇报。

（施利国 张伊人）

企事业单位医疗机构

● **2020 年南京市企事业单位医疗机构管理协会工作概况** 2020 年，南京市企事业单位医疗机构管理协会落实安全生产工作，确保医疗机构平安。各级各类医疗机构成立相应领导小组，落实主体责任，做到安全责任管理、投入、培训、应急救援和安全生产能力评估"六到位"。开展疫苗接种管理、医院感染管理、病原微生物实验室生物安全管理、职业健康安全管理、医疗质量控制与医疗纠纷处置、消防安全、后勤安全、危险化学物管理、托育机构管理和校园安全（生活饮用水卫生）102 项专项整治行动。开展落实安全生产主体责任"创先争示范"和集中宣讲"春风行动"。5 月 6 日，在南京扬子医院举行安全生产主体责任宣讲"春风行动"活动，江北医院、南钢医院、瑞东医院、江苏省监狱管理局精神病院主管领导及相关科室负责人参加。5 月 7 日，在南京梅山医院举行"春风行动"活动，南京医科大学附属眼科医院、南京航天医院、南京市青龙山精神病院、南京市祖堂山社会福利院、南京雨花城南口腔医院、南京金康康复医院主管领导和相关科室负责人参加。协会会长刘网金参加并讲话。3 月下旬，江苏省消防职业健康中心（消防医院）在常州某化工企业开展对爆炸现场受伤人员化学应急冲洗、头部创面止血、包扎骨折固定、心肺复苏、开通静脉通道等模拟演练。

抓好继续医学教育培训工作。认真落实培训计划，国家和省级一类学分 6 个课题 7 个备案课题，以及二类学分和协会单位《实用医药》期刊刊授 13 个项目课题全部在线上培训，共 3624 人参加。

办好《实用医药》期刊。4 月 17 日，在东部战区空军医院召开《实用医药》编辑部工作会议。会议通过《实用医药》2019 年工作总结，讨论 2020 年《实用医药》期刊版面内容，表彰 2019 年度优秀论文。出版发行《实用医药》3 期、3700 余册，发表论文 90 余篇。

成立协会医养结合联盟。6 月 19 日，在江宁谷里金康康复医院召开联盟成立大会。南京大学医院、东南大学医院、南京理工大学医院、南京航天大学医院、南京师范大学医院、南京农业大学医院、南京林业大学医院、南京金康老年康复集团、南京航天医院、南京熊猫电子医院、江苏省紫金集团公司医院、南京邮政医院、南京金城集团、中国电子科技集团公司第 28 研究所医院等 14 家首批联盟成员单位领导参会。会议通过联盟宗旨和共同义务。

组织参加南京市职工职业（行业）技能大赛"护士技能竞赛"。南京梅山医院、扬子医院、南钢医院、瑞东医院、青龙山精神病院、祖堂山医院 6 家单位各派 1 名选手组成协会代表队，梅山医院护理部干事刘冬梅副主任为领队。南京市青龙山精神病院张月红获"安全留置针静脉输液"第三名，南京市祖堂山精神病院陈红获"安全留置针静脉输液"第四名。梅山医院代表协会参加南京地区危重症护理实践技能竞赛，4 人（急诊急救 2 人，重症 ICU2 人）分别参加笔试、技能操作竞赛。

按时完成换届改选工作。11 月 25 日，召开七届一次会员代表大会，应到会员单位 82 个，实到 76 个。中国医院协会企业医院分会、重庆市企业医院协会、成都市工矿医院管理协会发来贺信。戚国祥当选第七届协会会长。

（刘网金）

附表 2020 年南京市企事业单位医疗机构管理协会会员单位医疗机构一览表

单位	地址	床位(张)	职工(人)	其中卫技人员(人)	电话	邮编
1.南京江北医院	江北新区葛关路 552 号	665	1298	1092	57793705	210048
2.南京医科大学附属眼科医院	鼓楼区汉中路 138 号	120	246	170	86677699	210029
3.南京梅山医院	雨花台区西善桥	499	736	625	86364316	210039
4.南京南钢医院	江北新区大厂南钢四村	220	259	204	57077236	210031
5.南京扬子医院	江北新区大厂街道平顶山路 21 号	200	354	300	69579696	210048
6.南京航天医院	秦淮区正学路 1 号	157	156	145	52822417	210006
7.南京瑞东医院	栖霞区甘家巷炼油厂生活区	132	223	142	85667120	210033
8.江苏省监狱管理局中心院	溧阳市竹箦镇西	265	315	149	0519－87696026	213300
9.江苏省钟山干部疗养院	玄武区中山陵 11 号	265	152	97	84432391	210014
10.南京市青龙山精神病院	江宁区淳化镇索青路 666 号	800	565	381	52298370	210012
11.江苏省监狱管理局精神病院	浦口区顶山街道石佛寺三宫 49 号	160	184	104	57077236－815	210031
12.南京市祖堂山精神病院	江宁区东善桥祖堂山	266	264	190	52745712	210012
13.南京金康老年康复集团	秦淮区光华路 10 号	1500	500	200	83403159	210003
14.南京雨花城南口腔医院	秦淮区雨花路 3 号	15	76	65	52411136	210012
15.南京大学医院	鼓楼区汉口路 22 号 栖霞区仙林大道 163 号	56	108	88	83592526	210093
16.南京理工大学医院	玄武区孝陵卫 200 号	99	112	82	84318601	210094
17.东南大学医院	玄武区成贤街 82 号	60	88	63	83792293	210012
18.河海大学医院	鼓楼区西康路 1 号	21	47	44	83786416	210098
19.南京航空航天大学	秦淮区御道街 29 号 江宁区将军大道 29 号 溧阳市天目湖滨河东路 29 号	73	101	83	84892325	210016
20.南京农业大学医院	玄武区卫岗童卫路 6 号	20	37	32	84396244	210012
21.南京安宁医院	浦口区点将台路 56 号	99	46	46	13915984382	210031
22.江苏省浦口监狱医院	浦口区石佛寺 三宫 49 号	50	42	42	57077128	210012
23.江苏省南京监狱医院	雨花台区凤信路 28 号	33	18	18	52353876	210012
24.江苏省女子监狱医院	雨花台区凤信路 28 号	20	15	15	86438219	210012
25.江苏省龙潭监狱医院	栖霞区珠子山 8 号	50	34	32	85716594	210012
26.江苏省金陵监狱医院	玄武区中山门外金丝岗	20	45	28	85096569	211135
27.江苏省江宁监狱医院	江宁区淳化街道新庄	30	42	25	52398312	210012
28.江苏省高淳监狱医院	高淳区辜城镇花山	50	29	29	57375311	211308
29.南京熊猫集团公司医院	玄武区清溪路 4 号	50	80	75	68568179	210016
30.江苏紫金集团有限公司医院	鼓楼区东井亭 100 号	40	58	51	85633677	210028
31.南京油运医院	鼓楼区闽江路 17 号	0	48	35	86216780	210036
32.南京水西门医院	秦淮区菱角市 66 号	50	27	23	852219349	210004
33.南京集庆门医院	秦淮区集庆路 233 号 豆腐坊 29 号	50	87	71	52235831	210006
34.南京解放路医院	秦淮区菜市口 2 号	22	38	32	84632770	210012
35.南京 3503 服装总厂职工医院	鼓楼区中山北路校门口 1 号	20	25	22	83404260	210003

续表

单位	地址	床位（张）	职工（人）	其中卫技人员（人）	电话	邮编
36.江苏交通医院	鼓楼区汉中路 278 号	30	42	34	84726783	210029
37.南京邮政医院	秦淮区御道街 128 号	20	48	37	84700129	210008
38.南京银茂集团医院	栖霞区栖霞街 89 号	40	42	36	86958269	210012
39.南京江海集团有限公司医院	栖霞区二板桥 568 号	40	36	33	58820570	210011
40.南京第十四研究所医门诊部	雨花台区国睿路 8 号	0	31	31	83775643	210013
41.中国电子科技集团第二十八研究所门诊部	秦淮区苜蓿园东街 1 号	0	40	37	84288698	210007
42.中国电子科技集团第五十五研究所门诊部	秦淮区中山东路 524 号	0	31	29	86858255	210016
43.南京师范大学门诊部	鼓楼区宁海路 122 号	0	54	45	83598440	210097
44.南京林业大学医院	玄武区龙蟠路 159 号	0	18	14	85428354	210037
45.南京工业大学门诊部	鼓楼区新模范马路 30 号	0	52	43	83587592	210009
46.南京邮电大学门诊部	栖霞区文苑路 9 号	0	29	23	85866112	210023
47.南京医科大学门诊部	江宁区天元东路 818 号	0	14	11	86868151	210012
48.南京财经大学门诊部	栖霞区仙林文苑路 3 号 鼓楼区铁路北街 128 号	0	44	38	84028121	210046
49.南京市中小学保健门诊部	秦淮区马府街 18 号	0	22	17	84501132	210012
50.南京药科大学门诊部	鼓楼区童家巷 24 号	0	38	38	83271510	210009
51.江苏省电力公司南京分公司门诊部	玄武区峨眉路 21 号	0	41	31	84223268	210012
52.南京云台山硫铁矿有限公司综合门诊部	江宁区横溪镇云台山硫铁矿区内	0	8	8	86167300	211152
53.中国人民解放军第 5311 厂综合门诊部	秦淮区御道街标营 4 号	0	14	11	84635395	210017
54.南京华东电子集团有限公司专科门诊部	栖霞区华电东路 8 号	0	30	26	85316352	210028
55.南京宏善护理院	江宁区祖堂山社会福利院 5 号楼	78	78	19	85096279	211153
56.南京中船绿洲机器有限公司卫生所	秦淮区中华门外新建	0	8	8	84769665	210039
57.南京玄武华飞卫生所	玄武区北苑一村	0	14	12	85355971	210012
58.中国水泥厂卫生所	栖霞区龙潭街道河东街	0	6	4	85736320	2100340
59.南京港口医院热河南路卫生所	鼓楼区热河南路 27 号	0	14	12	85582361	210000
60.鼓楼区大件卫生所	鼓楼区虎踞路 13-2 号	0	16	14	83709175	210012
61.南京市玄武区玄武门老年康复护理院	玄武区天山路 10 号	90	28	24	83696002	210012
62.南京尔康中医门诊部	玄武区龙蟠路 167 号	0	20	17	89672444	210006
63.南京森林警察卫生所	栖霞区仙林大学城文澜路 18 号	0	9	9	85878852	210023
64.南京工程学院卫生所	江宁区江宁科学园弘景大道 1 号 玄武区北京西路 74 号	0	30	23	86118051	211167
65.南京艺术学院卫生所	鼓楼区虎踞北路 15 号	0	16	14	83498148	210013
66.南农大工学院卫生所	浦口区点将台路 40 号	0	10	10	58606560	210012
67.南京第二师范学院卫生所	玄武区北京西路 77 号	0	5	5	83758450	210012
68.南京信息技术职业学院	栖霞区仙林街道文澜路 99 号	0	14	10	85842017	210023
69.中山陵园管理局职工医院	玄武区石象路 16 号	20	12	10	85769068	210014

续表

单位	地址	床位(张)	职工(人)	其中卫技人员(人)	电话	邮编
70.安德里社区卫生服务站	雨花台区安德里30号	0	4	4	85017274	210012
71.吉山铁矿卫生所	江宁区秣陵街道秣周西路33号	0	4	3	52746219	211154
72.新华日报社	鼓楼区江东中路369号新华报业传媒广场1号楼	0	3	3	58683633	210012
73.南京玄武卫岗卫生所	玄武区卫岗童卫路7号	0	4	2	84819467	210046
74.中建八局三公司卫生所	栖霞区尧化门新尧路18号	0	6	6	85661213	210046
75.南京南中医大学国医堂门诊部	鼓楼区汉中路282号	0	156	99	86798119	210029
76.南京3304厂卫生所	玄武区天山路10号	0	46	46	83696615	210008
77.南京兰卫医学检验所有限公司	浦口区	0	24	24	58533352	211800
78.南京成雄医疗器械有限公司	秦淮区光华路156号	0	4	—	13852291986	210007
79.南京中医药大学保健门诊部	栖霞区仙林大道138号	0	37	28	13913866836	210046
80.南京金陵石化公司卫生所	栖霞区甘家巷	0	3	2	13505181373	210037
81.南京金陵石化工程设计有限公司卫生所	玄武区玄武大道699-10号	0	1	1	58980082	210042
82.国电南京自动化股份有限公司卫生所	鼓楼区新模范马路38号	0	15	15	83471719	210003

(刘网金)

社会医疗机构

●**2020 年南京市社会医疗机构协会工作概况** 2020 年，南京市社会医疗机构协会在南京市民政局和市卫健委监管和业务指导下，引导社会医疗机构"正确处理安全与发展、安全与效益的关系"，依法办院，规范行医。加强协会自身建设，认真履行章程赋予的维权、服务协调、咨询、培训、教育、监督等职能，取得一定成绩。

修订管理细则，加强制度管理。按照会长办公会精神，对《南京市社会医疗机构协会管理条例细则》中的财务管理制度、经费管理办法进行修改、补充、完善。

加强感控管理，做好疫情防控。①认真学习全国、省、市关于"做好新冠肺炎院感防控工作指导意见""新冠肺炎诊疗方案（试行四至七版）"标准，协助市卫生健康委做好疫情管控工作。②发挥感染管理专业委员会作用，通过微信群发布新冠病毒防控措施、隔离技术等要求，开展关于防控措施（环境流程、消毒隔离、病员转运等）等细节探讨和经验交流。③暂时关闭一些专科医院（眼科、口腔科、美容科、妇产科等），配合做好相关协调工作。④督促会员单位做好医疗防护（病人及医务人员自身），防止人传人造成大面积传播。⑤督促会员单位对门急诊病人进行新冠病毒排查工作，按照流程做好诊断、上报、转运工作。⑥起草《南京市社会医疗机构协会支援武汉抗击疫情倡议书》，在会员群进行发布，二级医疗机构会员单位上报《请战书》。⑦敦促各社会医疗机构组织急救梯队，加强人员培训和急救物资储备工作。⑧在会员群倡导、指导社会医疗机构为疫区捐款、捐物。

创新工作方法，履行业务培训职能。①与泰州药业（蒲地蓝公司）联合举办"谈新冠病毒疫情防控措施"培训班，实行网上直播讲课、打卡签到，省人民医院专家授课。②举办抗生素临床应用和急救技能培训。实行网上直播讲课、打卡签到，由协会专业管理委员会主任授课。③举办 2019—2020 年医师定期考核理论培训班。培训内容为感控质量管理及新冠防控举措、病案书写规范及病案首页数据质量填写规范等，由协会感控专业委员会、病案质控专业委员会主任授课。建立 5 个能容纳 5000 人的"钉钉群"，保证每一位参加考核的医师都能网上听课、答卷。

做好服务工作，促进协会可持续发展。①按照自愿入会原则和入会程序，接受条件成熟的社会医疗机构加入协会组织。新增星美医疗美容医院、南京鼓楼仁康门诊部、南京民众健康体检中心。②与各区卫生健康委加强协作，深入各区做好社会医疗机构服务、宣传工作，吸引更多的民营医疗机构加入协会组织统一管理。③敦促民营医疗机构依法办院、规范管理，认真履行协会自律维权职能。

"脱钩不脱管"，完成政府指令性任务。完成 2019—2020 年医师定期考核工作，完成南京地区护理技能大赛二级及以下社会医疗机构护理人员的报名、初赛、报送、参赛工作。   （刘 玉）

附表 1 2020 年南京市卫生健康委员会核准的民营非营利性医院统计表

单 位	地 址	床位数（张）	诊疗科目	电 话	邮编
南京医科大学眼科医院	鼓楼区汉中路 138 号	120	预防保健科（眼预防保健）、眼科、医疗美容（美容外科、美容皮肤科）、麻醉科、医学检验科（临床体液、血液专业、临床微生物专业、临床化学检验专业、临床免疫、血清学专业）、病理科、医学影像科（X 线诊断专业、超声诊断专业、心电诊断专业、中医科（眼科专业）	86677699	210029
南京紫金医院	秦淮区象房村 56 号江宁区科建路 1190 号	257	内科、外科、儿科、康复医学科、医学检验科、神经肌肉电图专业、中医科、中西医结合、医学影像、耳鼻喉、心电诊断专业	84275767	210007
南京瑞海博康复医院	雨花台区铁心桥服务区南区 D 座	150	内科、外科、康复医学科、运动医学科、医学检验科、医学影像科、中医科	83219180 83219181	210012
南京瑞海博护理院	雨花台区绕城公路铁心桥服务区	100	内科、康复医学科、临终关怀科、医学影像科（X 线诊断专业（协议））、中医科	52365289	210011
江苏民政康复医院	鼓楼区福建路 20 号	100	内科、外科、康复医学科、运动医学科、疼痛科、医学检验科、医学影像科、中医科	68202811	210003
南京红十字老年康复医院	鼓楼区长江新村 40 号	100	全科医疗科、康复医学科、临终关怀科	83463381	210037
南京金陵儿童医院	江宁区秣陵街道秣周西路 8 号	55	儿内科、小儿外科、儿童保健科、医学检验核准登记（临床体液、血液专业、临床化学检验专业）、医学影像科核准登记（超声诊断专业、临床免疫、血清学专业）	84155916	210006

续表

单　位	地　址	床位数（张）	诊疗科目	电　话	邮编
南京残疾儿童康复中心	玄武区后宰门东村80号	100	预防保健科、儿科、小儿外科、儿童保健科、康复医学科、运动医学科、眼科、口腔科	84808625	210016
南京新港医院	栖霞区尧化门尧佳路64号	60	内科、外科、妇科、五官科、口腔科、中医科、医学检验（临床体液、血液专业、临床化学检验专业）、医学影像科（X线诊业、超声诊断专业、心电诊断专业）	85662266	210046
南京烷基苯医院	栖霞区尧佳路8号	20	内科、外科、妇科、儿科、口腔科	85575039	210046
南京朗盛医院	栖霞区和燕路533号	25	内科、外科、妇产科（妇科专业）计划生育专业（放环术、取环术、人工流产术、药物流产）、口腔科、结核病科、医学检验科（临床体液、血液专业、临床化学检验专业、临床免疫、血清学专业）、医学影像科（X线诊断专业、超声诊断专业、心电诊断专业）中医科	68176831	210038
南京太新医院	栖霞区太新路57号	20	内科、外科、妇科、耳鼻喉科、口腔科	85493120	210038
南京瑞鑫医院	秦淮区石杨路95号	50	内科、外科（普通外科专业）烧伤科专业、妇产科（妇科专业）、医学检验科（临床体液、血液专业、中医科）	84615596	210007
南京华肤医院	鼓楼区铁路北街117号	20	内科、外科、妇科、皮肤科、医学检验科（临床体液、血液专业、临床化学检验专业）、X线诊断专业、中医科	83650165	210003
南京国悦护理院	鼓楼区南祖师庵9号	50	内科、康复医学科、临终关怀科、医学影像科（X线诊断专业）	51875770	210003
南京国悦祖堂山护理院	江宁区东善桥祖堂山社会福利院内	60	内科、康复医学科、临终关怀科、医学检验科、医学影像科（超声诊断、心电图）、中医科	81037499	211153
南京高新医院	浦口区宁六路69号	100	预防保健科、内科、外科、妇产科（妇科专业、计划生育专业）、儿科、眼科、耳鼻咽喉科、口腔科、皮肤科、急诊医学科、康复医学科、麻醉科、疼痛科、医学检验科、医学影像科（X线诊断专业、超声诊断专业、心电诊断专业）、中医科	58630281	210000
南京新颐和康复医院	栖霞区迈皋桥长营村100号	100	内科、外科、康复医学科、医学检验科（临床体液、血液专科、临床化学检验专业）、医学影像科（X线诊断专业、超声诊断专业、心电诊断专业）、中医科、中西医结核科	85307199	210028
南京张文新骨伤科医院	浦口区泰冯路79号	100	内科、外科、骨科专业（创伤骨科、足踝关节科、关节科）、急诊医学科、康复医学科、麻醉科、医学检验科（临床体液、血液专业、临床化学检验专业、临床免疫、血清学专业）、医学影像科（X线诊断专业、CT诊断专业、磁共振成像诊断专业、超声诊断专业、心电诊断专业）、中医科（骨伤科专业、中西医结合合科）	68900693	210032
南京石城护理院	鼓楼区石头城9号	100	影像科（X线诊断超声诊断专业、超声诊断专业、心电诊断专业）、中医科	83703678	210013
南京应天骨科医院	江宁区胜利西路36号	100	内科、外科、普通外科专业、骨科专业（创伤骨科、脊柱科、关节科）、急诊医学科、康复医学科、麻醉科、医学检验科（临床体液、血液专业、临床化学检验专业）、医学影像科（X线诊断专业、CT诊断专业、超声诊断专业、心电诊断专业）、中医骨伤科、磁共振成像诊断专业	52397120	211106
南京雨花城南口腔医院	雨花台区雨花西路3号	15	口腔科（牙体牙髓病专业、牙周病专业、口腔颌面外科专业、口腔修复专业、口腔正畸专业、口腔种植专业、预防口腔专业）、麻醉科、医学检验科（临床体液、血液专业）、临床生化检验专业、临床免疫血清学专业、医学影像科（X线诊断专业）	52411316	210012

（刘　玉）

附表 2　南京市卫生健康委员会核准的民营营利性医院统计表

单　　位	地　　址	床位数（张）	诊疗科目	电　话	邮编
南京明基医院	建邺区河西大街 71 号	500	预防保健科、内科、外科、妇产、儿科、眼科、耳鼻喉科、皮肤科、肿瘤科、急诊科、康复医学科、麻醉科、检验科、病理科、影像科、中医科	52238800	210019
南京同仁医院	江宁区吉印大道 2007 号	650	预防保健科、内科、呼吸内科专业、消化内科专业、神经内科专业、心血管内科专业、血液内科专业、肾病学专业、内分泌专业、免疫学专业、老年病专业、外科、普通外科专业、神经外科专业、骨科专业、泌尿外科专业、胸外科专业、心脏大血管外科专业、烧伤科专业、整形外科专业、妇产科、妇产科、产科专业、计划生育专业、儿科、新生儿专业、小儿外科、儿童保健科、眼科、耳鼻咽喉科、耳科专业、鼻科专业、咽喉科专业、口腔科、皮肤科、皮肤病专业、性传播疾病专业、医疗美容科、美容外科、美容皮肤科、肿瘤科、急诊医学科、康复医学科、麻醉科、疼痛科、重症医学科、医学检验、临床体液、血液专业、临床微生物学专业、临床化学检验专业、临床免疫、血清学专业、病理科、医学影像科、X 线诊断专业、CT 诊断专业、磁共振成像诊断专业、超声诊断专业、心电诊断专业、脑电及脑血流图诊断专业、神经肌肉电图专业、介入放射学专业、中医科	66987116	211102
泰康仙林鼓楼医院	栖霞区灵山北路 188 号	524	预防保健科、内科（呼吸内科专业）、消化内科专业、神经内科专业、心血管内科专业、肾病学专业、内分泌专业、外科、普通外科专业、神经外科专业、骨科专业、泌尿外科专业、胸外科专业、整形外科专业、妇产科、妇科专业、产科专业、计划生育专业（上环术、取环术、药物流产、钳刮术、人工流产术、中期妊娠引产术、输卵管结扎术）、儿科、眼科、耳鼻咽喉科、口腔科、皮肤科、医疗美容科、美容外科、美容皮肤科、肿瘤科、急诊医学科、康复医学科、麻醉科、重症医学科、医学检验科、临床体液、血液专业、临床化学检验专业、临床免疫、血清学专业、临床细胞分子遗传学专业、临床微生物学专业、病理科、医学影像科、X 线诊断专业、CT 诊断专业、磁共振成像诊断专业、超声诊断专业、心电诊断专业、脑电及脑血流图诊断专业、神经肌肉电图专业、介入放射学专业、放射治疗专业、中医科、内科专业、针灸科专业、推拿科专业	85358120 转 10371、10372	210046
南京医科大学友谊整形	鼓楼区汉中路 146 号外科医院	120	内科、整形外科专业、医疗美容科（美容外科、美容牙科、美容皮肤科、美容中医科）、皮肤科、中医科、麻醉科、医学检验科（临床体液、血液专业、临床生化检验专业、临床免疫、血清专业）、病理科、医学检验科（X 线诊断专业）、口腔科	86677905	210029
南京爱尔眼科医院	秦淮区仙鹤街 100 号	104	眼科、麻醉科、医学检验科（临床体液、血清专业、临床微生物学专业、临床化学检验专业、临床免疫、血清学专业、病理科）、医学影像科（X 线诊断专业、超声诊断专业、心电诊断专业）、中医科（眼科专业、中西医结合科、内科）	52225170	210006
南京溧水爱尔眼科医院	溧水区永阳街道中山西路 29 号	64	预防保健科、眼科、麻醉科、医学检验科、临床体液、血液专业、临床化学检验专业、临床免疫、血清学专业、病理科（协议）、医学影像科（X 线诊断专业、心电诊断专业、医学影像、超声诊断专业）	56600777	211200
南京东南眼科医院	秦淮区苜蓿园大街 36 号	80	眼科、麻醉科、医学检验临床体液、血液专业、临床化学检验专业、临床免疫、血清学、医学影像（X 线诊断专业、超声诊断专业、心电诊断专业）、内科	84877188	210007
南京宁益眼科中心	鼓楼区中山路 58 号 321 号	40	眼科、病理科、医学影像科、配镜中心、医学检验科（临床体液、血液专业）	86635839	210008

续表

单　位	地　址	床位数（张）	诊疗科目	电　话	邮编
南京长江医院	鼓楼区钟阜路新门口 18 号	100	预防保健科、内科、内分泌专业、外科、妇产科、妇科专业、计划生育专业（放环术、取环术、人工流产、药物流产）、生殖健康与不孕症专业、儿科（限门诊）、小儿消化专业、小儿呼吸专业、眼科、耳鼻咽喉科、口腔科、皮肤科、急诊医学科、麻醉科、医学检验科、临床体液、血液专业、临床化学检验专业、临床免疫、血清学专业、医学影像科（X 线诊断专业、超声诊断专业、心电诊断专业）、中医科	83537960	210003
南京南华骨科医院	秦淮区光华路 117 号	100	内科、外科、骨科专业、急诊医学科、康复医学科、麻醉科、医学检验科、临床体液、血液专科、临床化学检验专业、医学影像科（X 线诊断专业、超声诊断专业、心电诊断专科）、中医科	84603220	210007
南京华世佳宝妇产医院	建邺区文体西路 9 号	50	预防保健科、内科、外科（普通外科专业）、妇产科（妇科专业、产科专业、计划生育专业、上环术、取环术、人工流产术、药物流产、钳刮术、中期妊娠引产术、输卵管结扎术、生殖健康与不孕症专业）、儿科（新生儿专业、儿童保健科、急诊医学科、麻醉科）、医学检验科（临床体液、血液专业、临床化学检验专业、临床免疫、血清学专业）、医学影像科（X 线诊断专业、超声诊断专业、心电诊断专业、中医科、中西医结合科）、医疗美容科（美容皮肤科、美容中医科）	86577730	210017
南京世纪现代妇产医院	江宁区天元东路 358-1 号	50	预防保健科、外科、妇产科、妇科专业、产科专业、计划生育专业（上环术、取环术、人工流产术、药物流产、钳刮术、中期妊娠引产术）、生殖健康与不孕育专业、儿科、新生儿专业、急诊医学科、麻醉科、医学检验科、临床体液、血液专业、临床化学检验、临床免疫、血清学专业、医学影像科、X 线诊断专业、超声诊断专业、心电诊断专业、中医科（内科专业、外科专业）	86900000	211100
南京玛丽妇科医院	雨花台区雨花东路 2 号	50	妇科、中医科、急诊科、麻醉科、X 线诊断专业	52360619	210012
南京博大肾科医院	秦淮区升州路 187 号	80	内科、肾病学专业（原发性肾病专业、继发性肾病专业）、医学检验科、临床体液、血液专业、临床化学检验专业、临床免疫、血清学专业、医学影像科（超声诊断专业、心电诊断专业、X 线诊断专业）、中医科（内科专业、妇产科专业、儿科专业、针灸科专业、推拿科专业、中西医结合科）	52865288	210004
南京仁恒医院	秦淮区龙蟠中路 226 号	60	神经内科专业、老年病专业、中医科、高压氧治疗室、康复医学科	83318313	210002
南京悦群医院	秦淮区解放南路 158 号	55	内科、外科、妇科、中医科、检验科、影像科、急诊科、药房、康复科、中西医结合科	84359538	210002
南京仁品耳鼻喉医院	秦淮区中华路 528 号	50	内科、耳鼻咽喉科、麻醉科、医学检验科（临床体液、血液专业、临床微生物学专业、临床化验检验专业、临床免疫、血清学专业）、医学影像科（X 线诊断专业、CT 诊断专业、超声诊断专业、心电诊断专业）、中医科、口腔科	89606809	210006
江苏施尔美整形美容医院	秦淮区太平南路 389 号	30	医疗美容科、整形外科、口腔科、皮肤科、中医科、康复医学科	84488400	210002
南京华韩奇致美容医院	建邺区江东中路 126 号	20	内科、整形外科、医疗美容科（美容外科、美容牙科、美容皮肤科、美容中医科）、麻醉科、医学检验（临床体液、血液专业、临床化学检验专业、临床免疫血清学专业）、医学影像科（心电图专业、超声诊断专业、X 线诊断专业）、口腔科、口腔种植专业	84449999	2100036
南京康美美容医院	秦淮区洪武路 288 号洪武路 320 号二楼	20	美容外科、美容皮肤科、美容牙科、美容中医科、麻醉科、医学检验科（临床体液血液专业）、影像科（X 线诊断专业）、整形外科、口腔	83370626	210009
南京华美美容医院	玄武区珠江路 655 号	20	美容外科、美容口腔科、美容皮肤科、美容中医科	83221161	210028

续表

单 位	地 址	床位数（张）	诊疗科目	电 话	邮编
南京新光医院	鼓楼区建宁路 20 号	40	内科、外科、中医科、妇科、耳鼻喉科、肿瘤科、医学检验科（临床体液、血液专业、临床免疫血清专业）、医学影像科（超声诊断专业、心电诊断专业、X 线诊断专业）	85505240	210037
丁义山肛肠专科医院	秦淮区石门坎 2 号	44	外科（普通外科）、中医科、肛肠科、麻醉科、医学检验科（临床体液血液专业、临床生化检验专业）、医学影像科（X 线诊断专业、超声诊断专业、心电诊断专业）	69851770	210000
南京曙光医院	秦淮区正学路 1 号	20	内科、外科妇科、计划生育专业、检验科（临床体液血液专业）、影像科（超声诊断专业、心电诊断专业）	52451287	210006
南京肛泰中医医院	建邺区黄山路 2 号	79	内科、外科、麻醉科、医学检验科（临床体液、血液专业、临床化学检验专业、临床免疫、血清学专业）、医学影像科、中医科（内科专业、外科专业、肛肠科专业）、中西医结合科、皮肤科	86381780	210019
南京咸慈中医肾病专科医院	秦淮区丰富路 27 号	22	肾病科、中医内科、针灸科	52429695	210004
南京万厚中医肝病医院	鼓楼区大桥南路 29 号	34	中医肝病科、检验科、医学影像科、药剂科	58833356	210003
南京脑康中医医院	鼓楼区热河南路 207 号	20	内科、外科（门诊）、儿科、精神科、医学检验科、临床体液、血液专业、临床微生物学专业、临床化学检验专业、临床免疫、血清学专业、医学影像科（X 线诊断专业、超声诊断专业、心电诊断专业、脑电及脑血流图诊断专业）、中医科、内科专业、儿科专业、针灸科专业、推拿科专业	58769120	210011
南京神康心理医院	鼓楼区幕府西路 118 号	20	内科、外科、中医科（针灸、推拿专业）、妇科、皮肤科、耳鼻喉科、口腔科、急诊科、眼科、精神科、职业病科、医学检验科（临床体液）、血液专业（临床化学检验专业）、医学影像科（X 射线诊断专业、超声诊断专业、心电诊断专业）、中医科、针灸科专业、推拿科专业、儿科	86592550	210015
南京建国医院	秦淮区长乐路 238 号	40	内科、外科、妇产科、妇科专业、计划生育专业（上环术、取环术、人工流产术、药物流产）、生殖健康与不孕症专业、皮肤科、皮肤病专业、性传播疾病专业、医疗美容科、美容外科、麻醉科、医学检验科、临床体液、血液专业、临床微生物学专业、临床化学检验专业、临床免疫、血清学专业、医学影像科（X 线诊断专业、超声诊断专业、心电诊断专业）、中医科、内科专业、外科专业、推拿科专业外科、性健康咨询科、皮肤科、泌尿外科、麻醉科	52238888	210001
南京新协和医院	秦淮区光华路海福巷 1 号	100	内科、外科、妇产科妇、妇科专业、计划生育专业（上环术、取环术、人工流产术、药物流产术、钳刮术、中期妊娠引产术、输卵管结扎术）、产科专业、生殖健康与不孕症专业、耳鼻咽喉科、口腔科、皮肤科、麻醉科、医学检验科、临床体液、血液专业、临床化学检验专业、临床免疫、血清学专业、医学影像（X 线诊断专业、超声诊断专业、心电诊断专业）、中医科、医疗美容科（美容外科、美容中医科）儿科、眼科、急诊医学科、腹腔镜、宫腔镜技术（仅限于诊断）依法须经批准的项目,经相关部门批准后方可开展经营活动	84419909	210002
南京甲康医院	秦淮区中山门外苜蓿园大街 48 号	20	妇科、中医科、急诊科、医学检验科（临床体液、血液专业、临床微生物专业、临床化学检验专业）	84289099	210007
南京中天皮肤病医院	雨花台区卡子门大街 8 号	80	预防保健科、内科、外科、皮肤科（性传播疾病专业）、医疗美容科（美容外科、美容皮肤科）、麻醉科、医学检验科	82232278	210012

续表

单 位	地 址	床位数（张）	诊疗科目	电 话	邮编
南京邦德骨科医院	秦淮区龙蟠中路 97 号	100	创伤骨科、关节科、脊椎科、小儿骨科、骨肿瘤科、足踝关节科、内科、外科、中医科、疼痛科、麻醉科、医学检验科、临床血液专业、临床微生物专业、临床化学检验专业、临床免疫、血清学专业、病理科、医学影像科、X 线诊断专业、CT 诊断专业、超声诊断专业、心电诊断专业	66981287	210016
南京太乙堂中医医院	秦淮区瑞金路 27 号	80	内科、外科、妇产科、妇科专业、计划生育专业（放环术、取环术、人工流产术、药物流产、钳刮术、输卵管结扎术、中期妊娠引产术）、耳鼻咽喉科、麻醉科、疼痛科、医学检验科、临床体液、血液专业、临床微生物学专业、临床化学检验专业、临床免疫、血清学专业、医学影像科（X 线诊断专业、超声诊断专业、心电诊断专业）、中医科、内科专业、外科专业、妇产科专业、肿瘤科专业、骨伤科专业、肛肠科专业、针灸科专业、推拿科专业	83283067	210000
高淳妇康医院	高淳区丹阳湖北路 11 号	50	妇科、产科、计划生育科、乳腺科、儿科、内科、外科、检验科、影像科、麻醉科、药剂科	13914472021	211300
南京康贝佳口腔医院	鼓楼区新模范马路 46 号	15	牙体牙髓病专业、牙周病专业、口腔颌面外科专业、口腔修复专业口腔正畸专业、预防口腔专业、医学检验科、口腔种植专业、儿童口腔专业、临床体液、血液专业、医学影像（X 线诊断专业、心电诊断）、麻醉科	83535633	210000
南京金陵中西医结合医院	雨花台区雨花东路 47 号 秦淮区汉中路 129 号	20	外科、泌尿外科、妇科、计划生育专业、生殖健康与不孕症专业、中医科、中西医结合科、麻醉科、医学检验科、医学影像科	52422222	210012
南京京科医院	鼓楼区中央路 397-3 号	20	预防保健科、内科、外科、妇产科、妇科专业、计划生育专业（放环术、取环术、人工流产术、药物流产术）、生殖健康与不孕症专业、皮肤科、皮肤病专业、性传播疾病专业、医疗美容科、美容外科、美容皮肤科、麻醉科、医学检验科、临床体液、血液专业、临床化学检验专业、临床免疫、血清学专业、医学影像科（X 线诊断专业、超声诊断专业、心电诊断专业）、中医科、内科专业、妇产科专业、皮肤科专业	86702627	210037
南京连天美医院	鼓楼区模范马路 46 号-1	20	内科、外科、耳鼻咽喉科、皮肤科、医学检验科、医学影像科、中医科、美容中医科、美容外科、美容皮肤科、麻醉科、整形外科	865395661	210006
南京南方医院	秦淮区光华路石门坎 110 号 01 幢	20	内科、外科、妇产科、妇科专业、计划生育专业（放环术、取环术、人工流产术、药物流产）、口腔科、牙体牙髓病专业、口腔修复专业、急诊医学科、医学检验科、临床体液、血液专业、临床化学检验专业、临床免疫、血清学专业、医学影像科（X 线诊断专业、超声诊断专业、心电诊断专业）、中医科、内科专业、皮肤科、皮肤病专业	84615660	210007
南京泰乐城护理院	建邺区凤栖路 40 号	54	内科、康复医学科、临终关怀科、医学检验科、临床体液、血液专业、临床化学检验专业、医学影像科（X 线诊断专业、心电诊断专业）	86801199	210000
南京金陵口腔医院	鼓楼区江东北路 91 号	15	口腔科、牙体牙髓病专业、牙周病专业、口腔黏膜病专业、儿童口腔专业、口腔颌面外科专业、口腔修复专业、口腔种植专业、口腔麻醉专业、预防口腔专业、医学检验科、临床体液、血液专业、医学影像科（X 线诊断专业）	66107319 转 8093	210000
南京龙蟠结石医院	秦淮区七里街 86 号	100	预防保健科、内科、外科、妇产科、妇科专业、儿科、眼科、耳鼻喉科、口腔科、皮肤科、肿瘤科、急诊医学科、康复医学科、麻醉科、医学检验科（三大常规检验）、临床体液、血液专业、临床化学检验专业、临床免疫血清学专业、中医科、医学影像科（X 线诊断专业、CT 诊断专业）、超声诊断专业（不包括心脏、胃肠、产科和治疗相关的定位）、心电诊断专业	52250439	210001

续表

单　位	地　址	床位数（张）	诊疗科目	电　话	邮编
南京鼓楼瀚瑞护理院	鼓楼区四平路 46 号	200	内科、康复科、临终关怀科、医学检验科、临床化学检验专业、医学影像科（X 线诊断专业、超声诊断专业、心电诊断专业）、中医科	58829188	210000
南京维多利亚美容医院	秦淮区虎踞南路 100 号	20	医疗美容科、美容外科、美容牙科、美容皮肤科、美容中医科、外科、整形外科、麻醉科、医学检验科、临床体液、血液专业、临床化学检验、临床免疫血清学专业、医学影像科（X 线诊断专业、心电图诊断专业）	52258888	210000
南京明州康复医院	栖霞区尧化新村 102 号	240	妇科、口腔科、眼科、耳鼻咽喉科、内科、外科、康复医学科、医学检验科、临床体液、血液专业、临床生化检验专业、医学影像科（CT 诊断专业、X 线诊断专业、超声诊断专业、心电诊断专业）、中医科	85320339	210046
南京韩辰美容医院	秦淮区洪武路 396 号	20	内科、外科、整形外科、妇科、口腔科、美容皮肤科、美容外科、美容中医科、麻醉科、医学检验科、医学影像科、中医科	86808366	210002
南京健嘉康复医院	鼓楼区建宁路 297 号	100	内科、外科、康复医学科（骨关节康复科、神经康复科、儿童康复科）、医学检验科、临床化学检验专业、医学影像科（X 光诊断专业、超声诊断专业、心电诊断专业）、中医科	52217688-8009	210009
南京天佑儿童医院	鼓楼区中山北路 307-1 号	50	预防保健科、儿科、小儿外科、儿童生长发育专业、儿童心理卫生专业、儿童保健科、儿童康复科、眼科、耳鼻咽喉科、口腔科、中医科、急诊医学科、麻醉科、检验科、医学影像科（超声诊断、心电、脑电诊断专业）	86888810	210000
南京男健医院	雨花台区雨花东路 49 号	20	预防保健科、内科、外科、妇产科、妇科专业、皮肤科、皮肤病专业、性传播疾病专业、医学检验科、临床体液、血液专业、临床微生物学专业、临床化学检验专业、临床免疫、血清学专业、医学影像科（委托南京玛丽妇产医院）（X 线诊断专业、超声诊断专业、心电诊断专业）、中医科	52885590	210012
南京股骨髋骨科医院	鼓楼区建宁路 65 号	100	内科、外科、骨科专业（关节科、脊柱科、创伤骨科）、急诊医学科、康复医学科、麻醉科、医学检验科、临床体液、血液专业、临床微生物学专业（协议）、临床化学检验专业、临床免疫、血清学专业、病理科（协议）、医学影像科（X 线诊断专业、CT 诊断专业、磁共振成像诊断专业、超声诊断专业、心电诊断专业）、中医科	58057566	210009

（刘　玉）

医院管理

●**概况**　2020 年，督促全市三级公立医院完成国家绩效考核平台填报工作。按照国家和省卫健委开展三级公立医院绩效考核工作统一部署和要求，按时完成数据质控及病案首页数据上传工作。认真落实《市政府办公厅关于印发南京市三级公立医院绩效考核工作实施方案的通知》要求，全面推动市属公立医院在精细化管理水平和综合服务能力等方面不断提升。

完成全市二级公立医院绩效考核基本信息采集工作。全市共有二级公立医院 22 家（含 6 家中医院），确认参加 2020 年绩效考核的二级医院 10 家（西医 8 家，中医 2 家）。

制订市属公立医院主要负责人绩效年薪方案。依据公立医院绩效考核结果，确定医院主要负责人与职工人均绩效工资水平之间"发放系数"，以此计算核定主要负责人绩效工资年薪标准。8 月 11日，市医管委召开全体会议，对 2019 年市公立医院绩效考核及主要负责人年薪制方案进行审议研究。重新调整制定市属三级公立医院主要负责人绩效年薪考核办法，形成较为科学全面的考评方案。

完成市属公立医院章程修订完善工作。根据《国家卫生健康委办公厅关于印发公立医院章程范本的通知》（国卫办医函〔2019〕871号）等文件要求，督促指导市属公立医院修订完善公立医院章程。

（储　海）

●**2020 年行政审批服务工作概况**　2020 年，共办理审批事项 14785件，其中，医师注册 7991 件，外籍医师及中国港澳台医师执业注册

25件，美容主诊医师备案75件，护士注册5566件，医疗机构准入许可314件（其中，执业登记事项15件），医疗机构放射诊疗许可30件，麻醉药品和第一类精神药品"购用印鉴卡"审批294件，医疗广告许可214件，集中式供水单位许可6件，涉水产品许可25件，消毒产品生产企业许可64件，消毒产品备案151件（含15件紧急上市备案），互联网诊疗及互联网医院共30件。

稳步推进审批改革工作。推进重点领域改革，坚决破除民营企业发展障碍，优化医疗机构执业登记审批流程，简化要件材料，将住房和城建部门消防意见、生态环境部门环保意见不再作为前置要件材料，要求医疗机构签收《医疗机构申请执业登记承诺书》，通过承诺方式，实现并联审批要求。以自贸试验区为引领，全面落实"1+9"体制机制改革举措。①分3批将18项许可事项下放至南京自贸区，组织自贸区相关人员到审批窗口学习交流。②实现所有卫生行政审批事项在"江苏省政务服务网"在线办理。③完成南京明康眼科医院执业登记。④完成南京市浦口医院更名为南京医科大学第四附属医院审批。⑤完成泰康仙林鼓楼医院升级为三级综合医院审批。优化城乡空间布局，着力打造江宁、溧水等南部片区制造业新增长极，支持六合、高淳南北两端加快发展。积极推进江北新区和江宁区全省社会主义现代化试点建设。①江宁经济开发区自主开展消毒产品生产企业许可、涉及饮用水卫生安全产品卫生许可等卫生行政许可事项。②完成对六合区竹镇镇社区卫生服务中心、溧水区永阳中心卫生院、溧水区白马中心卫生院、高淳区东坝卫生院、高淳区桠溪卫生院升级为二级综合医院指导工作。加快发展江北新区聚焦"两城一中心"产业定位，加快研发平台、顶尖实验室集聚。江北新区已有10余家医学检验实验室通过医疗机构执业登记，取得"医疗机构执业许可证"，形成以临床细胞分子遗传学专业为主的医学检验聚集区域。推进"宁满意工程"，完善一体化在线平台，深化"互联网+政务服务"。推进电子证照改革，将医师、护士、医疗机构等行政许可事项的电子证照列入信息化建设项目之中。

做好医疗机构、医师审批改革工作。①优化医疗机构诊疗科目登记，医疗机构可以委托独立设置的医学检验实验室、病理诊断中心、医学影像诊断中心、医疗消毒供应中心，以及有条件的其他医疗机构提供医学检验、病理诊断、医学影像、医疗消毒供应等服务。除三级医院、三级妇幼保健院、急救中心、急救站、临床检验中心、中外合资合作医疗机构、中国港澳台独资医疗机构外，医疗机构审批主管部门不再核发"设置医疗机构批准书"，仅在执业登记时发放"医疗机构执业许可证"。合并妇产科医师执业证书和母婴保健技术考核合格证书，不再为妇产科医师单独发放母婴保健技术考核合格证书。②规范开展互联网医院审批工作，更新网络流程、开通许可渠道，全年准入互联网诊疗及互联网医院共30件。

全面加强法治政府建设。①立法情况。上报《南京市人口与计划生育规定》《关于开展平安医院创建活动的意见》《关于加快发展城市社区卫生服务工作意见》后评估工作方案；参与市人大《南京市院前医疗急救条例》立法后评估工作。②行政执法行为法制审核。牵头审查合同56件；办结行政复议案9件；组织重大处罚案审会2场，共讨论3例；妥善处置行政案件。③落实"三项制度"，出台重大审批决策法制审查办法，明确法制审查专职人员，对有关证明事项按要求再次进行清理，并上网公示。④加强宣传。制作《我与宪法微视频》，将南京市职业病防治院、南京市儿童医院、江北新区卫生监督所制作的微视频上报国家、省和南京市法宣办。针对引起社会争议的《中华人民共和国传染病防治法》的有关问题，在《江苏法制报》公号"律媒智库"、省委宣传部公号《理论之光》和《南京医科大学学报（社会科学版）》等媒体刊发文章。应邀加入中国法学会2020年度部级法学研究重点委托课题"传染病防治法修改研究"，并于3月底顺利结题。参编出版《法律战"疫"新冠肺炎疫情法律应对手册》《〈中华人民共和国基本医疗卫生与健康促进法〉理解与适用》。⑤高质量完成《中华人民共和国民法典（草案）》征求意见任务。协助市中级人民法院出台"指导全市法院妥善审理涉疫医疗民事案件"十条新规，在遵循公共利益优先原则，合理认定医方救治义务，合理界定医疗机构疫情告知义务履行瑕疵，依法支持疾控机构、医疗机构收集和发布疫情信息等方面提出针对性意见。⑥完成抗击新冠肺炎疫情各类审查工作。承办审查委应急合同文本7件，配合法律顾问单位和市司法局快速完成5件通告文本和通告模板。扎实开展消毒产品备案工作。启动消毒产品应急许可，紧抓核心要件，开展容缺受理，精准指导，多方协调，紧急审批。共审批发证32家（应急审批15家临时消毒产品生产企业卫生许可证），紧急上市消毒剂临时备案15个产品，全国消毒产品备案平台备案18个产品，缓解消毒产品紧缺状况，为打赢疫情防控战役保驾护航。

（徐　涛　梅兰军）

●广东省中医院代表团到鼓楼医院考察调研　2020年9月22日，广东省中医院党委书记翟理祥带领医院党政领导班子和职能处室负责人20余人访问南京鼓楼医院，考察调研现代化医院管理模式的相关经验。该院党委书记穆耕林、副院长邹晓平和相关职能处室负责人参加。（施利国　张伊人）

●**北京医院协会医院医疗保险管理专业委员会到鼓楼医院交流** 2020 年 11 月 19 日,北京医院协会医院医疗保险管理专业委员会组织首都医科大学附属北京中医医院、首都医科大学宣武医院、中国医学科学院阜外医院、首都医科大学附属北京同仁医院、中国人民解放军总医院等 10 家医院赴南京鼓楼医院参观交流医保工作。该院院长韩光曙、医保办公室及相关部门负责人参加。 (施利国 张伊人)

●**南京鼓楼医院获第三届"全国医管经典案例奖"** 2020 年 9 月 26 日,第三届"全国医管经典案例奖评选"结果在第十五届中国医院院长年会上揭晓,由南京鼓楼医院医学影像科提供的质量安全案例"基于影像检查流程优化的医疗质量控制实践"获质量安全类奖项。该院医学影像科"基于影像检查流程优化的医疗质量控制实践"项目正式启动,"以数据为导向,科学管理时间",充分调动不同岗位工作人员积极性创造性,检查工作有序有效开展,取得明显成效,CT、磁共振预约时间明显缩短,其中 CT 预约时间由过去的最高 5 天缩短到 0－1 天完成,磁共振由 7 天缩短到 0－2 天完成。 (施利国 栾 炜)

●**南京鼓楼医院品牌影响力位列全国第二** 2020 年 7 月 1 日,由丁香园医院汇主办,被誉为中国医疗品牌评选的"奥斯卡"和医院品牌风向标的 2019 年度中国医疗机构品牌传播百强榜正式揭晓。榜单分为国家(省级)公立医院、地市(县级)公立医院、民营医疗机构、微信影响力、微博影响力、舆情影响力、飞跃奖公立医院、飞跃奖民营医疗机构、新锐奖九大奖项,共计有近 1000 家医疗机构参与评选。南京鼓楼医院在国家、省级公立医院排行榜中位列全国第二。由丁香园医院汇主办的中国医疗机构品牌传播百强榜诞生于 2015

年,已连续 5 年持续为全国各层级医疗机构的品牌发展树立行业标杆,赋能品牌管理,在全国医疗行业具有普遍认可度和公信力。

(施利国 王 娟)

●**市第一医院进入 2019 年度中国医疗机构品牌传播百强榜** 2020 年 7 月,由丁香园医院汇主办,被誉为中国医疗品牌评选的"奥斯卡"和医院品牌风向标的 2019 年度中国医疗机构品牌传播百强榜正式揭晓。南京市第一医院获地市级公立医院 50 强第 8 名。此次评选,有近千家医疗机构参与,通过 2019 年度内的五大品牌传播纬度(微信指数、微博指数、搜索指数、官网指数、舆情指数)的数值进行综合评估,以及基于参评医院在医疗行业热门互联网媒体形态中的活跃度、认可度、内容品质等多维度数据综合得出。

(陈 红 胡 婕)

●**南医大二附院主导编写的"出院准备服务团体标准"发布** 2020 年 7 月 13 日,南京医科大学第二附属医院主导编写的《出院准备服务团体标准》在全国团体标准信息平台发布。 (田 堃)

●**南医大二附院获中国医院管理奖银奖** 2020 年 9 月 20 日,第四届中国医院管理奖——护理管理决赛在成都举行。南京医科大学第二附属医院选送的"基于患者'出院准备'服务模式助力 H－C－H 全程管理"在 189 个护理案例中脱颖而出,获护理管理组十佳案例银奖。 (田 堃)

●**南医大二附院获南医大首批"三全育人"综合改革示范学院** 2020 年 11 月 5 日,南京医科大学全员、全过程、全方位育人(简称"三全育人")工作推进会在南医大江宁校区举行。会议公布首批"三全育人"综合改革示范学院。南京医科大学第二附属医院获评"三全育

人"综合改革示范学院。(何 涛)

●**省中医院再次获"江苏省文明单位"称号** 2020 年 1 月 2 日,在江苏省文明委组织开展的 2016—2018 年度江苏省文明行业和江苏省文明单位、文明校园评选活动中,江苏省中医院再次获"江苏省文明单位"称号。这是该院继 2007 年获江苏省文明单位,2013 年获江苏省文明单位标兵,2015、2017 年获全国文明单位后再次获此殊荣。

(周恩超 朱志伟 盖峻梅)

●**省中医院青年博士联合会换届大会** 2020 年 4 月 29 日,江苏省中医院青年博士联合会换届大会召开。会议特邀院党委书记方祝元教授、院长翟玉祥教授、全国名中医刘沈林教授以及青博会新老会员共 100 余人参加。理事会推选高坤博士为第二届青博会会长,刘史佳等 8 名博士为理事。

(周恩超 朱志伟 盖峻梅)

●**省中西医结合医院三级中西医结合医院复核评审工作顺利完成** 2020 年 2 月 11—12 日,江苏省中医药管理局组织专家对江苏省中西医结合医院展开为期 2 天的三级中西医结合医院复核评审工作。专家组按照《三级中西医结合医院评审标准实施细则(2017 年版)》以及《三级中医(中西医结合)医院评审标准实施细则江苏省补充条款(2019 年版)》等文件要求,通过实地考察、听取汇报、开展访谈等形式,分别对医院党建、管理、医疗、药事、护理、检验输血、病理、影像、院感等方面进行全面检查,评审组一致同意复核评审通过,该院党委书记张金宏感谢评审组对医院近年来取得成绩的肯定,对提出的指导性意见表示即知即改,限期整改。 (杨 鸣 王熹微)

●**市第二医院召开庆祝 2020 年中国医师节暨表彰大会** 2020 年 8 月 18 日,南京市第二医院召开庆

祝 2020 年中国医师节暨表彰大会,受表彰的集体和个人等 200 余人参加大会。院长易永祥向医师们致以节日的问候和祝福,同时向奋战在抗疫一线的医务人员致以崇高敬意与真挚慰问。副院长殷国平带领青年医师宣誓,院领导宣布先进集体和先进个人表彰名单,获奖的优秀科室代表和优秀个人代表先后发言。党委书记张国有向获得表彰的先进集体和先进个人表示热烈祝贺和崇高敬意,赞扬全体医务人员在疫情防控工作中坚持人民至上、生命至上,英勇无畏,义无反顾投身疫情一线、守护南京,充分展现二院人对党和人民高度负责的精神面貌。希望全体医务人员要勇担使命,当好守护人民健康的忠诚卫士。同日,副院长张侠代表院领导班子为坚守在一线的隔离病区医务人员们送去鲜花和祝福。　　　　　　(李　萍)

●**市第二医院新建 P2+实验室获生物安全实验室备案证书**　2020年 2 月,南京市第二医院作为省、市卫健委确定的定点收治新型冠状病毒肺炎的医院,向南京市卫健委申请建设 P2+实验室并获得批准,历时 2 个月完成 P2+实验室的建设。医院科技处积极部署实验室生物安全备案工作。5 月 11日,检验检测中心分子实验室负责人按照要求向市卫健委递交《江苏省实验室生物安全备案申请书》。5 月 14 日,市卫健委科教处组织专家进行实验室备案现场查验,提出整改意见。医院及相关科室负责人根据专家反馈意见及时整改,P2+实验室于 5 月 26 日顺利通过验收,获生物安全实验室备案证书。该院高度重视病原微生物实验室生物安全管理工作,成立生物安全管理委员会,加强病原微生物实验室的安全管理,防范实验室生物安全事故的发生。　　(周晨婷)

●**市第二医院感染性疾病科获全国"人文爱心科室"称号**　2020 年

9 月 27 日,由中国医师协会、白求恩精神研究会、中国医师协会人文医学专业委员会、《中国医学人文》杂志社联合主办的第四届中国医学人文大会在北京召开。南京市第二医院感染性疾病科获全国"人文爱心科室"称号。该院感染性疾病科是国家、省、市临床重点专科,承担江苏省、南京市的传染病医疗、教学、科研及突发公共卫生事件处置任务。致力于感染性相关疾病的研究,收治国家法定各类传染病,在各类急性传染病的诊治及抢救、艾滋病及不明原因发热的诊治等。科室多次获"优秀共产党员示范岗""巾帼标兵岗"等荣誉称号。
　　　　　　　　　　　(李　萍)

●**南京脑科医院心境障碍科获"人文创新团队"称号**　由中国生命关怀协会主办的 2020 年中国医院人文品牌峰会于 11 月 6—8 日在广西柳州召开。经过前期评审,南京脑科医院心境障碍科脱颖而出,荣膺"人文创新团队"称号。这是该科室继 2019 年获"全国人文爱心科室"之后在医学人文建设方面赢得的又一殊荣。　　(陶筱琴)

●**市儿童医院获 2020 年"人文爱心医院"称号**　2020 年 9 月 27 日,第四届中国医学人文大会在北京举办,南京市儿童医院获"人文爱心医院"称号。　　(钱　昆　姚银銮)

●**市儿童医院通过南京临床医学研究中心年度绩效考核**　2020 年9 月 30 日,南京市儿童医院"儿童先心病及胸部外科临床医学研究中心"年度绩效考核会议在南京召开。南京医科大学临床提升战略办公室主任梁宁霞,东南大学附属中大医院肾内科主任、研究所副所长张晓良,立信会计师事务所江苏分所副所长、高级会计师诸旭敏等评估专家组参与现场考核。市科技局社农处、市卫健委科教处等领导到现场指导。南京市儿童医院院长陈宇宁,副院长、中心负责人

莫绪明以及项目组主要成员参加。
　　　　　　　(钱　昆　姚银銮)

●**市儿童医院举办内科系统病历演讲比赛**　2020 年 11 月 4 日,南京市儿童医院大内科联合工会成功举办内科系统病历演讲比赛。参加比赛的 13 名医生分别来自由内科系统评选推荐的神经内科、消化科、呼吸科等。通过比赛,加强各学科之间、各级医师之间的交流,提高临床医师的教学能力及业务技能,促进学习型医师队伍建设。
　　　　　　　(钱　昆　姚银銮)

●**市妇幼保健院再获市社会主义核心价值观教育实践创新优秀案例表彰**　2020 年 11 月 16 日,南京市妇幼保健院"火嬿工作室——公立医院思想文化建设新平台"案例在南京市委宣传部主办的"2019年度南京市社会主义核心价值观教育实践创新案例"活动中获优秀案例。　　　　(吕东晏　杜宣宁)

●**市中西医结合医院举办中层干部管理培训班**　2020 年 12 月19—20 日,南京市中西医结合医院在市委党校举办中层干部管理培训班。培训内容涵盖党风廉政、医学人文、绩效考核、专科(学科)建设与管理等,还以医院在"十四五"期间如何高质量发展为议题开展小组讨论,为医院发展建言献策。该院领导班子、全体中层干部、护士长等 100 余人参加培训。
　　　　　　　(施春雷　侯晓云)

●**市口腔医院在 2020 中国医院互联网影响力排行榜中位列第 8 位**　2020 年,南京市口腔医院以互联网+为助推、以患者需求为导向,积极提升医疗服务水平,品牌影响力不断提升,在中国社科院健康业发展研究中心发布的 2020 中国医院互联网影响力排行榜中位列第八位。　　(陈　珺　顾雅心)

●**市口腔医院获江苏省"平安示范医院"称号** 2020年12月，南京市口腔医院在江苏省平安医院创建中表现优异，获江苏省"平安示范医院"称号。（陈珺 顾雅心）

●**市口腔医院举办干部管理培训班** 2020年11月13日，南京市口腔医院举办干部管理培训班，邀请中国科学院院士、首都医科大学副校长、中华口腔医学会副会长王松灵教授作题为"面对发展需求完善我国临床医学人才培训体系"的专题讲座，培训对象包括中层干部、博士、在读博士、规培学生等200余人。（陈珺 顾雅心）

●**市口腔医院在全国三级公立医院绩效考核中位列口腔专科第七**
2020年，在国家卫健委公布的2018年度全国三级公立医院绩效考核中，南京市口腔医院位列全国三级公立口腔医院第七，等级为A等，江苏第一。近年来，该院坚持以患者为中心，深化改革，建设国内一流、国际知名人文研究型医院，坚持走高质量发展道路取得显著成效。（陈珺 顾雅心）

●**市口腔医院获"全国文明单位"称号** 2020年11月30日，江苏省全国精神文明建设先进表彰会议在南京召开。南京市口腔医院获评第六届"全国文明单位"，受到表彰，这是综合性奖项的国家级最高荣誉。（陈珺 顾雅心）

●**省级机关医院举行中国医师节"老中青"三代医师宣誓暨青年医师文化沙龙** 2020年8月18日，江苏省省级机关医院（江苏省老年病医院）在门诊大厅举行简单而隆重的中国医师节"老中青"三代医师宣誓仪式。该院党委书记许家仁、院长何一然，副院长熊亚晴、杨俊，从医40年以上的医师代表，江苏援黄石医疗队代表，中青年医师代表，医学生等参加宣誓仪式。同时举办青年医师文化沙龙，院长何

一然、副院长杨俊、从医40年以上的医师代表、江苏援黄石医疗队代表、青年医师代表、医学生等参加活动，活动分为"院长面对面"、青年医师分享、援黄石医疗队队员分享环节。 （郑惠兰 周思含）

●**省级机关医院民主党派人士参与"为健康江苏献智慧"建言献策活动获奖** 2020年8月，中共江苏省卫生健康委员会直属机关委员会为发挥党外人士的智慧和积极作用，组织开展"为健康江苏献智慧"建言献策活动。江苏省省级机关医院（江苏省老年病医院）共7个党派28名党外人士向组委会提交29件建言献策稿件。护理部主任莫永珍的《依托老年专科医院，构建老年居家护理服务产业链促进江苏老年健康服务体系建设的建议》获"党外人士'为健康江苏献智慧'建言献策一等奖"；经管办主任胡颖的《关于我省"互联网＋医疗健康"现状分析及对策建议》获"党外人士'为健康江苏献智慧'建言献策二等奖"；该院因高度重视、积极动员、组稿质量高，被评为活动先进单位。（郑惠兰 周思含）

●**南京同仁医院举行第二期科主任管理培训** 2020年8月22—23日，南京同仁医院举行第二期科主任管理培训。该院全体临床医技科室及职能部门负责人参加，培训地点在溧水石湫影视基地。培训主题为："找差距、补短板、讲担当、谋发展。"培训内容分2个环节进行：①为医院经营分析规划；②通过交流互动，提高结果导向与责任认知，产生行动力，改善组织效能，增强责任心和凝聚力。 （王芹芹）

●**南京同仁医院通过CNAS ISO15189现场评审** 2020年9月18日，南京同仁医院通过中国合格评定国家认可委员会（CNAS）ISO15189医学实验室认可的现场评审。评审组依据ISO 15189条

款对医学检验科质量体系和技术要素在实际工作中的运行情况进行全面核查，开展人员能力现场考核、医护人员现场座谈、采血流程现场查看等考核内容。评审专家一致认为，该院医学检验科所申请的检验项目达到认可要求，并对医学检验科扎实的评审准备和完整的质量管理体系给予高度评价，对其团队凝聚力和战斗力给予赞赏。获得（CNAS）ISO15189认可，标志该院医学检验科迈出国际标准化质量管理第一步。 （王芹芹）

●**南京同仁医院营养食堂建成投入使用** 2020年10月30日，南京同仁医院营养食堂投入使用。该食堂内部设施齐全，环境整洁卫生，采用全新信息结算系统。新食堂的建成、投入使用，弥补了原中心食堂承载能力的不足，改善了患者及员工的用餐条件。（王芹芹）

●**南京同仁医院开展"安全生产专项整治在行动"专题活动** 2020年6月5日，南京同仁医院在"安全生产月"期间，组织"隐患排查显微镜"排查活动4次，内容包括医疗安全、消防安全、后勤安全、危化品安全等。对重点场所、关键环节安全风险隐患进行全面深入排查整治，从源头上防范生产安全事故发生。医护人员走进中铁一局南京126省国道项目部、江苏和弘建设有限公司项目建设工地、江苏方天电力技术有限公司等单位，开展安全急救知识普及，向各企业进行安全生产知识宣教，发挥医疗机构的责任与担当。6月17日，该院组织员工观看《安全生产大家谈》云课堂。听取中国工程院院士、清华大学公共安全研究院院长范维澄讲授科技创新保障安全生产。6月23日，该院组织安全生产主题培训。组织学习安全生产法律法规、《医疗和疾控机构消防安全生产工作管理指南（试行）》《医疗和疾控机构后勤安全生产工作管理指南（试行）》等，285人参加。6月

28 日,该院组织安全预案应急演练。在生活水泵房开展压力容器一线操作应急演练,检验压力容器应急预案的实用性和可操作性,检查班组应急物质、装备、技术的准备情况。6 月 29 日,该院组织消防专题培训及演练。针对医疗机构典型火灾案例、火灾应急处置、消防预防措施三大方面进行分析讲解,模拟消防火灾、医护人员疏散和病人转移,现场指导灭火器操作,220 人参加。 （王芹芹）

● 南京江北新区 2020 年"优质服务基层行"家庭医生团队感控岗位练兵和技能竞赛活动决赛 2020 年 9 月 16 日,由江北新区卫生健康和民政局、江北新区总工会、江北新区教育和社会保障局共同举办,南京江北医院承办的南京江北新区 2020 年"优质服务基层行"家庭医生团队感控岗位练兵和技能竞赛活动决赛在宁举行。江北新区卫生健康和民政局副局长葛飞翔,江北新区总工会专职副主席、妇女联合会主席吴惠英,南京江北医院院长王国品及大赛专家评委出席比赛,江北新区各社区卫生服务中心负责人及家庭医生团队代表参加比赛。此次竞赛活动,面向全区基层医务人员代表遴选出 10 支参赛队伍,通过线上综合考试、知识竞答、操作技能和情景展示共 4 种形式进行比拼,最终选出优胜队伍。 （顾慧君）

● 南京江北医院举办 2020 年度 PDCA 大赛 2020 年 5 月 24 日,南京江北医院成立质量持续改进案例评比小组,在全院范围内积极动员,启动"PDCA 质量改进案例"评比活动。经过历时 6 个多月的积极推进,12 月 17 日,2020 年度 PDCA 质量改进案例展示大赛如期举办。进入决赛的 28 支队伍以翔实的数据、醒目的图片及精彩的演讲展示给现场观众及评委,亮出"真功夫",赛出"好成绩"。以此为载体,为科室、部门提供展示平台,并作为医院质量管理一次重要实践,为等级医院评审打下坚实基础。 （顾慧君）

卫生信息化

● 概况 2020 年,南京市做好新冠肺炎疫情防控信息化保障。南京 12320 卫生热线启动重大传染病疫情应急预案,开通南京 12320 卫生热线疫情防控专线,实行 24 小时电话服务,提供防控咨询、诉求办理、心理热线等服务,累计接听疫情电话 35498 通,办理群众涉疫工单诉求 7168 件次。市卫生信息平台及时掌握医疗卫生、12320、居家监测等各方面数据,对新冠肺炎疫情情况进行数据采集、动态跟踪、重点筛查、有效预测、实时展现,为科学防治、精准施策提供数据支撑。开展舆情监测,为相关部门提供辅助决策依据。组织技术力量,建立多中心视频会议系统,为市指挥部提供通讯保障。12320 卫生热线对接各医院开展新冠肺炎线上咨询、居家医学观察指导,缓解线下门诊压力,减少医院交叉传染。市级互联网医院监管平台、互联网医院服务平台、互联网医院处方流转平台已建成,完成全市 40 家（市级审批 21 家）医疗机构监管平台对接。

南京市获国家医疗健康信息互联互通标准化成熟度测评四级甲等,鼓楼医院、市儿童医院、省人民医院和江宁区获五级乙等,另有 6 个区、6 家医院获四级甲等。鼓楼医院、省人民医院等 6 家医院达到国家电子病历系统功能应用水平分级评价 5 级水平,22 家医院达 4 级水平。南京市平台、12 个区级平台全部达到省平台分级评价四级。

开展全市医疗卫生数据质量专项提升,完成 12 个区（含江北新区）和 44 家医疗机构的数据治理,全市标准化上传并校验入库数据 86 亿条。12 个区、21 家三级医院

实现门急诊、住院数据在市平台实时展现。居民健康档案浏览、智能服务已在各区及 16 家医院医生工作站部署,累计调阅 820 万次。

医疗一卡通实现全市覆盖并逐步融合电子健康卡。医疗一账通在 4 个区及 13 家医院上线,实现聚合支付、明细查询、统一结算。49 家医院投入使用医疗自助智能服务终端共 1583 台,有效减少人员聚集和频繁排队。远程医疗五大中心已建成,接入北京、新疆、西藏等省市及南京都市圈城市共 200 多家医疗机构,远程病理诊断系统将于 2021 年初接入南京鼓楼医院、中大医院、六合区人民医院以及高淳区人民医院,并试点运行。

家庭医生分级诊疗系统覆盖全市 12 个区（含江北新区）及 136 家社区卫生服务中心,59 家二级以上医院提前向家庭医生开放 2 周号源,4 家医院开放检验检查资源,8 家医院开放虚拟病床资源。从业人员信息管理系统全面上线,慢病信息管理系统实现各模块慢病数据和业务整合,医疗卫生大数据分析决策、卫生监督、血液管理等系统不断完善,医疗电子地图已在高德导航、12320 网及健康南京 App 上线。

公众健康服务不断拓展。12320 卫生热线总服务量达 1278 万人次,呼入电话 131.4 万个,专家电话和网络咨询总数达 7.4 万余人次,微信群直播 16 次,服务量、业务量位居全国首位。南京 12320 提供南京都市圈城市 172 家医院的预约挂号服务,提供南京市门诊、检查、住院、预防接种、体检、核酸检测等全面预约。650 万份居民电子健康档案、2 亿份医学检验检查报告可在 12320 网查询。研发智能语音预约挂号系统和声纹识别系统,有效解决老龄人群在运用智能技术方面的困境。开展 AI 糖尿病干预、AI 戒烟干预、AI 心电测辅助诊断等服务,实现人工服务向智能服务、被动健康管理向智能健康干预、求医问药向个性化

诊断转变。公众健康服务平台用户已超 514 万人,健康南京 App 用户已超 242 万,微信公众号关注人数破百万。

全面实施信息安全等级保护工作,强化市、区卫生信息平台及三级医院核心信息系统安全建设。推进正版化部署,降低安全风险。

国电联办"电子病历文件管理二期项目"建设完成并在 8 家医院试点,实现电子病历标准化转版和定时上传、电子化归档、无纸化管理等,推动版式电子病历技术规范上升为国家行业标准,已申请国家发明专利 1 项、软件著作权 2 项。申报科技部"主动健康和老龄化科技应对"重点专项、5G+医疗健康应用试点等国家级、省级、市级重点科研项目。"基于居民电子健康卡的医疗一账通平台""健康大数据分析与 12320 公众健康干预研究"等省市级课题成果与公众健康服务深度融合。区域卫生信息集成标准、都市圈慢病防控平台、电子病历文件管理等科研成果在全市乃至国家落地应用。开展省级继续教育、学术交流、业务培训等,加强对全市卫生信息化人才的教育培养。医疗大数据和人工智能应用、都市圈城市区域医疗协同服务、基于 12320 的互联网+公众健康服务平台等 3 个继续教育项目举办,申报国家级继续教育项目 1 项。

南京市卫生信息中心获市委市政府"全市抗击新冠肺炎疫情先进集体"荣誉称号;江苏省暨南京市 12320 卫生热线工作室获"第五批南京市职工创新工作室"荣誉称号;南京 12320"健康伴你行"志愿服务队获市文明办"2019 年南京市学雷锋志愿服务先进典型"荣誉称号。"南京市新冠肺炎疫情防控服务平台"案例在"全国医疗信息化防疫抗疫优秀案例评选"活动中获"三等奖"。 （黄 钊 陈 颖）

●全国 12320 管理中心主任崔颖来宁调研 2020 年 9 月 16 日,中国疾病预防控制中心健康传播中心主任、全国 12320 管理中心主任崔颖调研南京 12320 卫生热线工作。崔颖认真听取南京市卫生信息中心关于 12320 卫生热线的工作汇报,对全国 12320 培训基地（南京）建设、12320 团队合作、12320 文化引领等提出要求。南京市卫生信息中心主任殷伟东、副主任闫允锋陪同调研。 （黄 钊 陈 颖）

●省卫健委副主任李少冬调研市妇幼保健院信息系统建设 2020 年 1 月 6 日,江苏省卫生健康委副主任李少冬一行调研南京市妇幼保健院省妇幼健康信息系统建设工作。李少冬一行现场调研电子病历改造及与省妇幼信息系统对接情况,肯定医院在推进信息系统建设中做出的努力。 （吕东晏 杜宣宁）

●南京 12320"健康伴你行"志愿服务队获评 2019 年南京市学雷锋志愿服务先进典型 2020 年 3 月 5 日,南京 12320"健康伴你行"志愿服务队在南京市文明办、南京市志愿服务联合会组织开展的 2019 年南京市学雷锋志愿服务先进典型推选活动中,被评为"南京市 2019 年度学雷锋志愿服务先进典型"。该队成立以来,紧扣"为民服务"主线,以传承"雷锋精神"为抓手,以信息化建设为载体,深入开展社会主义核心价值观的培养活动,努力建设道德素养和专业服务能力双一流的服务队伍。 （黄 钊 陈 颖）

●市卫生信息中心 4 项目入选"智慧健康医疗创新应用实践案例" 2020 年,南京市卫生信息中心申报的"南京市电子病历文件管理项目"和"危急时刻·心意送达——心电 AI 辅助诊断在胸痛中心建设中的应用"项目入选中国卫生信息与健康医疗大数据学会"智慧健康医疗创新应用实践案例优选创新榜单";"基于互联网+医疗大数据的公众健康服务平台"入选"智慧健康医疗创新应用实践社会影响力卓越榜单";"南京 12320 智能语音呼叫系统"入选"智慧健康医疗创新应用实践责任效益优秀榜单"。 （黄 钊 陈 颖）

●南京市互联网医院疫情期间开展线上服务 2020 年 1 月 25 日,南京鼓楼医院、南京市第二医院互联网医院正式开通发热咨询和筛查服务。通过在线问诊形式,市民与专科医生进行沟通,医生通过症状初步判断可能发热原因,减少交叉感染机率,保证疑似新型冠状病毒感染的肺炎患者可及时到医院接受规范诊疗。 （黄 钊 陈 颖）

●南京智能语音预约挂号系统上线 2020 年 12 月 4 日,南京智能语音预约挂号系统上线,基于南京市关于切实解决老年人运用智能技术困难的相关工作部署,南京 12320 卫生热线结合人工智能技术,建设智能语音预约挂号系统,系统采用人机对话方式获取全部预约信息,确保老年人能听清、听懂,贴合老年人使用习惯。 （黄 钊 陈 颖）

●市卫生信息中心职能调整 2020 年,根据中共南京市委机构编制委员会办公室《关于同意调整南京市卫生信息中心主要职责的批复》（宁编办复〔2020〕41 号）文件,南京市卫生信息中心职能调整为:承担全市卫生信息化发展规划、指导、智慧医疗建设;承担区域卫生信息平台、数据中心、卫生（医疗）信息系统建设及维护;开展智慧医疗、区域卫生信息化相关研究;承担全市突发事件卫生应急指挥的通讯保障和技术支持;承担江苏省暨南京市 12320 卫生热线服务。 （黄 钊 陈 颖）

●南京市从业人员健康检查信息管理系统上线 2020 年 7 月 20 日,南京市建设基于"互联网+"的从业人员健康检查信息管理系统，并正式上线使用。截至 12 月 31 日，51 家体检机构和 10115 家用人单位通过该系统开展从业人员健康体检预约，系统已采集到 393551 条健康证信息并生成电子健康证，简化健康证办理流程，实现办证"最多跑一次"。

（黄 钊 陈 颖）

●**"南京 12320 公众健康服务平台"注册用户数突破 500 万** 2020 年南京 12320 卫生热线借助互联网、人工智能等信息技术，不断提升服务内涵，扩展服务方式，实现线下线上一体化服务，热线服务量位居全国第一，成为南京市民看病就医的"第一服务窗口"。截至 12 月 31 日，"南京 12320 公众健康服务平台"注册用户突破 500 万，百姓就医习惯悄然改变。

（黄 钊 陈 颖）

●**南京市电子病历文件管理项目通过验收** 2020 年 12 月 18 日，国家电子文件管理部际联席会议办公室在北京对江苏省电子文件管理试点工作——南京市电子病历文件管理项目进行验收。项目在南京鼓楼医院、江苏省人民医院、东南大学附属中大医院、南京市中医院、南京市妇幼保健院、南京市儿童医院、建邺区卫健委、雨花台区卫健委等 8 家试点单位部署建设采集生成系统，产生可信、可控、可利用的版式电子病历后统一上传至南京市电子病历文件管理平台，同时采用区块链技术保障了电子病历文件访问的可控性、合规性，应用成效显著，通过验收。

（黄 钊 陈 颖）

●**南京市卫生信息中心人工智能项目获奖** 2020 年 4 月 17 日，南京市卫生信息中心申报的"危急时刻心意送达——心电 AI 辅助诊断在胸痛中心建设中的应用"项目获江苏省医院协会"2020 数字中国创新大赛智慧医疗赛道暨第四届智慧医疗创新大赛——江苏赛区"决赛第一名。

（黄 钊 陈 颖）

●**南京市率先达到江苏省区域健康信息平台分级评价四级水平** 2020 年 5 月 28 日，南京市在全省率先实现市、区卫生信息平台全部达到江苏省区域健康信息平台分级评价四级水平，助力全市各级卫生行政管理部门、医疗卫生机构、公卫机构间的业务协同，提高政府宏观调控工作效率，深化智慧医疗服务，提升医改动态监测、辅助决策和科学管理能力。

（黄 钊 陈 颖）

●**2020 年南京都市圈城市卫生信息化学术交流会暨南京卫生信息学会年会** 2020 年 12 月 25—26 日，南京卫生信息学会、南京市卫生信息中心主办，江宁区卫生健康委协办的"2020 年南京都市圈城市卫生信息化学术交流会暨南京卫生信息学会年会"在宁召开。南京都市圈 9 个城市的卫生信息化分管领导、信息化部门负责人、医疗机构信息化工作者、南京卫生信息学会各专委会委员等 300 余人参加会议。会议积极探索城市间医疗信息互联互通、数据共享交互、区域协同合作、科研交流和人才培养，进一步推进南京都市圈城市卫生信息化协作。

（黄 钊 陈 颖）

●**南京市开展全市医疗卫生数据质量专项提升行动** 2020 年 5 月 14 日，南京市卫健委正式启动全市医疗卫生数据质量专项提升行动，加强全市智慧医疗建设，提高医疗数据标准化水平，首批 2 家单位南京鼓楼医院、溧水区卫健委于 5 月 19 日在南京市卫生信息中心开展数据治理相关工作。此次医疗卫生数据质量专项提升行动，旨在通过对全市各区卫健委、各三级医院进行数据治理，提高各单位上传市卫生信息平台数据的完整性、规范性、连续性和关联性，推进市健康档案浏览器、分级诊疗、智能提醒等服务的务实应用，促进区域卫生健康数据的共享交互和医疗协同服务，提升全市医疗卫生信息化整体水平和信息惠民服务能力。

（黄 钊 陈 颖）

●**市第一医院升级互联网医院** 2020 年 2 月，南京市第一医院 26 个科室 157 名专家为广大市民进行免费网上义诊咨询服务并升级互联网医院。该院在已开通在线问诊、预约挂号、智能导诊、检验报告查询、病案打印预约等线上便捷功能的基础上，开通心血管内科、神经内科、内分泌科、皮肤科、消化内科、全科医学科、肾内科等科室的药品配送上门服务，涉及高血压、糖尿病、冠心病、慢性肾炎、慢性胃肠炎等慢性疾病及常见皮肤疾病的用药。（陈 红 胡 婕）

●**南医大二附院—陕西绥德县医院远程教育平台上线运行** 2020 年 9 月 11 日，南京医科大学第二附属医院与陕西省绥德县医院举行远程教育平台上线运行启动仪式。该院将优质继续医学教育项目通过互联网技术传播到对口帮扶单位绥德县人民医院，副院长李庆国作首次授课，并通过视频慰问对口支援的杨健、环梦佳医生。

（田 堃）

●**市中医院举办 2020 年中医医院药学服务信息化与自动化实践研讨班** 2020 年 12 月 19 日，由南京市中医院主办，南京中医药学会药剂管理专业委员会、南京中医药学会中药临床与中药分析专业委员会、南京中医药学会中药饮片专业委员会协办的江苏省中医药继续教育项目"2020 年中医医院药学服务信息化与自动化实践研讨班"于线上举办。网络直播吸引该院及相关医院药学人员学习观看。通过培训，学员了解到南京市中医院药学服务信息化自动化运用成果以及南京市中医院制剂室现代化生产设备。药房新型自动化智能化设备引进和信息化软件应用实践经验分享，为其他医疗机构提供可借鉴的宝贵素材。

（周莉莉　邵　颖）

●**中国医学科学院皮肤病医院互联网医院试运行**　2020年3月2日，中国医学科学院皮肤病医院（中国医学科学院皮肤病研究所）互联网医院试运行。该院所通过在微信公众号、订阅号以及官网发布通知，主要针对复诊患者，为患者提供图文和视频问诊服务。部分复诊患者在互联网医院顺利实现就诊治疗，既减少来院就诊交叉感染的风险，又方便外地患者实现远程就诊服务。　（吴晶晶）

●**中国医学科学院皮肤病医院与西藏自治区人民医院进行远程医疗团队协同会诊**　2020年10月21日，中国医学科学院皮肤病医院（中国医学科学院皮肤病研究所）依托会诊平台，与相距4000多公里的西藏自治区人民医院的3例疑难皮肤病患者进行远程医疗团队协同会诊。该院所与西藏自治区人民医院的多位专家"面对面"针对患者病情进行讨论，制订诊疗方案。该院所党委书记林彤表示，远程会诊让医疗资源在人员、设备、信息、平台等方面实现共享。　（吴晶晶）

●**市儿童医院通过国家电子病历系统功能应用水平五级评审**　2020年6月，南京市儿童医院通过国家电子病历系统功能应用水平分级评价五级评审。电子病历分级评价与互联互通标准化成熟度测评"双五级"，标志着该院整体管理水平在信息化、规范化上踏上一个新台阶。　（钱　昆　姚银銮）

●**市妇幼保健院互联网医院正式上线**　2020年，南京市妇幼保健院正式上线互联网医院，并已调派多名专家坐诊互联网医院咨询门诊，进行线上诊疗服务。开诊科室有妇科内分泌科、妇女保健科、医疗美容科、妇科肿瘤科。

（吕东晏　杜宣宁）

●**市妇幼保健院"云上妇幼"助力安心就诊**　2020年3月5日，南京市妇幼保健院通过手机App、官方微信、现场等形式全面实施分时段实名预约就诊，有效减少人群聚集，缓解医院就诊压力，改善患者就医体验。　（吕东晏　杜宣宁）

●**市妇幼保健院"推进全流程信息智慧服务"典型案例获全国优秀案例**　2020年10月29日，国家卫生健康委办公厅发布《关于通报表扬"互联网＋医疗健康"服务典型案例的通知》，南京市妇幼保健院申报案例"推进全流程信息智慧服务"获公卫服务优秀案例，是江苏省唯一一家获此殊荣的医疗机构。

（吕东晏　杜宣宁）

●**省级机关医院远程会诊系统首诊试行成功**　2020年4月29日，江苏省省级机关医院（江苏省老年病医院）利用远程会诊系统连线盱眙天泉湖养生养老社区金诺医院，为该院2名高龄患者进行会诊。此次远程会诊是该院远程医学平台搭建后第一次试运行，后期将面向全院开放，与更多医疗机构建立远程合作关系，进一步提高远程医疗诊断水平，减轻患者就医成本，满足群众就医需求。

（郑惠兰　周思含）

●**南京同仁医院获批挂牌互联网医院**　2020年9月7日，经省、市卫健委现场评估，南京同仁医院互联网医院正式获批。"互联网＋医疗健康"是实施健康中国战略、创新医疗健康服务模式的一项重要举措。近年来，该院积极谋划和推进互联网医院建设发展，以改善人民群众就医感受，提升患者满意度为目标，加强智慧医疗建设，创新服务模式，提高服务效率。线上线下一体化医疗服务模式，延伸服务半径，扩大服务范围，为患者提供预约诊疗、候诊提醒、院内导航、检验查询、缴费结算、健康教育等服务。该院内外妇儿系统中近10个临床学科已开通互联网诊疗服务，为患者带来便捷就医体验。

（王芹芹）

医德医风

●**2020年南京市卫生健康系统行风建设工作概况**　2020年，南京市卫生健康系统行风建设工作坚持以习近平新时代中国特色社会主义思想为指引，认真履行"管行业就要管行风"的责任要求，按照《2020年全省卫生健康行风建设工作要点》《2020年纠正医药购销和医疗服务中不正之风要点专项治理工作要点》《2020年医疗行业作风建设专项行动实施方案》等文件精神，坚持问题导向，全面落实责任，强化协同推进，持续开展主题专项活动，不断提升卫生健康行风工作水平。

夯实行风主体责任。落实全面从严治党主体责任，召开高质量发展暨党风廉政建设工作会议，提出高标准聚焦从严治党，加强党的建设、党风廉政和行风建设目标任务，巩固拓展中央巡视、省纪委专责监督、市纪委纪律检查建议，持续推进医疗卫生行风建设，强化医德医风建设。印发《2020年卫生健康系统行风建设责任清单》《市卫生健康委关于调整行风建设工作领导小组及职责分工的通知》，明确行风建设领导小组成员、行风办成员及主要职责。

广泛开展宣传教育。①选树典型。市卫生健康系统举行庆祝2020年中国医师节活动，市长韩立明出席会议并为"十佳医生""十佳护士"颁奖。联合市委宣传部，评选3批64名"南京最美医护工作者"。②加强业务学习。9月，组织150多名行风管理干部，围绕"对方需求的服务理念与医院服务设计"开展学习交流。结合《中华人民共和国监察法》《中华人民共和国基本医疗卫生与健康促进法》《医疗纠纷预防和处理条例》以及"九不准"等法律法规、党纪党规和行业纪律学习培训,开展"九不准"学习182场次。围绕"不忘初心、牢记使命"主题教育活动,如何提升人民群众的就医获得感、满意度,针对如何进一步弘扬新时代医疗卫生职业精神,开展155场专题讨论。③开展警示教育。组织学习国家和省卫健委《关于通报医药购销领域和医疗服务中不正之风典型案件的函》《关于医药购销领域和医疗服务中不正之风典型案件的通报》,及时传达上级关于违反中央八项规定精神典型问题通报,委机关邀请派驻省卫健委纪检监察组组长骆凤琴作警示报告,全系统召开警示教育会150场次,观看《抉择》《高回扣下的高药价》等警示片78场次,组织参观警示教育基地,召开案例分析会,发送廉洁短信提醒,教育干部职工吸取教训,提高廉洁意识。

全面开展专项整治。①制订工作方案,印发《2020年全市医疗行业作风建设工作专项行动实施方案的通知》,召开全市医疗行业作风建设专项行动工作推进会,制订《南京市医德医风建设提升年实施方案》。②开展"四排一控",排查范围从行政科室向临床科室、重点岗位、重点人员延伸,全系统共排查235次,排查新的廉洁风险点43个,有针对性地制定防控措施。③开展"拒绝红包、远离回扣、廉洁从医"主题专项活动,定期汇总专项活动进展情况和上交款项(药品、耗材、疫苗、回扣和红包),全系统共有1644人次拒绝、退回或主动上交红包。

创新行风监管措施。①开展三级行风专项述职评价,即班组长向科室负责人述职,科室负责人向分管领导述职,分管领导向全院职工述职,党政主要领导、科室负责人和班组长分别对行风述职情况进行评价,全系统组织专项述职86场,1.1万人次参加。②综合掌握医疗机构中层干部廉洁从医、廉洁从政情况,建立中层干部廉政档案,建立廉政档案4147份。③落实三级廉政谈话制度,深化"四种形态"运用,对重点岗位、重点人员以及苗头性、倾向性或者信访举报的有关人员及时谈话提醒,开展廉政谈话667场5458余人次。加强医药代表管理,制定医药代表接待制度。做到定时间、定地点、定人员,有登记、有接待流程、有接待记录。

持续改进医疗服务。①优化患者满意度调查,每月对三级医院出院患者,每半年对二级医院出院患者和三级医院门诊患者开展第三方满意度评价。2020年,三级医院和二级医院出院患者满意度分别较上年同期提升0.65%、0.75%,对满意度连续2次排名末位的单位主要负责人实施约谈;开展三级医疗机构门诊满意度第三方调查。2020年,15家三级医院门诊满意度较上年同期提升0.72%。②强化社会监督员作用,组织开展行风监督员不定期明察暗访,组织市级和区级行风监督员对辖区77家医疗机构开展行风建设暨改善医疗服务体验活动,发现问题107个,均整改落实到位。③做好行风投诉处理,建立完善投诉举报机制,畅通行风投诉举报渠道,公布投诉监督电话,设立意见箱、意见簿,制定《12345工单办理操作指南》,规范工单办理,实施月度通报考核制度,连续两个月排名末位单位要向委作出书面报告,连续3个月排名末位单位要实施约谈。

开展行风建设评价。对市第一医院、市儿童医院开展大型医院巡查工作,突出"行风建设",重点围绕行风建设管理体系与工作机制、法律法规培训与警示教育、医德医风建设、"九不准"规定落实、治理医药购销领域商业贿赂、行风建设制度与长效机制建立等6个方面。组织市区两级"推磨式"互评互学,通过听取汇报、查阅资料、现场查看、问卷调查等形式,实现市级医疗机构、各区卫健委之间的调研评价。 (叶 磊)

● **市第一医院举行"用心爱心"大型义诊活动** 2020年9月30日,南京市第一医院心内科举行"用心爱心"大型义诊活动。该院副院长、心血管内科主任、著名心血管病专家陈绍良教授带领团队骨干专家为200多位市民解答心脏病的规范化诊治、预防问题。省级心血管专科护士为市民提供护理方面咨询,普及健康知识。青年志愿者们为市民提供免费测量血压、血糖服务。 (陈 红 胡 婕)

● **市第一医院举行"白求恩手拉手"公益帮扶活动** 2020年7月3日,南京市第一医院"白求恩手拉手"公益帮扶活动在淮安市洪泽区人民医院举行。该院党委副书记、副院长王书奎带领检验专业相关人员与淮安以及洪泽区人民医院、区中医院相关临床、医技科室人员参会。洪泽区人民医院自2019年10月25日与南京市第一医院签署"医联体协议书",挂牌成立"著名医学检验专家王书奎教授工作站"以来,检验水平得到快速提升。 (陈 红 胡 婕)

● **东南大学附属中大医院与涟水县人民医院签署对口帮扶协议** 2020年10月28日,全省三级医院对口帮扶医院签约仪式在连云港市灌云县举行。按照省卫健委统一部署,中大医院与涟水县人民医院签署对口帮扶协议。双方将共同努力,推动形成基层首诊、双向转诊、急慢分治、上下联动的分级诊疗新格局。 (康志扬)

● **南医大二附院与灌云县县级医院签订对口帮扶协议** 2020年10月28日,南京医科大学第二附属医院与江苏省重点帮扶县灌云县县级医院签订对口帮扶协议,双方通过专科共建、临床带教、开设名医工作室和联合病房等形式,推进省级优质医疗资源下沉,让百姓在家门口就能享受到优质医疗服务。

（何 涛）

●**南医大二附院为藏族儿童举行"重获心生"仪式** 2020年10月30日,南京医科大学第二附属医院为两位藏族康复儿童举行"重获心生"仪式。2020年6月,江苏援藏指挥部和南京医科大学第二附属医院组成先心病筛查组,在拉萨市妇幼保健院筛查疑似先心病患儿20余人,其中需要手术10人,7人愿意来南京治疗。南京医科大学第二附属医院经沟通,分2批完成7例救助儿童手术,患儿康复出院。治疗费用约30万元,由该院医疗发展和医学救助基金会、爱德基金会、江苏瑞华慈善基金会、HOG哈雷车友会共同救助解决。

（何 涛）

●**南医大二附院与披甲墩村举行"城乡结对文明共建"签约仪式** 2020年11月23日,南京医科大学第二附属医院与灌云县伊山镇披甲墩村举行"城乡结对、文明共建"签约仪式。江苏省卫健委、该院领导、中层干部及护士长、省委驻灌云县帮扶工作队、灌云县伊山镇、披甲墩村等领导及相关人员参加签约仪式。该院提供共建资金以及医疗设备,在共建村民卫生健康文化广场、共育文明新风、共促社会和谐等方面,开展形式多样的共建活动,支持并帮助披甲墩村培育文明乡风、丰富文化生活、打造优美环境,提高农民文明素质和乡村文明水平。 （何 涛）

●**南医大二附院召开专项监督座谈会** 2020年12月1日,南京医科大学第二附属医院纪委召开专项监督座谈会。会上,针对医药购销领域药品、耗材、设备、基建等"四大重点"如何加强监督,以及如

何加强医药代表管理、如何规范接受社会捐赠等问题展开讨论。南医大纪委、省人民医院纪委、省中医院纪委等相关领导应邀参加。

（何 涛）

●**南医大二附院与陕西省绥德县启动"视佳计划"** 2020年12月8日,南京医科大学第二附属医院对口支援陕西省绥德县"视佳计划"启动仪式在绥德县第四小学举行。"视佳计划"系苏陕协作大背景下的子项目,是南医大二附院与绥德县医院对口帮扶工作的又一重要举措,计划用半年时间,由南医大二附院援绥医疗队副队长、眼科专家环梦佳医师与绥德县医院眼科医护人员一起对全县各中小学及幼儿园学生开展一次全面的视力普查。对于筛查出的屈光不正的患儿,可在绥德县医院进一步诊断治疗;对于筛查出的符合手术指征的斜视患儿,可借助绥德县医院的远程会诊系统直接和南京医科大学第二附属医院眼科的斜视专家联系,确定手术方案和具体实施方法;对于罹患更为复杂眼疾的患儿,可借助苏陕协作平台直接转诊到南医大二附院眼科接受专科治疗。自2015年起,南医大二附院数十名医疗骨干来到绥德县医院,为绥德人民提供优质医疗服务。

（何 涛）

●**省中医院开展向江苏省"十大医德标兵"唐蜀华教授学习活动** 2020年9月2日,江苏省中医院召开学习江苏省"十大医德标兵"唐蜀华教授先进事迹座谈会。著名心血管病专家、江苏省名中医、江苏省国医名师唐蜀华教授讲述爱党、爱院,倾心服务患者的初心情怀。

（周恩超 朱志伟 盖峻梅）

●**省中西医结合医院军地共建送医送药健康惠民** 2020年11月19日,江苏省中西医结合医院与军地共建单位陆军工程大学联合

走进脱贫攻坚定点帮扶村——高淳区丹湖村,开展"情暖潦田,送医进乡村"义诊活动。该院组织神经内科、内分泌科、皮肤科等10余名医护药专家,为当地村民提供医疗问诊咨询、测量血压、中医药科普知识宣传以及腕踝针、耳穴埋籽、中药贴敷等中医护理项目,免费发放自制的白玉散、桂芍膏等中药制剂。此次义诊活动共接诊60余人次。 （杨 鸣 王熹微）

●**省中西医结合医院援疆工作** 2020年1月6日,江苏省中西医结合医院皮肤科主任医师李英、骨科副主任医师陶永飞完成为期一年半的援疆任务返宁。陶永飞获中共新疆维吾尔自治区委员会、克孜勒苏柯尔克孜自治州人民政府颁发的"第九批省市优秀援疆干部人才"称号,并记功一次;李英获"克孜勒苏柯尔克孜自治州优秀援疆干部人才"称号。3月,第十期援疆专家、该院呼吸科副主任肖庆龄主任医师,骨科何伟东副主任医师分赴克州人民医院和伊犁中医院,继续在当地开展带教帮扶工作。

（杨 鸣 王熹微）

●**省中西医结合医院援疆专家获江苏省文化科技卫生"三下乡"活动先进个人称号** 2020年12月27日,江苏省中西医结合医院江苏省第三批"组团式"医疗援疆队专家,新疆克州人民医院呼吸与危重症医学科、门诊部主任肖庆龄获江苏省文化科技卫生"三下乡"活动先进个人称号。2020年3月,肖庆龄主任赴新疆克州人民医院,被任命为克州人民医院呼吸科主任、克州人民医院新冠肺炎疫情防控医疗救治专家组组长、克州人民医院门诊部主任,对门诊部收治患者流程进行大胆改革、创新模式,定期在阿合奇县阿合奇镇卫生院、阿克陶县塔尔塔吉克民族乡卫生院坐诊和进行技术帮扶,从预防、科普、诊治及全生命周期管理方面,提高医疗技术水平和服务能

力。新冠肺炎疫情期间,肖庆龄主动前往防疫一线,奔波于阿克陶、阿合奇、乌恰、阿图什的乡镇,深入一线,逐一细致查房,高效展开床旁监测与治疗,发挥精通中西医结合诊疗特长,精心制定个体化治疗方案,取得很好疗效。肖庆龄获2020年新疆维吾尔自治区抗击新冠肺炎疫情先进个人称号。

(杨 鸣 王熹微)

●**省中西医结合医院举办《中华人民共和国民法典》专题讲座** 2020年9月22日,江苏省中西医结合医院举办《中华人民共和国民法典》专题讲座。院长王佩娟、纪委书记廉升、副院长刘超、副院长方志军等参加。江苏省卫生健康委"基本医疗卫生与健康促进法"与"民法典"宣讲团成员,南通大学附属医院门诊部主任仇永贵教授以"民法典对医院工作的影响"为题,介绍《中华人民共和国民法典》的历次起草工作,详细讲解了《中华人民共和国民法典》的体例结构和亮点,通过大量的生动案例,深入浅出地阐述《中华人民共和国民法典》与医疗机构及医务人员的法律规定,内涵丰富,具有很强的指导性和针对性。以此增强全院干部职工法制观念和法治意识,使大家立志做一名"敬法知法,守法用法"的新时代医务工作者。

(杨 鸣 王熹微)

●**市中医院组织召开援疆干部送行会** 2020年5月27日,南京市中医院召开2020年援疆干部送行会,为援疆干部李鸣、许娜、郑世辉、许玢启程送行。该院党委书记陈延年希望援疆队一定要以强烈的责任意识、务实的工作作风做出业绩,勇于表现;甘于奉献,塑造市中医务工作者的良好形象;服从领导,提高安全意识,顺利完成援疆任务。

(周莉莉 邵 颖)

●**中国医学科学院皮肤病医院援藏工作** 2020年7月31日,中国医学科学院皮肤病医院(中国医学科学院皮肤病研究所)医师张铧抵达拉萨,作为中国医学科学院北京协和医学院第六批"组团式"援藏医疗队队员,将派驻在自治区人民医院皮肤与性病科开展为期一年的支援工作。这是该院所首次参加"组团式"援藏医疗队工作。

(吴晶晶)

●**市第二医院开展"庆国庆、送健康,名医进万家"大型义诊活动** 2020年10月7—8日,南京市第二医院内科党支部、门诊党支部、后勤党支部等近40名医护人员走进钟阜路社区、五塘村社区开展"庆国庆、送健康,名医进万家"大型义诊活动。义诊现场,开设科普讲座。中医学博士施华平讲授《秋季如何正确养生》,中西医结合临床博士张浩文讲授《秋冬季老年人如何正确养生》,呼吸与危重症医学科副主任医师孙思庆讲授《后疫情时代的自我防护》,重症医学科副主任医师郑以山向居民讲解、示范并指导居民学习心肺复苏知识。邀请国医堂中医教授、中医科、老年科、心内科、骨科、内分泌科、呼吸科、口腔科、耳鼻喉科等专家为现场居民进行诊疗,耐心解答居民关于常见病、多发病的预防诊治及预后等问题。为社区居民进行免费测量血压、血糖、心电图等检查,并发放健康资料、中医养生礼包。

(李 萍)

●**市第二医院开展世界安宁疗护日义诊活动** 2020年10月10日,南京市第二医院在第16个世界安宁疗护日(Word Hospice and Palliative Care Day)开展以"缓和医疗,我的舒适和照料"为主题安宁疗护义诊活动。肿瘤科、呼吸科、老年科、神经内科、心内科的专家为前来咨询者详尽解答疑惑;肿瘤护理专科小组成员介绍终末期患者的疼痛、营养、心理、压力性损伤预防等护理知识。在宣传安宁疗护理念的同时,专家们为咨询者介绍"生前预嘱"相关内容,通过事前讲好一句话或签好一份"生前预嘱"文件,告诉医生和家人,自己需要怎么样的临终对待。安宁疗护是医生、护士、志愿者、理疗师及心理师等人员为患者及家庭提供帮助,在减少患者身体疼痛的同时,关注患者内心感受,让患者有尊严地走完人生最后一段旅程。

(刘建华)

●**市第二医院"健康江苏 服务百姓"系列义诊活动** 2020年11月15日,南京市第二医院义诊分队在回龙桥社区开展义诊活动,中医科、国医堂、内分泌科、老年科等科室的专家参加活动,活动现场服务群众120余人次,发放宣传单页和中药茶饮150余份。中医科主任沈建军、国医堂老师谭峰运用中医辨证论治,现场为群众搭脉诊治;内分泌科主任李彤寰运用中西医结合疗法为群众诊治内分泌疾病;老年科主任顾炎现场为老年患者诊治各种常见病、慢性病;中医科老师朱吕群现场为患者进行针灸推拿,活动为就诊群众测量血压血糖,并指导如何控制血压血糖,保持身心健康。

(李 萍)

●**南京脑科医院援疆工作** 2020年4月13日,南京脑科医院精神二科副主任医师陆水平、老年医学科主治医师侯玉超作为南京市第十批医疗援疆队员前往新疆伊犁州,开展为期一年半的医疗援助工作。5月29日,南京脑科医院医学影像科副主任医师刘献伟前往新疆伊宁地区,进行为期6个月的柔性援疆工作。

(陶筱琴)

●**市儿童医院为青海藏区3名先心病儿童提供爱心手术** 2020年6月22日,"心佑工程"公益活动在南京市儿童医院举行。来自青海省海南藏族自治州的华旦尼玛、文博、启晨3名患有先天性心脏病的患儿获得免费手术救助。

(钱 昆 姚银蓥)

●**南京医科大学附属口腔医院与宿迁市第一人民医院开展对口援建工作** 2020年8月19日,南京医科大学附属口腔医院组织医疗服务团、口腔医学博士团与宿迁市第一人民医院开展对口援建。该院院长徐艳,副书记、副院长陆桂平,副院长江宏兵,以及口腔颌面外科、口腔种植科、口腔正畸科的多名专家及博士研究生参加。副院长江宏兵教授,口腔颌面外科主任万林忠、叶金海进行教学查房;丁旭博士开展手术示教;医务部主任孙志达做《口腔局部麻醉相关问题》讲座;牙周病科陈旭博士做《口腔健康 全身健康》讲座。专家团队成员在当地开展义诊活动,为300余名患者进行口腔健康检查和咨询。此外,按照省卫健委关于对口援建宿迁市第一人民医院口腔科的任务,双方签署支援目标协议书。 （朱 政 周 萍）

●**南京医科大学附属口腔医院与连云港赣榆区团委共建社会实践基地** 2020年7月26日,南京医科大学附属口腔医学院与连云港市赣榆区团委共建社会实践基地揭牌仪式在赣榆区青口镇人民政府9楼会议室举行。该学院党委书记陈春燕,副书记、副院长陆桂平,赣榆团区委书记周洁,赣榆区海英草志愿者中心吕从西,以及该院"医心回港,助芽成长"暑期社会实践服务团部分成员参加揭幕仪式,仪式由赣榆区青口镇团委书记宋祥主持。 （朱 政 周 萍）

●**南京医科大学附属口腔医院修复科专家援疆** 2020年3月29日,根据援疆指挥部安排,南京医科大学附属口腔医院援疆专家孙亚州随援疆团队入疆,到克州人民医院开展为期一年半的援疆工作。受新型冠状病毒肺炎疫情影响,原定2月进疆的行程推迟。其间,孙亚州和援疆医疗队员编写《第十批援疆干部人才健康宣教手册》,就疫情期间口腔诊疗工作提出建议,

在等候进疆指令的同时,孙亚州主动与克州人民医院口腔科对接,了解科室的具体援助要求,在医教研等方面有针对性地拟定口腔科发展规划。 （朱 政 周 萍）

●**市口腔医院获"2020年度改善医疗服务创新医院"称号** 2020年12月,南京市口腔医院获国家卫生健康委医政医管局、健康报社联合颁发的"2020年度改善医疗服务创新医院"称号。在15家市属医院患者满意度第三方调查中,住院患者满意度排名第一,连续8年蝉联南京地区榜首,门诊患者满意度位列前列。 （陈 珺 顾雅心）

●**市中西医结合医院曹骏、韩洋圆满完成援藏任务** 2020年12月24日,市中西医结合医院信息科曹骏、功能科韩洋圆满完成援藏任务安全返宁。该院自2016年7月开展"组团式"对口帮扶墨竹工卡县人民医院以来,已先后派出5批援藏业务骨干开展对口支援工作,涵盖临床、医技、医院管理、财务、信息技术等部门。2019年成功帮助墨竹工卡县人民医院通过"二级甲等"综合医院等级评审,比原计划提前一年完成该项国家重点帮扶任务。2020年是该院执行"组团式"对口帮扶任务的最后一年,各项目标均已按期完成。 （施春雷 侯晓云）

●**市中西医结合医院完成对口帮扶任务** 2020年11月20日,南京市中西医结合医院第三批援陕医疗队完成对陕西省商洛市山阳县人民医院对口帮扶工作安全返宁。对口帮扶期间,援陕人员结合自身专业优势,充分发挥中西医结合特色,积极开展专科建设、人才培养、技术指导,得到当地百姓、医院和政府的充分肯定和赞扬。 （施春雷 侯晓云）

●**省级机关医院开展"慈善一日捐·济困送温暖"活动** 2020年1月15日,江苏省省级机关医院（江

苏省老年病医院）开展"慈善一日捐·济困送温暖"现场捐款活动。全院同仁积极参加,慷慨解囊,纷纷为慈善事业奉献出自己的一点爱心,充分体现江苏省老年病医院人"厚德博爱"奉献精神。所收善款主要用于对鼓楼区贫困群体的慈善救助,并已全部汇入鼓楼区慈善协会账户。 （郑惠兰 周思含）

●**南京同仁医院签订"打击骗保"承诺书** 2020年4月6日,南京同仁医院组织全院医师签订《定点医疗机构医保医师代表防范欺诈骗保承诺书》。承诺严格遵守《南京市基本医疗保险定点医疗机构医保医师从业规定》,服从本单位医保管理制度,确保行为规范,认真执行医保政策。 （王芹芹）

●**市职业病防治院开展医疗行业作风建设专项行动** 2020年9月,南京市职业病防治院组织开展医疗行业作风建设专项行动。分教育与自查、集中宣传与整治、评估与总结等3个阶段,完成6项重点任务,即坚决惩处患者身边"微腐败",严厉打击收受回扣违法违规行为,深化警示教育,加强从业人员执业行为监管,严肃查处医药产品生产、经营企业的经销人员在院内的违规营销行为,重拳打击欺诈骗取医保基金行为。为巩固专项行动成果,该院以目标为指引,以问题为导向,着力预防和解决医疗服务中的违纪违法、侵害人民群众合法权益等问题,进一步形成"不敢腐、不想腐、不能腐"的政治生态,营造风清气正的医疗环境。 （魏 群 苏 涛）

医疗工作

●**市第一医院举办百例心脏移植手术新闻发布会** 2020年9月8日,南京市第一医院举办"百例心脏移植手术新闻发布会暨南京市第一医院'心友会'"揭牌仪式。江

苏省卫健委副主任兰青、南京市卫健委二级巡视员许民生等省市领导、该院院长马俊等领导班子成员、心胸血管外科陈鑫团队及来自全国各地 20 余名"换心人"参加活动。

（陈红 胡婕）

●**市第一医院与上海联影科技有限公司签署新一轮战略合作协议** 2020 年 8 月 6 日，南京市第一医院与上海联影医疗科技有限公司在联影总部签署新一轮战略合作协议。双方就江苏省核医学联盟搭建、基于分子影像的精准医学、分子影像的诊疗一体化等课题展开全方位探讨，合作路径贯穿前瞻研究到产业落地的创新链各大环节，围绕分子探针临床转化、分子影像、诊疗一体化和联影云平台打造国内一流、国际知名精准医疗中心。

（陈红 胡婕）

●**市第一医院成立帕金森病及相关运动障碍病多学科联合诊疗协作组** 2020 年 5 月 26 日，南京市第一医院帕金森病及相关运动症障碍病 MDT（多学科诊疗）举行启动仪式，30 余名专家出席。该院党委书记张颖冬介绍帕金森病及相关运动障碍病的经典理论以及前沿动态。江苏省人民医院神经内科张克忠教授、南京市第一医院神经外科吴鹤鸣、神经内科高擎博分别通过真实案例分析、帕金森病 DBS 手术治疗、非典型帕金森综合征案例进行分享。

（陈红 胡婕）

●**市第一医院发起成立"长江三角地区康复医学一体化发展联盟"** 2020 年 1 月 5 日，由南京市第一医院及长三角地区三省一市康复医学会共同发起的"长江三角地区康复医学一体化发展联盟"在南京成立。市卫生健康委党委书记、主任方中友、南京市科学技术协会副巡视员张坚平、该院党委书记张颖冬等领导出席揭牌仪式，来自长三角地区的 600 余名康复专家参加活动。

（陈红 胡婕）

●**陈明教授获泌尿外科微创领域最高荣誉"金膀胱镜杯"奖** 2020 年 10 月 31 日，由中华医学会、中华医学会泌尿外科学分会（CUA）主办，河南省医学会、河南省医学会泌尿外科学分会承办，郑州大学第一附属医院协办的第二十七届全国泌尿外科学术会议在郑州开幕。会上，揭晓"吴阶平泌尿外科医学奖"以及泌尿外科学组专项奖。江苏省医师协会泌尿外科医师分会候任会长、江苏省医学会泌尿外科学分会副主任委员、南京医学会泌尿外科学分会主任委员、东南大学附属中大医院副院长、泌尿外科主任陈明教授获泌尿外科微创领域最高荣誉"金膀胱镜杯"奖。这是陈明教授继去年荣膺泌尿外科最高奖项"吴阶平泌尿外科医学奖"后，再次获得泌尿外科微创领域最高殊荣。

（康志扬）

●**"江苏省肿瘤康复联盟"在省中医院成立** 2020 年 6 月 13 日，在江苏省中医院主办的肿瘤疾病中医药循证医学与大数据研究论坛暨江苏省肿瘤康复联盟成立大会上，江苏省中医院牵头联合 63 家医院和卫生服务中心成立"江苏省肿瘤康复联盟"。联盟由江苏省中医院党委书记方祝元教授担任主席，副院长马朝群、肿瘤科副主任舒鹏共同担任执行主席。国家卫健委医政医管局医疗管理处处长李大川、中国中医科学院中医临床基础医学研究所副所长王燕平等领导出席会议并讲话。

（周恩超 朱志伟 盖峻梅）

●**中国皮肤病学发展大会暨中国"一带一路"皮肤病学专科联盟成立大会召开** 2020 年 12 月 3—6 日，中国皮肤病学发展大会暨中国"一带一路"皮肤病学专科联盟成立大会在南京召开。王辰院士致欢迎辞。皮肤病与性病学资深院士陈洪铎、廖万清，江苏省政府副省长陈星莺以及国家卫健委科教司、医政医管局等单位领导先后致

辞，共同为"中国'一带一路'皮肤病学专科联盟""中国麻风博物馆""中国医学科学院皮肤病医院互联网医院"揭牌。中华医学会皮肤性病学分会、中国医师协会皮肤科分会、中国麻风防治协会，国内外知名专家学者和业界领军人物，与来自皮肤病与性病学科领域内医疗、教育、研究、防治第一线的代表近 500 人出席。会上，成立中国疑难皮肤病诊断中心和真菌病分子诊断中心及分枝杆菌病分子诊断中心。4 日，国际皮肤科学青年学者紫金论坛开场，15 位国内外青年学者以线上＋线下方式，就国际前沿及热点研究领域展开交流与探讨，吸引现场嘉宾近 400 人、云上嘉宾 4.4 万人参加。

（吴晶晶）

●**南医大二附院肾脏病中心透析通路一体化管理中心揭牌** 2020 年 12 月 30 日，南京医科大学第二附属医院肾脏病中心透析通路一体化管理中心揭牌。2020 年，该中心透析通路手术量突破 3000 例，这个数据超过江苏一年总透析通路手术量的三分之一。一体化中心的成立，为此类患者带去更多便捷。

（田堃）

●**省中西医结合医院举行王建华"江苏工匠"授奖及工作室揭牌仪式** 2020 年 8 月 26 日，江苏省中西医结合医院举行王建华"江苏工匠"授奖及工作室揭牌仪式，该院党委书记张金宏向王建华转授"江苏工匠"荣誉证书及奖章，并与院长王佩娟共同为"王建华江苏工匠工作室"揭牌。年初，江苏省中西医结合医院甲乳外科主任、普外科副主任王建华获"江苏工匠"称号。江苏省人民政府为王建华颁发荣誉证书、荣誉徽章，并授予"王建华江苏工匠工作室"铜牌。

（杨鸣 王熹微）

●**省中西医结合医院检验科通过 ISO15189 医学实验室复评审** 2020 年 8 月 7—9 日，江苏省中西

医结合医院检验科接受中国合格评定国家认可委员会（CNAS）ISO15189医学实验室认可的第四轮复评审＋扩项＋变更现场评审，并通过专家组评审，此次认可扩项13项，国际认可结果项目增加至93项。　　　　（杨　鸣　王熹微）

●**省中西医结合医院肺结节MDT门诊试运行成功**　2020年10月26日，肺结节MDT门诊开诊试运行，当天为预约的10位患者开展服务。江苏省中西医结合医院"肺结节及肺部占位性病变多学科诊疗组"（简称肺结节MDT）于2020年9月28日成立，以呼吸科、心胸外科、放射科、治未病中心等组成联合诊疗团队，由呼吸科主任张业清，放射科主任张宗军，心胸外科主任医师赵扬，体检中心（治未病中心）主任韩晓明主任主诊，放疗科副主任医师赵维勇，治未病中心副主任中医师王省，心胸外科副主任医师李航、杜琎，呼吸科医生沈晓玮、何孔琴等联合会诊。该门诊是根据《江苏省深入落实进一步改善医疗服务行动计划实施方案（2018—2020年）》及该院工作计划开设，自成立以来，已接诊20余名患者，旨在提升医院肺结节的诊治水平，增加相关科室病源，具有良好的社会和经济效益。
　　　　　　　　（杨　鸣　王熹微）

●**市第二医院感染病学入选第二轮南京临床医学中心建设单位**　2020年，南京市卫生健康委和南京市财政局联合发文，宣布南京市第二医院感染病学入选南京市第二轮南京临床医学中心建设单位。南京临床医学中心是南京市卫生健康委员会联合南京市财政局批准建设的，旨在打造"名医名院"，推动南京市临床医学由"高原"向"高峰"迈进，促进南京市卫生健康事业高质量发展。此次南京市第二医院入选南京感染病学临床医学中心，前期经过市卫健委遴选并召开专家论证会，由上海交通大学

附属第一人民医院陆伦根教授、上海交通大学医学院附属新华医院范建高教授和河南省人民医院尚佳教授组成的专家组对中心的前期临床优势技术和前期工作基础进行评估。结合国内外学科发展趋势，一致同意推荐该中心纳入第二轮"南京市临床医学中心"建设单位。该中心的成功入选，将整合南京二院感染病学研究资源和研究力量，聚焦疑难肝病诊疗及随访平台建设；打造结核病诊断和耐药平台建设；加强临床科研转化平台建设；进一步推进基础研究与临床转化相融合，探索新的临床诊疗技术和模式。　　　　　（周晨婷）

●**市第二医院胸外科挂牌加速康复外科（ERAS）示范病房**　2020年5月22日，南京市第二医院胸外科挂牌中国研究型医院学会加速康复外科示范病房。此为该院第一个挂牌加速康复外科病房，也是江苏省首个挂牌加速康复外科的胸外科病房。中国研究型医学会胸外科分会委员、江苏省医学会胸外科学分会候任主委薛涛教授和南京市第二医院副院长郑勤共同为示范病房揭牌。加速康复外科可以提高围手术期管理水平，减少术后并发症，促进患者术后快速康复，改善患者就医体验，缩短患者住院时间。该院胸外科在加速康复外科方面开展项目广泛，微创手术开展比例高。　　（刘　宏）

●**中国医学科学院皮肤病医院成都疑难皮肤病会诊中心成立**　2020年5月12日，中国医学科学院皮肤病医院（中国医学科学院皮肤病研究所）通过远程视频方式与成都市第二人民医院进行双方合作框架协议云签约仪式。副院所长顾恒代表院所签订协议。双方将在皮肤病临床医疗、人才引进培养、科研学术等方面进行深度合作。该会诊中心的成立增强了双方在西南地区的辐射能力和影响力，为西南地区的皮肤病患者提供

更加优质的医疗服务。　（吴晶晶）

●**南京脑科医院精神医学位列中国医院专科排行榜第六位**　2020年11月，复旦大学医院管理研究所最新发布"2019年度中国医院排行榜"和"2019年度中国医院专科声誉和专科综合排行榜"，南京脑科医院精神医学专科连续多年位列中国医院专科声誉排行榜和专科综合排行榜第六位。这是复旦大学医院管理研究所作为独立第三方开展的公益性学科评估项目。该年度全国共有366家医院获专家提名，最终有100家医院进入"复旦版排行榜"，40个专科（前10名）榜上有名。　　（陶筱琴）

●**南京脑科医院新开设多个门诊**　2020年4月28日，南京脑科医院强迫症专病门诊正式挂牌。5月7日，医学心理科门诊（失眠科门诊）正式接诊。6月13日，增设青少年咨询门诊。8月27日，Ⅲ期肺癌综合诊疗中心于正式挂牌。8月1日，设立睡眠医学中心门诊。9月1日，成立睡眠监测中心和睡眠医学中心病区，精神科早期干预专科门诊及早期干预病房成立。11月6日，帕金森病一站式诊疗中心正式成立，同时启动中国帕金森诊疗培训基地。　（陶筱琴）

●**市儿童医院河西院区启用肿瘤病房**　2020年6月1日，南京市儿童医院河西院区正式启用肿瘤病房。除良性肿瘤患儿的手术治疗外，肿瘤病房还提供恶性肿瘤的化疗和综合治疗方案的制订。
　　　　　（钱　昆　姚银銮）

●**市儿童医院挂牌"南京市儿童青少年近视防控基地"**　2020年9月18日，南京市儿童青少年近视防控工作联席会议暨"南京市儿童青少年近视防控基地"挂牌仪式在南京举办。南京市儿童青少年近视防控工作领导小组办公室授予南京市儿童医院"南京市

儿童青少年近视防控基地"称号。市教育局、市卫健委、市体育局、市财政局、市人社局等相关部门领导及南医大附属眼科医院、市儿童医院相关负责人参加会议及授牌仪式。 （钱 昆 姚银銮）

●**市儿童医院安宁疗护病房启用** 2020 年 10 月 3 日，南京市儿童医院举办安宁疗护病房启用仪式暨江苏省医学会儿科学分会血液学组儿童舒缓疗护研讨班。此次安宁疗护病房的启用标志着儿童安宁疗护治疗工作更加深入地进入儿童临床医疗领域，研讨会为后续工作的开展奠定基础。

（钱 昆 姚银銮）

●**市妇幼保健院与东南大学附属中大医院签约合作** 2020 年 11 月 2 日，南京市妇幼保健院与东南大学附属中大医院签署合作协议，建立战略协作关系。开展医疗技术合作是推进市妇幼保健院与中大医院优势互补的重要举措，是两家医院互利共赢的携手跑，是市妇幼保健院加快推动丁家庄院区"一院两区"建设的重大节点。

（吕东晏 杜宣宁）

●**南京医科大学附属口腔医院与苏州市华夏口腔医院签订专科联盟建设协议** 2020 年 8 月 12 日，南京医科大学附属口腔医院与苏州市华夏口腔医院签订口腔正畸专科联盟建设协议。该院院长徐艳、副院长章非敏，苏州市华夏口腔医院院长朱鹏、副院长朱晔及双方医院相关科室负责人参加签约仪式。签约仪式上，双方就口腔正畸专科联盟建设进行深入交流，签订联盟建设协议并授牌。院长徐艳希望通过专科联盟建设，加强交流与协作，利用人员互通、技术交流、双向转诊以及远程会诊和培训平台，在临床技术提升和医疗服务拓展上，逐步形成局部合作机制，促进双方资源整合与共享，推动苏南地区的口腔

医疗服务能力与水平提升。

（朱 政 周 萍）

●**省级机关医院健康管理中心完成江苏省公安机关公务员体检工作** 2020 年 5—6 月，江苏省省级机关医院（江苏省老年病医院）健康管理中心完成江苏警官学院及南京森林警官学院 2020 届毕业生公务员体检。此次体检分 4 次进行，总体检人数近 1500 名。此次体检中，全体医务人员认真负责、通力协作，坚持做到专业、客观、公平、公正，保质保量完成江苏省公安机关公务员体检工作，得到受检人员和组织单位好评。

（郑惠兰 周思含）

●**省级机关医院正式启动骨质疏松与老年慢病防控技术推广项目** 2020 年 5 月 21 日，江苏省省级机关医院（江苏省老年医院）老年医学科正式启动骨质疏松与老年慢病防控技术推广项目，并在医院远程会议中心举办第一期线上培训。培训由老年医学科副主任欧阳晓俊主持。省内 60 多家基层医疗服务机构及部分三级医院共 300 余名医护人员参加培训。该院老年医学科副主任医师胡健、徐州市中心医院核医学科主任鹿存芝分别就"原发性骨质疏松的病因及发病机制"及"骨质疏松鉴别诊断与疗效评价"进行授课并与学员在线上作互动交流。为提高效果，此次培训在课前课后设置线上知识问卷测试，有效促进基层医护人员骨质疏松及老年相关慢病基本理论、基本技能的提升。

（郑惠兰 周思含）

●**省级机关医院内分泌科获国家 MMC 中心"患者至上奖"** 2020 年 6 月 6 日，国家标准化代谢病管理中心（MMC）年会通过线上举行，中国工程院院士、上海交通大学医学院附属瑞金医院院长宁光教授为 42 家 MMC 医院进行线上授牌，同时颁发 2020 国家标准化

代谢性疾病管理中心各类奖项，江苏省省级机关医院（江苏省老年病医院）在全国 860 家医院中脱颖而出，获"患者至上奖"。该院内分泌科长期秉承"以患者为中心"理念，在医生、护士以及患者等共同努力下，患者糖化血红蛋白等代谢指标达标率位居全国前列。作为江苏省基层特色专科孵化中心和江苏省Ⅱ型糖尿病大数据临床应用示范中心，创造社区糖尿病慢病管理"5+1"工作模式，与南京市鼓楼区社区卫生服务中心合作开展糖尿病慢病管理，整体血糖达标率 60% 以上，远超全国平均水平，取得显著社会效益和广泛认可。

（郑惠兰 周思含）

●**国家老年疾病临床医学研究中心（解放军总医院）江苏省分中心在南京揭牌** 2020 年 8 月 3 日，国家老年疾病临床医学研究中心（解放军总医院）江苏省分中心在江苏省省级机关医院（江苏省老年病医院）揭牌成立。该院党委书记许家仁、院长何一然、副院长熊亚晴等出席仪式，共同为分中心揭牌。成为国家老年疾病临床医学研究中心（解放军总医院）首批区域分中心标志着该院老年医学建设正式进入"国家队"，将进一步提升医院整体研究能力和技术能力。

（郑惠兰 周思含）

●**省级机关医院老年医学科通过"全国老年医院联盟老年临床营养管理示范病房"验收工作** 2020 年 8 月 14 日，全国老年医院联盟秘书长张进平到江苏省省级机关医院（江苏省老年病医院）进行"全国老年医院联盟老年临床营养管理示范病房"现场评审验收。副院长熊亚晴，医务部主任徐剑，老年医学科副主任欧阳晓俊、护士长邬小荣，营养科科长蔡晓真等参加。张进平高度肯定该院老年医学科临床营养工作模式，提出要进一步深化和提炼，进行广泛推广和应用，在老年友善服务能力提升方面

创新思路、深耕细作，让更多老年人获益。　　　（郑惠兰　周思含）

● 省级机关医院获"老年营养示范病房"称号　2020年10月17日，在浙江丽水举办的中国老年医学学会老年医疗机构管理分会年会及第十届全国老年医院联盟年会上，江苏省省级机关医院（江苏省老年病医院）老年医学科获颁"老年营养示范病房"称号。自2015年起，老年医学科即建立规范的老年临床营养工作模式，以患者为中心，综合评估为抓手，老年专科医师为主导，联合护理、营养、康复、临床药学等多学科营养管理团队，开展整合医疗，维护提升老年人的健康水平，并围绕营养管理建立制度规范，组织教学培训，加快师资人才培养，开展营养相关研究及健康教育等。（郑惠兰　周思含）

● 省级机关医院与江苏民康老年服务中心签订合作协议　2020年12月23日，江苏省省级机关医院（江苏省老年病医院）与江苏民康老年服务中心合作协议签订仪式在省老年公寓举行。省民政厅副厅长沙维伟、该院党委书记许家仁出席并讲话。该院院长何一然，副院长沈启松、刘世晴、熊亚晴、杨俊，江苏省养老服务指导中心主任孙燕、副主任方逸参加。此次协议的签订是双方深化务实合作、推进医养结合、完善养老服务体系的重要举措，对于推动该院学科建设与发展，提升省老年公寓养老服务品质具有重要意义。
（郑惠兰　周思含）

● 南京同仁医院PCR实验室建成并投入使用　2020年5月18日，南京同仁医院PCR实验室通过市级验收。验收组一致认定该院PCR实验室区域设置及仪器设备配置合理，建立完善的质量保证体系，相关实验记录及资料保存完整。一致同意通过资质验收，但对PCR实验室在医疗废弃物处理等生物安全方面提出改进意见。
（王芹芹）

● 南京同仁医院创伤中心病区投入使用　2020年6月，南京同仁医院创伤中心通过市级验收。正式启用的创伤中心病区设病房标准床位33张，这是该院加强内涵建设、提高急危重症救治水平和救治能力的重要举措。　（王芹芹）

● 南京同仁医院被授予第十四届全国运动会特约医疗保障机构　2020年9月8日，在江苏省体育局训练中心召开的"加快促进体医融合发展座谈会暨第十四届全运会医疗专家受聘仪式"上，南京同仁医院被授予第十四届全国运动会特约医疗保障机构称号，康复医学科副主任治疗师李进飞被特聘为医疗专家组成员。该院康复医学科关注运动损伤的精准微创治疗，不仅保障优秀的运动员，更为广大普通运动爱好者和老百姓做好服务。　（王芹芹）

● 南京同仁医院挂牌"南京同仁耳鼻喉医院"　2020年11月，南京同仁医院耳鼻咽喉头颈外科门诊区域完成升级改造，经南京市卫生健康委批复，挂牌"南京同仁耳鼻喉医院"。南京同仁耳鼻喉医院是国家临床重点专科，江苏省临床重点专科，南京市医学重点专科，东南大学硕士研究生培养点，江苏省人工耳蜗定点手术医院，江苏省"双创团队"单位。该院在院长何双八的带领下加快优势学科不断创新发展，耳—侧颅底外科、鼻—鼻颅底外科、咽喉嗓音外科、头颈甲状腺外科均形成其独有的品牌特色，吸引着周边地区更多患者前来就诊。　　　（王芹芹）

● 南京同仁医院发热门诊获"江苏省首批示范发热门诊"称号　2020年11月17日，省卫生健康委专家组对南京同仁医院发热门诊规范化建设情况进行现场复核，认定该院发热门诊建筑布局、管理流程、工作人员、设备配备、清洁消毒、医废管理等均符合要求，认定为"江苏省首批示范发热门诊"。　　　（王芹芹）

● 南京同仁医院卒中中心通过国家脑防委认证　2020年12月9日，国家卫健委脑防委专家组一行5人就南京同仁医院卒中中心建设工作进行现场评审认证，给予通过。该院卒中中心按照相关标准和要求，整合多学科力量推动中心建设和发展，在提高急性脑血管疾病患者的救治质量和效率上得到提升。　　　（王芹芹）

● 南京同仁医院医美中心手术室投入使用　2020年5月1日，南京同仁医院医美中心手术室建成投入使用。该中心手术间、换药室、休息室等，一应俱全，急救设备按标准配置，手术室采用空气洁净技术，使手术环境适合各类手术要求，还设有麻醉复苏室、术前准备间、家属等候区等。　（王芹芹）

● 南京同仁医院成立抗凝门诊　2020年7月21日，南京同仁医院成立抗凝门诊。该门诊由专科医生联合药学部门抗凝临床药师共同出诊，患者就诊后，抗凝门诊根据患者具体情况，给予咨询、评估、药学监护及治疗方案的指导，为患者提供规范、专业、全面、针对性的医疗服务，帮助患者树立抗凝管理意识，让患者参与到自己的抗凝管理中来，降低治疗成本，提高患者生活质量。　　　（王芹芹）

● 南京同仁医院开展脊柱侧弯筛查进校园活动　2020年11月9日，南京同仁医院康复医学科走进江宁区翠屏山小学、百家湖中学、南京市临江高级中学等中小学，为学生进行脊柱健康检查，共为5400余名学生开展脊柱侧弯筛查和脊柱侧弯科普宣教。该院康复医学科开展青少年脊柱侧弯进校园义诊活动，目的是宣传、筛查青

少年脊柱侧弯问题,让更多人了解脊柱侧弯的危害,从而做到早发现、早干预、早纠正。　(王芹芹)

●**南京江北医院成功抢救 2 名不足 3 斤早产儿**　2020 年 9 月 28 日,南京江北医院成功抢救 2 名不足 3 斤早产儿,2 位患儿的母亲均患有重度子痫且有流产史,2 个患儿相隔不到 3 个小时经紧急剖宫产出生,经过医护人员 2 个月早产儿精细化管理,顺利闯过呼吸、感染、喂养、贫血等难关,达到出院指征,相继出院。　(顾慧君)

●**万峰工作站落户南京江北医院**　2020 年 11 月 21 日,法国外科学院外籍院士万峰专家工作站、同济大学东方心脏集团专科医联体暨长三角心肺救援联盟——南京江北分中心揭牌仪式在南京江北医院第一学术报告厅举行。该院将以此次合作为契机,充分利用万峰教授团队优质医疗资源和长三角区域一体化平台,提高心血管疾病救治水平,实现技术成果转化和产业化,培养科技创新人才,运用长三角卫生健康一体化平台优质医疗资源,为江北市民提供医疗服务。　(顾慧君)

●**南京江北医院签约成为南医大二附院胰腺中心江北分中心**　2020 年 12 月 19 日,南京江北医院与南京医科大学第二附属医院胰腺中心签约,成为江北分中心。此次签约将进一步加强胰腺中心和江北分中心的紧密合作,共同发展。　(顾慧君)

●**南京江北医院肿瘤科成功创建"江苏省癌痛规范化治疗病房"**　2020 年 11 月 10 日,南京江北医院"江苏省癌痛规范化治疗病房"通过省级验收。为规范癌痛治疗,改善患者生活质量,改善医疗服务,南京江北医院开展"癌痛规范化治疗示范病房"创建工作。肿瘤科在各相关专(学)科协作筹备指

导支持下,认真创建,通过省级癌痛治疗专家组的评审,进一步提升癌痛规范化治疗水平,改善癌痛患者医疗服务,提高癌痛患者生存质量。　(顾慧君)

●**南京市政府召开无偿献血工作联席会议**　2020 年 5 月 29 日,南京市召开无偿献血工作联席会议,副市长胡万进、市政府副秘书长吴秀亮、市卫健委主任方中友以及市无偿献血工作联席会议成员单位分管领导、各区卫生健康部门、各区联席会议办公室负责人参加会议。会上,市卫健委主任方中友就 2019 年无偿献血工作情况进行总结,溧水区政府、市教育局和市红十字会等单位作交流发言,并观看无偿献血科普宣传片。副市长胡万进对下一步如何保障无偿献血工作健康可持续发展提出要求。　(李　军　朱雪琴)

●**南京红十字血液中心设立雨花台区固定献血点**　2020 年,南京红十字血液中心在雨花客厅 E－PARK 新增一处固定献血点。该献血点是市无偿献血工作联席会议部署的重点建设项目之一,也是雨花台区设立的首个固定献血点。雨花客厅 E－PARK 位于拥有智慧科技产业为核心的中国(南京)软件谷,是一座以"生态、自然、健康"为主题,集休闲、娱乐、美食、购物、体验、趣味生活、生态互动于一体的都市田园购物公园。该献血点的设立,填补了雨花台区献血点建设的空白。(李　军　朱雪琴)

●**南京大学金陵学院秋季高校团体献血**　2020 年 9 月 25—27 日,南京地区首家高校团体献血在南京大学金陵学院举办。3 天时间共有 810 名师生献血,累计献血量达 206400 毫升,献血人数和献血量创该校历史新高。这次献血活动的顺利开展为南京地区高校开展团体献血提供宝贵经验。

(李　军　朱雪琴)

●**省中西医结合医院开展无偿献血活动**　2020 年 1 月 8 日,江苏省中西医结合医院在门急诊楼 16 楼会议室开展院职工无偿献血活动。92 名医护员工 3 个小时献血总量达 21100 毫升。

(杨　鸣　王熹微)

●**市中医院开展无偿献血活动**　2020 年 1 月 13 日,由南京市中医院与南京市红十字血液中心共同承办的无偿献血活动在门诊大厅举行。现场共有 179 人参与献血,另有 9 名爱心人员在献血车上献血。

(周莉莉　邵　颖)

●**市妇幼保健院组织无偿献血**　2020 年,为缓解全市用血压力,南京市妇幼保健院积极组织无偿献血活动,采用预约、分时段方式预防和避免集体采血活动中可能出现的交叉感染情况,两批次共成功献血 181 人次,献血量达 47200 毫升,以实际行动展示白衣天使的风采。　(吕东晏　杜宣宁)

●**南京同仁医院组织员工无偿献血**　2020 年 1 月、5 月、10 月,南京同仁医院共组织 3 场员工无偿献血活动,献血近 400 人次,总计献血超过 4 万毫升。该院是 2020 年度南京市医疗行业 1 年内组织献血场次最多的医院,连续 4 年被评为"无偿献血先进单位"。此项活动已坚持 12 年,成为该院志愿服务品牌活动。　(王芹芹)

护理工作

●**东南大学附属中大医院庆祝"5·12"国际护士节**　2020 年 5 月 8 日,东南大学附属中大医院庆祝"5·12"国际护士节大会在学术报告厅举行。该院党委书记郭小明等院领导出席,来自一院两区受表彰的护理工作者参加。2020 年护士节的主题为"致敬护士队伍,携手战胜疫情",中大医院派出护

理骨干驰援湖北,同时作为南京市4家定点收治新冠肺炎医院之一,全院护理人员坚守岗位,服从调配,在门诊预检分诊、急诊预检分诊、发热门诊、隔离病房这些高危岗位上,无所畏惧,积极投入到抗击疫情工作中去,实现医院"零感染"。　　　　　　　(康志扬)

●**南医大二附院举办"现代护理与精细化管理学习班"** 2020年10月24—26日,南京医科大学第二附属医院护理部举办第40期现代护理与精细化管理学习班。学习班采用线上直播形式,在线观看量达15000人次。　　　　(何 涛)

●**晚期癌症患者居家护理技术规范的构建及应用** 2020年,江苏省肿瘤医院孟爱凤等开展的这项研究获江苏省医学新技术评估二等奖,该项目组在引进、消化、吸收前期研究成果基础上,在省级多项基金资助下,于2016年对晚期癌症患者居家护理需求技术进行规范化、系列化、科学化的深入研究。该院在江苏省内率先开展晚期癌症患者居家的规范化管理项目,组建多专科护理团队,对当前晚期癌症居家患者的护理难点、重点进行攻克。制定晚期癌症居家患者的护理技术规范,形成有效的管理模式,并整合共享医疗资源,在数家同级及社区医院开展"晚期癌症患者居家护理技术规范培训",做好督查、考核、评价与整改等一系列工作,提高医务人员的居家护理水平,优化癌症居家患者的生活质量,推动居家护理的发展。
　　　　　　　(周 瑞)

●**市第二医院在江苏省第四届医院品管圈比赛中再创佳绩** 2020年9月4日,由江苏省医院协会医院品质管理联盟、江苏省医院协会联合举办的江苏省第四届医院品管圈比赛在泰州举行。南京市第二医院新冠护理组、结核一科、肝硬化治疗中心代表医院参加比赛。

经过激烈角逐,新冠护理组的"温度圈"、结核科的"PE圈"、肝硬化治疗中心的"爱心圈"分获江苏省医院协会第四届品管圈竞赛二等奖、三等奖、优秀奖。　　(吴 岭)

●**市儿童医院举办2020年上半年护理安全与不良事件实例教育视频会议** 2020年7月20日,南京市儿童医院护理部举办2020年上半年护理安全与不良事件实例教育视频会议。该院成立以"静脉治疗专科小组成员"为中心的涵盖医、药、技等全方位高质量教学团队,授课内容包括静脉输液治疗基础知识及静脉输液护理的质量控制和信息化管理、静脉输液治疗护理的专业技能、能力实践和操作实践等。　　　(钱 昆　姚银銮)

●**省级机关医院举办年轻护士演讲大赛** 2020年5月27日,江苏省省级机关医院(江苏省老年病医院)"扬帆展翅 为生命护航"的年轻护士演讲大赛在17楼第一会议室进行,副院长刘世晴出席并致辞。各病区护士长、护士代表等参加大赛。此次演讲比赛共收到32名年轻护士的演讲文稿,经过初赛评选,15名选手进入演讲大赛。经过两个小时的激烈角逐,比赛产生一等奖1个、二等奖2个、三等奖3个、优秀奖9个。
　　　　　　(郑惠兰　周思含)

●**省级机关医院护理"十四五"规划暨"院院融合"工作研讨会** 2020年8月14日,江苏省省级机关医院(江苏省老年病医院)护理"十四五"规划暨"院院融合"工作研讨会在宁召开。南京医科大学护理学院书记林炜、院长许勤、副院长管园园、丁亚萍应邀出席会议,该院副院长刘世晴、护理部主任莫永珍、老年医学科副主任欧阳晓俊、各大科护士长、护士及教师代表等参加研讨会。此次研讨会对"十四五"护理发展和"院院融合"工作顶层设计提出建设性指导

意见。　　　　(郑惠兰　周思含)

●**省级机关医院获批江苏省老年专科护士培训基地** 2020年9月11日,江苏省护理学会发布《关于公布第三批省级专科护士培训基地及实习基地名单的通知》,江苏省省级机关医院(江苏省老年病医院)正式获批为江苏省老年专科护士培训基地。此次获批显示出该院老年专科护理的实力与特色,标志着医院老年护理专科建设和专业人才培养工作迈上新台阶。
　　　　　　(郑惠兰　周思含)

●**江苏省首届老年护理专科护士培训项目** 2020年12月24日,江苏省首届老年护理专科护士培训项目在南京举办,省级老年护理专科护士培训基地江苏省老年病医院、江苏省人民医院、连云港第一人民医院联合举行开班仪式。江苏省卫生健康委医政医管处二级调研员王红、江苏省护理学会理事长霍孝蓉、江苏省老年病医院党委书记许家仁等应邀出席开班仪式。调研员王红和理事长霍孝蓉为培训基地和实习基地授牌。
　　　　　　(郑惠兰　周思含)

●**南京江宁沐春园护理院被认定为"第四批江苏养老服务业综合发展示范基地"** 2020年7月22日,江苏省省级机关医院(江苏省老年病医院)全面运营管理的南京江宁沐春园护理院被认定为"第四批江苏养老服务业综合发展示范基地"。在此次认定中,全省被认定的养老机构仅7家。南京江宁沐春园护理院相继获"南京市AAAAA养老机构""省级示范性养老机构"称号。
　　　　　　(郑惠兰　周思含)

●**省级机关医院召开五四青年节暨"5·12"国际护士节庆祝大会** 2020年5月12日,江苏省省级机关医院(江苏省老年病医院)在综合楼17楼第一会议室召开五四青

年节暨"5·12"国际护士节庆祝大会。该院党委书记许家仁,院长何一然,副院长沈启松、刘世晴、熊亚晴,纪委书记廖俊峰出席大会。该院各相关业务、职能科室负责人,工会副主席以及各病区护士长、护士、团员代表们参加。许家仁代表该院党政领导向奋战在一线,为医院疫情防控及各项工作做出积极贡献的全院护理人员致以节日祝福;向默默坚守岗位,为医院建设发展任劳任怨、无私奉献、兢兢业业的青年们表示由衷的感谢。何一然宣读省文明办"江苏好人"上榜名单、省人社厅联合省卫健委《新冠肺炎疫情防控"记功"奖励的决定》《医院关于 30 年护龄护士表彰的决定》以及《医院 2019年度优秀护士名单通报》。沈启松宣读《共青团江苏省委关于对新冠肺炎疫情防控中表现突出的青年集体和团员青年进行表扬的通报》《抗疫微视频、微朗诵、微故事创作大赛评选结果的通知》。在退团仪式上,到龄退团青年代表面对团旗,重温入团誓词。沈启松为退团代表们发放退团纪念品。护理部主任莫永珍为入职新护士代表授帽,并庄严宣誓。

（郑惠兰　周思含）

●**南京同仁医院产后护理中心开业**　2020 年 5 月 18 日,南京同仁医院产后护理中心开业。该中心作为江宁区首家三级综合医院自主经营,集现代医学与传统月子护理精粹结合的专业母婴健康管理机构,致力于打造产检、分娩、产后护理全程无缝母婴健康安全服务体系。　（王芹芹）

●**南京同仁医院造口失禁护理门诊开诊**　2020 年 11 月 17 日,南京同仁医院造口失禁专科护理门诊开诊。该门诊的开设填补江宁经济开发区及周边地区空白,解决造口、失禁患者换药难、换药远、换药不方便的困难。该院培养 10 多名造口失禁专科护士,其中呼吸内科护士长邱燕森取得国际造口治疗师及江苏省伤口造口失禁专科护士资格。　（王芹芹）

●**南京同仁医院举行"5·12"护士节系列活动**　2020 年 5 月 11 日,为庆祝第 109 个"国际护士节",南京同仁医院举行护理表彰大会,对抗疫先锋团队、护理质量、护理技术等 9 个团体,对抗疫先锋个人、星级护士个人进行表彰。此外,还组织 10 年徽章征集评选、金点子评选、星级护士评选、优秀护士长评选等系列活动,打造具有南京同仁医院特色的护理品牌,给护士们施展文化艺术才华空间,营造和谐、快乐节日氛围。　（王芹芹）

●**南京江北医院网约护理服务累计服务例数超 300 例**　2020 年 12月 31 日,南京江北医院网约护理服务累计服务例数超过 300 例。该院自 2019 年开始网约护理服务以来,累计服务例数超 300 例,年龄最大患者为 98 岁。护理团队由 75 名经验丰富的护理人员组成,为慢性病、疾病恢复期、老年及出行不便人群提供便捷优质护理服务,减少患者及家属来院就诊不便,降低时间成本和交通成本,解决居家照护之忧,受到患者和家属好评。《最美"外卖小姐姐"不送外卖送护理》被全国多家媒体发布、转载。　（顾慧君）

医疗技术
Medical Technology

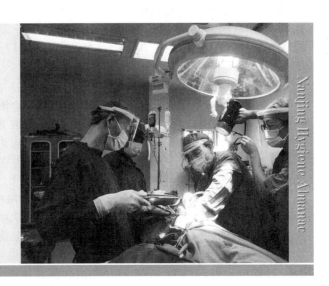

诊断技术

●**肺结节 LDCT 鉴别及危险度分层应用** 2020 年,江苏省肿瘤医院沈文荣等开展的这项研究获江苏省医学新技术评估二等奖。该院于 2014 年 11 月首先引进美国 GE 公司生产的宝石 CT,附带迭代重建技术,可以通过迭代重建技术改善由于扫描剂量减低所致的图像质量下降,同时可以薄层及多方位重建,准确显示肺结节的各项信息。在诊断方面,该项目组建立肺结节危险度分级及诊疗策略的详细方案,为肺癌的早期发现、早期诊断及早期治疗提供较大的帮助。2016 年 1 月—2019 年 7 月,他们对 4502 例 CT 检查示肺部结节患者进行诊断及治疗或随访方案的制定,取得满意效果。

(周　瑞)

●**一种新型液体活检技术在肺癌个体化精准诊疗中的应用** 2020 年,江苏省肿瘤医院沈波等开展的这项研究获江苏省医学新技术评估二等奖。该项目于 2015 年 6 月在江苏省首先引进并开展此项技术的临床应用。该技术主要改进有 2 个方面,一是在该项技术中优化血浆外泌体提取技术的灵敏度和特异性、建立相应检测标准。二是开展外泌体 lncRNA 的基础实验,揭示肿瘤转移和耐药的分子机制,扩大临床试验规模,推广此项技术的临床应用。与传统有创性活检技术相比,该项新型液体活检技术有如下优势:①可避免肿瘤组织活检中可能发生的感染,同时能够减轻患者疼痛和消除手术并发症带来的风险;②可根据体液检测结果重复连续地监测肿瘤标志物的变化,综合评判患者的整体状况;③一次只需少量血液即可检测,样本提取方便快捷、风险最小、成本较低,临床实用性强,易于普及。该项目已在江苏省肿瘤医院广泛应用于肺癌病人的诊断、分期评估及预后分析,还在多家医院开展应用。

(周　瑞)

●**肿瘤标志物 Cripto－1 在非小细胞肺癌诊断及预后中的应用** 2012 年 6 月,南京市脑科医院徐春华等开展的这项研究获 2019 年南京市卫生与健康新技术引进一等奖。2012 年,该团队开始在国内率先开展肺癌患者血清及组织中 Cripto－1 蛋白表达及其临床意义的应用研究。2015 年,应用于临床,目前已应用到 500 例患者的临床诊断和预后判断,并在多家医院推广应用。该技术的优点是诊断准确性高,特异性和敏感性好,且创伤性小、方法简单、检测费用低和重复性好,同时对判断患者的预后有一定价值。

(周　晖)

●**新型非编码 RNA 检测技术在胃癌个体化治疗及预后判断中的应用** 2020 年,江苏省肿瘤医院冯继锋等开展的这项研究获江苏省医学新技术评估一等奖,该项目组于 2015 年初在江苏省肿瘤医院开展研究,随后扩展至省内多家单位。相关研究成果,均为国内首创。① 揭示长非编码 RNA(lncRNA EGOT)在胃癌中的重要临床意义,为实现胃癌个体化治疗奠定基础;② 证实 lncRNA EGOT 可作为胃癌诊断和预后的分子标志物及潜在治疗靶点;③ 阐明 lncRNA EGOT 在胃癌疾病进程中的功能及可能机制;④ 证实 lncRNA 在 Hp 相关性胃癌中的重要价值;⑤ 建立胃癌的无创检测指标。该研究成果相关技术自 2015 年引进并转化临床以来,已应用示范病例 324 例,多次受邀在国内顶级学术会议做主题报告,推广应用经验。2015 年,应邀在北京中国肿瘤内科大会上作学术报告,并接受肿瘤专业媒体的采访。2016 年,在全国胃癌学术论坛做该研究成果的临床应用报告。2017 年,应邀在第 12 届国际胃癌大会(IGCC)做学术报告。该技术已在多家医院应用,病例总数近 500 例。

(周　瑞)

●**基于分子分型的胃癌精准病理诊断平台的临床应用** 2020年，南京鼓楼医院樊祥山、付尧、魏嘉等开展的这项研究获江苏省医学新技术引进一等奖。该团队自2016年8月在国内首家引进该技术，已完成800余例治疗，并对该技术进行以下改进和优化。①完善手术标本离体后固定问题和规范化取材问题，以往手术标本存在固定延迟及手术医师擅自剖开情况，导致标本发生自溶及破坏，后续相关检查出现误差；同时胃癌组织学和分子靶点蛋白表达异质性明显。针对此情况，课题组建立胃癌手术离体及标准化固定及取材流程，建立统一的标准操作流程，减少误差。建立亚专科病理诊断组，针对性培养胃癌病理诊断人员，对报告规范进行进一步培训，由专门的、高年资的亚专科病理诊断医师，以及精通胃癌各类少见类型分型人员，对胃癌进行精准病理检查及报告。②将传统的分子原位杂交检测EBER改进为全自动免疫组化方法平台检测，减少人工操作误差，提高检测准确率，减少设备限制。③纳入免疫治疗相关靶点检测，如PD－L1及癌－睾丸抗原等，同时回顾性分析既往病例，建立各类亚型胃癌危险度分层，为临床预后提供指导。④对早期胃癌的ESD切除标本，针对性进行D2－40、CD31和弹力染色以评估脉管侵犯情况，同时对癌细胞进行MUC2、MUC5AC、MUC6以及CD10等的检测以进行黏液分型，以评估发生淋巴结转移会复发等的高危因素，为ESD后患者管理方案提供直接依据。其特色是：通过对胃癌进行选择性生物标志物检测来反映胃癌分子分型，准确掌握病理信息，指导临床最佳治疗方案的选择，达到精准治疗的目的，让患者获益最大。研究结果表明，该技术可以提高病理标本质量、少见类型胃癌的诊断阳性率，判定胃癌免疫水平，能够较好地指导后续临床治疗方法的选择。该课题结果已发表SCI论文3篇、中文核心期刊论文7篇，多次在全国病理会议上进行汇报交流。

（施利国）

●**胃癌精准诊治与预后预测新靶标的筛选及应用** 2020年，江苏省肿瘤医院陆建伟等开展的这项研究获江苏省医学新技术评估二等奖。该技术于2016年引用以来，通过目标捕获测序的方法分析胃癌标本中单核苷酸变异和拷贝数变异与临床病理学特征及预后的关系，在胃癌中发现大量的单核苷酸变异（如TP53等），证实RERE－18、NOTCH2－13、NTRK3－3、NTRK3－16外显子拷贝数变异是胃癌潜在的预后标志物。这不仅可以精确地寻找胃癌发生、发展的驱动基因和治疗靶点，也完善基因预测预后的体系。该技术采用QuantiDNA Direct cfDNA Test（DiaCarta）检测cfDNA浓度，无需提取、纯化DNA，无需进行PCR扩增，检测周期短，可实现对血浆样本中cfDNA浓度的快速高灵敏定量检测，在肿瘤治疗期间，对肿瘤进行监测或追踪，从而满足肿瘤疗效判定领域的动态监测需求。这对临床上判断胃癌治疗疗效具有非常重要的指导意义。该医院首创并首用该新技术后，已向省内多家医院推广应用。 （周 瑞）

●**食管基线阻抗水平在胃食管反流病诊断中的临床意义及应用** 2020年，江苏省人民医院消化科姜柳琴等开展的这项研究获江苏省医学新技术引进二等奖。她们在江苏省首先引进24小时食管pH及阻抗监测技术，应用于胃食管反流病等的反流检测。2016年开始进一步探讨食管基线阻抗水平在胃食管反流病患者诊断中的临床意义，并在原基础上逐渐形成对胃食管反流病患者的综合评估及监测体系。在国内较早进行难治性胃食管反流病的临床研究且江苏省内率先证实：伴有难治性反流症状的患者未必就是胃食管反流病，可能为功能性烧心、高敏感食管等；难治性胃食管反流病患者食管远端阻抗值较近端下降，阻抗值与酸暴露相关且与食管黏膜损害程度相关；合并食管无效蠕动的难治性胃食管反流病患者较正常食管蠕动的胃食管反流病患者的食管远端基线阻抗水平更低。该项技术的临床应用居江苏省领先、国内先进，在全国、省市学术会议上汇报交流，接受江苏省及周边省市多家医院参观学习。

（姜柳琴）

●**急性A型主动脉夹层创新性诊疗的临床应用** 2020年，南京鼓楼医院王东进、周庆、潘俊等开展的这项研究获江苏医学科技一等奖。王东进团队自2013—2018年在多项基金资助下开展"急性A型主动脉夹层创新性诊疗的临床应用"研究。①揭示高血压高危人群存在特异性表达的血清miRNAs。②发现并应用新型急性A型主动脉夹层特异性血清标志物诊断急性A型主动脉夹层，提高诊断灵敏度和特异性。③创新性地提出重建技术修复主动脉夹层根部。④创新性地发明弓部分支支架/开窗支架用于弓部修复。该项目发表论文36篇，SCI收录文章15篇，中华系列文章21篇。其中，根部"双马甲"修复技术发表论文作为*Ann Thorac Surg*封面文章发表。获邀国际学术会议发言总计46人次，涵盖北美胸心血管外科年会AATS、亚洲胸心血管外科年会ASCVTS、欧洲心血管外科及腔内血管年会ESCVTS等国际心血管外科各大主流学术会议。急性A型主动脉夹层收治手术例数从2013年的54例增长到2019年的288例；治疗死亡率从2013年的16.0%下降到2019年的8.7%，手术量和治疗成功率位居国际国内领先地位。

（施利国 王亦欣）

●头颅 CT 在心肺复苏预后评估中的应用

2020 年,江苏省人民医院急诊科王淦楠等开展的这项研究获江苏省医学新技术引进一等奖。该项目在国外相关研究与应用基础上,优化以头颅 CT 为核心的心肺复苏后昏迷患者规范化的影像学预后评估流程,对心肺复苏后神经功能预后判断及治疗方案选择具有重要的临床意义。头颅 CT 进行预后评估的优势在于可提供全脑直观的结构性损伤图像并量化脑损伤严重程度,他们根据心肺复苏后患者的疾病特点和急诊科 CT 检查的技术配置,通过"早期评估、动态评估",为临床医师更准确地判断病情、指导后续治疗提供重要依据。该项技术在省内南京、连云港、宿迁、淮安、扬州、南通、常州、常熟及安徽芜湖等地的 10 多家三级医院急诊科推广应用。通过对心肺复苏患者头颅 CT 相关指标的定性和定量分析,为临床医师和患者家属提供预后评估及诊疗决策依据。在此研究基础上,2019 年江苏省人民医院急诊科牵头撰写并发布《心肺复苏后昏迷患者早期神经功能预后评估专家共识》,为更好地指导心肺复苏后昏迷患者早期神经功能预后评估的规范开展提供参考。

(王淦楠)

●多模态新技术在烟雾病诊疗中的应用与创新

2020 年,南京鼓楼医院神经外科杨咏波、陈鑫华、王毅等开展的这项研究获江苏省医疗新技术引进二等奖。该团队于 2008 年开始开展烟雾病的手术治疗,已治疗超过 1500 余例,参加"中国烟雾病诊治专家共识的编写"。由于烟雾病本身疾病的复杂性,在烟雾病的评估和手术治疗方面,尚存在许多争论和尚未解决的问题。该院神经外科引进新技术并结合自身优势,对烟雾病采取多模态诊疗技术,综合使用 DSA、MRA－TOF 序列、MRI－磁敏感成像、MRI－弥散成像、MRI 平扫、ECT、全基因外显子测序、免疫血清学检测、CTA 和 CT 灌注等技术。评估:①烟雾病颅内血管壁结构。②烟雾病人血清免疫生物标志物。③烟雾病人颈部和颅内血管与反复颅内再出血的关系。④脑微出血灶,均取得较好的结果。其创新点是:①发现两个预测烟雾病稳定性的有效标志物,这两个标志物在国际上首次被报道。首先发现颅内高级别强化血管壁与烟雾病患者的急性缺血性梗死独立相关。同时证实 PHACTR1 基因上的 SNV(c.13185159G＞T, p.V265L)与烟雾病患者的病情进展密切相关。②首先报道 Treg 淋巴细胞和烟雾病发生相关。报道血液循环中 Treg 淋巴细胞参与烟雾病的致病性发展,TGF－β 在 Treg 细胞诱导生成血管内皮生长因子（VEGF）中起重要作用。③报道一个新的、可以预测烟雾病颅内出血的重要相关因素。发现烟雾病颈内动脉/颈总动脉比值变化与同侧颅内出血具有较强的相关性。为做到精准手术,减少并发症,应用国内外先进经验,在手术方面进行改良和创新。①实现精准脑血管搭桥,在国内较早使用神经导航结合磁共振 TOF,荧光造影(ICG)及 Flow800 软件完成精准脑血管搭桥。②实施改良新型脑间接血运重建术——软膜融合术。③有效降低术后癫痫发生率,采用骨瓣翘起、削薄颞肌等方法降低因颞肌占位效应导致的烟雾病术后癫痫的发生率。④提高烟雾病合并动脉瘤这一难题的疗效,是国内较早联合介入和手术治疗烟雾病合并动脉瘤的治疗单元。⑤完善降低烟雾病术中脑缺血风险的措施,在国内较早总结经验,采取避免损伤颅外自发代偿、保证正常二氧化碳分压,不使用吸入麻醉药物,术中保证充足的血容量、适当升高血压等措施。在术后评估和治疗新技术的方面作有效的应用和创新。①搭桥手术效果的评估及相应治疗。在国内首批综合使用 MRI、ECT、CTP 等检查,有效评价术后吻合口通畅度、脑灌注改善程度,术后高灌注综合征等。②预防术后脑梗塞的有效方法。保证术后充足血容量,严格控制血压。应用创新技术治疗 800 余例病人,疗效较之前明显好转。该项研究近期在 SCI 杂志发表论文 5 篇。

(施利国)

●超声测定肌量与肌质量在老年肌少症诊断及治疗的临床应用

2020 年,江苏省人民医院段宇等开展的这项新技术获得江苏省医学新技术引进二等奖。该项目在国内较早引进和建立超声测量肌肉厚度及肌肉横截面积技术,用于综合并精准地评估局部的肌肉量,及时诊断肌少症并针对出现改变的肌肉进行精准干预;引进超声测量肌肉的羽状角、肌束长度技术,通过测量腓肠肌收缩过程中的这两项结构参数来全面评估肌肉的力量和功能改变;较早利用超声测量肌肉回声强度来评估特定功能肌群的肌肉质量,不仅能及早发现质量下降的肌肉,还能综合判断复杂的人体活动能力。在此基础上,创新性地将这三种肌肉超声评估方法进行整合、优化,构建多部位、肌量＋肌结构＋肌质量一体化的新型肌肉超声评估技术,用以综合评估机体的肌量和肌肉功能,不仅能够及时、精确诊断肌少症,从而进行科学、精准化的干预,并能在诊治过程中进行随访监测,及时评估治疗效果、调整治疗方案,有效解决老年肌少症这个公共卫生难题,具有重要的临床价值和社会意义,在省内多家医疗机构推广应用,所撰写论文在国内外期刊发表并多次参加国内外学术会议交流。

(盛云露)

●磁共振扩散加权成像技术优化及在腮腺肿瘤鉴别诊断中的临床应用

2020 年,江苏省人民医院吴飞云等开展的这项研究获江苏省医学新技术引进二等奖。他们在国内较早采用同时多层面采集分段读出技术（SMS－RESOLVE）提高腮腺 DWI 成像的临床应用价值；在国内率先采用直方图分析技术提高 DWI 鉴别腮腺恶性肿瘤和混合瘤的诊断效能；首先联合 ADC 及 SWI 半定量参数分别从细胞特征和微血管生成等方面全面地评估腮腺肿瘤特征，显著提高临床诊断率；在国内外较早采用基于非高斯模型的 DWI 新技术（IVIM、DKI、FROC）帮助腮腺良恶性肿瘤及亚组间的鉴别诊断。同时优化腮腺肿瘤多模态 MRI 评估体系，建立格式化腮腺肿瘤影像诊断报告，并在江苏省内多家综合医院进行推广，填补省内该领域空白，促进省内腮腺肿瘤影像诊断规范化。项目组共发表论文 8 篇，包括 SCI 论文 6 篇和中文核心期刊 2 篇；项目组成员多次在国际和国内学术会议上以大会发言（2018 北美放射学年会）和壁报（2019 北京全国放射年会）的形式进行交流。 （吴飞云）

●**基于全自动二维色谱技术的重症患者抗菌药物 PK/PD 个体化用药指导技术** 2020 年，南京鼓楼医院药学部罗雪梅、金路、朱怀军等开展的这项研究获江苏省医学新技术引进二等奖。该团队自 2016 年引入全自动二维色谱仪（2D－HPLC）设备，创新性地结合抗菌药物 PK/PD 个体化用药监测技术，发展成一套新的更优越的重症感染患者用药指导技术。主要改进之处：①检测方法的优化。通过改变一维、二维及中间抓取柱的种类、型号及流动相的配比，根据临床急重症患者用药情况，先后建立碳青霉烯类、替加环素抗菌药物的血浆及多个组织液（脑脊液、肺泡液、腹腔液）生物样本检测方法。通过对引进的 2D－HPLC 仪器色谱条件的改进，样品测定灵敏度提高 3 倍以上，单个样本分析时间更快，缩短 3—5 分钟，更加适合重症感染患者的需求。②给药策

略的优化。经过长期的研究与摸索，在碳青霉烯类和替加环素治疗药物监测中制定详细的治疗策略。③取血量的优化。首创单位需要抽取患者 6 个不同时间点的血样，通过优化计算，只需 3 个血样即可，减少患者的身体与经济负担。已经接收超过 3700 多例药物浓度监测样本，为 1000 多名患者合理用药，制订给药方案，降低医疗费用。该新技术适用范围更广，由于灵敏度、分析速度、采血点等优化，不仅可以满足临床血样测定要求，还可以拓展到腹腔液、脑脊液等。 （施利国）

●**脑小血管病早期诊断多模态 MRI 新技术** 2020 年，南京鼓楼医院神经内科徐运、陈海峰、邹君惠等开展的这项研究获江苏省医学新技术引进一等奖。该团队先后于 2016 年和 2017 年分别引进两个技术并改进，在采用和改良结构 MRI 方法的同时，基于更敏感的功能性 MRI 指标建立痴呆预测模型，并将其应用于预测 CSVD 患者的痴呆风险，指导血管性认知功能障碍的防治工作，取得显著成效。其主要的技术改进为从脑白质定量、白质结构以及功能网络等角度分别以及联合多模态探讨高血压白质损伤相关性认知功能障碍影像学标记物，具体如下：①多网络、多层次分析：从体素水平、节点水平、网络水平综合分析，并探讨多网络之间的相互作用，最大程度发挥功能影像的作用。②多因素分析：纳入多种脑小血管病影像学标记物，利用结构方程模型，可探讨各种血管危险因素、各种脑小血管病影像学标记物与功能影像之间的内在联系。③多模态分析：多模态分析发挥各个模态的优势，综合多模态信息，探讨各个模态之间的相互作用，构建脑小血管相关认知障碍的疾病预测模型，有助于临床早期诊断。应用已达 2000 多例，多数病人来源于门诊，他们有注册系统，每个入组患者均填写知

情同意书；社区筛查约 1000 人；同时，全国 30 多家单位加入其研究团队，应用此技术脑小血管病早期诊断约 1000 多例。其技术优点：多层次、多模态、联合结构和功能 MRI 特征，及早预测脑白质损伤相关性认知功能障碍，及早干预延缓或阻止血管性痴呆发生，准确率达到约 81%，敏感性达到约 76%，特异性达到约 85%，AUC 约 86%；易于推广，疾病预测模型也易于操作，成本略高于常规头颅 MRI 平扫费用，患者接受度高；安全性高，相比传统的 CT 扫描技术和先进的 PET 技术，该技术所依赖的 MRI 扫描技术安全无创、无辐射。技术的不足为：功能 MRI 扫描时间偏长。该研究相关人员于 2017－2020 年美国国际"中风会议"、欧洲卒中会议、全国多个省市年会特邀大会作发言。 （施利国）

●**缺血性脑卒中相关精准诊疗的转化研究** 2020 年，南京鼓楼医院徐运、张梅娟、李敬伟等开展的这项研究获江苏省科技进步一等奖。徐运教授团队从基础机制的研究到临床转化，历时十几年，进行系列研究，获得创新性成果。发现和报道缺血性脑损伤免疫炎症的关键机制和靶点；建立靶向免疫炎症机制，研发脑血管病诊断相关的新分子和影像标志物，指导临床青年卒中精准诊断，预警缺血性卒中以及预后判断等；研发精准治疗方案，改善卒中转归，如促进脑侧枝形成，改善脑灌注；进行个体化溶栓、抗凝以及抗血小板治疗；保护血脑屏障，改善认知功能和运动功能，改善卒中预后。研究成果得到国内外行业著名专家高度评价，在全国 30 多家医院应用推广。团队培养硕士、博士 200 余名，申报国家优秀青年项目 2 项，发表 SCI 论文 171 篇，总影响因子达 606.648，发明专利 6 项。 （施利国 王亦欣）

●**多模态磁共振成像在缺血性脑卒中解剖及病因学诊断中的临床应用** 2020 年,江苏省人民医院施海彬等开展的这项研究获江苏省医学新技术引进一等奖。该研究在国内较早采用压缩感知 CS TOF－MRA 技术对头颈部血管进行快速成像,扫描时间较传统 TOF－MRA 缩短一半以上,获得高空间分辨率图像[(0.4×0.4×0.4) mm³],改善颈内动脉颅底段及颅内小血管(如烟雾样血管)的显示,对头颈部血管中－重度狭窄及闭塞的诊断效能与 DSA 类似,实现缺血性脑卒中的精准解剖诊断。较早采用基于 3D 可变翻转角的快速自旋回波 SPACE 黑血序列进行高分辨率血管壁成像,一次扫描覆盖颈动脉分叉部以上全颅脑大血管,并可进行任意角度的血管重建,帮助明确管壁病变性质,鉴别卒中机制,实现缺血性脑卒中的精准病因学诊断。研究成果在欧洲放射学大会、中华放射学大会及中国脑卒中大会等进行交流汇报,获得 2019 年国家卫生健康委脑卒中防治工程委员会"中国脑卒中防治百篇优秀论文北斗奖"、2018 年中国脑卒中大会优秀论文奖。建立缺血性脑卒中解剖及病因学多模态 MRI 评估方案及结构式诊断报告体系,在江苏省内多家综合医院进行技术推广和应用,促进省内缺血性脑卒中解剖及病因学影像诊断的规范化。

（施玉燕　施海彬）

●**膳食评价结合定量超声骨密度和 25－羟基维生素 D 技术体系在 0—5 岁儿童体格生长和骨健康中的应用** 2020 年,江苏省人民医院赵艳等开展的这项研究获江苏省医学新技术引进二等奖。他们在国内:①率先创新膳食评估技术,更精确地评估膳食摄入量,获得实用新型专利 1 项。参与制定《中国儿童钙营养专家共识(2019 年版)》。②率先在 0—5 岁儿童创新膳食评价技术,采用膳食模式评价整个饮食情况。并从防治骨量不足和控制肥胖的角度,提出适宜的膳食模式类型。③率先采用分层随机整群抽样、多中心、酶联免疫法检测血清 25(OH)D,参与制定《维生素 D 缺乏及维生素 D 缺乏性佝偻病防治建议》。④较早采用定量超声技术检测骨密度,从利于骨健康的角度提出合理的血清 25(OH)D 水平。膳食评估联合定量超声骨密度技术和血清 25(OH)D 技术体系,构建 0—5 岁儿童体格生长和骨健康的早期筛查技术体系,为后续干预治疗提供可靠依据。相关研究人员参加国际会议交流 3 次,国内会议交流 16 次,举办儿童营养与心理行为培训班 10 余次,该研究成果在全国 20 多家三甲医院推广应用。

（赵　艳）

●**NGS-SNP haplotyping 技术在 PGD 中的临床应用** 2020 年,南京鼓楼医院生殖医学科周建军、陈林君、刁振宇等开展的这项研究获得江苏省医学新技术引进二等奖。该团队自 2015 年将 NGS-SNP haplotyping 技术进行 PGD 的临床应用,效果显著。该技术引进后使得原本应用传统方法(Gap－PCR)无法鉴定来源于单基因病的胚胎基因型,可以成功地诊断出所有胚胎的基因型,其诊断结果得到新生儿外周血 gDNA 的基因检测结果和临床表型的验证。该技术已经成功应用于多种单基因突变引起的遗传病的 PGD 中,在诊断过程中可以发现 ADO、染色体单体以及减数分裂的重组,确保每次 PGD 的正确诊断率达到 100%,成功阻断遗传病从父母向后代遗传,达到优生优育的目的。对单体型分析需要一个完整的家系,2018 年项目组通过技术改进对于诊断没有携带致病基因的其他亲属或新生突变的男性患者的单基因病时,首创单精子的 SNP haplotyping 方法,即通过分离男性患者的单个精子,用 PCR 方法鉴定出正常精子和携带致病突变基因的精子。正常精子、携带致病突变基因的精子以及男性患者可以用来构建一个"家系"单体型,从而对种植前胚胎进行基因分型分析。项目组首次应用基于单精子的 SNP haplotyping 方法进行成骨不全的 PGD,并获得健康活产。项目组还将该技术应用于染色体结构异常导致的遗传病的 PGD 中,使得患者后代中不会再出现携带者,开拓 NGS-SNP haplotyping 在 PGD 中的临床应用。项目组引入基于 NGS－SNP haplotyping 技术进行 53 例单基因病患者。

（施利国）

●**基于脑磁源性影像的抑郁症评估分析技术及其应用** 2020 年,南京脑科医院与东南大学共同研究的此项研究获得江苏省科学技术二等奖。南京脑科医院姚志剑是第一完成人。该团队从 2012 年开始开发基于脑磁源性影像的抑郁症评估分析技术。该技术通过临床精神病学、神经心理学、医学成像技术、信号处理技术和系统工程信息学等多学科合作,以抑郁症诊疗技术的临床需求为导向,发挥神经影像学客观标记的潜力,发展评估抑郁症的客观生物学信息指标,发展抑郁症影像医学转化研究中亟待解决的关键分析技术,设计和开发第一个"基于脑功能影像学信息的抑郁症辅助诊断系统",突破主观因素较大的单纯基于临床症状评定的传统诊断方式,提高中国抑郁症的临床诊疗水平。该成果在国内外 15 家国家级或省市精神卫生中心以及影像研究中心推广应用,取得显著的社会效益。共发表论文 120 篇,其中 SCI 收录 49 篇,EI 收录 6 篇,中华医学类杂志论文 45 篇。申请国家发明专利 8 项,其中获得授权 4 项,软件著作权 1 项。主办全国和省级学术会议 9 次,获全国优秀论文一等奖 3 次,国际学术会议优秀论文奖 1 次。

（刘海燕）

● **新抗体检测技术在神经免疫性疾病诊疗中的应用** 2020 年，南京脑科医院石静萍等引进的该技术应用获江苏省医学新技术引进二等奖。2016 年，南京脑科医院引进神经系统新型抗体检测技术，对自身免疫性脑炎抗体、中枢神经脱髓鞘抗体等新型免疫抗体进行检测，对此类疾病可以早期明确诊断和精准治疗，并收到省内外单位的送检标本，获得良好经济和社会效益。2018 年、2019 年、2020 年连续 3 年举办"金陵中枢神经系统感染与免疫疾病论坛"，邀请国内著名专家交流相关技术及诊断应用学术进展。2019 年，该院入选首批全国脑炎协作组脑炎专业诊疗中心、全国首批罕见病推荐医院名单。该项目应用以来发表研究性论文 8 篇，其中中华医学类及 SCI 论文 5 篇，在学术大会发言多次。 　　　　　　　　　（陆　杰）

● **甲状腺相关眼病多参数 MRI 评估体系建立和临床应用** 2020 年，江苏省人民医院陈欢欢等开展的这项研究获江苏省医学新技术引进二等奖。他们在国内较早将多参数 MRI 应用于甲状腺相关眼病临床活动性分期的评估，项目组在国内首次基于分段读出平面回波成像的 DTI 技术对眼外肌及视神经进行测量，提高疾病临床活动性分期的效能。在国内外首次整合眼外肌、眶内脂肪及泪腺的定量测量，更创新性地结合简易的信号强度直方图分析，探索多参数 MRI 在甲状腺相关眼病疗效预测及监测中的应用价值。基于研究结果，优化甲状腺相关眼病多参数 MRI 评估体系，建立标准化、格式化甲状腺相关眼病影像诊断报告。该项目共发表论文 11 篇，包括 SCI 论文 5 篇和中文核心期刊 6 篇，项目组成员多次在国际和国内学术会议大会发言。该项目建立并优化甲状腺相关眼病多参数 MRI 评估体系，并在省内多家三甲综合型医院进行推广和应用。

项目的实施促进省内甲状腺相关眼病诊疗的规范。 　　（陈欢欢）

治疗技术

● **PK/PD 导向重症感染患者抗生素预测模型建立和个体化－精准化治疗策略的临床应用研究** 2020 年，东南大学附属中大医院黄英姿等开展的 PK/PD 导向重症感染患者抗生素预测模型建立和个体化－精准化治疗策略的临床应用研究获江苏省医学新技术引进评估一等奖。该项目组自 2015 年 1 月引进 PK/PD 导向的重症感染患者抗生素的个体化－精准化治疗策略后，率先提出以抗生素药代动力学作为目标，探索重症患者的药代动力学特点，并构建预测模型及 PDCA 模型，根据患者情况进行推断和估算，根据药代动力学目标进行治疗剂量的滴定式管理，实现危重患者进行抗感染剂量的个体化（TDM），同时在临床工作中对抗生素执行时间及用药方法进行严格规定，从医疗和护理全方位把握，实现对重症感染患者抗生素使用的个体化－精准化管理。上述技术作为常规在重症感染患者中开展应用，并在南京市江宁医院、南京市鼓楼集团医院宿迁人民医院、苏北人民医院、泰州市人民医院、青海大学附属医院等省内外多家医院推广。上述技术开展应用以来，采用 PK/PD 导向的重症感染患者抗生素的个体化－精准化治疗策略，明显提高重症感染患者药代动力学达标率，改善抗生素的临床疗效，避免临床医生经验性抗生素使用的随意性，降低因抗生素使用个体化－精准化不足导致的不良预后，真正实现恰当、精准地使用抗生素，具有很好的社会效益。 　　（陈　奇）

● **以 TOMO 精准放疗为基础的放疗免疫整合医疗在肝癌的应用与评估** 2020 年，南京鼓楼医院肿瘤科沈洁、邹征云、刘宝瑞等开展的这项研究获江苏省医学新技术引进一等奖。该团队自 2016 年起引进肝癌 TOMO 精准放疗，并在此基础上进行技术创新，逐步开展肝癌以 TOMO 为基础的大分割精准放疗联合各种新型免疫治疗的整合医疗新策略。各项研究均通过医院伦理委员会批准，在中国临床试验网站注册。主要技术指标：①在肝癌的放疗剂量、分割、危及器官的保护以及正常肝脏的剩余体积等，摸索到一套合适的参数。已经放疗患者 133 人次，局部控制率 100%，无一例出现放疗相关严重不良反应。多因素分析提示 18Gy 小于 800ml 可以最大限度减少放射性肝损伤风险。其中主要参数包括：GTV：CT 或 MRI，或 CT/MRI/PET 融合图像的肿瘤轮廓。CTV：可见肿瘤轮廓（GTV）外扩 4mm；对 AFP＜400 μg/L 或肝内肿瘤直径≤5 cm 者，仅外扩 2 mm 即可。PTV：根据各单位实际情况决定，一般为 CTV 外扩 4mm。处方剂量的等剂量线需包含 95% 的 PTV。放疗剂量：大分割照射，根据照射部位及范围选择 5Gy×10 次、4.0Gy×10 次、8.0Gy×3 次，若病灶紧邻消化道空腔脏器则分割剂量不宜高。正常肝体积：保证 700ml 正常肝，且平均受量＜22Gy。其他正常组织的限量：肾：Dmean≤15Gy，且 V20≤33%（至少一侧肾脏得到保护）；脊髓：Dmax＜45Gy，PRV5mm＜50Gy；胃：Dmean≤40Gy，V50≤10%，最大剂量 53Gy≤胃体积 3%；小肠：V50≤1ml，V15≤150ml；心脏：V30＜50%，V40＜30%。②自主建立肝癌新抗原反应性 T 细胞的治疗，并在精准放疗基础上，联合新抗原反应性 T 细胞，大大提高有效率，延长晚期肝癌患者生存时间。通过检测肿瘤患者 HLA 精准分型，用肽库中对应抗原肽刺激肿瘤患者的 PBMC，通过流式 CBA 或者 ELISPOT 检测其干扰素分泌水平,比较患者体内 T 细胞对各抗原肽的反应性,从而建立新抗原反应性 T 细胞治疗,并注册相应的临床研究(ChiCTR － OIC － 16010025)。相关成果已发表,同时在全国学术会议交流。③在肝癌大分割精准放疗基础上,联合 PD－1 抗体或者 GM－CSF 等细胞因子,极大提高有效率,延长晚期肝癌患者生存时间。该研究共发表论文 SCI 论文 2 篇,中文 3 篇,多次在国际国内会议大会发言并获优秀论文奖,在省内外多家医院推广应用。 (施利国)

● **OCTA 监测眼底新生血管消退在指导糖尿病视网膜病变手术时机中的应用** 2020 年,江苏省人民医院刘庆淮等开展的这项研究获江苏省医学新技术引进一等奖。抗血管内皮生长因子(Anti－VEGF)类药物,可有效抑制血管内皮生长因子活性,为增殖性糖尿病视网膜病变(PDR)玻璃体切除术手术提供便捷,减少术中出血、医源孔等并发症概率,但是术前应用 Anti－VEGF 类药物的时机并不统一。该研究应用的 OCTA 采用分光谱振幅去相关血管成像的核心演算技术,无创性、可重复性定量 PDR 患者增殖膜上新生血管消退情况;OCTA 获取增殖膜新生血管图像后,采用 MATLAB 软件分析血管骨架总长度和血管密度;经过自身配对、重复测量 PDR 增殖膜上新生血管,发现患者在注射 Anti－VEGF 类药物后,增殖膜上新生血管消退 1—3 天明显消退,但从第 3 天起,新生血管消退情况达到平台期。考虑新生血管在第 3 天达到平台期,而抗 VEGF 药物在玻璃体腔作用时间越长,增殖膜的牵拉性副作用风险增大,该项目提出:对于 PDR 患者,抗 VEGF 药物在注射后第 3 天可能是最佳的玻切手术时机。相关研究成果发表 SCI 论文 2 篇,该技术在省内外多家单位推广使用。 (刘庆淮)

● **经皮给药促渗新技术在皮肤病治疗中的应用** 2020 年,江苏省人民医院周炳荣等开展的这项研究获江苏省医学新技术引进奖一等奖。他们在国内率先采用点阵二氧化碳激光联合外用抗真菌药物治疗甲真菌病,发现这是治疗甲真菌病的一种安全有效的方法;在国际上首次证实纳米微针处理后皮肤屏障功能受损较传统微针更小,恢复更快,皮肤刺激性更低,更适合用于经皮给药,并用于治疗黄褐斑和面部皱纹的治疗;此外,首次对比三种 A 型肉毒毒素给药方式(肌肉注射、真皮微滴注射以及纳米微针促渗)对皮肤老化和皮肤屏障功能指标的影响,发现传统肌肉注射组对静态鱼尾纹无效,而真皮微滴注射组及纳米微针促渗组治疗后可增加皮肤胶原含量、弹性、水分含量,改善皮肤质地,改善皮肤屏障功能。该项目共发表相关论文 11 篇,多次在江苏省及国家级继续教育学习会议上做专题讲座,为江苏省中医院、常州市第一人民医院、南通市第一人民医院等医院进行人员培训。 (周炳荣)

● **新一代准分子激光经皮冠脉斑块消蚀术** 2020 年,南京鼓楼医院心血管内科徐标、魏钟海、宋杰等开展的这项研究获江苏省医学新技术引进一等奖。该团队 2017 年引进 ELCA 技术用于冠脉介入治疗。ELCA 技术用于冠脉慢性完全闭塞病变(CTO)治疗时,主要在于导丝通过闭塞病变后,球囊无法通过高阻力病变进行预扩张,从而利用激光导管消蚀闭塞病变内硬度较高的纤维斑块或者钙化斑块。引进该项技术后,在进行 CTO 病变治疗时,如果导丝穿刺闭塞病变近段纤维帽比较困难时,就直接利用 ELCA 消蚀闭塞病变近段纤维帽,去除硬度较高的斑块组织,提高导丝前向进入闭塞病变真腔的成功率。已经开展 5 例,手术均取得成功,无临床并发症出现,术后缺血症状均得到明显改

善。与传统技术相比,ELCA 具有以下优势:①准分子激光通过“汽化”原理将堵塞血管的内容物清除,而球囊和支架扩张是将内容物挤扁,所以治疗理念本质上不同。②根据文献汇总,准分子激光的 CTO 开通加权平均成功率为 93％,明显高于常规介入机械 CTO 开通率(60％ － 80％)。ELCA 的加权平均技术成功率为 91.4％,血管夹层发生率为 0 － 6.7％,冠脉穿孔概率为 0.3％(常规手术为 0.49％,CTO 病变为 2.9％),30 天 MACE 事件发生率为 1.1％,优于常规介入器械水平。③ELCA 技术可以解决常规器械无法克服的问题。球囊扩张后虽然短时间内管腔恢复,但是钙化和斑块依然会发生“弹性回缩”,影响远期效果。支架扩张虽然可以维持较长时间的通畅,但是支架是异物植入,5％—10％的患者会因为异物对血管壁的刺激发生内皮增生过度,准分子激光可以将增生的内皮汽化消蚀,避免患者再次植入支架。ECLA 的缺点:该技术的手术费用较为昂贵,且未进入医保,因此尚未能普及。 (施利国)

● **主动脉根部包裹重建技术在 Stanford A 型主动脉夹层中的应用** 2020 年,南京鼓楼医院心胸外科王东进、薛云星、周庆等开展的这项研究获江苏省医学新技术引进一等奖。该团队于 2015 年 1 月开展首例主动脉根部重建治疗急性 Stanford A 型主动脉夹层患者。预期目标封闭所有升主动脉近端假腔,重建主动脉根部结构,使假腔完全闭合,避免近端主动脉根部相关疾病,危及患者生命。即修复主动脉根部,提高患者远期预后。该团队在既往的工作中应用一种新的主动脉根部加固重建的方法:根据夹层剥离的形态剪裁涤纶片置于主动脉中层和外膜之间,然后在主动脉内膜面垫衬带状涤纶片,将内膜面带状涤纶片、主动脉中层、夹层中的涤纶片和外膜

用5-0聚丙烯缝线连续缝合形成新的近端主动脉,再将撕脱的主动脉瓣交界重新固定于主动脉窦壁,最后将主动脉中层、夹层中的涤纶片和外膜在沿着夹层累及的近心端边缘用聚丙烯缝线间断缝合加固,通过上述方法重建主动脉根部。自2018年,该团队根据以往的根部重建经验,改良根部包裹重建技术,以进一步降低根部夹层病变再发生率和远期再手术率,发表论文4篇。在以往的临床治疗中,大多数病例需行主动脉瓣根部置换手术(Bentall),而通过采用这种主动脉根部重建修复技术,70%以上的患者不需要置换主动脉瓣,避免人工瓣膜置换术后带来的副作用和并发症。长期随访结果显示根部修复效果可靠、耐久,可作为A型主动脉夹层治疗中根部的标准修复方式。 (施利国)

●达芬奇机器人系统下改良术式在心脏外科中的应用 2020年,江苏省人民医院心脏大血管外科吴延虎团队开展的这项技术获江苏省医学新技术引进二等奖。自2016年12月起,该团队结合既往全胸腔镜体外循环心脏手术的经验和技巧,对传统的机器人心脏手术进行改良,简化手术流程,通过牵引缝合等方式代替机器人专用拉钩的使用,减少机械臂和机器人专用器械的使用,降低患者的手术创伤和经济负担。该团队在国内率先使用改良的达芬奇机器人技术开展房间隔缺损修补(停跳及不停跳)、室间隔缺损修补、二尖瓣成型、三尖瓣成型、心脏黏液瘤切除、部分型房室间隔缺损修补术、部分型肺静脉异位引流、肺动脉狭窄矫治术、三房心畸形矫治等心脏外科常见手术,手术效果满意,取得较好的社会效益,得到广泛的好评。吴延虎教授多次受邀在国际及国内学术会议上分享介绍及推广达芬奇机器人改良术式的应用,并发表多篇该技术相关的学术论文。 (吴延虎)

●孤立性房颤的微创外科治疗 2020年,江苏省人民医院心脏大血管外科邵永丰团队开展的这项研究获江苏省新技术引进二等奖。外科微创房颤消融术由美国俄亥俄州辛辛那提医科大学心胸外科于2005年首创。邵永丰团队于2015年在江苏省内首先开展该技术并做相应改进,使手术操作更为简单。采用仰卧位双侧入路,省去变换体位的动作。手术入路为:双侧腋中线第4肋间10mm切口用于置入30°胸腔镜,双侧腋前线第3肋间5mm和第5肋间10mm切口作为操作孔,与原技术相比更加微创。同时,该技术在原有手术消融线路的基础上附加左房顶部及左房底部的消融径线,完成完整的左房后壁盒式消融(BOX消融)。2015年1月至2020年7月,该院心脏大血管外科共计完成仰卧位双径路微创房颤消融术218例,年开展例数居全国前三,居江苏省第一。苏州大学附属第一医院、宿迁市第一人民医院、南昌大学第二附属医院、浙江大学第一附属医院等多家医疗机构推广应用该技术。 (施玉燕)

●人工血管套筒样翻转缝合加固在升主动脉近心端吻合的应用 2020年,东南大学附属中大医院陆启同等开展的人工血管套筒样翻转缝合加固在升主动脉近心端吻合的应用获江苏省医学新技术引进评估二等奖。吻合口出血是主动脉夹层手术中造成患者死亡和增加术后并发症的主要原因之一。2017年8月,该项目组在主动脉夹层手术中引进该吻合技术,并在主动脉近端吻合时适当改良,硬化人工血管,命名为套筒样翻转缝合,取得良好的临床效果。 (陈 奇)

●新型网状可控螺旋排列多极电极导管行经皮肾动脉神经射频消融术治疗高血压 2020年,东南大学附属中大医院李洋等开展的

新型网状可控螺旋排列多极电极导管行经皮肾动脉神经射频消融术治疗高血压获江苏省医学新技术引进评估二等奖。该技术采用的肾动脉射频消融系统(肾动脉射频消融仪、肾动脉射频消融导管)(上海魅丽纬叶公司)为6点网状射频消融系统,具有操作简便、定位简单的优点。释放和回收电极可一键操作。可进行360°环形消融,各电极位于不同象限位置,尽可能使消融点不重复,同时也可避免遗漏对射频消融效果产生影响。其网篮状设计对术中的肾动脉血流无明显影响,适合多种形态的血管,且贴壁功能良好,不易受到呼吸运动的干扰,具备阻抗测量功能和温度监测功能,以辅助术者对整个消融过程进行操控。 (陈 奇)

●改良膨胀萎陷法在解剖性肺段切除术中的应用研究 2020年,江苏省人民医院胸外科朱全等开展的这项研究获江苏省新技术引进二等奖。他们在2017年提出采用"改良膨胀萎陷法"精准判别段间交界面。采用自主研发的肺支气管血管三维重建(3D-CTBA)软件DeepInsight进行术前精心规划,术中精准导航,精准识别和处理靶段的支气管、动脉、段内静脉,保留靶段与相邻段之间的段间静脉。处理完毕后以20 cm H_2O 正压通气膨肺,待肺完全膨胀后健侧单肺通气,手术侧气管插管开放,等待12.5±6.4分钟左右,保留段萎陷呈暗红色,靶段保持部分膨胀呈粉红色,在胸膜上及肺实质内出现清晰可辨的膨胀-萎陷交界面。"改良膨胀萎陷法"利用肺侧枝通气原理,具有简便易行,不需要额外设备及费用,安全可靠,肺段、联合亚段都可使用,肺实质显像,段间交界面裁剪方便等优点。已成功完成微创精准肺段切除术治疗早期微小肺癌1000余例。多次受邀在国际国内学术会议示范推广和手术演示,开设学习班指导和培训胸外科医师累计逾

千名,在全国胸外科中得到普遍应用。　　　　　　　(何志成)

●**ERAS 指导下肺癌围术期快速肺康复训练新方案**　2020 年,江苏省肿瘤医院羌燕等开展的这项研究获江苏省医学新技术评估二等奖。该项目组在总结国外肺癌手术围术期快速康复经验和方法的基础上,自 2016 年开始摸索出一套专门针对肺癌患者的肺康复训练方案,在健康教育、肠道管理、疼痛管理、康复训练等围手术期管理的关键环节均有创新,并取得较好的临床效果。快速康复护理组在术后开始通气时间、术后排便时间、胸管放置时间、住院时间,疼痛情况(对比两组患者术后 12h、24h、48h 及 72h 的疼痛情况),术后并发症情况(如肺炎、肺不张、心律失常、静脉血栓)、术后免疫功能指标及生活质量等方面均明显优于常规护理组,差异均有统计学意义(P<0.05)。该项目组 2018 年创新性地将正压振动排痰训练应用于肺癌患者围术期全程肺功能锻炼,在国内属于首创,有效地促进肺癌患者的术后康复,缩短住院时间,具有良好的社会效益。
　　　　　　　　　　(周　瑞)

●**个体化精准诊治模式下的微创食管裂孔疝修补术**　2020 年,东南大学附属中大医院陶庆松等开展的个体化精准诊治模式下的微创食管裂孔疝修补术获江苏省医学新技术引进评估一等级。该项目在省内率先引进并逐步开展腹腔镜与达芬奇机器人食管裂孔疝修补术,对传统腹腔镜食管裂孔疝修补术进行改进,以个体化精准治疗为理念,逐渐形成特色,降低术后复发率,减少吞咽困难等并发症的发生,提高患者的生活质量。自 2017 年以来,共为江苏省及周边省市的 500 多例患者进行腹腔镜或达芬奇机器人食管裂孔疝修补术,取得良好的临床疗效和预后,逐步成为该疾病在以上地区的诊

治中心。　　　　　(陈　奇)

●**剑突下单孔胸腔镜胸腺扩大切除技术的应用与推广**　2020 年,江苏省肿瘤医院张楼乾等开展的这项研究获江苏省医学新技术评估一等奖。该技术避免胸骨正中劈开手术创伤及美容效果差,同时也避免经侧胸入路腔镜带来的肋间神经肌肉破坏带来的持久性感觉异常。剑突下入路使得前纵隔完全暴露于手术野,可以清楚地显示前纵隔重要组织,做到既保护重要神经血管,又能完全切除胸腺组织、心隔角脂肪组织、淋巴结组织。手术是目前临床根治前纵隔肿瘤的最重要手段,可以彻底清除病灶,抑制病情进展,改善患者预后及提高生活质量。该技术安全性高,减轻患者术后短期疼痛,降低远期切口疼痛麻木发生率。单孔胸腔镜手术是在三孔胸腔镜手术基础上改良的一种术式,更符合微创理念,不需建立辅助操作孔,手术切口小、术中失血量少,进一步减轻患者手术疼痛。该技术等系列新技术病例分析墙报被 2019 年中华医学会胸心血管外科青年医师论坛、2019 年亚洲胸心血管外科协会年会(ATCSA)、2019 年江苏省医师协会胸外科分会年会录用。
　　　　　　　　　　(周　瑞)

●**联合替代肝右动脉切除及重建的胰十二指肠切除术**　2020 年,江苏省人民医院蒋奎荣等开展的这项研究获江苏省医学新技术引进一等奖。他们在 2015—2017 年诊治 3 例壶腹周围癌侵犯异位肝右动脉病例,在胰十二指肠切除术中,一并切除受侵犯的异位肝右动脉,同时使用经游离的胃十二指肠动脉近端和远端异位肝右动脉行重建,既满足肿瘤根治的要求,也保证肝脏动脉系统血供。3 例患者术后恢复良好,无肝脏缺血表现,重建动脉经术后 CTA 评判通常无狭窄。此项技术被证实是安全有效,并为动脉侵犯的局部晚期

胰腺癌患者提供动脉切除的新思路,经项目查新显示:他们中心是国内首家开展此技术并进行相关临床研究的单位。此项技术多次在国内外学术会议上进行演示,如 2017 年 ACS(美国外科学院年会)、2017 年 IAP(国际胰腺病协会年会)、2018 年 IHPBA(国际肝胆胰协会年会)等,在全国"鉴证中国"手术视频比赛获得第一名。《联合动脉切除在胰腺癌手术中的价值》发表于《临床肝胆病杂志》(2016 年 5 月,32 卷,5 期),《联合替代肝右动脉切除及重建胰十二指肠切除术 2 例报告》发表于《中国实用外科杂志》(2016 年 8 月,36 卷,8 期)。　　(施玉燕)

●**肝脏膜性解剖及 Laennec 入路解剖性肝切除在腹腔镜肝切除术中的应用**　2020 年,南京鼓楼医院肝胆胰中心余德才、曹亚娟、岳扬等开展的这项研究获江苏省医学新技术引进二等奖。该团队于 2017 年引进该新技术,技术改进主要是将其应用到腹腔镜下肝切除手术中,使得复杂肝切除手术在腔镜下完成得以实现,进一步提高手术的安全性以及肿瘤手术的根治性,采用 Laennec 入路行解剖性肝切除治疗肝细胞癌、局限性肝内胆管结石或良性肝肿瘤等,采用 Laennec 入路实施近 200 例解剖性肝切除,如右半肝切除、左半肝切除、肝中叶切除、右后叶切除等。各种手术方式的手术时间、肝门阻断时间、肝周游离时间、肝蒂分离时间、肝后分离时间、肝实质离断时间、住院时间等均较往年明显缩短。同时,将解剖性肝切除步骤模式化和流程化。解剖性右半肝切除分解为:胆囊切除、肝后分离、右肝蒂分离、背侧入路肝中静脉显露、腹侧肝实质离断、肝右静脉离断、右半肝游离。解剖性左半肝切除分解为:左半肝游离、左肝蒂分离、背侧入路肝中静脉显露、腹侧肝实质离断、肝右静脉离断、右半肝游离。引进该技术理念较国内

外腔镜肝切除原有理念更先进,从膜的解剖来重新认识肝脏的解剖,指导腔镜下肝脏的游离、肝蒂的解剖、肝静脉的解剖,从而能够更安全、有效地进行肝段、肝叶的腔镜下切除,使得既往几乎为禁区的肝切除手术也逐渐能够在腔镜下完成。对于肝脏恶性肿瘤的治疗,该技术也有利于病灶的根治性切除。对手术安全性、时间缩短、术后恢复等较传统方式有明显的改善和提升作用。该团队发表论文2篇。

（施利国）

● **腹腔镜手术联合纳米碳定位在早期结直肠癌非治愈性内镜切除术后追加外科手术中的临床应用**

2020年江苏省人民医院结直肠外科孙跃明、封益飞等开展的这项技术获江苏省医学新技术引进二等奖。他们率先提出腹腔镜手术联合纳米碳定位在追加外科手术结直肠癌患者中的应用。随着结直肠癌高危人群筛查以及电子肠镜等检查手段的广泛开展,早期结直肠癌得以及时发现,诊断率逐渐提高。及时进行内镜切除可以取得良好疗效,改善患者预后。然而,对于内镜下非治愈性切除的病变需要积极追加外科手术。无法准确定位病变的位置以及降低手术的创伤是面临的主要难题。错误的定位将导致病变遗漏、切缘不足、肠段切除过多等不良结局。术前肠镜下纳米碳染色定位,同时进行腹腔镜外科手术可以有效解决上述问题。新型染色剂纳米碳具有组织相容性好、定位准确率高、染色明显且持久、示踪淋巴结等优势,纳米碳染色结直肠癌手术标本的淋巴结检出数更多。相较传统开放手术,腹腔镜手术具有切口小、创伤小、恢复快、安全可靠等优势,易于接受。联合应用腹腔镜手术及纳米碳定位在早期结直肠癌非治愈性内镜切除术后追加手术中具有巨大的应用价值和广阔的应用前景。

（封益飞）

● **单孔腹腔镜技术治疗妇科疾病的应用探索和区域推广** 2020年,东南大学附属中大医院沈杨等开展的单孔腹腔镜技术治疗妇科疾病的应用探索和区域推广获江苏省妇幼健康引进新技术奖一等奖。单孔腹腔镜手术（Laparoendoscopic single-site surgery,LESS）是近年来发展起来的国际最前沿的微创技术,手术器械可利用脐孔等自然腔道进入腹腔。单孔腹腔镜手术具有很多优势,如微创性、安全性、经济性、美观性、术后少疼痛等。目前,单孔腹腔镜技术几乎可以应用于所有妇科手术中,不仅仅可以完成良性肿瘤切除的手术,恶性肿瘤手术如外阴癌腹股沟淋巴结清扫术,早期卵巢癌分期术及子宫内膜癌分期手术等也已开展。单孔腹腔镜技术依然面临很多的挑战,如气腹维持问题、术中操作空间及操作三角难以建立等。

（陈奇）

● **外阴癌腹股沟前哨淋巴结的探测技术** 2020年,江苏省肿瘤医院吴强等开展的这项研究获江苏省医学新技术评估一等奖,该项目组于2011年在国内首先开展腔镜下腹股沟淋巴结清扫术,在此基础上于2017年开展腔镜下腹股沟淋巴结切除术中对前哨淋巴结的辨认和处理,并寻找外阴癌淋巴引流的主要途径。项目组在无锡妇幼保健院会诊手术和北京肿瘤医院会诊手术以及江苏省肿瘤医院的手术中,在腔镜下腹股沟淋巴结切除术前,于肿瘤的外上方皮下注射亚甲蓝注射液,在腔镜下切除腹股沟淋巴结的过程中寻找蓝染的淋巴结和淋巴管,并确定其所在的位置。结果手术中均显示出蓝染的前哨淋巴结和淋巴管,并予以切除。术中见前哨淋巴结均位于腹壁浅静脉和耻骨结节之间的部位,称之为耻骨结节旁淋巴结。项目组得出结论,认为腹股沟前哨淋巴结在腔镜下腹股沟淋巴结切除术中容易辨认和切除,耻骨结节旁淋巴结是外阴癌重要的前哨淋巴结。该项技术在江苏省肿瘤医院等多家医院开展会诊手术。

（周瑞）

● **内科治疗抵抗的肾性甲旁亢患者多学科精准诊疗** 2020年江苏省人民医院肾内科王宁宁等开展的这项研究获江苏省医学新技术引进一等奖。继发性甲状旁腺功能亢进（SHPT）是慢性肾脏病－矿物质和骨异常（CKD－MBD）的重要表现,累及多系统,对内科治疗抵抗时严重影响患者生活质量、增加死亡率。甲状旁腺切除术（PTX）为有效治疗,但患者因腺体小、超数目或异位,术后可发生持续性SHPT。他们分析患者术中及围手术期血全段甲状旁腺激素（iPTH）水平,诊断性评估PTX效果,有助于提高手术的安全性和有效性、使持续性SHPT及时控制。超声引导下微波消融（MWA）用于不适合行PTX的严重SHPT和原发性甲旁亢（PHPT）患者,微创、局麻、可多次施行,他们首次比较两组患者消融的参数、安全性和有效性。血透患者的心瓣膜钙化（CVC）与心血管并发症及全因死亡率相关,他们首次证明血碱性磷酸酶（ALP）与CVC相关,血ALP ≥ 232 U/L是预测因子;证实SHPT多为高转换性骨营养不良,与血iPTH正相关,PTX后短期内成骨活性增强,破骨活性减弱。与普外、影像、检验、肿瘤、心血管、内分泌、麻醉等多学科合作,团队治疗来自全国15个省（直辖市）的患者数千例,编写《江苏省人民医院肾内科慢性肾脏病继发性甲状旁腺功能亢进症诊治工作常规》,在欧洲肾脏协会－欧洲透析和移植协会（ERA－EDTA）CKD－MBD工作组会议报告并被共识引用,多次在国内外会议交流并举办学习班,推广该系列诊疗技术。

（王宁宁）

●机器人手术系统在早期妇科恶性肿瘤患者手术治疗中的应用

2020年,南京鼓楼医院周怀君、孔祥怡、凌静娴等开展的这项研究获江苏省医学新技术引进一等奖。该团队于2015年首次在江苏省内开展该技术,共成功开展机器人辅助腹腔镜手术治疗早期妇科恶性肿瘤手术75例,其中宫颈癌患者61例,子宫内膜癌患者9例,阴道癌患者4例,卵巢肿瘤1例。其技术特点:①依靠高分辨率的全景三维图像处理系统,使操作更直观和精细,提高组织辨识,减少术中出血,降低输血率。②精准灵活的机械手臂克服常规腹腔镜器械甚至人体的生理局限,能在狭小的空间内清晰而精确地进行组织定位和器械操作,可以实现更加精细的手术操作,利于组织分离及输尿管的游离,减少术中及术后的并发症。③微创手术治疗,减少患者术后疼痛,缩短术后住院日,不影响患者肿瘤结局,提高患者远期生存质量。其局限性:①术前准备时间较长,如机械臂对接、手术器械调试等,从而增加麻醉药物暴露及手术耗时。②机器人手术系统缺乏触觉反馈和压力反馈,弱化术者对于器械的感知度。③目前机器人手术尚未纳入医保范围,增加患者的医疗费用。微创手术治疗早期妇科恶性肿瘤患者的技术改良及要点:①严格掌握手术适应症,尤其是早期宫颈癌患者局部病灶最大径<4cm,而对于局部病灶>4cm的宫颈癌患者,可行新辅助化疗缩小肿瘤病灶<4cm后行微创手术治疗,否则改为开腹手术治疗。②微创手术行宫颈癌根治术式,摒弃举宫杯的使用,根据宫颈病灶情况改为举宫钳或纱布填塞,避免肿瘤组织局部的播散。③术中尽量降低气腹压力,减少CO_2气体的使用。④严格质控手术医师的手术操作规范性,提高手术者的手术技术,摒弃举宫杯的使用,改良为举宫钳或纱布填塞;尽量降低气腹压力,减少CO_2气体的使用。该技术项目发表论文5篇。　　（施利国）

●免气腹3D腹腔镜下根治性前列腺切除术　2020年,东南大学附属中大医院陈明等开展的免气腹3D腹腔镜下根治性前列腺切除术获江苏省医学新技术引进评估一等奖。无气腹腹腔镜则主要是利用机械外力,将患者的腹壁提拉起以造成手术空间,能够规避CO_2气腹的相关缺点,同时具有无需全麻、对密闭性要求不高等优点。成功完成4例免气腹3D腹腔镜下根治性前列腺切除术,与同期PSA、Gleason、年龄相匹配的行传统腹腔镜前列腺根治性切除患者相比,术后出现高碳酸血症发生率明显减低。通过4例手术的成功开展,总结出手术要点有:①尽量充分暴露。在条件允许的情况下尽量多悬吊一些腹壁,对于体重指数较高的患者可增加1~2个悬吊点;②腹壁悬吊针应从患者皮下穿过,不需穿过腹直肌,注意避免损伤肠道;③尽量选择BMI≤28的患者进行该术式;④术中体位保持头低脚高位30°;⑤彻底止血;⑥如果需保留前列腺血管神经束或进行盆腔淋巴结清扫,可不打开盆底筋膜及结扎阴茎背深静脉复合体,最大限度保留盆底结构。　　（陈　奇）

●感音神经性耳聋的基础与临床研究　2020年,南京鼓楼医院高下、柴人杰、钱晓云等开展的这项研究获江苏省科技进步三等奖。听觉障碍和听觉残疾是中国第一大致残原因,也是全球性健康问题。虽然部分感音神经性耳聋的致聋基因已被发现,但绝大多数感音神经性耳聋的致病机制仍不清楚。临床上治疗感音神经性耳聋的唯一有效方法是人工耳蜗植入。高下教授团队通过长期系统的基础研究,发现感音神经性耳聋的部分关键分子机制,开创性地研究自噬促进毛细胞存活的作用和机制,并建立江苏地区人工耳蜗手术患者致聋基因数据库,探究新的致聋基因、新突变位点及分子病理机制,提供理论依据和实验研究基础。同时,南京鼓楼医院作为国家卫健委和中国残联人工耳蜗项目在江苏省的唯一定点医院,提出的以程序化人工耳蜗手术为代表的感音神经性耳聋外科治疗方法得到国内同行的认可,在省内外十多家三级甲等医院应用推广。先后发表论文40余篇,其中SCI论文11篇。获国家发明专利和实用新型专利授权11项,获省、市新技术引进奖一等奖、二等奖共5项。结合人工耳蜗植入手术经验和感音神经性耳聋相关实验基础编著《人工听觉概要》。分别在第五届东亚耳科国际会议(2016年)和第三届中国听觉科学大会(2017年)发言,推广和分享其手术经验。

　　（施利国　王亦欣）

●透明化面神经和鼓索神经的手术策略在耳显微外科和侧颅底外科中的应用　2020年,南京鼓楼医院耳鼻咽喉科高下、钱晓云、陆玲等开展的这项研究获江苏省医学新技术引进一等奖。该团队自2015年在原有人工耳蜗的工作基础上,首创将透明化面神经和鼓索神经的手术策略应用到耳显微外科及侧颅底外科手术中,取得非常满意的效果。主要的技术改进:在手术中平行推进切除上鼓室和鼓窦外侧壁,同时磨薄或切除外耳道后壁,通过主动透明化面神经和鼓索神经自然而然地探查后鼓室,将面神经和鼓索神经置于视觉下再开放面隐窝、切除病灶,必要时游离面神经并重建面神经,符合解剖学规律,提高手术的安全性。他们运用透明化面神经和鼓索神经的手术理念共完成耳显微外科和侧颅底外科手术1337例。其技术特点:①主动暴露神经而又不打开骨管;②开放面隐窝可以做到大胆而充分,即便遇到面隐窝十分狭窄或者神经变异的患者都可以做到心中有数;③术中不需要面神经监护仪,同时还注意保护患者的鼓索神经,术后味觉不会受到任何影响,节约医疗成本;④因为主动显露神经,面神经和鼓索神经之间的夹角就逐渐显露出来,不需要顾及神经而反复走回头路做重复动作,缩短整个手术时间;⑤促进耳外科的临床教学,缩短年轻医生的成长曲线。应用该新技术主办多期国家级和省级继续教育项目,在全国耳鼻咽喉头颈外科年会上和东亚耳科年会上作专题发言。(施利国)

● **比基尼 DAA 微创全髋置换术** 2020 年,南京鼓楼医院骨科陈东阳、张雨等开展的这项研究获江苏省医学新技术引进奖一等奖。该团队自 2014 年在全省首次引进 DAA 术式微创全髋关节置换术,治疗患者近 600 例。2019 年再次开展更具优势的 Bikini 切口 DAA 术式微创 THA 技术,共实施 50 余例。Bikini 切口患者术后切口疤痕增生明显减少,切口无一例愈合不良,术后患者髋关节疼痛较轻,髋关节功能恢复良好,且股外侧皮神经损害较小。Bikini 切口疤痕小,易于遮挡,给患者带来更好的术后体验。技术改进特点:①切口的改进。所采用的 Bikini 切口以传统的纵行切口(髂前上棘与股骨外侧连线向外 3cm,自髂前上棘向远端做 9cm 的切口)为中心,平行于腹股沟皮纹下方的位置做斜行 Bikini 切口,相对于其他 Bikini 切口的位置,选择较靠外侧和髂前上棘近端的位置,这样能够尽可能地避开股外侧皮神经主干及后分支,降低神经损害的发生。②体位的改进。术中在处理髋臼侧时,对骶髂进行适当垫高,股骨侧相对降低,有利于暴露髋臼并实施清理与髋臼打磨假体安装等操作。在处理股骨侧时,垫高股骨近端,髋臼侧相对降低,利于暴露股骨近端进行股骨柄的置入和假体安装。体位的改变更利于暴露,避免通过暴力牵拉造成肌肉的牵拉损失,给术后患肢功能锻炼带来痛苦。该技术专家在国内高级关节置换培训班及相关学术大会上进行多次学术汇报和经验交流。
(施利国)

● **Schwab 6 级截骨(大于 1 个节段全椎体截骨)术在重度角状侧后凸畸形中的应用** 2020 年,南京鼓楼医院骨科刘臻、乔军、朱泽章等开展的这项研究获江苏省医学新技术引进二等奖。该团队于 2016 年引进该技术,针对手术难度大、并发症高的特点,全程进行神经电生理监测,截骨手术过程中采用超声骨刀,减少出血量,置钉时进行 O-arm 导航,提高精确性。对截骨区采用卫星棒技术加强内固定强度,并对脊柱前柱进行补充融合。同时使用自主知识产权的双头钉对多棒进行连接,简化手术流程,减少手术时间,极大降低术中出血量。经过全方位的改进,手术效果明显,降低神经并发症的发生率。6 级截骨作为脊柱外科难度最大的手术,尚处于推广阶段。该技术在国内外大会上多次进行交流,获同行广泛认可,在核心期刊发表论文 3 篇。
(施利国)

● **肱骨近端骨折锁定钢板结合髓内支撑技术的应用** 2020 年,东南大学附属中大医院陈辉等开展的肱骨近端骨折锁定钢板结合髓内支撑技术的应用获江苏省医学新技术引进评估二等级。该新技术替代传统髓内同种异体腓骨条,相对于髓内腓骨条,钛网有其巨大的优势。①钛网不是来自尸体标本等,不存在疾病传播等风险。②钛网并不像腓骨条一样短缺,其产量大,可满足更多需要髓内支撑的老年患者使用。③钛网装置价格低廉,仅为腓骨条价格的三分之一左右,减轻患者的经济负担,节约医疗资源。
(陈奇)

● **髂静脉受压综合征的临床诊治与基础研究** 2020 年,南京鼓楼医院李晓强、桑宏飞、李文东等开展的这项研究获江苏医学科技一等奖。李晓强团队自 2001 年起开展该这研究,其主要成果:①提出静脉造影诊断的标准、腔内血管超声诊断 IVCS 的作用;②提出 IVCS 治疗的临床意义和原则、早期报告支架治疗的良好效果;③早期开展的血栓清除技术及导管溶栓的规范化研究;④开展探索 IVCS 导致 DVT 发生的病因学研究及干细胞治疗的系列研究。该项目发表相关文章 117 篇,共被引 1071 次,参编专著 4 部。其中 SCI 论文 28 篇,中华医学类论文 53 篇,申请实用新型专利 2 项、发明专利 1 项。累计 400 余次在国内、国际学术会议上发言、讲解相关的理论和技术;主办学习班 30 多次,举办静脉疾病的网络直播学习班 12 场;先后到全国 26 个省、100 多个城市传播推广相关理念;进行相关病例的会诊或示教手术 800 台多台。
(施利国 王亦欣)

● **皮肤镜、二氧化碳激光甲板开窗联合改良薄层切削术在黑甲诊疗中的应用** 2020 年,江苏省人民医院王大光等开展的这项研究获江苏省医学新技术引进二等奖。他们利用皮肤镜、二氧化碳激光甲板开窗和改良薄层切削术三类技术相结合,从诊断和治疗两个层面建立起黑甲的诊疗平台,引入薄层切削术并进行手术方式的改良,包括将横向近端甲板开窗改为纵行甲板开窗以便充分暴露甲板下部的全部黑斑,从两侧近端甲皱襞与侧缘甲皱襞结合处行 45 度角切口后分离并反转近端甲皱襞以便充分观察甲母质可能遗留的色素性皮损,和对重新回植的甲板腹侧面仔细刮除可能残留的黑素细胞,避免黑素细胞回植等技术;率先在全国进行该技术的应用,证实该技术在黑甲诊疗中的有效性,既最大程度地保证良性黑素细胞性黑甲不畸形不复发,又保证恶性黑素细胞黑甲不漏诊,满足病理诊断要求。目前该技术成果已见刊于皮肤科最权威杂志(*Journal of the A-*

merican Academy of Dermatology）。自 2016 年开始,多次参加全国性质皮肤科相关会议以推广"皮肤镜、二氧化碳激光甲板开窗联合改良薄层切削术"在黑甲诊疗上的应用。　　（王大光）

●颞下颌关节外科技术创新与推广应用　2020 年,上海交通大学医学院附属第九人民医院的杨驰团队联合南京市口腔医院胡勤刚教授团队开展的这项研究获国家科学技术进步奖二等奖。该项目通过 30 年的临床实践验证,在国际上率先提出颞下颌关节—颌骨—咬合联合诊治模式,针对关节病继发牙颌面畸形的复杂患者、关节肿瘤累及颅底的危重患者提供全面的创新诊治理念的技术。　　（陈珺　顾雅心）

●牙周炎对口腔和全身健康的危害及其关键防治技术的研究和推广　2020 年,南京市口腔医院闫福华开展的这项研究获教育部科学技术进步奖二等奖。该项目历经 20 年的研究和推广,在牙周病病因学、牙周再生和牙周干预治疗降低患冠心病和糖尿病的风险等方面取得重要成果。该奖项是 2020 年全国口腔专业获得教育部科技奖的最高奖项。　　（陈珺　顾雅心）

医疗珍闻

●南京鼓楼医院完成高难度肺小结节电磁导航肺活检术　2020 年,南京鼓楼医院呼吸与危重症医学科为一位 80 岁高龄病人完成高难度肺小结节电磁导航肺活检。患者胸部 CT 发现两侧肺上出现多个结节,其中最大的将近 2 厘米。该院开展电磁导航引导下支气管镜的新技术,针对位置刁钻的肺小结节,精准定位活检。患者在该院呼吸内镜诊疗中心接受全麻下电磁导航支气管镜肺活检。从支气管镜探查到手术结束,全程仅 30 分钟。　　（施利国　余敏）

●南京鼓楼医院完成国内首例导航下单一体位双入路双节段 Synergy OLIF 360 融合术　2020 年 6 月 10 日,南京鼓楼医院脊柱外科顺利完成国内首例导航下单一体位双入路双节段 Synergy OLIF 360 融合术。患者 55 岁,女性,主诉腰痛 2 年,腰椎动力位 X 线片示 L3/4、L4/5 双节段腰椎不稳,腰椎 MRI 示 L3/4、L4/5 椎间盘突出。传统的 OLIF 联合后路椎弓根螺钉置入术,需要患者在两个不同体位下完成。该过程中患者需要变换体位,两次消毒、铺单,且术中椎间融合和置钉时均需反复多次透视,增加手术时间和放射暴露风险。此外,由于 X 线透视的局限性,螺钉误置率也较高。Synergy OLIF 360 融合术无需术中透视,全程导航引导下"实时"、"可视化"精准地植入经皮椎弓根螺钉和融合器。该技术允许在单一体位完成,简化手术流程,缩短手术时间,促进术后康复,极大改善了手术体验,真正实现"高效、可视、精准、安全"的脊柱微创治疗理念。在科主任邱勇教授的指导下,王斌主任医师和孙旭主任医师开创性应用导航下 Synergy OLIF 360 融合术,在单一体位（右侧卧位）、全程"可视"同时完成两种当前国际热门的腰椎微创术,实现了小切口下脊柱三柱稳定和 360°环周融合。此次手术挑战病例为双节段腰椎间盘突出伴不稳症。在全程右侧卧位和导航 Synergy 技术引导下,先完成后入路双侧经皮螺钉植入,再完成 L3/4、L4/5 双节段 OLIF 间接减压椎间融合,最后双侧上棒固定。微创小切口下 OLIF 360 术,不仅减小手术创伤,还极大提高手术安全性和患者的满意度。　　（施利国　杜长志）

●南京鼓楼医院施救近八旬老人髂动脉瘤破裂休克患者　2020 年 6 月,一位 79 岁高龄的患者左下腹剧烈疼痛 7 小时,抵达医院已意识不清,急查 CT 提示髂动脉瘤破裂,命悬一线。髂动脉瘤起病隐匿,缺少特异症状,通过彩超、CT 可以发现;这个不定时炸弹一旦破裂会出现剧烈腰腹痛,迅速休克,甚至死亡。该院血管外科冉峰主任医师紧急参加会诊,与患者家属充分沟通后,决定实施抢救性手术。患者经由绿色通道,直接送往手术室,由于当时该院杂交手术间手术尚未结束,而患者生命垂危无法等待,冉峰只能在普通手术间、没有影像支持的情况下,穿刺动脉,在腹主动脉远端置入球囊封堵以控制出血;随着球囊充盈,患者血压稳定。开腹后,左侧腹膜以及腹膜后巨大包裹性血肿,冉峰快速探查成功阻断主动脉,取出侧腹膜 2000ml 血凝块,然后进行血管分离。主动脉阻断,双下肢处于低灌注状态可能形成血栓,更增加脊髓缺血的风险,必须尽快找到病变血管。凭借丰富的经验与团队配合,冉峰精准找到髂内动脉约 1cm 左右破口;剪除瘤体,人工血管行腹主动脉及左髂动脉端端吻合,确认后逐渐开放血运,腹主动脉及双侧髂动脉搏动良好,手术结束,病人转危为安。　　（施利国　秦怡）

●市第一医院完成一例 Micra 经导管植入式无导线心脏起搏器　2020 年 8 月 13 日,南京市第一医院心脏内科起搏器团队胡作英、张航自主完成一位 88 岁高龄老人 Micra 经导管植入式无导线心脏起搏器。Micra 体积仅有维生素胶囊大小,体积比传统心脏起搏器减小 93％,重量仅约 2 克。　　（陈红　胡婕）

●市儿童医院完成首例中华骨髓库供髓移植　2020 年 8 月 28 日,南京市儿童医院血液肿瘤科完成首例中华骨髓库供髓移植。这次治疗的成功,标志着南京市儿童医院血液肿瘤科的异基因造血干细胞移植工作迈上新的台阶。　　（钱昆　姚银娈）

●**市妇幼保健院首例"PGH"宝宝顺利诞生** 2020年10月21日，南京市妇幼保健院迎来首例应用"胚胎植入前单体型连锁分析技术(PGH)"诞生的试管宝宝。这名健康婴孩的降生，意味着该院成功阻断亲－子代传递，使其后代避免不孕或反复流产的"家族魔咒"。PGH技术是三代试管技术的一个突破性升级，成功阻断染色体相互易位在家族中的传递，实现胚胎的精准筛查，为更多家庭带来新希望！

（吕东晏　杜宣宁）

●**南京鼓楼医院"全流程全系统医学影像人工智能应用"示范项目** 2020年8月30日，由南京市新产业推进办（产业链推进办）举办的"新场景 新产业 新未来——南京市首批应用场景发布会"上，南京鼓楼医院医学影像科张冰教授团队的"全流程全系统医学影像人工智能应用"示范项目作为唯一的新医药与生命健康产业链应用场景发布。其应用场景是进行集检查扫描、图像呈现、质量控制、预测预后于一体的"全流程全系统医学影像人工智能应用"。该项目是鼓楼医院医学影像科在聚焦人工智能领域发展的基础上展开的初步探索。如CT自动智能定位技术，由自动监控系统通过人体姿态识别技术，确认患者的胸部扫描范围，实现自动摆位，做到放射科技师与患者零接触，这一成果的应用优势在疫情防控中得到充分体现。胸部CT自动扫描＋图像自动重建＋肺小结节自动筛选＋自动图像排版和报告，全流程医学影像人工智能技术的开展，提高医生工作效率，降低肺小结节的漏诊率，提高诊断准确率。（施利国　王　娟）

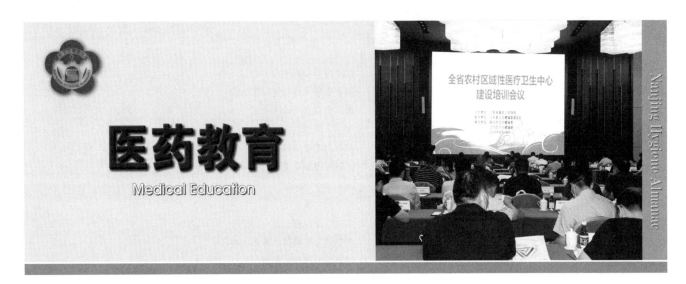

医药教育
Medical Education

●概况 2020 年,南京市组织住院医师规范化培训理论考试,包括部省属、部队医院及"先考后培"人员共 1789 人参加,首次参加理论考试学员合格率为 94.6%;组织住院医师规范化培训结业技能考核西医(含全科)共 1832 人,考核通过率 96%。组织 823 人参加住院医师规范化培训公共课在线考试。组织基层社区管理人员 45 人参加江苏省基层卫生机构管理人员培训,3 人参加康复、临床药师等国家级紧缺人才培训。组织 39 名全科规范化培训学员、86 名全科助理培训学员、84 名全科医师转岗培训学员,进入鼓楼医院、省人民医院等 10 家基地进行轮转培训。组织两个批次共 257 名全科规范化培训学员参加南医大二附院举办的为期一个月全科理论培训。组织完成 2020 年度护理规范化培训理论考试 1703 人,组织护理规范化培训结业技能考试报名工作,完成考核 2129 人。组织专家完成对南京市属各国家级住院医师规范化培训基地及其协同单位的督查工作。完成《南京护理》杂志 2020 年的发行,共发行 6 期。全年共申报继续教育国家级项目 142 项,国家备案项目 71 项。申报省级继续教育项目 262 项,省备案项目 98 项,教育培训 56800 人次,完成网上培训机构继续教育学分审核 7581 人份。全年累计编制全民科学素质教育各类材料 185 种,500 多万份,印制发放科普宣传海报、宣传单 80 万张。

南京医学会通过 40 多个分会开展学术年会、学术研讨会、病例讨论会、论坛、技能大赛等多种形式开展经常性学术活动和继续医学教育,据不完全统计,全市各级卫生主管部门和医疗卫生单位举办各类专业培训班 3459 个,参加学习 71331 万人次;外出进修 420 人次,其中国外进修 49 人次、接受临床进修 3748 人次。

(王 倩 徐 颖 朱之光)

附表 1 　2020 年南京市举办继续教育委员会批准的医学学习班统计表

单位	国家级(项)	省级(项)	培训人数(人)	单位	国家级(项)	省级(项)	培训人数(人)
江苏省人民医院	49	50	13227	南京市妇幼保健院	16	12	2581
南京鼓楼医院	44	40	11750	南京医科大学附属口腔医院	5	2	647
南京市第一医院	13	9	2253	南京市口腔医院	8	4	359
东南大学附属中大医院	37	43	6041	南京市中西医结合医院	1	5	689
南京医科大学第二附属医院	8	31	6000	南京市职业病防治院	0	0	0
江苏省中医院	18	36	8667	江苏省省级机关医院	3	11	1409
江苏省中西医结合医院	2	17	1998	南京市中心医院	0	0	0
南京市中医院	4	3	2901	南京同仁医院	0	4	567
中国医学科学院皮肤病医院	8	0	1021	南京江北医院	1	2	556
江苏省肿瘤医院	5	22	5276	东部战区疾病预防控制中心	0	0	0
南京市第二医院	3	6	1158	红十字血液中心	0	2	242
南京脑科医院	11	27	3592	南京市疾病预防控制中心	0	2	379
南京市儿童医院	12	12	2944	合计	248	340	74257

(于渭琪)

附表 2　2020 年南京医疗卫生单位外出进修情况统计表

单位	外出进修人数（人）	其中：国外进修人数（人）	接受进修人数（人）	单位	外出进修人数（人）	其中：国外进修人数（人）	接受进修人数（人）
江苏省人民医院	67	37	680	南京市妇幼保健院	22	0	221
南京鼓楼医院	17	1	285	南京医科大学附属口腔医院	3	2	113
南京市第一医院	11	1	269	南京市口腔医院	0	0	75
东南大学附属中大医院	8	0	630	南京市中西医结合医院	10	0	7
南京医科大学第二附属医院	21	0	418	南京市职业病防治院	4	0	0
江苏省中医院	75	1	405	江苏省省级机关医院	30	0	8
江苏省中西医结合医院	12	4	19	南京市中心医院	10	1	0
南京市中医院	27	2	27	南京同仁医院	0	0	5
中国医学科学院皮肤病医院	0		112	南京江北医院	19	0	25
江苏省肿瘤医院	28	0	95	东部战区疾病预防控制中心	0	0	3
南京市第二医院	14	0	23	南京市疾病预防控制中心	0	0	0
南京脑科医院	12	0	165	合计	420	49	3748
南京市儿童医院	30	0	163				

（于渭琪）

●**市第一医院举行"中国心胸血管麻醉学会心血管麻醉医师专科培训基地"揭牌仪式**　2020 年 10 月 26 日，南京市第一医院举行"中国心胸血管麻醉学会心血管麻醉医师专科培训基地"揭牌仪式。中国心胸血管麻醉学会秘书长敖虎山、中国医学科学院北京阜外医院李立环教授、中国心胸血管麻醉学会副会长缪长虹教授，该院领导及科室负责人参加。该院心胸血管麻醉科技术力量强，是全国首批住院医生规范化培训示范基地和"中国心胸血管麻醉学会心血管麻醉医师专科培训基地"。

（陈红　胡婕）

●**省中西医结合医院获批国家中医住院医师规范化培训重点专业基地**　2020 年 9 月 22 日，中国医师协会公布 2020 年度住院医师规范化培训重点专业基地（中医）名单，江苏省中西医结合医院获批。该院于 7 月申报全国中医住院医师规范化培训重点专业基地，经江苏省卫健委推荐上报，全国专家复核评议（8 月 1—8 日），标志该院住培工作再上新台阶。

（杨鸣　王熹微）

●**省中西医结合医院获批国家级和省级护理三项护理教培基地**　2020 年 9 月 28 日中华护理学会、2020 年 9 月 23 日江苏省中医药管理局、2020 年 9 月 11 日江苏省护理学会先后公布护理教培基地名单，江苏省中西医结合医院护理团队先后获批首届中华护理学会中医治疗专科护士京外临床教学建设基地、江苏省中医护理专业化培训基地、江苏省护理学会第三批专科护士实习基地，实现该院冲击国家级护理基地、省级中医护理基地、连中三元等护理培训业绩的零突破。

（杨鸣　王熹微）

●**市中医院获首批"江苏省中医护理专业化培训基地"认定**　2020 年 9 月 23 日，经申报材料审核、现场答辩和公示，南京市中医院获批首批"江苏省中医护理专业化培训基地"。此次获批，是对该院护理专业内涵、教学能力的充分肯定。

（周莉莉　邵颖）

●**市儿童医院挂牌"南京特殊教育师范学院实习基地"**　2020 年 10 月 22 日，"南京特殊教育师范学院实习基地"落户南京市儿童医院。南京特殊教育师范学院音乐与舞蹈学院副院长张强、段冀州及南京

市儿童医院康复医学科主任、科室医生及治疗师代表出席挂牌仪式。

（钱昆　姚银銮）

●**市儿童医院挂牌"医学营养减重教学基地"**　2020 年 12 月 25—27 日，"第三届华夏医学营养论坛暨医学营养减重规范管理培训会议"在北京召开。会上，南京市儿童医院儿童保健科获批全国"医学营养减重教学基地"。　（钱昆　姚银銮）

●**市妇幼保健院获中华护理学会专科护士京外临床教学建设基地助产专科基地**　2020 年 10 月 27 日，中华护理学会发布京外临床教学建设基地名单，南京市妇幼保健院获批中华护理学会专科护士京外临床教学建设基地助产专科基地。该专科培训基地在江苏省仅一家。　（吕东晏　杜宣宁）

●**市妇幼保健院获批成为第三批国家级住院医师规范化培训基地**　2020 年 12 月 3 日，国家卫健委、财政部、国家中医药管理局联合下发《关于公布第三批住院医师规范化培训基地名录的通知》。南京市妇幼保健院成为第三批国家级住院医师规范化培训基地，是全省获批的第一家妇幼保健专科医

院,标志着医院教学实力跻身全国一流行列。 （吕东晏　杜宣宁）

●**市妇幼保健院通过"省级助产士规范化培训基地"评审**　2020年12月21—22日,中国妇幼保健协会受国家卫健委委托对南京市妇幼保健院进行"省级助产士规范化培训基地"现场评审。该院以高分通过助产士规范化培训基地评审验收,成为江苏省省级助产士规范化培训基地。 （吕东晏　杜宣宁）

●**南京医科大学附属口腔医院首次入选江苏高校"青蓝工程"优秀教学团队**　2020年5月19日,在江苏省教育厅公布的2020年江苏高校"青蓝工程"优秀青年骨干教师、中青年学术带头人、优秀教学团队评选结果中,南京医科大学附属口腔医院徐艳教授领衔的"南京医科大学口腔医学实践教学团队"首次入选江苏高校"青蓝工程"优秀教学团队。该团队始终坚持立德树人思想,是一支梯队合理、团结协作、可持续发展的高水平教学团队。团队成员以人才培养为核心,以一流专业、一流课程建设为重点,以实验室建设为平台,以一流的学科水平、宽广的国际视野、创新的研究、精致的教学引领团队设置方向,以和谐强大的氛围优化人才培养途径,为创新人才的培养创造良好的环境和土壤,致力于人才培养模式改革创新,促进学科专业发展。 （朱　政　周　萍）

●**南京医科大学附属口腔医院4门课程获首批国家级一流本科课程认定**　2020年11月30日,教育部办公厅发布《关于首批国家级一流本科课程认定结果的通知》。南京医科大学附属口腔医院"口腔正畸学"获批国家级一流本科线上线下混合式一流课程。此外,国家精品在线开放课程"口腔正畸学""口腔修复学",国家虚拟仿真实验教学项目"口腔医学交互式虚拟仿真实训系统"同期通过认定。"口

腔正畸学"等4门国家级一流本科课程通过线上线下相结合的方式,在促进信息技术与教育教学深度融合,特别是在应对新冠肺炎期间实施的大规模在线教学中发挥重要作用,充分体现该院在课程建设方面取得的显著成效。 （朱　政　周　萍）

●**市口腔医院获批中华护理学会首批口腔专科护士临床教学建设基地**　2020年,经省护理学会推荐、中华护理学会专家综合评定,南京市口腔医院获批口腔专科护士临床教学建设基地(京外首批)。2020年10月19日,首批中华护理学会口腔专科护士培训班正式开班。 （陈　珺　顾雅心）

●**南京江北医院获授上海大学教学医院**　2020年6月6日,上海大学举办"面向未来的医学创新与教育"首届学术研讨会暨上海大学附属医院和教学医院授牌仪式,南京江北医院被授牌为上海大学教学医院。此次跨省域院校合作,是该院发展建设中一个重要节点,更是一个全新的起点,通过医工融合促进院校医、教、研、产一体化的研究全面发展,努力达到"教学相长、互通有无"的目的,实现携手共赢。 （顾慧君）

●**市疾控中心挂牌南京大学医学院校外教学科研基地**　2020年10月26日,南京大学医学院校外教学科研基地签约揭牌仪式在南京市疾控中心举行,双方联合推动教研创新、共谋发展。市卫生健康委副主任、党委副书记彭宇竹,南京大学医学院党委书记韩晓冬,南京大学医学院副院长蒋青、沈苏南、王宏伟,市疾控中心主任周楠、党委书记宋伟以及相关领导、科室主要负责人出席签约揭牌仪式。南大医学院蒋青副院长与市疾控中心主任周楠签署合作协议,南大医学院韩晓冬书记和市卫生健康委彭宇竹副主任共同为南京大学医学

院校外教学科研基地揭牌。双方以实践基地为交流平台,加强人才培养、师资队伍建设、科研合作等方面的深入联动合作,共同探索南京市公共卫生领域的协同创新机制。仪式结束后,双方就"本科生预防医学课程设置和实习安排,如何共建科研平台、共同申报项目"等主题开展座谈,并达成下一步合作开展的初步意向,该中心与南大将共同整合有效资源、充分开展教学科研交流活动,携手探索公共卫生人才培养新路径。 （李文婷）

●**市急救中心生命急救体验馆被评为江苏省科普教育基地**　2020年,由江苏省科学技术协会、江苏省科学技术厅、江苏省教育厅联合开展的2020年度江苏省科普教育基地评选中,南京市生命急救体验馆获评"2020年度江苏省科普教育基地"。 （国立生）

●**南京市全科医生结业实践技能考核在南医大二附院举行**　2020年7月23—25日,南京市全科医生结业实践技能考核在南京医科大学第二附属医院举行。来自江苏省人民医院、南京鼓楼医院等10家住院医师规范化培训基地的200名全科住院医师参加结业实践技能考核。 （田　堃）

●**市中医院完成澳门科技大学实习生在线毕业考核**　2020年4月24—25日,南京市中医院教育部组织澳门科技大学2015级中医专业7名实习生,在该院内完成首次线上毕业考核。此次考核与澳科大其他实习基地保持同步,有效地完成考核任务,得到校方以及考生的肯定。 （周莉莉　邵　颖）

●**市中医院完成2020年硕士研究生招生网络复试工作**　2020年5月20日,南京市中医院开展中医内科学、中医外科学、中医妇科学、针灸推拿学、中西医结合临床5个专业硕士研究生招生复试工作。

受疫情影响,此次复试工作采取远程网络视频形式开展,来自全国各地共计108名考生参加线上招生复试工作。此次考核,共计组织各专业考官24人,工作人员近50人,严格执行复试考核相关要求,确保考核安全性、科学性、公平性。

(周莉莉 邵 颖)

● **市中医院举办 2020 年规培结业暨研究生毕业典礼及学位授予仪式** 2020 年 6 月 16 日,南京市中医院、南京中医药大学附属南京中医院"2020 年规培结业暨研究生毕业典礼及学位授予仪式"在学术报告厅举行。该院领导、院内研究生导师、2020 届毕业研究生以及 2020 年规范化培训结业人员近 160 人出席典礼。受新冠肺炎疫情影响,南京中医药大学 2020 届毕业生毕业典礼采取错峰分场次进行,南京中医药大学 2020 届毕业典礼暨学位授予仪式通过视频连线方式开展,全体参会人员共同观礼。南京中医药大学学位评定委员会委员、南京市中医院党委书记陈延年宣读《南京中医药大学关于授予 2020 届毕业生博士、硕士、学士学位的决定》,决定授予该院唐莉莉等 2 人中医博士专业学位,授予尤竞研等 75 人中医硕士专业学位,授予胡艺丽等 5 人医学硕士学位,授予王鑫中药学硕士专业学位,授予凌水莲同等学力医学硕士学位。

(周莉莉 邵 颖)

● **市第二医院完成 2020 年研究生招生网络远程复试工作** 2020 年 5—6 月,南京市第二医院根据南京中医药大学 2020 年度研究生招生计划,分别进行硕士和全日制博士研究生的复试工作,完成该年度南京中医药大学附属南京医院研究生招生,其中:硕士研究生 50 名,全日制博士研究生 1 名。受新冠肺炎疫情影响,此次研究生复试工作全部采用网络远程复试,新生入校后该院将对其资格等环节进行复审,复审不合格者将取消入学

资格。复试小组须在指定考场对考生进行网络远程复试,严守纪律,全程监控,录音录像。整个复试考核过程由监察室相关工作人员进行督查。最终,硕士研究生按照"初试成绩(满分 500)+网络面试成绩(满分 500)",博士研究生按照"外语能力×30%+专业基础知识×30%+科研综合能力×40%"(满分 100),总分从高到低排名。截至 2020 年 6 月 28 日,共筛选出 50 名内科学、外科学、妇产科学、肿瘤学、麻醉学、急诊医学、药学、护理学等专业硕士研究生和 1 名中西医结合临床专业全日制博士研究生拟录取考生,完成导师与学生的云见面和双选工作。

(经卓玮)

● **市第二医院举行 2019 级南京中医药大学研究生开题报告会** 2020 年 9—10 月,南京市第二医院举办研究生开题报告会,根据研究生专业分外科、内科、妇产科、麻醉、急救、肿瘤、检验、护理 8 个小组分别进行汇报。按照南京中医药大学研究生院关于组织研究生开题的要求,各专业分别成立由院内、院外的博士生导师、硕士生导师及各专业领域副高职称以上的专家组成开题评议小组。参加该年度论文开题报告会的该院 2019 级南京中医药大学博士及硕士研究生共有 21 人,其中硕士 13 人,博士 8 人,每位研究生对论文的题目、研究目的及意义、国内外研究现状、研究的内容、创新点、解决问题的方法和相对应的技术以及进度安排进行 15 分钟左右的陈述,专家进行点评,给出具有针对性和指导性的意见。研究生与导师进一步讨论,对各自选题及研究内容进行修改和完善,为毕业论文的撰写打好基础。此次研究生开题报告会邀请 2020 级新生参加旁听。

(蒋自卫)

● **市第二医院通过南京中医药大学临床医学专业教学中期检查** 2020 年 11 月 25 日,南京中医药大学检

查组对南京市第二医院开展 2020 年临床医学专业教学中期检查。南京中医药大学附属南京医院(南京市第二医院)院长易永祥,副院长郑勤、殷国平,教育处副主任宋艳,各教研室负责人、教学督导、教学秘书、带教老师代表,教育处老师以及南京中医药大学全体在院同学等共同参与本次教学中期检查。易永祥院长对检查组的各位领导和专家的到来表示欢迎。宋艳副主任从医院概况、教学管理、师资队伍、学生培养、教学成果、工作展望几个方面对二院的教学工作进行详细阐述。此次教学中期检查采取现场检查的方式,检查内容主要包括课堂听课、临床技能考核、学生病历书写、教学文档抽查、学生及教师座谈会,专家组根据检查内容全方位了解同学们的临床诊疗思维能力、实践操作能力、病历书写能力、思想动态和该院整体教学工作完成情况。反馈会上,检查组专家在肯定的同时提出建议,通过教学中期检查。

(经卓玮)

● **市第二医院举行首届教学讲课比赛** 2020 年 8 月 22 日,南京市第二医院举办第一届教学讲课比赛。此次教学讲课比赛近 40 名带教老师报名参赛,通过教研室初赛、评委初筛等层层筛选,最终 15 名带教老师进入决赛环节。为保证此次比赛的公平、公正、公开,教育处分别邀请来自医疗、护理、学生、管理部门的 12 位评委对参赛选手讲课进行现场打分,最终按照得分由高到低排序,评选出一等奖 1 名、二等奖 2 名、三等奖 3 名、优秀奖 9 名。内科学教研室的左凌云老师获此次教学讲课比赛一等奖,护理学教研室的张立老师和临床技能学教研室的肖玲燕老师获此次教学讲课比赛二等奖,皮肤性病学教研室的李子海老师、护理学教研室的马乐老师和老年医学教研室的胡跃霜老师获此次教学讲课比赛三等奖,其余 9 位老师获此次教学讲课比赛优秀奖以资鼓励。

(经卓玮)

●**市第二医院接受徐州医科大学第一临床医学院 2020—2021 学年实践教学中期检查** 2020 年 12 月 16 日，徐州医科大学第一临床医学院院长顾玉明专家组一行 3 人对南京市第二医院进行徐州医科大学第一临床医学院 2020－2021 学年实践教学中期检查。徐州医科大学南京第二临床学院（南京市第二医院）党委书记张国有、教育处副主任宋艳、相关教研室教学秘书等陪同检查。专家组实地走访医院宿舍、临床技能中心、临床科室，查看医院整体教学环境和配套设施；现场观摩教学查房、病例讨论，考核老师带教能力以及学生临床思维；组织召开学生座谈会，查阅实习生毕业实习考核册以及病历书写手册，了解学生实习情况及思想动态。　（经卓玮）

●**市儿童医院召开 2020 年教师表彰大会** 2020 年 9 月 9 日，南京市儿童医院在南京召开教师节表彰暨带教师资培训会。南京医科大学韩群颖教授、南京医科大学儿科学院党委书记法晓艳、副书记卢佳，南京医科大学附属儿童医院党委书记黄松明等院领导、在院全体导师、临床教师代表及学生代表参加。　（钱　昆　姚银鋆）

●**市儿童医院举办第六届外科青年医生技能操作大赛** 2020 年 6 月 28 日，由南京市儿童医院大外科、外科教研室和工会组织的第六届外科青年医生技能操作大赛在南京举办。此次大赛激发青年医师爱岗敬业的职业热情，提高临床技能操作水平。　（钱　昆　姚银鋆）

●**南京医科大学附属口腔医院举行 2020 年国家医师资格考试实践技能考试** 2020 年 7 月 11—12 日，南京医科大学附属口腔医院举行 2020 年国家医师资格考试实践技能考试（口腔类）。该院是国家执业医师考试实践技能考试和考官基地，2020 年共承担 1264 名

（执业医师 618 名，执业助理医师 646 名）考生的执考工作。该院在省医考中心指导下，组织和培训南京、徐州、常州、盐城、扬州、镇江等地和该院考官共 178 名，启用医院考务人员、志愿者 149 人。此次考试，该院首次启用新门诊综合楼作为考场，候考区和考场面积总面积达 6000 平方米，充分利用院内电梯系统和引导标识，建立考试专用通道，将考试区域与门诊区域隔绝，保证考生单向流动不交叉和快速流通。考试期间，医院全面落实省医师资格考试领导小组办公室《关于做好全省 2020 年医师资格考试疫情防控工作的通知》，制订医院考试疫情防控方案，完善人员配置和强化人员培训，建立发热门诊就诊绿色通道，确保考生顺利参加考试，完成 2020 年国家医师资格考试实践技能考试执考工作。
　（朱　政　周　萍）

●**第四届"紫金杯"全国口腔种植修复线上辩论会** 2020 年 8 月 8 日，由中华口腔医学会口腔种植专委会作为学术指导，南京医科大学附属口腔医院与江苏省口腔医学会联合主办的第四届"紫金杯"全国口腔种植修复辩论会决赛在线上举行。来自全国各大口腔院校 32 支代表队参加此次辩论，共计 20000 多人次在线观看。经过四轮共计 33 场云辩论激烈角逐，南京医科大学附属口腔医院代表队与北京大学口腔医院代表队获最佳团队并列第一名。辩手们旁征博引，展示各院校中青年医师的专业风采，为观众们带来精彩的学术盛宴。每场辩论后专家独到的点评则将临床与循证医学紧密结合，共助学科发展。（朱　政　周　萍）

●**EDEMTET 案例教学研讨会在宁召开** 2020 年 11 月 3 日，"EDEMTET 案例教学研讨会"在南京市口腔医院召开。EDEMTET 全称为 E-Campus for Dental Education supporting

Multidisciplinary Team-based learning and Evidence-based Treatment planning（支持基于组团学习和循证医学的多学科治疗计划的口腔医学教育网络），是荷兰奈梅亨大学、武汉大学、广西医科大学、南京大学、英国皇后学院 5 所国内外院校合作申请的线上教学平台，由 Erasmus＋基金资助。此次会议以案例教学和专业学位研究生培养为主题，3 家联盟单位的教师代表参加此次研讨会。
　（陈　珺　顾雅心）

●**市口腔医院完成口腔国家医师资格考试实践技能考试（口腔类别）任务** 2020 年 7 月 11—13 日，国家医师资格考试实践技能考试（口腔类别）在南京市口腔医院国家考试基地举行。其间，各部门明确职责、分工协作，组织得当，执考严谨，秩序井然。
　（陈　珺　顾雅心）

●**南医大二附院在南京地区住院医师规范化培训临床技能竞赛中获佳绩** 2020 年 11 月 18 日，南京地区住院医师规范化培训临床技能竞赛在南京鼓楼医院临床技能中心举行。南京医科大学第二附属医院 6 支参赛队获 3 个团队一等奖（儿科基地、外科基地、急诊基地），1 个团队二等奖（全科基地），1 名队员获个人前三名。
　（何　涛）

●**南京医科大学附属口腔医院教师在 2019 年全国高校（医学类）微课教学比赛中获佳绩** 2020 年 6 月 24 日，2019 年全国高校（医学类）微课教学比赛评审结果公布，南京医科大学附属口腔医院教师在比赛中共获一等奖 1 项，二等奖 1 项，三等奖 2 项，单项奖 3 项。此次微课教学比赛全国有 25 个省（市、自治区）93 所高校参加，共计 835 件微课作品参赛。
　（朱　政　周　萍）

●南京医科大学附属口腔医院教师获全省本科高校青年教师教学竞赛二等奖 2020年8月21—23日,由省教育科技工会主办的第三届全省本科高校青年教师教学竞赛暨第五届全国高校青年教师教学竞赛选拔赛在南京大学举行,全省52所本科院校139名40岁以下青年教师参赛。比赛由教学设计、课堂教学、教学反思3个环节构成,南京医科大学附属口腔医院口腔基础学系张玮获医学组二等奖。 (朱 政 周 萍)

●南京医科大学附属口腔医院在2020年"丝路杯"口腔医学研究生临床技能竞赛中获佳绩 2020年11月6—8日,由全国医科院校研究生院联盟主办,空军军医大学研究生院承办的2020年"丝路杯"口腔医学研究生临床技能竞赛在陕西省西安市举行。南京医科大学附属口腔医院参赛师生一行8人在副院长严斌带领下参加大赛,获团队项目二等奖、三等奖各1项,个人项目二等奖1项、三等奖2项,同时学院获团队综合奖二等奖。此次竞赛共有来自全国26所高校共78名口腔研究生参加。竞赛内容分为临床思辨、专业技能和临床科研设计3部分,其中专业技能主要考察选手在橡皮障及二类洞预备、上磨牙全瓷冠牙体制备、下颌智齿拔除缝合术、龈下刮治术4个方面的操作技能。近年来,该院积极推进教学改革,重视学生临床技能训练,以胜任力为导向创新实践教学模式,将岗位胜任力课程贯穿至口腔医学专业人才培养全过程。 (朱 政 周 萍)

●南京医科大学附属口腔医院在中华口腔医学会口腔遗传病与罕见病专业委员会学术年会上获多项荣誉 2020年10月29—31日,中华口腔医学会口腔遗传病与罕见病专业委员会学术年会在上海举办。会议邀请口腔医学领域的杰出学者出席并作特邀报告,围绕口腔遗传病与罕见病的预防、筛查、诊断、治疗和基础研究进行专题讨论。其间,会议面向全国在校研究生及临床工作者设置教学比武展示、病例分享、壁报展示与评比以及科普作品展示等环节。南京医科大学附属口腔医院王晓茜老师获"教学比武"银星奖,博士研究生娄姝(导师:王林教授)做大会发言并获壁报展示银星奖,博士研究生范如意(导师:徐艳教授)、褚壮壮(导师:汤春波教授)分获病例分享银星奖、铜星奖。
 (朱 政 周 萍)

●南京同仁医院医学检验科在技能竞赛中获佳绩 2020年11月4日,中国长江医学论坛——2020年检验医学年会暨江苏省第二十次临床检验学术会议在常州举行。来自江苏省医院共14支代表队参加第二届"Sysmex-源恒杯"江苏省临床检验形态学知识及临床病例分析技能竞赛。南京同仁医院医学检验科许志杰和2名队友以扎实的专业基本功和出色的分析表达能力,获集体一等奖,许志杰获个人一等奖。 (王芹芹)

●2020第三届JLCC金陵心血管病大会在南京开幕 2020年12月19日,由南京鼓楼医院、东部战区总医院、江苏省中医院、南京脑科医院(胸科医院)、南京江北医院、北京健康促进会共同主办的"2020第三届JLCC金陵心血管病大会"开幕式于南京以"线上＋线下"的形式举行。大会主席、南京鼓楼医院徐标教授,东部战区总医院宫剑滨教授,江苏省中医院王振兴教授,南京脑科医院(胸科医院)黄进教授等共同出席开幕式。徐标教授、苏北人民医院何胜虎教授、东部战区总医院宫剑滨教授、徐州市中心医院付强教授、江苏省中西结合医院沈建平教授主持。中国医学科学院阜外医院杨跃进教授、北京大学第一医院霍勇教授、北京大学第三医院唐熠达教授、江苏省人民医院黄峻教授等10位专家做学术报告。
 (施利国 王 娟)

●南京鼓楼医院举办"医务社会工作的实践与探索"研修班 2020年11月19—21日,由江苏省人社厅主办,南京市人社局、南京鼓楼医院共同承办的江苏省人社厅专业技术人才知识更新工程(2020)"医务社会工作的实践与探索"高级研修班在南京鼓楼医院举办。来自省内各级医院、社会服务机构、基金会和行业协会的医务社会工作领域80余名专家参加研修。省人社厅、省民政厅、市人社局、市卫生健康委、市民政局等有关领导出席开班仪式。开班仪式由南京鼓楼医院党委委员、纪委书记、江苏省医院协会医院社会工作暨志愿服务工作委员会主任委员岳飙主持。南京市儿童医院、南京市第一医院、南京鼓楼医院、南京雨花城南口腔医院相关项目负责人分别分享各自医院的创新成果。
 (施利国 杨 霈)

●第四届中国实验血液学血管生物学组会议暨第三届紫金血栓与止血论坛 2020年8月29日,由中国实验血液学血管生物学组及南京鼓楼医院血液科主办、南京鼓楼医院集团承办的"第四届中国实验血液学血管生物学组会议暨第三届紫金血栓与止血论坛"在线上举办。鼓楼医院血液科主任陈兵主持开幕式。院长韩光曙致欢迎辞。国家杰出青年科学基金获得者胡豫,山西医科大学血液病研究所所长杨林花,上海交通大学基础医学院副院长刘俊岭,苏州大学"特聘教授"、江苏省血液研究所副所长戴克胜,北京大学血液病研究所副所长、中华免疫学会血液免疫分会副主任委员张晓辉,华中科技大学附属协和医院主任医师、中华血液学会青年委员会副主任委员梅恒,中国医学科学院北京协和医院血液科主任医师赵永强,复旦大学中山医院血液学博士研究生导师程韵枫教授等 17 位专家学者发言。据统计,会议线上点击观看量为 6952 人次。

(施利国　周荣富)

● **全国实用妇科内分泌培训工程暨第九届妇科内分泌疾病诊疗学习班在东南大学附属中大医院举行** 2020 年 7 月 4—5 日,全国妇科内分泌培训工程暨东南大学附属中大医院第九届妇科内分泌疾病诊疗学习班、金陵女性健康高峰论坛以线上线下方式在中大医院举行。来自全国各地妇产科医生 6000 余人参加培训,其中,有 80 余人在中大医院学术报告厅现场参与。此次学习班由中国妇幼保健协会妇科内分泌专业委员会、杏霖妇科内分泌研究院主办,东南大学附属中大医院承办。学习内容为妇科内分泌常见病知识及前沿技术。

(康志扬)

● **中国肝癌介入 MDT 联盟全国首场巡讲在盐城举办** 2020 年 7 月 31 日,由中国肝癌介入 MDT 联盟主办,东南大学附属中大医院、盐城市第三人民医院承办的中国肝癌介入 MDT 联盟全国巡讲盐城站活动在盐城市第三人民医院举行。这是中国肝癌介入 MDT 联盟全国巡讲活动的第一站,线上线下同步启动,线下来自东南大学附属中大医院肝癌 MDT 团队的专家组成员与盐城市第三人民医院肝癌 MDT 团队专家组成员、盐城地区各医院相关医务人员近 200 人参会,线上超过 3 万多人观看专家巡讲讲座及病例讨论,共同分享肝癌介入与多学科诊疗的新理念、新进展和新科普知识。

(康志扬)

● **南医大二附院举办住院医师规范化培训班** 2020 年 7 月 7 日,南京医科大学第二附属医院在全科医学综合楼大教室举办住院医师规范化培训班。各专业基地负责人、教学主任、规培秘书、带教教师代表共 57 人参加。

(田　埜)

● **第七届儿童自身免疫性疾病诊治进展学习班** 2020 年 11 月 7 日,由南京医科大学第二附属医院儿童医学中心主办,江苏省医学会儿科分会全科医学学组承办的"第七届儿童自身免疫性疾病诊治进展学习班"在南京举行。学习班采用线上和线下模式,上海市儿童医院陆权教授、上海市第一人民医院洪建国教授、南京医科大学第二附属医院甘卫华教授、南京市儿童医院卢孝鹏教授等知名专家分别在现场和线上讲学,共有近 1000 人参加。

(何　涛)

● **安全静脉输液治疗与肿瘤护理管理新进展研讨班暨改良型中等长度静脉导管资质认证培训班** 2020 年 11 月 13 日,由南京医科大学第二附属医院护理部主办、静疗肿瘤专科组承办的 2020 年第 5 期"安全静脉输液治疗与肿瘤护理管理新进展研讨班暨改良型中等长度静脉导管资质认证培训班"在线上与线下举行。培训聚焦静脉治疗和肿瘤护理的热点和难点,特邀领域内专家作专题报告,为静疗肿瘤患者提供全方位个体化护理科学经验,共有 300 余名学员参加。

(何　涛)

● **江苏省腔镜甲状(旁)腺手术学习班** 2020 年 10 月 30—31 日,由江苏省中西医结合医院主办的 2020 年江苏省腔镜甲状(旁)腺手术学习班在南京举办,同时江苏省医师协会微创医学专业委员会甲状腺外科学组正式成立,江苏省中西医结合医院甲状腺乳腺外科主任王建华教授当选第一届委员会甲状腺外科学组组长。常州第一人民医院江勇主任、江苏省人民医院斯岩主任、连云港市第一人民医院周军主任、徐州市中心医院奚海林主任等省内外十数名甲状腺外科专家,就经乳晕、经口腔、经颈下、经腋下、腔镜辅助等不同入路

的腔镜甲状腺手术进行探讨,对腔镜甲状腺手术的建腔、术中出血、术后淋巴瘘、术中甲状旁腺的保护、淋巴结的清扫等进行讨论。还对疑难局部晚期甲状腺癌的外科处理等进行经验分享,手术视频展示吸引众多参会者。开展研究生学术沙龙活动,来自上海交通大学医学院、南京大学医学院、南京医科大学等 6 所大学附院的年轻医生,就各自研究领域汇报,导师们及与会专家就相关热点及进一步研究方向进行学术交流讨论。

(杨　鸣　王熹微)

● **金陵内分泌与代谢病论坛** 2020 年 11 月 26—28 日,由江苏省中西医结合医院主办的金陵内分泌与代谢病论坛在宁举办。来自美国、日本、韩国等国外著名内分泌专家,国内内分泌学界知名专家宁光院士、赵家军教授、单忠艳教授、童南伟教授等及中青年学者,展开充分的交流和讨论。论坛由江苏省中西医结合医院副院长刘超主持。专家们对国家重大疑难疾病中西医临床协作项目支持下编写完成的 Graves 病中西医结合诊疗专家共识进行专题讨论。副院长刘超进行《逆转糖尿病》的专题讲座。全面阐述如何逆转前期和初发糖尿病,肯定限食对逆转糖尿病的有效作用。陈国芳教授分享《限食疗法治疗代谢性疾病》的专题。从 2 个实际病例出发,介绍短期极低热量限食疗法(VLCD)对初发糖尿病的逆转作用。宁光院士、赵家军教授、单忠艳教授、童南伟教授、刘伟教授等著名内分泌专家讲述智慧医学与未来医学、内分泌罕见病、甲状腺自身抗体应对、糖尿病与微血管并发症、多囊卵巢综合征诊治等内分泌领域的最新研究进展,探讨对内分泌疾病,如甲状腺结节、Graves 病等评估与诊治心得。美国 Susan J Mandel、日本 Takashi Akamizu、韩国 Youngkee Shong 等教授讨论低危甲状腺癌的管理、

自身免疫性甲状腺疾病的管理、Graves 病的药物治疗等。国内著名的青年内分泌专家罗湘杭教授、关海霞教授、陈康教授、叶蕾教授、宋勇峰教授分别分享现代罕见骨病、碘与甲状腺结节、内分泌罕见病、甲状腺微小癌、血脂紊乱和认知障碍等领域的研究和临床经验。李长贵教授、邹和建教授、陈海冰教授和国内外痛风领域专家分享国内外高尿酸血症/痛风诊治的异同，交流高尿酸血症和痛风领域的基础研究进展。毕艳教授、张梅教授分享有关原发性醛固酮增多症诊治、调节性 T 淋巴细胞治疗 I 型糖尿病的进展。日本福岛医科大学 Shunichi Yamashita 教授就福岛核电站事故发生后甲状腺癌筛查的经验进行分享，韩国 Wonbae Kim 教授就 T4 联合 T3 治疗甲减的可行性探讨。论坛作为内分泌专业领域较有影响力的学术会议，20 年来内分泌学界知名学者受邀纷来金陵论道，以解决实际临床问题为导向，推动内分泌与代谢病的相关研究，旨在提高内分泌医生临床诊治水平。

（杨 鸣 王熹微）

●市中医院药物临床试验机构举办 2020 年度 GCP 培训班　2020 年 8 月 8—23 日，由南京中医药学会主办，南京市中医院国家药物临床试验机构承办的 2020 年"药物临床试验质量管理规范"培训班线上举办。培训包含新形势下方案设计技术要求，伦理审查原则，质量保证以及研究者职责等 GCP 关键技术内容。培训班参加人数共 848 人，学员完成培训课程并进行考核。（周莉莉 邵 颖）

●市中医院承办风湿病中西医结合诊疗进展暨南京市名中医徐蕾教授学术经验研修班　2020 年 10 月 24 日，南京市中医院风湿病科、"徐蕾名中医工作室"主办的"风湿病中西医结合诊疗进展暨南京市名中医徐蕾教授学术经验研修班"

于线上举办。线上参加累计达 1 万余人次。此次学习班具有较高的学术价值，增加风湿专科医生对风湿病中西医诊疗进展的了解，提高其诊治能力和水平。

（周莉莉 邵 颖）

●针灸治疗女性围绝经期综合征暨"陆瑾主任名中医工作室"临床研修班　2020 年 10 月 31 日—11 月 1 日，由南京针灸学会主办、南京市中医院"陆瑾名中医工作室"和"陈朝明名中医工作室"联合承办的"针灸治疗女性围绝经期综合征暨陆瑾名中医工作室临床研修班"在市中医院学术报告厅举办，来自南京及其周边地区 200 余名专家参加。此次继教班围绕围绝经期综合征、脊柱相关病等方面，以临床研究为主进行深入全面的学术探讨和交流，更为南京地区针灸医师系统学习蝶腭神经节透刺法、星状神经节埋线等业内关注的新技术提供难得的学习机会，多位学术带头人和名中医丰富的临证经验开阔广大学员眼界和思路。专家学者立足各自领域，结合实战经验，高水准、广视野、多层次地阐释对针灸临床的见解，反响热烈，学术氛围浓厚。（周莉莉 邵 颖）

●市中医院举办金陵医派老年医学传承与推广培训班　2020 年 11 月 21 日，由南京中医药学会老年病专业委员会和南京市中医院主办的江苏省中医药继续教育项目"金陵医派老年医学传承与推广培训班"暨 2020 年南京中医药学会老年病专业委员会学术年会、南京市名中医骆天炯教授学术经验研修班、南京市名中医张钟爱教授学术经验研讨班于线上举办。同时在线直播观看人数多达 130 余人次，回放点击率破 2000 次。邀请著名金陵医派名中医专家、第一批国家名老中医刘永年，老年科主任骆天炯等介绍金陵医派相关的老年医学的学术经验，保持并传承金陵医派的中医特色。南京市中

医院张钟爱教授、金小晶教授分享金陵医派的膏方应用特色和中药治疗幽门螺杆菌的相关研究；英国自然医学院针灸科主任王天俊教授介绍针灸脑病理论在老年痴呆上的运用；日本关西地区中医研究会首席主任王强教授分享傅宗翰临证心得等。（周莉莉 邵 颖）

●2020 年金陵中医肾病论坛暨慢性肾脏病中医辨治思路学习班　2020 年 12 月 9 日，由南京中医药学会主办、南京中医药学会肾病分会、南京市中医院肾病科、"邹燕勤名中医工作室"、"孔薇名中医工作室"承办的"2020 年金陵中医肾病论坛暨慢性肾脏病中医辨治思路学习班"在南京市中医院科研综合楼举行。此次论坛和学习班由 8 位专家授课，来自省内的中医名家、肾脏病专家，就肾脏疾病的应用研究、研究进展、学术进展、经验总结等作报告和交流。此次论坛及学习班受到学员一致好评。

（周莉莉 邵 颖）

●全国性病实验室总结研讨会暨性传播疾病实验室诊断技术培训班　2020 年 9 月 14—17 日，中国医学科学院皮肤病医院（中国医学科学院皮肤病研究所）在携手医防 App 平台举办全国性病实验室总结研讨会暨"性传播疾病实验室诊断技术培训班"线上会议及培训。此次培训会议由中国医学科学院皮肤病医院（中国医学科学院皮肤病研究所）参比实验室主任尹跃平教授主持。性病控制中心副主任陈祥生教授、性病中心相关科室主任及参比实验室的研究技术人员共 11 名教师承担此次授课任务。参会代表 1115 人，分别来自全国 31 个省、市、自治区、新疆生产建设兵团，1034 人完成学习并通过考核。（吴晶晶）

●中国医学科学院皮肤病医院在西藏举办性病实验室检测培训班　2020 年 9 月 7—11 日，中国医

学科学院皮肤病医院(中国医学科学院皮肤病研究所)参比实验室协助西藏自治区疾控中心,在拉萨举办性病实验室检测培训班。参比实验室尹跃平、陈绍椿、韩燕和徐文绮等在培训班上授课及现场实验检测示教。课程内容涵盖5种性病诊断标准及实验要求,5种性病实验室诊断及注意事项,设置3类性病实验室检测的模拟示教及实验操练。通过培训,学员的性病实验室检测能力得到有效提升。

(吴晶晶)

● **中国预防与控制梅毒规划(2010－2020年)终期评估网络培训会**
2020年10月14日,中国医学科学院皮肤病医院性病控制中心组织召开《中国预防与控制梅毒规划(2010－2020年)》(以下简称梅毒规划)终期评估培训会。全国各省(区、市)及新疆生产建设兵团疾病预防控制中心分管领导、相关科室负责人以及专业技术人员逾500人参加会议。会上,从数据收集来源、评估方法、考评标准等方面围绕16个指标逐条介绍并提出建议,针对代表提问,展开讨论,达成共识。会后,性病中心组织开发、整理形成终期评估相关文件及培训工具,通过百度网盘方式提供给各省下载使用。 (吴晶晶)

● **全国皮肤病理学习班** 2020年12月21—27日,中国医学研究院皮肤病医院(中国医学科学院皮肤病研究所)举办全国皮肤病理学习班。授课教师均为该院所病理科具有丰富临床及病理经验的教授或医生。课程包括皮肤病理基础知识、不同病理模块或不同来源肿瘤等。每天吸引1000多人在线学习,累计逾7000人次参加。该学习班吸引全国各地临床皮肤科医生参加,获得业内普遍认可。

(吴晶晶)

● **市第二医院举办"结核病多学科诊疗进展"学习班** 2020年12月

4—6日,南京市第二医院(江苏省传染病医院)主办的国家级继续医学教育项目"结核病多学科诊疗进展"学习班在南京举办,100余名来自全省各地的结核病领域医护工作者参加学习。邀请上海公共卫生临床中心卢水华教授、上海市肺科医院结核科范琳教授、大连市结核病医院路希维教授、安徽省胸科医院结核科王华教授及该院副院长张侠、结核三科曾谊主任等著名专家作专题学术讲座,介绍结核病的最新诊疗进展、防控形式及措施、学校结核病控制与管理、结核病内外科联合治疗等学科前沿知识。讲座内容包括:后疫情状态下的结核病的防治、结核病诊断技术的新进展、江苏省结核病防控规划与展望、结核病的规范化诊断及治疗等,并进行病例讨论。(林霏申)

● **市儿童医院举办"2020金陵儿科呼吸论坛暨全国儿科呼吸系统疾病新进展"学习班** 2020年11月12—14日,南京市儿童医院呼吸科举办"2020金陵儿科呼吸论坛暨全国儿科呼吸系统疾病新进展"学习班。该班邀请儿科相关领域众多知名专家,围绕小儿呼吸系统疾病诊治技术的新概念、新技术、新治疗方案进行学术讨论,省内外近300名医护人员参加。

(钱 昆 姚银銮)

● **市儿童医院举办"金陵小儿神经论坛暨精准医学在儿童神经系统疾病应用进展"学习班** 2020年11月13—14日,南京市儿童医院举办金陵小儿神经论坛暨"精准医学在儿童神经系统疾病应用进展"省级继续教育学习班。该班采取线上直播形式,参会人数达3588人。(钱 昆 姚银銮)

● **市儿童医院举办"临床微生物新技术与新进展"学习班** 2020年11月20—21日,南京医学会检验专科分会青委活动——微生物专业学术沙龙以及"临床微生物新技

术与新进展学习班"在南京举办。邀请省内临床、检验专家授课,旨在加强疫情常态化下的微生物检验与临床的沟通对话,提高临床微生物学、免疫学诊断技术以及实验室质量管理水平,推动微生物新技术普及应用。(钱 昆 姚银銮)

● **市口腔医院举办口腔颌面数字化影像多学科应用高峰论坛**
2020年10月22—25日,南京市口腔医院举办数字化口腔颌面影像诊断及操作技能规范化培训暨江苏省第六届数字化口腔多学科应用专家论坛及南京市口腔医院集团口腔颌面医学影像专科联盟第三次代表大会。会上,邀请多所院校多学科著名专家授课,来自各大院校、省内各口腔专科医院专家、学者和南京市口腔医院集团口腔颌面医学影像专科联盟代表近300人参加。此次会议首次将多学科与专科融为一体,体现人文、感控、管理多学科并举的重要性。

(陈 珺 顾雅心)

● **市中西医结合医院举办中西医结合治疗胃食管反流病学习班**
2020年12月25—27日,南京中西医结合医院联合南京中西医结合学会举办2020年省级中医药继续教育项目"中西医结合治疗胃食管反流病学习班"。学习班上,国家岐黄学者、江苏省名中医沈洪教授作《炎症性肠病和肠道微生态》专题授课,南京鼓楼医院副院长于成功作《Barrett's食管的诊治进展》专题报告,江苏省名中医田耀洲教授作《大肠腺瘤中西医诊治进展》报告,江苏省名中医郑亮教授分享胃食管反流病中西医诊治新的认识和体会,江苏省名中医金小晶教授讲授《中医药治疗胰腺假性囊肿》专题内容,中国老年医学会消化分会委员孙为豪教授作《中西医结合治疗幽门螺杆菌感染——有效提高Hp根除率/减少抗生素耐药》专题报告,全国名中医刘沈林教授作《辨证治疗对胃肠肿瘤并

发症状的缓解作用——临床案例3则分析》专题讲座，南京中医药大学副校长孙志广对《幽门螺旋杆菌根除前后胃微生物与胃相关疾病的关系》进行讲授，该院大内科副主任陈昱倩作《胃食管反流病治疗共识及肠道微生物－肠－脑轴与胃食管反流病的关联性初探》专题演讲，脾胃病科主任孙刚作《胃食管反流病鉴别诊断及治疗》专题报告。近100名学员参加学习。

（施春雷　侯晓云）

●**南京同仁医院举办麻醉继续教育学习班**　2020年12月6日，南京同仁医院麻醉科"特殊/危重病人围术期的处理策略"学习班在多功能厅举办。学习班共安排11个专题，采用讲座、病例讨论等形式，对危重病人麻醉和围术期管理的各项最新技术、最新进展进行探讨，吸引周边医疗机构80余人参加。近年来，该院麻醉学科不断突破发展，从基础平台学科逐渐走向多学科合作的中心学科。

（王芹芹）

●**南京同仁医院举办影像科继续教育学习班**　2020年12月12—13日，南京同仁医院举办"头颈及中枢系统影像与临床新进展"暨第五届"头颈影像及临床"论坛。为期2天的论坛共设置20多个论题，聚焦医学影像及临床新进展，侧重中枢、眼耳鼻喉影像，兼顾其他亚专科建设，110人次参加。

（王芹芹）

●**南京江北医院联合主办国家级继续教育项目**　2020年11月26—28日，由江苏省中西医结合医院（江苏省中医药研究院）、山东省痛风病临床医学中心、南京江北医院联合举办的国家级继续教育项目第十八届内分泌与代谢病论坛暨内分泌与代谢病的中西医结合诊疗策略学习班、第十届东方痛风论坛、第一届南京江北内分泌论坛在宁举办。来自北京、上海、广东、四川、山东、中国台湾地区以及美国、日本、韩国的高尿酸血症及痛风领域的206名专家学者参加此次论坛，针对高尿酸血症/痛风、共识与争议、现状与前景等多个板块进行专题发言，就目前高尿酸血症与痛风基础研究及临床诊疗中的热点问题作专题报告，内分泌代谢学科专家从临床工作角度出发，将理论知识与临床实际相结合，进行深入浅出的讲解，为提高全国内分泌科医师的医疗水平、医疗服务质量起到重要的推动作用。

（顾慧君）

●**市急救中心召开院前医疗急救专业技能培训班暨院前急救质量控制学术会议**　2020年12月19—21日，南京市急救中心在突发公共卫生事件应急指挥中心召开南京市院前医疗急救专业技能培训班暨南京市院前急救质量控制学术会议。中心领导、自管分站急救人员，各急救网络医院急诊急救人员及相关专家170余人参会。顾帮朝、郭庆华、魏强、王军、高飞、程凡菊、蒋雷、张晓凡、秦海东、严智勇、范婷婷、朱淑媛等12名急救专家及部门负责人作学术报告。省市卫生健康委有关领导出席开班仪式并致词。

（国立生）

医药科学研究

Scientific Research of Medical Sciences

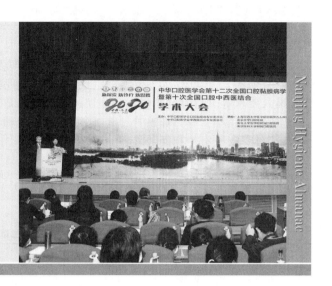

●**概况** 2020 年,市属医疗卫生机构共获批系统外各级各类科研项目 311 项,获得经费近 8 千万元,其中,立项国家自然科学基金项目 137 项,包括重点项目 2 项、面上项目 46 项、青年项目 88 项、优青项目 1 项。立项省重点研发计划(社会发展)项目 10 项,包括临床前沿技术项目 5 项、面上项目 5 项。立项省自然科学基金项目 50 项,包括杰青项目 1 项、优青项目 1 项、青年项目 37 项、面上项目 11 项。立项省卫健委医学科研项目 33 项。获国家科技进步二等奖(第二完成单位)1 项。2020 年度省科学技术奖 10 项,其中一等奖 1 项、二等奖 3 项、三等奖 6 项。2020 年江苏医学科技奖 9 项,其中一等奖 4 项、二等奖 2 项、三等奖 3 项。省医学引进新技术评估奖 41 项,其中一等奖 15 项、二等奖 26 项。授予市卫生与健康新技术奖 25 项,其中特等奖 4 项,一等奖 9 项、二等奖 12 项。新入选国家百千万人才、长江学者(疫情防控)、国家优青、省杰青、省优青各 1 人。引进国家杰青 1 人、省优青 1 人。

召开第二轮南京临床医学中心建设启动会并授牌,完成合同签订及建设计划制订,全面启动建设工作。谋划建设公共卫生研究平台,拟整合南京地区高校、医院、公卫机构等优势资源建设开放协同的公共卫生研究平台。支持市疾控中心与南医大共建附属疾控中心。规范做好 2020 年度省科学技术奖、省卫健委医学科研项目和医学引进新技术评估奖的申报、初评及推荐工作。继续开展南京市医学科技发展资金项目网上申报、评审、过程管理及验收,新立项杰出青年基金项目 10 项,资助经费 250 万元,重点项目 40 项,资助经费 430 万,一般性课题 126 项(含中大医院项目 6 项),资助经费 494.8 万元。组织申报 2020 年度市科技局外专局"345"人才引进项目,鼓楼医院引进的林安宁教授获批"急需紧缺"外国专家引进计划立项。组织开展省职业健康重点实验室申报工作,推荐实验室 3 个。落实全程闭环要求加强项目过程管理,完成市"十三五"医学创新平台项目考核验收工作,对 11 个医学重点实验室开展 2019 年度考核,对 5 个样本库、7 个院士工作站进行建设期满验收。完成"十三五"卫生青年人才年度考核工作,根据考核结果调整 2020 年度资助额度,下拨资助经费 947.6 万元。强化医学研究项目登记备案管理,开展全市临床研究项目备案情况调查,做好医学伦理委员会网上备案审核,组织各单位完善国家医学研究登记备案系统体细胞项目填报,加强新冠肺炎科研攻关成果信息发布及样本等管理。修订印发《南京市医学科学技术成果奖励办法》(宁卫科教〔2020〕6 号)。加强科技经费管理,完成 2019 年度卫生科技发展专项资金绩效评估。接受市财政局财政监督局关于 2019－2020 年市卫生科技发展专项资金管理使用情况检查。开展全市卫生科教工作"十三五"总结评估和"十四五"规划编制工作,提供 2021 年市委一号文件相关内容。依法依规开展南京地区病原微生物实验室生物安全监管工作,全力推进实验室登记备案,认真做好网上登记材料审核,组织专家开展现场验收,严格把关,确保通过备案的实验室符合生物安全要求。2020 年,南京地区共有 175 个实验室完成备案。不间断开展监督检查,以疫情防控期间 PCR 实验室生物安全监督检查为重点,通过开展多轮专项督查、不定期抽查、安全生产检查、年度检查等多种形式,做到常态化、全覆盖督查,对发现的问题均下发问题清单,督促及时整改。持续开展南京地区核酸检测量日报工作。严格样本运输条件把关,对在南京市域范围内开展新冠肺炎"应检尽检"样本运输单位,加强相关资质和运输条件审核把关,先后公布三批次 37 家符合条件运输单位名单。重点围绕新冠病毒核酸检测实验室生物安全开展生物安全知识网上培训,全市各级各类医疗卫生机构、病原微生物实验室共 2300 人次参加培训。配合推进全市医疗卫生机构 PCR 实验室建设进度,8 月,组织 31 家应建未建单位,围绕实验室生物安全备案、临检中心 PCR 实验室准入要求等进行专题培训。

坚持问题导向,着力理顺管理体系,针对委实验室生物安全管理工作的体系、制度不够健全、组织领导亟待加强问题,成立市卫健委实验室生物安全管理领导小组和办公室,制定印发《南京市病原微生物实验室生物安全事件应急处置预案》。针对市级医疗卫生机构生物安全管理方面权威专业人才比较缺乏、专业指导和支持不足问题,组建市级专家库,遴选首批 20 名专家入库,通过召开学习会、安排参加督查工作等方式,提升专业能力。针对责任传导不到位、区级卫生健康部门监管作用尚未有效发挥问题,进一步明确市、区两级卫生健康部门职责,压实各区卫健委属地监管责任,推动构建上下联动、齐抓共管工作格局。针对基层反映的不同领域专家对实验室生物安全标准理解不一、给基层单位实验室的建设和管理带来困扰的问题,组织各方代表先后召开两场专家讨论会,研究制定南京市一、二级生物安全实验室基本要求和备案评估表,形成统一的标准要求。

(王　倩　徐　颖)

附表 1　2020 年全市医药科学研究获奖项目

序号	完成单位及研究者	项目名称	等级
1	南京市口腔医院杨　驰、胡勤刚、陈敏洁	颞下颌关节外科技术创新与推广应用	国家科技进步奖二等奖
2	南京鼓楼医院徐　运、张梅娟、朱晓蕾等	免疫炎症与缺血性卒中转归的机制及临床转化研究	中华医学科技奖二等奖
3	江苏省人民医院李春坚、王家驯、黄　峻等	急性冠脉综合征早期诊断与优化溶(抗)栓治疗研究	中华医学科技奖三等奖
4	江苏省人民医院束永前、马　佩、徐同鹏等	胃癌精准诊疗新策略的建立及推广应用	中华医学科技奖三等奖
5	南京医科大学附属儿童医院莫绪明、彭　卫、郁　迪	复杂先心病脑保护策略研究及临床应用	中华医学科技奖三等奖
6	东部战区疾病预防控制中心李越希、汪春晖、杨志新	生物威胁病原快速检测和消杀产品的研制及应用	军队科技进步二等奖
7	东部战区疾病预防控制中心朱　进、岳　岩、周婷婷	影响部队战斗力相关传染病的治疗性抗体研究	军队科技进步二等奖
8	南京市妇幼保健院沈　嵘、石中华、丁虹娟等	子痫前期临床多模式管理及分子机制的应用基础研究	华夏医学科技奖二等奖
9	江苏省人民医院张红杰、汤玉蓉、周希乔等	肠道免疫炎症与功能障碍性疾病基础与临床研究	华夏医学科技奖三等奖
10	南京市第一医院张颖冬、蒋　腾、田有勇	基于炎症—血管机制的神经变性病防治新靶点	华夏医学科技奖三等奖
11	东南大学附属中大医院刘　玲、杨　毅、邱海波等	呼吸衰竭患者精准化呼吸支持治疗体系的进步	华夏医学科技奖三等奖
12	东南大学附属中大医院袁勇贵、岳莹莹、张钰群等	心身疾病的规范化诊治和发病机制研究	高等学校科学研究优秀成果奖二等奖
13	江苏省人民医院陆　晓、励建安、林　松等	运动康复在心血管疾病中的临床应用及其机制	中国康复医学会科学技术奖二等奖
14	江苏省中医院江志伟、龚冠闻、刘　江	加速康复外科在胃癌中的体系建立与推广应用	中国医药教育协会科学技术奖科技创新奖一等奖
15	江苏省中医院孙建华、裴丽霞、耿　昊等	"调神健脾"针法治疗肠易激综合征方案的构建及临床应用	中国针灸学会科学技术奖二等奖
16	江苏省中医院王培民、马　勇、茆　军等	中医外用制剂传承创新的临床及转化研究	中国中医药研究促进会科技进步奖二等奖
17	江苏省中医院沈计荣	基于中日友好医院分型中西医结合股骨头坏死的系列保髋研究	中国中医药研究促进会科技进步奖二等奖
18	南京市中医院顾　宁、何小丽、田晓婕等	医院制剂稳心律合剂对心房颤动患者生活质量与证候学评分的影响及机制初探	中国中西医结合学会心血管病专业委员会科学技术奖三等奖
19	南京市妇幼保健院许争峰、胡　平、蒋　涛等	出生缺陷三级干预技术研究及临床实践	中国出生缺陷干预救助基金会科学技术奖二等奖
20	南京医科大学附属口腔医院王林、潘永初、张卫兵等	非综合征型唇腭裂的遗传易感性及其机制研究	中华口腔医学科技奖三等奖

续表

序号	完成单位及研究者	项 目 名 称	等 级
21	南京市中西医结合医院刘万里、钮晓红、王　旭等	《常见病外治疗法丛书》	中华中医药学会科学技术奖学术著作奖
22	南京鼓楼医院徐　运、张梅娟、李敬伟等	缺血性脑卒中相关精准诊疗的转化研究	江苏省科学技术奖一等奖
23	江苏省中医院方祝元、余江毅、唐蜀华等	重大慢病相关肾损害的中医药防治转化应用研究	江苏省科学技术奖一等奖
24	江苏省人民医院李春坚、王家驷、黄　峻等	急性冠脉综合征早期诊断与优化溶(抗)栓治疗研究	江苏省科学技术奖二等奖
25	江苏省人民医院季　晶、刘　妍、王晓明等	颅脑外伤的病理基础及再生修复研究	江苏省科学技术奖二等奖
26	南京市第一医院陈绍良、张　航、谢渡江	肺动脉高压及肺动脉去神经术的机制与临床研究	江苏省科学技术奖二等奖
27	南京市第一医院姚庆强、吴铁成、王黎明	3D打印骨关节修复重建创新技术体系	江苏省科学技术奖二等奖
28	江苏省中医院王培民、马　勇、茆　军等	"易层"贴敷技术治疗膝骨关节炎的临床与基础研究	江苏省科学技术奖二等奖
29	江苏省中医院刘沈林、舒　鹏、王瑞平等	益气化瘀解毒方治疗进展期胃癌的方药创制与疗效评价及其转化应用	江苏省科学技术奖二等奖
30	东南大学附属中大医院孙子林、郭晓蕙、邱山虎等	糖尿病自我管理教育/支持体系的建立、应用和推广	江苏省科学技术奖二等奖
31	南京脑科医院姚志剑、卢　青、史家波等	基于脑磁源性影像的抑郁症评估分析技术及其应用	江苏省科学技术奖二等奖
32	江苏省人民医院张国新、杨宁敏、叶　峰等	幽门螺杆菌致病新机制和诊疗新策略的研究与应用	江苏省科学技术奖三等奖
33	南京鼓楼医院高　下、柴人杰、钱晓云等	感音神经性耳聋的基础与临床研究	江苏省科学技术奖三等奖
34	南京市第一医院曹长春、万　辛、李汶汶	急性肾损伤早期干预的靶点筛选及预防监测的临床应用	江苏省科学技术奖三等奖
35	东南大学附属中大医院陆文彬、马根山、盛祖龙等	炎症性单核细胞对心肌梗死后心肌重塑的影响及机制	江苏省科学技术奖三等奖
36	江苏省肿瘤医院冯继锋、赵立文、张　勤	国家一类新药甲磺酸奥瑞替尼的研发和临床应用	江苏省科学技术奖三等奖
37	南京脑科医院柯晓燕、邓慧华、李　贽等	多模态心理评估技术及生物学标记在儿童行为评价中的应用	江苏省科学技术奖三等奖
38	南京医科大学附属儿童医院金　玉、吴稚伟、张　卓	EV71感染致重症手足口病的基础和临床研究	江苏省科学技术奖三等奖
39	南京市妇幼保健院沈　嵘、石中华、贾雪梅等	基于血清学辅助早期诊断为基础的妊娠期糖尿病临床多模式管理的应用	江苏省科学技术奖三等奖
40	南京市妇幼保健院童梅玲、池　霞、张　昕等	0－6岁儿童眼健康的基础研究与临床综合管理	江苏省科学技术奖三等奖
41	南京医科大学附属口腔医院严　斌、胡轶宁、张光东等	低剂量高性能口腔颌面锥形束CT成像关键技术及应用	江苏省科学技术奖三等奖
42	南京市口腔医院骆小平、孟翔峰、张　红	牙及牙列重度磨损的数字化、微创化咬合重建修复	江苏省科学技术奖三等奖
43	江苏省人民医院李春坚、王家驷、黄　峻等	急性冠脉综合征早期诊断与优化溶(抗)栓治疗研究	江苏省医学科技奖一等奖
44	江苏省人民医院孙跃明、封益飞、唐俊伟等	结直肠癌相关分子靶标发现及临床综合治疗新技术研发	江苏省医学科技奖一等奖
45	南京鼓楼医院徐　运、张梅娟、朱晓蕾等	缺血性脑损伤免疫炎症机制以及临床转化研究	江苏省医学科技奖一等奖
46	南京鼓楼医院王东进、周　庆、潘　俊等	急性A型主动脉夹层创新性诊疗的临床应用	江苏省医学科技奖一等奖
47	南京鼓楼医院李晓强、桑宏飞、李文东等	髂静脉受压综合征的临床诊治与基础研究	江苏省医学科技奖一等奖
48	南京脑科医院柯晓燕、邓慧华、李　贽等	儿童心理发展相关行为的评定及生物学标记	江苏省医学科技奖一等奖

续表

序号	完成单位及研究者	项 目 名 称	等 级
49	江苏省人民医院程文俊、周树林、姜 旖等	基于肿瘤精准医疗理念的卵巢癌治疗新策略研究	江苏省医学科技奖二等奖
50	江苏省人民医院黄 茂、吉宁飞、张明顺等	支气管哮喘的发病机制及干预研究	江苏省医学科技奖二等奖
51	江苏省人民医院束永前、徐同鹏、马 佩等	胃癌精准诊疗新策略的建立及推广应用	江苏省医学科技奖二等奖
52	江苏省人民医院邵 凤、王 璐、周 辰等	14C 示踪技术为特色的新药 I 期临床评价关键技术平台建设	江苏省医药科技奖二等奖
53	南京市第一医院王书奎、何帮顺、潘玉琴	结直肠癌新型肿瘤标志物的筛选鉴定及其临床应用	江苏省医学科技奖二等奖
54	南京医科大学附属口腔医院严斌、吴大明、谢理哲等	口腔颌面锥形束 CT 成像关键技术的创新及相关转化医学研究	江苏省医学科技奖二等奖
55	江苏省人民医院刘 莉、赵黎黎、范志宁等	自体黏膜移植治疗食管良性狭窄的内镜创新诊疗研究	江苏省医学科技奖三等奖
56	江苏省人民医院张红杰、陈允梓、马晶晶等	炎症性肠病诊断治疗及发病机制研究	江苏省医学科技奖三等奖
57	东南大学附属中大医院张建平、李 远、季国忠等	基于肿瘤—微环境交互作用的肝癌侵袭转移分子机制研究	江苏省科学技术奖三等奖
58	东南大学附属中大医院张建平、杨 叶、沈 健等	基于肿瘤—微环境交互作用的肝癌进程机制、关键靶点及干预研究	江苏省医学科技奖三等奖
59	东南大学附属中大医院缪 林、李全朋、季国忠等	胆管癌基础与临床研究	江苏省医学科技奖三等奖
60	江苏省中医药研究院霍介格、徐荷芬、邢海燕等	中医"和调平衡法"治疗肿瘤理论体系的创建及临床应用	江苏省科学技术奖三等奖
61	南京脑科医院王小姗、刘红星、唐 瞭等	发作性疾病(癫痫、偏头痛)的临床脑磁图应用	江苏省医学科技奖三等奖
62	南京脑科医院张 丽、阎 俊、潘 杨等	帕金森病和运动障碍疾病规范化诊疗系统研究	江苏省医学科技奖三等奖
63	南京市妇幼保健院沈 嵘、石中华、丁虹娟等	子痫前期发病机制及临床多模式管理的应用研究	江苏省医学科技奖三等奖
64	江苏省人民医院王宁宁等	内科治疗抵抗的肾性甲旁亢患者多学科精准诊疗	江苏省医学新技术引进奖一等奖
65	江苏省人民医院施海彬	多模态磁共振成像在缺血性脑卒中解剖及病因学诊断中的临床应用	江苏省医学新技术引进奖一等奖
66	江苏省人民医院蒋奎荣等	联合替代肝右动脉切除及重建的胰十二指肠切除术	江苏省医学新技术引进奖一等奖
67	江苏省人民医院刘庆淮等	OCTA 监测眼底新生血管消退在指导糖尿病视网膜病变手术时机中的应用	江苏省医学新技术引进奖一等奖
68	江苏省人民医院束永前等	胃癌个体化诊疗及预后标志物的研究	江苏省医学新技术引进奖一等奖
69	江苏省人民医院王淦楠等	头颅 CT 在心肺复苏预后评估中的应用	江苏省医学新技术引进奖一等奖
70	江苏省人民医院周炳荣等	经皮给药促渗新技术在皮肤病治疗中的应用	江苏省医学新技术引进奖一等奖
71	南京鼓楼医院陈 兵、许佩佩、徐 勇	基于人工智能的恶性血液病个体化诊疗策略体系构建与实施	江苏省医学新技术引进奖一等奖
72	南京鼓楼医院陈东阳、张 雨	比基尼 DAA 微创全髋置换术	江苏省医学新技术引进奖一等奖
73	南京鼓楼医院高 下、钱晓云、陆 玲	透明化面神经和鼓索神经的手术策略在耳显微外科和侧颅底外科中的应用	江苏省医学新技术引进奖一等奖
74	南京鼓楼医院沈 洁、邹征云、刘宝瑞	以 TOMO 精准放疗为基础的放疗免疫整合医疗在肝癌的应用与评估	江苏省医学新技术引进奖一等奖
75	南京鼓楼医院王东进、薛云星、周 庆	主动脉根部包裹重建技术在 Stanford A 型主动脉夹层中的应用	江苏省医学新技术引进奖一等奖
76	南京鼓楼医院徐 标、魏钟海、宋 杰	新一代准分子激光经皮冠脉斑块消蚀术	江苏省医学新技术引进奖一等奖
77	南京鼓楼医院徐 运、陈海峰、邹君惠	脑小血管病早期诊断多模态 MRI 新技术	江苏省医学新技术引进奖一等奖

续表

序号	完成单位及研究者	项 目 名 称	等 级
78	南京市第一医院殷信道、张　宏、姜　亮	基于多模态 MRI 的人工智能技术在急性缺血性脑卒中诊疗及预后评估中的应用	江苏省医学新技术引进奖一等奖
79	南京市第一医院王书奎、何帮顺、潘玉琴	结直肠癌新型肿瘤标志物的筛选鉴定及其临床应用	江苏省医学新技术引进奖一等奖
80	南京市第一医院张颖冬、刘宇恺、陈响亮	结合多模 MRI 的卒中后认知障碍预测平台的应用	江苏省医学新技术引进奖一等奖
81	南京市第一医院陈　鑫、邱志兵、肖立琼	闭式体外循环下经右胸小切口微创心脏瓣膜手术	江苏省医学新技术引进奖一等奖
82	东南大学附属中大医院陈　明、吴剑平、李健	免气腹 3D 腹腔镜下根治性前列腺切除术	江苏省医学新技术引进奖一等奖
83	东南大学附属中大医院黄英姿、李晓青、黄丽丽	PK/PD 导向重症感染患者抗生素预测模型建立和个体化—精准化治疗策略的临床应用研究	江苏省医学新技术引进奖一等奖
84	东南大学附属中大医院陶庆松、李俊生、嵇振岭	个体化精准诊治模式下的微创食管裂孔 疝修补术	江苏省医学新技术引进奖一等奖
82	东南大学附属中大医院李海歌、刘　斐、王　梅	多模态影像检查方法在乳腺癌中的应用研究	江苏省医学新技术引进奖一等奖
86	东南大学附属中大医院鲁一兵、丁大法、叶小龙	长链非编码 RNA 在甲状腺结节良恶性鉴别中的临床应用	江苏省医学新技术引进奖一等奖
87	东南大学附属中大医院应小燕、许波群、梁升连	MRI 三维重建技术在盆底功能障碍性疾病中的应用	江苏省医学新技术引进奖一等奖
88	江苏省中医院吴文忠、刘成勇、王晓秋	"通督调神"针刺法联合在线 BBTI 新技术在慢性失眠症中的临床应用	江苏省医学新技术引进奖一等奖
89	江苏省中医院朱清毅、苏　健、朱　辰	尿道途径辅助技术在经脐单孔腹腔镜复杂性下尿路手术中的创新性应用	江苏省医学新技术引进奖一等奖
90	江苏省肿瘤医院冯继锋、彭　伟、李　晟	新型非编码 RNA 检测技术在胃癌个体化治疗及预后判断中的应用	江苏省医学新技术引进奖一等奖
91	江苏省肿瘤医院张楼乾、张　治、周益琴	剑突下单孔胸腔镜全胸腺扩大切除技术应用与推广	江苏省医学新技术引进奖一等奖
92	江苏省肿瘤医院吴　强、倪　静、孙志华	外阴癌腹股沟前哨淋巴结的探测技术	江苏省医学新技术引进奖一等奖
93	南京脑科医院王小姗、刘红星、吴　迪	基于脑磁图和功能磁共振技术的偏头痛研究	江苏省医学新技术引进奖一等奖
94	南京医科大学附属儿童医院俞海国、马　乐、单鸣凤	川崎病血管炎发病机制研究及川崎病休克综合征(KDSS)临床策略	江苏省医学新技术引进奖一等奖
95	南京医科大学附属口腔医院程　杰、袁　华、江宏兵	"手术优先"正颌正畸联合矫治成人骨性 III 类错牙合畸形	江苏省医学新技术引进奖一等奖
96	南京市口腔医院闫福华、谭葆春、李丽丽	微创牙周诊疗技术在重度牙周炎患牙保存中的应用	江苏省医学新技术引进奖一等奖
97	南京市口腔医院李　煌、季　骏、贺智凤	数字化三维诊断指导下的阻生牙矫治体系	江苏省医学新技术引进奖一等奖
98	江苏省人民医院邵永丰等	孤立性房颤的微创外科治疗	江苏省医学新技术引进奖二等奖
99	江苏省人民医院林　征等	积极心理学视角下炎症性肠病患者心理品质模型构建及干预策略	江苏省医学新技术引进奖二等奖
100	江苏省人民医院孙跃明、封益飞等	腹腔镜手术联合纳米碳定位在早期结直肠癌非治愈性内镜切除术后追加外科手术中的临床应用	江苏省医学新技术引进奖二等奖
101	江苏省人民医院陈欢欢等	甲状腺相关眼病多参数 MRI 评估体系建立和临床应用	江苏省医学引进新技术奖二等奖
102	江苏省人民医院段　宇等	超声测定肌量与肌质量在老年肌少症诊断及治疗的临床应用	江苏省医学新技术引进奖二等奖
103	江苏省人民医院王大光等	皮肤镜、二氧化碳激光甲板开窗联合改良薄层切削术在黑甲诊疗中的应用	江苏省医学新技术引进奖二等奖
104	江苏省人民医院吴飞云等	磁共振扩散加权成像技术优化及在腮腺肿瘤鉴别诊断中的临床应用	江苏省医学新技术引进奖二等奖

续表

序号	完成单位及研究者	项 目 名 称	等 级
105	江苏省人民医院吴延虎等	达芬奇机器人系统下改良术式在心脏外科中的应用	江苏省医学新技术引进奖二等奖
106	江苏省人民医院姜柳琴等	食管基线阻抗水平在胃食管反流病诊断中的临床意义及应用	江苏省医学新技术引进奖二等奖
107	江苏省人民医院赵 艳等	膳食评价结合定量超声骨密度和25－羟基维生素D技术体系在0－5岁儿童体格生长和骨健康中的应用	江苏省医学新技术引进奖二等奖
108	江苏省人民医院朱 全等	改良膨胀萎陷法在解剖性肺段切除术中的应用研究	江苏省医学新技术引进奖二等奖
109	南京鼓楼医院樊祥山、付 尧、魏 嘉	基于分子分型的胃癌精准病理诊断平台的临床应用	江苏省医学新技术引进奖二等奖
110	南京鼓楼医院葛智娟、陆 婧、陈晓甜	妊娠期糖尿病早期筛查和多学科管理体系的建立及临床应用	江苏省医学新技术引进奖二等奖
111	南京鼓楼医院计 成、葛卫红、毕 艳	基于CDTM的临床药师参与多学科团队实施全生命周期血糖管理模式的建立与实践	江苏省医学新技术引进奖二等奖
112	南京鼓楼医院刘 臻、乔 军、朱泽章	Schwab 6 级截骨(＞ 1个节段全椎体截骨)术在重度角状侧后凸畸形中的应用	江苏省医学新技术引进奖二等奖
113	南京鼓楼医院罗雪梅、金 路、朱怀军	基于全自动二维色谱技术的重症患者抗菌药物PK/PD个体化用药指导技术	江苏省医学新技术引进奖二等奖
114	南京鼓楼医院王 频、邹晓平、张 斌	一项基于53个基因标签－胃癌预后评分系统的临床应用	江苏省医学新技术引进奖二等奖
115	南京鼓楼医院杨咏波、陈鑫华、王 毅	多模态新技术在烟雾病诊疗中的应用与创新	江苏省医学新技术引进奖二等奖
116	南京鼓楼医院余德才、曹亚娟、岳 扬	肝脏膜性解剖及Laennec入路解剖性肝切除在腹腔镜肝切除术中的应用	江苏省医学新技术引进奖二等奖
117	南京鼓楼医院南周怀君、孔祥怡、凌静娴	机器人手术系统在早期妇科恶性肿瘤患者手术治疗中的应用	江苏省医学新技术引进奖二等奖
118	南京鼓楼医院周建军、陈林君、刁振宇	NGS－SNP haplotyping技术在PGD中的临床应用	江苏省医学新技术引进奖二等奖
119	南京市第一医院李 燕、葛静萍、田 丰	基于下肢DVT介入背景下护理关键技术规范的构建与临床运用	江苏省医学新技术引进奖二等奖
120	东南大学附属中大医院陈 辉、崔学良、芮云峰	肱骨近端骨折锁定钢板结合髓内支撑技术的应用	江苏省医学新技术引进奖二等奖
121	东南大学附属中大医院李 洋、戴启明、马根山	新型网状可控螺旋排列多极电极导管行 经皮肾动脉神经射频消融术治疗高血压	江苏省医学新技术引进奖二等奖
122	东南大学附属中大医院陆启同、刘志勇、何 伟	人工血管套筒样翻转缝合加固在升主动脉近心端吻合的应用	江苏省医学新技术引进奖二等奖
123	东南大学附属中大医院陈 萍、王雅丽、丁 怡	腔内心电图在下腔静脉PICC尖端定位中的应用	江苏省医学新技术引进奖二等奖
124	东南大学附属中大医院甘卫华、张爱青、施会敏	多肽组学在儿童过敏性紫癜中的应用	江苏省医学新技术引进奖二等奖
125	东南大学附属中大医院李庆国、邵 峻、姚 昊	改良主动脉根部重建手术策略治疗StanfordA型主动脉夹层	江苏省医学新技术引进奖二等奖
126	东南大学附属中大医院刘正霞、曲 晨、冯美江	新型脂肪因子Metrnl在老年动脉粥样硬化性心脑血管病诊疗中的临床应用	江苏省医学新技术引进奖二等奖
127	东南大学附属中大医院张发明、崔伯塔、季国忠	洗涤菌群移植治疗难治性肠道感染的临床应用	江苏省医学新技术引进奖二等奖
128	东南大学附属中大医院张建平、沈 建、旬 江	膜解剖关键技术在胃癌淋巴清扫中的应用	江苏省医学新技术引进奖二等奖
129	江苏省中医院韩树堂、肖 君、金海林	圈套器牵引技术在困难型病变内镜黏膜下剥离术中的价值探讨	江苏省医学新技术引进奖二等奖
130	江苏省中医院江志伟、龚冠闻、刘 江	ERAS围术期处理规范化	江苏省医学新技术引进奖二等奖

续表

序号	完成单位及研究者	项 目 名 称	等 级
131	江苏省中医院沈计荣、张 超、夏天卫	虚拟现实技术引导下的截骨术治疗股骨头坏死的研究	江苏省医学新技术引进奖二等奖
132	江苏省肿瘤医院陆建伟、潘 旋、周兆飞	胃癌精准诊治与预后预测新靶标的筛选及应用	江苏省医学新技术引进奖二等奖
133	江苏省肿瘤医院孟爱凤、赵 云、智晓旭	晚期癌症患者居家护理技术规范的构建及应用	江苏省医学新技术引进奖二等奖
134	江苏省肿瘤医院何 侠、王婷婷、解 鹏	鼻咽癌侵袭转移的机制及转化研究体系	江苏省医学新技术引进奖二等奖
135	江苏省肿瘤医院沈 波、武 渊、晏 茚	一种新型液体活检技术在肺癌个体化精准诊疗中的应用	江苏省医学新技术引进奖二等奖
136	江苏省肿瘤医院沈文荣、张秀明、张 磊	肺结节 LDCT 鉴别及危险度分层应用	江苏省医学新技术引进奖二等奖
137	江苏省肿瘤医院羌 燕、邢益辉、钱炎萍	ERAS 指导下肺癌围术期快速肺康复训练新方案	江苏省医学新技术引进奖二等奖
138	南京市第二医院朱传东、郑 勤、王礼学	新型细胞外纳米囊泡富集技术在肺癌基因突变检测中的应用	江苏省医学新技术引进奖二等奖
139	南京脑科医院王 纯、张 宁、李金阳	计算机化认知行为治疗技术在抑郁、焦虑、强迫、失眠中的应用与研究	江苏省医学新技术引进奖二等奖
140	南京脑科医院张 丽、沈 柏、朱 骏	基于机器学习的帕金森病脑深部刺激术疗效的大数据研发	江苏省医学新技术引进奖二等奖
141	南京脑科医院石静萍、陆 杰、尹俊雄	新抗体检测技术在神经免疫性疾病诊疗中的应用	江苏省医学新技术引进奖二等奖
142	南京医科大学附属儿童医院缪红军、赵劭懂、葛许华	儿童急性肝衰竭临床关键技术及基础研究	江苏省医学新技术引进奖二等奖
143	南京医科大学附属儿童医院唐维兵、蒋维维、吕小逢	加速康复外科技术在婴儿外科中的应用	江苏省医学新技术引进奖二等奖
144	南京市妇幼保健院童梅玲、池 霞、徐亚琴	1－6 岁儿童语言发育测评量表的研制与应用	江苏省医学新技术引进奖二等奖
145	南京市妇幼保健院贾雪梅、徐 娟、马洁桦	卵巢癌新型分子靶标及检测技术的研究与临床应用	江苏省医学新技术引进奖二等奖
146	南京市妇幼保健院冯善武、徐世琴、王 娴	去甲肾上腺素在子痫前期产妇剖宫产腰麻低血压中的应用研究	江苏省医学新技术引进奖二等奖
147	南京医科大学附属口腔医院施星辉、李 盛、姜成惠	基于普通话音韵特征的腭裂术后语音障碍诊治策略的研究	江苏省医学新技术引进奖二等奖
148	南京医科大学附属口腔医院王震东、李青奕、侯 伟	辅助正畸诊断治疗的综合立体分析方法	江苏省医学新技术引进奖二等奖
149	南京医科大学附属口腔医院吴大明、孙 超、冷迪雅	口腔颌面锥形束 CT 三维影像数据库在复杂牙髓病精准诊疗中的应用	江苏省医学新技术引进奖二等奖
150	南京市口腔医院王文梅、段 宁、王 翔	新分型视角下顽固性复发性口腔溃疡的精准治疗策略	江苏省医学新技术引进奖二等奖
151	南京市口腔医院孙国文、卢明星、陈 欣	计算机导航技术在邻近颅底病变手术中的应用	江苏省医学新技术引进奖二等奖
152	南京市口腔医院陈 斌、吴 娟、吴文蕾	基于基因测序技术的综合诊断路径在口腔罕见病及遗传性疾病中的应用	江苏省医学新技术引进奖二等奖
153	南京市中医院张晓甦、王 莉、刘思南	清带解毒汤联合蛇黄洗剂治疗宫颈人乳头瘤病毒感染的临床应用	江苏省医学新技术引进奖二等奖
154	江苏省中医院孙 伟、陈继红、赵 静等	慢性肾脏病"肾虚湿瘀"核心病机创新研究和临床应用	江苏省中医药科学技术奖一等奖
155	江苏省中医药研究院谢 林、康 然、席志鹏等	颈椎病的发病机制及中西医结合微创治疗研究	江苏省中医药科学技术奖一等奖
156	南京市中医院金黑鹰、张春霞、谈瑄忠等	基于早期优效原则的结直肠癌中西医结合诊疗方案的研究	江苏省中医药科学技术奖一等奖
157	东南大学附属中大医院龙明智、郭守玉、章海燕	姜黄素对心血管氧化应激损伤的保护作用及研究	江苏省中医药科学技术奖二等奖

续表

序号	完成单位及研究者	项　目　名　称	等　　级
158	江苏省中医院吴文忠、寇建秋、孙　伟等	基于互联网医院平台的中医药"一带一路"模式探索与实践	江苏省中医药科学技术奖二等奖
159	南京市中医院陈朝明、张建斌、陆　瑾等	督脉经导气针刺法对非糜烂性反流病的治疗作用研究	江苏省中医药科学技术奖二等奖
160	江苏省中医院史　军、严道南、马华安等	基于 Foxp3＋Treg 诱导免疫耐受途径研究益气温阳方治疗变应性鼻炎的机制研究	江苏省中医药科学技术奖三等奖
161	江苏省中医药研究院章细霞、夏军权、鞠建明等	中药桂芍巴布剂敷神阙穴治疗腹泻型肠易激综合征研究	江苏省中医药科学技术奖三等奖
162	南京市中医院郑雪平、赵学龙、樊志敏等	丁氏乌蔹莓软膏的药学基础及临床应用研究	江苏省中医药科学技术奖三等奖
163	南京市第一医院赵　彦、戴剑松、林爱翠	血流受限训练的理论与实践应用研究	江苏省体育科学学会科学技术奖一等奖
164	东南大学附属中大医院沈　杨、丁　波、徐敬云	单孔腹腔镜技术治疗妇科疾病的应用探索和区域推广	江苏省妇幼健康新技术引进奖一等奖
165	南京市妇幼保健院沈　嵘、丁虹娟、石中华	子痫前期发病机制研究及临床多模式管理	江苏省妇幼健康新技术引进奖一等奖
166	南京市妇幼保健院王彦云、李雅红、张志蕾	数据分析质量控制技术在新生儿遗传代谢病串联质谱筛查中的应用	江苏省妇幼健康新技术引进奖一等奖
167	南京市第二医院韩国荣、陈　艳、和沁园	慢性乙肝孕妇和婴儿的全程管理及长期随访	江苏省妇幼保健新技术引进奖二等奖
168	南京医科大学附属儿童医院陈志钧、周　璐、钱　晶	儿童双眼视功能心理物理学分析及应用	江苏省妇幼健康新技术引进奖二等奖
169	南京医科大学附属儿童医院陆如纲、邓永继、朱小江	腹腔镜下输尿管端侧吻合术治疗重复输尿管畸形的临床应用	江苏省妇幼健康新技术引进奖二等奖
170	南京市妇幼保健院童梅玲、池　霞、徐亚琴	《1－6 岁儿童语言发育测评量表》的研制与应用	江苏省妇幼健康新技术引进奖二等奖
171	南京市妇幼保健院凌秀凤、赵　纯、杨　烨	胚胎培养液多肽检测技术在 IVT-ET 临床结局预测中的应用	江苏省妇幼健康新技术引进奖二等奖
172	南京医科大学附属儿童医院唐维兵、蒋维维、吕小逢	加速康复外科技术在婴儿外科中的应用	江苏省妇幼健康新技术引进奖三等奖
173	南京市妇幼保健院徐世琴、张　瑶、张素素	程控间歇脉冲技术在第二产程持续硬膜外分娩镇痛中的应用	江苏省妇幼健康新技术引进奖三等奖
174	江苏省中医药研究院李松林、毛　茜、孔　铭等	基于液－质联用的多组学整合分析策略构建及在中药整体质/效/毒评价中的示范应用	江苏省分析测试协会科学技术奖特等奖
175	南京市中医院张文良、张雪芳、潘佳佳等	基于业财融合的三级公立医院绩效考核案例研究——以南京地区三级公立医院为例	"省社科应用研究精品工程"财经发展专项优秀成果三等奖
176	南京医科大学附属儿童医院赵　敏、秦　鑫、文　雯等	两(多)院区运营模式下公立医院内部控制与成本管理融合实践研究－以南京市儿童医院为例	"省社科应用研究精品工程"财经发展专项优秀成果三等奖
177	江苏省省级机关医院张世革、卫中庆、王久林等	前列腺专家面对面——教您认识男人"小器官"的"大问题"	江苏医学科技奖医学科普奖
178	江苏省省级机关医院申志祥、顾刘宝、顾寒寒	基于全程健康管理理念对慢病人群进行初筛鉴别及系统化管理的应用研究	江苏医学科技奖卫生与健康管理奖
179	江苏省人民医院王永庆、孙鲁宁、魏继福等	质子泵抑制剂临床 PK/PD 监测评估体系的建立及其应用	南京药学会科学技术奖一等奖
180	江苏省中医院刘史佳、张农山、戴国梁	中药单体柠檬苦素治疗溃疡性结肠炎的作用及机制研究	南京药学会科学技术奖二等奖
181	南京医科大学附属儿童医院许　静、陈　锋、郭宏丽等	多种免疫制剂在儿童肾病综合征患儿群体的个体化精准用药	南京药学会科学技术奖二等奖
182	南京市中医院谈瑄忠、何慧琴、赵学龙	化瘀明目丸应用于阴虚血瘀型糖尿病视网膜病变的药学及临床研究	南京药学会科学技术奖三等奖

续表

序号	完成单位及研究者	项 目 名 称	等 级
183	南京市中医院谈瑄忠、陈 霞、杜 秋等	医院制剂益坤饮治疗肝肾阴虚型围绝经期综合征的研究与开发	南京中医药科学技术奖二等奖
184	江苏省中医院沈计荣、张 超、姚 晨	补肾活血加微创死骨清理打压植骨腓骨支撑治疗激素性股骨头坏死早中期临床研究	南京中医药科学技术奖三等奖
185	南京市中医院张晓甦、王 莉、刘思南	消积颗粒联合序贯疗法治疗湿热瘀结型宫腔粘连的临床研究	南京中医药科学技术奖三等奖
186	南京市中医院王敬卿、惠 振、张臻年	复方通络饮对脑梗死患者血管生长相关因子的影响及促血管新生机理研究	南京中医药科学技术奖三等奖
187	南京市中医院张彩荣、朱维娜、马春华	毫火针治疗排卵障碍性不孕症的临床研究	南京中医药科学技术奖三等奖
188	江苏省中医药研究院张 健、张东建、蒋翠花等	天然蒽醌类化合物坏死组织靶向性的发现及诊疗药物的设计	南京市中医药学会二等奖
189	江苏省中医药研究院张业清、苏克雷、蔡雪婷	宣肺平喘方治疗哮喘的机制研究及方案优化推广	南京市中医药学会三等奖
190	南京脑科医院姚志剑、史家波、阎 锐	双相抑郁的脑磁源性影像标记技术建立与应用研究	南京市卫生与健康医学新技术奖特等奖
191	南京鼓楼医院王 斌、胡娅莉、谢园园	临床级间充质干细胞质量体系建立及重度宫腔粘连的临床治疗	南京市卫生与健康医学新技术奖特等奖
192	南京鼓楼医院刘 臻、乔 军、朱泽章	Schwab 6 级截骨术在重度角状侧后凸畸形中的应用	南京市卫生与健康医学新技术奖特等奖
193	南京市第一医院王书奎、何帮顺、潘玉琴	结直肠癌新型肿瘤标志物的筛选鉴定及其临床应用	南京市卫生与健康医学新技术奖特等奖
194	南京鼓楼医院郭宏骞、高 杰、张 青	68Ga－PSMA PET/CT 用于前列腺癌可视化危险分层和基因诊断	南京市卫生与健康医学新技术奖一等奖
195	南京鼓楼医院王 雷、徐桂芳、徐 磊	胃间质瘤个体化内镜治疗策略建立及应用	南京市卫生与健康医学新技术奖一等奖
196	南京鼓楼医院樊祥山、付 尧、魏 嘉	基于分子分型的胃癌精准病理诊断平台的临床应用	南京市卫生与健康医学新技术奖一等奖
197	南京鼓楼医院徐晓峰、周怀君、陈 娟	基于 R 语言的大数据分析技术在妇科恶性肿瘤新靶标筛选及临床预后评估中的应用	南京市卫生与健康医学新技术奖一等奖
198	南京鼓楼医院史婷奇、陆 瑶、孙玉娇	护理临床决策支持系统的临床应用	南京市卫生与健康医学新技术奖一等奖
199	南京鼓楼医院徐 运、陈海峰、邹君惠	脑小血管病相关认知障碍早期诊断多模态MRI新技术	南京市卫生与健康医学新技术奖一等奖
200	南京鼓楼医院沈山梅、葛智娟、陈晓甜	妊娠期糖尿病早期筛查和多学科管理体系的建立及临床应用	南京市卫生与健康医学新技术奖一等奖
201	南京市第一医院周俊山、刘宇恺、张羽乔	脑梗死血管再通后积极降压治疗	南京市卫生与健康医学新技术奖一等奖
202	南京市第一医院孙宏斌、张乐乐、徐 郑	68Ga－PSMA PET/CT 引导靶向精准穿刺对有临床意义前列腺癌的诊断研究	南京市卫生与健康医学新技术奖一等奖
203	南京市儿童医院刘志峰、李 玫、郑玉灿	经口内镜下环肌切开术在儿童贲门失弛缓症中的应用	南京市卫生与健康医学新技术奖一等奖
204	南京市儿童医院郑朋飞、楼 跃、唐 凯	数字化骨科技术在儿童髋关节脱位手术中的应用	南京市卫生与健康医学新技术奖一等奖
205	南京市妇幼保健院李雅红、张志蕾、杨佩颖	基于样本数据的质量控制方法在串联质谱筛查中的应用	南京市卫生与健康医学新技术奖一等奖
206	南京鼓楼医院濮晓红、陈 骏、樊祥山	FGFR2 基因断裂探针检测胆管癌患者 FGFR2 基因异位的临床应用研究	南京市卫生与健康医学新技术奖二等奖
207	南京鼓楼医院陈东阳、蒋 青、张 雨	Bikini 切口 DAA 微创全髋关节置换术	南京市卫生与健康医学新技术奖二等奖

续表

序号	完成单位及研究者	项 目 名 称	等 级
208	南京鼓楼医院林 飞、王 洁、张宁媛	基于二代测序－单体型分析方法的染色体易位携带者诊断技术在胚胎种植前遗传学检测患者中的临床应用	南京市卫生与健康医学新技术奖二等奖
209	南京鼓楼医院陈湘玉、练 敏、李 秀	引入高级执业护师岗位设置技术，助力医疗高质量服务	南京市卫生与健康医学新技术奖二等奖
210	南京鼓楼医院张玮婧、金志斌、张华勇	高频肌骨超声在痛风达标治疗中的应用	南京市卫生与健康医学新技术奖二等奖
211	南京鼓楼医院陈 雁、王 清、许 玲	以医院为主体的"互联网＋护理服务"模式的构建与运行	南京市卫生与健康医学新技术奖二等奖
212	南京鼓楼医院周怀君、孔祥怡、凌静娴	机器人手术系统在早期妇科恶性肿瘤患者手术治疗中的应用	南京市卫生与健康医学新技术奖二等奖
213	南京鼓楼医院汪 洋、余鸿鸣、叶梅萍	基于人工智能胸部影像扫描－排版－诊断全流程优化的应用研究	南京市卫生与健康医学新技术奖二等奖
214	南京鼓楼医院戴毅敏、胡娅莉、郑明明	宫腔止血囊填塞在产后出血防治中的作用	南京市卫生与健康医学新技术奖二等奖
215	南京鼓楼医院徐 颖、顾 勤、刘 宁	基于定量药理学的重症患者替加环素精准化治疗新模式	南京市卫生与健康医学新技术奖二等奖
216	南京鼓楼医院冉 峰、于 同、李晓强	Turbohawk 斑块旋切治疗下肢动脉硬化支架术后再狭窄	南京市卫生与健康医学新技术奖二等奖
217	南京鼓楼医院沈 洁、邹征云、刘宝瑞	以 TOMO 精准放疗为基础的放疗免疫整合医疗在肝癌的应用与评估	南京市卫生与健康医学新技术奖二等奖
218	南京脑科医院王 伟、袁 琪、徐春华	快速现场评价联合径向超声支气管镜诊断肺外周病变的临床研究	南京市卫生与健康医学新技术奖二等奖
219	南京脑科医院刘红星、吴 迪、王小姗	偏头痛患者静息态与多种任务态的磁源成像和功能磁共振技术研究	南京市卫生与健康医学新技术奖二等奖
220	南京市第一医院王林农、李中国、王 晶	单纯疱疹病毒性基质坏死型角膜炎诊治及飞秒激光技术的应用	南京市卫生与健康医学新技术奖二等奖
221	南京市第一医院斯妍娜、鲍红光、张 媛	床旁实时超声技术在手术患者围麻醉期监测和改善预后中的作用	南京市卫生与健康医学新技术奖二等奖
222	南京市第一医院金成哲、孙 阳、张申鏖	自体软骨泥移植联合富血小板血浆技术治疗关节软骨缺损	南京市卫生与健康医学新技术奖二等奖
223	南京市第一医院邹建军、周俊山、蒋春连	疾病风险个性化预测模型的构建、软件开发及其在急性缺血性脑卒中患者临床应用	南京市卫生与健康医学新技术奖二等奖
224	南京市第二医院朱传东、郑 勤、王礼学	新型外泌体收集技术在肺癌基因检测中应用	南京市卫生与健康医学新技术奖二等奖
225	南京市第二医院胡志亮、许传军、魏洪霞	基于侧流免疫层析技术的隐球菌抗原血症筛查在住院艾滋病患者中的应用研究	南京市卫生与健康医学新技术奖二等奖
226	南京市儿童医院缪红军、赵劢懂、葛许华	儿童急性肝衰竭临床关键技术及基础研究	南京市卫生与健康医学新技术奖二等奖
227	南京市儿童医院方拥军、张 姮、薛 瑶	生活质量量表在儿童血液及肿瘤疾病患者健康相关生活质量评估中的应用	南京市卫生与健康医学新技术奖二等奖
228	南京市儿童医院姜 斌、姚玉玲、黄 磊	腹腔镜联合 ERCP 治疗小儿胆胰疾病	南京市卫生与健康医学新技术奖二等奖
229	南京市儿童医院唐维兵、蒋维维、路长贵	加速康复外科技术在婴儿外科中的应用	南京市卫生与健康医学新技术奖二等奖
230	南京市妇幼保健院李 俊、李 倩、高艳丽	腹直肌复位联合腹壁整形术在产后腹直肌分离症中的应用	南京市卫生与健康医学新技术奖二等奖
231	南京市妇幼保健院童梅玲、池 霞、徐亚琴	《1－6 岁儿童语言发育测评量表》的研制与应用	南京市卫生与健康医学新技术奖二等奖

续表

序号	完成单位及研究者	项　目　名　称	等　　级
232	南京市妇幼保健院许争峰、胡　平、张菁菁	应用荧光定量 PCR 技术进行脊髓性肌萎缩症的携带者筛查	南京市卫生与健康医学新技术奖二等奖
233	南京市妇幼保健院孙　云、王彦云、蒋　涛	基于串联质谱技术的甲基丙二酸血症快速产前诊断方法的建立和临床应用	南京市卫生与健康医学新技术奖二等奖
234	南京市妇幼保健院张爱霞、周春秀、樊雪梅	产时会阴切开评估工具在降低生理产产妇会阴切开率中的应用	南京市卫生与健康医学新技术奖二等奖
235	南京市中医院陆　瑾、李　静、魏心昶	舌针结合体针治疗围绝经期失眠的临床应用	南京市卫生与健康医学新技术奖二等奖

（于渭琪）

附表 2　2020 年全市各级医药杂志发表的论文统计表

填报单位	国际期刊（篇）	国内核心期刊（篇）	国内非核心期刊（篇）	小计（篇）
江苏省人民医院	829	1081	533	2443
南京鼓楼医院	559	638		1197
南京市第一医院	272	265	138	675
东南大学附属中大医院	385	112	33	530
南京医科大学第二附属医院	179	149	150	478
江苏省中医院	236	565	340	1141
江苏省中西医结合医院	107	116	199	422
南京市中医院	54	118	120	292
中国医学科学院皮肤病医院	110	115	35	260
江苏省肿瘤医院	142	76	45	263
南京市第二医院	69	70	135	274
南京脑科医院	143	60	76	279
南京市儿童医院	130	281	11	422
南京市妇幼保健院	116	306	56	478
南京医科大学附属口腔医院	112	25	76	213
南京市口腔医院	73	81	24	178
南京市中西医结合医院	5	51	4	60
南京市职业病防治院	2	8	41	51
江苏省省级机关医院	18	44	80	142
南京市中心医院	3	19	38	60
南京同仁医院	4	20	24	48
南京江北人民医院	12	37	75	124
东部战区疾病预防控制中心	13	35		48
红十字血液中心	8	9	9	26
南京市疾病预防控制中心	8	40	33	81
合计	3589	4321	2275	10185

（于渭琪）

● **市妇幼保健院成立"发育行为儿科临床研究室"** 2020 年 8 月 7 日,南京市妇幼保健院举办"发育行为儿科临床研究室"揭牌仪式。该研究室的成立,为完善、丰富和深化发育行为儿科临床和基础研究提供技术支持,带动学科核心竞争力和影响力的全面提升,引领江苏省发育儿科学队伍走在高质量发展前列。 (吕东晏 杜宣宁)

● **南京脑科医院完成全国多中心非自杀性自伤行为的辩证行为治疗项目** 由中国辩证行为治疗学组组长、南京脑科医院心境障碍科副主任王纯牵头的全国多中心非自杀性自伤的辩证行为治疗科研项目于 2019 年底正式开启,全国共 11 家综合(精神专科)医院参加干预部分的研究。南京脑科医院作为研究牵头单位和辩证行为治疗干预中心,为全国 289 名非自杀性自伤行为的患者提供为期 3 个多月的团体干预,给予 24 小时危机干预热线支持和国际一流督导团队的治疗演示和督导,至 2020 年初结束。该项目得到江苏省社会发展重点研发项目的支持。 (陶筱琴)

● **南京鼓楼医院戈谢病 MDT 成立暨学术研讨会** 2020 年 12 月 18 日,由南京鼓楼医院、北京罕见病诊疗与保障学会主办,中国罕见病联盟和江苏省医学会罕见病学分会协办的"南京鼓楼医院戈谢病 MDT 成立暨学术研讨会"在南京鼓楼医院召开。南京鼓楼医院血液科主任陈兵教授担任此次会议主席。江苏省医学会罕见病分会首届主任委员张爱华教授、鼓楼医院副院长吴超教授、中国罕见病联盟副秘书长赵琳女士先后致辞。该院作为省内成人戈谢病诊疗的牵头单位,血液科作为责任科室,鼓楼医院戈谢病 MDT 的成立,标志着江苏省成人戈谢病协作工作得到进一步推进。 (施利国 王娟)

● **中国医学科学院皮肤病医院获"2019 年度中国医院科技量值(皮肤病学)排行榜"第一** 2020 年 8 月 21 日,中国医学科学院主办的"2019 年度中国医院/中国医学院校科技量值发布会"在北京协和医学院壹号礼堂隆重举行。中国工程院副院长、中国医学科学院北京协和医学院院校长王辰院士现场解读并发布《2019 年度中国医院科技量值报告》《2019 年中国医学院校科技量值报告》。中国医学科学院皮肤病医院(中国医学科学院皮肤病研究所)获"2019 年度中国医院科技量值(皮肤病学)排行榜"第一。该院已连续 3 年获排行榜第一。党委书记林彤代表院所参加颁奖仪式。 (吴晶晶)

● **南京鼓楼医院风湿病学与自体免疫病学在中国医院科技量值名列前三** 2020 年 8 月 21 日,由中国医学科学院主办,代表中国医学科研创新能力最高水平的"2019 年度中国医院/中国医学院校科技量值(STEM)发布会"在北京举行。全国 1633 家重点医院参与排名,中国医院科技量值(STEM)学科排名前 20 位学科中,南京鼓楼医院风湿病学与自体免疫病学位列第 3 位(较去年上升 4 位),整形外科学位列第 4 位(与去年持平),骨外科学位列第 9 位(与去年持平),麻醉学位列第 10 位,护理学位列第 13 位(较去年上升 11 位),普通外科学位列第 16 位,耳鼻咽喉科学位列第 17 位(较去年上升 5 位),泌尿外科学位列第 17 位(较去年上升 6 位),消化病学位列第 18 位,综合排名全国第 39 位。该院在国家卫健委全国三级医院绩效考核中列综合医院第 10 名,在复旦大学全国综合医院排行榜中列第 34 名。(施利国 王亦欣)

● **市第二医院在 2019 年度中国医院科技量值(传染病学)省内排名第一** 2020 年 8 月 21 日,由中国医学科学院主办的"2019 年度中国医院/中国医学院校科技量值发布会"在北京协和医学院壹号礼堂举行。中国工程院副院长、中国医学科学院北京协和医学院院校长王辰院士现场解读并发布《2019 年度中国医院科技量值报告》《2019 年中国医学院校科技量值报告》。南京市第二医院传染病学位列第 25 位(较去年上升 2 位),在省内排名第一;结核病学首次进入 100 强,位列 74 位。STEM 是由中国医学科学院提出的对医学机构科技能力与水平的量化综合评价,指标体系涵盖科技产出、学术影响、科技条件 3 个维度。该项指标研究历经 7 年,现为中国较为科学、客观、公平的医学科技评价指标之一。 (李萍)

● **南京医科大学附属口腔医院在"2019 年度中国医院科技量值评价"中获佳绩** 2020 年 8 月 21 日,由中国医学科学院主办的 2019 年度中国医院科技量值及中国医学院校科技量值(STEM)发布会在北京举行,南京医科大学附属口腔医院口腔医学一级学科名列全国第七位,整形外科学首次跻身全国十强。STEM 评价是围绕科技活动全过程,覆盖创新活动全链条的综合测算值,是业界衡量医院/医学院科技发展水平的量尺,较大程度地体现医院/医学院科技创新和可持续发展的能力。 (朱政 周萍)

● **市中医院获批国家自然科学基金项目 6 项** 2020 年 9 月 24 日,国家自然科学基金委员会公布 2020 年度国家自然科学基金项目评审结果,南京市中医院共获批立项资助 6 项,其中面上项目 1 项,青年科学基金项目 5 项,总经费 176 万元,获批立项相关科室有:肛肠科(2 项)、中医药现代化与大数据研究中心(2 项)、脑病科(1 项)、药学部(1 项)。该院已连续 5 年稳定获得国家自然科学基金资助。2020 年度该院共申报 104 项国自然基金项目,并全部通过国家自然科学基金委形式审查。

（周莉莉　邵　颖）

●**南京鼓楼医院孙凌云教授团队获国家技术发明二等奖**　2020年1月10日,中共中央、国务院在北京人民大会堂隆重举行国家科学技术奖励大会。南京鼓楼医院作为第一完成单位,风湿免疫科孙凌云教授作为第一完成人的成果"异体间充质干细胞治疗难治性红斑狼疮的关键技术创新与临床应用研究"获国家技术发明二等奖。孙凌云教授出席奖励大会,受到党和国家领导人的亲切接见并合影。

（施利国　张伊人）

●**南京鼓楼医院在全省科技大会获多项大奖**　2020年6月10日,江苏省委、省政府在宁举行全省科学技术奖励大会。南京鼓楼医院获一等奖2项,国际科学技术合作奖1项,二等奖1项,三等奖1项,创历史新高。（施利国　张伊人）

●**省中医药研究院获省属公益类科研院所年度抽查评价"优秀"**　2020年7月16日,江苏省科技厅在江苏省会议中心召开省属公益类科研院所2020年度抽查评价答辩会,江苏省中医药研究院王佩娟院长从公益性研究成果、履行社会职责的效果以及2018－2019年度目标任务完成情况等方面作汇报。考评成绩在被抽查院所中排名第一,获唯一"优"。近年来,江苏省中医药研究院围绕自身的公益科研绩效定位,坚持"以科研促医疗,以科研促教学,以科研促发展"的工作思路,巩固科研特色与优势,落实科技创新新要求,着力于提高科研的高质量发展,有序推进自主科研项目的实施进展。

（杨　鸣　王熹微）

●**市第二医院参与南京中医药大学疫病研究平台建设**　2020年5月13日,南京中医药大学副校长

程海波,科学技术处处长陈军一行到南京市第二医院调研。南京中医药大学副校长程海波提出学校目前正在筹建疫病研究平台,已确定临床、新药、机制、文献、理论5个方向,其中临床研究任务将由二院承担。学校科技处将梳理呼吸、肝病、传染病和艾滋病相关学科的师资队伍、团队实验室与医院科研团队融合,促进校院合作。校院共同参与建设疫病研究平台,在"十四五"期间将申报江苏省教育厅重点实验室,教育部重点实验室。医院拟建的P3实验室有助于支持江苏省中医药的建设,双方共同完成申请书的撰写。　（周晨婷）

●**市儿童医院获第十一届宋庆龄儿科医学奖**　2020年1月13日,由中国宋庆龄基金会主办、国家卫生健康委支持的第十一届"宋庆龄儿科医学奖"颁奖典礼在北京宋庆龄青少年科技文化交流中心举行。南京市儿童医院血液肿瘤科方拥军教授团队"遗传与表观遗传学在儿童急性淋巴细胞白血病发生中的作用机制"项目获儿科医学奖。

（钱　昆　姚银銮）

●**市妇幼保健院科技成果获华夏医学科技奖二等奖**　2020年12月12日,"2020年度华夏院士论坛及华夏医学科技奖颁奖大会"在南京国际青年会议中心举行,南京市妇幼保健院"子痫前期临床多模式管理及分子机制的应用基础研究"获二等奖。（吕东晏　杜宣宁）

●**南京医科大学附属口腔医院科研团队获"中华口腔医学会科技奖"三等奖**　2020年8月31日,"2020中华口腔医学会科技奖"颁奖仪式在上海国家会展中心举行。南京医科大学附属口腔医院王林教授团队的"非综合征型唇腭裂的遗传易感性及其机制研究"项目获三等奖。此次奖项填补了江苏省中华口腔医学会科技奖项的空白。中华口腔医学会科技奖是由国家

奖励办在2013年正式批准的社会力量设奖,每两年评审一次,2014年进行首次评奖。今年共计22个项目申报中华口腔医学会科技奖,经过形式审查、初评、终评等评审环节,最终评审专家委员会评选出9项获奖项目,其中一等奖1项,二等奖3项,三等奖5项。

（朱　政　周　萍）

●**南京医科大学附属口腔医院在中华口腔医学会口腔医学科研管理分会学术年会上获佳绩**　2020年11月27日,2020年中华口腔医学会口腔医学科研管理分会第五次学术年会在山东济南举办。南京医科大学附属口腔医院10余名师生代表参加会议。在学术年会的"青年科学家论坛"上,来自全国各大口腔院校的77名青年学者展示创新研究课题。该院青年教师在论坛多项比赛中取得佳绩:博士后郭舒瑜获"最具风采展示"奖,博士后徐荣耀获"最具潜力展示"奖,博士后江飞、任双双获"最佳设计"壁报奖。中华口腔医学会口腔医学科研管理分会成立于2016年,旨在搭建高水平学术交流平台,托举青年科研人才成长,拓展科研管理新思路。

（朱　政　周　萍）

●**东南大学附属中大医院六项成果获省卫健委2020年度医学新技术引进奖**　2020年,江苏省卫生健康委正式对外发布2020年度医学新技术引进评估获奖项目名单。东南大学附属中大医院,分获一等奖3项、二等奖3项。一等奖是:副院长、泌尿外科主任陈明主任医师、吴剑平副主任医师等完成的"免气腹3D腹腔镜下根治性前列腺切除术";副院长、重症医学科黄英姿主任医师、李晓青护士长、黄丽丽主治医师完成的"PK/PD导向重症感染患者抗生素预测模型建立和个体化—精准化治疗策略的临床应用研究";普外科主任助理陶庆松副主任医师、李俊生主任

医师及大外科主任嵇振岭主任医师完成的"个体化精准诊治模式下的微创食管裂孔疝修补术"。二等奖是:骨科陈辉主任医师、崔学良主治医师、芮云峰主任医师完成的"肱骨近端骨折锁定钢板结合髓内支撑技术的应用";心血管内科李洋副主任医师、戴启明主任医师及科主任马根山主任医师完成的"新型网状可控罗璇排列多极电极导管行经皮肾动脉神经射频消融术治疗高血压";胸心外科陆启同主治医师、刘志勇主任医师、科副主任何伟副主任医师完成的"人工血管套筒样翻转缝合加固在升主动脉近心端吻合的应用"。(康志扬)

● **市职业病防治院开展医学科研**

2020 年,南京市职业病防治院在研青年人才项目 2 项,研究职业性噪声聋、职业性有害因素对人类健康的影响,已发表多篇 SCI、中华级核心期刊等高级别期刊文章。在研课题 7 项,分别从放射卫生、流行病学调查、疾病基础研究、仪器检测等方面对多种职业病预防和治疗进行深入研究。实施首届"南京市职业病防治院院级课题",申报 10 项,研究内容涉及放射卫生学、流行病学、基因多态性、基础医学、药学等多方面。

(李秀婷　樊晓静)

● **孙凌云教授团队发现 LCN2 通过促进 Th1 分化加重狼疮性肾炎发病新机制** 2020 年,在国家自然科学基金项目重点项目(81930043)以及国际合作与交流项目(81720108020)的资助下,南京鼓楼医院孙凌云教授团队在中性粒细胞明胶相关脂质转运蛋白(Lipocalin-2,LCN2)参与狼疮性肾炎发生发展方面取得新进展。相关研究成果以"LCN2 通过促进 Th1 细胞分化加重狼疮性肾炎"为题,发表于《美国肾脏病学杂志》(孙凌云教授和李朝军教授为论文的共同通讯作者,陈纬纬和李文超博士为论文的共同第一作者)。该项研究纳入 64 例 SLE 患者和 34 例健康对照者,首先通过基因芯片筛选出 LN 患者外周血单个核细胞(PBMCs)细胞 LCN2 表达水平显著上调。通过对肾脏活检标本进行免疫组化和免疫荧光,发现 LN 患者肾脏组织 LCN2 表达水平显著增多且与肾脏的急性活动指数、慢性活动指数及肾小管间质炎症指数呈显著正相关。进一步分析发现肾脏 T 细胞、巨噬细胞、中性粒细胞和肾小管上皮细胞表达的 LCN2 较对照组均显著增多。利用自发性(MRL/lpr)和诱导性(pristane)狼疮小鼠模型,发现 LCN2 处理加重 MRL/lpr 小鼠肾脏炎症;而抗 LCN2 抗体处理减轻 MRL/lpr 小鼠肾脏炎症;Pristane 诱导的 LCN2 缺陷小鼠肾脏炎症减轻。体外实验发现,LCN2 缺陷 T 细胞向 Th1 细胞分化受到抑制,STAT4 磷酸化水平下调,补充 LCN2 后该抑制得到逆转。体内实验同样证实 LCN2 处理组狼疮小鼠 Th1 细胞增多,而中和 LCN2 或 LCN2 基因缺失狼疮鼠 Th1 细胞减少。研究发现,LN 肾脏中除了肾脏定居细胞外,浸润的白细胞也可以分泌 LCN2,引起 LCN2 升高,而 PBMCs 可以是 LCN2 升高的肾外来源。高表达的 LCN2 与 LN 患者临床病情及肾脏病理损害均显著相关,表明 LCN2 参与 LN 的发生发展。研究提供 LCN2 通过 IL-12/STAT4 途径以自分泌或旁分泌方式促进 Th1 细胞分化加重 LN 的证据,在 LN 的病理损害进展过程中,肾脏也可以作为 LCN2 的来源,形成一个正反馈调节回路。综上,LCN2 在 LN 的发生发展和免疫失衡中起重要作用,为疾病监测和 SLE 治疗提供潜在的靶点。

(施利国　陈纬纬)

● **胃癌精准诊疗新策略的建立及推广应用** 2020 年,江苏省人民医院束永前等开展的这项研究获中华医学科技三等奖。他们较早在胃癌精准化治疗领域中开展新型分子生物学靶点和新方法的转化研究。在系统生物学的主线上,开展非编码 RNA、基因组、表观遗传等多层面研究,系统探讨胃癌发生发展相关分子机制,横向上,在传统的病理、标记物检测的靶点和方法的基础上,在循证医学、精准医学和伦理学的指导下,结合 NGS、液态活检、电化学等新兴方法,同时不断改良胃癌诊疗相关耗材,助力于胃癌患者的精准个体化医疗,为患者提供全程的精细化管理和顶层的设计,以及干预耐药的靶点提供理论和实验依据,进而为转化和推广精准化医疗奠定丰富的理论和实验基础。该项目相关研究成果在省内 10 家三级医院推广应用。研究成果共发表 SCI 论文 19 篇,累计 IF 85.043 分,JCR Q1 10 篇,大于 5 分有 8 篇,SCI 他引 667 次,SCI 最高他引 137 次,参编"十二五"和"十三五"高等教育规划教学各 1 部,主编或主译书籍 2 部,获批专利 8 项。连续举办"金陵肿瘤高峰论坛"12 届,推广胃癌防治精准新策略。

(束永前)

● **胃癌个体化诊疗及预后标志物研究** 2020 年,江苏省人民医院束永前等开展的这项研究获江苏省医学新技术引进一等奖。他们引进和开展针对胃癌预后相关研究,在生物标志物发掘和临床预后模型建立取得一系列研究成果和临床应用。在新型分子生物标志物研究上,发现一系列非编码 RNA 与胃癌发生发展、复发转移及预后相关;在临床预后模型建立上,利用临床资料参数建立多个预后评价模型,广泛应用于患者预后评测。该研究共发表论文 5 篇,其中 SCI 论文 3 篇,JCR Q1 3 篇,均大于 10 分,中文核心统计源 2 篇,实用新型专利 2 项。项目的主要技术成果已经在省内 5 家医院应用 3 年及以上,提升胃癌诊治及预后评判的准确性。 (束永前)

●**基于人工智能的恶性血液病个体化诊疗策略体系构建与实施**
2020年，南京鼓楼医院血液内科陈兵、许佩佩、徐勇等开展的这项研究获江苏省医学新技术引进一等奖。该团队自2015年开始开展恶性血液病患者临床指标、分子遗传学信息及96种药物代谢相关基因SNPs位点的大数据综合智能分析研究，并成功构建基于人工智能的个体化诊疗策略体系。在单中心数据、单病种恶性血液病人工智能应用的文献基础之上，创新性地选择多种恶性血液病常用化疗药物代谢相关基因，并结合最新国际诊疗指南、患者多项临床检验指标及细胞学、分子遗传学信息，综合全球相关大数据分析建立多基因多位点的恶性血液病个体化诊疗策略体系，通过软件的病例验证学习及信息技术优化，不断反馈更新，可快捷、准确对疾病分型分期并筛选出化疗药物不敏感或总体预后较差的患者，智能提示诊疗中相关辅助检查并一键式设计最佳治疗方案，提高药物治疗的有效率，减少严重毒副作用的发生，为恶性血液病耐药机制研究、临床诊断、疗效预测及个体化治疗等方面提供新的思路。已为612位患者提供个体化的化疗方案，初步临床观察结果显示此类患者的诊疗效率提高，生存期延长，不良反应率低，提示该人工智能诊疗体系有良好的应用前景及社会效益。技术特点：①该诊疗策略体系可迅速提示个体化辅助检查及诊疗方案。操作系统具备简洁的人机交互界面，操作逻辑清晰易懂，结果输出时间20秒以下，预测过程更简便、快捷。②开展综合全球相关大数据分析，研究有所创新，个体化诊疗策略体系中具备的多基因多位点联合预测恶性血液病化疗敏感性的预测评分模型，形成决策知识阐明多种化疗药物代谢酶基因多态性与急性白血病、多发性骨髓瘤等恶性血液病治疗效果、毒副作用及生存相关性；且SNP的突变率很低，具备稳定遗传的特点，预测更确切。③该体系不仅对初始治疗前患者进行疗效评估，在巩固治疗过程中，当恶性血液病细胞（白血病细胞等）发生克隆演变产生继发耐药时可及时根据药物敏感性选择最敏感有效的化疗药物或尽早行干细胞移植；对初治患者诱导、缓解、复发、难治全程动态监测，及时把控治疗时药物应答变化，挽救高危患者的生命轨迹，指导患者获得最佳治疗。应用该系统的化疗患者可减少后期并发症，大幅度降低患者的住院费用，且缩短平均住院日1—3日，有利于医院床位周转及医疗资源的合理利用。共发表2篇SCI论文、1篇核心论文，并获得3项专利，多次参与欧美血液年会的大会及壁报发言。　　　　（施利国）

●**炎症性单核细胞对心肌梗死后心肌重塑的影响及机制**　2020年，东南大学附属中大医院陆文彬等开展的炎症性单核细胞对心肌梗死后心肌重塑的影响及机制获江苏省科学技术奖三等奖。该课题组先后发表10余篇论文阐述相关重要发现，并被引用百余次。不仅证实并发现一系列潜在的相关机制，同时也解释几个学术界关心的重要问题：①国际上第一次报道该单核—巨噬细胞可在Toll样受体—4作用的介导下吞噬AMI后移植而凋亡的骨髓间充质干细胞（MSCs）；②国内首次在AMI动物模型体内证实通过减少Ly—6Chigh单核细胞的浸润数量可以改善心肌梗死后的心肌重塑，最直接的说明炎症性单核细胞对心肌重塑的负向影响；③对于控制临床AMI患者提供一种较为有前景的控制炎症所致心肌重塑及促进MSCs移植疗效的方法；④正式证实和凸显炎症性单核细胞在人心肌梗死后心肌重塑中的临床意义，具有较为深广的经济和社会效益。　　　　（陈　奇）

●**基于肿瘤—微环境交互作用的肝癌侵袭转移分子机制研究**
2020年，南京医科大学第二附属医院张建平等开展的这项研究获江苏省科学技术三等奖。该项研究原创性地发现调控"肿瘤—血管"交互作用的关键"开关"样分子：磷酸化调控蛋白14-3-3η，揭示培育肝癌侵袭转移"种子"的新作用机制：TGFβ/SMADs异常磷酸化修饰诱导的肿瘤干细胞（CSCs）特性获得/增强。从传统中药成分中创新发现三氧化二砷（ATO）对具有CSCs特性的肝癌细胞（"种子"）抑制作用及机制。这项研究发表论文30余篇，其中SCI收录论文19篇，累计影响因子65.36，其中单篇最高12.48，发表于肝脏疾病领域顶级期刊 *J Hepatology*。SCI他引219次，其中他引次数超过20次4篇，单篇最高他引次数44次。第一完成人及其团队主要成员多次参加国际、国内学术会议，受邀多次在国内会议上作主题演讲。主办省内外学术会议多次，研究成果在多省市多家医院推广应用。该系列研究从肿瘤—微环境交互作用角度出发，筛选在此交互作用中发挥重要作用的关键分子，研究结果不仅为肝癌进程领域的基础研究提供理论基础，同时筛选的大量靶点具有潜在开发价值，其中标志性成果14-3-3η及传统中药成分ATO具有很好的临床应用转化的前景。
　　　　（沈百欣）

●**胆管癌基础与临床研究**　南京医科大学第二附属医院缪林等开展的这项研究获江苏省医学科技三等奖。该研究发现长链非编码RNA等在胆管癌发生、发展中发挥重要作用，可作为胆管癌诊断和分子治疗的潜在靶标；内镜下逆行胰胆管造影（ERCP）在胆管癌诊断治疗中发挥重要作用；重组东亚钳蝎镇痛抗肿瘤肽（rAGAP）可以增强胆管癌对顺铂（DDP）和5—氟尿嘧啶（5—FU）化疗的敏感性；

18F—FDG PET/CT 对术前评估肝门部胆管癌是否发生淋巴结转移和远处转移具有重要临床价值，可以使部分患者避免不必要的手术探查。这项研究在苏州大学附属第一医院、扬州大学附属医院、江苏大学附属医院等三甲医院推广应用，取得良好社会经济效益。

（沈百欣）

● **鼻咽癌侵袭转移的机制及转化研究体系** 2020 年，江苏省肿瘤医院何侠等开展的这项研究获江苏省医学新技术评估二等奖，该项目组自 2015 年起在江苏省内首家参照中山大学肿瘤防治中心的研究体系，开展鼻咽癌侵袭转移机制的探索。对收住入院的确诊鼻咽癌病人资料进行收集登记，形成标本库及数据库。在标本及数据库中对中山大学肿瘤防治中心的研究靶标及成果进行验证及应用。并在熟练掌握研究方法后，对该院组织样本进行基因测序，进一步筛选高效靶标，首先进行功能基因层面的研究，后续探究 miRNA、lncRNA 及 circRNA 对功能基因的调节；并进一步提高研究体系效能，进行临床转化的探索，将研究成果与放疗、实验技术及临床检测等相结合，深入发掘研究结果的临床应用价值。自 2015 年至今，该院对鼻咽癌组织及血液样本进行收集，有完整随访资料的样本超过 1000 例，进行预后分层的病人也超过半数。全省有超过 5 家单位采用该院转化研究成果，进行科研及临床应用取得良好的社会效益。

（周 瑞）

● **国家一类新药甲磺酸奥瑞替尼的研发和临床应用** 2020 年，江苏省肿瘤医院冯继锋等开展的这项研究获江苏省科技奖进步三等奖。基于肺癌中，非小细胞肺癌占 85%。随着分子生物学技术的开展和从细胞受体与增殖调控的分子水平对肿瘤发病机制认识的深入，分子靶向治疗已凭其特异性、

针对性和有效性较强，患者耐受性较好，而毒副反应相对于细胞毒药物较低等特点，在肿瘤治疗中取得很大成功。人表皮生长因子受体抑制剂（EGFR—TKI）是近年来发展起来的一类新型抗肿瘤靶向药物，应用最为广泛的适应症是肺癌，尤其是非小细胞肺癌。一代 EGFR—TKI 治疗 9～13 周后，所有的病人出现对 EGFR—TKI 耐药，其中，50% 的患者为 EGFR—T790M 突变。该项目组自 2013 年起，利用医院基础科研优势，组织企业优势力量开展科技攻关，甲磺酸奥瑞替尼（SH—1028）是项目组自主研发的第三代 EGFR—TKI（奥希替尼），并在 2017 年底获得 NMPA 的临床试验批件。当 SH—1028 开发成功并投入临床后，将改善国内第三代 EGFR—TKI 药物的现状，满足众多国内非小细胞肺癌患者的需求。

（周 瑞）

● **一项基于 53 个基因标签—胃癌预后评分系统的临床应用** 2020 年，南京鼓楼医院消化科王频、邹晓平、张斌等开展的这项研究获江苏省医学技术引进二等奖。该团队自 2016 年引进该技术。主要改进包括：①相比于既往根据 NCCN 指南对胃癌患者进行 TNM 分期后制订标准化化疗方案，对个体化信息的忽略最终导致部分患者的过度医疗或治疗不足，该 53 个基因预后评分系统基于肿瘤的独特异质性，对每一个病人进行预测预后评分，制订个性化治疗方案，从而实现胃癌患者的精准治疗。②国内首次开发的"基于高通量改进版 mRNA 探针杂交检测方法"可以对极少量样本中的多至 100 个基因的表达做精确定量，且无需抽提 RNA，其通量超过普通 Real—time PCR 的 10 倍以上，且消除众多人为因素的干扰。一些保存太久的 FFPE 样本由于 mRNA 高度降解，很难用传统的 Real—time PCR 做分析研究，新方法可以得到极高的准确性与重现性。运用此技术国

际首次对中国胃癌患者进行 53 个基因预测预后评分，结果表明在独立和合并验证队列中，以及在 II 和 III / IV 期患者中，这些评分均与总体生存率 OS 显著相关。多元 Cox 回归表明，评分的预测能力独立于临床因素，与美国劳伦斯伯克利国家实验室 TCGA 数据的发现一致。最后，具有良好预后评分的患者在术后进行辅助 FOLFOX 方案化疗后的 5 年总体生存率显著高于其他化疗方式。应用例数共计 212 例，所有患者具有完整的临床病理信息，包括诊断时的年龄、性别、组织病理学分期、治疗方案（胃切除术和辅助化疗）以及生存状态。主要技术特征：①国内首次引进 53 个基因胃癌预后评分系统准确预测胃癌患者的总生存期情况，并用于帮助胃癌病人的治疗选择以及预测对治疗干预的反应，从而判断病人是否从化学和靶向治疗中获益。②国内首次开发一种可靠的基于高通量改进版 mRNA 探针杂交检测方法，该方法可提供更可靠、灵敏和高通量测量福尔马林固定石蜡包埋（FFPE）组织中的 53—基因表达。使用这种临床上可应用的方法和交叉验证方法，基于胃癌患者中 53 个基因信号的数据，国内首次为中国患者量身建立了高度预测的模型，成功验证 II 至 IV 期胃癌患者评分系统的显著预测能力。该预后评分系统也被证明与临床因素无关。已发表国内外论文共 5 篇，其中 SCI 论文共 3 篇，总影响因子 28.849 分。

（施利国）

● **呼吸衰竭患者精准化呼吸支持治疗体系的进步** 2020 年，东南大学附属中大医院刘玲等开展的呼吸衰竭患者精准化呼吸支持治疗体系的进步获华夏医学科技奖三等奖。该项目围绕呼吸衰竭患者精准化呼吸支持治疗策略，形成系列有科学及临床价值的发现及技术创新，在研发基于神经驱控的机械通气技术的基础上，从个体患者的呼吸衰竭病因、呼吸力学特征

及对呼吸支持治疗的反应性出发，多维度优化精准化的呼吸支持治疗体系，提高中国在本领域的学术影响和地位。发表论文 130 篇（SCI40 篇），成果的推广应用促进精准化呼吸支持治疗策略的临床转化，从整体上提升中国呼吸衰竭患者呼吸支持治疗水平，社会效益显著。 （陈 奇）

●**急性冠脉综合征早期快速检测与优化溶（抗）栓治疗研究** 2020 年，江苏省人民医院李春坚等开展的这项研究获江苏省科学技术二等奖。他们在国家"九五"重点科技攻关项目、国家 863 计划、国家自然科学基金、加拿大新研究者基金等一批项目资助下，构建急性冠脉综合征（ACS）早期快速检测与优化溶栓抗栓治疗的理论技术体系。提出 ACS 3 小时内心脏型脂肪酸结合蛋白和心肌肌钙蛋白 T 多标记物联合检测的早期诊断方法，使心肌梗死诊断敏感性提高 2.3 倍；创建 miRNAs "指纹谱"诊断 ACS 的新途径，提高诊断敏感性和特异性。研发具有完全自主知识产权的国家 I 类新药重组葡激酶，填补国内高效溶栓药物的空白，达国际先进水平；提出 ACS 患者抗栓治疗中平衡血栓与出血双重风险的优化抗栓方案。该项目发表论文 78 篇，SCI 收录 22 篇，总被引 723 次，他引 692 次，出版专著 1 部。团队成员参加国际顶级学术会议交流 5 次。相关成果被欧洲心血管病学会、英国、法国、美国、北美及中国共 9 部国内外权威指南和专家共识引用。获授权国家发明专利 2 项，国家 I 类新药证书 1 件。作为拥有完全自主知识产权的第三代溶栓药物，r－SAK 在江苏、广东、上海、山东、河南、甘肃等 16 个省市上市。 （李春坚）

●**积极心理学视角下炎症性肠病患者心理品质模型构建及干预策略** 2020 年，江苏省人民医院林征团队开展的这项研究获江苏省医学新技术引进二等奖。课题组在国内率先运用积极心理学方法对炎症性肠病（IBD）患者进行临床研究，构建 IBD 患者疾病韧性模型，研制针对中国 IBD 患者的韧性与优势量表作为评估工具，依据 Seligman 的积极心理干预方案构建针对 IBD 患者的基于书写表达的积极心理干预措施，结合以 IIFAR 为基础的信息支持，帮助患者认识和挖掘自身积极心理品质，为 IBD 患者的心理研究提供新的视角，同时为医务工作者发掘 IBD 患者自身优势、提高疾病自我管理水平提供指导。项目开展以来，获得课题 6 项、新技术新项目及优秀论文奖 8 项；发表论文 17 篇，累计被引用 100 余次；相关技术经专科护士培训班、护理进修人员等引进推广，在省内多家医院推广应用，产生良好的社会效益和经济效益；院内外继续教育学习班授课多次，技术推广至本省和周边省市；在临床广泛开展，参与公益组织"肠乐部"活动，每月组织患教会，开展正念、心理健康等主题讲座。 （林 征）

●**幽门螺杆菌致病新机制和诊疗新策略的研究与应用** 2020 年，江苏省人民医院张国新等开展的这项研究获江苏省科技进步三等奖。项目在多项国家及省部级课题资助下，历经 10 余年，围绕 HP 致病机理，个体化治疗的临床转化等关键问题开展一系列创新研究，对于 HP 相关疾病的认识、早期预防、诊断和治疗起到推动作用。部分研究成果被 2011 年欧洲全面管理胃癌前病变的指南《胃上皮癌前疾病及病变的管理》、2016 年欧洲幽门螺旋杆菌感染管理共识——马斯特里赫特 V/佛罗伦萨共识报告、2017 年美国胃肠病协会幽门螺杆菌指南所采纳使用，也被国内第五次全国幽门螺杆菌感染诊治共识所采用。已获得授权发明专利 2 项（其中国外发明专利 1 项），实用新型专利 3 项，软件著作权专

利 5 项，通过产学研转化，建立江苏地区 HP 耐药相关技术检测平台和国内首家基于手机移动端的 HP 交互式数据库，将 HP 疾病管理、规范诊治、用药提醒和长期随访集合于一体，形成江苏省 HP 个体化检测体系和治疗策略，为本地区需要治疗的患者制订最优用药方案的新模式。项目在省内多家单位开展应用，推动江苏地区 HP 治疗规范化、精准化、信息化的发展，提高当地 HP 根除率，节约医疗卫生资源，产生重大的社会及经济效益。 （张国新）

●**糖尿病自我管理教育/支持体系的建立、应用和推广** 2020 年，东南大学附属中大医院孙子林等开展的糖尿病自我管理教育/支持体系的建立、应用和推广获江苏省科学技术奖二等奖。该项目基于国内糖尿病开展教育管理现状调查结果，培养糖尿病教育管理专业人才队伍，开发糖尿病教育系列工具，构建医院－社区一体化糖尿病自我管理教育/支持平台，推动中国糖尿病教育管理的系统化、规范化进程，具有较为深广的经济和社会效益。 （陈 奇）

●**基于 CDTM 的临床药师参与多学科团队实施全生命周期血糖管理模式的建立与实践** 2020 年，南京鼓楼医院药学部计成、葛卫红、毕艳等开展的这项研究获江苏省医学新技术引进二等奖。该团队自 2016 年 7 月引进该新技术并进行技术改进，主要技术内容：①管理机制：采用 CDTM 理论，参与组建包括专科医生、临床药师、护士、营养师、运动师的多学科团队，对高血糖患者在三级医院门诊、住院、社区医院就诊以及社会药房配药的过程进行全生命周期血糖管理，让临床药师全程参与患者用药监护，体现临床药师的工作必要性；探讨相关机制建设，如协作机制、培训机制、干预机制、评价机制、转诊机制和激励机制等，对

于临床药师在慢性病管理实践中起到重要的理论支撑作用,具有广泛的应用价值。②团队组成:全生命周期血糖管理是指基于信息化平台,建立以内分泌科医生、临床药师、护士为核心,全院多个科室参与的高血糖患者在住院、门诊、社区及社会药房的全方位血糖管理模式。通过团队对高血糖患者进行全生命周期管理,住院期间由全院血糖管理小组制订降糖方案、控制目标,综合患者整体情况实施个体化治疗;出院后定期到糖尿病综合门诊进行随访;对社区居民定期到与三级医院合作的社区医院调整降糖方案;血糖控制较好的,则可放宽随访时间,可到与三级医院合作的社会药房配药,由经三级医院糖尿病管理团队培训的执业药师提供相关的用药指导。其中,临床药师的职责包括整合协调各模块的合作正常运行以及在全生命周期血糖管理中为患者建立就诊档案,登记患者就诊信息并实时更新,为患者提供用药指导,定期通知患者随访,提高患者血糖自我管理意识及治疗依从性。定期检查全生命周期血糖管理的实施情况,听取各模块的反馈意见,综合整理存在的问题反馈给全生命周期血糖管理组,不断改进、优化全生命周期血糖管理模式。③质量评价体系:建立以患者为中心,临床药师、三级医院与社区医院以及社会药房联动的糖尿病管理团队的质量评价体系。应用该新技术:①该院开设"糖尿病综合门诊",组织糖尿病管理团队,为每个患者做完整的综合门诊记录、管理、随访等;建立档案、长期参加管理患者达到3889人,对患者进行为期36个月的随访,其中,患者的基线糖化血红蛋白(HbAlc)为8.24%,参加管理后有显著降低;糖化达标率从基线34.5%升至88.9%;而患者的3B(血糖、血脂、血压)综合达标率从基线7.5%,通过管理后升至60.0%。②对全院患者血糖管理。管理674例非内分泌科住

院的高血糖患者,取得良好效果。③形成三级医院-社区医院联动的糖尿病管理模式,该院综合团队与雨花区社区团队合作管理近400名糖尿病患者,接受团队管理的患者空腹血糖从基线7.78mmol/L降至7.21mmol/L,具有显著差异;而患者糖尿病药物治疗过程中不良反应的发生率从基线32.86%降至13.41%,也具有显著差异。④构建三级医院团队与社会药房执业药师合作管理糖尿病模式,社会药房执业药师与三级医院团队合作管理90名糖尿病患者,经过6个月管理后,接受管理的患者随访结束时的血糖指标明显改善。　　　　(施利国)

● 妊娠期糖尿病早期筛查和多学科管理体系的建立及临床应用
2020年,南京鼓楼医院内分泌科葛智娟、陆婧、陈晓甜等开展的这项研究获江苏省医学新技术引进二等奖。该团队于2017年开始采用GDM分阶段评分表早期筛查GDM,结合国内外开展情况对该项技术进行改进:①利用孕妇简单可得的常规产检数据,综合GDM的多种临床和实验室危险因素,最终共纳入13项预测因素,较既往预测模型在有效性和实用性上均有提升,其中孕妇年龄、孕前体质指数、身高、受教育程度、既往月经不规则、既往剖宫产史、既往GDM病史、高血压病史、PCOS病史、糖尿病家族史简单易得,实验室指标纳入孕早期空腹血糖(FBG),孕中期FBG和甘油三酯水平,孕期常规检测,不增加额外支出。②评分表由GDM孕早期风险评分表和孕14—20周补充评分表二部分构成,这种分阶段评分能够更加充分地利用孕妇产检数据,根据具体情况采用相应的评分表,个体化的评估GDM风险,对于只有孕早期FBG数据的孕妇使用GDM孕早期风险评分表,对于孕中期已完善FBG和甘油三酯水平的孕妇使用总评分表,有效提升

预测能力。③对评分表预测评分高危的孕妇尽早进行内分泌科、营养科、运动康复科及妇产科的多学科管理,对GDM高危患者进行孕期全程血糖管理和长期随访观察,全面评估该评分表的近期与远期临床获益和安全性。应用共计1640名孕妇,其中244名诊断为GDM。该项技术特点:①有较好的经济效益比,不增加孕妇额外的医疗负担,评分表数据来源于孕妇孕早期在社区医院和孕14—20周的常规产前检查,不需要额外加测特殊的指标。②评分表使用简单,易于推广,是一种简便而廉价的健康评估工具。③评分表有较高的预测能力。已发表国内外论文3篇,其中SCI收录2篇,国内期刊论文2篇,研究成果多次在全国学术会议上交流,在国内2家医院进行推广应用。　　　　(施利国)

● 免疫炎症与缺血性卒中转归的机制及临床转化研究　2020年,南京鼓楼医院徐运、张梅娟、朱晓蕾等开展的这项研究获中华医学科技二等奖、江苏医学科技一等奖。徐运教授研究团队自2012年,致力于缺血性脑损伤免疫炎症机制以及临床转化研究。在基础研究方面,采用体内外脑缺血模型,从行为学、病理学到分子生物学,从动物实验到细胞学实验,研究缺血性卒中后,小胶质细胞功能调控新的关键机制,并研发相应的靶向小分子,靶向卒中治疗和卒中后认知减退。在临床前期研究,治疗缺血性脑卒中有效;研究结果在国际高水平杂志发表,并得到专家的高度评价和引用。同时该研究团队重视临床转化和临床研究。基于基础研究,靶向免疫炎症,对提高溶栓和抗血小板治疗有效性以及安全性进行多中心对照临床研究,发现影响抗栓有效性和安全性的重要因素,指导精准溶栓和抗血小板治疗;还发现缺血性脑卒中诊疗系列新的评估标志物,指导临床个体化诊疗;筛选系列的靶向临

床老药,发现新的功能,临床研究证明,保护缺血性脑损伤,改善卒中预后。这些成果在基础理论和临床应用上均具有重要的贡献,推动相关的指南和专家共识的更新。显著降低致残、致死率,降低住院费用,减轻社会和家庭负担,具有较大的经济和社会效益。培养多名进修生、硕士以及博士研究生。并通过参加国际会议、举办国家和省部级医学继续教育学习班等在省内外多家医院推广应用。

(施利国 王亦欣)

● **颅脑外伤的病理基础及再生修复研究** 2020 年,江苏省人民医院神经外科季晶等开展的这项研究获江苏省科技进步二等奖。自 2012 年 1 月起,他们在国家和省部级课题支持下,规范颅脑外伤的诊疗体系,并深入系统地研究颅脑外伤后神经元细胞凋亡、自噬及免疫反应等致病机制,系统地进行靶向药物的研发及开展新型干细胞治疗方式。主要创新成果:①高致死致残:颅脑创伤后神经损伤病理生理机制与早期治疗靶点的研究;②多系统损伤:阐明颅脑创伤后消化系统及呼吸系统并发症防治的机制及干预策略;③针对临床预后差,建立大样本、多中心的颅脑创伤临床数据及生物样本库,开展多个临床和基础课题的研究;针对颅脑创伤患者中,女性患者获得更好的生存时间和生存质量,进行深入机制研究,阐明性别差异的分子机制。项目在 20 项国家及省部级课题支持下完成,发表 SCI 论文 45 篇,获国家发明专利 3 项。举办国家及省级继续教育学习班 7 次,培训学员 800 余人次。项目成果在国内 30 家医疗机构推广。(季 晶)

● **多模态心理评估技术及生物学标记在儿童行为评价中的应用** 2020 年,南京脑科医院儿童心理卫生研究中心柯晓燕教授以及东南大学生物科学与医学工程学院邓慧华等人开展的这项研究获江苏省科学技术三等奖。该研究立足于儿童心理行为研究领域的学术前沿,对正常或孤独症儿童情绪相关的行为学评估方法以及生物学标记物检测手段开展系列工作,主要工作内容包括:①对比分析不同儿童心理行为评定方法间的一致性,建立多模态儿童行为观察室;②跟踪观察影响婴幼儿自我调节行为的遗传及环境因素,筛选正常儿童心理发展相关行为的遗传性标记;③建立头发或唾液中检测可的松和皮质醇的实验方法,筛选孤独症儿童核心损害相关行为的代谢和神经影像学标记。项目组取得具有应用价值的研究成果:①通过自然环境与实验室研究相结合的方法,建立综合访谈、量表和行为观察等心理行为测量以及心率、血压、呼吸、皮肤电、脑电图等多通道生理指标测量的儿童心理行为研究平台;②利用生物信息学方法选择与儿童情绪的自我调节等行为相关的候选基因,经过筛选发现 MAOA－uVNTR、5－HT-TLPR 多态性与婴幼儿的自我调节显著相关,同时研究还观察到父母情绪、养育压力等环境因素与遗传因素在儿童情绪调节中的交互作用;③建立从头发或唾液中检测可的松和皮质醇的实验方法,并应用于正常儿童及孤独症、应激状态下儿童的检测及其相关性研究。同时运用神经影像学技术观察孤独症核心症状相关的脑结构和功能的改变,筛选出数个社会情绪能力障碍、刻板重复行为相关的脑影像学标记。该项目自应用以来,获 1 项发明专利,发表系列论著 39 篇,其中 SCI/ SSCI 收录 24 篇。研究结果在国际国内学术会议被邀请做专题讲座、大会交流 20 余次。临床评估技术在国内 8 省 15 家单位推广应用。 (李晓莉)

● **心身疾病的规范化诊治和发病机制研究** 2020 年,东南大学附属中大医院袁勇贵等开展的心身疾病的规范化诊治和发病机制研究获高等学校科学研究优秀成果奖二等奖。该项目重点关注 3 种常见心身疾病(卒中后抑郁障碍、支气管哮喘和甲状腺功能亢进),从临床实际出发,应用分子生物学、遗传学、神经影像学等技术,尤其是多模态功能磁共振技术,寻找心身疾病不同模态的特征性脑影像改变,客观动态反应心身疾病发展进程,力争寻找心身疾病的科学性、可靠性外周生物标记物及无创功能影像学标记物。进一步阐述 PSD、支气管哮喘和甲状腺功能亢进的神经生物学机制。在此基础上,优化疾病治疗过程,减轻患者痛苦,具有较为深广的经济和社会效益。研究取得一系列的创新成果:①建立中国卒中后抑郁障碍分类和诊断标准;②神经肽 Y、P11/组织型纤溶酶原激活物/BDNF 脑源性神经营养因子通路基因影响 PSD 发生;③腹侧前脑岛功能连接是认知行为治疗改善哮喘相关症状的影像学靶点;④特异的脑影像学特征是甲状腺功能亢进患者认知功能障碍的神经生物基础。研究成果在 10 家单位推广应用,发表 10 篇代表性学术论文被引用 35 次(他引 21 次)。 (陈 奇)

● **基于液－质联用的多组学整合分析策略构建在中药整体质/效/毒评价中的示范应用** 2020 年 11 月,江苏省中医药研究院中药质量和代谢组研究室李松林研究员团队这项研究获 2020 年度江苏省分析测试协会科学技术特等奖。基于多组分、多靶点整合作用是中药发挥药效的主要机制。然而,当前以少数代表性成分和有限的生物学指标评价中药质量(质)、药效(效)和毒性(毒)无法体现中药整体作用的特点。构建体现整体观的中药质/效/毒评价方法是中药传承创新急需解决的重大科学问题。李松林研究员及其团队依托国家 863 计划、国家科技重大专项和国家自然科学基金等 7 项课题(任务),经过近 10 年的努力,创建基于液—质联用技术的化学物质组、植物代谢组、效应代谢组和糖组等多组学整合研究策略，通过突破色谱/质谱条件联动优化、植物代谢组特征标志物快速发现、化学物质组与靶向糖组整合"全息"解析、柱前衍生化和特征离子联用分析模式、效应代谢组整体效/毒评价等多项关键技术，实现药材及其制剂的全息表征、质量标志物的快速发现/鉴别、饮片大/小分子组分炮制转化机制的精准阐释、中药整体质量一致性的客观评价、中药制剂过程整体质量转移和中药效/毒及配伍机制的深入探究。创建的策略方法在人参、当归和蝉蜕等药材及相关制剂的整体质/效/毒评价中进行示范应用，产生良好的社会经济效益。（杨 鸣 王熹微）

●**基于脑磁图和功能磁共振技术的偏头痛研究** 2020年，南京脑科医院王小姗等开展的这项研究获2020年度江苏省医学新技术引进一等奖。自2015年1月起，王小姗研究团队利用无创性的脑磁图（MEG）技术结合传统方法与最新发展的合成孔径磁场测量（SAM）分析法观察青少年偏头痛发作时手指交替运动诱发大脑运动皮层神经磁信号激活的部位及强度变化，对皮层的功能状态进行定位与评估。在此基础上进行进一步深入，由运动任务态转入对偏头痛患者静息态及听觉、视觉任务态的MEG及辅助以功能磁共振的全方面研究，将原有技术进一步细化深入研究，多角度解释偏头痛的病理生理学机制，进一步证实脑功能异常在偏头痛发病机制的重要作用。该研究共发表论文5篇，获国家发明专利1项，在全国神经病学年会、神经精神科进修班授课中进行介绍推广，接受省内多家医院参观学习。 （刘红星）

●**计算机化认知行为治疗技术在抑郁、焦虑、强迫、失眠中的应用与研究** 2020年，南京脑科医院（脑科院区）王纯等开展的这项研究获江苏省医学新技术引进二等奖。该研究是了解计算机化认知行为在抑郁、焦虑、强迫、失眠中应用的可行性并对其进行推广，从而让更多需要帮助的人能够方便地接触到认知行为治疗来进行心理自助。该技术国际上最早从2004年开始使用，并具有良好的接受性与疗效。南京脑科医院牵头研发国内首个计算机化认知行为治疗平台。结合国内患者特点，于2016年4月面向全国上线。该技术单机版被国内省外3家著名精神专科医院及江苏省内5家精神专科医院引进使用推广，线上线下总计使用人数超10000余人次。发表相关论文19篇，其中SCI收录论文10篇，中文期刊论文9篇，获知识产权4项。 （王 纯）

●**基于机器学习的帕金森病脑深部刺激术疗效的大数据研发** 2020年，南京脑科医院张丽等开展的这项研究获2020年度江苏省医学新技术引进二等奖。2016年12月，张丽研究团队利用功能磁共振方法分析帕金森病（PD）患者功能连接改变，联合STC环路和CTC环路预测深部脑刺激治疗疗效；基于功能磁共振（fMRI）、多导睡眠监测（PSG）和穿戴设备数据收集，构建大数据PD预后评估分类模型；基于机器学习技术建立多模态信息融合预测模型，建立客观的早期PD辅助诊疗技术；利用穿戴设备记录PD运动特征数据，并纵向跟踪序列型数据，制订长期规范化全程管理方案，为精准化康复治疗提供客观依据。发表论文10余篇，并推广至省内外多家医院。 （张 丽）

●**王文梅教授团队在国际权威期刊发表新冠相关研究成果** 2020年，国际权威传染病领域期刊 *Clinical Infectious Diseases*（IF：9.055；一区Top期刊）在线发表南京大学医学院附属口腔医院王文梅教授团队的新冠相关研究成果"Analysis of the infection status of the health care workers in Wuhan during the COVID—19 outbreak：A cross—sectional study"（https：//doi. org/10. 1093/cid/ciaa588）。该研究用数据再一次印证国家对此次新冠疫情防控的决策和精准施策，为全世界疫情防控提供中国经验。
（陈 珺 顾雅心）

●**省中西医结合医院曹鹏/胡星星团队发现蟾酥注射液可显著改善重症COVID—19患者的呼吸功能** 2020年，基于COVID—19重症患者通常在症状出现一周后出现呼吸困难和/或低氧血症，并可迅速发展为急性呼吸窘迫综合征、感染性休克、难以纠正的代谢性酸中毒、凝血功能障碍和多器官衰竭。因此，对重症及危重病人的治疗是降低COVID—19死亡率的关键，目前临床上尚缺乏疗效确切的治疗药物及疫苗。江苏省中西医结合医院与武汉市江夏区第一人民医院联合，在预印本 *MedRxiv* 上发表蟾酥注射液治疗重症COVID—19的初步临床试验结果——"Chansu Injection Improves the Respiratory Function of Severe COVID—19 Patients"。其第一作者是武汉市江夏区第一人民医院胡芬，通讯作者是援鄂医生胡星星和分子生物学实验室曹鹏主任。该研究入组50例病人，按1：1比例分为治疗组和对照组，治疗组进行蟾酥注射液＋常规治疗，对照组仅进行常规治疗。结果显示，蟾酥注射液能显著改善重症COVID—19患者的呼吸功能，治疗组95.2％的患者 PaO2/FiO2 和ROX指标得到改善，而对照组仅有68.4％和73.7％的患者 PaO2/FiO2 和ROX指标得到改善。治疗组患者的呼吸支持向愈降阶梯时间（RSST）比对照组缩短1天。安全指标分析发现，试验剂量下蟾酥注射液无明显毒副作用。
（杨 鸣 王熹微）

●*Redox Biology* 在线发表江苏省中医药研究院曹鹏研究团队关于经典名方黄芪桂枝五物汤缓解化疗神经毒性的药效物质基础的研究成果 2020 年 8 月，氧化还原领域顶级期刊 *Redox Biology*（JCR 1 区，IF＝9.98）在线发表江苏省中医药研究院曹鹏研究员团队的最新研究成果 "Formononetin ameliorates oxaliplatin-induced peripheral neuropathy via the KEAP1-NRF2-GSTP1 axis"。奥沙利铂是治疗结直肠癌的一线化疗药物，但其引起的外周神经病变（Oxaliplatin-induced peripheral neuropathy, OIPN）严重影响患者的化疗进展及生活质量，目前依然缺乏有效的防止 OIPN 的药物。曹鹏团队前期临床研究发现来源于《金匮要略》治疗血痹证的经典名方——黄芪桂枝五物汤可以显著预防奥沙利铂引起的外周神经毒性，并首次揭示核转录因子 NRF2 有效保护外周神经元线粒体稳态，减轻化疗引起的神经元损伤（Free Radic Biol Med. 2018；120：13－24）。为进一步揭示黄芪桂枝五物汤的药效物质基础，通过荧光素酶报告基因筛选发现刺芒柄花素（Formononetin, FN）有效激活 NRF2-GSTP1 信号通路，减轻奥沙利铂诱发的外周神经毒性，并且 FN 的保护作用并不影响奥沙利铂的抗肿瘤疗效；结合化学蛋白质组学方法发现刺芒柄花素选择性地结合 Kelch 样环氧氯丙烷相关蛋白-1（KEAP1）BTB 区域的 His129 和 Lys131 位点。课题组的研究结果阐明黄芪桂枝五物汤缓解化疗引起外周神经毒性的药效物质，也为进一步研制防治 OIPN 的创新药物奠定基础。该研究获国家自然科学基金（Nos. 81973498，81602733 和 81774283）、十三五国家重大新药创制专项（2019ZX09301-145）等项目的资助。
（杨鸣 王熹微）

●省中医药研究院孙晓艳/曹鹏团队在 *Acta Pharmaceutica Sinica B* 杂志发表胰腺癌分子靶向药物研发新进展 2020 年，江苏省中医药研究院孙晓艳、曹鹏研究团队在胰腺癌分子靶向药物研发方面取得新进展，相关研究成果发表在 *Acta Pharmaceutica Sinica B*（药学学报英文版，药学 1 区 Top 类）上，该期刊入选中国科技期刊卓越行动计划中的领军期刊类项目（全国共 22 个，药学类唯一期刊）。胰腺癌俗称"癌中之王"，是预后最差的恶性肿瘤之一，术后 5 年生存期小于 10％。p21 蛋白活化的激酶（p21－activated kinases, PAKs）家族是一类非受体型的丝氨酸/苏氨酸蛋白激酶，调控细胞生长、增殖和分化等多种生物学过程。该研究发现 PAK1 参与胰腺癌细胞生长调控，在胰腺癌组织中表达显著高于正常组织，且与胰腺癌预后负相关。以 PAK1 为靶点，利用计算机辅助虚拟筛选发现一个结构新颖、作用特异的 PAK1 抑制剂 CP734。药理和生化研究表明，CP734 通过与 PAK1 的 V342 氨基酸相互作用，抑制其 ATP 酶活性。进一步的体外和体内研究表明，CP734 通过抑制 PAK1 激酶活性及其下游信号通路抑制胰腺癌的生长。CP734 对小鼠的主要组织器官毒性较小。此外，与吉西他滨或 5－氟尿嘧啶联合应用，CP734 对胰腺癌细胞的增殖也有协同作用。研究结果表明，CP734 是一种全新的胰腺癌靶向治疗候选药物，具有潜在的开发应用价值。该研究获得国家自然科学基金（Nos. 81873057 和 81973527）的资助。
（杨鸣 王熹微）

●南京脑科医院王纯团队在柳叶刀公共卫生杂志发表通讯报道 2020 年 12 月 1 日，国际公共卫生期刊《柳叶刀·公共卫生》（*The Lancet Public Health*，影响因子 16.292）在线发布中国特刊，关注未来几年中国公共卫生的重要领域：心理健康、人口老龄化、保护年轻人和减少不平等。刊登南京脑科医院王纯团队发表的通讯文章《中国青少年的心理健康需要更多关注》（"Adolescent mental health in China requires more attention"）。
（陶筱琴）

●一种温热控制的序贯式抗乳腺癌治疗策略 2020 年，江苏省中医药研究院中药组分与微生态研究中心陈彦、瞿鼎团队发现丹参酮类成分在调控和重塑肿瘤免疫微环境方面的潜力，并以此设计一种由温热控制的多组分逐级释放系统去完成序贯式抗乳腺癌治疗。该研究的部分工作在 *Biomaterials Science* 杂志上发表（IF＝6.183，doi：10.1039/d0bm00498g）。这种控释系统可以先期暴释出大量的丹参酮类成分对肿瘤免疫进行实质干预，斩断肿瘤"爪牙"后再缓慢释放出毒类组分清扫战场。相比传统的鸡尾酒疗法，经该系统治疗后的肿瘤免疫微环境显著改善，抑瘤活性明显增强，安全性亦有所提高。以往报道的丹参酮类成分对肿瘤微环境的调控效应甚微，对抗肿瘤治疗无实质性帮助。该研究借助精准递送技术和温控释药手段实现丹参酮类成分在肿瘤部位的高效蓄积和快速扩散，首次真正意义上对肿瘤血管、胶原、成纤维细胞的功能和数量产生影响，有效地改善肿瘤免疫抑制局面。
（杨鸣 王熹微）

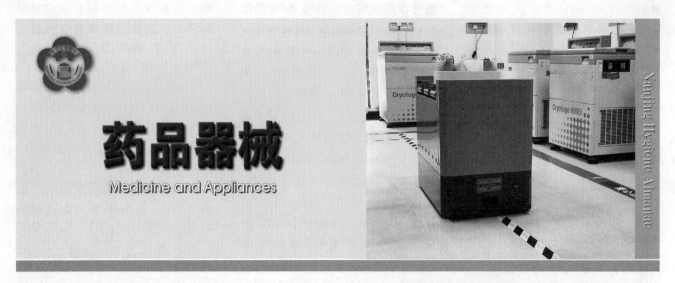

药品器械
Medicine and Appliances

药品制剂

●药物政策与基本药物制度概况

2020 年,以健康南京建设为统领,巩固完善基本药物制度,以合理用药为重点,加强药品、医用耗材采购使用监管,强化药政管理,医疗机构药事管理和临床药学服务水平不断提升,为建设"强富美高"新南京提供有力支撑。

严格执行国家基本药物制度,不断巩固完善配套政策。建立南京市基本药物配备使用双月通报制度,全市基层医疗机构配备使用基本药物品种占比 63.91%,金额占比 61.67%。由鼓楼医院、市第一医院牵头,在 6 个区紧密型医共体之间,建立以基本药物为核心、慢性病用药为主的基本用药统一目录。溧水区全面完成国家基本药物制度综合试点工作,完成对全市医疗机构基本药物配备使用评价和复核工作。

完善短缺药品监测保供措施,协调解决短缺问题。全市 157 家公立医疗机构完成短缺药品监测国家短缺药品直报工作全覆盖和省短缺药品监测预警"每月零报告"。13 个部门联合印发《关于贯彻落实短缺药品保供稳价工作的若干措施》(宁卫药政〔2020〕3号),进一步完善短缺药品监测应

对、配备使用、采购供应、价格监管等相关政策。召开市级短缺药品供应保障部门联动会商会议,确定新一轮南京市医疗机构短缺药品清单 24 种药品,其中市级定点储备 6 种药品。

全面执行国家组织药品集中采购和医保谈判药品结果,确保政策落地落实。4 月,全市全面执行第二批国家组织药品集中采购江苏中选结果(32 种药品,涉及 35 个品规),截至 2020 年底,已有 24 个超量完成全年带量采购任务,二三级公立医疗机构配备使用医保谈判药品 3.35 亿元。

严格麻醉药品和精神药品监管,促进采购使用更加规范化。办理 173 家医疗机构麻醉药品和第一类精神药品电子印鉴卡换卡工作,新办 9 家医疗机构电子印鉴卡,现场监督销毁 8 家医疗机构过期精麻药品。各区组织开展区级麻醉药品和精神药品专项培训 18期,培训合格 1840 人次,其中 1362 人次授予精麻药品处方权、调剂权。9 月,组织全市各级各类医疗机构开展麻醉药品和精神药品采购使用管理自查和专项检查,现场督促其整改。

适应新形势新要求,持续推进抗菌药物临床合理使用。完成 40余家医疗机构抗菌药物备案目录和分级管理目录评审。组织全市各级各类医疗机构开展"2020 年

提高抗菌药物认识周"宣传活动,内容丰富、形式多样。11 月 20日,市卫生健康委联合雨花台区卫生健康委在雨花台区岱山社区卫生服务中心开展现场宣传咨询活动。在市级抗菌药物临床合理使用培训师资的配合下,各区组织开展区级抗菌药物培训 26 期,合格2353 人次。全市基层医疗机构抗菌药物采购金额占全部药品采购金额比例仅为 7.35%,门诊使用率为 12.61%;区属二三级公立医疗机构抗菌药物采购金额占全部药品采购金额比例为 12.85%,门诊使用率 11.8%,急诊使用率32.85%,住院患者使用率43.33%,抗菌药物使用强度(DDD)为 36.09,Ⅰ类切口手术预防使用抗菌药物比例为 32.17%;市属 11 家医疗机构抗菌药物采购金额占全部药品采购金额比例为10.23%,门诊使用率 9.47%,急诊使用率 30.38%,住院患者使用率 43.77%,抗菌药物使用强度(DDD)为 37.08,Ⅰ类切口手术预防使用抗菌药物比例为 30.55%,核心指标基本达标。

加强药事管理,提升合理用药水平。印发《关于进一步加强相关药品采购和使用管理工作方案》,细化管理要求,引导医院规范用药。主动担当,做好新冠肺炎疫情及常态化防控期间药品供应保障相关工作。完成 34 家二三级公立

医疗机构和 15 家二三级民营医疗机构药事质控检查。与市市场监督管理局联合印发《关于进一步加强全市医疗机构药品不良反应和药物滥用监测工作的通知》，促进药品不良反应和器械不良事件报告数量和质量不断提升。转发《关于做好疫情常态化防控期间慢性病长期用药处方管理工作的通知》，对慢性长期用药处方涉及病种、医疗机构和医师、药品范围等进行明确。全市二三级医院开展合理用药培训 85 期，合格 12440 人次。以重点药物为突破，全市二三级医院开展处方点评数为 825906 份，处方点评率为 13.21％；医嘱点评数为 898419 份，医嘱点评率为 24.9％，点评结果进行公示，与绩效考核挂钩。

深化药学学科建设，推进药学服务模式转变。指导鼓楼医院和市第二医院完成临床综合评价工作。与市工信局等联合印发《关于认定首批南京市生物医药创新产品推广应用目录的通知》，在满足医疗需求情况下，按照安全、有效和经济原则，鼓励医疗机构同类产品优先采购使用南京市新医药创新产品。完成南京国际新医药与生命健康产业创新投资峰会分论坛——临床实验与药事管理高峰论坛。全市二三级医院配备经过国家级基地培训合格的临床药师 121 名，占全部临床药师 65.76％。推动三级医疗机构建成 2—3 个药学亚专科。鼓楼医院试点建成临床药师责任制工作模式。全市 17 家二三级医院建立处方智能审核系统，对处方及医嘱进行提前干预，有效预防不合理用药。

落实分级管理要求，规范医用耗材采购使用管理。督促医疗机构完成医用耗材分级管理目录和医用耗材分级授权管理工作。探索建立高值医用耗材使用管理规范，并与单病种管理、临床路径管理和医保支付政策结合，医疗机构遴选 2—3 个单病种开展试点并追踪观察结果。修改完善南京市医用耗材阳光监管平台医疗机构合理使用监测指标。对平台推送的医用耗材使用异常数据，采取调取病历由专家集中审核或请专家到医疗机构现场审核等方式，有针对性地开展耗材合理使用检查。对 11 家市属医疗机构和部分区属医疗机构开展耗材质控专项检查。

（张　翀　陈　伟）

● 省中西医结合医院接受江苏省药监局药物临床试验机构首次备案监督检查　2020 年 12 月 22 日，江苏省药监局南京检查分局局长倪永兵一行 6 位专家，经过现场药物临床试验机构首次备案监督检查后，一致认为新增备案的 10 个专业基本符合《药物临床试验质量管理规范》和《药物临床试验机构管理规定》，新增 10 个可承接化学药物临床试验项目的 GCP 专业为心血管内科、呼吸内科、消化内科、神经内科、内分泌科、肿瘤科、骨科、泌尿外科、耳鼻咽喉科（鼻科）、妇科。江苏省中西医结合医院根据 2019 年国家药监局综合司《关于做好药物临床试验机构备案工作的通知》的要求，于 2020 年 10 月在国家药物临床试验机构备案平台进行备案（备案号为 2020000718）。目前药物临床试验专业数达到 29 个。

（杨　鸣　王熹微）

● 省中西医结合医院多个传统中药制剂获备案　2020 年 10 月，江苏省中西医结合医院申报的"续骨颗粒""加味败藤颗粒""芪藿益肺颗粒"取得传统中药制剂备案号。"续骨颗粒"由骨伤科谢林教授精心配伍而成。其组方为常见药味，无名贵药材，药物配伍精当，切中病机。本品广泛用于各类四肢、脊柱骨折的治疗，临床疗效显著，未见不良反应及并发症，现已列入骨伤科优势病种股骨粗隆间骨折的诊疗方案。"加味败藤颗粒"是妇科邢玉霞主任在长期临床实践的基础上总结而成的经验方，用于治疗妇科盆腔炎，具有清热解毒、利湿排脓、行气活血、化瘀止痛之功效。临床研究表明，该品对盆腔炎湿热瘀结症具有良好疗效，值得推广。"芪藿益肺颗粒"创始于呼吸科国务院特殊津贴享受者、全国名老中医药专家朱启勇教授，经呼吸科肖庆龄主任多年临床实践，针对患者病情辨证施治，优选中药并予以处方优化而成，用于治疗慢性阻塞性肺病缓解期肺肾两虚症，疗效良好。

（杨　鸣　王熹微）

● 省中西医药研究院申报的"参芪益肠颗粒"获传统中药制剂备案号　2020 年 4 月，江苏省中西医药研究院申报的"参芪益肠颗粒"取得传统中药制剂备案号。"参芪益肠颗粒"处方为该院肿瘤科在长期临床实践的基础上总结而成，由人参等 6 味中药组成，该方联合化疗药物用于结直肠癌术后及晚期结直肠癌的治疗。在江苏省名老中医徐荷芬教授的指导下，肿瘤科霍介格主任与中药质量和代谢研究组药学专家鞠建明研发团队紧密合作，通过药学部和科技处共同努力，整合临床与药学研究资料，开发成为院内制剂。经临床验证，该中药制剂可以提高肿瘤患者疗效，减轻服用西药后的毒副作用，减少患者的痛苦。（杨　鸣　王熹微）

● 市中医院国家药物临床试验机构完成机构资格和专业备案工作　2020 年 8 月 27 日，国家药品监督管理局公示南京市中医院国家药物临床试验机构完成资格备案，备案号：药临床机构备字 2020000568。备案专业共 8 个：妇科专业、心血管专业、神经内科专业、消化内科专业、内分泌专业、中医伤科专业、中医肛肠科专业和中医肿瘤科专业。此次机构资格备案是 2020 版《药物临床试验质量管理规范》实施以来的首次备案，是该院第 4 次取得药物临床试验机构资质。　（周莉莉　邵　颖）

●中国医学科学院皮肤病医院两个生物等效性试验项目获批通过一致性评价 2020 年 4 月,中国医学科学院皮肤病医院(中国医学科学院皮肤病研究所)Ⅰ期临床马鹏程教授研究团队完成的头孢丙烯片和阿奇霉素片生物等效性试验项目同时豁免临床现场核查,获准通过国家药品监督管理局的仿制药一致性评价。此次通过一致性评价的头孢丙烯片为该品种在全国首家获批。此前,已有 3 个Ⅰ期临床一致性评价项目豁免现场核查并验收通过,充分体现该院药物临床试验的研究质量。

(吴晶晶)

医疗器械

●东南大学附属中大医院李政获中国医疗器械创新创业大赛全国三等奖 2020 年 9 月 12—13 日,第三届中国医疗器械创新创业大赛在北京举行。东南大学附属中大医院采购中心李政工程师作为项目负责人,凭借以纳米药物和生物材料相结合的高新材料——超顺磁性氧化铁纳米药物异种脱细胞真皮基质胶原膜,在医院项目专场赛决赛中获全国三等奖。中国医疗器械创新创业大赛是由科技部社会发展科技司及中国生物技术发展中心指导,医疗器械产业技术创新战略联盟承办的全国性医疗器械产业创新创业大赛。自 2018 年起,大赛已成功举办三届。2020 年,第三届中国医疗器械创新创业大赛以"关注转化医学面向临床实际需求、强化技术创新与创新服务"为主题,分为光机电产品、人工智能与可穿戴设备、体外诊断(IVD)产品、医用耗材与植介入产品、家用与康复器械、配件原材料与工艺 6 个类别。此次大赛全国共 685 个参赛队,通过初赛、复赛的共 48 个参赛队,集结北京协和医院、首都医科大学附属医院、中南大学湘雅医院、四川华西医院、北京大学第一医院、复旦大学附属中山医院、郑州医科大附属医院、广州医科大一附院等全国一流医院代表队。

(康志扬)

●方舱 CT 落户南医大二附院 2020 年 12 月 22 日,由江苏省卫健委下拨的发热门诊专项设备方舱 CT 运至南京医科大学第二附属医院。方舱 CT 专用于疑似新冠肺炎患者相关检查,专机专用,在就诊流程上更加合理安全。

(何 涛)

●南京同仁医院举办核磁启动仪式暨学术论坛 2020 年 12 月 17 日,南京同仁医院举行西门子高端核磁设备投入使用启用仪式,周边基层单位代表参加。同时,为推广影像新技术与理念,促进多学科交叉与融合,该院还举办第五届"影像与临床"高峰论坛,邀请省内知名影像学科专家作专题学术报告,全面展示医学影像学发展的最新临床应用。该设备的引进,标志着该院医疗设备向尖端精良化又迈进一步。

(王芹芹)

附表 2020 年全市主要医疗单位引进、更新 50 万元以上医疗设备统计表

单位	医疗设备总投资（万元）	购进万元以上医疗设备数（台）	其中50万元以上设备仪器			单位	医疗设备总投资（万元）	购进万元以上医疗设备数（台）	其中50万元以上设备仪器		
			名称	国家	价值（万元）				名称	国家	价值（万元）
江苏省人民医院	18672	850	CT	美国	462.43				支气管镜诊疗模拟训练系统	以色列	96
			便携式彩色超声诊断系统	美国	188				飞秒激光与准分子激光系统	德国	998
			内窥镜系统及设备（消化道内窥镜系统）	日本	209				光相干断层扫描仪	美国	77
			内窥镜摄像系统（软镜）	日本	116				眼科光学生物测量仪	德国	80
			医用血管造影X射线机	德国	513.25				超声诊断仪	意大利	172
			内窥镜摄像系统（超声电子胃镜、电子肠镜、电子胃镜）	日本	391				全自动血液体液分析流水线系统	日本	130
			高频手术系统	德国	59				彩色超声诊断系统	美国	175
			内窥镜摄像系统（神经内镜）	德国	147				彩色超声诊断系统	美国	266.84
			内窥镜摄像系统（神经内镜）	德国	147				彩色超声诊断仪	美国	249.64
			内窥镜荧光摄像系统（腹腔镜）	加拿大	277				彩色超声诊断仪	美国	188.40
			体外膜肺氧合支持系统	德国	128				超声诊断仪	韩国	75
			体外膜肺氧合支持系统	德国	128				电生理标测系统（含射频仪＋灌注泵）	美国	200
			主动脉内球囊反搏泵	美国	65				电生理标测系统（含射频仪＋灌注泵）	美国	200
			主动脉内球囊反搏泵	美国	65				电生理记录系统（含刺激仪）	美国	125
			主动脉内球囊反搏泵	美国	65				电生理记录系统（含刺激仪）	美国	125
			彩色超声诊断系统	美国	121.62				肺功能测试系统	德国	68
			彩色超声诊断系统	美国	241.04				彩色多普勒超声系统	中国	75
			彩色超声诊断系统（含新生儿探头）	美国	250.93				彩色超声诊断仪	挪威	207
			心脏电生理三维标测系统	美国	250				超声诊断仪	奥地利	199
			彩色超声诊断仪	韩国	96				感觉神经定量检测仪	美国	50
			支气管导航系统	美国	485				内窥镜系统及设备（内窥镜荧光摄像系统及配套）	中国	185
			眼前节测量评估系统	德国	96				Ho₂YAG激光治疗机	中国	76.8
			多关节等速力量测试评价训练系统	美国	67				内窥镜系统及设备（电子胃肠镜系统及配套）	日本	558.6
			超声诊断系统	美国	238				全自动化学发光免疫分析仪	美国	72.48
			超声诊断系统	美国	211.85				数字化医用X射线摄影系统	美国	126.8
			超声诊断系统	美国	211.85				心肺辅助系统	德国	244.9
			内窥镜系统及设备（电子支气管镜系统）	日本	59.9				心肺辅助系统	德国	244.9
			内窥镜系统及设备（电子支气管内窥镜系统及配套）	日本	209.48				彩色超声诊断系统	美国	90
			脑电分析仪（含事件相关电位）	德国	110				便携式彩色超声诊断系统	美国	62
			全自动微生物质谱检测系统	法国	150				便携式彩色超声诊断仪	美国	63
			体外膜肺氧合支持系统	德国	140.63				体外膜肺氧合支持系统	德国	128
			体外膜肺氧合支持系统	德国	140.63				血栓抽吸控制系统	美国	79

续表

单位	医疗设备总投资（万元）	购进万元以上医疗设备数（台）	其中50万元以上设备仪器			单位	医疗设备总投资（万元）	购进万元以上医疗设备数（台）	其中50万元以上设备仪器		
			名称	国家	价值（万元）				名称	国家	价值（万元）
南京鼓楼医院	19973.43	656	便携式彩色多普勒超声系统	中国	98				电子结肠镜	日本	55
			超声诊断系统	意大利	184.62				彩色超声诊断系统	美国	75
			视觉功能分析仪	美国	76				电子结肠镜	日本	55
			腹腔镜系统	德国	108				彩色超声诊断系统	意大利	197
			内窥镜手术器械控制系统	美国	2324.6				X射线计算机断层摄影设备	中国	300
			腹腔镜	德国	70				内窥镜主机	日本	83
			椎间孔镜微创手术系统	德国	139				手术显微镜	德国	230
			运动心肺功能测试系统	德国	68				彩色超声诊断系统	荷兰	200
			彩色多普勒超声诊断扫描仪	美国	168				内窥镜主机	日本	83
			冷冻治疗仪	德国	99				激光治疗仪	中国	50
			高频手术系统	德国	100				彩色超声诊断系统	荷兰	250
			超声虚拟训练系统	以色列	156.8				全自动微生物质谱检测系统	法国	200
			超高清3D内窥镜系统	德国	189				彩色超声诊断系统	荷兰	170
			便携式彩超	中国	69.8				手术显微镜	德国	278
			脑功能监护仪	美国	55				单气囊电子小肠镜	日本	53.5
			X射线计算机断层摄影设备	美国	700				血管造影X射线系统	荷兰	689
			关节镜训练系统	瑞士	210				电子结肠内窥镜	日本	52
			X射线计算机断层摄影设备	美国	1000				电子鼻咽喉镜系统	日本	112
			低能量超声波治疗仪	中国	130				彩色超声诊断仪	中国	180
			医用磁共振成像系统	荷兰	1718				流式细胞仪	美国	53.3
			细胞荧光成像系统	美国	60				单光子发射型电子计算机扫描断层仪	美国	689.88
			能量平台	美国	70				电子结肠内窥镜	日本	52
			多光谱组织切片扫描分析系统	美国	280				电子结肠内窥镜	日本	52
			质谱仪	英国	250				手术荧光影像系统	中国	190
			外科超声吸引系统	英国	94				数字化X线诊断系统（DR）	中国	150
			等速测试与训练系统	美国	70				腹腔镜系统	德国	189
			共焦激光角膜显微镜	德国	110				腹腔镜系统	德国	108
			术中超声介入系统	美国	95				脑功能刺激仪	中国	50
			支气管镜导航系统	美国	570	南京市第一医院	5341	106	肺功能测试系统	德国	74
			超声主机	日本	93				Q开关激光治疗仪	美国	95
			数字化X线诊断系统（DR）	日本	86.5				体外碎石机和日立彩超	中国	96
			模拟肺训练系统	挪威	75				颌面计算机体层摄影设备	德国	93
			超声胃镜	日本	96				超声诊断系统	美国	218
			彩色超声诊断系统	美国	75				超声诊断系统	美国	250
			全自动蛋白表达分析系统	美国	190				尿动力学分析系统	加拿大	98
			彩色超声诊断系统	美国	75				流式细胞仪	中国	90
			痛觉感觉评估系统	以色列	64						

续表

单位	医疗设备总投资（万元）	购进万元以上医疗设备数（台）	名称	国家	价值（万元）
东南大学附属中大医院	11847.13	393	CT	中国	500
			磁共振成像系统	德国	2450
			自动扫描显微镜和图像分析系统	美国	179
			彩超	奥地利	198
			清洗机	美国	328
			术中脑电肌电诱发电位测量监护仪	美国	60
			血栓弹力图仪	中国	59.57
			彩超	日本	172
			冷冻治疗仪	德国	68
			外科手术导航系统	德国	298
			可透射线头部固定及牵开系统	德国	69
			核酸提取仪	德国	70
			流式细胞仪	新加坡	86
			实时荧光定量PCR仪	新加坡	70
			全自动血液分离工作站	瑞士	166
			倒置荧光显微镜	德国	74.8
			多功能微孔板读数仪	奥地利	76
			手术显微镜	德国	110
			超声外科吸引系统	美国	140
			手术床	德国	295
			数字化乳腺X射线摄影系统	中国	150
			彩超	韩国	119
			彩超	中国	65
			彩超	中国	65
			高温蒸汽灭菌器	瑞士	120
			DSA	荷兰	959.7
			血液净化装置	日本	59
			眼科光学生物测量仪	德国	95
			全自动化学发光免疫分析仪	日本	95
			二氧化碳激光治疗系统	以色列	127
			CT	美国	1580
			智能超速离心机	美国	98
南京医科大学第二附属医院	2783.91	179	移动式床边X线机	中国	100
			移动式床边X线机	中国	110
			彩超	美国	62.98
江苏省中医院	13212.4	428	超声诊断仪	美国	189
			肺功能测试系统	美国	82
			移动C臂X线机	德国	260
			眼底照相机	美国	139
			彩色多普勒超声诊断仪	德国	288
			彩色多普勒超声诊断仪	美国	248
			彩色多普勒超声诊断仪	美国	87
			彩色多普勒超声诊断仪	荷兰	99.6
			彩色多普勒超声诊断仪	荷兰	249.9
			彩色多普勒超声诊断仪	中国	87
			CT	美国	1900
			核磁共振	美国	1880
			肺功能仪	德国	58
			移动式C臂机	中国	98
			ECT	美国	695
			中央监护系统	荷兰	120
			彩色多普勒超声诊断仪	荷兰	85
			流式细胞仪	美国	74
			便携彩超	美国	58
			腹腔镜手术模拟训练器	瑞典	89.5
			体外线性冲击波治疗仪	以色列	150
			二氧化碳激光治疗机	以色列	95
			超乳玻切一体机	美国	83.6
			视频脑电图仪	日本	82
			时差培养箱	瑞典	129
			DSA	日本	438
			电子内窥镜系统	日本	222
			电子内窥镜系统	日本	308
			彩色多普勒超声诊断仪	荷兰	239.6
			无线网络设备	中国	85
			网络安全设备扩容	中国	74.5
			数据保护及备份	中国	87.8
			模块化机柜	中国	67
			手术显微镜	德国	243
			YAG激光治疗系统	以色列	86
			弱电智能化系统	中国	73
			电磁式冲击波治疗仪	德国	70
			流式细胞仪	美国	138
			DSA	德国	948.65

续表

单位	医疗设备总投资（万元）	购进万元以上医疗设备数（台）	名称	国家	价值（万元）	单位	医疗设备总投资（万元）	购进万元以上医疗设备数（台）	名称	国家	价值（万元）
江苏省中西医结合医院	2482	178	关节镜系统	美国	50.52				高效液相色谱仪	美国	58
			全自动核酸提纯及荧光PCR分析系统	中国	75				超声内镜	日本	250
			内窥镜系统	德国	90				十二指肠镜	日本	58
			全自动液相工作站	瑞士	147				眼科白内障超声乳化和玻璃体切除一体机	美国	160
			彩色超声波诊断仪	德国	213				单光子发射及X射线计算机断层成像系统（SPECT/CT）	以色列	1098
南京市中医院	1891.81	128	中心实验室设备一批	中国	82.5				医用血管造影X射线系统	荷兰	1198
			超声波诊断仪	德国	246	南京脑科医院	5502.15	118	全自动生化分析仪	日本	198
			全高清关节镜手术系统	英国	241				X射线计算机体层摄影设备CT	德国	300
			宫腔镜系统	日本	99.6				磁共振成像系统	德国	2720
			X射线计算机体层摄影设备	中国	315				移动式数字化X射线摄影系统（移动DR）	西班牙	139
			超声诊断仪	中国	219.8				平衡功能测试及训练系统	意大利	54
			超声诊断仪	中国	180				脑电分析仪	德国	118
中国医学科学院皮肤病医院	531.5	59	全自动微生物质谱检测系统	中国	150				脑电图仪	澳大利亚	59.4
			流式细胞仪	中国	178				运动心肺测试仪	德国	84
江苏省肿瘤医院	4589.45	147	全自动血细胞分析仪	日本	60				多功能透视摄像系统	中国	250
			细胞实时无标记分析仪	美国	67.1				超高清摄像系统	德国	132
			放射性粒子源植入治疗计划	中国	69				中央监护系统	美国	104
			射频消融治疗仪	美国	73				全自动干示生化分析仪	美国	56
			高频电刀	美国	92	南京市儿童医院	1432	143	动物生理信号遥测系统	美国	64.5
			彩色多普勒超声诊断系统	荷兰	96				多用途血液处理装置	日本	70
			医用磁共振成像设备	荷兰	632.31				彩色多普勒超声诊断仪	美国	190
			内窥镜手术器械控制系统	美国	2342.64				内镜清洗工作站	中国	55
南京市第二医院	8014.04	140	ECOM	德国	429.5				全自动荧光免疫分析仪	日本	150
			64排CT	中国	790				全自动免疫荧光核型及滴度判读系统	德国	80
			16排车载CT	中国	715	南京市妇幼保健院	3122.2	246	流式细胞仪	美国	125
			流式细胞仪	美国	390				全自动生化分析仪	日本	198.5
			实时荧光定量PCR仪	新加坡	51.2				彩色超声诊断仪	意大利	133
			颌面动力	中国	50				自动化斑马鱼行为分析系统	法国	82
			数字化移动式X射线机	中国	123				电外科工作站	德国	79.8
			超声吸引刀	中国	90				二氧化碳激光治疗仪	以色列	137
			激光碎石机	德国	253				移动式X射线机	中国	138
			彩色多普勒超声诊断仪	中国	168				手术显微镜	德国	119
			彩色多普勒超声诊断仪	中国	185				神经肌肉刺激治疗仪	法国	53
			彩色多普勒超声诊断仪	中国	60				全自动核酸工作站	中国	73.5
			彩色多普勒超声诊断仪	日本	235						
			多普勒超声诊断仪	美国	248						

续表

单位	医疗设备总投资(万元)	购进万元以上医疗设备数(台)	其中50万元以上设备仪器 名称	国家	价值(万元)
南京医科大学附属口腔医院	16181.1	1856	数字化曲面断层X射线机	德国	83.00
			鼻窦镜系统及低温等离子手术系统	美国	68.00
			数字化全景机	芬兰	60.80
			牙科综合治疗椅	德国	95.00
			口腔X射线计算机体层摄影设备	意大利	15.17
			牙科临床用CAD/CAM加工系统	德国	155.00
			手术显微镜	德国	64.80
			口腔颌面锥形束CT	意大利	300.00
			数字化医用X射线摄影系统(DR)	荷兰	160.00
			超声诊断系统(彩超)	荷兰	60.00
			全自动快速型清洗消毒机	意大利	70.00
			颌面外科手术导航系统	中国	70.00
			蒸汽灭菌器	瑞士	71.80
			自动清洗消毒机	德国	119.90
			自动清洗消毒机	德国	119.90
			自动清洗消毒机	德国	119.90
			自动清洗消毒机	德国	119.90
			口腔X射线数字化体层摄影设备	意大利	185.00
			牙科综合治疗椅	德国	88.00
			大型多功能清洗消毒器	意大利	64.40
南京市口腔医院	2270.03	612	便携式彩色多普勒超声诊断系统	中国	57
			断层扫描建模分析软件	比利时	63
			扫描设计系统	丹麦	79.85
			手术显微镜	德国	83.8
			数字化咬合修复系统	德国	146
			流式细胞分选仪	日本	239.95
南京市中西医结合医院	961.7	54	彩色超声诊断仪	中国	79
			口腔数字印模仪	丹麦	62
			数字化透视摄影X射线机	中国	116
			全自动微生物鉴定及药敏分析系	法国	70
			体外膜肺氧合器	德国	140
			鼻内镜摄像系统	德国	82
南京市职业病防治院	279.45	9	便携式彩色B超	中国	55.8
			彩色B超	韩国	159.6
江苏省省级机关医院	2041.06	94	X射线骨密度检测仪	美国	132
			实时荧光定量PCR仪	瑞士	62.9
			全自动核酸提取仪	新加坡	53
			X射线计算机体层摄影设备	中国	439
			有创呼吸机	美国	54
			X射线计算机体层摄影设备	中国	600
南京市中心医院	921.19	40	盆底功能磁刺激仪	中国	69.3
			高清主机系统	日本	120
			超声诊断仪	美国	198.5
南京同仁医院	2543	329	皮秒镭射激光	美国	155.4
			全自动染色封片一体机	日本	64.68
			经颅多普勒(TCD)	中国	75.6
			OCTA	美国	96.6
			蔡司全飞秒	德国	750
			口腔X射线数字化体层摄影设备(CBCT)	法国	51.45
			全自动摆药机	韩国	100
东部战区疾病预防控制中心	853	69	高通量基因测序仪	中国	99.6
			自动化建库样本制备系统	中国	65.8
			三维视频显微镜	日本	54.97
			单细胞测序仪	美国	99.8
红十字血液中心	1021	55	血液贴签包装机	中国	115
			全自动样品处理系统	中国	108
			核酸检测分析仪	美国	199
			成分制备自动化平台	中国	147
南京市疾病预防控制中心	634.2	29	荧光定量PCR	美国	68
			三代高通量测序	英国	58
			快速荧光定量PCR	美国	54.8
			全自动核酸提取仪	中国	50
			全自动核酸提取仪	中国	50

（于渭琪）

规划财务管理

Planned Finance Affairs

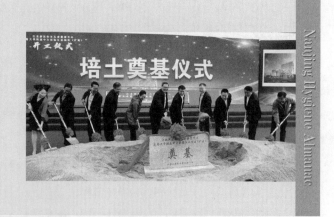

培土奠基仪式

●**规划信息工作概况** 2020年，卫生规划信息工作以卫生健康高质量发展为导向，重点推进全市卫生健康"十四五"规划编制、卫生健康民生实事等工作，全面落实"互联网＋医疗健康"三年行动计划，强化卫生信息数据质量和网络信息安全提升，积极应对新冠肺炎疫情防控任务，较好地完成全年任务。

有序推进"十四五"卫生健康发展规划编制工作。组织开展重点课题研究，启动并按期完成全市"十三五"卫生计生事业发展规划执行情况评估工作。组织召开"十四五"规划专题推进会，统筹协调卫生与健康"1＋6"规划编制工作。重点编制"卫生与健康发展规划"和"公共卫生服务体系规划"，初步确定"城乡居民主要健康指标达到世界发达国家先进水平，居民人均预期寿命超过83.5岁"的主要目标和全面实施健康南京行动计划的基本思路。规划初稿基本完成，并向市人大、市政府进行专题汇报。

严格落实2020年高质量考核任务。贯彻省高质量发展监测评价和考核工作要求，细化考核方案。组织开展对各区全科医生台账逐一审核把关，查漏补缺，确保上报台账真实完整。组织开展卫生总费用统计分析，明确各相关部门责任分工，协调人社、医保、统计等单位按期完成相应材料并汇总上报。开展对全市公安、民政、卫生等死亡人口数据库数据比对分析，提高人均预期寿命测算质量。针对2020年新增每万人疾控人员指标，及时和省卫健委沟通协调，掌握信息数据和政策标准，督促市疾控中心按期完成人员招录工作。

组织开展卫生健康民生实事工作。民生实事项目首次由市人民代表大会票决产生。按期完成"建成10家互联网医院""新增50个社区婴幼儿照护服务机构"和"建设安宁疗护医院"等3项重点任务，组织开展对秦淮区60岁以上老年人免费眼底筛查试点工作，对民生实事开展单位进行三轮重点督查工作。

积极应对"六保"巡察和民生补短板项目推进。细化分解"六保"任务，重点落实"健全基本卫生服务体系"相关要求。协调推进市公卫中心扩建工程、市疾控中心达标建设、全市三级医院全覆盖、基本公共服务均等化建设以及基层服务能力提升等工作。加快推进民生补短板项目，逐月汇总完成情况，推进整改落实。

推进互联网医院建设。实施《南京市"互联网＋医疗健康"三年行动计划》，利用市、区二三级医院优质医疗资源优势，开展对常见病、慢性病线上诊疗服务。开展互联网医院监管服务平台对接工作，明确专人负责，实行点对点管理和督查。鼓楼医院、市第一医院等18家医院完成与省互联网监管服务平台对接，通过互联网医院资质审批，正式挂牌运行。2020年，全市互联网诊疗服务量稳步提升，服务流程逐步完善，互联网医院挂号24804人次，就诊6756人次，开具处方5791张，咨询21537人次。新冠肺炎疫情暴发期间，鼓楼医院和市第二医院率先开通网络问诊服务模式，组织医务人员在线上通过视频问诊和图文咨询，为市民提供发热咨询服务，缓解市民恐慌情绪，减少交叉感染。

按期完成国家医院电子病历试点工作。开展使用国产OFD技术标准替代PDF模式在电子病历应用领域探索，组织省人民医院、鼓楼医院等6家医院和雨花台区、建邺区共同参与项目试点，累计投入资金超过2000万元，完成试点方案提出的"制定标准规范""建设区域管理中心"等6项重点工作。开展基于国产技术的电子认证服务，设计基于区块链的医疗数据模型和人工智能研究框架，建立可信版式电子病历的医疗数据共享应用体系，全面提升以电子病历为核心的医疗卫生信息化管理水平。12月18日，试点项目在北京通过由国家电子文件管理部际联席会议办公室组织的专家组考核验收，完成项目试点。

协调推进新医药和生命健康产业发展。成立"新医药与生命健康产业链"企业服务工作专班，建立组织协调机制。制定"医疗健康"产业指标和推进方案，明确建设区域医疗中心等重点任务，制定产业链条图，遴选南京大学、南京医科大学等10多名专家，建立专家库。加快转化医学中心建设，推进卫生健康创新平台载体建设，梳理科技创新项目，实施重点创新项目，加速科技成果转化。提出"前沿医学创新研发平台"和"公共卫生与健康管理研究"两大类18个项目，投资规模约10.5亿元。搭建医企交流平台，对接新工集团等重点企业，了解企业发展需求，建立联络机制，落实推进举措，加大推广力度。

提升卫生信息化建设能力。组织鼓楼区、秦淮区等5个区参加省区域健康信息平台四级评测，全市12个区均已通过四级测评。针对医疗卫生信息数据存在问题，对全市所有28家三级医院和12个区卫生信息平台采用逐一审核方式，开展数据专项治理。完成全部信息数据评估分析，通过信息反馈和整改落实，有效提高全市医疗卫生信息数据的准确性、及时性，提升全市信息互联互通和共享应用。加强网络信息安全，对市属医院和部分基层单位进行涉疫信息风险隐患排查，组织开展涉疫重点单位网络安全检查，确定95项相关网站、系统和APP，组织进行网络安全检测扫描，对漏洞弱点进行整改。11月，完成南京市网络安全监测防护项目招标，开展对全系统网络安全监测和防护工作。参与协调组织市公卫中心扩建工程建设，取得市发改委关于项目可行性研究报告的立项批复。完成对市规划部门提交的规划建议回函165件，48条新建社区卫生服务中心（站）、托育机构等建议被采纳。牵头组织长三角及南京都市圈卫生一体化发展工作。编制2019年度南京市卫生健康事业主要统计指标手册，完成各项统计信息工作。

（徐　超）

● **财务审计工作概况**　2020年，卫生健康财务审计工作以财力保障增强事业信心，以重大建设项目服务事业发展，以审计监督促进能力提升，以健康扶贫实施政策保障，统筹做好卫生健康财务审计管理工作。

统筹协调，稳步提高财政保障水平。全年全市各级财政投入115亿元，较2019年增加近40％。市级专项预算较2019年增加0.85亿元，增长7.21％。全市基本公卫人均标准提高到100元/人，比2019年增加5元/人。助力公立医院改革，全面落实六大项补助政策和药品零差率补助，继续落实债务化解专项资金1亿元。增加市中医院运营补助1亿元。落实疫情防控专项资金5000万元，对公立医院增加补助6000余万元。

严格细致，努力提高财务管理水平。加强报销凭据审核，做好政策宣传，按时完成年度预决算编制和公开工作。组织开展各专项资金绩效评价。按期完成惠民专项资金分配数据录入和维护。完成卫生财务综合管理系统开发上线使用、机关事业单位所属企业改革整体方案报送、清理拖欠民营企业中小企业账款等工作。印发全市"公立医疗机构经济管理年"活动方案。

规范行为，持续推进医药价格综合管理。执行省《关于取消公立医疗机构医用耗材加成的通知》，取消全市公立医疗机构可以单独收费耗材的差率和差额加成政策。会同市医保局落实《江苏省医疗保障局、江苏省卫生健康委员会关于做好当前医疗服务价格动态调整工作的通知》，对部分医疗服务项目价格进行调整，完善归并医疗服务项目22项，调整项目价格23项，调整中医医疗服务项目97项。全面推进医疗收费电子票据管理改革工作，制定出台电子票据改革

补充通知，进一步明确各级医疗机构与省平台对接方式及工作职责要求，确保改革工作顺利推进。完成16家，正在对接中10家。现场核查仙林泰康、玛丽妇产等医院的医疗收费管理。处理信访、来访及办理12345工单89件。会同市医保局现场核定鼓楼医院等市属公立医院床位639张。

积极指导，有序推进重点项目建设。在建市政府重点工程项目4项，总投资约45亿元。全面推进市妇幼保健院丁家庄院区建设工作：规划设计方案获批；取得A、B地块桩基、支护图审及施工许可证，取得建设规划许可证及环评批复，完成建筑施工图设计；完成室内设计前期招标工作；基本完成地下室建设，主体建设开始施工。市公共卫生医疗中心应急工程及扩建工程建设：应急工程完工，建成144间应急板房；扩建工程完成项目可研报告编制，取得市发改委批复，完成项目启动开工仪式及初步设计及概算报审工作，推进施工设计总承包单位招标工作及桩基施工单位进场。市中西医结合医院专科病房楼工程项目：完成项目代建单位签订，启动规划设计方案及设计任务书等各项工作。市第一医院河西院区整体改造工程、市儿童医院广州路院区整体改造工程有序推进。组织调研市疾控中心业务用房扩建规划建设方案及整体外迁可行性论证工作等。参与鼓楼医院紫东医院项目前期调研论证工作。

强化监督，不断提升审计工作质量。出台《关于进一步加强审计查出问题整改工作的意见》，规范系统审计发现问题的整改流程和职责。开展对社会医疗机构协会和婴幼儿早期发展协会的专项审计、直属单位合同履行情况的审计、直属单位药物临床验证费管理情况的审计，出具审计报告；对疾控中心原主要负责人的离任经济责任审计报告进行审核修改并征求被审计单位意见；协调处理第二

医院公卫中心病房楼连廊施工项目纠纷,出具最终决算审计报告。完成工程竣工决算审计项目68项,审计金额9073.98万元,核减452.22万元,核减率4.98%。配合市审计局完成卫健系统医疗卫生体制改革专项审计调研;配合省审计厅、市审计局开展公立医院综合改革政策落实情况专项调查。

落实责任,排查整改安全生产隐患。开展直属单位安全大检查,邀请市建委、市场监督局、南京电力公司专家联合对直属单位和区属医疗机构进行后勤安全生产专项督查,检查164家医疗卫生机构,排查安全隐患419个,整改409个,整改率97.6%。6—12月,全市卫生健康系统开展既有建筑安全专项排查整治工作。

尽职尽责,全力做好防疫物资保障。积极寻找货源,争取各方捐赠,保证医疗机构和援鄂医疗队防疫物资需求。自主采购医疗防疫物资31.51万件,价值680万元。接受各方捐赠物资46.34万件。所有物资的采购、入库、出库、分配均按规定执行,去向明确,台账完整。

精准发力,稳步推进健康扶贫工作。印发《关于将全市建档立卡低收入人口纳入医疗救助范围的通知》,全市建档立卡低收入人口全部免费参加城乡居民基本医疗保险,享受大病保险和医疗救助待遇,按照个人缴费400元测算,财政补助参保费用约2300万元。全面推行"先诊疗后付费"服务模式。5月1日起,全市建档立卡低收入人口纳入南京市医疗救助结算平台,实现医疗救助"一站式"结算,新增41412人。完成全市建档立卡低收入人口所在区定点医疗机构身份自动识别工作。推进省健康扶贫管理信息系统数据录入工作,导入低收入人口基本信息、确诊信息、治疗与费用信息21万余条,取得全市建档立卡低收入人口1—9月住院费用明细数据1万余条。 (仇 娅)

●**南京鼓楼医院启动静音病房建设** 2020年7月31日,南京鼓楼医院召开静音病房建设项目启动会,院党委书记穆耕林参会讲话并为首个试点静音病房——心内科病区授牌,副院长于成功主持。该院成立静音病房建设项目工作小组,护理部牵头进行可行性评估,制订实施方案,在心内科病区完成静音病房建设和评价工作,并向全院推广,年内30%病房完成静音病房建设。其具体要求:改善环境设施,强化人员培训,形成静音病房管理制度。 (施利国 杨海龙)

●**南京鼓楼医院江北国际医院二期建设启动** 2020年7月30日,南京鼓楼医院江北国际医院建设相关事项协议签约仪式在江北新区举行。市委常委、江北新区党工委专职副书记罗群,鼓楼医院党委书记穆耕林出席活动并讲话,江北新区管委会副主任诸渊深、鼓楼医院院长韩光曙代表双方签约,标志鼓楼医院江北国际医院二期建设正式启动。项目二期占地8万平方米,总建筑面积约24万平方米,2023年底前完成建设,交付使用。 (施利国 杨海龙)

●**南京鼓楼医院老年医院开工建设** 2020年7月29日,南京市重点医养结合民生工程项目、南京安居建设集团(以下简称安居集团)和南京鼓楼医院共同建设的南京鼓楼医院老年医院(挂名南京市护理院)签约仪式在南京溧水区举行。南京市副市长霍慧萍和市民政局、市规划资源局、市医保局、溧水区委区政府负责人出席。鼓楼医院党委书记穆耕林和安居集团董事长毛龙泉签署"南京鼓楼医院老年医院"建设合作协议,南京市政府副秘书长王国夫主持签约仪式,同时举行南京鼓楼医院老年医院奠基仪式。南京鼓楼医院老年医院位于溧水开发区S7号线群力站旁,秀山湖边。项目占地面积约1.3万平方米,建筑总面积约5万

平方米,拟建300个医疗床位和300个护理床位,计划2022年10月投入使用。 (施利国 杨海龙)

●**南京鼓楼医院入驻紫东** 2020年7月13日,南京市委紫东核心区工作委员会、南京紫东核心区管理委员会揭牌。仪式结束后,南京紫东核心区工作委员会副书记、南京紫东核心区管理委员会主任袁传军和南京鼓楼医院党委书记穆耕林签订关于"紫东医院"项目框架合作协议,标志鼓楼医院正式入驻紫东,紫东核心区将添重磅医疗配套设施,南京鼓楼医院将正式迈向"一体两翼"(鼓楼医院本部、鼓楼医院江北国际医院和鼓楼医院紫东医院)发展时期。 (施利国 柳辉艳)

●**市第一医院河西院区新门急诊楼试运行** 2020年6月28日,南京市第一医院河西院区新门急诊楼投入试运行,该院区承担建邺区核心医院职能,满足区域内患者医疗需求。新门诊楼采用先进的信息系统及自动化设备,每层设有自助挂号机,启用新的排队叫号系统,实现"一医一患一诊室"。楼内引入物流轨道小车,通过计算机中央控制,以智能小车为载体,利用水平和垂直轨道实现病区、药房、检验、血库、手术室、ICU、静配中心等区域之间点到点药品、检验标本、病理标本等物品传送,极大地节省人力成本。 (陈 红 胡 婕)

●**省中医院牛首山分院一期工程启动建设** 2020年11月6日,江苏省重点民生项目——江苏省中医院牛首山分院一期工程项目启动建设。省卫生健康委副主任、省中医药管理局局长朱岷,省住房和城乡建设厅副厅长张钧,省发改委重大项目办主任赵克风,南京市委常委、江宁区委书记李世贵等领导出席启动仪式。 (周恩超 朱志伟 盖峻梅)

●**南京市公共卫生医疗中心（江苏省传染病医院）扩建项目启动**

2020年9月25日，南京市公共卫生医疗中心（江苏省传染病医院）扩建项目建设启动，省卫健委和市政府签订共建合作协议。副省长陈星莺、市长韩立明、省政府副秘书长王思源、省卫生健康委主任谭颖出席。

2020年4月24日，南京市第二医院（江苏省传染病医院、市公共卫生医疗中心）扩建工程项目可行性研究报告获得市发改委批复。项目总建筑面积9.44万平方米，项目总投资约14.63亿元，新增床位800张。按照省市共建、平战结合的原则，江苏省和南京市共同启动南京市公共卫生医疗中心（江苏省传染病医院）扩建工程建设。建成后的市公卫中心（江苏省传染病医院）将作为全省医疗、科研、教学基地，承担区域内疑难危重症传染病的诊断和治疗，在全省传染病突发事件中发挥医疗救治、综合研判、信息支撑、协同指挥等作用，实现省市"共建、共管、共用"的目标。项目计划2022年9月竣工移交。

省市启动的共建南京市公共卫生医疗中心（江苏省传染病医院）扩建项目，是筑牢公共卫生安全防线的重大工程，是做好常态化疫情防控的战略举措，也是落实人民至上、生命至上理念的民生项目。该项目将围绕完善区域医疗中心、传染病康复中心、防治研究中心、应急救治培训演练中心、救治质控中心、人才培养中心等六大功能，打造医疗、教学、科研、预防、管理、康复"六位一体"的国家级传染病区域医疗中心。南京市将全面承担属地责任，全力推进项目建设。省发改委、省科技厅、省财政厅、省自然资源厅、省环保厅负责同志，市领导李世贵、蒋跃建、胡万进，市、江宁区和相关部门负责同志，医务人员和工程建设者代表等参加。

（李 萍）

●**市政府多部门调研南京脑科医院胸科院区** 2020年1月2日，南京市城乡规划委员会组织召开南京脑科医院整体规划及NJZ-Ca010－84、92地块控详图则修改、南京脑科医院胸科院区康复综合楼建设项目交通影响评价专家评审会。8月12日，南京市城乡规划委员会办公室组织召开南京脑科医院整体改造项目的控详图则修改和交通影响评价评审会，原则同意相关设计规划，提出三点改进意见。9月10日，市政府办公会研究南京脑科医院康复院区建设有关工作。9月24日，市政府副秘书长携相关部门领导一行到该院调研康复楼建设工作。

（陶筱琴）

●**省卫健委调研南京市妇幼保健院丁家庄院区建设情况** 2020年9月23日，江苏省卫健委副主任、一级巡视员李少冬一行调研南京市妇幼保健院丁家庄院区建设情况。该院党委书记沈嵘、党委副书记、副院长钟天鹰及相关人员陪同。李少冬实地察看工程建设情况，仔细询问施工项目进度、质量安全及存在困难，并提出指导意见。 （吕东晏 杜宣宁）

●**南京同仁医院住院病区再升级**

2020年3月，南京同仁医院F栋住院病区完成内装投入使用，这是该院进一步改善医疗服务行动的有力举措。本次病区优化是根据功能布局及业务发展需要，对手足外科、康复医学科、心内科、普外科等12个科室进行搬迁，完成F区、D区两栋住院大楼病区布局调整优化，部分科室提升服务能力，病

区配套设施予以完善，住院环境改善。 （王芹芹）

●**南京同仁医院口腔中心启用新址** 2020年4月17日，南京同仁医院口腔科启用新址，升级为口腔中心。该中心改造升级后，建筑面积约2000平方米，以生态医学为动力，数字牙科为支撑，开放综合治疗台40张、住院床位10张，在环境设计、人性化服务上精耕细作，引进配置国际先进口腔医疗器械，专业配备包括口腔影像CBCT、数字X线、牙片机、热压胶、超声、NSK种植机等先进设备及心电监护仪、心脏除颤仪等急救设备。 （王芹芹）

●**南京江北医院急诊综合楼及新住院大楼封顶** 2020年12月27日，南京江北医院急诊综合楼及新住院大楼封顶。该项目将进行二次结构工程、内部装修、设备安装等施工计划，与工程相关的各项工作正在有序推进，预计2021年底前竣工并投入使用。 （顾慧君）

●**南京医学会病理学会牵头形成"关于设立我市生物安全三级病理尸体解剖实验室"专家建言并落地**

2020年3月，南京医学会发挥医学专家人才优势，由病理学会牵头形成"关于设立我市生物安全三级病理尸体解剖实验室"专家建言，建议市有关部门在南京市有条件单位，如南京市公共卫生医疗中心（江苏省传染病医院）二期建设项目中，规划设置P3级别的病理尸体解剖实验室，为潜在的疫情防控提供重要保障。该建言通过南京市科学技术协会上报市委市政府后得到高度重视，已在南京市公共卫生医疗中心二期建设项目中落地。 （朱开龙 方 莹）

卫生监督工作

Hygiene Supervision Work

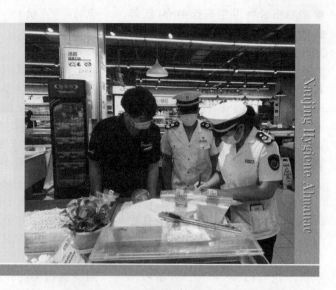

●**概况** 2020 年，推进卫生监督体系建设。①经市政府常务会议审议通过出台全省首个《关于改革完善医疗卫生行业综合监管制度的实施方案》。②参与制定《关于完善重大疫情防控体制机制 健全公共卫生应急管理体系的指导意见》。建立街道（镇）综合监督协管网络，全市初步建立市、区卫生监督所、社区卫生服务中心（卫生院）三级卫生监督网络。有市、区 13 个卫生监督机构编制 453 人，社区卫生服务中心（卫生院）卫生协管员 328 名。③探索"专家＋监督"模式，建立医疗卫生监督医学专家库，由南京市医疗质量控制管理委员会各质控中心成员构成，组建全市卫生监督首席监督员队伍，开展卫生监督执法案例评查、技能大赛和卫生监督员进高校，推进执法队伍专业化建设。

落实新冠肺炎疫情防控各项督查。2020 年，检查单位 25150 户次，其中医疗机构 6035 家；预检分诊 1142 家；发热门诊 155 家；定点治疗机构 2 家；实验室生物安全 32 家；民生服务等重点公共场所 12398 家；企业 3454；学校 1501 家；不同风险地区人员管控 5 家；其他 426 家。卫生监督进驻督查专班，开展对社区防控、院感防控、交通管控、疫情控制组、学校防控、集中隔离点管理、进口冷链食品防控等重点环节督查。

推进医疗服务多元化监管国家试点工作。①落实医疗卫生机构自我管理主体责任。全市 1451 家医疗机构成立依法执业办公室，建立依法执业承诺制度，设立监督协管员 1654 名，3155 家医疗机构上线依法执业自查系统并完成自查。②加强行业自律。有 4 个区成立行业协会，分别是建邺区医疗美容机构协会、江宁区、栖霞区、雨花台区口腔协会。市民营口腔协会组织 100 多家会员单位开展行业信用评价自评工作，督促各民营口腔医疗机构诚实守信经营。③创新政府监管手段。推进医疗卫生行业"信用＋综合监管"试点，开展卫生健康领域事前承诺，事中信用分级分类监管，事后信用公示新型监管机制，推进卫生健康行政管理由"门槛管理"向"信用管理"转变。加强部门联动综合协同监管，与市环保局联合开展校园饮用水卫生安全督查。开展"在线监测"，监测点有 13 座学校直饮水、79 个二次供水点、饮用水 10 家、20 家游泳池水；监测宾馆酒店大厅、公立医疗机构候诊室等 41 个场所空气；271 家医疗机构医疗废物在线追溯，监测 10 家医院消毒效果、5 家医院污水、61 家医院医用辐射防护；170 家医疗机构远程视频监控，餐饮具集中消毒视频监控 5 家，职业卫生 1 家。覆盖全市游泳池水、二次供水、医用辐射、医废追溯、医疗远程视频监控、饮用水、学校直饮水、公共场所空气、医院消毒效果、医院污水、餐饮具集中消毒、职业卫生 13 个领域，涉及 686 家单位。

开展《南京市餐饮具集中消毒监督管理办法》立法后评估工作。了解企业对该办法有关规定的执行情况、存在问题、后续政策建议，开展社会调研，发放调查问卷，召开专家论证会，完成后评估工作。

开展专项整治。①校园安全（生活饮用水）专项整治。下发《南京市校园安全（生活饮用水）专项整治行动方案》，市、区卫生监督所联动，在全市范围内开展校园安全（生活饮用水）专项整治工作，完成 332 所学校抽查工作。②医疗美容综合监管执法。印发《关于进一步加强医疗美容综合监管执法工作的通知》，督查 310 家医疗美容机构和 952 家公共场所，立案查处 26 起，累计罚没款 31.7 万元。③开展消毒产品生产企业分类监督综合评价试点工作。制定《关于开展消毒产品生产企业分类监督综合评价试点工作的通知》，在鼓楼、栖霞、雨花台、江宁、浦口、六合、江北新区、溧水、高淳 9 个区 30 家消毒产品生产企业开展分类监督综合评价试点，对照《消毒产品生产企业分类监督综合评价表》，经过自查、初评、终评，评出优秀企业 24 家，合格 5 家，重点监督 1 家。

全面落实卫生健康信用体系建设工作。①完善社会信用体系制度。调整领导小组,拟定《2020年市卫生健康委医疗卫生信用体系建设工作任务清单和分工》,组织召开信用考核指标解读会议,落实2020年度信用考核工作。②开展"信易医"信用服务。启动"先诊疗后付费"项目,并于12月21日上线。在鼓楼医院试点实施"诚信号",450余名副高及以上专家提供就诊服务,在医院当日专家号已挂完的情况下,额外给南京市"诚信好市民"增加一个"诚信号"。市第一医院、妇幼保健院也开展此信用服务。③开展诚信宣传。开展"山河无恙,感谢有您"活动,将新冠肺炎疫情防控期间具有良好行为的一线医务人员,包括援鄂医务人员和市公卫中心隔离区人员,共1237名人员纳入"诚实守信好市民"并发放"诚信市民卡"。组织鼓楼医院、第一医院、市中医院等市属医疗卫生机构线下、线上相结合,以海报、微新闻、短视频等多种形式,以"2020诚信爱宁"为主题,宣传贯彻《南京市信用条例》。

加强从业人员预防性健康检查管理。与市市场监管局、财政局联合印发《南京市从业人员健康证明办理管理办法》,实行线上预约体检并支持电子健康证的下载打印。 (叶 红)

●**省卫生监督所到市中医院开展中医医疗机构监督工作调研** 2020年7月23日,江苏省卫生监督所副调研员陈晓梅携南京市卫生监督所一行5人到南京市中医院开展中医医疗机构监督工作调研。现场调研儿科、针灸科"三伏贴"应用开展情况,详细了解"三伏贴"的应用范围、操作流程、人员培训、不良反应监测等工作。院长虞鹤鸣介绍近年来医院冬病夏治及依法执业工作开展情况,后期将根据具体规范不断完善院内管理规定。双方围绕"三伏贴"操作人员准入、处方伦理审查及备案、冬病夏治与"三伏贴"的概念范畴等具体工作展开交流讨论,陈晓梅副调研员对医院"三伏贴"应用管理工作表示肯定,希望进一步规范医疗服务行为。 (周莉莉 邵 颖)

●**市卫生监督所创新服务手段,推动医疗卫生行业多元化监管** 2020年,南京市卫生监督所持续推进医疗卫生行业综合监管制度建设,着力在行业治理上下功夫,在监管方式上求突破,进一步健全医疗多元化监管大格局。一是以目标为导向,推动医疗卫生行业自律。积极与南京市民营口腔协会等行业协会对接,指导其150余家成员单位完成机构和人员的《依法执业承诺书》签订,形成行业自律。压实医疗机构依法执业主体责任,推广使用南京市医疗机构依法执业自查系统,推动各级医疗机构依法执业自查的常态化开展、全范围覆盖。二是以问题为导向,开展医疗卫生领域专项整治。围绕民生领域热点,依法严肃查处违法行为。重点检查医疗美容、妇产、口腔等社会办医活跃的领域以及违规产前诊断、妊娠终止、艾滋病检测等行为。以投诉举报和医疗广告为线索,严厉打击超范围开展诊疗活动、未经备案擅自开展医疗技术,将未通过技术评估和伦理审查的医疗新技术应用于临床行为。截至10月31日,检查医疗机构和公共场所共计1600余户次,出动执法人员3100余人次,立案查处83起,累计罚没款共计71.24万元。三是以结果为导向,推进信用分级分类监管。实行不良执业行为记分制度,记分结果作为医疗机构校验和评优考核的重要依据,强化医疗机构及医务人员依法执业意识;对多次、反复被投诉举报的相对人实施分类监管,投诉举报次数与监督检查频次挂钩,进一步提高卫生监督工作的精准性。 (吴蓉蓉)

●**市卫生监督所多措并举,持续推进综合监督** 2020年,南京市卫生监督所稳步推进"双随机、一公开"工作。以双随机抽查推进整体工作的全面开展,全年全市国家随机监督抽查任务总数为2329个,完结率100%;省级随机监督抽查任务总数为933个,完结率100%。通过官网公示抽查结果2611条,接受社会监督。持续加大职业卫生监管力度。坚持服务与监管并举,督促企业落实职业病防治主体责任,组织开展尘毒危害等专项治理行动,保持对职业卫生违法行为的高压态势,达到专项治理4个"95%"的任务指标,实现市、区两级卫生监督机构职业健康领域"零执法"和"零办案"的双突破。深入推进公共卫生领域监管。联合教育行政部门完成校园卫生日常监管3893户次,覆盖率200%以上;结合游泳场馆等专项完成公共场所日常监管2万余户次;完成供水单位、涉水产品生产经营单位监督检查1392户次;对医疗机构控烟、病媒生物防治等采取"四不两直"方式进行全方位检查。抽检卫生用品2000余件,水质现场快速检测样品345份,水质处理器样品21份。切实履行安全生产监管职责。围绕"江苏省安全生产专项整治三年行动",切实履行医疗卫生行业领域安全生产监管职责,统筹推进民生关注领域、疫苗接种管理、医院感染管理、病原微生物实验室生物安全管理、职业健康安全管理、托育机构管理、校园生活饮用水卫生七大专项治理。全年累计检查单位1万余户次,出动2万余人次,排查隐患4000余个,整改问题3892个,并依法查处各类违法行为。 (吴蓉蓉)

●**市卫生监督所规范行政审批,创新公共服务供给模式** 2020年,南京市卫生监督所规范行政审批,创新公共服务供给模式。协助市卫健委依法依规实施卫生行政许可,做好窗口卫生行政审批服务工作。全年业务量8932件,共受理行政审批事项 7698 件,办结 7698 件,咨询 6851 件,按时办结率 100％。创新开通消毒剂审批绿色通道,全力做好疫情期间消毒剂应急审批工作;大力助推政务服务减政改革,各事项平均办理时间缩减至 3 个工作日;推进"互联网＋政务服务"改革,实现所有行政许可事项在线办理;试点电子证照改革,推进电子证照的广泛应用。扎实做好食品企业标准备案工作。通过电话、网络等平台及时回复、解答备案有关业务咨询。全年完成食品企业标准网上申请公示 448 件,归档备案 376 件,备案后网上公开 391 件。　　（吴蓉蓉）

●**市卫生监督所加大职业卫生监管力度**　2020 年,南京市卫生监督所加大职业卫生监管力度,开展全市用人单位行业类别、主要职业病危害因素等信息摸底调查,掌握市级职业卫生本底数据;突出重点行业领域、重点环节,坚持服务与监管并举,督促企业落实职业病防治主体责任,及时排查隐患、消除风险,达到专项治理 4 个"95％"的任务指标;组织开展尘毒危害等专项治理行动,采取综合手段,保持对职业卫生违法行为的高压态势,加大职业卫生监督执法工作的查处力度,实现职业健康"零执法"和"零办案"双突破。　　（吴蓉蓉）

●**市卫生监督所打造"智慧卫监",推进监督"互联网＋信息化"**　2020 年,南京市卫生监督所全面提升卫生监督信息化水平,深化"智慧卫监"打造,继续推进卫生健康监督"互联网＋信息化"。在完成"一个平台、五个系统"的建设基础上,加快执法指挥调度系统、卫生健康监督业务平台系统、执法全过程现场音视频记录系统等信息化重点项目建设,逐步实现全市各类卫生健康监督信息的平台化报送;开展与市信用信息平台、市"智慧医疗"平台的数据互通和信息共享工作,推动实施联合惩戒,逐步健全协同监管长效机制;加强全市信息系统使用及相关专业技能培训力度与指导工作,全力打造涵盖智慧管理、智慧执法和智慧服务于一体的智慧卫监系统。探索推进云计算、大数据、物联网等信息技术在卫生监督工作中的融合运用。发挥既有优势,挖掘潜在优势,加快在线监测信息化建设稳步推进。在南京市公共卫生医疗中心设置监测点,实时监控医疗废物院内转运动向,有效杜绝转运过程中医疗废物丢失、泄露情况;在台城游泳馆开展水质在线监测试点工作,对各项指标进行实时监测、远程监控;在南京鼓楼医院建立在线医疗辐射远程监控平台,对核医学场所、加速器治疗场所、医生办公室等放射工作场所周围环境的辐射水平进行在线监测;二次供水在线监测项目已完成全部预设监测点的硬件设备安装与调试工作,进入试运行阶段。　　（吴蓉蓉）

●**市卫生监督所完善卫生应急体系建设**　2020 年,南京市卫生监督所完善应急组织机构。成立应急办公室,调整应急管理工作领导小组和应急小分队,应急队员配备基本应急救援装备,组织应急培训,提高应急处置的意识和能力。完善应急工作体系。研究部署年度应急管理工作目标和主要工作任务,制订操作性强的实施方案,形成统一指挥、协调有序、反应迅速、运转高效地应急管理体系,将应急管理工作目标、任务逐项分解,使应急管理工作落实到部门和责任人,落实应急值班制度,确保应急工作的及时、高效,始终做到时时有人值班、天天有领导备班。坚持工作日、双休日、节假日,应急队员 24 小时通讯畅通,随时待命。制订应急管理预案。结合工作实际,重新修订《南京市卫生监督所突发公共卫生事件卫生监督预案》。进一步建立、健全应急管理工作规章制度,以防为主,加强管理,确保应急管理工作各项措施落到实处。　　（吴蓉蓉）

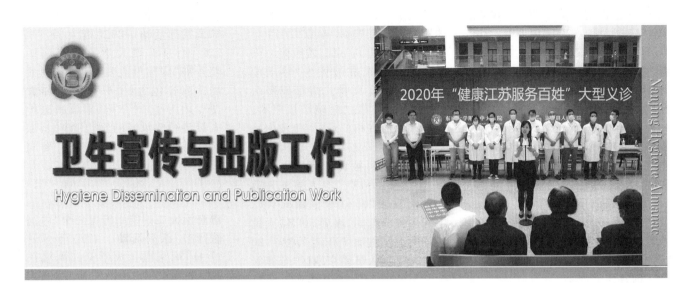

卫生宣传与出版工作

Hygiene Dissemination and Publication Work

2020年"健康江苏服务百姓"大型义诊

●宣传概况　抓重点,扎实推进学习理论武装。①认真抓好党委理论中心组学习。严格执行《2020年市卫生健康委党委理论学习中心组专题学习计划》,着眼"两手抓、双胜利"的形势任务要求,自觉主动学、及时跟进学、联系实际学、笃信笃行学,不断在"学懂、弄通、做实"上下功夫,持续为打赢疫情防控阻击战、建设"创新名城、美丽古都"和"健康南京"注入力量。组织中心组集中学习15次,通过传达学习习近平总书记关于党的建设、深化改革、主题教育,特别是疫情防控方面一系列重要讲话精神,传达学习中央和上级党委关于意识形态工作的重大决策部署,强化"四个意识",提高政治站位,推动各项工作取得实效。认真做好十九届五中全会精神学习宣传贯彻,12月18日,市委宣讲团成员、市卫健委党委书记方中友先后在市卫健委机关和建邺区莫愁湖街道宣讲全会精神。②严格落实意识形态责任制。把意识形态工作纳入党建工作目标责任制、中心组学习、民主生活会、干部述职述责述廉和干部考核等内容。委党委制定年度落实全面从严治党党委主体责任清单、意识形态重点工作清单,将意识形态重点工作细化为40项具体工作措施,明确分管领导、牵头处室和完成时限。印发年度委直属单位党组织意识形态重

点工作清单,确保全系统意识形态工作同步推进。制定《关于进一步加强对论坛、讲坛、讲座、年会、报告会、研讨会等阵地管理的实施办法》,压紧压实主体责任,严格把关审核,全程可管可控。11月,对市第一医院、市儿童医院2家市属医院开展巡查。③加强全员学习指导。组织委机关全体党员干部收看警示教育和保密教育电教片,教育党员干部提升组织意识、纪律意识、红线意识、廉洁意识、保密意识。组织征订党报党刊,推进"学习强国"平台常态化学习教育。"学习强国"平台参与度在90%以上,参与度和人均积分进入全市前列。12月,组织抗疫有功人员参加南京大屠杀死难者国家公祭仪式。公祭仪式开展以来,首次出现医护人员方队,进一步强化全系统人员的爱国热情。

抓主线,正确把握宣传导向。①充分发挥主流媒体对重点新闻的引领作用。召开新闻发布会和疫情通报会,及时发布重点工作,通报疫情信息,回应社会关切。召开8场新闻发布会,在央视、新华社、新华日报、南京日报等主流媒体推广新冠肺炎救治"南京经验",推出市中医院徐辉等一大批先进典型,采写95岁老人治愈出院、武汉罕见病宝宝在南京获救等在全国有影响力的新闻报道。5·12护士节,《守护生命爱在春天——

南京地区白衣天使抗疫事迹报告会》在央视进行专题报道。8·19中国医师节,《南京日报》用6个版面全面介绍市卫健系统在抗疫工作中的表现。"十三五"成就看南京,《南京日报》用3个多版面介绍"十三五"期间全市卫生健康事业取得的成就,充分展示全市医疗救治水平、公共卫生服务保障能力和博爱城市精神。②充分发挥官方微信公众号"健康南京"权威发布作用。及时发布全市卫生健康重点工作,建立双线三级审核体系,确保不发生问题。1月19日,开始开展新冠肺炎疫情信息发布工作,共发布原创信息406条,总阅读量超2000万次,其中10万以上阅读量的信息10余篇,发布内容涵盖确诊病例信息、舆情应对、指挥部公告、医疗机构设置、冷链食品、人员监测报告、健康提示等,起到促进防疫、稳定民心、化解舆情效果。"健康南京"微信公众号相关信息大部分被南京发布、新华日报、南京日报等媒体和社会自媒体转发,总转发量数万次,总阅读量数亿次。在腾讯新闻频道开通官方企鹅号,与百度公司开展战略协作,通过更多平台传递官方声音。③与社会媒体力量联动,充分构建疫情防控宣传矩阵。建立"大宣传"观念,与"南京发布"等主流信息平台建立联系,共享资源。推出《南京战"疫"记》系列报道,受到市

主要领导称赞。调集 80 块户外 LED 广告大屏、17000 块电梯广告屏开展"全城亮灯致敬最美逆行者"活动,在地铁全线开展"致敬逆行者"活动。与二更视频合作,拍摄抗疫歌曲《"医"无反顾》MV,被央视、新华网、学习强国等媒体、网站转发。组织"战'疫'必胜"——致敬白衣天使主题诗歌散文朗诵大赛、致敬战"疫"一线最可爱的人——抗疫故事分享会云直播、致敬英雄——全市抗击疫情主题影展等活动,与美篇 App 合作开展"我的战'疫'"记录评选活动,起到较好的宣传效果。

抓舆论,把握意识形态领域主导权。①加强舆情监测手段,对负面舆情重点关注。收集整理《卫生健康领域热点信息》,对容易爆发舆情的微博、微信群开展重点监测。信息发布后,及时了解掌握后台留言和评论情况,为下一步的信息发布提供方向。建立应急沟通机制,确保紧急舆情能迅速上传下达。妥善处理网络炒作等重大舆情。②及时分析研判舆情,有重点地调整宣传方向。提高警惕,注重疫情信息收集。召开新冠肺炎防控工作会议,研判形势、制订方案。确定 4 家定点收治医院和 55 家发热门诊,对 93 例本地病例和 20 例境外输入确诊病例轨迹进行闭环发布,公开确诊病例所在小区信息,对中高风险地区来宁人员进行安全提示,公布冷链食品和相关人员检测情况,宣传接触冷链食品注意事项。③对舆情区别应对、主动回应、积极引导。对信息泄露类舆情,通过相应发布平台主动公开信息;对谣言类舆情,及时核实情况向上级部门反馈,交由网信部门和公安处置;对社会关注的热点问题,采取正面应对和侧面引导相结合方式进行回应,打消群众疑虑。

抓典型,大力弘扬行业正能量。联合市委宣传部,评选三批 64 名"南京最美医护工作者",依托主流媒体进行云发布。市中医院副院长徐辉、援湖北医疗队全体医护人员、市公共卫生医疗中心全体医护人员获"感动南京"2019 年度人物特别奖,南京鼓楼医院心胸外科主任王东进被评为"感动南京"2019 年度人物。南京鼓楼医院感染科、市第二医院结核三科、市第一医院发热门诊、市急救中心急救管理科、市疾控中心消毒与病媒生物防制科被评为第四批南京市"学雷锋示范点",5 人被评为第四批南京市"岗位学雷锋标兵"。中国医师节期间,表彰 50 名"人民满意的卫生健康工作者",授予 20 名优秀医护人员南京地区"十佳医生""十佳护士"称号。市第一医院陈绍良被中央文明办、国家卫健委评为"中国好医生"月度人物。

抓内涵,深化文明创建工作。把文明城市创建工作摆到重要位置,严密组织,科学调度,扎实有效完成文明创建任务。江苏省人民医院等 5 家单位被评为创建工作优秀单位,池笑松等 6 人被评为创建工作先进个人。

南京市口腔医院获第六届"全国文明单位"荣誉称号,南京市第一医院经复查确认继续保留"全国文明单位"荣誉称号,6 家省级文明单位和 14 家市级文明单位通过复审,推荐 3 家省级文明单位和 2 家市级文明单位上报市文明办。

(汪小磊)

●**市领导慰问鼓楼医院见义勇为群体** 2020 年 1 月 14 日,南京市人大党组副书记、市人大副主任、市公安局党委书记、市见义勇为基金会名誉理事长孙建友到南京鼓楼医院慰问见义勇为群体。该院见义勇群体成员有王军、方方、李辉、王轶、张玉姣、张鹤荣 6 人。参加慰问的领导还有市见义勇为基金会理事长徐立新,市公安局党委委员、政治部主任、市见义勇为基金会常务副理事长嵇艳霞,市见义勇为基金会副理事长余子和、司军,秘书长刘胜利,该院院长韩光曙、院领导韦宁华等。

(施利国　张伊人)

●**南医大二附院开展国际母乳喂养周系列活动** 2020 年 8 月 1—7 日,南京医科大学第二附属医院开展"国际母乳喂养周"系列活动。内容包含:举办母乳喂养大型专题讲座,对孕妈、家属和医护人员进行培训;在产科门诊、儿保科门诊开展一周的专家义诊服务;专家进社区卫生服务中心开展讲座及义诊。　　(田　堃)

●**南医大二附院举行第三个"中国医师节"系列活动** 2020 年 8 月 17 日,南京医科大学第二附属医院举行第三个"中国医师节"系列活动。在院内通过横幅、海报、电子屏、官网等形式营造节日氛围,表彰牛常明等 11 名援鄂抗疫英雄并授予"2020 年度特殊贡献医师奖",举办义诊活动,制作专题记录片《致敬逆行者,致敬医师节》,展现医务人员的"医者仁心"。

(田　堃)

●**南医大二附院举办"2020 世界压力性预防日"系列活动** 2020 年 11 月 6—19 日,南京医科大学第二附属医院举办"2020 世界压力性预防日"系列活动。11 月 6 日,伤口造口失禁专科小组到松椿颐养院,对护理员进行压力性损伤相关知识普及,对卧床老人进行皮肤管理的指导与会诊。11 月 17 日,专科小组联合骨科、内分泌科专科护师到朗诗—常青藤疗养院开展压力性损伤知识科普及义诊活动。11 月 19 日,小组成员到 ICU、神经内科及急诊监护病房进行床边义诊活动。　　(何　涛)

●**省中医院(南京中医药大学附属医院)庆祝第 36 个教师节大会** 2020 年 9 月 7 日,南京中医药大学附属医院庆祝第 36 个教师节大会在该院举行。出席大会的有南京中医药大学校领导、全国名中医、中医药高等学校教学名师、全国优秀教师、江苏省教学名师等近 400 人。

(周恩超　朱志伟　盖峻梅)

●省中西医结合医院开展多场惠民义诊 2020年9月，江苏省中西医结合医院多科室联合，开展持续1个月的惠民义诊活动，加强宣传宣教，提升公众防护意识和防护水平。

9月1日，在该院门诊1楼大厅举办"健康胆囊，健康中国"主题义诊活动，普外科李明宏、朱桂祥、周松阳及超声科丁文波等专家团队为患者零距离提供咨询。注重突出中医药及中西医结合特色优势，传播健康知识和中医药常识，零距离为百姓健康服务。

9月11日，护理部"仙斛"志愿者们到栖霞区丁家庄社区。从中西医结合方向出发，为社区居民进行全方位健康教育，为居民进行耳穴压豆、穴位贴敷等中医操作。

9月25日，"健康江苏 服务百姓"大型义诊活动周期间，谢林副院长带队，选派心血管科、内分泌科、儿科、骨科、治未病科的医疗专家组成义诊活动医疗队，前往灌南县人民医院、灌南县中医院开展义诊活动。在现场，医生详细询问群众病情，认真进行检查、诊断，耐心解答群众提出的各种问题。当天义诊约130人次，受到当地群众好评。

9月26日，泌尿外科主任杨建军带领团队，走进迈皋桥社区服务中心，开展"关注健康，构建家庭幸福"主题大型义诊活动。义诊现场进行泌尿健康知识讲座，并针对相关疾病开展现场咨询，为有需要的群众开展免费抽血检测前列腺肿瘤标记（PSA），免费测量血压、测血糖等。

9月27日，该院安排治未病科、妇产科、老年科、肿瘤科、消化科、呼吸科、神经内科共7位专家坐诊1楼门诊大厅。现场开展刮痧、推拿、敷贴等特色中医操作，免费测量血压，协助免挂号费，提供特色中药饮片茶饮"清肝明目茶"供群众品尝，前来就诊咨询人数达150余人。活动当天结合互联网医院平台开展线上义诊，免线上挂号费，咨询人数再次增加，不少网友留言为义诊点赞。

（杨 鸣 王熹微）

●省中西医结合医院开展岐黄校园行活动 2020年10月26日，为贯彻落实《江苏省中医药条例》中有关"多种途径弘扬中医药文化，在全社会普及中医药知识"的要求，江苏省中西医结合医院走进南京市第十三中学红山校区，为学生们讲授方剂学课。通过活动，师生们认识中医药、了解中医药，学到更多的中医健康养生及疫情防控知识。该活动是该院团委牵头国家级青年文明号中药房、省级青年文明号儿科、重症医学科、急诊科等部门，开展的"悠悠百草情·岐黄校园行"系列活动，已陆续走进南京市中电颐和家园小学、南京市北京东路小学阳光分校、南京市迈皋桥小学、南京市鼓楼区第二实验小学、南京市十三中红山分校、南京林业大学等多所学校，受到广大师生们的欢迎。

（杨 鸣 王熹微）

●市中医院与六朝博物馆联合举办"我是金陵小郎中"活动 2020年8月22日，南京市中医院"金陵小郎中"志愿者服务队到六朝博物馆，与六朝博物馆招募的5—13岁的青少年共享"金陵小郎中"的中医药特色课程。活动共计60组家庭，分两场进行。志愿者汪茹蕾为小朋友及家长们介绍中国传统功法"五禽戏"并现场演练教学，着重介绍鹿戏、鸟戏，受到小朋友们欢迎和模仿。志愿者甘晓蓓围绕"处暑"时节介绍山楂、陈皮、乌梅、枸杞等应季中药，延伸"望梅止渴"的故事，介绍中医药膳百合汤、古法酸梅汤、山楂泡水、绿豆百合汤的食疗做法及功效。活动现场，志愿者们制作菊花山楂陈皮茶饮供大家品尝。9月12日，该院"金陵小郎中"志愿者服务团队再次与六朝博物馆招募的5—13岁的青少年共享"金陵小郎中"的中医药特色课程，活动共计15组家庭。志愿者董灿为小朋友及家长们介绍冬病夏治、穴位养生，讲解冬病夏治穴位贴敷的制作。随着"金陵小郎中"志愿者服务团队的壮大和成长，将会研发更多适合青少年的中医药文化科普课程，让更多的青少年近距离感受传统文化，喜欢中医药文化，掌握有效的科普中医药知识。

（周莉莉 邵 颖）

●第十四届"5·25全国护肤日"公益活动 2020年5月22—25日，中国医学科学院皮肤病医院（中国医学科学院皮肤病研究所）开展第十四届"5·25护肤日"公益活动。在门诊楼2楼，副院所长顾恒、主任医师林彤等医师及护理团队为100余名市民及患者现场答疑解惑，普及护肤知识，开展互联网医院就诊咨询，免费发放相关健康指导手册及护肤产品。 （吴晶晶）

●中国医学科学院皮肤病医院开展"打击欺诈骗保 维护基金安全"集中宣传月活动 2020年4月，中国医学科学院皮肤病医院（中国医学科学院皮肤病研究所）开展"打击欺诈骗保 维护基金安全"集中宣传月活动。利用院内滚动大屏幕、海报、宣传页、微信公众号等多渠道、多角度公开发布国家、省、市基金监管举报奖励办法、举报线索处理办法、失信行为惩戒办法等相关政策法规、典型案例，加强重点内容解读，及时发布打击欺诈骗保相关活动信息。 （吴晶晶）

●中国医学科学院皮肤病医院开展"世界无脱发日"宣传月公益活动 2020年6月26日，中国医学科学院皮肤病医院（中国医学科学院皮肤病研究所）开展"世界无脱发日"宣传月公益活动。张国毅、姜祎群、侯伟和刘浥参加义诊，50多位爱发人士到场咨询，南京电视台十八频道记者采访报道。

（吴晶晶）

●中国医学科学院皮肤病医院开展第三届"中国痤疮周"义诊活动

2020年9月22日,中国医学科学院皮肤病研究所开展第三届以"抗击新冠,战'痘'同行"为主题的"痤疮周"义诊活动。活动在门诊五楼中西医结合科候诊大厅举行,中西医结合科、激光科、真菌科的优秀专家及护理团队,现场发放痤疮科普知识宣传手册,为患者答疑解惑,提出个性化治疗方案,接诊患者200余人次。 (吴晶晶)

●市第二医院开展"世界艾滋病日"宣传义诊活动 2020年11月27日,由南京市第二医院汤山院区主办,艾滋病健康基金会、南京预防医学会阳光医生志愿者专业委员会协办,南京阳光健康促进中心承办的2020年"世界艾滋病日"宣传义诊活动在南京市鼓楼区绣球公园举行。南京市第二医院感染性疾病科、呼吸与危重症医学科、心血管内科和内分泌科(脂肪肝诊疗中心)的专家为市民悉心问诊,耐心讲解医学知识,提供免费测量血压、血糖等医疗服务。活动现场设置艾滋病宣传海报、防艾知识展板、咨询点,提供快检台供市民现场体验快捷便利的HIV检测,专家第一时间答疑解惑。通过有奖竞答等环节,提高活动的趣味性和参与度,市民们踊跃参与。 (李 萍)

●市儿童医院召开新闻宣传工作表彰会及摄影技巧专题讲座

2020年7月29日,南京市儿童医院召开2019年度新闻宣传工作表彰会及摄影技巧专题讲座。南京市儿童医院党委书记黄松明、纪委书记范文雄为获奖者颁奖。各科室通讯员、科室微信公众号运营人员等50余人参加。 (钱 昆 姚银銮)

●市儿童医院举办"儿童意外伤害急救技能宣教"活动 2020年8月17日,由南京市儿童医院急诊科、社会工作部、门诊部联合组织的儿童意外伤害急救技能宣教活动在南京儿童医院河西院区童馨乐园成功举办。此次活动为孩子们讲授有关骨折、烫伤、溺水等意外伤害的院前急救方法,分享儿童常见的伤害事故和急救措施,现场演示和讲解海姆立克急救法、心肺复苏等急救技能。 (钱 昆 姚银銮)

●南京医科大学附属口腔医院举办"庆六一 我与口腔保健"系列活动 2020年6月1日,南京医科大学附属口腔医院为庆祝"六一"国际儿童节,维护患儿口腔健康,组织儿童口腔、预防口腔科举办"庆六一 我与口腔保健"系列活动,医护人员和患儿共同度过一个寓教于乐的儿童节。5月初,该院儿童口腔、预防口腔科开始"我与口腔保健"儿童书画作品有奖征集,得到小朋友们的积极响应,各类作品稿件纷至沓来。活动当天,五彩缤纷的气球、童趣十足的布景把整个候诊区装点得温馨活泼。紧扣"口腔保健"的主题,医务人员带来科普讲座《牙齿的故事》,通俗易懂地展示口腔保健知识;护士们带领孩子们跳"洗手舞"、唱"刷牙歌",让他们在游戏中掌握刷牙技能;2016级口腔专业的学生带来舞台剧《牙牙总动员》,生动的表演给孩子们留下深刻的印象。院党委书记陈春燕、纪委书记梅予锋等为书画比赛获奖儿童颁奖,并颁发礼品,获奖书画作品作为展板展出。此次活动得到患者及家长的一致好评。 (朱 政 周 萍)

●南京医科大学附属口腔医院开展"9·20全国爱牙日"口腔健康宣传系列活动 2020年9月20日是第32个"全国爱牙日",南京医科大学附属口腔医院围绕"口腔健康,全身健康""均衡饮食限糖减酸 洁白牙齿灿烂微笑"的宣传主题,开展一系列形式多样的"爱牙日"健康宣传咨询活动。口腔专家线上线下同步义诊,"9·20爱牙日"前后,该院6个院外门诊部走进社区街道,为数百位居民提供宣教义诊服务,进行免费口腔健康检查,发放口腔健康知识宣传材料。该院与南京晨报联合开展"快乐口腔 今天我是小牙医"爱牙日特别活动。活动邀请20位晨报小记者到现场,并举办《牙齿的故事》和《早期矫治》科普讲座。与江苏广电、南京广电、新华日报、南京日报、扬子晚报、现代快报等通力合作,宣传"爱牙日"和口腔卫生保健知识。 (朱 政 周 萍)

●市口腔医院举办"全国爱牙日"大型义诊宣教活动 2020年9月19日,南京市口腔医院联合江苏省医院协会口腔医院分会、南京医学会口腔医学分会、南京预防医学会口腔卫生专业委员会、南京市口腔卫生指导中心在南京市口腔医院院内广场举办南京地区"9·20全国爱牙日"大型义诊宣教活动。来自8家医疗机构的15位专家,为200余位市民提供口腔健康咨询和义诊服务,累计发放健康教育处方200余份、爱牙专刊100余份、口腔保健用品300余份。活动期间,该院以线上直播及线下互动相结合的形式,组织7个爱牙护牙系列活动,以及6个进社区进校园、5个诊间大讲堂活动。此外,还联合江苏广电总台媒体新闻中心开展线上云爱牙直播,葛久禹和李煌专家围绕"全国爱牙日"主题,与线上网民共同分享爱牙护牙知识,进行在线互动问答,在线观看量近30万人次。 (陈 珺 顾雅心)

●市口腔医院举办第三届"国际口腔医学生品质培养"夏令营 2020年7月18日,南京大学第三届"国际口腔医学生品质培养"夏令营开幕式在南京市口腔医院学术报告厅举行。开营仪式以线上活动形式在网络平台实时传播。来自日本、韩国、马来西亚、澳大利亚、美

国、加拿大、英国、荷兰等国际学生和国内70多家高校的200多名学生参与活动。（陈　珺　顾雅心）

●市口腔医院开展口腔健康宣教义诊活动　2020年8月，由南京市口腔医院领导带队，口腔颌面外科、牙体牙髓病科、口腔修复科等7个重点专科11名高级专家赴江苏凤凰传媒集团开展口腔健康宣教义诊活动。双方领导表示，将聚集双方资源，整体规划、相互协作，发挥其平台影响力，在医学教育、临床科研等方面加强交流合作，形成医学出版的高地集群优势，加速医学知识和成果的传播，推进医学科研成果转化，提升群众口腔卫生保健意识，提升全省口腔健康水平。
（陈　珺　顾雅心）

●市职业病防治院开展"国际禁毒日"宣传活动　2020年6月24日，在第33个"国际禁毒日"到来之际，南京市职业病防治院社区药物维持治疗门诊联合第三党支部开展主题为"绿色无毒，健康人生"的禁毒宣传活动。活动现场，门诊医务人员和党员志愿者向群众发放宣传手册和纪念品，详细讲解禁毒相关知识。　（吴道泉）

●市职业病防治院开展世界艾滋病日宣传活动　2020年12月1日是第33个"世界艾滋病日"，南京市职业病防治院社区药物维持治疗门诊联合第三党支部与南京市禁毒委、玄武区禁毒办、玄武区锁金村街道在南京市玄武湖情侣园开展以"携手防疫抗艾 共担健康责任"为主题的专题宣传、咨询活动。同日，举办第二届"禁毒杯"南京青年城市文化定向赛。现场发放防艾宣传资料200余份、安全套50余盒。　（耿光伟）

●南京同仁医院开展"母亲节"主题义诊活动　2020年5月10日，南京同仁医院联合金箔置业友山物业在金王府小区开展"母亲节"义诊活动。该院血液肿瘤科专家王琳、儿科主任医师张玉荣、中医科主治医师平礅、心内科主治医师侯义勇、医疗美容科医护团队参加活动，服务群众达170多人。
（王芹芹）

●南京同仁医院举行"情暖老人节"系列活动　2020年10月18日，在重阳节来临之前，南京同仁医院老年病科走进江宁区谷里街道向阳社区和瑞芝康健滨江颐养院开展多场次公益义诊活动，接诊100多人。在原香颂小区举行《常见老年慢性疾病防治》讲座，对老年高血压、糖尿病和脑梗塞等几种慢性疾病进行讲解，包括病因、病理表现、治疗方法和预防方法等，指出存在的误区，提出合理养生和保健建议。　（王芹芹）

●南京同仁医院举行"2020全国爱牙日"主题志愿活动　2020年9月20日是第32个"全国爱牙日"，主题是"口腔健康 全身健康"。南京同仁医院口腔中心举行系列科普推广活动。医生、护士利用业余时间志愿为市民提供每天1小时的公益性口腔卫生宣传，解答市民的口腔卫生问题与疑惑，专家解答、权威解释、免费诊察，为近300名江宁居民开展口腔健康检查。
（王芹芹）

●南京同仁医院举行"联合国糖尿病日"糖友会活动　2020年11月12日，南京同仁医院一年一度的糖友会活动如期举行。该院内分泌科医护团队代表、临床营养科代表、志愿者及糖友代表50余人参加活动。活动以"糖尿病"为题，向糖友们普及平衡摄入食物的能量与活动所消耗的能量、降糖药物之间的关系等内容。糖友们表示受益很多，对提高自我管理血糖有很大益处。　（王芹芹）

●南京同仁医院开展艾滋病、肺结核防治宣传咨询活动　2020年12月1日是第33个"世界艾滋病日"，主题是"携手防疫抗艾 共担健康责任"。南京同仁医院在该院门诊大厅开展艾滋病、肺结核防治宣传咨询活动。活动现场发放结核病、艾滋病防治相关宣传材料，为市民解答结核病、艾滋病防治的相关问题，累计发放各式宣传品150余份，接待咨询100余人。
（王芹芹）

●南京同仁医院举办"智慧透析，健康人生"肾友会　2020年12月11日，南京同仁医院举办以"智慧透析，健康人生"为主题的2020年肾友会。举办该会旨在普及血液灌流及透析相关并发症等知识，加强医护人员和肾友们之间的交流与沟通，传播尿毒症相关知识，增进医护患之间的相互信任、理解与合作，为肾友们提供一个相互交流的平台，心理沟通与支持的港湾。
（王芹芹）

●南京医学会2020年获多项荣誉　2020年，南京医学会根据学会特点和自身发展规律，践行为医务工作者服务，为医学创新驱动发展服务，为公民科学素质提高服务，为政府科学决策服务的职责定位，做好分会组织管理、学术交流、编辑出版、科学普及、医学鉴定、人才建设等各项业务工作，先后获得"全省科协系统先进集体""南京市科协综合示范学会""南京市科协学会工作先进集体""江苏省医学会年度优秀市级学会""南京市总工会科教卫体系统'安康杯'竞赛优胜单位"等荣誉称号。（朱之光）

●南京医学会获"2020年南京全国科普日优秀组织单位"称号　2020年9月19—25日，南京医学会在全国科普日活动中，聚焦健康需求，开展医学科普宣传，组织各分会开展线上线下相结合的系列科普义诊活动。神经病学、儿科学、泌尿外科、脑卒中、疼痛学、男科学、麻醉学和全科医学8个专科分会共开展线下医疗帮扶活动 12 场次;临床膳食营养分会结合"全民营养周""联合国糖尿病日"等时间节点,通过微信平台推送《新冠疫情防控期间的饮食营养建议》《小学生营养早餐巧安排》《一分钟搞懂如何巧选零食》《胃癌病人膳食营养搭配早知道》《糖尿病儿童如何科学安排主食》《糖尿病患儿如何安排水果》6 篇科普文章;与南京广播电台合作开展《主委访谈录》科普栏目,优选结核病学分会、整形烧伤分会、放射学分会、心电生理和起搏分会、运动医疗分会、神经外科分会、耳鼻咽喉一头颈外科学分会、消化内镜分会、骨质疏松与骨矿盐疾病分会 9 位主任委员的优秀科普成果进行线上科普宣传,获"2020 年南京全国科普日优秀组织单位"称号。

(朱之光　张诗钰)

● **"2020 世界帕金森日"线上健康教育讲座和义诊活动**　2020 年 4 月 10 日,南京医学会神经病学分会举办"2020 世界帕金森日"线上健康教育讲座和义诊活动,邀请南京脑科医院刘卫国、张丽、章文斌,江苏省省级机关医院郑慧芬,南京鼓楼医院张扬,南京市第一医院田有勇,南京市中医院赵杨,南京明基医院叶民,东南大学附属中大医院郭怡菁等众多神经病学专家,从帕金森病的正确就医、精确用药、手术治疗管理、术后程控、心理及康复护理等方面进行全方位的网络健康讲座及线上义诊,150 余人参与互动。(朱开龙　许　悦)

● **南京医学会开展"医学科普进社区活动"**　2020 年 5 月 30 日,南京医学会儿科学分会在南京市鼓楼区挹江门街道福建路社区开展"医学科普进社区活动",邀请南京医科大学第二附属医院甘卫华、南京市儿童医院刘倩琦、南京市第一医院张莉、东南大学附属中大医院黄莉、南京市妇幼保健院韩树萍等 8 名儿科专家,从新生儿与儿童常见病及多发病、儿童肥胖、儿童肾病、儿童呼吸道疾病、科学育儿知识、不良饮食习惯等方面进行科普宣传,惠及居民 80 余人。

(时婷婷)

● **南京医学会组织市民参观南京市急救中心生命急救体验馆**　2020 年 9 月 21 日,南京医学会组织 30 名市民,参观南京市急救中心生命急救体验馆,急救中心科普培训导师通过播放 PPT 和案例视频,结合现场示范,为市民演示如何在黄金四分钟内进行急救,并悉心指导市民进行模拟演练。

(方　莹)

● **2020 年"世界避孕日"科普宣讲及专家义诊活动**　2020 年 9 月 26 日,南京医学会计划生育/生殖健康分会在南京市妇幼保健院开展 2020 年"世界避孕日"科普宣讲及专家义诊活动。宣讲义诊活动邀请江苏省妇幼保健院陆品红、南京市妇幼保健院徐青等知名教授,对育龄群众宣讲普及避孕节育、优生优育知识、相关政策解答及诊疗服务。　(方　莹)

● **南京医学会疼痛学分会举办"中国镇痛周·多学科联合义诊及科普讲座"**　2020 年 10 月 17 日,南京医学会疼痛学分会在江苏省中医院江北院区(六合区中医院)举办"中国镇痛周·多学科联合义诊及科普讲座",邀请南京鼓楼医院林建、江苏省肿瘤医院杨扬、南京市第一医院徐晨婕等 6 名疼痛科专家,从预防腰背痛、癌痛、关节痛、术后痛等方面进行科普讲座,开展现场义诊,100 余人参加。

(朱开龙)

● **南京医学会男科学分会举办"中国男性健康日"大型义诊与健康教育活动**　2020 年 10 月 24 日,南京医学会男科学分会在南京市雨花台区古雄街道举办"中国男性健康日"大型义诊与健康教育活动,南京市第一医院贾瑞鹏、江苏省人民医院华立新、江苏省中医院陈赟、东南大学附属中大医院朱伟东、南京市中医院王安喜及南京市妇幼保健院潘连军等专家从男性生殖健康科学知识、男性心理健康和社会承受能力等方面进行科普宣教及现场诊疗活动,180 余人参加。

(张士成)

● **南京医学会举办"2020 世界卒中日"公益义诊活动**　2020 年 10 月 29 日,南京医学会脑卒中分会在南京明基医院举办"2020 世界卒中日"公益义诊活动,邀请南京明基医院叶民教授等专家,为现场 150 余人提供卒中咨询和义诊服务。　　(朱开龙　许　悦)

● **南京医学会神经病学分会举办"2020 世界卒中日"义诊活动及健康教育活动**　2020 年 10 月 29 日,南京医学会神经病学分会在南京市第一医院举办"2020 世界卒中日"义诊活动及健康教育活动,邀请南京市第一医院周俊山、施洪超、蒋腾等相关专家现场宣传脑卒中的危险因素及防治、危害与负担、规律的有氧运动与预防脑卒中等健康知识,义诊 120 余人。

(朱开龙　许　悦)

● **市急救中心开展"120 国家急救日"倡议活动**　2020 年 1 月 16—20 日,南京急救中心连续开展"120 急救科普大课堂"公益培训活动,来自金陵汇文小学、瑞金路小学、后标营小学、游府西街小学和紫竹林社区的 200 余人走进该中心生命急救体验馆、调度通讯大厅,学习海姆立克急救法、心肺复苏、AED 的使用,以及如何正确拨打 120 急救电话等急救互救相关知识。1 月 20 日,召开南京市院前医疗急救工作表彰会暨举办"120 国家急救日"倡议活动。

(国立生)

●**市急救中心科普融创作品《癫痫发作要往嘴里塞东西防咬舌？这些"常识"你可能错了好多年》在科普中国上正式发布** 2020年，南京市急救中心创作的作品《癫痫发作要往嘴里塞东西防咬舌？这些"常识"你可能错了好多年》再次入选中国科协办公厅和中国科学院办公厅年度科普融合创作与传播作品和科普融创培植计划。该中心科创团队通过三维动画制作癫痫患者发生抽搐时常见的错误做法，科学介绍抽搐发作的原理和正确处理方法。 （国立生）

●**科普融创作品《心肺复苏术，每个人都要学会的技能》发布** 2020年，南京市卫生健康委和南京市急救中心联合制作科普融创作品《心肺复苏术，每个人都要学会的技能》发布。该作品聚焦社会生活热点，通过三维动画制作，进述一个在火车站赶车乘客因心脏骤停突然晕倒，朋友、志愿者和院前急救人员合力心肺复苏，配合使用急救救命神器自动除颤仪（AED），将其抢救成功的案例。该作品守正创新，聚焦生命健康，将内容实用、场景日常和载体生动有机结合，深入浅出为大众科普心肺复苏抢救术和AED的正确使用，以实现"学习急救技能，'救'在身边"的目的。 （国立生）

●**省中西结合医院《江浙沪名家膏方特色经验》首次整理出版** 2020年9月，江苏省中西医结合医院呼吸科苏克雷博士、张业清主任主编

的《江浙沪名家膏方特色经验》由中国中医药出版社出版发行。该书的出版受到中国中医科学院中医药健康服务发展专项、江苏省青年医学人才等项目的支持。该书共分为膏方概述、江浙沪膏方流派及特点、江浙沪名家膏方医案选介、各科专病膏方医案选介、膏方医案数据挖掘研究5个部分。第5部分《膏方医案数据挖掘研究》是本书的特色所在，首次采用优化数据的关联挖掘方法，系统搜集江浙沪地区诸多流派及其代表名医公开发表或出版的膏方医案，基于中医本体特色，进行医案解构分析，从中分析江浙沪中医名家使用膏方的经验，并构建名医膏方传承和研究开发的机构平台。《江浙沪名家膏方特色经验》既丰富中医干预亚健康的防治措施，发挥出中医"治未病"思想，更提升中医药健康服务能力，彰显出中医药特色优势，同时便于年轻医师掌握运用，凝练出符合广大群众体质的膏方产品，更好地造福患者、服务社会。 （杨　鸣　王熹微）

●**南京脑科医院王纯获第二届中华医学会精神医学会分会科普创新奖** 2020年3月，由南京脑科医院心境障碍科副主任王纯主编，江苏人民出版社负责出版的科普读物《心灵智慧—疫情下儿童少年心理调适指南》正式发行（电子版免费向公众发布，纸质版在全国新华书店发行）。该书主要面向中小学生进行疫情下心理防护知识和

技能的科普介绍。截至2020年10月，该书电子书下载1万多次，新华书店销售6千余册，央视科普讲座听众6万多人次，被中国新闻出版传媒集团推荐多个微信公众号组稿。参与编辑的人员多次赴"央视频""丁香园"等进行系列讲座。王纯获第二届中华医学会精神医学分会科普创新奖。 （陶筱琴）

●**凤凰·南大口腔联合出版中心成立** 2020年9月，凤凰出版传媒集团与南京市口腔医院签署出版合作框架协议，成立"凤凰·南大口腔联合出版中心"，双方本着互利共赢、优势互补、共谋发展原则，着力于推动医学专著、科普书籍及医学期刊的出版，助力健康中国建设。 （陈　珺　顾雅心）

●**南京医学会主办的《临床麻醉学杂志》入选"第5届中国精品科技期刊"** 2020年12月29日，中国科学技术研究所发布"第5届中国精品科技期刊"目录，南京医学会主办的《临床麻醉学杂志》以核心影响因子1.201，综合评价总分在23种外科学综合类期刊中位列第四入选"第5届中国精品科技期刊"，这是继2014年、2017年之后该杂志第3次入选"中国精品科技期刊"。该刊于1985年3月创刊，目前被北大中文核心期刊、中国科技核心期刊、中国科学引文数据库（CSCD）来源期刊三大核心数据库收录。 （万　茹　张　伟）

附表　2020 年南京医疗卫生单位出版的医学书籍统计表

序号	单位	作者	书名	出版社
1	江苏省人民医院	邹建刚、侯小锋（主编）	心脏选择性部位起搏理论与实践	人民卫生出版社
2	江苏省人民医院	张玉彬、赵奕华（主编）	医院工程建设项目管理手册——江苏省妇幼保健院应用实践	同济大学出版社
3	江苏省人民医院	张定国、邹　洋、田　星（主编）	现代临床内科疾病诊疗学	天津科学技术出版社
4	江苏省人民医院	袁勇贵、贺丹军（主编）	心理障碍 自我保健上上策	江苏凤凰科学技术出版社
5	江苏省人民医院	尤永平、江　涛、毛　颖（主编）	脑胶质瘤诊疗标准化操作规程（SOP）	江苏凤凰科学技术出版社
6	江苏省人民医院	尹志强（主编）	你皮肤真好	江苏凤凰科学技术出版社
7	江苏省人民医院	杨　涛（主编）	内科学 第四版（教材）	人民卫生出版社
8	江苏省人民医院	徐菊芳、肖　霞、张　昭、张　纪、彭瑞宇（主编）	妇产科疾病综合治疗实践	科学技术文献出版社
9	江苏省人民医院	魏继福（主编）	孕育健康好宝宝——孕产期用药必知	人民卫生出版社
10	江苏省人民医院	王增军、贾瑞鹏、范海涛、李　俊、刘　聪（主编）	现代临床泌尿外科学	吉林科学技术出版社
11	江苏省人民医院	王　坚、范钦和（主编）	临床病理诊断与鉴别诊断——软组织疾病	人民卫生出版社
12	江苏省人民医院	孙桂菊、李　群（主编）	护理营养学 第 2 版	东南大学出版社
13	江苏省人民医院	宋宁宏、喻　彬、李　潇（主编）	*Key Leaders' Opinion on Novel Progress in Treatment of Kidney Cancer*	AME 出版社
14	江苏省人民医院	宋宁宏、李　潇、须　霆（主编）	*Key Leaders' Opinion on Hot Issues of Bladder Cancer*	AME 出版社
15	江苏省人民医院	宋宁宏（主编）	DRGs 在医院科学管理中的应用	江苏凤凰科学技术出版社
16	江苏省人民医院	陆　晓（主编）	脊髓损伤居家康复指导	电子工业出版社
17	江苏省人民医院	励建安、唐金海、赵　俊（主编）	新型冠状病毒肺炎临床余康复手册	江苏凤凰科学技术出版社
18	江苏省人民医院	韩　燕、杨国秀、李　嘉（主编）	杨长森注解灵枢选辑	中国中医药出版社
19	江苏省人民医院	顾艳宏、陈晓锋、陈治宇（主编）	结直肠癌临床实践研究与解析	江苏凤凰科学技术出版社
20	江苏省人民医院	丁　宁、卢　姗、顾　兵（主编）	常见疾病的预防与康复	东南大学出版社
21	江苏省人民医院	江钟立（主译）	骨与关节 X 线摄片及读片指南（引进第 8 版）	江苏凤凰科学技术出版社
22	江苏省人民医院	仲远明（副主编）	耳穴治疗学	人民卫生出版社
23	江苏省人民医院	赵　婷（副主编）	护理营养学实习与学习指导	东南大学出版社
24	江苏省人民医院	张　群（副主编）	健康体检报告规范与管理	中华医学电子音像出版社
25	江苏省人民医院	张　群（副主编）	慢病学	世界图书出版公司
26	江苏省人民医院	尹志强（副主编）	皮肤科医生的护肤课	科学技术文献出版社
27	江苏省人民医院	魏继福（副主编）	肥大细胞基础与临床	科学出版社

续表

序号	单位	作者	书名	出版社
28	江苏省人民医院	万 里（副主编）	康复治疗师临床工作指南——手法治疗技术	人民卫生出版社
29	江苏省人民医院	鲁 严（副主编）	白癜风	江苏凤凰科学技术出版社
30	江苏省人民医院	励建安（副主编）	中华医学百科全书·临床医学	中国协和医科大学出版社
31	江苏省人民医院	何广胜（副主编）	骨髓增生异常综合征鉴别诊断与治疗	科学技术文献出版社
32	江苏省人民医院	范亚蓓（副主编）	人体发育学	南京大学出版社
33	江苏省人民医院	丁重阳（副主编）	帕金森病诊治及进展	科学技术文献出版社
34	江苏省人民医院	丁 慧（副主编）	实用老年照护"三基"——护士篇	东南大学出版社
35	江苏省人民医院	丁 慧（副主编）	心肺康复护理技术操作规程	人民卫生出版社
36	江苏省人民医院	陈智斌（副主编）	人工耳蜗植入暨感音神经性耳聋医疗手册	东南大学出版社
37	江苏省人民医院	陈 念（副主编）	现代内科疾病诊疗思维与新进展	科学技术文献出版社
38	东南大学附属中大医院	芦慧霞（副主编）	临床血液学	科学技术文献出版社
39	东南大学附属中大医院	刘必成（主编）	肾脏病学进展（2020）	中华医学电子音像出版社
40	东南大学附属中大医院	陆金春（主编）	生殖医学实验室诊断	东南大学出版社
41	东南大学附属中大医院	施瑞华（主编）	内镜下消化病微创治疗	科学技术文献出版社
42	东南大学附属中大医院	袁勇贵（主编）	心理障碍自我保健上上策	江苏凤凰科学出版社
43	东南大学附属中大医院	袁勇贵（主编）	心身医学前沿	东南大学出版社
44	东南大学附属中大医院	袁勇贵（主编）	有风吹过	东南大学出版社
45	东南大学附属中大医院	袁勇贵（主编）	新型冠状病毒肺炎疫情应激心理健康援助手册	东南大学出版社
46	东南大学附属中大医院	邱海波（名誉主编）	ICU临床思维与病例演练	上海科学技术出版社
47	东南大学附属中大医院	邱海波（名誉主编）	ICU速查手册	上海科学技术出版社
48	东南大学附属中大医院	郭志宝（主编）	科学战疫－人类与病毒的故事	凤凰出版传媒股份有限公司
49	南京医科大学第二附属医院	程志祥（主编）	脊柱源性疼痛	上海科学技术出版社
50	南京医科大学第二附属医院	何 玮（副主编）	老年内科疾病临床诊治与新进展	天津科学技术出版社
51	南京医科大学第二附属医院	何 玮（副主编）	实用心血管疾病诊疗技术	吉林科学技术出版社
52	南京医科大学第二附属医院	何 玮（副主编）	中西医结合心血管病临床诊疗	吉林科学技术出版社
53	南京医科大学第二附属医院	杨俊伟、何伟春（主编）	*Chronic Kidney Disease Diagnosis and Treatment*	Springer
54	南京医科大学第二附属医院	杨俊伟（主编）	细胞外囊泡与肾脏疾病	科学出版社
55	南京医科大学第二附属医院	甘卫华（副主编）	儿科实习手册（第二版）	人卫出版社
56	南京医科大学第二附属医院	罗钰铭（副主编）	现代妇产科诊断学	天津科学技术出版社

续表

序号	单位	作者	书名	出版社
57	南京医科大学第二附属医院	王玉芳（副主编）	常见妇产科诊疗思维	云南科技出版社
58	南京医科大学第二附属医院	姚志峰（副主编）	放射医学技术仿真试题及详解	人民卫生出版社
59	南京医科大学第二附属医院	许利剑（副主编）	外科学（第四版）	人民卫生出版社
60	南京医科大学第二附属医院	王　芸（主译）	胃与肠——非特异性多发性小肠溃疡病/CEAS	辽宁科学技术出版社
61	南京医科大学第二附属医院	王　芸（主译）	胃与肠——咽喉·颈部食管癌的诊断和治疗	辽宁科学技术出版社
62	南京医科大学第二附属医院	李海歌、朱建国（主译）	儿科影像学	科学出版社
63	南京医科大学第二附属医院	季国忠、缪　林（主编）顾　民、何震宇、许利剑（副主编）	临床医学基础（第三版）	人民卫生出版社
64	南京医科大学第二附属医院	刘正霞（副主编）	中老年人这样用药	江苏凤凰科学技术出版社
65	江苏省中医院	汪受传（主编）	江育仁儿科学派	中国中医药出版社
66	江苏省中医院	汪受传（主编）	汪受传儿科求新	中国中医药出版社
67	江苏省中医院	汪受传（主编）	汪受传儿科医案	中国中医药出版社
68	江苏省中医院	汪受传（主编）	儿科心病证治	中国中医药出版社
69	江苏省中医院	王　旭（主编）	许芝银甲状腺疾病临证精要	中国中医药出版社
70	江苏省中医院	江　燕（主编）	名中西医结合专家余承惠肾病临证精华录	中国科学技术出版社
71	江苏省中医院	孙鲁宁（主编）	膝关节镜与肩关节镜手术康复治疗	江苏凤凰科学技术出版社
72	江苏省中医院	汪受传（主编）	International Standard Library of Chinese Medicine·Pediatrics in Chinese Medicine（国际标准化英文教材·中医儿科学）	人民卫生出版社
73	江苏省中医院	赵　霞（主编）	中医儿科学	上海科学技术出版社
74	江苏省中医院	韩　旭（主编）	中医全科学	中国中医药出版社
75	江苏省中医院	张　犁（副主编）	医患沟通技巧	人民卫生出版社
76	江苏省中医院	王　庆（主编）	前列腺增生中医调养方	人民卫生出版社
77	江苏省中医院	卢子杰（主编）	新冠肺炎防治中医营养膳食专家指导读本	江苏凤凰科学技术出版社
78	江苏省中医院	刘史佳（主编）	听老中医讲中药的故事	西安交通大学出版社
79	江苏省中医院	李昀泽（主编）	中医沙盘诊疗学	吉林大学出版社
80	江苏省中医院	汤　洋（副主编）	超声引导区域麻醉解剖与实践	中国人口出版社
81	江苏省中医院	马华安（副主编）	茧斋索隐——干祖望医学文集	山东科学技术出版社
82	江苏省中医院	汪受传（主编）	中医儿科临床诊疗指南	中国中医药出版社
83	江苏省中医院	熊宁宁（主译）	传染病暴发伦理问题管理指南	中国中医药出版社
84	江苏省中西医结合医院	张业清、朱　垚、苏克雷（主编）	江浙沪名家膏方特色经验	中国中医药出版社

续表

序号	单位	作者	书名	出版社
85	江苏省中西医结合医院	章 迅（主编）	章永红抗癌食物中药运用经验	汉斯出版社
86	江苏省中西医结合医院	陆 敏（副主编）	临床综合技能	人民卫生出版社
87	江苏省中西医结合医院	方志军（副主编）	中医临床经典概要	人民卫生出版社
88	江苏省中西医结合医院	刘 超（副主编）	中医内科学·肾病与内分泌分册	人民卫生出版社
89	南京市中医院	李继英、赵 杨、张臻年（主编）	临床中西医脑病诊治	科学技术文献出版社
90	南京市中医院	朱 敏（主编）	老年骨伤疾病中西医诊疗精要	上海科学技术出版社
91	南京市中医院	孔 薇（主编）	邹燕勤肾病查房实录	科学出版社
92	南京市中医院	谢英彪（主编）	民国"一代医宗"张简斋医学研究	天马出版社
93	南京市中医院	李建香（主编）	常见病症中西医诊疗实践	科学技术文献出版社
94	南京市中医院	张敬华（主编）	实用中医传统疗法	科学技术文献出版社
95	南京市中医院	张晓甦（主编） 王 莉（副主编）	现代妇产科精要	天津出版传媒集团
96	南京市中医院	赵 杨（副主编）	实用中医临床脑病学	上海科学技术出版社
97	南京市中医院	强丽娟、石 砚（副主编）	临床疾病护理与护理管理	科学技术文献出版社
98	南京市中医院	谢英彪（主编）	拯救乳房粉红宝典	天马出版社
99	南京市中医院	谢英彪（主编）	听老中医讲中药的故事	西安交通大学出版社
100	江苏省肿瘤医院	刘念龙（副主编）	影像技术临床应用	科学技术文献出版社
101	江苏省肿瘤医院	冯继锋（专家组组长） 沈 波、杨 扬（执笔人）	江苏省成人癌症疼痛诊疗规范（2020 年版）	科学技术文献出版社
102	江苏省肿瘤医院	顾小荣（主编）	实用医学影像应用学	科学技术文献出版社
103	南京市第二医院	杨永峰（副主译）	肝脏病学	中国科学技术出版社
104	南京市第二医院	陈 浩（主编）	骨外科临床诊疗技术与手术操作	科学技术文献出版社
105	南京市第二医院	陈 浩（主编）	现代骨科疾病诊治与术后康复	科学技术文献出版社
106	南京市第二医院	戴海波（副主编）	实用临床影像诊断	化学工业出版社
107	南京市第二医院	许传军（副主编）	传染病科学防护指南	科学出版社
108	南京市第二医院	薛建新（副主编）	*KEY Leader's Opinion on Novel Progress in Treatment of Kidney Cancer*	AME publishing company
109	南京市第二医院	曾 谊（副主编）	肺部疑难疾病多学科会诊	北京大学医学出版社
110	南京市第二医院	张维峰（副主编）	医学手术麻醉技术与疼痛	沈阳出版社
111	南京脑科医院	喻东山（主编）	精神科合理用药手册（第四版）	江苏凤凰科学技术出版社
112	南京脑科医院	王 纯（主编）	心灵智慧:疫情下儿童青少年心理调适指南	江苏人民出版社
113	南京脑科医院	吴艳艳（主编）	心理健康与职业生涯	河北科学技术出版社
114	南京脑科医院	孙 杨（主编）	外科综合治疗学	天津科学技术出版社
115	南京脑科医院	邵 丰（主编）	胸外科手术技巧及并发症处理	天津科学技术出版社
116	南京脑科医院	张燕红、徐国彬（主编）	精神科护理学	同济大学出版社
117	南京脑科医院	欧红霞（副主编）	心理障碍自我保健上上策	人民卫生出版社
118	南京市儿童医院	黄松明（主编）	儿童健康好帮手·儿童泌尿系统疾病分册	人民卫生出版社

续表

序号	单位	作者	书名	出版社
119	南京市儿童医院	张 见、李 梅(副主编)	现代临床放射诊断与技术	科学技术文献出版社
120	南京市儿童医院	李 梅(副主编)	专科护理临床指引·妇、产、儿科分册	江苏凤凰科学科技出版社
121	南京市儿童医院	倪欢欢(主编)	现代临床外科学	云南科技出版社
122	南京市儿童医院	刘 杰(副主编)	新编临床医学影像诊断	中国海洋大学出版社
122	南京市儿童医院	李 琦(副主编)	人工耳蜗植入暨感音神经性耳聋医疗手册	东南大学出版社
123	南京市儿童医院	戚继荣(主编)	高原健康管理必备手册	青海人民出版社
124	南京市儿童医院	郭云飞副主编	泌尿外科学(第十一版)	河南科学技术出版社
125	南京市儿童医院	许 静(主编) 季 兴、刘倩琦(副主编)	小儿内分泌专业用药咨询标准化手册	江苏凤凰科学技术出版社
126	南京市儿童医院	孙林春(副主编)	实用医学检验学与临床应用	天津科学技术出版社
127	南京市儿童医院	刘一鸣(副主编)	小儿神经外科护理实用手册	人民卫生出版社
128	南京市儿童医院	莫绪明(主编)	先天性心脏病患儿健康教育手册	人民卫生出版社
129	南京市儿童医院	刘 鹏(主编)	实用影像医学基础与诊断	天津科学技术出版社
130	南京市儿童医院	莫绪明(主编)	小儿心胸外科疾病诊疗规范	人民卫生出版社
131	南京市儿童医院	沈卫民(副主编)	美国整形和重建外科医师委员会审核考题	北京大学医学出版社
132	南京市妇幼保健院	吕 娟(副主编)	现代妇产科学	伊诺科学出版社
133	南京市妇幼保健院	姚尚龙、沈晓凤(主编)	分娩镇痛技术与管理规范	科学技术文献出版社
134	南京市妇幼保健院	戴永梅(主编)	孕瘦营养食谱:视频版	江苏凤凰科学技术出版社
135	南京市妇幼保健院	戴永梅(副主编)	产后营养与健康	科学技术文献出版社
136	南京市妇幼保健院	贾雪梅、王素敏(主编) 申 艳、顾小燕、 葛莉莉、徐 娟(副主编)	子宫颈疾病100问	中华医学电子音像出版社
137	南京医科大学附属口腔医院	张卫兵(主编)	阻生牙的诊断与正畸治疗	江苏科学技术出版社
138	南京大学医学院附属口腔医院	闫福华(副主编)	牙周病学	人民卫生出版社
139	南京大学医学院附属口腔医院	张 红、陈 菲、孟翔峰(主译)	下颌吸附性全口总义齿技术	辽宁科学技术出版社
140	南京大学医学院附属口腔医院	闫福华、陈 斌、张 倩、李艳芬、邱 宇、李厚轩、雷 浪(主译)	临床牙周病学和口腔种植学(上、中、下卷)	辽宁科学技术出版社
141	南京大学医学院附属口腔医院	韩 伟、邓润智、蒲玉梅(主译)	实用面部重建理论与实践	天津科技翻译出版有限公司
142	南京大学医学院附属口腔医院	张 红(副主译)	全口义齿制作标准	兴界图书出版公司
143	南京大学医学院附属口腔医院	葛久禹(主编)	一步一步做好根管治疗(图谱)	江苏凤凰科学技术出版社
144	南京大学医学院附属口腔医院	闫福华、钟 泉、李艳芬(主编)	超声牙周治疗	广西科学技术出版社
145	南京大学医学院附属口腔医院	孙卫斌、王 磊(主编)	口腔医学人文教育新探	东南大学出版社

续表

序号	单位	作者	书名	出版社
146	江苏省省级机关医院	刘世晴（主编） 马金霖（副主编）	实用老年照护"三基"——护士篇	东南大学出版社
147	江苏省省级机关医院	许家仁（主编）	老年护理	人民卫生出版社
148	江苏省省级机关医院	李　江（副主编）	病理与病理生理学	人民卫生出版社
149	江苏省省级机关医院	欧阳晓俊（副主编）	老年护理学（第三版）	江苏凤凰科学技术出版社
150	江苏省省级机关医院	欧阳晓俊（副主编）	营养与膳食	人民卫生出版社
151	江苏省省级机关医院	欧阳晓俊（副主编）	精神运动康复技术在中国认知障碍人群中的实践	东南大学出版社
152	江苏省省级机关医院	莫永珍（副主编）	护理学导论	人民卫生出版社
153	南京江北医院	王劲松（主编）	眼科临床诊治基础与技巧	吉林科学技术出版社
154	南京市疾病预防控制中心	汪　娜（副主编）	公共卫生与生物安全	江苏凤凰少年儿童出版社
155	南京市疾病预防控制中心	周　楠（副主译）	日常临床实用咬合技术	辽宁技术科学出版社
156	南京市疾病预防控制中心	周　楠（主编） 谢朝勇（副主编）	血吸虫小6成长记画册	江苏凤凰少年儿童出版社

（于渭琪）

国际合作与交流
International Collaboration and Interchange

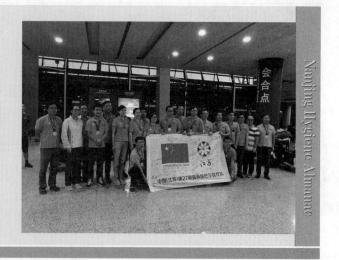

●**概况** 2020年,突发的全球性新冠肺炎疫情对世界各国的往来造成巨大冲击和影响。市卫生健康委深入贯彻落实中央和省市要求,以及外交部及省市外办外事相关规定,做好抗击疫情及疫情期间外事管理工作。

全力以赴抗击新冠肺炎疫情。南京市卫生健康系统专家开展视频连线、邮件交流,分享南京防控经验。3月26日起,每周向省卫生健康委报送在外研修医务人员情况。收集报送医疗机构、医务人员及各对外友好医院相关情况等。确定南京鼓楼医院为受赠平台,直接接受捐赠物资。收到美国、英国、新西兰、巴拿马等国家华人华侨组织、全国各地社会各界爱心人士捐赠656批、161个品类防疫物资。鼓楼医院组建多语种抗疫群,多语种服务志愿者28人。市第一医院、市中医院通过各种渠道联系捐赠。市疾控中心副主任丁洁分别于3月参加C40组织的国际新冠疫情防控网络研讨会,6月参加联合国南南办公室组织的国际网络疫情研讨会,向来自不同城市的代表分享南京市新冠疫情防控的经验做法,介绍南京市坚决落实"早发现、早报告、早隔离、早治疗"的策略和常态化防控措施。12月,南京市中医院通过视频直播连线柬埔寨金边中资机构和华侨华人,分享中医特色抗疫知识。向在

柬中资机构、华侨华人讲授疫情期间个人防护、企业防护、居家防护等知识,现场演示"七步洗手法"、"八段锦"功法,与侨民连线互动,并向柬埔寨华侨捐赠自主研发的中医药书签、艾草坐垫、中医文创包、香炉、安睡枕等中医药特色健康产品。

选派医疗专家赴委内瑞拉指导抗疫。应委内瑞拉要求,3月29日,中国政府援助委内瑞拉抗疫医疗专家组一行8人从南京禄口国际机场赴委。南京市卫生健康委派出鼓楼医院重症医学专家顾勤、护理专家陈璐,并按照省卫健委安排,做好相关保障工作。3月28日,省长吴政隆与即将出征的医疗专家组一行座谈。在委期间,专家组与委内瑞拉政府各部门及中国驻委内瑞拉大使馆进行10余次座谈;先后考察拉斐尔·兰格尔国家卫生学院、米兰达州疫情防控中心,实地走访委内瑞拉首都加拉加斯3家定点医院和1家社区医院;到相关居民区,参与现场流调工作;培训当地医护人员和技术指导13次;对驻委大使馆、中资机构和华人华侨开展防护科普宣教。委内瑞拉政府向专家组全体成员授予"弗朗西斯科·德·米兰达"二级勋章。委总统马杜罗在加拉加斯总统府接见中国医疗专家组。4月13日,专家组平安回国,省政府副省长陈星莺在机场迎接,市卫

生健康委主任方中友先后前往机场送别和迎接医疗专家组。12月,国家卫生健康委(国卫国际函〔2020〕493号)通报表扬在中国抗疫医疗专家组组派工作中表现突出的单位和个人,表扬南京鼓楼医院和8名专家。

共建健康"一带一路"。做好与白俄罗斯莫吉廖夫市中心医院合作设立的"中国—白俄罗斯(莫吉廖夫市)传统医学中心"工作,第五批医疗队在白俄罗斯卫生法规规定范围内开展疾病诊疗,其范围有:针灸、推拿等多种中医技术,颈椎病、腰腿痛、肩周炎、风湿性关节炎、慢性胃炎、胸痛、中风后遗症、睡眠障碍、眩晕、面瘫、多发性硬化、尾骨痛、三叉神经痛、足下垂、坐骨神经痛、特发性震颤、脑外伤、帕金森等多种疾病。医疗队接诊220名患者,诊疗750人次。因疫情原因,3月初,市中医院通过远程会诊中心与派驻白俄罗斯医务人员进行联系,开展远程交流。

构建国际交流与合作新平台。第一医院将线下国际会议转为以线上国际交流为主,建立网络平台,打破时空限制,避免人员聚集,提高沟通效率。召开"第十二届左主干暨冠状动脉分叉病变峰会(CBS2020 ON—AIR)",邀请96位外国专家线上参加云会议,举行31场专题分享、153个精彩演讲,实时共享6场难度颇高的手术直播,打

造高品质国际交流线上新平台。

强化外国专家服务保障工作。配合市外专局做好疫情期间外国专家服务保障工作。第一医院外国专家科卡斯（Vasileios Gkogkas）坚守岗位，在做好本职工作的同时，联合国内医师共同抗疫，分享心得。科卡斯的事迹被江苏省科技厅官网、中国驻希腊大使馆公众号、人民网、人民日报、国家科技部等报道转载，被国家及省市外专局推荐为全省优秀引智成果。第一医院卡麦克教授（Michael Jay Carmichael）因疫情原因暂时无法回院，医院协调卡麦克教授通过视频会议、邮件、微信等方式开展远程办公，全面参与心外科早交班、病例讨论、医师培训等工作。11月25日，卡麦克教授接受科技部国外人才研究中心组织的央媒记者团采访，通过视频连线接受中央广播电视总台、人民日报、科技日报等中央级媒体深度采访，获得广泛报道。

积极申报总结对外交流项目。组织申报"2020年江苏政府留学奖学金"，完成南京市科技局"345"海外高层次人才引进计划申报工作。南京鼓楼医院组织申报"2020年江苏青年友好使者"。总结近5年出国境培训工作，形成《推进卫生国际合作 助力健康中国建设》材料，由市科技局报送国家科技部。

（丁 森）

●**科技部国际人才交流中心调研南京市第一医院** 2020年11月25日，科技部国际人才交流中心携记者团一行10余人调研南京市第一医院。心胸血管外科外籍专家麦克·卡麦克教授接受采访。该院党委副书记、副院长王书奎，副院长、心胸血管外科陈鑫教授及心胸血管外科团队参加。

（陈 红 胡 婕）

●**省卫健委调研南京市第一医院国际合作工作** 2020年11月4日，江苏省卫健委对外合作交流处李郁处长一行4人调研南京市第一医院国际合作工作情况。该院副院长陈鑫及有关科室负责人汇报创国际一流医学中心项目实施情况，医院支撑计划情况以及在引进国际顶尖医师、改良并推广复杂心脏外科技术、培养年轻医师等方面取得的成果。该院有关领导及部分支撑计划临床人员参加。

（陈 红 胡 婕）

●**市第一医院特聘教授 Gary Solon Mintz 获"江苏友谊奖"** 2020年1月9日，江苏省政府在南京举行"江苏友谊奖"颁奖仪式。南京市第一医院特聘教授及顾问加里·梭伦·明茨（Gary Solon Mintz）教授获"江苏友谊奖"。明茨教授是国际腔内影像学先驱者和泰斗，是血管内超声诊断技术创始人。自2008年起，明茨教授每年访问市第一医院，并担任"左主干暨冠状动脉分叉病变峰会（CBS）"影像学专场主席，分享和推广血管内超声技术。

（陈 红 胡 婕）

●**"中日认知症照护研讨会"在南京市第一医院召开** 2020年1月10日，由日本FB介护服务株式会社主办，南京市第一医院、安居福仁颐养中心共同承办的"中日认知症照护研讨会"在南京市第一医院召开。日本国驻上海总领事馆经济部长兼文化部部长福田高干、室井崇领事等近30名日本专家参加。市外办副主任孙曼、市卫健委老龄健康处等领导出席。日本佐久市政府老年福祉科代表油井久美子、佐藤加维以及日本长野大学校长中村英三和市第一医院神经内科专家陈霓虹作专题讲课。

（陈 红 胡 婕）

●**市第一医院举办抗击新冠肺炎网络直播国际研讨会** 2020年3月26日，南京市第一医院举办抗击新冠肺炎网络直播国际研讨会。研讨会由中华医学会心血管病分会（CSC）主任委员北部战区总医院韩雅玲院士团队联合南京市第一医院副院长、心内科主任陈绍良教授团队主办，邀请中国驻马来西亚古晋总领馆总领事程广中先生，马来西亚砂拉越州心脏中心沈桂贤教授、Tiong－Kiam ONG 教授、Alan Fong 教授，马来西亚心脏学会主席 Wan Azman Wan Ahmad 教授，巴基斯坦心脏介入学会主席 Bashir Hanif 教授以及英国心脏介入学会副主席 Afsar Raza 教授等国际专家参与，逾万人在线观看。 （陈 红 胡 婕）

●**省中医院连线海外共享防治经验** 2020年3月17日，江苏省中医院（南京中医药大学附属医院）与德国中医学会远程连线共享中医药新冠肺炎防治经验。双方通过线上"同心抗'疫'"平台，赠送中医药物资，组建海外中医微信群等多种举措，助力海外侨胞抗击疫情。江苏省委统战部常务副部长李国华、省政府侨务办公室副主任杜伟、该院党委书记方祝元教授、德国总商会会长王荣虎、德国中医学会会长岑春华等出席会议。

（周恩超 朱志伟 盖峻梅）

●**美国太平洋大学听力学系教授与南京市妇幼保健院进行学术交流** 2019年12月27日—2020年1月4日，美国太平洋大学听力学系教授，美国斯坦福大学研究员 Gabriella Musacchia 和美国太平洋大学听力学系教授 Anga Lao 受邀到南京市妇幼保健院进行学术交流，利用疑难病历讨论、手把手带教、专题讨论等多种形式给予临床实践指导。

（吕东晏 杜宣宁）

●**省中西医结合医院视频连线纳米比亚传授抗疫经验** 2020年11月20日，江苏省中西医结合医院在中国驻纳米比亚大使馆的支持下，通过云端开展以"中医惠侨，同心抗疫"为主题的视频连线会议，与在纳米比亚中资机构和华侨华人分享中医抗新冠肺炎疫情知识。中国驻纳米比亚大使馆政务参赞杨军、办公室主任孙传江、政治新闻处副主任郭俊辰、浙江省援纳医疗队队长房连强、江苏省中西医结合医院副院长方志军等出席会议。中国驻纳米比亚大使馆政务参赞杨军致辞，感谢祖国在疫情期间为在纳侨民提供送温暖服务，寄托祖国家乡对海外同胞们的关心和惦念，感谢江苏省委省政府对纳米比亚抗击疫情的帮助，通过视频连线开展远程交流，丰富海外华侨中医药抗疫知识，增强抗疫信心。该院副院长方志军感谢使馆为医院创造为华人华侨健康服务的机会，并介绍医院历史沿革和奋力抗疫的工作，将会不断发挥好中医药专业优势，向海外同胞提供中医药抗疫动态，分享防疫经验等信息，全力帮助海外同胞纾困解难。视频会议上，该院第一批援湖北武汉医疗队队员、急重症医学科副主任医师胡星星，中国（江苏）第十五期援马耳他医疗队队员、针灸科副主任中医师邵清华，感染科主任医师王慧，分别就一线抗疫经验、中医抗

疫要点，讲授疫情期间心理调摄、中医养生、防疫和康复等知识。现场连线侨民互动热烈。

（杨　鸣　王熹微）

●**澳大利亚江苏省工商联合总会到市中医院调研**　2020 年 5 月 18 日，澳大利亚江苏省工商联合总会会长陈银新一行 3 人到南京市中医院调研。陈银新会长参观医院门急诊预检分诊点、门诊大厅、门诊草药房、门诊西药房、互联网医院以及中心花园等，了解医院整体规划以及医院的健康产品。座谈会上，双方就进一步加强中医药对外推广与交流等方面进行深入座谈。党委副书记、院长虞鹤鸣介绍医院的基本情况及近年来医院投入"一带一路"建设的实践项目，陈银新会长对医院研制的中医药健康系列产品高度赞扬，希望医院在非遗项目推广、中医药文化海外传播、康养产业服务中发挥作用，加强双方合作，拟派送相关专家到澳大利亚开设养生讲座，普及中医药知识，拓展海外市场；澳大利亚江苏省工商联合总会与澳大利亚的相关大学合作，选派留学生到医院

参加培训交流，学习中医药知识，助力中医药海外传播。

（周莉莉　邵　颖）

●**省级机关医院老年医学科与法国宜世学院开展阿尔茨海默病精神运动康复诊疗在线病例交流**　2020 年 10 月 28 日，江苏省省级机关医院（江苏省老年病医院）老年医学科与法国宜世高等精神运动与康复学院共同举办阿尔茨海默病精神运动康复诊疗在线病例交流会。江苏省卫生健康委老龄健康处督察专员许豪勤致开场词，法国宜世学院精神运动康复治疗师、阿尔茨海默病与帕金森病患者护理专家 Amelie TRUPTIL，该院老年医学科主任医师欧阳晓俊、副主任医师陆冰、主管护师朱海琼以及江苏大学附属医院老年医学科主任严丽荣参加线上交流。法国宜世学院大中华区总监刘丹女士主持会议。此次线上互动对该院精神运动康复诊疗技术的一次有益提升，密切科室与法国宜世学院的联系交流，促进该项老年健康适宜技术在老年人群的应用推广。

（郑惠兰　周思含）

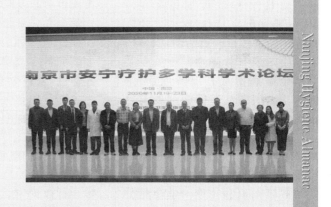

学术团体活动
Academic Society Activities

●南京医学会 2020 年工作概况

2020 年,南京医学会下设 63 个专科分会。年内,对临床医学工程、风湿病学、临床膳食营养、普外科学、内分泌学、肿瘤学、全科医学、整形烧伤、疼痛学、介入放射学、医学美学与美容学、变态反应学、核医学、围产医学、皮肤病学和心血管病学 16 个专科分会进行换届改选,同时增设临床药学、灾难医学和认知障碍 3 个专科分会。组织召开线上、线下学术年会、学术研讨会、病例讨论会等学术交流活动 50 余场,组织科普义诊、医疗帮扶活动 15 场。有序开展各类医学鉴定工作,完成医疗事故技术鉴定 24 例、医疗损害鉴定 80 例、职业病鉴定 15 例、预防接种异常反应鉴定 1 例、病残儿医学鉴定 13 例。组织 9529 人次考生参加国家医师资格考试,审核发放医师资格证 2347 本,完成医师定期考核 12284 人次,办理医师注册变更提前考核 200 余人。 （朱之光）

●南京预防医学会 2020 年工作概况

2020 年,南京预防医学会结合学会自身特点,遵循学会章程,依靠全市预防医学和公共卫生专家和广大会员,以卫生防病为中心,开展各项学术交流,推动学科建设和人才培养,在组织建设、学术活动、继续教育培训和科普宣传等方面取得一定成绩。学会获

“2020 年度特色示范学会”“2020 年度市级学会工作先进集体”等荣誉。

完善组织机构,推进学会党建工作。学会坚持党建引领,紧紧围绕全市卫生工作重点,在坚定信心中狠抓落实,在强化责任中护航发展。组织党员会员以集体学习、党员自学的形式分层次开展政治理论学习,高度重视党对意识形态工作的领导,结合形势任务和学会实际,成立由理事长任组长、副理事长和秘书长为组员的党建工作领导小组,做好意识形态阵地管理。学会获南京市科协学会党建活动专项补助经费支持。

围绕“四服务一加强”,提升学会服务质量。立足工作定位,有序推进学会工作。①服务预防医学科技工作者,促进学术繁荣发展。学会是会员之家,是南京地区广大预防医学和公共卫生工作者之家。一年来,学会努力搭建平台,以强化服务意识,创新服务内容为抓手,提升服务预防医学科技工作者的能力。学会不断加大人才托举力度,组织推荐会员单位申报江苏省预防医学会科技奖 8 项。开展南京预防医学会青年学术论文评选,奖励 34 篇,活跃学术气氛,展示全市预防医学科研成果。表彰 4 个优秀专委会,调动专委会工作积极性。举办各类型多层次培训班 11 场、学术讲座 22 场。邀请专

家举办“艾滋病诊疗新进展”“新冠病毒核酸检测技术培训班”等,助力预防医学和公共卫生工作者成长。协助科协开展市级学会工作情况调查,了解会员的所需所思所急。为广大优秀的预防医学工作者提供良好的激励和学习平台,推动科研工作,鼓励创新学术研究,促进预防医学的学术繁荣与发展。②服务创新转型发展,孵化科技成果转化。建设科技成果转化平台,服务创新驱动发展。发挥学会独立于政府、企业、科研机构优势,孵化科技成果转化,提升服务科技创新转型发展的能力,获批学会创新和服务能力提升重点项目并获政府资金支持。立足南京城市定位,认真贯彻落实市委市政府《关于进一步强化创新名城建设加快提升产业基础能力和产业链水平的若干政策措施》,围绕本学科本领域相关的南京地方产业科技创新能力和产业链发展实际,组织申报软科学研究项目,6 项获市科协 2020 年度软科学研究项目补助资金。③服务全民健康素养,建设现代科普体系。预防控制疾病流行是当今世界共同面对的命题。建立人群观念,运用宏观的思维方式研究人群的健康问题势在必行,大力提升全民科学素质尤其迫切。学会认真贯彻落实《“健康中国 2030”规划纲要》,加强健康教育,普及健康生活,广泛开展各种社会性、专

业性科普和健康教育活动。各专委会利用世界艾滋病日、肺结核防治宣传日、4·25计划免疫宣传日、母婴保健宣传日、9·20爱牙日等主题宣传日开展活动，积极搭建健康知识宣教阵地。相关专委会结合防病重点开展特色宣传。性病艾滋病防治专委会开展南京市高校大学生防艾同伴教育，寄生虫病防治专委会围绕血地防三年攻坚行动计划，开展形式多样的社会服务活动，为群众提供寄生虫病防治健康知识和技能。学会充分利用优秀媒体平台扩大影响。口腔卫生专委会通过电台电视等媒体开展口腔健康教育活动，在《健康新七点》《南京晨报》《现代快报》等媒体栏目上开展健康宣教，有效提升南京市民口腔保健意识。④服务政府科学决策，建立学会智库平台。学会认真做好承接政府交办的相关工作任务。聚智建言，建设高水平科技智库，提升服务政府科学决策的能力。向社会提供预防医学论证评估、团体标准立项、技术咨询等服务，应对疫情开展新冠病毒核酸检测技术培训班提升检测能力，协同开展江苏省安全应急科普环省行活动，承接政府转移职能，充分发挥科技社团服务党和政府、服务社会的作用。⑤加强学会自身建设，优化管理机制体系。面对2020年新冠疫情防控的特殊形势，大力发展预防医学显得尤其迫切。面对新的机遇，应对新的挑战，南京预防医学会大力推动内涵建设转型，优化管理机制。始终坚持按照学会章程，民主办会。2020年，学会召开第五届七次理事会、第六次会员代表大会和六届一次理事会，总结学会第五届理事会的工作，选举产生第六届理事会。修改完善《南京预防医学会章程》及《南京预防医学会会员会费管理办法》等8项管理规定，强化内部规范管理和工作衔接。积极发展会员，加强队伍建设，换届后现有单位会员46家。15个专业委员会充分发挥作用，开展继续教

育和培训交流活动。南京预防医学会挂靠南京市疾控中心，学会和市疾控中心及时调整机构设置，成立学会办公室和财务部，人员得到加强。学会办公室及时收集反馈上级和各专委会的工作动态和专业信息，发挥学会信息集散功能，为各会员单位关心了解学会提供参考。财务部坚持做好财务监督和依法纳税工作，按时审计，开展自查自纠，护航学会健康发展。

发挥专委会基础性作用，扩大学会行业影响。①口腔卫生专委会举办"南京地区2020年口腔医学技术进步与发展学术年会""2020年口腔诊疗技术发展及口腔诊疗防护规范学术研讨会"，活动得到南京市卫生健康委、南京市科协的大力支持。专委会深入企事业单位、中小学校和社区，开展多种形式的口腔疾病防治工作，重点加强对特殊地区的关注，如在南京市儿童福利院、玄武区高堂养老院颐养中心、鼓楼侨馨敬老院开展宣教活动，累计服务1000余人次。9·20爱牙日通过组织专家进行免费的口腔健康状况检查、口腔健康咨询，开展相关口腔保健知识讲座，普及牙病防治知识，切实提高群众口腔保健意识和保健能力。②阳光医生专委会召开国家级继续教育学习班"艾滋病诊疗新进展暨南京市阳光医生志愿者专委会学术研讨会"，邀请众多全国、全省知名专家，内容丰富，吸引省内外各级医院及疾控部门150余人参会。部分委员参与江苏省艾滋病诊疗质控专家研讨会，结合指南、国家免费抗病毒手册标准及江苏省实际情况，修订江苏省质控督导标准，规范病人随访次数和周期、必查和推荐检查项目，明确常用抗病毒药物用药禁忌，制定适合江苏省实情的、可行的治疗关键指标。③妇女儿童保健专委会继续开展"手把手带教"活动，提高基层前沿工作人员的业务素质，更新知识。以专业委员会为技术依托，手把手指导操作，面对面传授临床经验，

组织基层社区卫生服务中心及区妇幼保健所妇幼保健工作人员进行专业技术进修学习，不断提高基层妇幼保健工作服务质量。在"三八"妇女节、"六一"儿童节期间开展义诊咨询活动，邀请各位专业委员参加，发挥专业优势，服务于广大基层群众，传播健康理念，提高广大妇女儿童的保健意识和健康水平。④寄生虫病防治专委会根据有关工作方案要求，围绕血地防三年攻坚行动计划，发挥专业委员会的特长，以学术交流和业务技术培训为抓手，加强血防能力建设。邀请省血防所专家为全市二级及二级以上临床医生、检验员开展血吸虫病、疟疾、肠道寄生虫病诊治知识和技能培训，提高全市寄生虫病防治水平。⑤卫生检验专委会结合基层疫情防控有关实验室检测工作能力提升的实际需求，面向90余名各级医疗机构、区疾控中心实验室工作人员，举办2020年新冠病毒核酸检测技术培训班，邀请省疾控中心专家授课，介绍新型冠状病毒的核酸检测技术，解读新冠病毒实验室生物安全指南，从新冠样本采集、实验室安全操作注意事项及个人生物安全防护等方面规范对检测人员的要求，满足全市基层防控需要。⑥性病艾滋病专委会在2020年"世界艾滋病日"前后，围绕"携手防疫抗艾，共担健康责任"主题，开展内容丰富、形式多样的艾滋病防治知识宣传活动。性病艾滋病专委会加强对特殊地区、重点人群的关注，让防艾知识进企业、进学校、进街道、进社区、进场所，引导市民树立"每个人都是自己健康的第一负责人"的观念，切实提高群众自我保护意识。⑦卫生应急专委会开展多次应急演练。疫情防控常态化形势下，为提高疫情应急处置能力，应急专委会举办新冠疫情处置演练、高考期间疫情应急处置演练等，检验方案、磨合队伍、锤炼机制。为预防潜在的环境事故，应急专委会举办浓硝酸泄漏事故应急演练等，

模拟应急响应、应急处置,防范风险,抓牢安全毫不松懈,用演练锤炼队伍。 （马国亮）

● **南京中医药学会2020年工作概况** 2020年,南京中医药学会以维护和增进人民健康为目标,以创新学会学术品牌建设为抓手,依靠广大会员,密切联系专家、学会理事会和会员组织,加强学习,创新机制,提升服务,规范管理,整合资源,集成优势,求精求实,科学发展。在自身建设、学术交流、继续教育、科普咨询及为经济建设和社会发展服务等方面均取得较好成绩,获市科协"综合能力示范学会"和"金桥工程"三等奖称号。

加强学会组织建设。①2020年10月30日,召开南京中医药学会第十二次会员代表大会暨理事会换届大会,应到代表202人,实到代表176人。大会选举产生新一届理事会和监事会,理事会成员63人,监事会3人。②认真落实学会各项规章制度,坚持民主办会。全年召开理事会1次、常务理事会2次、理事长工作会议3次。完成江苏省民政厅组织的5A级社会团体等级复评工作,被评为5A级学会。③积极发展学会会员,加强学会组织建设。2020年,学会按照每年5%个人会员发展要求,目前共有个人会员6563人。完成市民政局网上年审工作和会员单位的团体会费和个人会费的收取工作。④热心为会员服务。继续打造"构建网络平台、提升学会综合能力"的品牌项目。获市科协的立项和资助2万元。提升学会服务会员综合能力,实践市科协倡导的"三服务一加强"理念。推荐中华中医药学会分会委员108名。⑤完成第二届南京中医药科技奖推荐工作,经南京中医药科学技术奖专家评审选出一、二、三等奖共9项。⑥加强学会党建工作,增加学会的凝聚力、影响力和号召力,12月组织党员会员参加"喜迎新年,聚焦创新名城建设"为主题的党建活动。

开展学术交流活动,办好继续教育。各专业委员会积极开展内容丰富、形式多样的学术活动。全年共举办7场学术活动。①为广大会员搭建学术交流平台,在学会网站上举办网上继续医学教育项目,现有6563人注册参加学习,完成网上在线考核,并取得中医药继续教育学分。②1月,护理专业委员会在南京市中医院举办专业委员会全委学术会议,50余位护理专家、学者和业内人士参加。11月,举办"中医护理基础理论与实践能力培训班",吸引南京地区170位业内人士参加。③4月,儿科专业委员会在网上举办"儿童急性上呼吸道感染的中成药治疗"学术论坛,特邀中国著名的中医儿科专家、南京中医药大学汪受传教授为论坛做主题演讲,有500余位专家、学者参加。④4月,名家流派研究专业委员会在网上举办"COVID－19中医药诊疗互联网论坛",有6000余位南京地区的业界同仁上网观看并学习。⑤8月,中医药专业委员会在网上举办"药物临床试验质量管理规范培训班",有1000余名南京地区的从事医药专业方面的人员参加学习和考核。⑥10月,男科专业委员会在南京凤凰台饭店举办学术年会和男科学术论坛,来自国内著名男科专家和生殖医学专家以及省内外男科同道300余人参加。⑦10月,甲乳专业委员会在南京市中医院举办2020年度"南京市科协第十三届中医药青年科学家论坛暨第三届南京市甲状腺、乳腺病诊治学习班",来自南京地区的100多名业界同道参加。⑧10月,络病专业委员会在南京古南都饭店举办"2020年南京市科协年会中医药分会场——2020年南京络病学术研究高峰论坛",来自南京地区近200余名业界同道参加。⑨10月,中医杂症专业委员会在网上举办2020年南京中医药学会中医杂病学术年会",吸引近300名医务人员上网学习。⑩10月,开展南京医药卫生联合体学术活动,来自医联体学会共计120人参加学术活动,增进学会之间的学术交流和联系。⑪11月,眼科专业委员会在网上举办"2020年南京中医药学会眼科专业委员会学术年会暨眼表角膜疾病中西医诊疗新进展学习班",来自全省近200名业内人士参加。⑫11月,老年病专业委员会在网上举办的"金陵医派老年医学传承与推广培训班"暨2020年南京中医药学会老年病专业委员会学术年会,共有2700多名业内人员上网观看学习。⑬12月,妇科专业委员会与南京市中医院以及市名中医张晓甦、方明治、石红乔、冉颖卓等4家名中医工作室在网上联合举办"金陵医派名医经验传承学习班"。⑭12月,心病专业委员会在南京市中医院举办"2020年南京市科协"重点学术交流"项目——心血管系统慢病管理中西医结合医护新进展研讨会"。⑮12月,肾病专业委员会在南京市中医院举办"2020金陵中医肾病学术论坛暨慢性肾脏病中医辨治思路学习班"。⑯12月,肛肠专业委员会在南京市浦口中心医院举办"江北新区肛肠专科基层医师学术研讨会",来自南京地区80余名医务人员参加。

为经济建设和社会发展服务。①发挥学会中医药人才的优势,开展技术咨询、技术服务。学会与南京市各区科协合作,学会肛肠专业委员会与扬子医院签订"金桥工程"协议,利用当地医疗服务设施和学会众多肛肠中医药专家品牌优势,为当地病人服务,提高病人的生活质量,同时开展中医药知识的科普宣教,增强民众防病治病意识,培养当地医护人员,提高临床专业技术水平。②面对新冠肺炎疫情突袭,向南京市红十字会捐款2万元抗击疫情,组织各方面的医疗专家利用互联网向民众宣传讲解防疫治病的知识,特别是宣传中医药的独到功效,既为广大民众造福,也推进传统中医药事业的发展。

科普公益活动。开展多种形式的科普宣传、义诊咨询活动。获2020南京全国科普日活动优秀组织奖荣誉称号。①在学会网站基础上新建《网站科普专栏》,发布科普大讲堂宣传课件和宣传视频2部;构建适应信息社会新形势的数字化平台网站,提升学会为广大市民服务的综合能力,网站点击率达10万人次以上。建立科普微信服务公众号,使网站上的科普内容在手机公众号上也能浏览阅读。②打造"南京市科协大讲堂"科普讲座品牌活动。举办"南京市科协大讲堂"中医药科普知识专场讲座2场。听众达200余人次。该项目共荣获市科协资助0.4万元。③组织中医药专家参加科普周、科普日义诊咨询活动各1场。风湿病和儿科专业委员会克服疫情影响,组织专家开展义诊咨询活动,参加活动的人数近200余人,发放中医药科普宣传材料近千份。

加强中医文化建设。组织专家积极参与"近现代金陵医派学术思想及经历对中医药现代教育构架影响的研究"软课题的申报与研究工作,通过对金陵医派相关历史文献的整理,以古鉴今,总结以往的中医药教育实践,探索优化现代中医药学教育架构,培养出更适合临床及科研工作的中医药人才。获南京市科协软科学研究项目经费0.8万元。

承办政府职能工作。全年完成市卫健委交办的"第十届中医药就在你身边中医药文化科普健康巡讲南京站活动"2场,发放科普宣传资料、书籍200多份。受益群众达1000余人。分别在互联网上和南京市高淳中医院学术报告厅举办南京市科协重点学术交流项目1项、科协学术年会分会场1项、学会品牌建设1项,参会人数达400余人。举办"金桥工程"项目1项、科协的科普大讲堂活动2场、市卫健委中医适宜技术培训1

项。承办南京市卫健委委托的"第二期西学中培训班",秉承着中西并重的宗旨,落实中医护士分层培训,在培训课程的设置上进行改良,学时数由原来的100学时增加为120学时,使中医护理工作更快地适应现代医学模式与人类健康发展需求。承接并完成南京市卫健委"2020年南京市中医药青年人才培养计划"项目评审工作,南京地区共有162名中医药青年人才申报,学会组织专家,经过严格的初评复评,选拔80位优秀的中医药青年人才。承接并完成南京市卫健委"2020南京市中医药管理培训班"项目,南京市属及各区属二级以下24家单位共72位各单位的负责人参加学习。承接南京市卫健委"南京市名中医药专家工作室基层工作站"项目,已完成项目的实施方案(试行)和项目协议书的制订与南京市名中医工作室验收工作。 (赵小寅)

●南京中西医结合学会2020年工作概况 2020年,南京中西医结合学会围绕"四服务一加强",在志愿服务、继续教育、学术交流、科普宣传等方面积极开展工作。

举办第六届儿童中药香囊制作比赛。2020年6月1日,为发挥中医药优势,普及儿童中医外治知识,在端午节到来之前,学会在南京市中西医结合医院儿科举办第六届儿童中药香囊制作比赛。

积极推进2020年江苏省"岐黄校园行"中医药文化活动。2020年9月9日,在第36个教师节到来之际,由江苏省中医药发展研究中心主办,学会承办的2020年江苏省"岐黄校园行"中医药文化系列活动,在南京农业大学实验小学举办。该学会志愿者现场为学校教师进行义诊,提供中医四诊、血压测量、血糖检测、眼底疾病排查、中医耳穴埋籽等健康服务。学校二年级学生举办中西医结合眼科互动讲座。现场传授眼健康知识,互动教学中医眼保健操,纠正错误

握笔知识等。

2020年11月7—8日,由南京市中西医结合医院与南京中西医结合学会儿科专委会联合主办的"中医外治法在小儿肺系疾病中临床应用学习班"在南京中西医结合医院9号楼多功能厅举办。来自省内外各级医院儿科及相关专业医护人员70余人参加学习。

协办2020年膏方文化节。2020年10月21日,由南京市中西医结合学会与南京市中西医结合医院主办的2020年钟山膏方文化节在市中西医结合医院启动。学会专家团队现场为市民提供义诊、中医养生保健咨询等服务。

9月24—25日,由南京市中西医结合学会与南京市中西医结合医院主办、南通市第六人民医院(上海大学附属南通医院)承办的"2020年中西医结合诊治骨瘘新进展学习班暨陈其义名中医学术思想研讨会"在南通举办。开班仪式由南通市第六人民医院韩元龙副院长主持,该会骨科专家、南京市名中医陈其义主任中医师致辞。来自全省各级医院及中医药院校的100多位学员参加。

2020年10—11月,南京市中西医结合学会与南京邮政健康学院、《祝您健康》杂志社在南京中山陵邮局大会议室举办"2020年中医药就在你身边"中医药健康科普巡讲。巡讲时间为每周,内容涉及秋冬养生保健、脾胃病、糖尿病、肺病、心血管病、眼病、耳鼻咽喉疾病、口腔疾病、皮肤病、老年病、骨科疾病等防治,先后有26名专家进行专题授课,提供现场中医义诊,免费测量血压、检测血糖等,服务市民300多人次。 (施春雷)

●南京针灸学会2020年工作概况 2020年,南京针灸学会坚持中西医并重,传承发展中医药事业。增强责任、服务、发展和大局意识,为实现科学发展、和谐发展、跨越发展做好服务。

提高学会自我发展能力,学会

坚持民主办会,严格遵守各项规章制度,定期召开常务理事和理事会,重要事宜通过集体讨论,充分体现民主办会原则。加强学会队伍建设,完善网络平台;全年发展新会员19人。为会员单位服务,维护合法权利;针对医保价格中普遍认为不合理的"普通针刺与温针、电针不能同时收费""针刺运动疗法不得与其他项目同时收费"等项目,南京针灸学会在理事微信群进行讨论、征求意见,联合南京市基层卫生协会,向分管部门提交申述意见和建议,促成医保中心组织召开专家论证会并达成一致意见提交市医保局进一步审核。

为科技工作者及创新驱动发展服务。10月,在南京市中医院学术学术报告厅召开南京市科协"重点学术交流"项目——"蝶腭神经节长针透刺针法在临床中应用研讨会",来自南京及其周边地区200余名针灸同仁及学者参会。南京中医药大学针灸推拿学院/养生康复学院院长、江苏省中医药领军人才倪光夏教授分享《蝶腭神经节透刺法在变应性鼻炎中的临床应用》,并对10余名学员进行现场演示。南京市名中医、南京针灸学会副理事长陆瑾主任以《舌针结合体针治疗围绝经期失眠症》为主题重点介绍舌针治疗围绝经期失眠症的临床经验和研究成果,并以视频形式分享舌针操作手法。学会主办的南京市科协"重点学术交流"项目——"整脊疗法治疗脊柱相关病的临床应用与研究",于10月31日在南京市中医药大学附属中医院学术报告厅举行,特邀东南大学附属中大医院中医骨伤科屈留新主任讲解《中医整脊对胸腰椎相关性疾病的诊治》。江苏省特聘医学专家、江苏省中西医结合医院骨伤科康然副主任以中英文形式作《颈源性疾病的整脊治疗研究与探讨》汇报。南京市名中医陈朝明主任详细介绍《经络整脊法在消化系疾病中的应用》,开拓学员们的思维,为临床治疗脊柱相关疾病开拓思路。

举办省级继续教育培训班——"针灸治疗女性围绝经期综合征暨陆瑾主任名中医工作室临床研修班"采用了线上线下形式,为期2天时间,听课人数达200余人。此次继教班围绕围绝经期综合征临床研究进行深入全面的学术探讨和交流,为南京地区针灸医师系统学习新技术提供机会,多位学术带头人和名中医丰富的临证经验使学员开阔眼界和思路,受到广大学员一致好评。

为社会和政府科学决策服务。承接南京市科协"创新与服务能力提升"活动:①重点学术活动——年内举办2场中医针灸学术讲座,参会人员达250余人。②品牌建设项目——健康社区行。分别在岱山、江东路、青岛路、等社区卫生服务中心举办针灸推拿技能培训班、科普讲座、专家义诊咨询等活动5次,免费测血压80余人,发放宣传册200余人,接受治疗咨询受惠人员达550余人。③承接南京市科协委托"南京科协大讲堂",社区常见急诊急救常识及中医体质辨识及养生讲座2次,线上线下受惠人员180余人。承担南京市卫生健康委委托的第十届"中医药就在你身边"中医药文化科普巡讲活动,共5场,参与授课、讲座、义诊咨询专家15余人,接待市民800余人。对南京地区针灸执业医师技能培训1场,接受培训250余人。

(何青谷)

●南京护理学会2020年度工作概况 2020年,南京护理学会发展新会员2232人,会员总数30926人。全年组织经常性学术活动包括线上学术活动75场,参加人数18106人。年会3场,参加人数440人。举办继续教育培训班7个项目共29期,培训学员7384人次。

新冠肺炎疫情发生以来,广大护士积极响应党中央号召,白衣执甲,逆行出征,投入疫情防控第一线。南京地区26家医疗机构共派出796名护理人员驰援湖北,学会副理事长、南京鼓楼医院护理部主任陈雁作为南京鼓楼医院援鄂护理组组长,带领南京鼓楼医院120名护理人员奔赴武汉。南京市负责收治确诊新冠肺炎患者一线护士105人,为打赢新冠肺炎疫情防控阻击战作出重大贡献。在疫情防控过程中,发挥科技社团优势,指导广大护理工作者和社会大众科学防疫。学会组织脑科医院护理专家编写健康教育专辑在南京市科协和学会网站推送,指导民众在防控疫情时,增强心理免疫力。录制安全性静脉留置针操作视频,向全市护理人员推广。

弘扬抗疫精神,抗疫一线医疗机构的护理部主任及时收集一线战况,共计收到稿件196篇,照片600多张。学会编辑推送报道57期。制作《致敬逆行者》《守护家园》《英雄凯旋》3个小视频,通过学会网站和微信公众号推送,极大地鼓舞士气。选取105篇原创作品汇编成书籍《守护生命 爱在春天》在内部发行,赞颂护理人员的无私无畏和担当,更强调护理人员以护理专业知识、技能和丰富的临床经验应对疫情,提供救护。

承接政府职能转移,积极开展"互联网+护理服务"。疫情期间,南京地区各级医疗机构的护理团队在做好防控工作的同时,勇担使命,坚持开展"互联网+护理服务",上门为行动不便的患者提供更换胃管、静脉采血、导尿、维护PICC导管、换药等护理服务,解决护理问题。当南京地区根据疫情采取二级防控措施后,为应对新冠肺炎疫情对"互联网+护理服务"带来的风险,学会制定《加强疫情防控期间医院护理管理关注要点》,指导医疗机构做好科学防控,细化措施,保障护理质量,确保护理安全。制定《"互联网+护理服务"防护指导意见》《"互联网+护理服务"安全实践指引》,指导护理人员在服务过程中做好安全防护。

截至 11 月 16 日共完成"互联网＋护理服务"3632 例次。5 月 11 日，由南京市卫健委与南京护理学会联合举办的南京地区纪念"5·12"国际护士节《守护生命 爱在春天》战"疫"事迹报告会在南京鼓楼医院科学会堂举行。南京市卫健委领导、南京护理学会正副理事长、南京地区 26 家援鄂医疗机构和南京市第二医院的院领导、护理部主任共计 95 人参加会议。江苏省人民医院、南京鼓楼医院、南京市第一医院、南京市第二医院、东南大附属中大医院、南京市儿童医院、江苏省中医院、江苏省中西医结合医院、南京市中医院、溧水区人民医院、六合区人民医院、南京同仁医院、南医大逸夫医院等 15 家医疗机构的代表作战"疫"事迹报告。此次报告会通过网络高清直播，大数据显示，2 小时的直播观看人数达 106 余万人，并以 2 分 2 秒时长视频在中央电视台新闻频道播出。

受南京市卫健委委托，6 月 15—19 日举办"互联网＋护理服务"专项培训。来自 95 家各级医疗机构共 302 人参加培训，其中基层医疗机构 54 家共 98 人。组织 13 位有丰富"互联网＋护理服务"实践经验的老师理论授课，教学形式有理论讲解、训练操、情景剧、短视频、现场讨论等。学员分批在南京鼓楼医院、南京市第一医院、南医大二附院、江苏省中西医结合医院进行临床见习，实地了解平台功能以及"互联网＋护理服务"流程以及 PICC 的维护、氧气管、胃管、导尿管的居家维护。

协助召开南京市护理工作会议，做好《南京市十三五护理规划》的终期评估，制订南京十四五市护理发展规划，推进健康中国建设，推动全市护理事业健康、持续发展，为人民群众提供安全、优质、高效的护理服务。起草《南京市加快发展老年护理服务工作实施方案》，协助完成《南京市护理十三五规划终期报告》的书写。

10 月 14—15 日，由南京市总工会、南京市人力资源和社会保障局、共青团南京市委员会主办，南京市卫生健康委员会、南京市科技教育卫生体育工会联合会、南京护理学会承办，南京医科大学继续教育学院协办的 2020 年度南京市职工职业（行业）技能大赛护士技能竞赛在南京医科大学江宁校区举行。此次技能竞赛，南京地区所有医疗机构和护理人员积极参与，精心准备，认真组织，经过层层筛选，从 86 家各级医疗机构近 3 万名护士中选出 162 位选手组成 45 个代表队参加包括心肺复苏、静脉输液和一级防护技术在内的竞赛。对提升南京地区整体护理水平有重要的促进作用。

学会建立微信群。基层护理人员遇到静疗方面的问题可以随时请教三级医院的专家，形成三甲医院、区医院和社区卫生服务中心的三级联动。向江苏省护理学会推荐中华护理学会科研课题 2 项。

申报并完成南京市科协国际科技交流项目和"学会创新和服务能力提升"重点项目。①2020 年度南京市科协国际科技交流项目——"管理 4.0－赋能管理模式提升老年护理服务品质高峰论坛"11 月 6 日在南京大学医学院附属鼓楼医院召开并通过网络远程实时在线直播。南京市第十三届青年学术年会护理分会场项目——创新"互联网＋护理服务"健康管理模式，提升护士专业服务能力高峰论坛和"慢病管理及老年护理"两个分论坛交流。论坛在南京地区共征集论文 147 篇，经过专家评审，评选出一等奖 6 名、二等奖 14 名，并进行分论坛口头报告；三等奖 40 名，并进行海报展示。来自南京地区各级医疗机构共计 200 人参会，线上观看人数达 5554 人。②"重点学术交流"项目——糖尿病防治新进展研讨会，到会 200 人。③市科协软课题项目"护理质量管理标准化、信息化体系的构建"，江苏省中医院护理部历时 2 年结题，并得到评审专家认可。

④举办南京市科协大讲堂 2 场，分别是第 45 期（总第 887 期）"科学饮食 呵护肾脏"、第 74 期（总第 916 期）"脑卒中风险因素的早期识别与干预"。

10 月 20—23 日，举办南京地区护理管理人员岗位培训班。来自南京地区各级医疗机构 188 名护理管理人员参加培训，其中三级医疗机构 77 人，二级医疗机构 98 人，基层医疗机构 4 人，民营医疗机构 9 人。培训包括理论授课和临床见习两部分。理论授课内容包括护士长管理能力建设、护理质量控制与持续改进、护理安全管理、临床护理实务、护理管理人员科学素养培养等。临床见习均在南京知名三甲医院进行。

提升基层服务能力。受玄武区、鼓楼区、江宁区卫健委委托，举办"互联网＋护理服务"专项培训，培训人数 449 人。

7 月 8 日，参加由南京市科协机关党委、南京市科技社团党委共同举办的孝陵卫街道"老人居家护理大型义诊"，为居民义诊近 200 人次，血糖检测近 100 人次，血压检测近 100 人次，中医适宜技术 90 多人次。

12 月 25 日，参加由南京市科协机关党委、南京市科技社团党委共同举办的建邺区双闸街道"老年慢病管理大型义诊"活动。义诊接待健康咨询者近 150 余人次，测量血压、血糖 100 余人次，为社区居民提供了面对面、零距离的医疗服务，增强了居民们的健康保健意识。

（倪新新）

●南京医院协会 2020 年工作概况

2020 年，南京医院协会坚持"不忘初心、牢记使命"，坚持抗疫担当，积极投入守卫南京抗击疫情一线工作之中。

书信援鄂，寄函慰问白衣战士。为激励和鼓舞日夜奋战在南京和驰援湖北抗疫一线的广大医务人员，1 月 30 日，发出"慰问信"，向面对疫情不畏艰险、迎难而上、忘我工作、无私奉献的"逆行者",致以诚挚问候和崇高敬意。

抗击疫情,现场验收生物安全实验室。承担南京地区一、二级生物安全实验室现场验收工作,组织专家实地指导并完成实验室备案工作,全年通过备案94家(医疗机构63家,第三方检测机构31家)。

歌以咏言,真情讴诵抗疫精神。组织开展"抗击新冠疫情诗词作品"征集活动。编辑4期"战'疫'"诗歌集,收录200多首"战'疫'"诗歌,有5位同志被南京市诗词学会授予2020年"优秀抗疫诗人"称号。

筹集物资,积极组织爱心捐赠活动。疫情发生后,第一时间募集爱心捐赠,通过南京市慈善总会组织十多批价值近亿元物资,其中有医用防护用品、增强免疫口服液、各类消毒液、乳胶手套、心电监护设备等。捐赠活动得到南京慈善网、南京报业集团融媒体、南报网、金陵晚报、新华网等新闻媒体支持和报道。

弘扬抗疫精神,表彰优秀典型人物。①经协会研究,追授南京市中医院副院长徐辉同志为"南京市优秀医院管理工作者"。②组织征集抗击疫情期间医务人员的优秀典型事迹和优秀抗疫作品(包括诗歌、摄影作品、微电影等)。③汇编南京地区驰援湖北医护人员纪念画册。为985名援鄂医务人员每人定制一本首页带有个人照片和姓名的个性化抗疫纪念画册,将纪念画册赠送给南京档案馆、金陵图书馆珍藏及部分小学作为宣传教育素材。④制作南京市战"疫"系列纪录片、微电影,与南京报业集团、南京市委网信办共同制作"为'医'而生,向爱而行"——南京市战"疫"系列纪录片、微电影,4月26日举行开机仪式。⑤接收社会和企业对援鄂医务人员提供休闲度假活动,与江苏警官学院共同组织援鄂人员子女夏令营活动。

举办防疫物资展览会暨智慧工作论坛。与南京医疗器械管理协会在南京国际展览中心共同举办"南京国际应急防疫产业论坛暨展览会",来自全国卫生应急防疫领域专家及防疫物资企业代表200多人参会,近万人参观展览。

举办南京、黄石两地医院院长论坛。邀请湖北省黄石市副市长李丽、黄石市部分医院院长和江苏省卫健委、南京市卫健委领导共同探讨抗疫背景下公立医院公共卫生应急管理与人才培养,150多人参加。

成立2个专业委员会,换届改选2个专业委员会。成立"医院生物安全管理专业委员会"和"医院门诊管理专业委员会"。换届改选"医院信息管理专业委员会"和"医院改革与医保管理专业委员会"。举办各类专业委员会学术活动15场,1200多人参加。

参与南京市妇幼健康信息系统数据质控管理工作。与南京市妇幼保健协会、南京市卫生信息中心共同组织近百名专家对相关医院、各区妇保所、助产医疗机构、社区卫生服务中心等单位妇幼健康信息系统数据质控进行考核,探讨和查找妇幼健康信息录入存在问题,提出整改意见和整改期限。与南京市妇幼保健院联合举办妇幼健康信息系统管理培训班,150人参加。

承接南京市卫健委交办的工作。组织省级单位专家对南京地区10家二级以上中医院申报的39个专科进行初评和现场评审,确定23个专科为南京市中医重点专科。组织专家对溧水区精神病医院开展等级医院评估,对浦口区中心医院升三级调研评估。

完成省协会交办的各项工作。完成省协会13个专业委员会在南京地区医疗机构委员的推荐,共推荐委员120人。　　　(李玉海)

●**南京江北新区骨科专业委员会成立**　2020年9月27日,2020南京江北新区医学会骨科专业委员会成立大会暨江北骨科论坛在南京江北医院举行,南京江北医院、南京南钢医院、南京医科大学第四附属医院、东南大学附属中大医院江北院区等新区12家医疗机构100余名骨科代表参加大会。会上选举产生南京江北新区医学会骨科学会专业第一届委员会委员及副主任委员、主任委员,南京江北医院田纪伟教授担任主任委员。骨科专业委员会的成立,标志着江北地区骨科专业的发展和提高跨入新起点。　　　(顾慧君)

●**顾民当选中华医学会泌尿外科学分会常务委员**　2020年10月30日—11月6日,中华医学会泌尿外科学分会第27届全国学术年会召开。江苏省医学会泌尿外科学分会主任委员、南京医科大学第二附属医院院长顾民教授当选中华医学会泌尿外科学分会常务委员。　　　(何　涛)

●**韩国荣当选南京医学会围产医学专科分会主任委员**　2020年8月20日,在南京医学会围产医学专科分会换届选举大会上,经推荐、投票选举,南京市第二医院妇产科主任、主任医师韩国荣当选为专科分会第七届委员会主任委员。　　　(李　萍)

●**张丽当选第一届江苏省研究型医院学会睡眠分会主任委员**　2020年6月20日,由南京脑科医院主办的江苏省研究型医院学会睡眠分会成立大会暨第一届会员代表大会(网络会议)在南京召开。江苏省科协学会学术部冯昇香副部长、江苏省研究型医院学会吕凌会长等出席会议,7000多名相关专业工作者通过网络参加参会议。南京脑科医院副院长张丽以全票当选为第一届江苏省研究型医院学会睡眠分会主任委员。　　　(陶筱琴)

●**姚辉连任江苏省医院协会精神病医院分会第五届主任委员**　2020年8月21日,江苏省医院协会精神病医院分会第五届换届会议暨全体委员会会议在南京召开。江苏省医院协会副会长徐长江等出席会议，全省各级医疗机构59位委员参加会议。会上，南京脑科医院副院长姚辉连任江苏省医院协会精神病医院分会主委。

（陶筱琴）

● 南京医科大学附属口腔医院5位专家当选中华口腔医学会口腔生物医学专业委员会副主任委员和委员　2020年10月31日—11月2日，中华口腔医学会第十次全国口腔生物医学学术年会暨第六次全国口腔杰青优青论坛在上海举行。论坛期间，中华口腔医学会口腔生物医学专业委员会进行换届选举，南京医科大学附属口腔医院院长徐艳当选为第四届专业委员会副主任委员，于金华教授当选为常委，刘来奎教授、潘永初教授、孙雯副教授当选为委员。

（朱政 周萍）

● 闫福华当选中华口腔医学会牙周病学专委会主任委员　2020年12月4日，中华口腔医学会牙周病学专委会换届会议召开，南京市口腔医院副院长闫福华教授当选中华口腔医学会牙周病学专委会主任委员。　（陈珺 顾雅心）

● 南京江北医院院长王国品当选南京江北新区医学会会长　2020年5月22日，南京江北新区医学会第一届会员代表大会在南京召开，江北地区各级各类医疗机构、医药企业和研究机构的负责人及代表共80余人参加此次大会，会议由南京医科大学第四附属医院院长闻浩主持。会议审议通过《南京江北新区医学会章程》（草案）等相关文件，选举产生南京江北新区医学会第一届理事会成员、监事及常务理事、会长、副会长和秘书长，南京江北医院党委书记、院长王国品当选南京江北新区医学会首届会长。

（顾慧君）

● 市第一医院召开绿激光学术沙龙　2020年1月，南京市第一医院召开绿激光学术沙龙，来自省内外80余名泌尿外科专家现场观摩手术演示和学术研讨。该院泌尿外科主任贾瑞鹏教授介绍该院泌尿外科学科建设前列腺外科开展情况以及泌尿外科绿激光前列腺汽化术的成绩。中山大学孙逸仙纪念医院江春教授、华中科技大学同济医院袁晓奕教授等专家受邀参加并进行前列腺绿激光汽化切除的手术演示以及绿激光学术活动。　（陈红 胡婕）

● 市第一医院心内科获评"卓越心脏中心"　2020年4月，欧洲最富影响力心血管期刊《欧洲心脏杂志》（*European Heart Journal*）推荐南京市第一医院心内科为"卓越心脏中心"（Cardiac Center of Excellence）。《欧洲心脏杂志》（*European Heart Journal*）是欧洲心脏病学会的官方杂志，影响因子高达24.889，是欧洲乃至世界范围内心血管领域最权威的医学期刊之一。该院获评为"卓越心脏中心"是继双对吻挤压术（DK crush）被写入欧洲心脏病学会新版《血运重建指南》后又一次获得欧洲心脏病学会肯定。　（陈红 胡婕）

● 市第一医院举办卒中中心MDT暨第一届卒中中心联盟研讨会　2020年7月2日，南京市第一医院卒中中心MDT暨第一届卒中中心联盟研讨会、中国卒中中心培训基地第一次培训班在该院召开。该院7个分中心主任及专家在培训班上进行病例分享。神经内科卒中中心卒中护师瞿倩也进行卒中护士经验分享。　（陈红 胡婕）

● 市第一医院承办"2020年南京医学会运动医疗分会年会"　2020年9月12日，由南京医学会主办，南京市第一医院承办的"2020年南京医学会运动医疗分会年会"在南京召开。会议邀请到国际知

名、国内顶级的运动医学科专家作专题讲座，展示近年来运动医学领域的最新进展，注重实用性、技术性和创新性，分享运动损伤相关疾病的诊疗经验。南京医学会秘书长林庆龙，运动医学领域首席专家、复旦大学运动医学研究所所长、中华医学会运动医疗分会主委陈世益教授到会并讲话。

（陈红 胡婕）

● 市第一医院举办第十二届左主干暨冠状动脉分叉病变峰会　2020年10月16日，由南京市第一医院、亚洲分叉病变俱乐部（ABC）、美国心血管造影和介入学会（SCAI）联合主办的第十二届左主干暨冠状动脉分叉病变峰会CBS2020 ON－AIR在南京举办。峰会经12年经验的积攒与沉淀，已成为亚太地区分叉病变治疗的核心教育平台，在全球树立了重要的学术影响力。2020峰会继续专注于前沿技术、腔内影像学、复杂冠脉介入技术、肺动脉高压、介入性心脏病学等热点领域的研讨，新增结构性心脏病、心力衰竭、心律失常等领域的探讨，打造高品质学术交流平台。（陈红 胡婕）

● 南京医学会男科学分会第十二届学术年会　2020年11月7日，由南京医学会男科学分会主办、南京市第一医院承办的"南京医学会男科学分会第十二届学术年会暨2020南京前列腺外科与男性健康学术研讨会"在南京召开，200余人参加。年会邀请国内知名泌尿男科专家，采取线上、线下结合的方式，通过手术演示、专题学术报告、MDT疑难病例讨论等形式，共同交流、探讨前列腺微创外科新技术、男性健康管理新方法、新理念以及前列腺增生症、前列腺癌慢病管理新模式。

（陈红 胡婕）

● 2020年江苏省中医药学会针刀医学年会暨国家级可视化针刀治疗肌筋膜病疼痛进展培训班　2020年12

月4—6日,由江苏省中西医结合医院针刀科承办的2020年江苏省中医药学会针刀医学年会暨国家级可视化针刀治疗肌筋膜病疼痛进展培训班在南京召开。南京中医药大学党委委员、第二临床医学院党委书记顾一煌教授,江苏省中西医结合医院党委委员、副院长方志军教授,江苏省中医药学会学术发展部主任李家宝出席会议并分别致辞。省中医药学会针刀医学会主任委员、江苏省中西医结合医院针刀科主任葛恒清主持会前常委会及年会开幕式。葛恒清主委就《针刀医学国际标准临床诊疗方案制定及实用意义》作主题报告,北京世华针刀中医医院院长、世界中医药联合会针刀医学专委会执行会长葛恒君,原海军总院疼痛康复中心主任、世界中医药联合会疼痛康复专委会会长乔晋琳,中国脑病微创专业委员会会长任月林,以及施晓阳、田磊、张天民、王自平、姚新苗、孙岩军,吕亚南、唐国振等12名专家进行授课。从针刀医学临床诊疗方案到可视化针刀的前沿操作,从针刀治疗骨性软组织疾病到针刀治疗内科疾病。来自全国多个省份的领导专家代表共计200多人参加,互相分享治疗成功经验,探讨疑难杂病的治疗方法。

(杨　鸣　王熹微)

● **江苏省中医脑病专业学术年会暨脑病中西医结合诊治新技术进展学习班、南京医学会神经病学分会学术年会**　2020年12月18—19日,由江苏省中医药学会、南京医学会主办,南京市中医院、南京市第一医院、南京中医药学会承办的2020江苏省中医脑病专业学术年会暨脑病中西医结合诊治新技术进展学习班、南京医学会神经病学分会学术年会在南京市中医院召开。此次参会的省内外的同行约150人,其中江苏省脑病专业委员会代表50余人。多位学术带头人和名中医丰富的临证经验为学员开阔了思路和眼界。

(周莉莉　邵　颖)

● **南京医学会皮肤病学分会学术年会在中大医院举办**　2020年1月5日,由南京医学会皮肤病学分会主办,东南大学附属中大医院皮肤科承办的2020年南京医学会皮肤病学分会学术年会在中大医院举办。来自苏皖地区200余名从事皮肤病诊治、研究领域的专家、学者、代表出席,共同研讨皮肤病学的前沿动态。

(康志扬)

● **中华放射学会腹部学组高峰论坛在南京举行**　2020年8月28—30日,由中华放射学会腹部学组、中华放射学会继续教育工作委员会主办,江苏省放射学会腹部学组、东南大学附属中大医院放射科承办的2020中华放射学会腹部学组高峰论坛、中大影像论坛、医学影像AI继续教育特训班、PI－RADS继续教育特训班在南京举行。从事医学影像学相关专业的专家、学者、临床医技人员参会,共同探讨学习医学影像领域的前沿新知。

(康志扬)

● **滨江药学论坛暨江苏省老年医学学会临床药学分会在南京召开**
　2020年10月30—31日,由江苏省老年医学学会主办、南京医科大学第二附属医院承办的2020滨江药学论坛暨江苏省老年医学学会临床药学分会在南京举办,来自省内外数十家医疗机构近300名药学人员参会。

(何　涛)

● **中国病理生理学会肾脏病专委会学术年会**　2020年12月12日,中国病理生理学会肾脏病专业委员会2020年学术年会在南京召开。此次大会由中国病理生理学会肾脏病专业委员会主办,南京医科大学第二附属医院承办。中国病理生理学会陈琪教授、南京医科大学副校长徐珊、南医大二附院院长顾民出席会议并先后致辞。中国病理生理学会肾脏病专业委员会主任委员、南京医科大学第二附属医院肾脏病中心主任杨俊伟教

授作报告。来自北京大学、复旦大学等国内外著名高等院校的专家学者,以及协和医院、北大医院、华西医院等数十家国内一流医疗机构的临床医师和科研工作者近200人参会。

(何　涛)

● **江苏省医院协会医院门诊管理专业委员会2020年学术年会**
2020年11月19—21日,由江苏省医院协会主办,徐州市中心医院承办的"江苏省医院协会医院门诊管理专业委员会2020年学术年会"在徐州召开。中国医院协会副会长、江苏省医院协会会长黄祖瑚,国家卫健委医政医管局医疗管理处处长张文宝,徐州市卫健委党委书记、主任吴宪等领导专家出席,来自全省各二、三级医院院领导,门诊部主任、相关职能部门负责人共300余人参加。(何　涛)

● **中国性病艾滋病防治协会性病防治专业委员会成立大会**　2020年11月14日,中国性病艾滋病防治协会性病防治专业委员会成立大会在南京召开。中国性病艾滋病防治协会会长郝阳,中国医学科学院皮肤病医院性病控制中心党委书记林彤、副院所长杨雪源、副主任陈祥生,以及来自北京、浙江、广东、云南等23个省市的性病防治专业人员共53人参加会议。大会选举陈祥生担任主任委员,王千秋、尹跃平、傅更锋、姚强、杨斌等5人担任副主任委员,葛凤琴、曹宁校、王耀斐、周平玉等22人担任常务委员,苏晓红、王前、徐敏、杨立刚等50人担任委员。(吴晶晶)

● **苏鲁浙三省皮肤病理学术会议**
2020年12月20日,"2020年苏鲁浙三省皮肤病理学术会议"采用网络会议形式举办,由优麦医生同步直播。大会由江苏医学会主办,中国医学科学院皮肤病医院(中国医学科学院皮肤病研究所)承办,邀请苏鲁浙三省多位专家上线,与工作在临床一线的皮肤科、

病理科医生们围绕各参加单位的疑难病例进行讨论、分享和交流。会议收到 26 家单位的 46 个病例及病理切片,对其中 24 张切片进行充分讨论,1500 多人在线,近万人次参与学习。 （吴晶晶）

●**首届生殖道衣原体感染防治研究高峰论坛** 2020 年 11 月 13—15 日,中国医学科学院皮肤病医院(中国医学科学院皮肤病研究所)在南京市举办首届生殖道衣原体感染防治研究高峰论坛(FORCIC 2020)。来自全国 21 个省(直辖市、自治区)的临床医学、公共卫生、医学检验等专业领域的 102 名专家和技术骨干参加。此次论坛共有 5 个主旨报告、6 个专题报告和 4 个研究报告,分别围绕性传播感染的流行和防治、StopCT 领域的研究进展、针对衣原体感染的研究进展进行深入交流和讨论。本次论坛为年轻科研防治人员搭建一个重要的学术交流平台。 （吴晶晶）

●**2020 年协和皮肤外科论坛** 2020 年 12 月 18—20 日,"2020 年协和皮肤外科论坛暨皮肤外科治疗与美容技术学习班"在南京举办。该论坛以网络会议＋线下会议＋实操观摩多种形式同步进行。多位国内专家参与授课,学员来自全国皮肤外科、皮肤科、整形外科、医疗美容科等专业的 100 多位医务人员,内容涵盖皮肤外科绝大多数亚专业方向。 （吴晶晶）

●**中科院上海巴斯德研究所麒麟创新研究院到市第二医院交流** 2020 年 10 月 12 日,中科院上海巴斯德研究所麒麟创新研究院执行院长刘冬平一行到南京市第二医院,就高等级病原微生物实验室建设及科研合作等进行座谈交流,巴斯德所麒麟创新研究院副院长孙婷、巴斯德所麒麟创新研究院研究员陈昌斌陪同来访。南京市第二医院院长易永祥、副院长杨永峰、殷国平及科技处、检验检测中心、临床科研中心负责人、骨干参加。双方就如何共建高等级病原微生物实验室及科研合作进行深入交流。 （李 萍）

●**市第二医院举办江苏省医院协会传染病医院分会 2020 年学术年会暨第九届传染科医疗质量控制大会** 2020 年 12 月 25—27 日,由江苏省医院协会、江苏省医疗质量控制中心、南京市第二医院共同主办的江苏省医院协会传染病医院分会 2020 年学术年会暨第九届传染科医疗质量控制大会在南京召开。全省各地级市传染病医院院长及部分市县医院院长、传染科负责人及院办、医务、护理、财务等相关部门负责人参会。此次会议共收到学术报告 16 篇,大会交流论文 45 篇。会议邀请中国医院协会副会长、江苏省医院协会会长黄祖瑚,江苏省卫生健康委疾控处处长石健峰,江苏省医院协会副会长兼秘书长徐长江出席。南京市第二医院院长、江苏省医院协会传染病医院分会主任委员、江苏省传染科医疗质量控制中心主任易永祥致欢迎辞,会议开设主论坛和分论坛,主论坛进行专题学术报告,分论坛开展院办、医务、护理、财务与绩效、科室管理 5 个专题交流讨论会。在主论坛,易永祥作《后疫情时代传染病医院的建设和发展》专题报告,分析传染病医院疫情中暴露的问题,阐述后疫情时代传染病医院建设发展面临的机遇和挑战,及南京市第二医院在把握机遇、应对挑战中的实践探索。分论坛上,各传染病医院院办、医务、护理、财务及相关科室负责人围绕五大议题作 30 场交流报告。会议期间,召开传染病医院分会全委会及传染科质控中心全委会工作会议,江苏省卫生健康委医管中心副主任王宁到会并指导。 （江艾桐）

●**市儿童医院举办溶酶体贮积症MDT 第二次学术会议** 2020 年 8月 27 日,南京市儿童医院召开"溶酶体贮积症 MDT 第二次学术会议"。副院长张爱华主持会议,消化内科、肾脏内科、神经内科、内分泌科、血液科、皮肤科等科主任及青年骨干医生约 30 人参加。 （钱 昆 姚银銮）

●**市儿童医院举办"第三届儿童加速康复外科论坛"** 2020 年 9 月18—20 日,由南京市儿童医院新生儿外科主办的"第三届儿童加速康复外科论坛"在南京举办。此次论坛采用线上和线下相结合的方式进行,来自全国各地 4000 余名专家学者参加。 （钱 昆 姚银銮）

●**市儿童医院承办"第二届江苏妇儿输血医学论坛"** 2020 年 10 月23—24 日,由江苏省数学协会主办,南京市儿童医院和南京市妇幼保健院承办的"第二届江苏妇儿输血医学论坛"在南京举办。南京市儿童医院党委副书记、院长陈宇宁致欢迎词,省内 100 余名临床输血相关专业人员出席。此次论坛为提升临床输血实际应对能力,推进妇儿临床精准输血,提供交流学习机会。 （钱 昆 姚银銮）

●**第四届国际种植牙医师学会（ICOI）中国学术年会** 2020 年 11月 14—18 日,第四届国际种植牙医师学会(ICOI)中国学术年会在江苏扬州举办。会议由南京医科大学附属口腔医院与江苏省口腔医学会共同主办,国际种植牙医师学会专家委员会担任学术指导,扬州市口腔医院承办,来自全国的口腔种植及相关口腔专业人员 400余人参加此次大会。扬州市广陵区委常委、宣传部部长周鸿钧,扬州市卫健委副主任尹成雷,江苏省口腔医学会会长王林,南京医科大学附属口腔医院院长徐艳,扬州市口腔医院院长沈汉,ICOI 中国专家委员会专家代表出席学术年会开幕式。此次大会主题为"以种植为核心的多学科协同治疗"，由 Saj Jivraj、宿玉成、王林、徐艳、满毅、邹多宏、顾新华、汤春波、陈琰、黄元丁、马楚凡、陈钢、贺刚等国内外种植领域专家学者先后作专题报告。会议同期进行手术直播，余优成、满毅、周毅、马威 4 位专家进行 4 台高水平、高难度的手术演示，在线观看人次达 1.8 万。此外，大会还开设"上颌窦底内外提升""数字化设计 all－on－4 无牙颌""美学区种植'根盾技术'"3 个实践技能操作班。满毅、周毅、邱憬、李明、朱志军、王瑞霞、杨益等担任课程讲师。　　（朱政 周萍）

●**2020 年江苏省中西医结合学会外治法专委会学术年会**　2020 年 11 月 27—29 日，南京市中西医结合医院与南京中西医结合学会联合举办江苏省中西医结合学会 2020 年外治法专业委员会学术年会。会上，进行外科名老中医学术经验传承与创新和中医外治法在肺外结核中应用新进展培训，并举行该院主编的全国中医药行业高等教育"十三五"创新教材《中西医结合外科腺体病学》首发仪式。
　　（施春雷　侯晓云）

●**市口腔医院集团口腔颌面外科专科联盟精品病例讨论云论坛**　2020 年 7 月 30 日，南京市口腔医院口腔颌面外科专科联盟举办第一次精品病例讨论云论坛。此次论坛采取线上形式，邀请 6 家联盟单位青年医生作为代表交流病例。同时特别邀请联盟单位知名专家与该院口腔颌面外科学科带头人胡勤刚教授、科室主任王志勇教授组成专家点评团，现场对汇报病例进行点评。　（陈珺 顾雅心）

●**市口腔医院承办的"南京地区 2020 年口腔诊疗技术发展和口腔诊疗防护规范学术年会"**　2020 年 11 月 13 日，南京市口腔医院承办的"南京地区 2020 年口腔诊疗技术发展和口腔诊疗防护规范学

术年会"在南京举行。特邀多名国内知名专家进行学术交流、分享成果,涉及牙体牙髓病、牙周病、口腔黏膜病、口腔外科、口腔修复、口腔种植、口腔正畸、口腔医学科普宣教及疫情防控常态化要求等内容,200 余名口腔医务工作者参加。
　　（陈珺　顾雅心）

●**市口腔医院举办江苏省牙周专委会 2020 年牙周学术年会**　2020 年 11 月 16—20 日,南京市口腔医院承办的江苏省口腔医学会牙周病学专委会 2020 年学术年会召开。此次学术年会采用线上、线下结合的形式召开,包含特邀专题讲座、主题病例讨论和术间手术直播等多种交流模式。省内外知名专家和全省年轻牙周专科医师们共同交流学习,最高在线参与人数 130 人次。　（陈珺 顾雅心）

●**南京同仁医院举办"金陵九龙湖青光眼论坛"**　2020 年 10 月 15 日,南京同仁医院举办眼科"金陵九龙湖青光眼论坛"。邀请北京、上海、浙江、云南、河北、安徽等地的行业专家做学术讲座,近 300 人到场参加,提升眼科学术及品牌影响力。　　　　（王芹芹）

●**南京同仁医院举办"金陵九龙湖耳鼻咽喉头颈外科论坛"**　2020 年 10 月 22 日,南京同仁医院举办第十届咽喉头颈及嗓音外科精细化操作技术新进展学习班暨金陵九龙湖耳鼻咽喉头颈外科论坛。通过"手把手、面对面"的理论授课及实践操作示教相结合的模式近距离交流讨论,吸引 200 余名学员从各地纷纷前来聆听与学习。
　　　　　　　　　　（王芹芹）

●**中国康复医学会骨与关节康复专业委员会首届枕颈外科与康复学术会议**　2020 年 12 月 19 日,中国康复医学会骨与关节康复专业委员会首届枕颈外科与康复学术会议在南京江北医院第一学术

报告厅举行。此次会议由中国康复医学会骨与关节康复专业委员会主办,南京江北医院、骨科在线承办,南京江北新区医学会、德驭医疗集团骨科专科联盟共同协办。全国各级医疗机构近百名知名专家及学者参会,交流探讨枕颈外科与康复的学术热点和发展建议。会上,南京江北医院田纪伟教授当选为中国康复医学会骨与关节康复专业委员会委员会枕颈外科与康复学组主任委员。　（顾慧君）

●**南京超声医学创新论坛暨 2020 年南京医学会超声医学分会学术年会**　2020 年 10 月 17—18 日,南京医学会超声医学分会主办的"南京超声医学创新论坛暨 2020 年南京医学会超声医学分会学术年会"在江苏省会议中心举行。此次会议设置 1 个主会场、4 个分会场(妇产超声分会场、浅表器官超声分会场、介入及腹部超声分会场及心血管超声分会场),南京地区超声医学老中青专家学者,结合临床实践,分享新技术应用成果,深入探讨众多临床难点问题,提倡重视超声诊断与临床及预后相结合,线下参会代表 280 余人,线上观看 15.4 万余人次。　（张士成）

●**南京医学会脑卒中分会举办"2020 神经介入下基层研讨会"**　2020 年 10 月 16 日,南京医学会脑卒中分会在浦口举办展"2020 神经介入下基层研讨会",会议邀请南京鼓楼医院徐运、李敬伟,苏州大学附属第一医院方琪,南通大学附属医院柯开富,南京市第一医院周俊山等神经内科专家,针对急性卒中绿色通道、神经介入、神经内科重症的治疗以及神经影像等多领域多方向的探讨,基层医疗机构医师 80 余人参加。
　　　　（朱开龙　许悦）

●**南京医学会泌尿外科分会开展下基层帮扶活动**　2020 年 8 月 8 日,南京医学会泌尿外科分会组织

南京鼓楼医院孙则禹,江苏省人民医院张炜、王增军,东南大学附属中大医院陈明,东部战区总医院张征宇,南京医科大学第二附属医院卫中庆等南京地区泌尿外科专家参加由江苏省中医院江北院区(六合区中医院)主办的"第一届江北医学论坛泌尿外科学术专题会议",就区县泌尿系统疾病的一些热点问题进行学术探讨及基层医师诊疗帮扶指导。 （张士成）

●**南京医学会神经病学分会举办"2020 年学术下基层活动——帕金森病、脑血管病专场"** 2020 年9 月 13 日,南京医学会神经病学分会在溧水举办"2020 年学术下基层——帕金森病、脑血管病专场",活动邀请台湾林口长庚医院陈柔贤、江苏省人民医院张克忠、南京脑科医院刘卫国、东部战区总

医院朱武生、南京市第一医院周俊山等相关专家,为 160 余人提供咨询及现场诊治答疑解惑。

（朱开龙 许 悦）

●**第三届青年导师杯消化道早癌技能实战大赛** 2020 年,《中华消化内镜杂志》与奥林巴斯公司联合举办"第三届青年导师杯消化道早癌技能实战大赛",此次大赛横跨西部 11 省市、59 场赛事,共计1402 家医院、4428 位医生参赛,最终 12 位消化内镜青年医生、4 支团队获奖。通过比赛形式,面向中西部地区选拔出具备消化内镜早癌诊治技术带教能力的青年医师,旨在规范消化道早癌临床诊疗,提高中西部地区消化道早癌诊治水平。该项目于 2020 年 9 月 30 日获江苏省期刊协会"明珠奖优秀策

划奖",2020 年 11 月 18 日获江苏省科技期刊学会"金马奖十佳品牌活动奖"。 （朱 悦 张诗钰）

●**2020 年南京地区住院医师规范化培训临床技能竞赛** 2020 年 11月 18—19 日,由南京市总工会、市人社局、团市委主办,市卫健委、南京医学会医学教育分会承办的2020 年南京地区住院医师规范化培训临床技能竞赛在南京鼓楼医院和南京市口腔医院举办。南京地区 17 家住培基地,57 支参赛队伍共 171 名选手参赛。竞赛专业为内、外、妇、儿、急诊、全科六大专业,分设团体前三名、各专业个人前三名,共 36 个奖项。通过竞赛进一步推进全市住院医师规范化培训工作,提高住院医师的整体水平。 （时婷婷 方 莹）

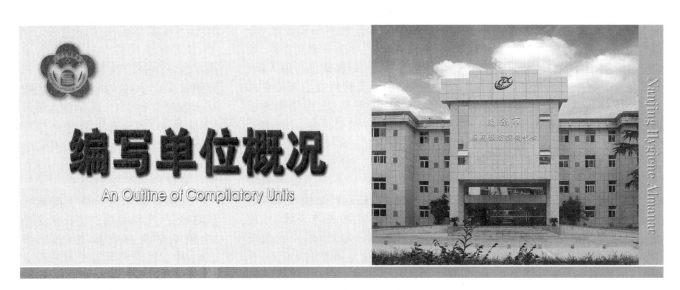

编写单位概况

An Outline of Compilatory Units

东部战区总医院

● 概况　2020 年,东部战区总医院认真贯彻习近平强军思想,按照上级党委决策部署,统筹抓好疫情防控、练兵备战和转型发展,持续推进"人才学科发展"主题年活动,聚力推动各项工作落地见效,高标准、高质量完成部队医疗保障任务,保持稳中有进的发展势头。该院编设一院四区:院本部,秦淮医疗区,镇江医疗区,淮阴医疗区,9 个派驻门诊部。全年门急诊 164.3748 万人次,收容 84754 人次,手术量 26956 台次,其中大手术 16997 台次(此统计数字为院本部)。在抗击新冠肺炎疫情防控阻击战中,6 人荣立三等功,1 人被表彰为全国抗疫先进个人,3 人被表彰为全国三八红旗手,1 人被表彰为全国优秀共青团员,医院主要负责的武汉火神山医院 2 个病区被表彰为全国抗击新冠肺炎疫情先进集体,输血医学科被表彰为联勤保障部队先进基层党组织,呼吸内科荣立集体二等功。

坚持不懈推动铸魂工程落地生根,强军兴院的思想根基不断巩固。深入学习领会习近平强军思想,通过专题领学、课题研学、考评督学、融媒体助学等,深抓党的十九届五中全会精神贯彻落实,以理论自觉坚定道路自信。突出"传承红色基因、担当强军重任"主题教育,加紧推进院史长廊、医疗区和科室荣誉墙(室)建设,开展"学政治品格、学过硬本领、学优良作风,做岗位模范、做练兵先锋、做防控卫士"三学三做专题教育,积极打造东总品牌文化,广泛开展"我为东总献一计"活动,组织党员"七一"过集体政治生日,开展迎"八一"党史军史院史知识竞赛,举办主题歌咏比赛,启发"我是东总一员,我为东总奋斗"的自觉性。注重宣传身边典型,举办宣传报道骨干培训班,在医院媒体平台和军地主流媒体积极发声,在央视《新闻联播》发稿 5 篇。

坚持不懈推动胜战工程胜任主责,聚焦实战的核心能力并不断提升。制定战备值班规范,组织战区战备值班分队、应急处突分队、野战医疗所、专科手术队、野战血站和国家医疗救援分队抽组保障方案。以抗疫抗洪任务为抓手,提升应急机动卫勤支援保障能力,以群众性练兵比武为载体开展普训普考,培养卫勤骨干,强化全员参训热情。特别是在新冠肺炎疫情防控阻击战中,党委迅速健全防控指挥网络,先后开设 6 个发热门诊、140 间隔离病房,抽组 137 名专家骨干驰援武汉,实现零延误、零差错、零投诉、零感染。7 月 14 日,组织 60 人星夜奔赴九江抗洪一线(包括 15 名抗疫勇士)。该院是机动最远、任务点最多的医院,受到战区和保障单位高度肯定。

坚持不懈推动保障工程尽心暖心,姓军为兵的品牌口碑不断刷新。党委领导常态走访体系部队,主动对接建立保障协调机制,定期召开为部队服务座谈会,倾听基层官兵需求建议。开展"联勤军医军营老区行"活动,定期组派医疗队赴基层部队巡诊,向 9 个派驻门诊部、15 个保障点位增派 49 名业务骨干,加强日常医疗保健和疫情防控工作。严格落实"五个零""六优先",持续叫响"军人第一、军属优先"服务新模式,坚决做到军队伤病员"应收尽收"。连续 20 年赴高原、老区对口帮扶,先后派出 130 名专家骨干驻点帮带,投入 1600 多万元进行援建,全部建成二级医院,如期完成扶贫攻坚目标,连续多年圆满完成援外任务。被国家卫健委、红十字会和军委后保部卫生局授予"无偿献血促进奖(单位奖)";被中心表彰为卫勤保障先进单位。

坚持不懈推动孵化工程开花结果,创业创优的步伐不断坚实。着力推进"人才学科发展"主题年活动,组织学科建设发展论证会,结合新编落地整合院内资源,调整学科布局,打造"一院四区、一科多点",构建"大学科、大中心",促进专业交叉融合。做好江苏省、南京市党委书记"八一"慰问文章,借势乘势拓展加深军民融合发展,挂牌成立江苏省战伤急救与应急救援军民融合创新平台。以国家肾脏疾病临床研究中心为依托,组建东部战区热射病救治中心和急性肾损伤与多器官功能衰竭救治中心,为实践多学科联合诊疗模式蹚开新路。瞄准战场急需、临床必需、官兵所需开展科研攻关。普通外科主任医师王新颖获中国青年科技奖,普通外科、放射诊断科获 2 项江苏省科技进步一等奖,肾脏病科等 10 个专科被评为江苏省重点专科。该院连续 11 年入选"中国最佳医院排行榜"。苏皖院长荣膺 2020 年度全国优秀医院院长。持续推进"品管圈"活动成果转化运用,3 个圈组获江苏省品管圈大赛一等奖,实现全国医院品管圈大赛一等奖"五连冠"。

坚持不懈推动元气工程良性循环,行稳致远的发展根基不断厚实。紧跟人员定编落位步伐,科学编设完善党组织架构,审议通过题为"牢记初心使命,凝聚意志力量,向建设世界一流军队医院目标不懈努力"的工作报告,规划发展蓝图,统一全院思想。召开基层建设会议,组织基层党组织"一班人"集训,严格落实组织生活制度和党员教育管理,制定落实《关于加强医院党委机关对基层帮建工作的实施意见》,建立"基层有所盼、机关立即办"11 条工作机制,广泛开展争创"四铁"先进单位、争当"四有"先进个人活动,帮带推动基层整体建设、整体过硬。扎实推进基础设施建设,积极推进"十三五"规划落实,研究提报"十四五"规划项目,30 项自建工程完成率达 93%;规划确立"3565"工程目标及"四梁八柱一中心"智慧医院建设模式,全面引入先进的信息化管理手段,打造院级数据平台;稳步推进医疗区、家属区整治工程,医疗环境及家属区居住环境面貌一新。

坚持不懈推动清风工程形成常态,依法从严的政治生态不断纯正。严格落实财务、医学工程、药剂、信息等重点敏感岗位交流,全面推动科室领导岗位公开竞聘、竞争上岗,交流 35 名敏感岗位人员。制定《经费开支管理规定》《集中采购暂行规定》等制度,构建职责清晰、公开透明、相互制衡、全程监管的权力架构和运行机制。重建绩效考核方案,完善薪酬考核内容,创新考核评价方法,加入江苏省阳光采购平台,接入药品耗材采购大数据体系,形成集主体责任、行业监管、职能部门监督、纪委再监督于一体的综合监管平台。扎实开展基层风气专项整治,组织重点敏感岗位人员签订廉洁自律承诺书,为医院建设发展创造有利条件。积极协调地方公安、网监、国安等部门,依法依规有效处置网上涉军涉院负面信息,努力维护医院声誉和医护人员形象。

现任院长:何子安
政治委员:王 强
副 院 长:王明华、齐晓林
副政治委员:沈春华
卫勤部部长:黄 智
政治工作部主任:胡维汉
保障部副部长:蔡志健
护理部主任:朱冬梅
电话:025-80860210
网址:www.njzy666.com
邮编:210002
(刘玉亭 张 敏)

江苏省人民医院

●**概况** 2020 年,江苏省人民医院暨南京医科大学第一附属医院、江苏省临床医学研究院、江苏省红十字医院,为江苏省属三级甲等综合性医院,担负着医疗、教学、科研、公益 4 项中心任务。占地面积 16 万平方米,现有建筑面积 41 万平方米,固定资产总额(净值)26.7 亿元,实际开放床位 4600 张,职工 6800 余人。该院是国家重大疫情救治基地,承担国家疑难病症诊治能力提升工程建设项目 1 项,有国家重点学科 1 个,国家临床重点专科 18 个;省临床医学研究中心 5 个,江苏高校优势学科 1 个,省重点学科 2 个,省"国家重点学科"培育建设点 1 个,省"科教强卫"工程临床医学中心 4 个、医学重点学科(实验室)13 个,省级医疗诊治中心 5 个,省级专科(病)诊疗中心 8 个,省级临床重点专科 34 个,省医疗质量控制中心 19 个。

江苏省临床医学研究院依托该院建立,有国家重点实验室 1 个[生殖医学重点实验室(临床中心)],中国医学科学院重点实验室 1 个(活体肝脏移植重点实验室)。国家药物临床试验机构共有药物临床试验专业 28 个及 I 期临床试验研究室 1 个,通过了 WHO/SIDCER 认证和 AAHRPP 认证。

该院是南京医科大学最大的临床教学基地,第一临床医学院设在院内,实行一体化管理。现有 6 个学系、43 个教研室,有临床医学和医学技术 2 个一级学科博士授予点,其中临床医学设有博士后科研流动站,涵盖 29 个二、三级临床学科,是国家住院医师规范化培训示范基地。

现有中国工程院院士 1 名(肝胆中心王学浩教授),美国医学科学院国际院士 1 名(康复医学中心励建安教授);拥有各类国家重点人才项目专家 13 名;有中华医学会等专科分会常务委员及以上 15 人,江苏省医学会各专科分会主委、副主委 74 人。有国际外科学院执行委员会委员 1 人,听力国际副主席 1 人。

该院在复旦大学医院管理研究所发布的 2019 年度"中国最佳医院综合排行榜"中,列全国第 22 位,有 4 个专科进入全国排名前 10,有 11 个专科获得声誉提名。在 2019 年度中国医学科学院"中国医院科技量值(STEM)"排行榜中,科技影响力综合排名位列全国医院第 16 位,有 7 个专科进入全国排名前 10,有 18 个学科位列全国前 20。

该院对外交流活跃，与多个国际知名医院、学科和实验室建立了友好合作关系。

抗疫工作。2020年，广大干部职工在抗击疫情中拼搏奋斗，科学精准防控，第一时间建立领导小组、工作小组、协调机制；改造发热门诊、隔离病房、防控设施；开展全员培训、监督检查、精准施策，全力以赴做好医院疫情防控和医疗服务保障工作，为医院"守好门"。作为江苏疫情防控医疗救治组长单位，搭建远程医疗会诊平台，对接全省发热门诊和定点收治医院，总结经验出版《新型冠状病毒防控手册》《新冠肺炎（COVID19）临床与康复手册》等。指导定点医院疫情防控与医疗诊治工作，实现江苏631例确诊病例零死亡、医务人员零感染，为江苏"兜住底"；响应"全国一盘棋"，派出280多名医疗队员驰援武汉、黄石、新疆、辽宁等抗疫一线；响应构建人类命运共同体号召，组派专家驰援委内瑞拉，派出援外医疗队援助桑给巴尔，远程连线阿富汗、巴基斯坦、埃及等一带一路国家，助力国际抗疫。援武汉重症医疗队获"时代楷模"荣誉称号，2人获全国抗击新冠肺炎疫情先进个人称号，获市厅级以上集体表彰11项、个人表彰45项，记大功3项、记功64项、嘉奖195项，医院获抗击疫情先进集体称号10个，院内记功30人、嘉奖300人。

党建工作。充分发挥党委领导核心作用，推进全面从严治党管党。加强思想政治建设，筑牢意识形态根基。深入贯彻党委领导下的院长负责制，充分发挥党委会、院长办公会决策作用，贯彻执行民主集中制，坚持科学决策、民主决策、依法决策。坚持党管干部原则，完成职能部门、党支部换届工作，选拔出一支忠诚干净担当的高素质干部队伍。加强"两项法规"等政策宣传教育，成立党的建设领导小组，逐级签订《全面从严治党责任书》《安全保卫责任书》。将省

委巡视整改工作作为重要政治任务，推动20余条制度出台，不折不扣推进整改落实。调整巡察委员会组织架构，有序开展巡察工作。成立医院党校（行政学院），全年发展党员33名。充分发挥基层党组织战斗堡垒作用，开展"最佳党日活动"评选、"红旗窗口"竞赛、"服务明星"评比。充分发挥团员青年生力军作用，组建"仁医青年突击队"志愿服务团队。充分发挥离退休同志作用，以实施"银发生辉"工程为抓手，搭建银发人才施展才干的舞台。深入开展廉政教育，编写《江苏省人民医院违纪违规案例汇编》。强化日常监督，建立健全干部廉政档案数据库。开展职能部门廉政风险排查，全年累计提醒谈话48人次，集体约谈5次，批评教育3人次。开展违规经商办企业专项清理整治工作，器官移植专项监督、基因检测项目管理等专项整改，落实药品用量动态监测和超常预警机制，严肃查处医药代表违规进入诊疗区域行为。

服务能力。稳步推进国家"疑难病症诊治能力提升工程"，获批国家发改委"重大疫情救治基地"项目。申报心血管病、呼吸、癌症国家区域医疗中心和省级区域医疗中心。实施"临床（护理）能力提升工程"项目，加强国家临床重点专科、省级临床重点专科及省专病（科）诊疗中心建设，提升五大中心诊疗能力；研究制定专科优势病种，以优势病种驱动专科发展；不断推进疑难病、罕见病等多学科联合门诊服务。完善常见急危重症救治标准化流程（SOP），实施静脉血栓栓塞症（VTE）、辅助用药等预警防控机制，推进手术安全核查标准化、专科麻醉同质化、临床实验室质控制度化，开展全院多学科（MDT）疑难死亡病例讨论、质量持续改进会，认真执行医疗护理保健核心制度，大力推进分级诊疗及远程专科、远程会诊、互联网诊疗和单病种指南、临床路径、合理用药、输血安全、医院感染等制度落

实。承担国家卫生健康委《分级诊疗信息系统基本功能规范》及中国医院协会《医院质量安全管理》等标准制定，修订完善《医疗技术临床应用管理办法》等。2020年新增省临床重点专科3个，获新技术引进一等奖7项、二等奖13项，全年门急诊总量451.19万人次，出院15.41万人次，手术12.22万台次，平均住院日7.3天。

人才培养。举办江苏省高校临床医学学科联盟"江苏菁英社"会议和"附属医院研究生培养质量专题学术研讨会"。推进专科医师规范化培训试点，加强技能培训的师资和医学模拟课程建设，打造高水平国家临床教学培训示范中心，外科培训基地及其开展的结直肠术式、胰腺术式、胃术式课程和肺段切除术式通过英格兰皇家外科学院（RCS）认证。全年完成各类教学任务约9.7万学时，授予本、硕、博各类学位1181人，招收研究生628人，举办继续教育项目87项，继续教育讲座300余场，临床技能培训中心培训考核各类医务人员32386人次。

科研能力。召开第七次科技与学科工作会议，总结"十三五"以来科技与学科建设成绩，谋划"十四五"中长期科技发展与学科建设工作。依托江苏省临床医学研究院，规划建设心血管病研究所、肝癌研究所等15个交叉学科研究所以及临床试验与临床评价中心、公共实验中心等4个科技中心。加强医学伦理、临床研究和GCP中心内涵建设，推进国家新药创制科技重大专项示范性药物临床评价技术平台，打造高品质临床研究中心。2020年新获国家自然科学基金77项，新获国家部省科研项目40项；开展研究者发起临床研究425项，药物器械临床试验197项，获科研经费2.36亿元，其中科研项目经费6900万元、药研经费1.67亿元。

基础管理。落实总会计师制度，加强民主管理和科学施策。紧

紧把握国家三级公立医院绩效考核要求，建立协调推进机制，明确工作目标和岗位职责，推进绩效考核上报标准化、同质化、规范化。紧密围绕实现高质量发展"三转变三提高"目标，协同推进绩效管理、全面预算管理、全成本管理、内部控制、资产管理、医保管理等改革发展。推动建立医疗服务项目价格动态调整机制，融合资产管理和绩效管理，有效盘活并高效使用国有资产。加强医保费用和医保行为监管，推进医保支付方式、药品耗材集中招采等试点改革。规范招标、采购、审计等行为，完成新大楼工程验收结算和工程审计工作，做好前任领导离任审计、公立医院综合改革审计整改工作。推进基础设施改造和服务流程优化，群众就医更加便捷。加强信息安全，全年信息系统在线率 99.95%，保障设备使用安全质量和水电气暖稳定供应，强化消防安全矩阵管理，获"全国卫生健康行业网络安全技能大赛优胜奖""公共机构能效领跑者""委直属在宁单位安全生产工作先进单位"等表彰。国际化、信息化、人才优势化，深化与美国哈佛大学附属布莱根医院战略合作，推出"住院医师国际规培项目"，累计培训 850 余人。承担中非对口医院合作机制任务，与桑给巴尔、埃及等地医院开展援助合作。推进信息化智能化建设，推进云大物移与人工智能等新一代信息技术在医疗领域应用，构建线上线下一体化智慧医疗服务模式；实现医保线上支付，完成住院临床业务一体化系统（IIH）上线及医患 CA 论证应用，通过智慧服务评审及电子病历应用 6 级初评；开设互联网医院，为常见病、慢性病复诊病人提供诊疗、药品配送等服务。深化杰出人才引领工程，6 人入选国家级人才项目；完善博士后招录政策，实现招收人数、考核时间、博士后合作导师遴选政策"三突破"，新增博士后合作导师 10 人，现有在站博士后 41 名；修订《高层次人才引进实施办法（试行）》，启动"优秀中青年人才支持计划"和"名校优生招录资助计划"，确定医院首批拔尖人才 22 人、青年拔尖人才 45 人。

公益担当。高目标推进健康中国、健康江苏建设，获"2020 新时代健康科普作品征集大赛特别贡献单位"称号，成为中国医院协会医院健康促进专业委员会第一届主委单位。做好援疆、援藏、援青、援陕、援琼、援外和对口支基工作，举办第六届"仁医行动"中美慈善手术项目；成立江苏省中毒救治基地、南京医科大学中毒研究所；优化国家紧急医学救援队结构，提升保障能力，圆满完成紧急医学救援和重大活动医疗保障任务。

区域医疗资源。促进医联体同质化发展，有效贯通区域医疗资源，医联体单位达到 146 家。妇幼分院获江苏省妇幼健康引进新技术一等奖、二等奖各 1 项。浦口分院获"全国改善医疗服务示范医院""国家级母婴友好医院""江苏省文明单位""南京市文明单位""南京市五一劳动奖状""南京市抗击新冠肺炎疫情先进集体""南京五四青年奖章集体"等荣誉称号。深化"院府合作"，与溧水区政府、栖霞区政府、雨花台区政府共建江苏省康复医院、燕子矶新城医院、栖霞医院、江苏省妇幼保健院"雨花总部项目"，与安徽省固镇县开展院府合作，迈出跨省第一步。盛泽分院深入推进吴江南部紧密型医联体暨南部"健康医疗集团"建设。宿迁分院发挥宿迁地区疫情防控和医疗服务引领作用，获评"全国先进基层党组织""全国抗击新冠肺炎疫情先进集体"。溧阳分院成为南京医科大学教学医院，普外科建成省级临床重点专科，成为引领溧阳、辐射周边的区域医疗中心。句容分院卒中中心通过江苏省 2020 年首批防治卒中中心认证，心衰中心一次性通过国家认证，开展新技术新项目 23 项，多项技术填补了句容地区相关领域的空白。

该院获国家卫生健康委员会办公厅、中宣部办公厅、科技部办公厅、中国科协办公厅"2020 新时代健康科普作品征集大赛特别贡献单位"，国家机关事务管理局、国家发展改革委、财政部"公共机构能效领跑者"；国家卫生健康委员会办公厅"'以病人为中心，推广多学科诊疗模式'典型医院"，国家卫生健康委能力建设和继续教育中心"2020 年度中国现代医院管理典型案例评选医院医保精细化管理典型案例"，国家卫生健康委脑卒中防治工程委员会办公室"2020 年度五星高级卒中中心"，江苏省卫生健康委员会"创新创优工作"和"2020 年度安全生产工作先进单位"，中共江苏省委老干部局、中共江苏省委离退休干部工作委员会"党建创新典型案例"，亚洲品质管理联盟"亚洲质量功能展开与创新案例大赛一等奖"、中国医院品质管理联盟"全国医院品管圈大赛一等奖"等荣誉。

现任党委书记：唐金海
党委副书记、院长：赵　俊
纪委书记：薛明新
副院长：王　水、钱　英、占伊扬、刘　云、朱　根、王晓东
电话：025-83737024
网址：www.jsph.org.cn
邮编：210029
该院有关统计指标见本栏目附表。　　　（王波龙　施玉燕）

南京鼓楼医院

● 概况　2020 年，南京鼓楼医院（南京大学医学院附属鼓楼医院、南京市红十字中心医院），占地面积 12.76（本部 7.16 万平方米，江北 5.6 万平方米）万平方米，建筑面积 49.2（本部 32.53 万平方米，江北 16.7 万平方米）万平方米，固定资产 21.07 亿元（新会计制度计算净值、净资产），开放床位 2900 张，现有在职职工 5091 人。在职

职工中有卫技人员 4444 人，其中高级职称 790 人。教授 71 人，副教授 160 人。博士生导师 77 人，硕士生导师 296 人。长江学者 2 人，杰青 2 人，优青 3 人，国家百千万人才工程 3 人，国家有突出贡献中青年专家 5 人，政府津贴获得者 36 人（在职 21 人），江苏省重点人才 20 人，省市名中医 2 人。职能科室 15 个，临床科室 32 个，医技（辅助）科室 9 个。其中国家级重点学科 1 个（普通外科学），国家重点专科 8 个（骨科、产科、消化科、内分泌科、普通外科、肿瘤科、风湿免疫科、护理），省"十三五""科技强卫工程"医学重点学科 7 个（麻醉、心血管外科学、神经病学和神经影像学科、泌尿外科学、耳鼻咽喉科学、内分泌学、心内科学），江苏省"十三五""科技强卫工程"临床医学中心（创新平台）4 个（骨科临床医学中心、消化系统疾病及消化道肿瘤临床医学中心、产科临床医学中心、风湿免疫病临床医学中心），省级专科（专病）诊疗中心 8 个（脊柱畸形、围产疾病、消化内镜、脑血管疾病、骨关节疾病、大血管疾病、代谢性疾病、风湿免疫疾病），江苏省医疗质量控制中心 5 个（医院感染管理、骨科、妇产科、泌尿外科、消化科），省临床重点专科 29 个（骨科、肝胆外科、普通外科、血管外科、心胸外科、泌尿外科、神经外科、耳鼻咽喉科、整形烧伤科、麻醉科、妇产科、感染科、肿瘤科、消化科、风湿免疫科、心内科、呼吸科、神经内科、血液内科、内分泌科、肾脏内科、老年医学科、中医科、急诊科、重症医学科、药学部、医学影像科、医学检验科、病理科），省级急救中心 3 个（卒中、胸痛、创伤）。3 个学科（骨科、消化系统肿瘤和风湿免疫疾病）入选南京市国家临床医学研究中心建设，6 个学科（神经疾病、心血管疾病、生殖医学、内分泌、临床药学和转化医学）入选南京市临床医学中心第二轮建设单位。妇科、普外科、神经内科、消化内科为基层特色科

室市级孵化中心。市转化医学研究中心 5 个（生物人工肝支持系统转化医学中心、南京市肿瘤转化医学中心、南京市骨骼肌肉系统再生医学中心、南京市神经病学转化医学中心和南京风湿免疫病干细胞治疗中心）；市医学重点专科 30 个（骨科、骨关节病科、肝胆外科、普通外科、心胸外科、泌尿外科、神经外科、血管外科、耳鼻咽喉科、整形烧伤科、男科、疼痛科、麻醉科、妇产科、感染科、肿瘤科、消化科、风湿免疫科、心内科、呼吸科、神经内科、血液内科、内分泌科、肾脏内科、老年医学科、药学部、医学影像科、医学检验科、病理科、核医学科）。该院被国家卫生和计划生育委员会批准为住院医师规范化培训、专科医师培训、临床药师、临床药师带教师资、腔镜和心律失常介入诊疗培训基地，三大基层特色科室市级孵化中心（内分泌、心血管内科、呼吸内科）。招收博士后进站 32 名，在站 95 人。一级博士学位授予点 2 个，二级学科博士学位授予点 16 个，一级硕士学位授予点 5 个，二级学位授予点 25 个。

全年门急诊 368 万人次，完成年度目标 370 万的 99.5%。其中，本部门急诊诊疗 343.95 万人次，较上年同期下降 10.15%，日最高门急诊量达 18271 人次，较上年同期增长 517 人次；出院 110286 人次，较上年同期下降 9.42%。手术 70051 人次，同比下降 5.14%，住院手术中三四级手术占 87.87%，同比上升 2.47 个百分点，其中四级手术占比 63.95%，较上年上升 5.17%。江北院区门急诊诊疗 234052 人次，较上年同期 135483 人次同比上升 72.75%；出院 11101 人次，较上年同期上升 116.18%。

严格疫情防控及时复工复产。建立健全防疫组织架构，成立新冠肺炎防控工作领导小组和防治专家组，制定应急防控工作流程，编制防控手册、诊疗规范和应急预案等。在江北院区组建国家级核酸

公共检测实验室，日检测量可达 3 万人份。建立独立方舱 CT 用于发热患者筛查；上线互联网医院"发热筛查门诊"服务，上线访问量超 150 万人次，实名注册用户超 12 万人次，累计 596 名医生上线服务；严格落实一患一陪护制度；加强体温检测三级防控；改造肺功能室，提升工作效率；持续强化重点人群筛查和各类医用物资保障。新建建筑面积 780 平方米的独立发热门诊，完善发热门诊内部管理制度和岗位责任制度。派出 3 批共 222 名医疗队员驰援武汉，3 名医生支援南京市二院，2 名医生支援委内瑞拉，2 名医疗队员支援北京、新疆，取得"危重患者率最高、死亡率最低、医护人员零感染"的突出成绩。

调整组织架构，建立完善与公立医院党的建设相适应的内设机构和管理机制，整合"党委办公室"和"院长办公室"职能，成立党政办公室，充分发挥枢纽运转功能，保障党委和行政日常运转，创新建立组织人事处、发展规划处、党务综合工作部等内设机构，确保决策科学性、执行畅通性、责任主体性落实到位。及时研究相关科室、部门新老交替的潜在问题，公开选拔一批德才兼备的带头人，新的管理力量和学科带头人逐步成长。探索实践"院党委、二级党委、党总支（党支部）"三级架构管理体系，设 8 个分党委，23 个党总支，101 个党支部。坚持党管干部，坚持正确的选人用人导向，坚持党管人才，建立健全人才奖励等保障政策，创新实施业务型与管理型青年复合型人才培养项目，遴选 22 名复合型人才。实行党委领导下的院长负责制，修订完善医院章程及党委会议、院长办公会议事规则，建立 10 多个管理类专家咨询委员会、20 个专项工作领导小组，切实强化医院改革发展稳定的组织力和执行力。修订基础管理制度，破除长期困扰改革发展的重点问题、突出问题。

推动住院管理中心和日间手术中心建设。成为开展日间手术部分病种医保定额支付试点单位。全年日间手术中心收治11222人次，日间治疗共4056人，日间手术量占择期手术比例为10.71%，较上年同期增长4.69%。开展MDT项目80项，覆盖全院各临床医技科室，MDT门诊年诊治患者2000余人次，住院患者MDT数近30000例次。成立医技检查集中预约中心，建成并上线医技检查集中预约系统，拓宽医技检查多渠道预约，实行"人停机不停"措施，有效缩短患者医技检查预约等待时间。获评国家卫健委脑防委静脉溶栓和动脉取栓培训基地，卒中中心被评为国家五星级卒中中心。完成静脉溶栓115例，平均DNT时间35分钟，缺血性介入手术330例。挂牌、认证15家卒中防治中心。创伤中心完成收治危重创伤患者95人，占住院严重创伤患者的比例为48.10%，较上年增加8%；胸痛中心完成50例急性心肌梗死急诊介入手术。孕产妇危急重症救治指导中心分娩总数5524人，高危产妇占78%。完成捐献20例，肝移植53例，肾移植24例。完成达芬奇手术1369例，其中泌尿外科1037例，肝胆177例，普外78例。完成ERCP1571例，Tips 220例，内镜诊疗技术保持国内领先。完成脊柱侧弯754例，经心尖主动脉瓣置换术（TAVR）16例。完成各类型的大血管（外科及介入）手术近700例。组织博鳌外科直播周，活动覆盖骨科、普外科、泌尿外科、心胸外科等十五大专科专题分享及100余台手术演示。

有医联体成员单位50个，其中集团成员17个、社区卫生服务机构33个，牵头组建专科联盟11个（成员单位510余家），下派医师183人次，新拓展医联体、专科（专病）联盟4家。强化以专科协作为纽带，通过规范的临床医疗体系，搭建分级诊疗—双向转诊平台，有效推动专科领域临床及研究工作，持续扩大专科影响力。

初步建成南京市转化医学研究院，完成网站服务平台建设，启动转化路演和讲座9场，开展转化院成果转化7项。建成南京大学鼓楼临床医学研究院研究基地，南京市多中心样本资源转化平台，服务区域内科研机构和医药企业。获批成立15个南京大学专科研究所，聘请院士等高层次人才担任名誉所长。新建医学统计分析中心，为全院科研提供新的医学统计分析、大数据生物信息分析公共科研平台。25个药物临床试验专业在国家药品监督管理局网站完成药物临床试验机构备案。建成临床试验中心化药库，实现全院临床试验药物中心化管理，新建库82个，接受发放各专业药品753次。受理临床试验项目立项申请150项，启动项目201项，签署临床试验协议113份。

获各类纵向项目资助157项，其中国家自然基金77项，优秀青年基金项目1项，重点项目2项，中德项目1项，重大研究计划培育项目1项。获批国家重点研发计划3项，资助总金额约4286万，实现该院历史上国家千万级项目零的突破。获科技成果奖6项，包括中华医学科技三等奖1项，江苏省科技进步一等奖、三等奖各1项，江苏医学科技一等奖3项。累计获各类专利授权88项。获各类专利授权88项，其中发明专利授权6个。发表SCI论文559篇，其中10分以上高影响因子文章25篇，同比增加6篇。

招收博士生135名，同比增加28.6%，招收硕士生329名，较2019年增长2倍。制定《南京鼓楼医院研究生导师管理办法》《南京鼓楼医院教学培训督导工作条例》《南京鼓楼医院教学秘书助理管理制度》等。麻醉专业基地获国家评定的重点专业基地称号。与奥林巴斯合作建成江苏地区共建内镜培训中心。全面加强与南京大学融合一体化发展工作，加强与南京医科大学、徐州医科大学、江苏大学教学合作，增加2个驻点班，持续扩大招生规模。

招收应届毕业生300人，其中博士后22人，博士54人，硕士79人。引进学科带头人2人，相关工作负责人2人，引进肝胆外科项目研究团队3人，各专科技术骨干5人，引进专职研究人员2人。招收博士后进站32名，在站95人。申获中国博士后科研基金18项，省级7项等，共计金额1046万元，发表SCI论文38篇，最高影响因子17.452。完成8次干部选拔工作，任命56名干部。其中职能部门23名，临床科主任15名，护士长18名。

升级医院综合运营管理系统，推进科研平台系统建设，保障电子票据数据安全，启动数字化档案系统建设工作，研发排他性收费系统、医嘱修改、项目关停等物价收费管理系统，推动慢病病种收费模块化系统建设。推进智慧医院建设，完成国家卫生健康委医院管理研究所信息标准化研究部智慧服务基线评价，加挂"信息医学部"牌子，启动"医疗大数据中心"相关工作制定医疗大数据中心规划。推动创新发展和管理工作，有效管理外包公司，做到工作项目化、项目责任化。

该院获10余次集体荣誉表彰，获国家、省市各级"先进个人""记功""嘉奖"等荣誉表彰300余人次，2位援委内瑞拉专家被委政府授予二级勋章，虞文魁主任当选教育部新冠肺炎长江特设岗——长江学者。护理管理和药事管理案例获评2020年中国现代医院管理典型案例，影像检查质量改善案例获评第三届全国医管精典案例质量管理奖，行风建设、医保管理、质量安全管理案例获首届全国绩效大会最佳案例。获国家卫健委医政医管局、健康报社授予"2019年度改善医疗服务创新医院"称号，援湖北医疗队青年突击队被共青团江苏省委授予"在新冠肺炎疫情防控中表现突出的先进青年集体"称号,被共青团南京市委员会、南京市青年联合会授予第四届"南京青年五四奖章集体"等荣誉称号;援鄂医疗队女性医护人员被市妇联、市卫健委授予"南京市三八红旗手"称号;团委被共青团南京市委授予2019年度"南京市五四红旗团委"称号,抗疫后援团被共青团南京市委授予"疫情期间表现优秀的青年志愿服务集体"称号。

现任党委书记兼院长:穆耕林

党委副书记兼常务副院长:邹晓平

党委副书记:张 冰

纪委书记:岳 飚

副院长:吴 超、刘宝瑞、孙凌云、于成功、孙倍成

总会计师:余 进

总机:025-83106666

传真:025-83307115

网址:www.njglyy.com

邮编:210008

该院有关统计指标见本栏目附表。 (施利国)

南京市第一医院

●概况 2020年,南京市第一医院(南京医科大学附属南京医院、中国药科大学南京市第一医院)是原卫生部首批三级甲等综合性医院,创建于1936年2月。有1个主院区和2个分院区(南院和河西院区),在职职工3200人,编制床位2600张,占地面积10.039万平方米,建筑面积20.67万平方米。诊疗总人次177.31万人次,出院人次7.39万人次。设有南京医科大学第三临床医学院、南京市心血管病医院、国家高级卒中中心、国家药物临床试验机构、国家首批心脏移植准入医院、国家首批工伤康复试点机构、国家良性前列腺增生健康管理基地、南京医科大学数字医学研究所等。有国家级医学重点学科1个,国家临床重点专科1

个,省级医学重点学科4个,南京医科大学重点学科4个,南京医科大学重点学科优选学科1个,江苏省临床重点专科19个,南京市医学重点专科12个,省级创新团队6个,江苏省专科(病)诊疗中心1个。有国家级博士后科研工作站1个,院士工作站3个。已成立国家高级卒中中心、省级胸痛救治中心、区域级创伤中心和市级危重孕产妇救治中心,并形成以冠脉分叉病变的介入治疗、肺动脉去神经术、心脏移植技术、微创心脏不停跳搭桥技术、急性缺血性卒中血管再通治疗技术和数字骨科的个性化精确化诊疗为主的医疗技术特色,被国家卫生健康委脑卒中防治工程委员会授予"五星高级卒中中心"称号,当选"中国卒中中心培训基地"。

教学体系完整,设有临床学位分委员会1个,教学督导室1个,教研室20个;现有博士点14个,硕士点30个;博士生导师20人,硕士生导师153人;教授(含兼职)38人,副教授(含兼职)127人。有含住院医师规范化培训基地在内的国家级培训基地6个,省级培训基地5个。每年在院培养含博士生、硕士生、本科生、进修生、住院医师规范化培训等各类学员1200人。新录取南医大2020级博士研究生31人,硕士研究生84人。指导完成20名博士生、79名硕士生的学位论文撰写及毕业论文答辩工作。新增南医大科学学位博导1人、硕导2人,专业学位硕导5人;新增教授4人,副教授7人,讲师18人。

医疗设备先进,拥有百万元以上设备132套,包括:112环数字光导PET-CT、同位素单光子发射计算机断层扫描仪(ECT)、心血管造影系统(DSA)、先进的双源CT、多层面螺旋CT、1.5T和3.0T磁共振断层扫描仪、直线加速器系统、数字化X线成像系统(DR)、高能超声聚焦治疗机、光学干涉断层成像系统和数字化手术室系统

等先进设备。

2005年起,联合南京市、苏北及安徽地区17家二级医院成立"南京市第一医院集团",在江苏、安徽、湖北等省各大中型医院建立心脏病、糖尿病、骨科、普外科、康复科、眼科、介入和妇产科等诊疗分中心136个。2014年起,积极开展医联体工作,建立医联体40余家,其中紧密型医联体7家,推动医疗卫生资源下沉,构建分级诊疗服务新模式。2013年,通过英国保柏集团的"管理质量服务(MQS)"银级认可;2018年,获得英国BSI公司从香港签发的ISO9001质量管理体系认证证书。2019年,通过江苏省卫生统计信息中心现场测试,符合互联网医院基本标准。获全国文明单位、国家级节约型公共机构示范单位、全国医药卫生系统创先争优活动先进集体和全国援外医疗工作先进集体等荣誉称号,入选香港艾力彼医院管理研究中心发布的"2018省会市属、计划单列市医院100强",被中国医院协会批准成为"中国—中东欧国家医院合作联盟成员"。

围绕年度工作目标,建立健全现代医院管理制度,持续贯彻医药卫生体制改革政策,以国家绩效考核为抓手,以南京市大型医院巡查为契机,不断提升医院精细化管理内涵,提高患者就医体验,通过"全国文明单位"复核,再次蝉联"全国文明单位"称号,获评"南京市创建文明城市优秀单位"。

精准防控、驰援武汉,打赢疫情防控阻击战。医院专门成立新冠肺炎防控指挥小组及工作组,制定持续完善新冠防控相关制度和流程,加强发热门诊建设,优化就诊流程,做好医院就诊住院患者、陪护人员、工作人员全过程、全覆盖管理,实现新冠肺炎患者无漏诊和全院职业无感染目标。集中优势资源开展医疗支援行动,派遣2批60名医务人员驰援湖北,其中第2批援鄂医疗队整建制接管武汉同济光谷院区E1—5F病区,首

创"糖果翻身法",应用于新冠肺炎患者俯卧位机械通气的诊疗方法得到国家卫健委的充分肯定和推广应用,取得患者零死亡、抢救成功率100%的优异成绩。获抗疫专项集体奖项1项、全国个人荣誉4人次,省市级荣誉84人次、153项。

加大诊疗中心建设,提升医院急危重患者诊疗能力。通过多学科诊疗模式(MDT),发挥学科间协同联动效能,推进卒中、胸痛、创伤、高危孕产妇四大中心救治能力,推进四大中心急诊信息系统建设,有效运行了河西院区急救分站。连续3年被评为"高级卒中中心五星单位",当选"脑卒中动脉取栓技术培训基地"。

稳步开展器官移植术,领航医院技术发展高峰。2020年全年完成22例心脏移植,其中1例心肾联合移植,心脏移植数量位列全国第八。设立器官获取组织(OPO)办公室,专人对接,规范器官捐献和器官移植技术开展,开展肾移植资质申报工作,完成潜在供体捐献案例63例,成功完成捐献9例。

全面运行河西院区,扩大医院诊疗技术的辐射力。2020年6月,河西院区新门急诊楼全面运行,门诊开设覆盖了所有专科的普通门诊和专家门诊。8月,投入使用心内科、胸外科、普外、神经内科、重症等11个病区,可收治住院患者400余人次,实现垂直管理、同质诊疗,不断满足河西地区就诊需求。

以"心血管疾病临床医学研究中心"入选国家级临床医学研究中心培育计划建设单位为契机,有序推进南京市心血管病临床医学研究中心、南京核医学中心建设工作。介入血管科成功申报为2020年度省级临床重点专科,重症医学科、核医学科、康复医学科重新晋级为省级临床重点专科。申报2020年度江苏省重点研发计划(社会发展)项目9项、立项1项。神经内科等3个科室完成江苏省重点研发计划结题工作。完成"十三五"医学科技创新平台年度考核,中心实验室、核医学科、心内科实验室高科技服务平台验收结果为A类,心血管内科、心胸血管外科院士工作站验收结果为A类。获批国家自然科学基金项目20项(重大研究计划培育项目1项、青年项目14项、面上项目5项),江苏省自然科学基金项目6项(面上项目2项、青年项目3项、杰出青年项目1项),江苏省重点研发计划(社会发展)项目1项,江苏省卫健委医学科研项目3项,江苏省高等学校自然科学研究项目1项,南京医科大学"专病队列"研究项目2项,江苏省医院协会医院管理研究课题3项,市科技局医疗卫生国际联合研发项目2项,江苏省药学会课题3项,南京药学会课题1项。获得华夏医学科技奖1项,江苏省科学技术奖2项,江苏医学科技奖1项。发表论文673篇,其中SCI发表268篇,45篇影响因子大于5分,5篇影响因子大于10分。陈绍良教授连续6年被爱思唯尔评为中国高被引学者"医学"类榜单高被引学者,在"全国心血管病专家学术影响力百强"榜排名第二。新授权发明专利6项,实用新型专利120项。

加快信息化建设,通过电子病历五级评审,位列江苏省第二名。稳步推进门诊分时段预约挂号、检验检查预约、信息系统集成平台建设及互联互通四甲测评等工作。积极推进公立医疗机构高值医用耗材带量采购,制定医院高值耗材管理规范,上线医用耗材精细化管理物流平台(SPD),实现全院高值耗材实现条码管理、扫码计费、全流程追溯,以及低值耗材计数包管理、高低值耗材主动配送。

推进医联体建设,彰显公立医院公益性。通过建设联合病房、专科专病联盟、基层特色科室孵化项目,落实分级诊疗制度。2020年,与城区16家社区卫生服务中签约,与安徽和县人民政府开展院府合作。选派4人奔赴新疆伊宁市人民医院开展对口支援,14人分3批次赴陕西进行对口支援,3人赴青海西宁开展对口帮扶。

强化党建引领作用,加强意识形态学习,发挥党管人才、党把方向作用,启动内设机构中层干部选拔任用工作。加强党风廉政、医德医风教育,筑牢思想防线,履行监督执纪职责,完善廉洁风险防控机制。把党支部建在抗疫一线,成立南京二队临时党支部,发展抗疫一线党员,发挥党员先锋模范作用。

以江苏省安全生产专项活动为抓手,深入开展"平安医院"建设活动,签订院科两级《2020年建设平安医院暨综合治理责任书》,完善医疗纠纷应急处理机制,扎实推进消防安全、危险化学品和生物安全等8个重点领域大排查大整治,形成安全生产网格化、常态化管理机制,成为省内首批"平安示范医院"。

现任党委书记:张颖冬
党委副书记、院长:马　俊
党委副书记:王书奎
副院长:王书奎、陈绍良、陈　鑫、戚建伟、吴素玲、朱一俊、赵太宏
纪委书记:陶宜富
总会计师:孙　红
党委委员:黄晓萍、颜廷华
电话:025-52271000
传真:025-52269924
邮箱:nfh52271108@163.com
网址:www.njsdyyy.com.cn
邮编:210006
该院有关统计指标见本栏目附表。　　　　(陈红 胡婕)

东南大学附属中大医院

●概况　2020年,东南大学附属中大医院始建于1935年,其前身为中央大学医学院附设医院,历经第五军医大学附属医院、解放军84医院及南京铁道医学院附属医院等几个重要历史阶段。历史上

名家辈出,戚寿南、姜泗长、张涤生、牟善初、阴毓璋、王士雯、贺林、杨焕明等众多院士和专家学者曾在此校园求学或执教,奠定了丰厚的文化底蕴和笃学重研的传统。经过85年的发展,现已成为集医疗、教学、科研为一体的大型综合性教学医院,是江苏省唯一教育部直属"双一流""985""211"工程重点建设的大学附属医院,也是江苏省首批通过卫生部评审的综合性三级甲等医院。

该院现有编制床位 2499 张(含江北院区)。年门急诊量 203 万人次,年出院病人 10.6 万余人次。拥有高级职称人员 413 人,博士 365 人,硕士 673 人,博士生导师、硕士生导师 181 人次。有一批国家级突出贡献专家、国家杰出青年基金获得者、江苏省医学领军人才和江苏省医学优秀重点人才等各级人才工程专家和享受政府特殊津贴者 120 余人次,分别在全国及省级专业学会中担任要职的专家 100 余人次。有国家临床重点专科:重症医学科、医学影像学;江苏省优势学科:医学技术学;江苏省重点学科:临床医学;江苏省临床医学研究中心:医学影像与介入放射、肾脏病;江苏省专科(病)诊疗中心:重症医学中心、介入放射诊疗中心;江苏省临床医学中心:医学影像与介入放射诊疗临床医学中心;江苏省医学重点学科:重症医学、肾脏病学、心血管病学、血液病学;江苏省临床重点专科(27个):介入放射科、普通外科、心血管内科、骨科、血液内科、急诊医学科、消化内科、肾脏内科、神经内科、内分泌科、麻醉科、肿瘤科、重症医学科、整形外科、病理科、儿科、妇产科、医学影像科、泌尿外科、呼吸内科、老年医学科、药学、超声诊断科、医学检验科、心理精神科、康复医学科、神经外科;博士后科研流动站:临床医学;Ⅰ级学科博士学位授予点:临床医学;13个校级研究所,形成一个较为合理的学科梯队。在复旦版"2019年度中国医院综合排行榜"和"2019年度中国医院专科声誉排行榜"中,居百强医院第 52 位。重症医学科首次夺冠;放射科位列全国第 8 位;肾内科跻身全国十强。

与东南大学高水平学科交叉、集成,科研创新能力不断提升,取得一批国家级、标志性科研项目和成果,课题经费、科研成果与高水平论文数量创历史新高。近 5 年累计获得各级各类课题 600 余项,立项经费达 2.05 亿元。其中主持国家重大科技专项 1 项,国家重点研发计划项目 5 项;主持国家自然科学基金重大科研仪器研制项目 1 项、重点项目 4 项、杰出青年基金项目 1 项,国家自然科学基金 200 余项。累计发表论文 2500 余篇,其中 SCI 收录近 1200 篇。获省部级以上科技成果奖励 14 项,其中,国家科技进步二等奖 2 项(合作 1 项),教育部高等学校科学研究优秀成果奖 4 项,江苏省科学技术奖 8 项(合作 2 项)。授权专利 46 项,其中,发明专利 17 项,实用新型专利 28 项,外观设计 1 项。

不断提升医疗质量,积极应用医疗新技术,转变护理理念,为广大群众提供优质、高效、便捷的医疗服务。尤其在重症医学、影像诊断、心血管疾病、介入治疗、血液净化、脊柱病变微创治疗、造血干细胞移植、小耳畸形再造、中风治疗、新生儿重症抢救等多方面居国内先进行列,有的达到国际先进水平。在分子影像、卒中后忧郁、器官纤维化、急性肺损伤等机制的基础研究方面形成特色。现有医疗设备价值 7 亿元,万元以上医疗设备 3100 余台,拥有达芬奇手术机器人、512 层 CT、PET－CT、3.0T MRI、1.5T MRI、平板 DSA、直线加速器、数字化乳腺机、3D 腹腔镜等高精尖设备。

不断加强国际合作和交流,先后与美、德、英、日、法、比利时、新加坡等医院及医学院建立友好合作关系,开展学术交流,定期派出学科带头人和学术骨干参加国际学术会议或出国访问进修。先后获国家临床教学示范中心、江苏省"文明单位"、南京市"文明单位"、江苏省"文明医院"、全国省级医院思想政治工作先进集体、全国首批"百姓放心示范医院"、卫生部数字化医院试点示范单位等荣誉称号。

现任院长:滕皋军

党委书记:郭小明

副院长:卢　斌、陈　明、沈　杨、黄英姿

党委副书记、纪委书记:邱海波

总会计师:张宇欣

网址:www.njzdyy.com

电话:025-83272111

健康热线:025-83272114

邮编:210009

该院有关统计指标见本栏目附表。　　　　　　(康志扬)

南京医科大学第二附属医院

● 概况　2020 年,南京医科大学第二附属医院暨江苏省第二红十字医院、南京医科大学第二临床医学院,创建于 1951 年,已有 70 年历史,是江苏省卫生健康委员会直属三级甲等综合医院,担负着医疗、教学、科研、公益等重要任务。

该院有 3 个院区(姜家园院区、萨家湾院区和迈皋桥院区),占地面积共 6.2 万平方米,建筑面积 11 万平方米,固定资产总额 9.46 亿元,其中专业设备 6.03 亿元;编制床位数 1700 张,实际开放床位数 1644 张,开放病区 49 个,职工 2900 余人。有临床、医技科室 47 个,其中省级临床重点专科 14 个(消化内科、小儿内科、肾脏内科、妇产科、老年医学科、内分泌科、肿瘤科、泌尿外科、耳鼻咽喉科、心血管内科、眼科、普外科、医学影像科、呼吸内科)。消化医学中心和肾脏病中心为江苏省"十三五科教强卫工程"医学重点学科。该院是国家卫生健康委员会全科医师培训基地、江苏省第一批全科医师规范化培训基地、全科医生省级示范培养基地、消化内镜诊疗培训基地、妇科四级腔镜诊疗培训基地、临床药师培训基地、住院医师规范化培训基地。

有享受国务院政府特殊津贴专家8人，江苏省突出贡献中青年专家5人，江苏省"双创"人才2名，"双创"团队1个，江苏省特聘教授2人，江苏省特聘医学专家5人，"333工程"第二层次培养对象6人、第三层次培养对象36人，江苏省"六大人才高峰"培养对象47人，江苏省卫生健康委员会"十三五科教强卫工程"医学创新团队4个、医学重点人才5人、青年医学人才19人。是国家药监总局和国家卫生健康委批准的国家药物临床试验机构（药物临床试验专业13个）。拥有南京医科大学校级重点实验室2个（慢性肾脏病研究实验室、整合肠病研究实验室）、南京医科大学消化内镜研究所。在2020年度中国医学科学院医学信息研究所发布的《中国医院科技量值（STEM）排行榜》中，肾脏病学位列全国第35位，心血管外科位列全国第65位，消化病学位列全国第74位，普通外科学位列全国第98位。内设南京医大第二临床医学院，成立7个学系、11个教研室，拥有教授22位、副教授55位、博士生导师26位、硕士生导师104位。服务人次151万；出院人次7万；住院手术台次4万，三四级手术占比达到30.5%。

面对新冠肺炎疫情，在省内率先提出"六个到位"工作要求和"双零"（零漏诊、零感染）工作目标。大年初一派出重症医学科孙立群副主任担任队长的江苏省第一支抗疫医疗队支援湖北，成为全国第一支进入武汉的队伍；哈维超副院长带领16名医护人员参加江苏对口支援湖北黄石抗疫医疗队。全年共派出27人奔赴湖北、河南、新疆抗疫一线，圆满完成抗疫驰援任务。全年提供核酸检测服务10.5万例次。无一例院染事件发生。策划推出《逆行与坚守》电子相册，

记录援湖北医疗队员们在前线战斗时的难忘经历。该院获"南京市五一劳动奖状"。孙立群获评"全国抗击新冠肺炎疫情先进个人"，陶连珊获评全国抗疫"三八红旗手"，哈维超、王冬梅、高燕、薛娴获评"全省抗击新冠肺炎疫情先进个人"，呼吸与危重症医学科获评"全省抗击新冠肺炎疫情先进集体"和"南京市工人先锋号"，孙立群、周蓉获评"江苏省三八红旗手"，重症医学科获评"江苏省五一巾帼标兵岗"。

完成研究生、本科生、留学生的临床理论课程、PBL课程、见习课等折合7995学时。招收研究生102人，授予学位，实施继续教育项目共39项，其中国家级项目8项，省级项目31项；参加住院医师规范化培训结业考核202人，合格率91.58%，技能考核合格率99.47%。临床技能培训中心培训、考核各类医务人员4663人次、615课时。获各类科研项目24项，其中国家自然科学基金项目7项，共获各类科研经费557万。完成国家药物临床试验机构备案，13个专业取得药物临床试验资质。利用多种形式举办继续教育学习班36个。获江苏省科学技术奖三等奖1项，江苏省医学会医学科技奖三等奖2项，江苏省卫健委新技术引进奖9项，取得历史最好成绩。

着力打造高品质人才。引进皮肤科、口腔科、血液科、麻醉科高层次学科带头人，加强临床重点专科建设。正式启动"789"卓越人才引培计划，遴选出第一批14个优势学科和51名培养对象，签订责任状开展培养工作。聘请35名南京医科大学教授及院外专家进行科研及临床业务指导。

服务能力进一步提升。获批省级临床重点专科4个（呼吸内科、医学影像科、普通外科、眼科），数量创历史新高。成立床位管理中心，以"专科相近、楼层相近、避免交叉感染"为原则对全院床位实

行统一调配。7—12月调配收治患者1278人次，占同期出院总人数的4.17%。创新开展"床边办"一站式服务体系，除大型设备检查外，从日常诊疗服务到出入院办理、订餐、健康教育等，所有服务均在床边完成，改善患者就医体验。开展为期3个月的"持续改善医疗服务，提升患者就医满意度"专题大讨论。坚持开展安全、质量、服务"三提升"活动月，各职能部门通力合作组织活动41场。牵头制定《出院准备医务社会工作服务指南》，在全国团体标准信息平台上发布，全年累计提供出院准备服务203例，转介医养机构33例。参加"进一步改善医疗服务行动计划—全国医院擂台赛"，获全国铜奖1个，"优秀案例"称号2个。创新设立老年医学科与临床药师"1+1联合门诊"。

教育教学水平全面提高。成立第二临床医学院学术委员会、教授委员会、教学委员会和教学督导组，制定并修订《教学工作评优细则》等管理制度，完成2020年江苏省研究生创新计划申报工作，获研究生科研与实践创新计划4项。"全科医学人才培养体系建设"获南医大一流本科专业建设，妇产科获南京医科大学一流本科课程立项建设。新增教授2人、校聘教授2人、副教授6人、讲师18人；新增博士生导师1人、硕士生导师7人。录取全日制博士13名、硕士89名。获大学生创新训练计划8项。住培结业考核合格率91.6%，技能结业考核合格率99.5%。儿科、外科、急诊专业基地获南京市第二届住院医师规范化培训临床技能竞赛团队第一名。获评校第二届优秀研究生导师2人。入选南京医科大学首批"三全育人"综合改革示范学院（培育），1人获"三全育人"先进个人，2人获"金葵花奖教金"先进个人。

以创新驱动发展，大力推进智慧医院建设。明确"四个五"，即以5G医院、五级电子病历、五级

互联互通和五级智慧服务为目标，历时278天实现信息系统重建整体上线，创省内记录。本着专业事专业办的原则，租赁运营商机房建成全省唯一多地多活新型数据中心，构建信息存储、安全、容灾备份体系。在省内率先开展5G技术应用，利用5G通讯技术召开线上院周会、科主任例会等会议，与援外医疗队、新疆克州、陕西绥德等地开展远程会诊。联合南京邮电大学边缘智能研究院，共建"智慧医院研究所"。完成部分大型设备招标更新，实现医疗设备报修、计量、应急及质控等信息化管理。

以现代医院管理体系为目标，管理效能充分发挥。积极配合江苏省审计厅完成公立医院综合改革政策落实情况专项审计（调查）工作。根据疫情影响及时合理调整预算收支规模，压减公用支出，缓解医院运行压力。以质量效率内涵为导向，启动新绩效方案改革。开展医疗保障基金监管源头治理暨打击欺诈骗保专项治理工作，举办"当好医保基金第一守门人"主题演讲比赛。坚决落实国家带量采购和国谈药品政策要求，确保任务目标按期完成。成立护理"三重一大"领导小组，明确护理管理"三重一大"具体内容及决策流程并制订实施方案。持续做好迈皋桥院区同质化管理工作，顺利完成二级向三级过渡；根据学科发展特点，优化调整学科布局及病区设置；召开融合推进例会22次，发现解决问题60余件。完成迈皋桥院区资产交接和盘点清查，实现资产并账。与上年相比，迈皋桥院区消化内镜手术数量由13台增长到120台，三四级手术占比达到30.5%，药占比降低20.8%，专家门诊数量增加1倍，新增消化内科、泌尿外科等十余个专科。配合栖霞区政府完成辖区内高危人群核酸检测任务853例。组织60余名专家赴八卦洲等社区义诊6次，累计服务人数超2000人次。

坚定不移从严治党。认真组织学习党的十九届五中全会精神、《习近平谈治国理政》第三卷和习近平总书记在全国抗击新冠肺炎疫情表彰大会上的重要讲话。完成7个党总支换届改选，产生新一届党总支委员会。利用"先锋在一线""学习微信群""微党课""我是党课主讲人"等多种形式积极开展"我是党员我先上，做'两个卫士'"和"在岗、在位、在状态"主题实践活动。组织召开党风行风建设工作联席会议，专题部署大型医院巡查整改工作。开展杜绝餐饮浪费以及安全生产风险防范等专项督查。常态化开展"党员干部违纪违法典型案例宣讲"警示教育18次。收到感谢信92封、锦旗169面，拒收"红包"142人次、43.6万元。充分利用微信、网站、院报等各种渠道，宣传报道抗疫工作特色亮点，弘扬社会正能量。组织48位专家参加新华社CNC《新华大健康》直播节目，直播总浏览量达2639.9万。与媒体合作开设《王牌来了》、《优势学科》等多个品牌栏目。

把牢公立医院办院方向。圆满完成第29期中国（江苏）援桑给巴尔及马耳他医疗任务。选派21人赴新疆克州、伊犁州、陕西省绥德县、滨海县开展对口帮扶工作。医院获陕西省卫健委"医疗卫生对口帮扶成效奖"，杨健医师获陕西省卫健委"医疗卫生对口帮扶先进个人"称号。支援基层医疗卫生机构85人次。与7家部队干休所合作开通绿色通道。"心佑"工程共计救助患儿110名。医学发展和医疗救助基金会为江苏省对口支援拉萨市前方指挥部捐赠价值14万元的药品及医疗器械；与江苏瑞华慈善基金会合作开展困难病患的医疗救助，获2020年度瑞华公益"团队之星"称号。

现任院长、党委副书记：顾　民
党委书记：季国忠
纪委书记：田　堃
副院长：张　奇、哈维超、李庆国、吴　强、戴春笋、闻　浩（兼）
总会计师：张启滨

电话：025-58509900
网址：www.jsnydefy.com
邮编：210011
该院有关统计指标见本栏目附表。　　　　（田　堃　何　涛）

东部战区空军医院

●概况　　2020年，东部战区空军医院地处南京市秦淮区马路街1号，占地总面积4.67万平方米，营院坐落9个，营房41栋9.45万平米，其中医疗用房面积5.44万平米。现有编制床位345张，实际展开800张，设"三处一部"（卫勤处、政治工作处、保障处、护理部），临床、医技科室40个，临床实验室6个。拥有PET/CT、磁共振、伽玛刀、直线加速器、高压氧舱、飞行员体检车等医疗设备2621台件。

该院顺应军队改革发展趋势，紧紧围绕习近平强军思想，坚持军队医院卫勤事业建设发展的方向性、全局性、前瞻性，聚焦战斗力标准，树牢为部队服务方向，稳步推进医院良性发展。

紧盯保障重点，夯实卫勤能力基础。持续强化卫生战备体系建设，紧贴任务使命，组织常态化军事训练、综合演练，夯实专业能力，开展队员专工精练，保障效能得到进一步检验，特别是抗洪医疗队受到省长吴政隆的亲切慰问和高度肯定。

牢记姓军本色，强化为兵服务责任。积极适应后勤保障体制改革新形势，聚焦履行主要战略方向新使命，进一步强化服务观念，理顺服务关系，优化服务流程，拓展服务内涵。扎实开展飞行员训练伤防治工作、体系部队巡回医疗服务。每月开展军人住院电话回访工作，每季度开展军人就医满意度调查，做好数据统计、情况分析和问题查找，切实提高医疗服务满意度。

抓牢医疗根本，增强医院核心实力。结合实际，坚持核心制度，每周一查一报,加强合理用药管理,落实临床药师配置及工作制度,发挥药师监督职能,纠治不良风气,纯净行业生态。获批为江苏省糖尿病足病联盟中心牵头单位,通过学科共建、项目合作和技术交流等方式,为成员单位提供人才和技术支持。紧急建立急性呼吸道传染病病原监测网络实验室,抽组配强检测力量,对接收的疑似新冠肺炎病例样本,6小时反馈检测结果,其他送检样本24小时内反馈检测结果。

完善组织制度,抗疫工作稳中有序。将防治新冠肺炎疫情工作作为一项政治任务,出台《东部战区空军医院新型冠状病毒应急预案》,成立疫情防控工作领导小组,统筹指挥协调管理全院疫情防控工作。湖北武汉新冠肺炎疫情发生后,紧急抽组55人医疗队驰援武汉,投入抗疫战斗第一线,共同承担起湖北省妇幼保健院光谷院区感染十科收治的新冠肺炎患者救治工作。其间科室共收治确诊新冠肺炎患者141例,治愈出院率97.2%;抢救15人次,救治成功率93.3%。医疗队被党中央、国务院、中央军委表彰为"全国抗击新冠肺炎疫情先进集体",队长陈小凤被表彰为"抗击新冠肺炎疫情全国三八红旗手",廖辉、蒋德升主任被表彰为"全国抗击新冠肺炎疫情先进个人"。

联动院校机制,科教并举效果显著。依托南京中医药大学非直属附属医院、安徽医科大学临床学院平台,建立院校合作协同创新机制,42人参加南京中医药大学教师岗前培训,提高带教水平。新增专家13人录入安徽医科大学专家库,12名专家录入安徽医科大学长三角高等教育高端专家信息资源库。成立科研兴趣小组,开展科研角活动16次,参与663人次。组织申报各类课题项目46项,遴选11名专家申报军队科技专家库。

加强军民融合,满足社会卫生需求。抽组医疗力量参加省青少年航空学校招生定选医学选拔,赴基层单位巡回医疗服务,开展健康扶贫大型义诊,保障南京市马拉松运动会等活动,为公众提供健康咨询服务,满足公众健康需求。积极参与文明城市建设,发挥窗口单位职能作用。在各级检查中获高分好评,1人被评为创建工作优秀个人。圆满完成安宁疗护试点建设,安宁疗护病房成为南京市安宁疗护试点单位。

政　委:杨　丹
副院长:赵　亮、冯卫忠
卫勤处处长:蔡　旻
政治工作处主任:王海罗
保障处处长:褚海韵
护理部主任:孔祥静
电话:025-80865000
网站:www.dkyy.mil.cn
邮编:210002　　　　(徐莉萍)

江苏省中医院

●概况　2020年,江苏省中医院暨南京医药大学附属医院、江苏省中医临床研究院、江苏省红十字中医院,开设病区58个,病床2500张,职工3404人(含南京中医药大学第一临床医学院105人)。有国医大师5人,全国名中医4人,白求恩奖章获得者2人,国家中医药管理局中医药传承与创新"百千万人才工程"(岐黄工程)岐黄学者4人,青年岐黄学者2人,国务院特殊津贴获得者39人,江苏省有突出贡献中青年专家15人,省"333工程"重点人才70人次,省六大人才高峰120人次,省中医药领军人才17人,国家级名中医25人,江苏十大国医名师6人,省名中医、名中西医结合专家89人;博士生导师133人,硕士生导师240人;正高级职称414人,副高级职称537人。开设临床科室、医技科室46个,其中国家区域(中医)诊疗中心建设项目5个,国家重大疑难疾病中西医协作试点项目2个,教育部重点学科1个,国家中医药管理局中医重点学科15个,国家临床中医重点专科建设单位6个,国家中医药管理局重点专科8个;有国家级三级重点实验室3个;国家中医临床研究基地(脾胃病)、江苏省中医消化病临床医学研究中心和江苏省中医妇科临床医学中心各1个,建有国家药品临床基地和国家科技部"中药GCP中心",检验科为华东地区首家、全国中医药系统第二个通过国家认可委员会ISO 15189认证的医学实验室,临床药理实验室通过中国合格评定国家认可委员会ISO 17025认证,为全国中医系统第一家通过认证的临床药理实验室。2020年,该院蝉联全国文明单位和江苏省文明单位标兵,获全国抗疫先进集体称号和江苏省"五一"劳动奖状。

疫情防控。新冠疫情发生以来,围绕习近平总书记提出的"坚定信心、同舟共济、科学防治、精准施策"十六字方针,规范发热门诊管理和院内感染防控等制度,加强院感培训,人防与技防相结合,落实多维感控。先后派出5批中医医疗队共52名医护人员驰援湖北武汉、黄石两地,有3名专家支援广西、新疆、委内瑞拉。在国医大师周仲瑛教授指导下,结合新冠肺炎患者临床症状,牵头拟定江苏省新冠肺炎中医辨治方案,指导全省中医辨证施治。研制出"芪参固表颗粒"和"羌藿祛湿清瘟合剂"2个防疫抗疫院内制剂,通过江苏省药品监督管理局专家论证会,并在临床广泛使用。

党的建设。全面落实党委领导下的院长负责制,把党的领导融入医院治理各个环节。组织学习党的十九届五中全会精神,学习贯彻习近平总书记关于中医药的系列重要讲话精神,学习贯彻《江苏省中医药条例》和省委省政府《关于促进中医药传承创新发展的实施意见》。推动省委巡视整改工作,按照时序节点逐项落实,确保整改工作到位。完成党总支、党支部换届工作,实施党建带头人、业务带头人"双带头人"培育工程。党委2次专题研究部署2020年党风廉政建设和反腐败工作,召开全院从严治党大会,开展"正风门诊进科室"。完成对大内科、大外科2个党总支的院内巡察工作。

医疗工作。坚持中医为本,强化医疗质量安全,着力提升医疗服务能力。完成门急诊量520万人次,连续20年位列全省第一。推广云门诊服务,云门诊服务量超过8万人次。依据国家三级公立中医院绩效考核方案,结合院科二级目标化管理,以中医药特色优势发挥为核心指标和考核导向,突出中药饮片、本院制剂、中医特色技术的考核权重。组建传统特色疗法中心,为患者提供更多中医特色服务。推进"中医辨证论治能力提升工程",提高各级中医师的临床水平,在晋升主任中医师前完成一万张中药处方。加强重点病种"七个一"工程建设,制定各专科中医优势病种执行方案,共有纳入37个临床科室81个中医优势病种。重点病种的入径率达65.91%,完成率78.47%。完善院科二级质控体系,抓好各项医疗核心制度的执行和落实,加强病案质量管理,完善终末质控。牵头成立国家区域诊疗中心脾胃病华东专科联盟和江苏省肿瘤康复联盟,五大区域诊疗中心顺利通过国家区域中医(专科)诊疗中心建设中期考核。推进省级胸痛中心、区域级卒中中心和市级创伤中心建设。深化中医护理专业内涵,开展中医护理适宜技术39项,中医技术服务量80余万人次。

科教工作。获37项国家自然科学基金资助,其中面上项目19项,青年项目18项,资助总经费1474万元。史锁芳教授和方祝元教授团队获省科技厅、省卫健委抗疫攻关专项,并通过验收;获批省自然青年基金6项,省自然面上项目6项,省社发重点项目1项,省社发面上项目3项,资助总经费530万元;中医药传承创新平台建设项目获支持,胃癌病种获500万资助。获省科技进步一等奖1项(方祝元教授领衔的"重大慢病相关肾损害的中医药防治转化应用研究")、二等奖2项;获江苏中医药科学技术奖一等奖1项、二等奖1项;江苏省医学引进新技术评估奖一等奖2项、二等奖4项。取得授权专利36项,其中发明专利6项,9个院内制剂获备案号。发表核心期刊563篇,SCI论文226篇,5分以上的有15篇。中医内科学、中医儿科学两门课程入选为首批国家一流课程。有人民卫生出版社"十四五"规划教材主编2人,副主编9人,入选省重点教材1部。立项全国中医药高等教育"十四五"规划年度教育科研重大课题1项。做好"第六批全国名老中医药专家学术经验继承工作",稳步推进"第三批省老中医药专家学术经验继承工作"。

人才建设。加强人才建设顶层设计,落实人才工作办公室实体化运行机制,制定中长期人才发展规划,加强各类人才建设。重点培育学科领军人才,引进高层次人才3名。青年博士联合会完成换届,18名新会员正式入会。推进"省中高峰学术人才培养工程",成立"岐黄""远志"后备干部队伍并展开培训。2人入选江苏省有突出贡献中青年专家,2人入选政府特殊津贴人员,2人入选青年岐黄学者,3人入选江苏省双创博士,13人进入中华中医药学会"青年人才托举工程"。做好"第四批全国中医临床优秀人才研修项目""第四批全国西学中优秀人才研修项目""全国中医临床特色技术传承骨干人才培训项目"等工作。做好卫生高级专业技术资格自主评审工作。成功举办第三届"橘泉院士论坛"。

精细化管理。实施全面预算和成本管控。科学编制预算,合理分配资源,做好各项成本核算基础工作,提高成本数据的准确性和科学性,加强成本数据的挖掘和利用,及时分析医院及科室成本变动的原因及规律并提供合理化建议。推进"平安医院"创建工作。推进智慧医院建设,完善优化互联网医院相关功能,推进集团信息化项目建设,推进紫东分院信息化建设,启动编制牛首山分院智能化需求表。

援建及分院建设。做好组团式援助新疆克州人民医院和伊犁州中医院等对口支援工作。4人圆满完成支援任务,新派出5人赴新疆进行对口支援工作。先后派出3批次专家共9人赴陕西省清涧县中医院进行对口支援帮扶。医师耿涛和耿昊圆满完成第15期援马耳他医疗队工作。全年共派出102名医务人员援助赣榆中医医院、丰县中医医院等单位,获全省文化科技卫生"三下乡"先进集体称号。紫东分院完成医技楼的主体封顶,通过主体验收。牛首山分院一期项目正式启动建设。

文化建设。蝉联全国文明单位和江苏省文明单位标兵,获全国抗疫先进集体和江苏省"五一"劳动奖状。唐蜀华教授获江苏省"十大医德标兵"称号,周仲瑛教授、刘沈林教授获评南京中医药大学"承淡安终身成就奖"。史锁芳教授获评全国抗疫先进个人,张园园获评"全国三八红旗手",奚肇庆教授、王醒教授获评"江苏省优秀共产党员",周贤梅教授获评"江苏省卫生健康行业优秀共产党员",6位抗疫先进代表获江苏省抗疫表彰先进个人,奚肇庆教授获江苏省"五一"劳动奖章,陈明祺获第十五届"江苏青年五四奖章",朱玲获评"南京市十佳护士",车军勇获委内瑞拉"弗朗西斯科德米兰达"二级勋章。团委被团中央授予"全国五四红旗团委"荣誉称号,内科团总支被团省委授予"五四红旗团总支"荣誉称号,常青志愿者团队获"江苏省三八红旗手先进集体"称号,针灸康复科青年文明号号长刘成勇获"江苏省十佳青年志愿者"

荣誉称号。护理部获江苏省"工人先锋号"、"五一巾帼标兵岗"称号。

现任党委书记:方祝元

党委副书记、院长:翟玉祥

党委副书记:周惠芳

党委委员、副院长:陈玉根、陈晓虎、吴文忠、马朝群

党委委员、纪委书记:沈历宗

党委委员、副院长:江志伟、孙秀兰、周恩超

电话:025-86618555

传真:025-86618942

邮编:210029

邮箱:jsszyy@sina.com

网址:www.jshtcm.com

该院有关统计指标见本栏目附表。

(周恩超 盖峻梅 朱志伟)

江苏省中医药研究院(江苏省中西医结合医院)

●**概况** 2020年,江苏省中医药研究院(江苏省中西医结合医院)有职工1382人、编制床位1500张、16个一级临床专科、32个二级临床专科。拥有省国医名师1名、省名中医7名、省名中西医结合专家17名;博士、硕士导师70名;11位专家享受政府特殊津贴;国家"优青"1名、国家卫健委和省突出贡献专家9名、省"333工程"27名、省"六大人才高峰"29名、省"双创人才"1名、省"卫生领军人才"5名、省"卫生拔尖人才"15名、省"科教强卫"7名;国家、省级名老中医工作室7个,国家、省中医师承导师10人,全国、省老中医药专家继承人23人。拥有国家药物临床试验机构及Ⅰ期临床试验研究室、国家中医药管理局中药口服制剂释药系统重点研究室、国家中医药管理局瘿病证治重点研究室、江苏省现代中药制程技术研究中心、省天然药物研究与创制实验室、国家专利产业化江苏中医药试点基地、细胞与分子生物学实验室及中医药试点基地。

全面加强党建。深入推进党建工作,修订完善院党委会议事规则、院长办公会议事规则、"三重一大"事项集体讨论决策制度、党委书记和院长定期沟通制度,健全党务内设机构。成立意识形态分析研判工作领导小组,建立健全意识形态工作推进和落实机制,完善《江苏省中医药研究院意识形态工作责任制实施细则》,全年未发生意识形态重大问题。开展"党风廉政教育月"活动,坚持开展节日期间"四风"专项检查。建立医德医风档案,制定"关于坚决纠正医药购销和医疗服务中不正之风的'十不可'"规定。药品、医用耗材、检验检测试剂、医疗器械等均执行集中采购,强化管理。通过单位网站、企业号和微信公众号、智慧党建平台,开展《中华人民共和国民法典》讲座、演讲、征文比赛、知识竞赛等活动,切实增强党员干部思想和行动自觉性、先进性。

中医药事业传承发展。学习贯彻落实习近平总书记关于中医药工作的重要论述、全国中医药大会精神和中央意见,开展《中华人民共和国中医药法》等法规学习宣传,贯彻落实《江苏省中医药条例》。结合学习宣传贯彻《基本医疗卫生与健康促进法》,全面梳理院医疗卫生相关规章制度。在官网、微信公众号上开辟《政策解读》专栏,定期举办专题讲座、知识问答;举办"中医中药中国行"巡讲、岐黄校园行活动、义诊及各种惠民活动百余场。多渠道传播中医药文化,获得第六届全国"悦读中医好声音"称号、优秀组织单位奖。在长三角健康峰会(暨)中医药博览会上,中医药系列展示集产、研、文三位一体,受到省政府、省卫健委、省中医药管理局各级领导的肯定。

圆满完成援鄂任务,打赢疫情保卫攻坚战。疫情初期即建立完善全院监测制度、日报告零报告制度、培训考核制度、每日巡查制度等制度。打造高效作战格局,成功处置2例新冠肺炎确诊病例。3月12日起全面实行预约诊疗服务,互联网医院同步上线。新冠核酸实验室顺利通过验收。在省卫生健康委、南京市政府等各级领导"四不两直"督查中,该院疫情防控工作获得充分肯定,并被江苏省卫健委向全省推广。全年未发生任何院内感染不良事件。

积极响应党中央国务院号召,先后派出2批14名医护人员分赴湖北武汉、黄石援助抗击新冠疫情,8月3日再次派出1名检验人员参加江苏省核酸援疆检测队。所有队员圆满完成任务,无一人感染。该院发热门诊获"全省抗击新冠肺炎疫情先进集体"称号,援武汉青年突击队获"江苏省委先进青年集体"称号,5人获全省抗击新冠肺炎疫情先进个人称号。全院开展爱心捐款活动,总计1075人捐款186606元。·

加强中西医结合临床协作,提升医疗服务水平。搭建临床科研共享平台,共计入库264万例患者数据,设3个专病库。拥有中西结合优势病种66个,中西医结合临床路径47个。成功获批国家中医住院医师规范化培训重点专业基地。6月,骨伤科通过江苏省中医药局中医经典病房建设验收。瘿气重大疑难疾病中西医临床协作试点项目已经完成《富碘中药治疗Graves病的专家共识》《夏枯草制剂治疗甲状腺疾病的专家共识》。获批国家中医紧急医学救援基地依托医院。120急救分站经上级批准正式投入运行,与南京市急救网络密切衔接,形成院前院内一体的紧密急救服务体系。与内蒙古自治区中医院签订合作协议;与南京悦群医院签订医联体协议,与溧水区中医院紧密型医联体持续合作中。与省疾控中心签订战略合作协议,完成职业病科诊疗科目申报,设职业病门诊。获批中华护理学会京外专科护士临床教学建设基地、江苏省中医护理专业化培训基地、第三批省级专科护士实习基地,

成为南京首届"互联网＋护理"专家理论授课和实践培训单位。

强化人才教育支撑,推进科研工作建设。2020 年获批省名中医 4 名、省特贴专家 1 名、省突贡中青年专家 1 名。第五期"333 工程"项目资助上报 1 人,结题验收 3 人,培养对象期满考核 11 人;完成六大人才高峰项目结项验收工作。组织申报江苏省研究生培养创新工程项目 70 项,其中获批 22 项。利用"现代化互联网＋"形式开展继续医学教育活动,获批继教项目 29 项,成功举办继教项目国家级 1 项、省级 4 项。获省属公益类科研院所 2020 年度抽查评价答辩会"优秀"。全年发表论文 344 篇,其中 SCI 63 篇,IF＞5 的 11 篇,以副主编身份完成著作《中药分析学》,参编《中医方证代谢组学研究进展》《江苏省中药饮片炮制规范》。获江苏省中医药科学技术奖一等奖 1 项、二等奖 1 项、三等奖 1 项,江苏省分析测试科学技术奖特等奖 1 项,江苏省科学技术奖三等奖 1 项。全年授权专利 49 项。目前开展多中心临床研究 3 项,院内制剂注册备案通过 4 项。在药物临床试验机构备案系统中备案科室 16 个,专业 36 个,院 GCP 项目共 9 项,主要研究者 52 个。

重大项目建设有序推进。外科病房与转化医学楼综合项目建设稳步推进。截至 2020 年底,医疗功能布局已全部完成,1 号主楼主体结构完成 90％。3 号裙楼主体结构完成 85％。

现任党委书记:张金宏
院长:王佩娟
副院长:刘 超、谢 林、杜晨阳、方志军
纪委书记:廉 升
电话:025-85608729
传真:025-85502829
网址:www.jsatcm.com
邮编:210028
该院有关统计指标见本栏目附表。
(杨 鸣 王熹微)

南京市中医院

●概况 2020 年,南京市中医院成立于 1956 年,是南京中医药大学附属南京中医院。2018 年 12 月 29 日,医院整体搬迁至大明路;医院占地面积约 6.7 万平方米,建筑面积 30.7 万平方米;在职职工 1860 余人,其中,硕、博士研究生 430 余人,高级职称 480 余人。该院是一所中医特色明显,中西医结合,集医疗、教学、科研、预防保健、康复和急救功能为一体的现代化大型三级甲等中医院,为江苏省现代医院管理制度建设试点单位。该院现有 1 个主院区(大明路院区)和 1 个分院区(城南分院),开放床位 1575 张。2019 年新增 2 个紧密合作性型分院:浦口分院(浦口中医院)、高淳分院(高淳中医院)。医院科室设置完善,现有国家级重点专科 7 个、省市级重点专科 22 个。全年门急诊量 87.29 万人次,同比下降 9.95％;出院病人 3.25 万人次,同比下降 16.02％;总收入 12.85 亿元,同比下降 1.38％;业务收入 10.76 亿元,同比增长 0.48％;共开展手术 11606 台,其中三四级手术 8601 台,同比上升 28.58％。

该院成立抗击新型冠状病毒肺炎指挥部及工作小组,实行全面预约诊疗,严格执行预检分诊,规范发热门诊管理,加强院感防控力度;先后派出 9 名医护人员分 2 批驰援湖北,3 名医务人员前往南京市公卫中心,1 名医务人员赴新疆参与核酸检测工作。组织援湖北医务人员参加抗疫故事宣讲活动近 20 场,推出徐辉战"疫"先进事迹系列报道,进一步激发广大职工奋力夺取抗击疫情全面胜利的热情与干劲。涌现出一批先进工作者,先后有 4 人次获全国抗击新冠肺炎疫情先进个人和全国优秀共产党员等国家级荣誉,20 人次荣获江苏省抗疫先进个人、江苏省百名医德之星等省级荣誉,35 人次获市优秀共产党员、市五一劳动奖章、人民满意的卫生健康工作者等市级荣誉。

党委发挥好把方向、管大局、做决策、促改革、保落实的领导作用。组织中心组学习 22 次,专题讲课 3 次。调整 10 个党支部为 24 个,建成 1 个院级、5 个基层支部党建工作室,实现把"党支部建在科室上"的目标。开通官方抖音号,高质量、系统化推进医院文化建设,打造党建、中医药文化、廉政文化、抗疫事迹长廊。召开 2019 年度中层干部和助理述职述廉大会并开展考核测评。推进纪律教育常态化,持续开展作风建设,完成长效督查工作 50 次,督查通报 12 次,接待各类来访 678 人次,收到"12345"工单 532 件,均已全部办结。顺利召开南京市中医院第六届第七次职工代表大会,与金陵老年大学合作开设院校合作中医养生班。全年,上门走访慰问离休干部、退休局管干部 30 人次,慰问困难职工 52 人次。

推进专科建设,提升医疗服务广度及内涵,完成 2 个国家级、4 个市级重点专科建设单位终期评估;完成肛肠科国家级区域中医医疗中心中期验收;感染性疾病科、甲乳外科获批南京市市级中医重点专科建设单位;全年处方格式书写合格率 98％,门诊电子病历书写完成率 95％;推进中医临床路径管理工作,纳入专业 26 个、病种 83 个。新成立超声微创介入病房、介入科、医疗美容科;全年急诊卒中中心救治病人 420 例。完成 8 个老专业、3 个新专业 GCP 机构资格备案,启动国家干细胞临床试验机构备案工作。实施优质护理品牌建设,打造中医护理品牌。获批江苏省中医护理专业化培训基地、江苏省老年专科护士培训实践基地,金陵医派中医护理研究室正式挂牌;获第三届江苏省护理质量改进项目优秀奖。完善制度规范,筑牢医疗质量安全管控链,落实党委对法治工作的主体责任,完成全院各级各类管理制度修订，内网增设规范性文件专栏，定期发布相关法律法规。"金陵中医药文化交流中心"通过省级中医药文化宣传基地复核。

全年获批科研立项 56 项，发表论文 268 篇，出版书籍 11 部，获批科技成果奖励 9 项、专利 48 项。新增药物临床试验项目 2 项、医疗器械临床试验项目 3 项。获南京市临床生物资源样本库验收 A 级评价。顾晓松院士工作站经批复成为江苏省级院士工作站，依托顾晓松院士工作站平台，开展抗新冠肺炎中药方剂"翘芪颗粒冲剂"药物的临床试验研究及产业转化等多项科研工作。省省名中医 7 名、南京中医药大学名医 1 名、市中青年拔尖人才 1 名、市留学人员科技创新项目择优资助 1 名、"十四五"南京市中医药青年人才项目 49 名。组织开展全院学术活动 45 次，累计培训 4000 余人次。承担南京中医药大学本科教学任务 89 学时，研究生教学任务 126 学时。获批国家级中医药继教项目 3 项、省级 4 项。承办全国第二期中医临床特色技术传承骨干人才研修班、省中医住院医师规范化培训管理委员会和专业委员会成立大会、南京地区中医经典大讲堂活动。完成医学模拟中心建设，开展江苏省中医规范化培训临床实践能力考核题库建设并完成信息化考核试点任务。

积极推进现代医院管理制度建设。修订完善医院章程并正式印发。完成 2019 年度国家三级公立中医院绩效考核数据上报、省中医药直报工作。成功创建健康促进医院；完成中医医疗服务项目调价测算和中医单病种的病种立项工作。实施全面预算管理，提升精细化管理水平；与高淳中医院签订紧密型医联体协议并挂牌"南京市中医院高淳分院"。协助浦口分院通过省中管局三级中医医院评审。与红花社区建立紧密型合作医联体，成立秦淮区中医医联体理事

会。发挥公立医院公益性，完成对口支援工作，选派 5 名医务人员赴新疆伊宁开展为期 3 个月的援疆工作，1 名党员赴西藏墨竹工卡人民医院开展为期 1 年的援藏工作。接收对口支援医院人员进修 8 人、医联体人员 13 人。

打造安全生产网格化管理架构，完善安全生产管理制度，筑牢安全生产管控体系，开展近 20 场消防安全知识培训，针对手术室、检验科开展消防演练 2 次，开展反恐防爆、危险品泄露处置应急演练 2 次，组织开展供电安全演练 2 次。严格落实"安全四查"方案，创建市级公共机构节能示范单位、市级治理单元示范单位。通过"信息系统等保 2.0 测评"。通过医院信息"互联互通标准化成熟度四级甲等测评"，开发完成基于"芝麻信用"的先诊疗后付费流程，互联网医院正式上线，上线接诊患者 500 余人次，开出处方 300 余张。完成城南分院门诊楼改造，纵向拓展原有诊疗项目，启动本院中医特色专科入住方案，服务双塘社区居民。

现任党委书记：陈延年

党委副书记、院长：虞鹤鸣

副院长：樊志敏、朱晓慧、张文良（总会计师）、赵国梁、陈庆琳

纪委书记：葛秋菊

电话：025-52276666、52276668

传真：025-86627364

网址：www.njszyy.cn

邮编：210022

该院有关统计指标见本栏目附表。　　　　（周莉莉 邵 颖）

中国医学科学院皮肤病医院（研究所）

●概况　2020 年，中国医学科学院皮肤病医院（中国医学科学院皮肤病研究所）开放床位 103 张，在职职工 471 人，副高级以上职称 89 人，拥有执业医生 124 人，注册护士 134 人，博士生导师 22 人、硕士生导师 28 人。享受政府特殊津贴专家 12 人。设临床、医技科室

33 个。皮肤病与性病学专业是北京协和医学院博士和硕士学位授予点、博士后流动站。全年门诊量 129.43 万人次（含互联网医院），出院 1614 人次。深入学习贯彻习近平新时代中国特色社会主义思想，围绕建设皮肤性病学科技创新核心基地目标，提升管理效能，改善医疗服务，秉承先进文化，推动院所创新发展。

严把疫情防控关，确保"零感染"。全面落实防控措施，成立新冠疫情防控领导小组和工作小组，制定医疗、职工、学生防控工作方案，实行政策传达、业务培训、个人防护、物资领用、健康监测一体化管理。强化预检分诊和院感防控，严格职工健康监测。召开疫情防控专题院长办公会、党委会 20 余次，部门协调、流程改进部署会 20 余次，多措并举，严格管控，实现院内"零感染"，建成新冠检测实验室并投入使用。紧急选派 2 名党员支援吉林，支援设备物资和皮肤防治药品 80 余万元，党员捐款（物）272 人次 10.2 万元。

以患者为中心，全力复工复产。根据疫情进展，每周动态调整开放科室和诊疗项目，通过官微、官网等多种平台及时告知患者，开通网络免费咨询、互联网医院。疫情稳定后，严格采取总量控制、预约就诊模式，互联网医院接诊患者 12 万人次。接受国家卫健委大型医院巡查，针对 26 个问题制定 37 条整改措施，完成整改 20 项。严格落实医疗十八项核心制度，强化医疗质量与安全教育培训，加大医疗、护理质量监控力度。开展医保基金专项核查，医疗收费和耗材自查等，规范诊疗行为。升级完善多种预约渠道，实现南京市医保在线结算。结合文明城市创建，多方联动开展院区周边环境整治、打击"号贩子"专项行动，协助警方处理 7 人次。做好健康促进宣传，制作微信原创科普文章 60 余篇，播出电视健康访谈、专题等 60 余期。

深化学科建设，努力创建皮肤

性病学核心基地。召开中国皮肤病学发展大会，牵头成立中国"一带一路"皮肤病学专科联盟（国内190家、"一带一路"5国6家机构），构建皮肤性病学基础与临床研究协同创新体系，提升院所影响力。通过建立中国疑难皮肤病诊断中心、感染性皮肤病分子诊断中心、全国皮肤性病防治网络和远程会诊平台，促进优质医疗资源下沉。提升科研能力，获批院校重点实验室1个，省重点实验室通过评估考核。连续3年获STEM皮肤病学排名第一。加强科研诚信、伦理审查和经费管理，严守科研道德底线，开展项目执行中期检查和绩效评估。强化生物安全和人类遗传资源管理，完善管理文件及操作流程SOP。开展Ⅰ期临床研究9项，到账经费1500万元。全年获资助项目13项，经费540余万元。发表学术论文264篇，其中SCI论文113篇（平均IF3.956,5分以上30篇）。加强学术交流，举办国际或全国性学术会议10余场。打造精品期刊，《中华皮肤科杂志》被Scopus数据库收录，1篇论著获评"2020年中华医学百篇优秀论文"。《国际皮肤性病学杂志（英文)》按期编辑出版4期，被Google Scholar、WorldCat、DOAJ等多个数据库收录。

立足全国，做好性病、麻风病防治工作。①性病防治。筹备《中国预防与控制梅毒规划（2010—2020年)》终期评估、全国性病防治"十四五"规划编制等工作。加强疫情监测、实验室检测和临床医疗服务体系的能力建设和质量管理，完成18个省份35个耐药监测点近3500株淋球菌耐药监测。印发《2020年性病防治主题宣传周活动实施方案》，正式上线运营国家级性病防控新媒体健康传播与服务平台，11320家医疗卫生机构和逾7万名医生入驻平台，在线提供健康科普、发放干预包以及门诊随访服务。②麻风防治。参与《全国消除麻风病危害规划（2011—

2020年)》终期评估和下一个十年规划谋划工作。持续推进基本公共卫生服务麻风病监测项目，升级全国麻风病防治管理信息系统，持续开展麻风病症状监测、高危人群监测、麻风病例监测、麻风病防治质量控制和技术支持、抗麻风病药品申请和供应、麻风病健康促进和患者关怀等工作。全年确（会）诊麻风249例。推动麻风病家庭内接触者App和麻风病症状监测App在浙江、广东、贵州、江西等多个省份大面积应用。

坚持立德树人，不断深化德育教育工作。建立健全师德建设长效机制，加强师德师风建设，综合考量教学质量。研究生招生40名、毕业23名，开设4门院内课程。全年培训进修生121人，结业86人。完成国家继续教育基地项目8项。

加强党建引领，推动文化建设迈上新台阶。落实从严治党责任，制定党建领导责任制等制度13项，把党的领导融入医院治理各环节。在疫情防控、医疗、科研等日常工作中充分发挥党支部战斗堡垒和党员先锋模范作用，组织党员、职工开展志愿服务786班次。在院校支持下，选任班子成员4名。党委中心组带头强化理论学习，进一步转作风正行风，深入开展调研座谈，严格干部管理，签订党风廉政责任书57份，进行党建述职，为院所发展营造风清气正的良好政治生态。加强院所文化建设，结合医师节、七一等，开展表彰、义诊、座谈、读书等系列活动，营造积极向上的院所文化。中国麻风史馆、院史馆正式开放，建成老干部活动室，改善食堂服务质量，提升职工获得感和凝聚力。实施精准扶贫，对口支援陕西米脂县医院、赣州市皮肤病医院，与海南省皮肤病医院等4家医院签订对口支援协议，定期开展远程会诊、教学活动，选派1名副高青年医师援藏1年，扶贫资金20万元。

对标找差，努力提升医院管理。①人才队伍建设。引进特聘教授1人，制定院所高层次人才引进与管理、待遇、考核等政策制度，完成博士后出站考核1人，进站1人，"西部之光"期满考核1人，招聘工作人员13人。②强化财务管理。落实"经济管理年"及过"紧日子"要求，减少一般性、非刚性支出，推进部门预算管理，细化全成本核算，严格执行"九不准"，开展绩效考核和结果反馈。建立健全内部制约和外部监督机制，聘请第三方完成财务报表、收支和预算执行审计。③规范药品、耗材采购工作。完成国采37个品种供货合同签订，平均价格下降82.5%。完成药品、医用耗材阳光监管平台建设，100%单独收费耗材、70%临床试剂实现在省、市阳光采购平台采购；药品网上集中结算执行情况连续3次被南京市重点通报表扬。④安全生产。围绕院所安全运营目标，开展消防、治安、安全生产、毒麻药品和菌种保藏等重点领域安全教育培训、安全生产监督检查，全年无重大安全生产事故。

现任党委书记、副院所长：林彤

执行副院所长：陆前进

党委副书记、纪委书记：陆明霞

副院所长：杨雪源、高保平、杨勇、李岷

总会计师：那晓红

中国疾病预防控制中心性病、麻风病控制中心主任：顾恒

中国疾病预防控制中心性病、麻风病控制中心副主任：陈祥生

电话：025-85478037

传真：025-85414477

网址：www.pumcderm.net
www.pumcderm.net.cn
www.pumcskin.cn
www.pumcskin.net

邮编：210042

该院有关统计指标见本栏目附表。　　　　（吴晶晶）

江苏省肿瘤医院(江苏省肿瘤防治研究所)

●概况 2020年,江苏省肿瘤医院(江苏省肿瘤防治研究所、江苏省红十字肿瘤医院、南京医科大学附属肿瘤医院)是集肿瘤预防、医疗、科研、教学为一体的三级甲等肿瘤专科医院,是江苏省肿瘤防、治、研、教和技术指导中心。连续8年入围复旦大学医院管理研究所公布的"年度全国最佳肿瘤学专科声誉排行榜",2015年首次跻身"中国最佳医院排行榜"第97位。该院为国家药物临床试验机构、国家首批住院医师规范化培训基地、卫生部首批癌痛规范化诊疗示范病房、卫生部市县恶性肿瘤规范化治疗指导医院、国家博士后科研工作站、江苏省肿瘤专科护士培训基地,为江苏省肿瘤防治联盟理事长单位。江苏省抗癌协会、江苏省肿瘤防治办公室、江苏省临床检验中心、《中国肿瘤外科杂志》编辑部均设在院内。占地面积3.18万平方米,建筑面积6.8万平方米,床位1239张,在职职工1698人,其中专业技术人员1637人,高级职称391人,中级职称479人,享受政府特殊津贴15人,省有突出贡献中青年专家10人,省"333"人才45人次,江苏省"六大人才高峰"高层次人才培养资助58人,硕士学历以上人员424人。该院设职能部门34个,临床医学科室10个,医技科室15个。全年门诊量395122人次,同比增加5491人次,增长1.41%;出院人数88367人次,同比增加4818人次,增长5.77%;病床使用率126.1%;出院者平均住院日为7.0天,同比减少1.5天;全年手术11649台次,同比减少456次,降低3.77%。

坚持人才强院,加强人才队伍管理,全面启动科技人才引培计划。与南医大合作柔性引进8名高层次科技人才和高校兼职PI,搭建"高层次科技人才系列学术论坛"平台遴选高层次人才。修订《江苏省肿瘤医院高层次人才引进和管理办法(试行)》,进一步健全人才培养机制,遴选确定第一批33名"强基计划"入选名单。完成2020年百千万人才工程国家级人选申报1人,双创计划申报1人,"333工程"培养对象期满考核工作14人,申报江苏省有突出贡献中青年专家2人,留学基金资助出国留学人员3人,构建"强基""展翅"和"腾飞"全覆盖立体式科技人才培养体系。

深入推进院校融合,搭建高质量学科平台。促进医院由"教学型"向"研究型"转型发展,提升学科整体影响力。稳步推进研究平台建设。整合科研资源,提高科研平台效能。完善江苏省癌症中心组织规划,推进防治康一体化发展平台建设。成立南医大护理研究中心肿瘤护理研究分中心,加快推进肿瘤护理研究成果的引进和转化步伐。院级生物样本库新增妇科肿瘤、乳腺癌等样本收集工作,积极开展肿瘤专病队列建设。申报南医大专病队列项目三项。完成 *Precision Medical Sciences*(《精准医学科学杂志》)首期论文发表,为学科内涵建设提供重要支撑。获批国家级及省级学习班32项,培训省内外各级医务人员4000余人次。

着力推进专科发展,持续加强医疗技术准入管理,申报新技术、新项目11项,新启动临床研究项目47项。省内率先开展第四代达芬奇机器人Xi系统辅助手术,数量破百例;介入科、麻醉科、放疗科等科室开展新技术十余项,进一步拓展患者治疗的广度和深度。积极推进优势学科建设,确立"发扬优势专科、形成错位特色、提升重要短板的专科—亚专科"的发展方针,积极推进省级临床重点专科评审工作,诊疗能力和专科影响力不断提高。全年省级以上各类纵向课题获批立项15项,发表产权SCI论文138篇,获省级以上技术奖项10项,发明专利5项。

以医疗安全为核心,筑牢医疗质量网,狠抓医疗安全保障。贯彻落实"患者安全年"各项举措,进一步树牢安全发展理念和医院整体安全观,增强风险防范能力,为患者就医营造安全稳定环境。夯实基础医疗管理,严格落实医疗核心制度,探索创新诊疗模式,不断扩大临床路径的覆盖病种,总入径病例25990例,完成14401例,完成率达55%。上线MDT信息系统,建立MDT的全流程信息化管理通道,开展住院MDT171例。推动多学科综合诊疗模式更新,推进专科病种诊疗规范制定,不断提升癌症规范化诊治能力。

以患者满意为目标,提升医疗服务能力。加大改善医疗服务力度,深入落实进一步改善医疗服务行动计划,在疫情防控背景下,聚焦就诊渠道和就诊环境的畅通优化,整体医疗服务能力进一步增强。全年出院患者平均综合满意度99.83%,获国家卫健委"2019年度改善医疗服务创新医院"称号。畅通就诊渠道,缓解防疫压力。利用互联网平台,提供更高质量、更高效率、更加安全、更加体贴的诊疗服务。①大力推动互联网医院与远程医疗服务。明确出诊规范,增加云诊室诊疗能力,新增百余名专家每日排班坐诊。先后完善互联网医院线上开具住院通知单、问诊咨询、线上支付、报告查询、药品邮寄等辅助服务,方便复诊患者线上就诊,推动互联网新技术与医疗服务融合发展,不断丰富线上服务内涵,缓解线下诊疗压力,全年互联网医院共接诊患者2561人次。②优化提升诊疗流程。全面推进分时段预约,合理分配号源,引导错峰就诊,加强患者预约挂号宣传,提高门诊空间利用率。全年门诊预约诊疗总计121626人次,预约诊疗率达32.38%。扩大患者自助服务范围,推广线上支付缴费系统、住院医疗收费电子票据及自助核酸检查通道,自助化支付使用率超过

60%。推广"微病案"业务,为患者提供便捷的出院病历复印在线申请及邮寄服务,缩短患者排队等候时间,减少人员聚集,降低交叉感染风险。

建设智慧医院。构建医疗、服务、管理"三位一体"的智慧医院系统。一体化推进电子病历、住院医嘱及临床路径互通,上线重症监护系统、合理用药及处方点评系统、移动护理管理系统,为医务工作提供技术支撑。推广智慧病房和病案无纸化建设,促进医院无纸化发展。以"一卡通"为目标,实现本地、外埠医保患者就诊信息互联互通。全面加强院内安全防控,推进智慧门禁,将探视及陪护管理、测温、危险品探测等功能整合融入,通过物防、技防和人防的协同配合,提升医院安防等级,不断提升患者就医体验。

现任党委书记:冯继锋
院长:鲍 军
副院长:张 勤、潘 睿、陈森清、何 侠、周国仁
电话:025-83283312、83283313
网址:www.jszlyy.com.cn
邮箱:zlyy@jswst.gov.cn
邮编:210009
该院有关统计指标见本栏目附表。 (周 瑞)

南京市第二医院

●概况 2020 年,南京市第二医院以习近平新时代中国特色社会主义思想为指引,围绕年度主要工作任务和新冠疫情防控等重点工作,以等级医院评审为契机,立足三级公立医院绩效考核,强化内涵建设,稳步提升医院整体医疗质量和管理水平。

优化流程布局,医院运营能力稳中有升。合理规划两院区门急诊布局,优化功能分区,扩建功能检查科室,改造呼吸道、接触性传染病通道,合理规划流程。2020年新增 8 个科室。审批通过新技术 15 项,积极推广多学科联合诊疗。2020 年总收入 17.54 亿元,同比增长 30.22%;医疗收入 12.39 亿元,同比增长 14.3%;药占比 47.95%,同比降低 6.44%。全院收治住院病人 37615 人次,同比增长 15.94%;门诊 39.01 万人次,同比减少 1.04%;急诊 11.17 万人次,同比减少 38.03%;手术台数 5756 台,同比增长 6.08%。

筑牢疫情防线,抓紧抓实抓细常态举措。新冠肺炎疫情暴发,作为省、市定点收治医院,全力以赴开展疫情防控和医疗救治工作。1 月 9 日,医院迅速组建感染病科、结核科、呼吸科、重症医学科等多学科人员组成的救治梯队,并在全院范围内开展应急演练培训,同时改建病房、腾出病区、储备物资、集中精干、科学施治。创新实施"分片包干、重点监测、一患一策、每日会诊、同步中医与心理治疗"的救治策略,主动开展科研攻关,科学防控疫情。1 月 20 日至 12 月 31 日,发热门诊累计就诊 1733 人。收治新冠肺炎患者 519 例,其中确诊患者 116 例,无症状感染者 108 例,阶段性实现病人"零死亡",医务人员"零感染"。相关经验做法受到国务院联防联控机制专家组肯定,被省卫健委在全省范围推广。针对境外输入病例的救治工作经验在省联防联控工作简报(内部资料)中以专版推广。抓实抓细疫情防控常态化各项工作。明确两院区分工和职责,同质化管理,责任到人。细化门急诊流程,改造发热门诊,加强门急诊预检分诊,实现关卡前移。开放多个诊室分流患者,确保一人一消,"一医一患一诊",保障患者正常就诊。制定住院人员管理制度、手术患者核酸检测流程、固定陪护人员核酸检测流程,建立日报制度,每日检测患者体温,每周开展全院巡查,落实防控工作的各项新要求,严防院内感染发生。

全面加强质量管理,成功通过三级甲等医院评审。齐心协力,广泛动员,成立等级医院评审工作领导小组,明确分管领导、责任科室、协同科室,层层压实责任。设立创建办公室,配备医务、护理、教育、病案、人事等人员组建质控组和督查组,具体落实、督促推进等级医院评审工作。12 月 10 日,江苏省卫健委正式发文,确定该院为三级甲等传染病医院。持续深化医改工作,落实 2019 年度三级公立医院绩效考核办法,以 55 项考核指标为抓手,倒逼医院在发展方式上向质量效益型转变。制订药占比、耗占比考核方案,推动医院合理诊疗,减少病人费用。修订医院章程,汇编全院规章制度和岗位职责及医院应急预案。建立内控管理机制,健全现代医院管理制度。健全医疗质量管理体系,住院电子病历实行环节质控,提升病案质量内涵。探索"结构-过程-结果"模式的护理质量评价方法,确保患者医疗安全。扎实开展安全生产专项整治活动,制订实施方案,采取院级、职能部门、临床医技科室、个人四级网格化管理模式,确保院区运行安全、平稳、有序。深化智慧医疗建设,提升服务水平。两院区门急诊大厅均开展导医导诊及医保咨询、审核服务,早高峰时期安排志愿者协助导诊分流,配置自助挂号机、化验报告自助打印机、支付宝和微信收款及自助取款机等信息化支持系统,增设医疗就诊电梯,方便患者就医。完成 HRP 系统二期工程建设,提升医院管理运行效率。增加堡垒机,改版医院网站,保证网络及信息系统数据安全。互联网医院成功上线,截至 12 月 31 日,咨询人次共 4117 人次。

推进重点项目建设,提升卫生应急防控能力。按照省市共建的原则,启动公卫中心应急工程和扩建工程项目。2 月完成应急板房工程第一阶段 72 间隔离病房和 31 间医护人员隔离用房及相关配套用房,12 月完成应急板房工程第二阶段 72 间隔离病房的建设。

扩建工程项目已于 4 月 24 日正式立项,9 月 25 日正式启动,11 月 30 日取得立项批复,并分期建设。推进 P3 实验室建设申报工作,增强突发新发传染病的预警监测及防控处置能力。新建 P2＋实验室,获生物安全实验室备案证书,并于 2020 年 5 月投入使用。完善应急体系,建成江苏省核酸检测基地,汇编《南京市第二医院应急预案》,配备救援物资,采取强化院内应急演练与市级联合演练相结合的方式,全面提升应急处置能力。全年开展新冠相关培训 20 余次,演练 20 余次,4 人为国家突发急性传染病防控队队员,42 人为江苏省突发急性传染病防控三队队员,17 人为南京市紧急医学救援七队队员,15 人为南京市突发急性传染病救治队队员,2 人为南京市级新冠疫情流行病学调查和疫情分析队队员,15 人为南京市应急核酸采样队队员,4 人为南京市应急核酸检测医疗队队员,医院备有百余名核酸采样打包人员。完成 2020 年中国南京金秋经贸洽谈会、南京市第二十二届运动会、南京森林音乐会、全国马拉松锦标赛(南京站)等重大赛事的新冠肺炎疫情防控和医疗保障工作。

注入发展活力,临床教学能力持续加强。承担南京中医药大学、徐州医科大学、东南大学、南京大学等高校的床边教学工作,共接收 12 所高校实习学生 182 名,在南京中医药大学 20 多个附属医院床边教学学生评教排名第四。成功入选国家第三批住院医师规范化培训基地。联合南京中医药大学药学院申报江苏省研究生工作站,并在江苏教育网公示。获批硕博导师 78 人,取得规培师资证书 111 人次,共计培训 3954 人次,合计 2140.5 小时。公开招聘 139 人,依托南中医引进 1 名整形外科主任医师。2 人入选南京市中青年拔尖人才。新增 1 名国务院政府特殊津贴专家、1 名江苏省有突出贡献中青年专家。拟定《南京市

第二医院学科带头人、骨干、后备人才选拔培养管理办法(试行)》,建立学科带头人、骨干和后备人才的选拔与激励机制。

深化院校协同创新,共话科研高水平发展。传染病学位列 2019 年度中国医院科技量值(STEM)排名第二十五位,名列江苏省第一。感染病学、妇产科学分别入选江苏省十三五科教强卫工程医学重点学科和创新团队。第二轮南京感染病临床医学中心成功落户二院,麻醉科被评为南京市市级临床重点专科。2020 年申报国自然基金项目 60 项,同比增长 11.1％;省科技厅项目 18 项,同比增长 38.5％;共发表论文 245 篇,其中 SCI 论文 69 篇。制定《关于 2019 年度南京市第二医院 SCI 论文奖励发放的说明》,激励院内研究生勇挑重担,提升临床科研能力和水平。

扩大交流融合,推动医疗资源有序下沉。1 月 17 日,牵头成立江苏省传染病专科联盟,省内传染病专科医院及综合医院感染科共 22 家单位参加成立大会,提升区域内传染性疾病诊疗技术,发挥学科专业领域示范、引领、辐射作用。分别与镇江市第三人民医院、江都区第三人民医院签署战略合作协议,定期派驻专家参与门诊、教学、查房等工作。与鼓楼区、江宁区、栖霞区、六合区、冶山等多家社区卫生服务中心建设紧密型医联体,下派专家 119 人次,心电图带教 455 人次,中医带教 5 人次。安排 4 名医务人员到对口单位安徽省金寨县中医院进行卫生支援;2 人到江都医院支援;自 5 月 29 日起每半个月安排 4 位医师至广德市人民医院开展对口帮扶;支援新疆伊宁市第二人民医院 3 人。累计为受援单位举办业务培训及健康讲座 30 余场,诊治患者 1000 余人次。

坚持党建核心引领,筑牢医院发展根基。实行党委领导下的院长负责制,筑牢疫情防控底线,从组织、思想、作风、舆论、保障等方

面织密织牢疫情防控"五道防线"。疫情初期,400 多名党员递交请战书,2 名党员分别驰援武汉、北京;13 个党支部组织党员、职工在抗疫前后方协同作战,坚守抗疫第一线;47 人递交入党申请书,发展新党员 8 名。荣获"全国抗击新冠肺炎疫情先进集体""全国先进基层党组织"称号;获批省、市集体荣誉共计 8 项,个人荣誉共计 50 余人次。各类媒体刊播宣传稿件 1000 余篇次,公众号发布文章 800 余篇。共处理行风投诉 66 件,12345 工单 445 件,投诉办结率 100％;接到信访举报件 9 件,进行调查谈话 35 人次。开展综合科室大型义诊,举办爱肝日、结核病日、肿瘤防治周等系列义诊活动。

现任党委书记:张国有

院长:易永祥

党委副书记、纪委书记:朱兰华

副院长:杨永峰、邵蔚、郑勤、卢涛、张侠、殷国平

总会计师:佘磊

地址:南京市鼓楼区钟阜路 1—1 号(钟阜院区,邮编:210003)

南京市江宁区汤山街道康复路 1 号(汤山院区,邮编:211113)

总机:025-58006129

传真:025-83626060

网址:www.njsech.net

该院有关统计指标见本栏目附表。

(李 萍)

南京脑科医院

●概况　2020 年,南京脑科医院(南京市胸科医院、南京市康复医院、江苏省精神卫生中心、世界卫生组织儿童心理卫生研究中心)暨南京医科大学附属脑科医院,坚持一手抓疫情防控,一手抓医院发展,在 2020 年"复旦版"医院专科排行榜中,精神医学学科继续在专科声誉和专科综合排行榜位居全国第六位。

党建文化。实行党委领导下

的院长负责制,确定党委会议议事规则、院长办公会议议事规则,党委书记和院长定期沟通。坚持每周召开党委会及院长办公会,集体决策重要事项。按照党委理论学习中心组专题学习计划组织集中学习,在意识形态工作专题学习中,注重宣传引导,把用好"学习强国"学习平台纳入意识形态工作责任制和党建工作的重要内容,不断提高党员的政治站位。通过多种形式灵活开展"三会一课"等党内活动,组织"追寻红色足迹,不忘医者初心"等系列主题党日活动。严格执行全面从严治党责任约谈制度,及时掌握舆情动态,开展思想政治工作访谈和谈心活动。切实保障高级知识分子群体思想反映落到实处,坚持把具有共产主义觉悟的积极分子吸收到党组织中来。七一前后,邀请"防控疫情、党员先行"行动中的援鄂及南京公卫中心的党员代表,组织以"战'疫'前线显本色 不忘初心当先锋"为主题的"党课开讲啦"系列专题党课活动。持续推进两院区的"一体化"管理,完成两院区部门整合和干部调整工作,选拔一批优秀年轻干部走上管理岗位。年度选派3名医师赴新疆开展半年到一年半的援疆工作。在南京市委宣传部组织的"我身边的小康"南京市第三届"梧桐论语""百姓名嘴"演讲比赛中,医院选手分获二等奖和三等奖。多名参加抗疫党员获南京市"优秀共产党员"称号或南京市卫生健康委"优秀共产党员"称号。1名医师获第五届江苏省"百名医德之星"称号,1名医师获南京市"巾帼岗位明星"称号,1名医师获第六届南京地区"十佳医生"称号,2名医师获南京市"人民满意的卫生健康工作者"称号,心境障碍科获中国生命关怀协会"人文创新团队"和南京市"三八红旗手集体"称号。

基础管理。落实安全生产责任制,完善《安全生产巡检制度》等安全生产管理制度,设立消防管理、后勤管理、危化品管理、医疗管理、院感管理等10个安全生产专业委员会,定期组织各类安全检查,发现安全隐患及时整改;以国家公立医院绩效管理和医改综合考核为抓手,将考核内容分解为管理千分制考核体系。对新电子病历等系统进行质控指标的设置与调整,确保病案首页、各项指标精准上传;完成院内信息系统与省级卫生监管平台的对接,上线门诊及住院电子病历、数字化病案、医生数字签名以及云桌面等信息化建设,落实国家卫生健康委推行的疾病分类编码、手术操作编码、医学名词术语集和病案首页全国"四统一";脑科院区加入国家护理质量数据平台,胸科院区组织上报22项护理敏感指标;两院区医院感染科逐步在实现两院区医院感染管理的同步化和同质化;规范开展"4+7"扩围采购工作,完成带量采购任务;持续规范医用耗材采购流程,加强高值医用耗材治理;完善医保管理工作,严格医保患者病历审核,严禁超范围超标准使用药品,减少医保扣款。

医疗服务。门诊投入自助挂号缴费多功能一体机,创建微信预约挂号小程序,方便病人就医。成立早期干预科、睡眠医学中心、帕金森病诊疗中心,开设强迫症专病门诊、周末青少年心理咨询门诊、周六"多动学习困难专病门诊,开展互联网+护理服务、就医后药品快递配送、心理健康测试和筛查、儿童康复训练指导等多项服务,开设肺癌靶向治疗护理、慢阻肺专病护理2项呼吸慢病护理门诊;健康管理中心在信息科、病案室的帮助下构建出院病人慢病管理构架;成立120急救中心分站,扩容脑血管病救治中心,为"卒中中心"和"胸痛中心"患者打开生命通道;形成多学科协同发展态势,成立III期肺癌综合诊疗中心,为病人提供"一站式"诊疗服务;胸外科开展剑突下单孔纵隔肿瘤切除,与神经内科、神经外科、呼吸科合作共建,开展纵隔疾病联合诊治和肺癌脑转移患者综合治疗;神经外科完成首例三叉神经痛微球囊压迫术,成功运用微创通道和脊柱内镜技术腰椎间盘切除术;心血管内科探讨心肺同治、心脑同治的新模式,拓展心脏康复、肿瘤心脏病等亚专科共建;中医科利用中医经络检测仪,开展对精神疾病单病种的检测;康复医学科开展膈肌起搏技术在心肺康复中的应用及体外冲击波治疗技术在疼痛康复中的应用;重症医学科完成体外膜肺辅助下重症肺泡蛋白沉积症患者全肺大容量灌洗术2例,处于国家领先水平。对市公安局信息系统提供的易肇事肇祸精神障碍患者1500余人进行分类梳理核查,对全市主城区近2000名特困精神病人免费发药9474人次。年度患者满意度第三方评价排名位列全市医疗系统前三名。

学科建设。获批南京医科大学肺部结节诊疗中心和国家标准化心脏康复中心建设单位。代表江苏省申报国家精神区域医疗中心。精神科获批国家住院医师规范化培训重点专业基地,精神医学专业成为省级一流本科专业建设单位。作为江苏省应急心理干预基地承办第一届江苏省突发公共事件应急心理干预师资培训班,完成全省应急心理救援体系建设规划的起草工作。年度医院科研成果以及SCI论文数量和质量提升,获江苏省科学技术二等奖和江苏医学科技一等奖等科技奖项共11项,SCI论文总数达143篇,获发明专利3项、实用新型专利117项、计算机软件著作权2项。国家级博士后科研工作站入站7人,出站5人,站内人员2人。年度获江苏省有突出贡献中青年专家1名,新增南京医科大学专业学位博士研究生导师1名、硕士研究生导师5名,新增南京大学硕士生导师1名。《临床神经外科杂志》入选中国科协公布的高质量科技期刊,新媒体栏目《JCN神外视界》获评

2020 年度江苏期刊明珠奖·优秀栏目。

抗击疫情。面对新冠肺炎疫情,建立院内防控长效管理机制,加强物资人员储备配备,制定各项制度流程。设置精神科临时留观病房,运行长达 219 天。及时发布疫情下心理健康指导和建议,打造远程心理健康评估服务系统,为南京医科大学近万名在校学生做心理健康筛查。100 余名心理热线志愿者 24 小时轮流坚守江苏省心理危机干预热线,接听咨询干预疫情相关电话来电一千多通。先后派出 4 批次 10 人奔赴湖北、新疆和南京市公共卫生中心,参与疫情预防和控制治疗工作。其中 2 人获湖北省新冠肺炎疫情斗争新时代"最美逆行者"称号,1 人获全省抗击新冠肺炎疫情先进个人称号,1 人获江苏省人社厅"记功"奖励,5 人获江苏省新冠肺炎疫情防控"嘉奖",1 人获评南京市三八红旗手,3 人获评南京市"最美医护工作者",1 人获评南京抗疫青年先锋,2 人获南京市"嘉奖"奖励,1 人获南京市人社厅"记功"奖励,6 人获南京市抗击新冠肺炎疫情先进个人,2 个参加抗疫的家庭分别获江苏省"五好家庭"和南京市"最美家庭"称号。江苏省心理危机干预热线获"南京市抗击新冠肺炎疫情先进集体"称号。

现任党委书记:邱家富
党委副书记、院长:刘宏毅
纪委书记:史 忠
副院长:姚 辉、张 宁、王小姗、丁建春、李 越、张 丽、王洪忠、姚志剑
总会计师:李 娟
脑科院区总机:025-822960000
胸科院区总机:025-83728558
脑科院区传真:025-83719457
胸科院区传真:025-83735759
脑科院区网址:www.c-nbh.com
胸科院区网址:www.njxkyy.net
邮编:210029
该院有关统计指标见本栏目附表 　　　　　(陶筱琴)

南京医科大学附属儿童医院

●概况　2020 年,南京医科大学附属儿童医院以习近平新时代中国特色社会主义思想为指导,认真学习贯彻党的十九大和十九届二中、三中、四中、五中全会精神,全力推动医院高质量发展,为"十四五"良好开局打下坚实基础。门急诊量 202.71 万人次,出院 6.91 万人次,手术 2.91 万人次,四级手术率 21.37%,平均住院天数 7.1 天,住院患儿外埠占比 63.1%。

严把疫情防控关,确保"零感染"。全面落实防控各项措施,成立疫情防控领导小组,积极研判疫情形势、明确职责分工、调配人员物资,制订具有儿医特色的防控方案、流程和应急预案;落实预检分诊、院感防控、病区门禁、住院陪护和医疗废物管理要求;对接社会各界的物资捐赠,加强职工健康管理;组织疫情防控和诊断培训 7 场,参加 1500 余人次;完成驰援黄石的抗疫任务和武汉"晏宝宝"救治工作;建成标准化发热门诊,承担疑似病例的筛查、诊治,接诊 710 人次、采样 185 人次、隔离留观 190 人次;完成新冠病毒核酸检测实验室建设,推进复工复产。

全面落实党委领导下的院长负责制。制定《党委书记和院长定期沟通制度》《党委委员、院领导联系服务专家工作实施方案》;认真开展"三会一课""党日活动"制度,组织安排 13 次中心组学习、6 场次党务干部培训班,着力提升公立医院基层党建工作水平;完成全院在职党支部和离退休党支部调整选举、团委换届选举、临床医技科室岗位竞争上岗、试用期满中层干部和临床专科主任考核考察;落实省纪委专责监督整改意见,深入全面从严治党;开展打击欺诈骗保工作专项监督、高值医用耗材治理落实情况专项督查、阳光监管平台使用情况日常监督;探索支部廉政建设,建立《支部廉政管理工作台账》、"儿医·廉"微信群;加强行风建设,量化执业道德考评体系,针对医药购销领域商业贿赂和医疗服务中不正之风开展医德医风教育。

有序推进医改工作。全年外科日间手术 7418 例,占全院手术总量 25.5%;22 个科室开展临床路径管理,共 110 个病种(2020 年新增 7 个),入组率 89%,完成率 92%;巩固抗菌药物管理,定期召开合理用药处方点评会,保障患者用药安全;对接省医保中心智能监控平台、市医保阳光监管平台,配合省、市医保局完成医疗服务价格政策向儿童倾斜的各项测算工作,提出具有儿科特色的合理性建议;完善耗材增减与 HIS 的对接流程,加强耗材管控;畅通双向转诊,夯实医联体内涵,牵头成立江苏省儿科专科联盟,加快推进儿科医联体建设,新增全椒县人民医院、泗县中医院、溧阳市妇幼保健院、扬中市人民医院、通州区第八人民医院等加入医联体;开展各类讲座培训 100 余场、远程培训 4 场。落实援陕、援青工作,与青海大学附属医院签署合作协议,派驻 12 名医护人员长期帮扶商洛市镇安县医院、5 名专家参与西宁市第三人民医院建设,接收 7 名对口支援医院医务人员来院进修。

加强医疗质量管理。引导各学科向"疑、难、危、重、杂"疾病救治方向发展,持续推进心脏中心、癫痫中心、创伤中心、肿瘤中心各自功能的融合和诊疗程序的建立;完成全国儿童医院系统首例婴幼儿心脏移植(省内最小年龄的心脏移植记录),开展 ECMO 治疗 16 例、CRRT 治疗 42 例,造血干细胞移植仓增至 4 个;完成 MDT 服务患儿 677 人次;开设哮喘过敏联合门诊、口腔黏膜病门诊、儿童心肌病专病门诊、生长发育门诊等专科门诊,定期开展肥胖门诊和癫痫联合诊疗;批准开展 60 项临床新技术,完成首例中华骨髓库供髓移植;加强病案首页质控管理,落实

药占比、耗占比管控;优化护理质量考核体系,完善各级质控标准、重点环节和护理不良事件的质量管理,开展专科优质护理特色服务项目;加大院感防控监测力度,开展感染隐患排查,组织院感安全月等活动,强化预警管理,干预指导重点部门,及时采取针对性措施消除院感隐患,感染例次率1.82%;推进传染病数据与省疾控平台数据交换,上报传染病例6787例,进行网络直报6663例。

优化医疗服务模式。上线运行互联网医院,提供线上复诊、专家咨询、预约挂号和常规药品配送到家等服务,22个专科提供线上咨询、复诊等功能,日活用户突破0.35万人,累计注册6.5万人次,线上咨询0.7万人次,线上复诊0.6万人次,线上处方0.3人次。上线儿保评估检查预约系统、"家长外卖点餐"微信小程序,更新医院官网就诊指南;通过自助机挂号25.51万人次,缴费97.04万人次,App预约75.5万人次,预约率57%,预约就诊率98.27%。在市卫健委出院患者满意度第三方调查中,出院患者满意度位列全市第9名,净推荐值第3名,膳食服务均分第6名,医生技术均分第8名。全年受理12345工单1783份,其中表扬工单38份。调整院内三级公立医院绩效考核工作组织架构,完成数据核对及上报;智慧医疗再上新台阶,上线互联网医院,通过国家电子病历五级评审;全年迎接省市两级安全生产督导巡查10场,发现各类安全隐患24项,整改完成率100%;推进广州路院区升级改造,完成一号楼门诊楼改造出新并投入运行,河西院区二期工程土地性质变更为医卫用地。

巩固科研教学成果。优化科研管理系统,升级改造临床模拟教学中心,获国家自然项目11项,省部级项目6项,市厅级项目30项,资助总经费1149.5万;发表论文422篇,其中SCI论文130篇;授权专利169项,其中发明专利6项;获科技成果奖8项,其中江苏省科技进步三等奖1项,江苏省医学新技术引进一等奖1项、二等奖2项,江苏省妇幼健康新技术引进奖二等奖2项,江苏省妇幼保健新技术引进三等奖1项;获南京市"优秀科研博士后工作站"称号。新增博导1人,硕导10人,副教授1人,讲师22人,4个教研室,完成教师资格认定47人;承担南京医科大学、南京大学医学院等儿科理论教学、见习课2051学时;组织国家级、省级继续教育项目31项,累计培训5524人次;来院进修167人,招录规培79人。

注重文化培养。OA系统新增《学习园地》栏目;开辟河西院区职工阅览室,作为"南京市职工文化示范基地"读书场所,满足职工学习需要;开设《我与儿医三十年》《健康大师课》专栏,在国家、省市级各类媒体上发表新闻报道616篇,树立儿童医院及医务工作者良好形象;开设医院官方抖音号,播放量近675万;积极宣传"抗疫"先进事迹和典型人物,普及防疫知识,在国内各大主流纸媒、电视电台及自媒体上发布疫情相关报道270篇。

践行公益事业。与各大慈善机构合作资助患儿335名,452.74万元;组织招募6支高校志愿者团队,开展以门急诊辅助就医为主、病房陪伴为辅的志愿服务340人次,提供志愿服务时间人次服务时长达910小时;童馨乐园等各类慈善科普小屋开展活动349次,服务患儿1900余人;与河西电车公司携手升级启动"爱心车站";"艺术愈童心"住院患儿人文抚慰志愿服务项目获第五届中国青年志愿服务项目大赛金奖、第二届全国卫生健康行业青年志愿服务项目大赛金奖。

2020年,该院获复旦大学医院排行榜"小儿内科"全国专科声誉排行提名,"小儿外科"全国专科声誉排行提名,"整形外科"华东地区专科声誉提名;获批成为"中国医师协会麻醉分会儿童舒适化医疗培训基地""中国妇幼保健协会儿童营养标准与规范培训基地""南京市儿童青少年近视防控基地""南京特殊教育师范学院音乐治疗实习基地"等。获中国医师协会、白求恩精神研究会"人文爱心医院"称号。

现任党委书记:黄松明
党委副书记、院长:陈宇宁
党委副书记、副院长:王倩
副院长:莫绪明
纪委书记:范文雄
副院长:李蒨
总会计师:赵敏
副院长:张爱华
电话:025-52862800
传真:025-52862800
网址:www.njch.com.cn
邮箱:njchyb1@163.com
邮编:210008
该院有关统计指标见本栏目附表。 (钱昆 姚银銮)

南京市妇幼保健院

●概况 2020年,南京市妇幼保健院创建于1936年,前身为国立中央高级助产职业学校附设产院,现为南京医科大学附属妇产医院、国家级爱婴医院、省内首家三级甲等妇幼保健院,集保健、医疗、教学、科研为一体,始终坚持"以保健为中心、以保障生殖健康为目的,保健与临床相结合,面向群体、面向基层和预防为主"的妇幼卫生工作方针,常年为南京及周边地区妇女儿童提供多层次、全方位健康保健和疾病预防诊疗服务,是中国医院协会妇产医院管理分会会员单位、中国妇幼保健协会常务理事单位、江苏省医院协会妇幼保健院分会主委单位。

该院坐落于市中心,占地面积2.02万平方米,总建筑面积10.57万平方米,编制床位1000张,现有职工总数1898人,其中高级职称

417 人，博士 93 人，硕士 463 人，博导 8 人，硕导 77 人。医院学科体系完善，其中腔镜科为卫生部四级妇科内镜手术培训基地，中医科为全国综合医院中医药工作示范单位，产科、产前诊断研究室、新生儿科、妇科、麻醉科、中医科为省级临床重点专科，儿童保健科、妇女保健科、乳腺科、检验科、超声诊断科、病理科、放射科为市级临床重点专科，妇女保健科、儿童保健科、生殖医学、计划生育、乳腺病学为第二周期省妇幼保健重点学科。南京市妇女保健所、儿童保健所、新生儿疾病筛查中心、南京市妇幼保健计划生育服务中心均设于院内。先后建成生殖医学国家重点实验室队列研究基地、全国综合（专科）医院中医药工作示范单位、国家药物临床试验机构、国家级儿童早期发展示范基地、中国出生缺陷干预救助示范基地、国家孕产期保健特色专科医院、国家更年期保健特色专科、国家新生儿保健特色专科、江苏省省级孕产妇危急重症救治中心、江苏省省级新生儿危急重症救治中心、江苏省出生缺陷精准防控研究中心、南京市遗传医学临床医学中心、南京市孕产妇危急重症救治中心、南京市新生儿危急重症救治中心等近百个。在中国医学科学院发布的 2019 年度"中国医院科技量值排行榜"中，妇产科排名第 21 位，整形外科排名第 22 位，麻醉科排名第 33 位，儿科排名第 52 位，内分泌与代谢病学排名第 76 位。

作为具有部分公共卫生性质的妇幼保健院，在政府职能履行方面承担南京地区全部包括省部属和军队各级接产医院在内的新生儿疾病筛查、新生儿窒息复苏培训、助产人员技术培训及孕产妇保健系统管理、儿童保健系统管理、孕产妇死亡、围产儿死亡、7 岁以下儿童死亡、出生缺陷和妇女病普查情况的统计、分析、上报工作；担负着全市近 200 家妇幼保健三级网络机构的业务指导和管理工作；

辅助各级政府妇幼保健政策的决策与制定。在妇幼卫生服务方面，在出生缺陷预防干预、产前诊断、产科和妇科疾病诊疗、乳腺病诊治、妇科腔镜技术、妇女儿童健康促进等方面独具特色，优势突出，医疗保健服务辐射全省乃至外省市。

现任党委书记：沈 嵘
党委副书记、院长：李 萍
党委副书记、副院长：钟天鹰
纪委书记：耿 洁
副院长：顾筱琪、陈德巧、许争峰、丁丰美、申爱梅、贾雪梅
总会计师：周 宁
电话总机：025-52226777
传真：025-84460507
网址：www.njfybjy.com
www.njmch.org
邮箱：fuyou110@sina.com
邮编：210004
该院有关统计指标见本栏目附表。 （杜宣宁）

南京医科大学附属口腔医院

●概况 2020 年，南京医科大学附属口腔医院（又名江苏省口腔医院、南京医科大学口腔医学院、江苏省红十字口腔医院）有编制床位 200 张，编制椅位 400 张，有职工 769 人，其中卫技人员 671 人，博士后 19 人，博士 110 人，硕士 151 人，高级技术职务者 139 人，有博士和硕士研究生导师 14 人和 50 人，教授 15 人，副教授 41 人，享受国务院特殊津贴 1 人；设有一级临床科室 13 个，医技科室 7 个，院外门诊 7 个。牙体牙髓病科、口腔颌面外科、口腔修复科、口腔正畸科为国家临床重点专科；临床主干科室均为江苏省临床重点专科。现为江苏省口腔指导中心单位，中华口腔医学会副会长单位，江苏省口腔医学会会长、江苏省医师协会口腔医师分会主任委员单位，江苏省整形美容协会口腔颌面整形分会主任委员单位，江苏省中西医结合

学会口腔疾病专委会主任委员单位。

坚持党的教育和卫生与健康工作方针，不断强化内涵建设，同舟共济、真抓实干，取得疫情防控和高质量发展的双胜利。

不断凝练优势与特色，学科建设聚力争先。坚定走内涵发展道路，不断推进一流学科建设，在中国医院科技量值排行榜、中国最佳声誉专科排行榜上分列口腔医学全国第七、第八位，蝉联江苏第一。整形外科学首次跻身中国医院科技量值排行榜全国十强。不断加强"科教强卫"医学重点学科、创新团队、重点人才、青年人才建设，完成省优势特色学科监测材料上报、优势学科三期工程中期检查，梳理相关问题，制订解决方案。

科研平台整合优化，创新能力不断提升。江苏省口腔疾病研究重点实验室顺利验收，获评优秀。江苏省口腔转化医学工程研究中心优化功能布局，为推进基础与临床结合、医工协同创新，加快成果转化奠定基础。药物临床试验机构修订管理规范和标准操作规程，完善临床试验项目管理。《口腔医学》获评"2020 年度中国高校优秀科技期刊"。获纵向科研项目 25 项，其中国家自然科学基金 7 项、省重点研发计划 2 项、省自然科学基金 4 项。发表自主知识产权 SCI 论文 109 篇，其中 IF＞5.0 论文 20 篇；授权专利 46 项，其中国家发明专利 11 项。获江苏省科学技术三等奖 1 项，中华口腔医学科技奖三等奖 1 项，江苏省医学科技奖二等奖 1 项，江苏省医学新技术引进奖一等奖 1 项、二等奖 3 项。

推进课程思政，落实立德树人。2020 年末，该院在读学生总数 1260 人，其中本科生 546 人、硕士生 295 人、博士生 69 人、住院医师规培学员 350 人。线上线下教学方式融合及一流课程建设取得突出成绩，4 门课程被教育部认定为首批国家级一流本科课程，认定课程数量国内领先。强化学生党

建和思想政治工作,深入开展双向思政教学课程实践。完善校园文化建设工作。细致做好迎新、实习、毕业、就业工作,本科生就业率96%,研究生就业率100%;考研率是42%,执业医师考试通过率93.5%,首次规培考试通过率98.9%。进一步深化大学生创新创业培训,学生在校级、省级创新创业竞赛中取得佳绩。

立足江苏、辐射华东,全面提升医疗服务能力。全院上下齐心协力,在全面做好新冠疫情防控各项工作的同时,安全有序推进复工复产,确保人民群众生命健康不受影响,全年服务门急诊患者71.70万人次,住院患者2779人次,门诊均次费用增幅4.0%。积极推进公立医院绩效考核、委省共建国家区域口腔医疗中心、基层特色科室孵化中心等重点工作。深入推进预约诊疗和实名制就诊,利用信息化系统,多渠道、实名制、分时段全面预约挂号。贯彻落实疫情防控措施,强化人员分级分类管理,切实做好新冠疫情防控工作。协助上级部门制定口腔疫情防控相关政策并贯彻落实。进一步推进医联体建设、专科联盟组建、江苏省基层特色口腔科室孵化工作,再获年度考评二等奖。顺利承担国家执业医师考试实践技能考试工作。创建获批中华护理学会口腔专科护士临床教学建设基地,完成首批"中华护理学会口腔专科护士"临床教学培训任务。

队伍建设与人才引培取得成效。首次入选江苏高校"青蓝工程"优秀教学团队。新增中华口腔医学会口腔生物医学专业委员会副主任委员1人;新增教授2人、副教授1人、学术学位博导2名、专业学位博导1名;新增其他专技正高4人、副高13人。积极推进"三全育人"工作,深化师德师风建设,造就新时代高素质教师队伍。学校获"三全育人"示范学院称号,获首届"江苏普通本科院校榜样教务员"荣誉1人、江苏省"百名医德之星"1人。青年教师在全国和省级各类比赛中获"银星奖"、最具风采青年学者奖、全省本科高校青年教师教学竞赛二等奖等荣誉。获校第二届"十佳研究生导师""优秀研究生导师""优秀研究生导师团队"各1名。

科学管理、深化内涵、促进高质量发展。深入调研,对标对表,扎实推进"十四五"规划编制工作。在规划编制过程中,多次集中讨论与部署,多种途径调研,反复讨论研究,探索目标定位,形成规划初稿。以行政查房等形式听取意见建议,并为各临床科室"十四五"规划的制订把方向、谋大局、出思路。持续强化各项制度建设,科学管理与考核体系不断完善、初显成效,管理水平与效率、职工获得感普遍提高。门诊综合楼全面开诊,住院急诊楼改造升级,临床学科布局更加科学,运营效率提升,呈现健康良性发展趋势。信息化建设助推智慧医院发展,顺利通过国家医疗信息互联互通成熟度四级甲等测评、电子病历四级测评。财务管理平台升级,开通线上采购申请审批流程。

共抗疫情、服务社会,贡献南医口腔力量。勇于担当,主动作为,严格落实疫情防控各项工作。全院教职医护员工始终奋战在疫情防控各条战线。疫情初期克服重重困难,省内首批恢复口腔门诊与住院诊疗,保障患者就医需求;编写新冠肺炎防控口腔诊疗工作指南、口腔医务人员知识手册,将防控措施和经验与全省口腔同行分享。疫情期间主动组织无偿献血,学院师生、党员多次自愿捐款捐物。孙亚州作为第十批援疆干部获"吴登云式援疆专家"荣誉,所在医疗队获新疆维吾尔自治区抗击疫情先进集体称号。医院签约援建宿迁市第一人民医院,定期派出医疗专家与团队。开展多种形式的口腔预防项目、口腔医学博士团、爱牙日活动。与连云港赣榆区团委共建社会实践基地。

党建工作不断取得新成效。提高政治站位,把牢正确的办院方向,坚持不懈强化理论武装,党委中心组全年集中学习9次。做好意识形态和宣传工作,强化领导班子对意识形态工作的责任,牢牢掌握意识形态工作的领导权,每季度对意识形态工作进行集中研判和处置。高度重视"十四五"发展规划编制工作,成立领导小组和工作小组,全面总结"十三五"任务的完成情况,分析"十四五"发展面临的形势,充分讨论、集思广益,整合思路,构建更加科学完善的规划管理体系,确保规划顺利完成。推进党支部建设和党员教育管理。开展党支部建设自评检查工作,按照《党支部建设"提质增效"三年行动计划》标准开展自查,28个党支部全部为合格党支部,加强党员发展工作力度,发展教工党员8名(包括高知党员1名),学生党员20名。举办口腔医院分党校2020年入党积极分子培训班,培训入党积极分子146人。认真履行管党治党责任。学习贯彻中共中央办公厅印发的《党委(党组)落实全面从严治党主体责任规定》精神,认真落实全面从严治党"两个责任",积极开展党风廉政、医德医风教育,切实加强廉政风险防控工作,组织查找风险点并修定防控措施,定期组织召开党风廉政和行风建设工作联席会议。严格执行"九不准",聚焦关键环节,实现精准监督,对药品和高值耗材的合理使用积极督查。做好满意度调查工作,积极探索信息化监督新模式,上线智慧医疗,在微信公众号上开设医院满意度调查平台,在官网上开设监察行风专栏,把网络平台作为线索反映和信访举报的渠道之一。加强医院文化建设。以科室为单位,在全院范围内开展医院文化理念征集活动。做好统战群团工作。落实好职代会制度,召开第二届教职工代表大会第二次会议,进行提案征集工作。开展内容丰富、形式多样的党建群团活动,增强师生员工的幸福感与归属感。

现任院长:徐 艳

党委书记:邵海亚

党委副书记、副院长:陆桂平

纪委书记:孙志达

副院长:金 千、严 斌、江宏兵、于金华

电话:025-69593158

传真:025-69593186

网址:www.jsdental.cn

邮编:210029

该院有关统计指标见本栏目附表。 (周 萍 朱 政)

南京市口腔医院

● **概况** 2020 年,南京市口腔医院(南京大学医学院附属口腔医院、南京大学医学院口腔医学院)有编制床位 152 张,口腔综合治疗台 430 台。在职职工 929 人,卫技人员 717 人,高级职称 169 人,中级职称 266 人,注册护士 296 人。全院有职能科室 21 个,临床科室 13 个,医技科室 5 个。其中国家临床重点专科 2 个,省重点学科(专科)6 个,省医学创新团队 2 个,市医学重点专科 3 个,南京临床医学中心(肿瘤)、转化医学中心基地、市医学重点实验室各 1 个。博士研究生导师 9 人,硕士研究生导师 49 人,兼职教授 15 人,副教授 27 人。博士 83 人,硕士 290 人,政府津贴获得者 4 人。为南京大学口腔医学本科、硕士、博士学位点,国家住院医师规范化培训基地,国家口腔颌面外科专科医师培训试点基地,国家口腔医师资格考试实践技能考试与考官培训基地,中华护理学会京外专科护士(口腔专业)临床教学建设基地,国家药物临床试验机构,江苏省整形美容协会会长单位,江苏省口腔科医疗质量控制中心主任单位,江苏省医院协会口腔医院分会主任委员单位,江苏省博士后创新实践基地,国家口腔疾病临床医学研究中心南京分中心,江苏省院士工作站。

位列中国医院排行榜第十名,获市卫健系统患者满意度先进单位、南京市医患纠纷人民调解工作先进集体、医疗责任保险工作先进集体、改善医疗服务示范医院、人文医院文化建设典型、创建文明城市优秀单位、全国文明单位、平安示范医院、健康促进医院等荣誉称号。

加强党的领导,引领医院全面发展。实行党委领导下的院长负责制,完善党委、行政议事规则及会议制度,坚持重大问题集体决策,把党的建设与行政管理结合起来,引领医院整体协调发展。落实大型公立医院巡查整改意见,推进口腔医学院课程思政体系建设。举办干部培训班,加大干部管理和考核力度。开办"基层党校",持续推进党建共建。开展"城乡结对、文明共建"活动,开展对口帮扶,助力脱贫攻坚。完善医院文化载体建设,开展争创"人文爱心科室"、争当"人文爱心员工"活动,建设快乐口院"职工之家"和"快乐吧"咖啡屋,提升职工认同感和荣誉感,获"江苏省优秀工会之友""江苏省模范职工之家"称号。开通官方抖音号,设置核心价值观主题文化墙。树立模范典型,多人获"南京市劳动模范""南京市五一劳动奖章""感动南京"年度人物及"人民满意的卫生健康工作者""十佳医生"等多项殊荣。牙周病科获"南京市三八红旗集体"光荣称号。强化责任担当,持续正风肃纪,抓好监督责任落实,严格日常监督,对高值耗材使用、招投标程序进行监察,深入推进党风廉政建设和反腐工作。完善行风建设领导体系,持续开展服务查房 6 次,召开专项督导会议 3 场,进行"九不准"线上考核,采取廉政教育进科室、医德医风科室巡回宣教等形式,实现临床科室教育全覆盖。聘请院级行风监督员 8 名,召开行风监督评议会议。

坚持生命至上,打赢疫情防控硬仗。面对突如其来的疫情,迅速制订新冠肺炎疫情防控工作方案,成立防控工作领导小组,召开疫情防控工作专题会议 11 场,完成疫情人员信息排查,制定医院感染防控要求等制度、流程近 60 项,编制上报《疫情防控工作手册》。开展患者及职工核酸检测,建设核酸检测实验室。实行预检分诊,关口前移,严格消毒隔离措施。加强患者及家庭陪护管理,杜绝疫情防控盲点,做到有序就诊。开展疫情防控培训 30 场次、应急演练 1 次,组织院内自查、互查 10 余次,网络推送防控知识近 70 篇,培训考核 1469 人次。成功举办 3 场云讲坛,下沉基层对医联体单位疫情期间口腔诊疗防护工作,进行线上、线下培训。积极承担省、市口腔专科疫情期防控指导工作。开通微信"互联网线上医生咨询"免费服务,线上开展患者咨询、会议、培训及教学等工作。院党委发布《致南京市口腔医院全体党员的倡议书》。115 名护理人员踊跃报名支援黄石。组织开展以"热血汇聚 战'疫'有我"为主题的无偿献血活动。整理制作 20 期抗疫图文系列简报。各项防控措施落实有力,做到职工、患者零感染。

强化服务理念,打造优质品牌形象。优化医疗服务流程,全面推行预约诊疗和分时段就诊,改善诊疗环境,降低候诊时间。落实改善医疗服务行动计划,疫情期间上线集中预约平台,优化分诊叫号系统。在 2020 中国医院互联网影响力排行榜中位列第八位;在 2019 年全省三级医疗机构出院患者满意度第三方调查中,综合满意度排名全省第一;在市卫健委出院患者满意度第三方调查中,连续 8 年位列南京地区榜首。强化医疗质量安全管理,组织参与市质控联合检查,开展医疗质量培训。推进口腔数字化技术临床应用,开展新技术 16 项。进一步完善手术分级管理和限制类医疗技术备案管理,开展日间手术。加强医学应急救援能力建设,开展医疗应急演练,举办救护能力提升培训班 3 期,117 名学员取得"红十字救护员"资格。组织医保专项培训,开展打击欺诈骗保专项承诺活动。落实三级护理管理,加强护士队伍建设,提高临床护理质量与安全。建立医院感染管理应急体系,开展感染管理专项整治活动,开展感控宣传月活动,推进口腔专科感控学科建设。

持续发力创新,提高综合竞争能力。国家自然立项 6 项,省自然、省社发立项 7 项,中央高校基本科研业务立项 4 项,开展横向课题 1 项。获国家科技进步二等奖 1 项,教育部高等学校科学技术进步二等奖 1 项,省科技进步三等奖 1 项,省医学新技术引进奖 5 项,实用新型专利 20 项,发明专利 1 项,完成临床转化 1 项。发表论文 175 篇,其中 SCI 论文 71 篇,单篇最高影响因子 9.412,5 分以上 14 篇,核心期刊 38 篇,统计源 44 篇。主编(译)、参编专著 7 部,其中研究生和本科生教材各 1 部。药物临床试验机构开展药物及医疗器械项目 11 项。国家级专委会主任委员、副主任委员、候任主委各 1 名,常委 20 名,青委 46 名。获批南京大学研究生国际交流重点项目和南京大学第二批品牌精品课程项目。新增专业学位博导 1 人,科学学位博导 1 人,硕导 2 人,在培研究生 249 人,在站博士后 4 人。主编人卫版《口腔住院医师规培系列丛书》及住培与专业学位双向接轨教材。完善住院医师规培基地建设,完成南京地区规培结业技能考试任务,完成国家口腔医师资格考试实践技能考试执考任务。开展省级以上继续教育项目 10 项。制订中青年人才规划培养方案。获 2020 年南京市中青年优秀人才称号 1 名,获市中青年拔尖人才项目资助 1 项。承办 2020 年中华口腔医学会口腔黏膜病暨口腔中西医结合学术大会、南京地区 2020 年口腔诊疗技术发展和口腔诊疗防护规范学术年会、江苏省医院协会口腔医院分会医院感染管理学组会议、江苏省医院协会口腔医院分会 2020 年学术年会和江苏省牙周专委会 2020 年牙周学术年会。组织召开"EDEMTET 案例教学研讨会",与英国利兹大学签订联合培养中英双硕士口腔医学人才协议。

深化综合医改,构建高效服务体系。探索建立分级诊疗体系,规范医联体建设,以立足南京、面向全省、辐射全国为指导思想,完成 8 个区卫健委医联体合作签约,双向转诊信息化试点单位 5 家,与溧水区人民政府签订紧密型医联体合作协议,共建溧水区口腔医院。实行医联体工作动态数据考核。对接医用耗材阳光监管平台,积极带量采购,规范采购流程。加强对基本药物、抗菌药物的临床使用评价分析。开展形式多样的特色健康教育主题活动,宣传口腔健康知识理念。举办"920 全国爱牙日"大型义诊,进社区进校园宣讲、诊间大讲堂及 7 个爱牙护牙系列活动。开展"天使之家"唇腭裂患儿关爱行动,完成微笑列车患者 184 例,减免医疗费用 55 万余元,受到社会广泛好评。

突出质量主题,提升现代治理能力。结合国家公立医院综合医改和绩效考核目标要求,修订科室综合目标管理责任制。建立现代医院管理制度,修订医院章程,成立医院质量与安全管理委员会,实现闭环管理。制作医院工作职责与规章制度汇编。推进"互联网医院"建设,筹建医院信息系统互联互通集成平台。参加国家卫健委电子病历应用水平分级评价及智慧医院专项评审,通过电子病历 4 级、智慧医院 2 级测评,通过医院信息系统互联互通成熟度四甲测评,OA 自动化办公系统正式上线,引入图书馆集成管理平台。有序推进全面预算管理系统建设。牢固树立绿色环保、安全发展理念,建立安全生产和应急管理体系,健全长效治理机制,落实开展专项整治行动和"安全生产月"活动。规范危化品管理,加强治安、消防综合治理,成立警务室,重点整治电动车违规停放及私拉乱接充电。健全完善应急预案,开展安全教育 8 次、消防操作培训 2 场次,确保卫生健康事业稳定发展。

现任党委书记:王 磊
党委副书记、院长:杨旭东
副院长:骆小平、李 欣、闫福华、邓润智、吴文蕾
纪委书记:李 欣
总会计师:蒋 玮
传真:025-83620202
网站:www.njkq.net
该院有关统计指标见本栏目附表。　　　　(陈 珺 顾雅心)

南京市中西医结合医院

●概况　2020 年,南京市中西医结合医院开放床位 497 张,开设病区 15 个。在职职工 828 人,其中高级职称专业技术人员 158 名,硕博人员 205 人,硕士生导师 9 人,博士生导师 2 人,享受国务院特殊津贴专家 2 人,江苏省名中医 1 名,南京市名中医 4 名。该院建于 1949 年,坐落于紫金山南麓,占地面积约 1.61 万平方米,建筑面积约 3.75 万平方米。现有各级重点专科(专病)17 个,其中外科(中西医结合)、治未病科是国家中医药管理局重点专科,肺外结核病(瘰疬、骨痨)是国家中医药管理局重点专病,儿科为国家中医药管理局"十二五"重点专科建设项目。瘰疬科是江苏省中医重点临床专科,妇科、脾胃病科是江苏省中医药局"十二五"重点专科建设项目,中医疮疡病学是江苏省"十二五"中医药重点学科建设项目。瘰疬科、骨伤科、脾胃病科、急诊科、肛肠科是南京市中医重点专科。肺病科、内分泌病科、重症医学科、心血管病科是南京市中医重点专科建设单位。因受疫情影响,门急诊量 67.04 万人次,同比减少 22.7%;出院 14086 人次,同比减少 17.1%;手术量 4857 例,同比

减少 14%；床位使用率 74.2%，平均住院日 9.6 天。

认真学习贯彻习近平新时代中国特色社会主义思想和党的十九大，十九届二中、三中、四中、五中全会精神，在院党委的领导下，不断强化内涵建设。实行党委领导下的院长负责制。党委充分发挥把方向、管大局、做决策、促改革、保落实的"总指挥"作用，坚决维护以习近平同志为核心的党中央，不断增强反腐败的战略定力和政治定力。组织观看警示教育片《背离初心的代价》，循环播放 5 场。开展警示教育，通报江苏省《关于医药购销领域和医疗服务中不正之风典型案件》，以案说法。完成全院中层干部及护士长竞争上岗工作，举办中层干部管理培训班。严格履行党风廉政建设监督责任，对全院 4 个职能科室、7 个临床科室进行廉洁风险点防控和行风工作制度落实情况监督检查。制定《南京市中西医结合医院落实全面从严治党纪委监督责任清单》，全年接待表扬 271 人次，其中锦旗 101 面，表扬信 166 封，来电表扬 4 个。拒收红包 67 人次，计金额 11.7 万元。

发挥中医药特色，有序推进疫情防控。成立以主要领导为组长的防治工作领导小组和肺炎救治专家小组，第一时间贯彻落实疫情防控工作要求，积极开展疫情防控各项工作。为满足疫情防控要求，对 5 号楼发热门诊及隔离病房进行改造，建设 PCR 实验室，完成检测核酸能力建设，完成核酸检测点改造搬迁工作。选派 2 批次 6 名医护人员驰援武汉抗击疫情，出色完成救治任务。

推进临床路径管理，不断提高业务效率。24 个专业计 71 个病种纳入临床路径管理，其中病区病种 66 个，门诊病种 5 个；中医 48 个，西医 23 个。新增日间手术管理病种 7 个，开展新技术项目 30 项，其中中医类新技术 11 项。完成 ECMO 等限制类临床应用医疗技术备案 2 项。重症医学科、心血管病科成功申报南京市中医重点专科建设单位，通过南京市级胸痛中心建设单位的复评验收。开通专病门诊 2 批次 36 个病种。修订《南京市中西医结合医院医联体管理办法（试行）》，制定《医联体支援人员派出管理办法》《医联体派出人员考核办法》，与市职防院签订医联体协议。优化妇产科绩效考核方案，完成妇科、产科分组。设置独立的介入科，配置相关人员和设备。调整合并借床政策，实施误餐盒饭管理改革。制定新的门统转诊流程，改变直接转诊为到诊间经医师确认后转诊，通过有效沟通为医院留下部分合适病患，增加医院收治率。

坚持中西医并重，突出中西医结合特色。制作"钟山膏滋"系列成品膏方 16 个品种，膏方开具总量同比增长 733.98%。鼓励科室使用自制制剂、中药饮片，新增椎突颗粒、跌打损伤颗粒，新增头痛小方颗粒、通降颗粒等协定方。中药饮片收入 2036.64 万元，中医操作收入 1804.6 万元。实施中医护理工作方案 35 项，实施 3285 例；将中医护理操作实施人数纳入年度质量考核目标，接受中医护理操作 9720 人次。完成医院制剂室改造，通过江苏省药品监督管理局验收，取得许可证。徐氏外科医术获批玄武区第四批区级非物质文化遗产代表性项目名录。

注重人才培养。公开招聘研究生岗位人员 5 人，专科及以上岗位人员 19 人，新增享受国务院特殊津贴专家 1 人、省科教系统"劳模创新示范工作室" 1 个、名中医工作室 1 个。新增省级专科护士 3 人。

优化门诊流程。自助服务设备集中放置，专人引导。门诊大内科、妇产科、口腔科区域启用二次排队叫号系统。改善门诊环境，三楼大内科候诊区玻璃隔断拆除，北面诊室安装排风扇和通风管道，保证诊区通风。加强患者隐私保护，各诊室安装隔帘，部分诊室根据需求，以灵活方式保护患者隐私。

为患者提供"互联网＋护理"服务，选送 2 名护理骨干外出参加"互联网＋护理"服务培训，完成延伸护理服务 428 例。开设糖尿病护理、助产专科、母乳喂养 3 个专科护理门诊，各专科护理门诊年平均就诊患者 150 余人次。

提高医教研水平。接收南京中医药大学实习生 26 名，其他学校 54 名；招录中医（含全科）住院医师规范化培训学员 28 名；招录硕士研究生 22 名，博士研究生 1 名。撰写论文 42 篇，其中统计源期刊（核心期刊）35 篇、SCI 5 篇。举办国家级及省级继续教育项目 6 项，申报发明专利 3 项，实用新型专利 3 项；组织江苏省第五期"333 高层次人才培养工程"，培训结业 3 人；组织申报"六个一工程"拔尖人才课题 1 项，六大高峰人才结题验收 1 项；组织申报江苏省中医药科学技术奖 2 项；组织完成南京市卫生青年人才年度考核 5 人，1 人被评为南京市中青年优秀人才。

完成对口帮扶工作。派出第五批组团式援藏人员 2 名，赴西藏墨竹工卡县人民医院开展为期一年的对口支援工作。派出 3 名中医医护人员对口帮扶陕西省山阳县人民医院。

加强信息化建设。完成与省干保系统对接工作；完成住院聚合支付（微信、支付宝、银联卡）及自助机的上线工作；完成科研管理系统的验收工作；完成医保事前事中监控系统的开发调试工作；完善医院信息集成平台建设，进行国家信息安全等级保护测评；完成与江苏省药品（医用耗材）阳光采购和综合监管平台采购业务高值耗材部分对接工作。

加强行政管理，改善就诊环境。坚持每周院领导带队督查制度。发现管理欠到位的大小细节或问题 443 件，已落实 437 件，及时整改落实率 98.6%。完成门急诊14间卫生间改造出新,7号楼南侧外墙维修出新,集中检修防火门把手和闭门器,提升亮化8号楼周边路灯、草坪灯。出台《专项资金购置设备流程》《继续教育报销签字规定》,加强财务核算,规范签字流程。出台《关于落实南京市职工生育保险剖宫产等生育保险定额考核有关工作的通知》,加强费用监管。"张明特色服务"平台义务为患者邮寄药物354人次,总金额249251.8元;膏方邮寄423例人次,回访149例,"张明团队"获南京市精神文明建设指导委员会优秀志愿服务组织称号。

该院获多项集体和个人荣誉。①获南京市抗击新冠肺炎疫情先进集体、2020年全国医药信息网信息工作先进单位、南京市工人先锋号称号,获2020年度南京市科教卫体系统"安康杯"竞赛工作优胜单位、南京医科大学生物医学与信息学院"实践教学基地"授牌,获2020年度院前医疗急救技能竞赛团体三等奖、2019年度"南京市五四红旗团委"称号、2019年度"健康南京"优秀新闻作品二等奖、2020年度南京市职工职业(行业)技能大赛儿科应急救援技能竞赛团体三等奖、南京市卫生系统后勤管理协会和南京卫生健康系统第七届厨艺竞赛三等奖。②刘万里被评为2020年享受政府特殊津贴人员、南京市人民满意的卫生健康工作者;刘万里劳模创新工作室被评为第五批南京市劳模创新工作室、第三批江苏省科教系统示范性劳模和工匠人才创新工作室;王旭被评为2020年度南京市中青年优秀人才;刘万里、王旭、钮晓红主编的《常见病外治疗法丛书》获中华中医药学会科学技术奖·学术著作奖三等奖;程阳升获全省抗击新冠肺炎疫情先进个人称号;程阳升、唐晨虎、赵美被湖北省委、省政府评为新时代"最美逆行者";程阳升、曹晶晶、王慧敏、赵美、方小谦获新冠肺炎疫情防控"嘉奖"奖励;唐晨虎获新冠肺炎疫情防控"记

功"奖励;曹晶晶获第六届南京地区"十佳护士"称号;王慧敏获江苏"最美青年医务工作者"称号;唐晨虎、方小谦、曹晶晶、王慧敏、赵美获全市抗击新冠肺炎疫情先进个人称号;曹晶晶、王慧敏、赵美获评南京市三八红旗手;唐晨虎获南京市五一劳动奖章;唐晨虎获南京市优秀共产党员;唐晨虎被中华医学会放射学分会评为抗击新冠肺炎疫情先进个人;唐晨虎家庭获南京市"最美家庭"称号;方小谦、王慧敏获评南京"最美医护工作者";赵美获南京青年五四奖章;方小谦获评优秀青年志愿者;杨润华、金彩香获新冠肺炎疫情防控嘉奖奖励;程阳升获华中科技大学协和江南医院、武汉市江夏区第一人民医院抗"疫"证书;曹晶晶、王慧敏、赵美被武汉市江夏方舱医院评为先进个人;曹骏被中共拉萨市委组织部评为2020年度援藏工作突出个人,获十八届南京好市民称号;戎飞玲被评为2019年度山阳县巾帼扶贫先进个人;吴剑钰、程艳获优秀共产党员称号;刘振志获评2020年中国药学会优秀药师;王裕玲获评南京国际造口治疗师学校第14期课程班"优秀学员";刘德佩获评2020年度南京市科教卫体系统"安康杯"竞赛工作先进个人;杨璞被评为2019年度《中国中医药报》优秀驻地(特约)记者;俞婉静获2020年度南京市职工职业(行业)技能大赛儿科应急救援技能竞赛三等奖、2020年度南京市卫生应急能手称号;徐琳获南京市医用耗材集中采购工作先进个人称号;童俊获南京卫生高等职业技术学校"优秀实习带教老师"称号;李芳获最美女职工称号;吕云霞获南京市创建文明城市优秀个人称号;朱文斌获2020年度院前医疗急救工作先进个人称号。

现任党委书记:刘万里
党委副书记、院长:施金土
副院长:王 旭
纪委书记:孟晓波
副院长:朱 群、朱 敏

传真:025-84437892
邮箱:njzsyyyb@126.com
网址:www.zxyyy.com
邮编:210014

该院有关统计指标见本栏目附表。 (施春雷 侯晓云)

南京市职业病防治院

●概况 2020年,南京市职业病防治院实际开放床位120张,现有职工222人,其中高级职称49人,中级职称98人,初级职称46人。博士1人,硕士22人,本科163人,大专22人,中专中技14人;共有科室29个,其中职能科室16个,业务科室13个。

创新党建工作,加强党风廉政建设。院党委始终把加强政治建设放在首位,带领全院职工紧密团结在以习近平同志为核心的党中央周围,自觉在思想上、政治上、行动上同以习近平同志为核心的党中央保持高度一致,不折不扣地贯彻落实党中央和省市委各项决策部署。全面落实党委领导下的院长负责制,充分发挥党委把方向、管大局、做决策、促改革、保落实的领导作用。严格落实党风廉政建设责任制,将党风廉政建设纳入医院总体工作部署之中。严格执行三级廉政谈话制度,廉政谈话218人次。开展"公车私用""私车公养"等违规问题专项检查和制止餐饮浪费行为专项检查工作。运用多种载体开展廉政警示教育,提升党员干部廉洁意识和自身素养。

落实落细防控措施,做好疫情防控工作。成立疫情防控领导小组,制定防控方案、复工方案等14个制度、流程、规范。组织人员培训,派出专家参与复工、复产、复学工作。加强急性呼吸道传染病综合检测,做好发热病例、流感样病例的监测,加强预检分诊、门诊、住院等,确保可疑病例早发现。进一步加强常态化疫情防控,切实做到核酸检测"应检尽检",进行4次集

中全员核酸检测,检测 806 人次。

强化红线意识,深入开展安全生产工作。组织召开安全生产工作专题会议,组织职工、物业人员、安保人员进行安全生产知识培训以及安全生产、消防知识及危化品安全管理知识答题,提高员工安全认知。建立健全安全生产管理制度,实行安全生产责任制,签订安全生产责任书,实现安全生产网格化管理。组织召开 3 次安全生产工作专题会议,进行应急疏散逃生演练、消防实战灭火演练 2 次。

提升防治能力,提供优质高效服务。①认真做好医疗工作。2020 年,门诊接诊人数 38684 人次,入院 326 人次,出院 327 人次,床位使用率 73.57%,床位周转次数 3.99 次/床,平均住院日 67.52 天,门诊与出院诊断符合率 100%。社区药物维持治疗门诊继续开展争创全国优秀门诊活动,入组治疗人数 790 人,在治人数 137 人,维持率 92.97%,累计服药 21929 人次,各项实验室检测入组率 100%,新入组 3 人,随访率 90% 以上,新增艾滋病例实现零增长率。②认真做好职业健康检查工作。严格执行《职业健康监护技术规范》,发现重大阳性结果及时报告用人单位,及时报告率 100%。全年完成职业健康体检 1207 家,受检人数为 33442 人次,其中放射人员专项体检 684 家,6978 人次;DR84396 人次(其中从业体检 DR 51006 人次),B 超 39923 人次,心电图 32031 人次,肺功能 13969 人次,电测听 11349 人次,检验 694219 项次。完成江苏省参试退役人员体检报告整理 1466 份,组织结论讨论会 22 次,按时将江苏省参试退役人员体检报告送达至各民政部门。③认真做好职业病诊断工作。严格执行程序,做好职业病诊断资料收集整理工作,保证送诊资料完整。全年共完成网络直报职业病报告信息 15 例,其中职业性尘肺病及其他呼吸系统疾病 6 例,职业性耳鼻喉

口腔疾病 7 例,职业性化学中毒 2 例。④推进制剂研发工作。进一步完善制剂室各项标准管理规范(SMP)、标准操作规程(SOP)和操作记录(REC)等。顺利完成制剂许可证换证验收工作。⑤做好职防督导与监测工作。开展重点职业病监测工作,全市重点职业病监测数据的区级覆盖率、职业健康检查机构覆盖率、职业病诊断机构依法履职率均达到 100%。开展尘肺病患者随访与回顾性调查工作,完成尘肺病病人随访 3400 例。开展工业企业职业病危害摸底调查工作,完成 3060 家工业企业的现状调查工作,并全部录入平台系统。做好网络直报工作,共上报职业病诊断例数 15 例、疑似职业病 12 例,传染病网络直报 12 例,HIV 检测份数 12 份,按时上报率 100%。⑥开展职业健康促进工作。深入全市各家企业开展职业健康讲座,讲座内容涵盖职业病防治法律法规、职业病防治知识、职业安全防护、慢性病、常见病等,开展健康科普讲座 8 场、职业健康咨询活动 2 场、职业健康指导 37 次、健康教育培训 11 次,受训人数 5569 人。推进健康企业创建工作,通过动员、基线调查、系统干预、专业指导,创建市级健康企业 2 家。承办南京市健康生活方式指导员培训班,培训人数 1323 人,1307 人获健康生活方式指导员合格证书。⑦做好从业人员健康检查工作。开展党员志愿者服务,各科室齐心协力,两支体检队伍分头下厂,完成从业人员健康检查 51204 人次。

突出改革观念,强化医院管理工作。①认真研究发展战略。不断完善内部体制,结合建设"健康南京"战略目标,对标上海为代表的"长三角",按照职防事业发展"十三五"规划,深化医改工作。探索推进医联体建设工作,完善组织架构,健全职能科室设置,明确功能定位,形成良好运行机制,成立多个卫生改革专项工作小组,具体

落实有关改革任务,对照全市深化医改工作方案,细化各项医改方案和措施。②加强卫生法制工作。做好《中华人民共和国职业病防治法》的宣传贯彻工作。完成"门卫楼改造装饰工程""制剂室乳化机工程"等工程结算审计。完成合同管理、药物临床验证经费(科研经费)、大型医用设备管理情况等内部专项审计,参与合同、招标文件会签 115 份,参与 2 号病房楼维修改造等招标采购工作 41 场。③强化内部精细管理。完成院科之间 2020 年度《科室目标任务责任书》《安全生产责任状》《行风建设责任书》等修订、签订工作,重大责任落实到人。按时年审校验,完成事业单位法人证书年检换证工作。完善核算工作,开展公立医疗机构经济管理年活动,落实 2020 年度预算安排,添置全面预算管理软件、固定资产管理系统软件,为管理信息化提供技术支撑。④优化绩效考核工作。调整岗位设置方案,制定科室岗位核编数,做好岗位聘任工作。完成 2020 年度公开招聘工作,做好职称晋升、晋级和评审申报工作。落实奖励性绩效工资方案,及时发放奖励性绩效工资。按时做好职工养老保险和职业年金的清算工作。⑤做好科研教学工作。根据医院"卫生青年人才培养方案",对不同专业、不同水平的青年卫生专业技术人员进行分层培养。建立"南京市职业病防治院科研管理平台"。实施首届院级课题申报评审,共申报 10 项,其中省卫生健康委科研课题立项 1 项。与江苏省疾控中心、昆山市疾控中心等多家单位联合申报多项科技类奖项。与南京医科大学公共卫生学院及江苏省疾控中心职业病防治所等多家单位开展科研合作,发表论文 51 篇,其中 SCI 论文 1 篇,英文期刊 1 篇,统计源期刊论文 8 篇。做好各类培训工作,组织院内培训 42 场次,约 2000 人次参加。⑥做好质量管理工作。对全院临床和医技科室全面开展质量

控制和管理，累计检查门诊病历240份、住院病人病历56份。基础护理合格率99%、护理安全质量合格率99%、护理文件书写合格率97.5%、消毒隔离合格率99%、抢救物品完好率100%、优质护理服务满意度98%。参加江苏省临床检验中心和南京市临床检验中心组织的室间质评活动，合格率100%，被南京市卫健委批准为南京市职业病科医疗质控中心挂靠单位。⑦做好院感管理工作。定期检查医院感染情况，完善档案资料。监测病例1141例，发生感染3例，感染发病率为0.26%。培训及演练19场次622人次。控制交叉感染风险，抗菌药物限制级使用例数8例，送检8份，送检率100%。⑧做好药事药学工作。制订短缺药品管理实施方案，健全药品供应保障体系，保证临床用药及时安全。严格按照国家新版基本药物目录，落实基本药物配备及使用。开展医嘱事前审核信息化建设，自主开发医嘱事前人工审核模块。梳理新进试剂采购流程及相关规章管理制度，制定《南京市职业病防治院检验检测试剂管理实施细则》，规范试剂采购行为和采购工作透明度。完成药品采购365.08万元，网上集中采购比例99.99%；试剂采购218.55万元，网上集中采购比例99.9%。加强抗菌药物综合治理，抗菌药物使用强度（住院）0.82DDD，门诊抗菌药物处方比5.95%，住院患者抗菌药物使用率4.89%，抗菌素各项管理指标均在规定范围内。⑨加强服务内涵建设。开展平安医院建设，推进临床路径管理工作，提高电子病历应用水平，推进业务流程重组，实现医院HIS系统优化升级，完成预约挂号表、网络直报表、12320专家排班表、平安医院上报约40份。⑩加强行风建设工作。开展"拒绝红包、远离回扣、廉洁从医""医德医风建设提升年"主题专项活动，开展医疗行业作风建设工作专项行动，聘请4位院外行风监督员。开展医德医风教育宣传工作，严格落实行业"九不准"规定，办理"12320"工单53件，按时办结率100%、回访率100%。⑪做好各项专项工作。与浦口区星甸街道王村村党总支签订《结对共建工作协议书》，开展结对共建义诊服务和慰问困难群众。以医师节、护士节为契机，组织开展"十佳医师"评选、应急演练竞赛以及优秀护士长、优秀带教、微笑之星、知识竞赛等系列活动，激发职业荣誉感和使命感，营造尊医重卫良好氛围。做好慰问职业病住院病人相关工作，组织开展"积极心态与幸福人生"等知识讲座，开展瑜伽、舞蹈等兴趣小组活动，丰富职工文化生活。强化控烟管理制度，调整控烟三级网络，开展控烟管理知识培训，组织职工参加冬季应急献血。⑫加强新闻宣传工作。完善新闻媒体网络舆情危机应急处理机制，提高新闻报导质量。做好院报编辑工作，出版院报12期。利用网络平面、广播电视等媒体加大对外宣传力度，开展大型广场宣传咨询活动8次。做好信息上报工作，上报简讯、网站新闻11篇，推送原创微博、微信71篇。

加大投入力度，加强基础设施工作。①加强后勤基建工作。完成检验科卫生检验实验室改造工程，完成病房楼改造项目招标工作。加强物业管理，完成垃圾分类和爱国卫生工作，获街道爱国卫生先进单位称号。②加强设备物资管理。加强医用耗材日常监督管理，规范采购行为，降低采购价格，保障医用耗材质量，采购医疗耗材69.72万元，网上采购率达100%。采购信息耗材总价值15.91万元，办公耗材总价值59.98万元。做好计量管理工作，保证设备到期监测、计量，满足临床工作需要。③推进智慧医疗建设。配合完成市干保系统升级前期工作和医保系统阳光平台对接工作。完成中卫信系统改造工作，智能叫号系统流程调整工作以及合理用药系统前期改造工作。通过网络安全等级保护三级认证。完成电子发票系统的改造升级工作以及电子签名认证系统前期调试工作。

该院先后获中华预防医学会科学技术奖科技奖三等奖、江苏省尘肺病随访工作先进单位、江苏省重点职业病监测与职业健康风险评估先进单位等荣誉称号。

现任院长：王桂珠
党委书记：李　胜
纪委书记：王　芳
副院长：杨智勇、张　荣、魏春龙
电话：025-85411810
传真：025-85411810
邮编：210042
邮箱：zfy85411810@sina.cn
网址：www.njzfy.com
该院有关统计指标见本栏目附表。　　（唐丽娟　和淑洁）

江苏省省级机关医院（江苏省老年病医院）

●概况　2020年，江苏省省级机关医院（江苏省老年病医院、南京医科大学附属老年医院）开放床位502张，设临床、医技科室52个，老年医学研究室14个，有普外科、骨科、胸外科等17个病区，其中老年医学科、内分泌科为省级临床重点专科，血液肿瘤科、消化科、内分泌科等10个科室为南京市医学重点专科。内分泌科、老年医学科为基层特色科室省级孵化中心。医院现有职工757人，其中卫技人员662人，有高级职称233人，中级职称164人，博士17人，硕士181人。门急诊诊疗人次76.2万，体检总人次3.3万。

新冠肺炎疫情防控。医院党委班子成员主动担责，靠前指挥，多次召开疫情防控专题会议，成立由党委书记、院长任组长的疫情防控工作领导小组，成立专班小组、救治专家组；不断完善防控方案，做好入口管理及住院管理，严格预检分诊，完善发热门诊建设；强化院感防控,医务人员"零感染";配合疫情防控要求,上线预约挂号平台,实现微信公众号、自助机、江苏医保App、互联网医院、我的南京App、12320网站、诊间等预约挂号、脱卡支付和自助缴费功能。先后派出10名医护人员支援黄石,6名医生分赴上海、北京、昆山参加涉外防控工作,1名检验人员赴新疆驰援当地新冠肺炎筛查核酸检测工作。"援黄石医疗队"获全省抗击新冠肺炎疫情先进集体称号,3名援黄石医疗队员获江苏省抗击新冠肺炎疫情先进个人称号。

医院建设。高效有序完成综合楼病房装修改造期间搬迁工作,合理规划本部及分院床位,在本部开设亚重症病区,满足危重病人及内外科手术病人需求,探索内外科整合管理及运行机制,做好改造期间医疗保障工作。12月25日,颐和路2号新健康管理中心正式启用。

医疗质量。增强依法执业意识,在南京市卫健委依法执业自查系统排名中,医院排名第7;实行电子病历点评,严抓病历质量,规范医疗行为;不断完善信息化质控功能;基本药物配备使用双占比全面达标;医疗机构、医师、护士电子证照申领率均为100%;加强临床路径管理,目前医院临床路径管理病种39种;新开设日间化疗,共有11个病种纳入日间管理;加强医保管理,联合多部门开展反欺诈骗保自查;落实临床分级护理制度,强化护理安全管理。

专科建设。加强重点专科建设,内分泌科被确认为省级临床重点专科建设单位;康复医学科、泌尿外科、神经内科、肾脏内科入选市医学重点专科;康复医学科、心血管科、病理科、超声诊断科等科室开展一系列新技术、新项目。内分泌科、老年医学科进一步推进慢病管理及基层孵化工作,分别获省卫生健康委基层特色科室省级孵化中心年度考评一等奖、三等奖。医院成功申报国家老年病临床研究中心江苏分中心(301医院)及国家老年病临床研究中心江苏分中心(华西医院)。

科研教学。组织申报各级各类课题106项,其中国家自然基金18项、省级课题13项、市厅级课题38项,已立项课题10项;获省医学科技奖2项;以医院为第一作者或通讯作者发表论文145篇,其中SCI论文15篇;申报各级各类医学科技奖、新技术引进奖8项;获批实用新型专利6项,计算机软件著作权1项,主编、副主编著作9部。完成中心实验研究平台、生物样本库、PCR实验室建设。组织继续教育项目,其中国家级项目3个,省级项目11个,院内继续教育讲座121场。持续加强师资队伍建设,13人取得教师资格证,新获评博导1人、专业型硕导7人、教授1人、副教授1人、讲师18人。医院挂牌南京医科大学康达学院老年临床医学院,成功申报江苏省老年专科护士培训基地。

改善医疗服务。升级优化门诊服务,合理调配医疗资源;做好检查检验结果互认;进一步提高护理团队素质,开展"专业心、友善心、敬畏心"护理服务理念主题月活动;发挥中医特色优势,探索中医综合治疗、多学科联合诊疗等模式;传统医学科、中医科、针灸推拿科为患者提供中药个体化用药茶饮方、泡脚方、三伏贴、三九贴等服务;开展中药饮片配送到家、免费煎药等服务;传统医学科欧阳钢主任荣获"江苏省名中医"称号。

保健工作。认真落实保健工作制度,做好保健对象日常医疗及健康档案维护;"江苏健康助手"新签约255人次,开展高血压、糖尿病、冠心病、脑卒中、骨质疏松等10多个病种慢病管理,共在线管理2490人,回访达千人次。

智慧医院建设。推进电子病历系统全面上线;完成远程会诊系统平台搭建,开通远程会诊、远程影像诊断、远程心电诊断、双向转诊、远程教学等功能。搭建互联网医院平台,完成与省卫生健康委监管平台对接,并取得互联网医院执业许可;疫情期间开通发热门诊免费在线咨询服务;完成互联网医院与南京医药药品管理系统对接,为市医保患者互联网诊疗后的结算和取药提供解决方案。

医养结合。与江苏民政康复医院签约,在浦口院区就康复及医养方面开展深度合作;深化"老年医学专科联盟"建设,新增连云港市第二人民医院、镇江市第二人民医院为联盟单位;加强"医养协作联合体"工作,积极深化和创新合作新模式,承办省卫生健康委"2020年江苏省老年健康科普及促进项目"。沐春园护理院获全国医养结合典型经验、省级养老综合性示范基地、全国敬老文明号等多项荣誉。由医院首创的城乡联动养老服务项目在谷里地区进一步发展,省市区领导多次实地考察指导。

医院管理。进一步完善党委领导下的院长负责制,结合医院规模,重新调整部分职能科室,设置党政事务部,下设党委办公室、宣传统战办公室、组织人事科等党务工作机构;规范完善医院党委会议议事规则、书记院长沟通制度以及"三重一大"事项决策和监管实施办法,明确党委委员分工;发布医院章程;完善政府会计制度,实行全面预算管理;按时完成招采平台医用耗材货款结算,对优秀人才实施分类、分层次培养模式,加强培养针对性。

安全生产。定期进行专项安全检查;签订三级安全生产责任书;完成监控存储设备升级改造,实行保安24小时值班巡查制度;落实危化品安全管理制度和要求,组织开展危化品安全管理培训和应急演练,建立完整的危化品档案;拍摄医疗废弃物安全管理演练教学片;加强医院周边及院内交通管理,保证"就医绿色通道"畅通;对涉医违法犯罪案件进行梳理,深挖涉黑涉恶线索,开展保安反恐防暴培训演练，提高涉医突发事件应急处置能力。获 2020 年度委直属在宁单位安全生产工作先进单位称号，3 人获安全生产工作先进个人称号。

党风廉政及行风建设。签订党风廉政建设和行风建设责任书，落实党建"三级责任清单"，加强支部标准化规范化建设；通过中心组学习、支部党员大会、党小组会进行专题学习；召开基层党员座谈会、意识形态工作专题会议、民主评议党员等会议；开展"党风廉政教育月"等活动。进行医药购销领域商业贿赂专项整治，围绕药品、高值医用耗材和检验检测试剂、大型医用设备等问题开展专项监督检查；加强对统方行为监控，营造清正廉洁工作环境。

文化建设。持续开展"读一本好书"、"院庆月"、职工趣味运动会、登山月等活动。组织"热血战'疫'情"无偿献血、党员抗疫爱心捐款、"慈善一日捐·济困送温暖"，为陕西省三槐村钢研小学及幼儿园捐献冬季衣物等活动；结合抗疫工作，举办主题青春战"疫"分享会等，增强职工凝聚力和抗疫力量。

宣传工作。医院官方微信服务号共推送文章 62 篇，累计阅读量 11 万多人次。在国家级、省级等各级各类新老媒体发布新闻、科普、通知通告等外宣报道 300 余篇次，其中抗击新冠肺炎疫情相关报道 150 余篇次，拍摄医院援黄石抗疫微电影《我们在黄石的 39 天》。

现任党委书记：顾寿永

党委副书记、院长：何一然

副院长：沈启松、刘世晴、熊亚晴、杨　俊

纪委书记：廖俊峰

地址：南京市江苏路 65 号

网址：www.jspoh.com
　　　www.jspgh.com

电话：025-83712838

邮编：210009

该院有关统计指标见本栏目附表。　　　　　（郑惠兰）

南京市中心医院（南京市市级机关医院）

●**概况**　2020 年，南京市中心医院（南京市市级机关医院）设有本部（南京市玄武区成贤街 116 号）、太平南路分部（秦淮区太平南路 371 号 5－7 层）和河西门诊部（建邺区江东中路 265 号新城大厦 A 座 1－2 层），开放床位 300 张，在职职工 495 人，高级技术职称 80 人，中级技术职称 123 人。现有临床科室 23 个，医技科室 11 个，开设 10 个病区，包括内科（心血管科、内分泌科、神经科、消化科、呼吸科、肾科）、老年科（干部病房）、重症医学科（ICU）、普外科、骨科、妇科等。另设有急诊科、口腔科、眼科、耳鼻喉科、中医科、皮肤科、儿科、针灸推拿科、血液净化中心、体检中心及多科专家专科门诊。该院是南京鼓楼医院南京市中心医院，东南大学医学院教学医院、东南大学附属中大医院合作医院、南京医科大学康达学院教学医院。老年科、普外科、骨科、内分泌科、心血管内科、神经内科、重症医学科、医学检验科、放射科为市级医学重点专科。

夯实党建基础，努力打造过硬队伍。坚持把党的领导融入医院治理各环节。加强政治建设，发挥党的政治统领，全年召开党委会 40 次，开展专题学习 29 次，部署从严治党、意识形态、党风廉政、安全生产工作 40 次。加强理论学习，开展理想信念教育，充分发挥理论学习引领作用，党委书记讲党课 2 次，理论中心组学习 18 次、学习交流 6 次，"学习强国"参与度 100%，组织参观"我和我的祖国"科学家精神主题展、横山烈士陵园等教育基地。加强基层建设，培育党建特色品牌，积极开展社区共建、院校共建、院企共建等主题党日活动，扩大党建"朋友圈"。加强阵地建设，筑牢意识形态堡垒。牢牢把握意识形态工作领导权，制定实施《关于进一步加强对论坛、讨论、报告会、研讨会等意识形态阵地管理的规定》，开展专题分析研判 2 次、专题学习交流 1 次。

压实工作责任，紧绷疫情防控之弦。有序开展疫情防控工作，迅速动员周密部署，成立疫情防控工作领导小组，召开专题会议 30 余场。110 余名党员、200 余名职工主动报名援鄂，130 余名党员捐款，60 余人无偿献血 1 万多毫升。全面落实防控责任，制订《疫情防控工作方案》等 10 余项，向患者发放防护手册 500 余册。逐步恢复医疗服务，全面实行实名制预约诊疗，加强预检分诊和住院患者核酸检测。开展应急演练，制订《接诊疑似新冠肺炎病人应急演练及工作预案》。1—12 月，发热门诊接诊患者 1171 例，无漏诊、误诊，医务人员零感染。

深化对标找差，加快三级医院创建。主动对接鼓楼医院，12 月初签订合作协议，市领导提出殷切希望。两院将在标准化建设、同质化管理等方面实现优质资源高度共享、核心业务高效协同。加快三级老年病医院创建，以老年健康服务体系建设为己任，增挂"南京市老年病医院"牌子，下发《基本标准》和《实施细则》，赴常州、南通学习调研，完成规章制度、岗位职责修订和应知应会汇编，邀请专家进行内审。

落实精准扶贫，对口帮扶竹镇医院。落实对口帮扶工作，成立帮扶工作领导小组，与竹镇医院组建医联体。组织专家实地指导，开展应急演练，6 月，竹镇医院通过评审升级为二级医院。下沉坐诊，选派内分泌科、神经内科、针灸推拿科、眼科专家下沉坐诊，开展专家门诊、住院患者查房、疑难病例会诊及专科人员培训，全年下沉 43 人次。开展学术交流，到光华社区开展"扶贫日"义诊，走访困难农户 17 户，把脱贫攻坚承诺践行在一线。

拓宽发展空间，加速推进基建项目。完成血透中心搬迁，加快推进综合楼改造项目，督促代建单位文明施工，定期召开工程、监理例会，确保施工按计划有序推进，计划2021年上半年交付使用。同步规划1号楼和3号楼立项、解放路康养服务、分院选址等项目。

落实医改政策，持续改进医护质量。狠抓核心制度落实，全年无重大医疗护理和院感事故发生。加强医疗质量控制，深入临床医技科室督查质控会、交班及大查房20余次；重点督查病历书写规范性，抽查病历甲级率96.58%；点评合理用药情况，门急诊处方合格率97.3%，中药饮片合格率100%，检查申请单合格率98.3%。提升护理服务质量，发挥护理质控小组作用，对护理服务质量进行督查，合格率100%，获省医院协会品管圈比赛优秀奖、南京护士技能竞赛静脉输液三等奖，考取国家级"心肺康复"专科护士1名。严把院感防控关口，组织全院医护技人员开展防控知识培训10余次，书面及现场考核10余次，对临床一线医务人员手卫生规范、耐药菌防控进行督导检查。落实带量采购任务，严格落实药品集中采购和使用，全年两批38种药品中，第一批完成率139.04%，第二批完成率84.46%，抗菌药物处方点评合格率98.89%。

强化专科建设，提升科研创新能力。拟定《专科建设三年规划（2021—2023）》，确定省级重点专科建设科室、市级重点专科、市级重点专科建设科室3个层次的发展思路，组织药剂科、超声医学科申报第十一周期重点专科，普外科、医学影像科完成第十周期重点专科中期考核。组织申报省自然科学基金1项，省卫健委医学科研项目2项（重点项目和指导性课题各1项），省干部保健课题1项，立项1项；市卫生科技发展科研项目12项（其中重点项目4项，指导性课题8项）；组织市科委社发项目结题1项，江苏省干部保健课题结题1项。申请专利6项，授权2项；发表论文59篇。

开展技术项目，提升诊疗服务水平。不断完善专病门诊，增设肾病学等10个专业；康复治疗小组开展床边康复治疗，举办老年疾病预防与诊疗系列讲座；内分泌科开展中国骨质疏松筛查与规范诊疗建设项目；心血管内科启动智慧化高血压病房建设；神经内科开设脑中风、头晕眩晕等7个专病门诊；呼吸内科开设慢性咳嗽专病门诊；妇科开设宫颈疾病、盆底功能障碍专病门诊；神经内科开展吞咽功能评估和改良型容积黏度测试技术；骨科开展肩关节镜手术、膝关节半限制假体置换术；检验科开展胃癌三项检测，完成PCR实验室建设。

以需求为导向，强化干保服务能力。做好市级机关防疫工作，编制《南京机关单位新冠肺炎防控知识手册》《疫情防控"十提醒"》《疫情防控工作答疑二十条》等宣传册，全天候提供线上防疫科普、诊疗咨询和预定药品等服务。做好副市级以上领导干部日常保健巡诊工作，全年上门开展肌肉注射606人次，血糖监测100人次。做好市管干部家庭医生随访工作，提供保健常识及常见病咨询服务，协助预约本部专家会诊、检查及治疗。做好机关干部办实事项目，完善VIP体检服务流程，实现手机查看体检报告、检后咨询和专科预约等功能。为市委常委会等重大会议、活动提供医疗保障服务70余次。

细化内部管理，不断增强运行活力。推进信息化建设，上线OA办公系统、网上招聘系统、血透管理系统、收费满意度评价系统，实现苏康码扫描入院，推进感染监测信息系统、医疗废弃物管理系统建设和HIS系统、新版电子病历系统招标工作。完善人才队伍建设，开展中层干部轮岗和职称聘任工作，举办管理干部培训班，引进麻醉科高层次人才1名，调入呼吸科副高职称人员1名，公开招聘专技人员16人，接收部队转业干部1人，完成康达学院16名实习生带

教工作。深化预算绩效管理，成立领导小组，制定《全面预算管理暂行办法》；推进绩效考核改革，修订《奖励性绩效工资考核试行方案》。强化审计经济监督，参与招投标、采购项目审计109项；开展空调、电梯维保等零星工程审计106项；审核备案合同223份。规范医用耗材采购使用管理，落实医用耗材带量采购工作，采购完成率99.3%；严格高值医用耗材采购使用管理，SPD平台上线9个病区、手术室和口腔科。加强安全生产和后勤保障工作，深入施工工地、各病区检查7次，日常巡查及月度检查10余次；组织全院安全生产培训及专项培训10次、应急演练3次；组建义务消防队，完善消防安全疏散预案。做好垃圾分类工作，张贴生活垃圾分类指南，设置厨余垃圾收集点，完成全院职工知识测试；注重节能降耗，开展"节约粮食"宣传教育，更换各楼层开水炉。

加强文化建设，凝聚奋进精神力量。用特色宣传塑造品牌新形象，制订下发《信息和宣传工作考核方案》，开展"战'疫'一线，党旗飘扬"系列报道，常态化在《健康大讲堂》《健康广场》宣讲健康知识。发布宣传报道230余篇，推送微信45次，制作院报4期。用多彩文化凝聚发展正能量，利用业余时间组织开展巧手做宫灯、在职职工和离退休同志秋游等活动，积极参加市级机关管理局组织的运动会和厨艺大赛，以文化活动凝聚精神力量。

强化廉政建设，持续改进作风行风。抓严党风廉政建设，营造廉洁从政、廉洁行医氛围，制定《加强医药代表活动管理办法》，开展"打击欺诈骗取医疗保障基金专项治理行动"和"医保走进临床调研宣讲活动"。开展党风廉政建设学习7次、廉政教育谈话50余次，发送廉洁提示短信50余次。抓实作风行风建设，落实窗口服务满意度第三方评议、要素评议意见整改；迎

接全国文明城市创建监察检查 20 余次;开展道德讲堂,梳理窗口服务规范、服务流程,加强"文明用语、微笑服务"培训,窗口人员统一着装,更换门诊大厅候诊椅,综合满意度 99.5%,收到表扬信 37 封、锦旗 32 面、牌匾 1 面。团委获"市五四红旗团委"称号,老年科 305 病区获"青年文明号"称号。万小勇、张文翠获"全市抗击新冠肺炎疫情先进个人"称号,吕玉凤获"市三八红旗手"称号,刘政获"市青年岗位能手"称号。

现任党委书记:印小荣
党委副书记、院长:顾　平
党委副书记、纪委书记:
朱艳春
副院长:罗　倩、李炜虹、黄　岚
电话:025-68781555、68781666
网址:www.njszxyy.com
邮编:210018
该院有关统计指标见本栏目附表。　　　　　(万小勇)

南京同仁医院

●概况　2020 年,南京同仁医院自强不息、自我加压,圆满完成年初设定的各项计划,在服务患者、改善医疗服务、运营管理等方面取得成效。

经营发展实现预期目标,重点工作取得务实进展。①完成医院整体环境改造升级。以 F 区住院大楼启用为契机,完成 12 个科室搬迁,实现住院病区布局优化。完善病区配套设施,住院环境显著改善。组织物业公司招标合作,营养食堂投入使用,提升医院运营能力,改善医疗环境,职工、患者满意度显著提升。②重要工程及重大项目实现预期推进。医疗美容科手术室、口腔中心、耳鼻喉医院、高端 CT 及核磁室投入使用;产后护理中心启动运营;创伤中心病区、儿童预防保健门诊、P2＋实验室投入使用;急救分站江宁谷里街道

社区卫生院 120 急救点设置运行;急诊医学科、院内雨水污水管道及绿化环境完成改造。③加大医疗设备投入,服务发展后劲强。以设备引领技术发展,超过 2000 万元的高端 CT、核磁共振全部安装上线。投入 2543.3 万元,配置 OCTA、全飞秒、肺功能检测查仪、前庭功能检查系统、经颅多普勒超声、全自动染色封片一体机、皮秒镭射激光等专科高端医疗设备 225 台。④继续实施人才强院战略。组织科主任管理培训、青年人才培训,增强人才竞争力。员工总数 1293 人,其中,医师硕士学历占比明显提高。⑤社会影响力不断提升。连续 9 年蝉联艾力彼中国非公医疗机构排名前 20 强;院党总支获"江宁开发区先进基层党组织"称号;120 急救分站获"2020 年度南京市院前抗疫先进集体""2020 年度南京市院前急救先进分站"称号;儿科团队在"2020 年度南京市职工职业(行业)技能大赛儿科应急救援技能竞赛"活动中获团体优胜奖;保卫系统获南京市"2020 年度内保系统保卫组织先进集体奖"。

抗疫工作获认可,彰显突发公共卫生事件应急救援社会责任担当。成立院内防控领导小组,累计超过 20 万人次坚守抗疫一线。落实发热门诊、隔离病区、预检分诊,落实院内院感消杀、预检分诊、病区探陪制度等。支援武汉、禄口机场一线防控,以及机场隔离转运、社区企业复工复产防疫指导;规范建设发热门诊,获批"省级示范发热门诊单位"。建成 P2＋实验室并通过备案,具备独立开展核酸检测资质,承担周边区域居民和企业需求,日均检测 1000 人次;预防接种门诊建成并投入使用,承接新冠疫苗接种。在突发公共卫生事件应急救援上,彰显作为三级综合医院的社会责任担当。援鄂护士张永华获"江苏省卫生健康系统新冠肺炎疫情防控工作先进个人""江苏省三八红旗手""江苏最美医护

工作者"等称号;急诊医学科程凡菊被评为"全市抗击新冠肺炎疫情先进个人";医学影像科车子刚、医务部李清、护理部江竹君获"江宁开发区优秀共产党员"称号;呼吸内科获"江宁区工人先锋"称号,急诊医学科护理团队获"江宁区五一巾帼标兵岗"称号。

以等级医院创建为抓手,提升医疗质量和业务内涵。①学科业务能力增强。急诊医学科重装启用,占地面积达 3000 平方米以上,打造更舒适、更科学的就诊环境;卒中中心整合多学科力量取得发展,通过国家脑防委现场认证,ISO15189 实验室通过验收评审。举办眼科"金陵九龙湖青光眼论坛"、第十届金陵九龙湖耳鼻咽喉头颈外科论坛、麻醉科"特殊/危重病人围术期的处理策略"学习班、第五届"头颈影像及临床"论坛。②质量管理成效显著。以全面落实《医院感染管理办法》,医疗及护理相关核心制度为目标,围绕新冠疫情及疫情期间常态化防控管理工作,重点推进核心制度培训及消毒灭菌和环境卫生学管理,强化院科督查工作,全年督查 50 余次,迎接上级部门指导及检查 10 余次。特别是针对重点部位开展的环节管理,消除高危风险点和突出问题,各项感染指标控制在国家规定范围内。③合作交流展新颜。新签医联体合作单位 11 家,累计会诊查房 32 次,基本建立起基层医疗转诊网络。注重学术交流,举办神经内科学术沙龙、心内科学术沙龙和肿瘤科学术沙龙,推动区域学科群发展。

提升运营综合保障能力,加快推进现代化医院管理建设。①提升行政效能。OA 线上审批流程系统投入使用,落实院长行政查房,加强职能科室与临床、医技科室的沟通,解决临床实际问题,提高工作质量。②加强安全管理。迎接省市区安全检查 13 次,完成 28 项问题整改。开展"安全生产月"主题活动,在全院进行安全演

练及宣传教育,对消防安全、危化品安全、施工安全、建筑安全等重点内容加强整改,提高全体员工安全管理意识,营造稳定安全生产环境。③规范医保管理。制订《南京同仁医院开展医保基金监管源头治理暨打击欺诈骗保专项治理工作方案》,签订医师医保承诺书,在全院范围内组织临床、医技科室违规使用医保基金自查自纠,促进医保管理严格规范。④提升信息化建设水平。加大资金投入及数据质量整改,优化院内程序,改善数据质量,通过互联网医院验收和国家网络安全等级测评三级。实现ICU重症监护系统、病房医师移动查房系统、病区电子病历质控系统、120院前急救系统、绩效管理软件等重点信息系统以及医疗设备管理软件、营养食堂软件等上线使用,提升运营效率。

党建群团工作亮点纷呈,行业作风建设取得成效。①完善党群组织架构,强化制度保障。选举新一届院党总支委员会,成立第二届工会委员会,改选共青团委员会,成立行风建设工作领导小组,落实党建基础任务,开展党风廉政警示教育、专题民主生活会、革命传统教育、调研走访和总结表彰等活动。②建立健全行风建设工作,完善社会评价机制。将医德医风教育与行业作风建设、党风廉政建设联系起来,将廉洁行医纳入各项规章制度,促进医院健康发展。成立院内服务质量管理小组,对患者提出的意见,形成课题研究,找出根本原因,提出改进措施。聘任行风监督员,改善医疗服务工作。

丰富文化建设内涵,打造团队合作型信任型"家文化"。以党工团纪工作为抓手,整合文化建设体系,传递医院愿景、使命及价值观,塑造推广"守正、敬畏、安全、品质、服务、荣耀"价值体系,打造团队合作型、信任型同仁"家文化"。①以工会组织为桥梁,规范社团运行机制,主打丰富多彩的文娱活动,传承常规品牌文化活动,开展牛首山团建活动、"医路童行暑期公益夏令营"亲子主题活动,对生病职工及时送去关爱与慰问,共为生病住院职工119人、重大疾病4人送关怀。②丰富志愿服务内涵,营造服务文化氛围,开展义诊、敬老助残、帮困结对等活动。③发扬医护人员人道主义精神,组织3场院内员工无偿献血活动,献血300余人次,超过4万毫升,连续4年被评为"无偿献血先进单位"。

现任院长:杨庆松
总经理:张 竞
财务总监:张 宁
副院长:刘绪舜、何双八
副总经理:熊文强
院长助理:倪 通
电话:025-66987188
传真:025-66987103
邮箱:xzrsb@njtrh.org
网址:www.njtrh.com
邮编:211102
该院有关统计指标见本栏目附表。 (徐鲁妮 王芹芹)

南京江北医院

●概况 2020年,南京江北医院始建于1934年,位于国家级新区——南京江北新区,是一家集医疗、教学、科研、康复为一体的国家三级乙等综合性医院。现有临床、医技科室45个,实际开放床位达1000张;职工1300人左右,高级技术职称160多人、中级技术职称350多人,博士、硕士研究生近122人。门急诊量达89万人次,年收治住院病人3.4万人次,住院手术2万人次。

疫情防控工作。作为民营医疗机构,疫情面前勇于担当,坚决服从上级主管部门统一指挥调度,全力以赴抗击疫情。作为江北新区唯一一家新冠疑似病例收治医院,全院上下一心,积极配合江北新区卫健委的工作,成立以院长王国品为组长的疫情防控领导小组,并就疫情防控事宜先后召开4次专项会议,推动各项工作落实,3天完成感染科清洁区生活用房的搭建,先后出资改造感染科病房、感染科门诊、急诊科、检验科,购买大量疫情防控工作必须的医疗设备、灭菌器材以及隔离衣、口罩等医疗物资,并根据防控的需要改造相关医疗流程。增加抗疫专项支出348.25万元,其中抗疫专项补助204.85万元,抗疫物资支出143.40万元。主动组建32名医护人员援鄂预备医疗队伍,并为援鄂预备人员准备物资25.168万元。2月3日—12月31日,全年发热门诊共接诊1622人次,其中境外回国人员15例,互联网医院"发热门诊"免费咨询服务线上累计接诊千余人次;收治新冠肺炎疑似病例71人次,其中确诊病例1人。

医疗质量和技术水平进一步提高。等级医院创建工作稳步推进:全年对接课程组织线上培训41场(136学时)、现场培训31场,共217学时;组织各部门"创三甲"工作推进会4场,内审员培训4场,举办PDCA大赛1场,解决门诊专家全日制、多学科诊疗等D条款,并启动全院制度汇编、完成医院应急预案演练。①医疗质量管理与持续改进。以等级医院评审标准要求为抓手,运用PDCA在全面质量管理的基础上实行重点质量控制,分别对围手术期管理、危急值管理、值班和交接班制度、会诊制度、医患沟通制度、手术安全核查、腕带识别制度、临床合理用血情况、危重病人管理、新病人和手术病人管理等进行专项督察质控,通过查看病历、进入现场的形式发现问题和隐患,督促整改。会同输血科,每月对输血病历进行质检,发现问题,制定有效的整改措施并督促落实,重点问题进行院内公示促进整改;借助电子病历系统,对会诊、危急值记录、病历书写的及时性和规则性进行监控督查;每月对各科室管理台账记录情况(科务会、科周会、科室质控小组活动)进行专项检查并总结评价通报；每月对住院时间超过 30 天的患者和非计划再手术患者的评价管理进行检查；抗菌药物管理和临床路径管理持续改进，推动内科部的多学科联合诊疗。②医疗技术管理工作。按照最新限制类医疗技术目录，备案 29 项限制类技术，完成脊柱内镜诊疗技术（三级）、脊髓型颈椎病诊疗技术 2 项、新开展限制类技术备案工作，对神经血管介入诊疗、普通外科内镜诊疗、血液净化、口腔种植诊疗等技术，完成人员备案工作。已申报 8 项新技术，均按照新医疗技术准入管理流程，有序地进行审核中。③省市重点专科建设。提交消化内科、骨科、肿瘤内科、神经内科 4 个专科的省重点专科申报材料，以及中医科的市重点专科申报材料；开展市级医学重点专科，即重症医学科现场测评和介入放射科、骨科中期考核工作。完成核医学科、医学检验科下临床细胞分子遗传学专业增设，母婴保健技术服务执业许可证更换以及放射诊疗许可证校验、信用修复等各类行政许可审批事项。

实现护理质量控制闭环管理。创新三基三严培训和专科的培训模式，科室采用工作坊、情景模拟、个案分析等培训模式，提升低年资护士临床操作技能和评判性思维能力，建立基数药品管理交接登记本，病区药房、药库及静配中心与病区进行药品和大输液的交接，每月统计不合格标本数量，重点关注标本退回发生率高的科室。护理部和大科对标指导各专科修订并实行专科护理质量流程及标准、专科护理技术流程及标准、专科敏感指标、专科护理常规、护理评估表单，制定并实施专科特色护理项目；通过组织疑难护理案例比赛和全院疑难病例查房及现场指导等形式提高专科护理内涵；以专科护士为核心的八大专科小组，常规开展培训、专科质量督查、门诊、会诊、查房、修订常规流程等工作；肿瘤护理组协助医疗创建癌痛规范

化病房和安宁疗护病房，并通过验收；社会效益与经济效益双增，静疗门诊 PICC 及输液港维护在疫情状态下门诊有 3300 余人次，同比 2019 年增加 560 余人次；伤口造口门诊 19500 余人，造口患者 260 余人次；母乳喂养门诊咨询人数 401 余人次，助产士门诊已经接诊 85 例孕妇。

科研教学扎实开展。跨省域院校合作，成为上海大学教学医院；与任建安教授团队、万峰院士团队达成全面战略合作协议，推动医疗、教学、科研能力全面提升；建立江苏省专科护士培训基地；设立医院临床药物试验机构，配合江苏艾洛特医药研究院有限公司下属孵化企业申报国家临床药物试验资质；完成 PCR 实验室建设与改造；继续与中国人民解放军南京总医院、江苏省人民医院、吴阶平医学基金会等开展全面合作，不断提高学科建设、医疗技术、人才培养能力。加强技术培训，加大科研扶持力度。全年申报各级各类科研课题 70 项，获科研立项 26 项，其中江苏省自然科学基金项目 1 项、市卫健委 2019 年度课题 3 项、国家级课题合作项目 1 项、白求恩基金课题 1 项，合作横向课题 4 项，共获得科研资助资金 34.7 万元；全年登记发表论文 106 篇，其中 SCI 论文 11 篇，中华类期刊论文 4 篇，中国科技核心期刊论文 30 篇；申报 2019 年江北新区科创局知识产权政策兑换项目 1 次，2019 年获授权的 8 项专利成功申请江北新区科创局 2019 年知识产权政策兑换补助 0.8 万元；全年联合主办国家级学术活动 1 场，举办省级继续医学教育项目 2 场，举办院级继续医学教育项目 6 场；全年推荐省、市医学会或医师协会委员共 45 人次，登记新获得委员证书 44 人，其中国家级 11 人（主委 1 人、常委 2 人）、省级 5 人（常委 1 人）、市级 13 人（常委 2 人）、江北新区医学会 15 人（主任委员 2 人、副主任委员 3 人）。组织 218 人参加各

类专业技术资格考试、申报评审。新增各医学院校教学职称 30 人次，其中硕导 7 人、兼职教授 7 人、兼职副教授 9 人、兼职讲师 7 人。完成 13 所院校实习及 1 个临床驻点班教学任务，承担南通大学杏林学院全科 163 班下半学期教学任务，合计理论授课 410 个学时，共 16400 分钟。临床技能培训中心共安排培训与考核 227 场，培训 5945 人次。

医联体建设深入推进。新签六合雄州、永生中医院两家医联体合作协议，续签江北公交绿色通道救治协议。承接长芦、大厂社区妇女两癌筛查工作，牵头组织三院相关人员召开协调会，梳理流程，做好患者无缝对接工作。协助竹镇社区卫生服务中心顺利创建二级医院。面对面接诊社区医院上转住院患者 1200 余例，直接住院费用达 2 千万元；外院救护车及交警大队转运外伤急救住院患者 675 例，住院费用 2 千余万；急诊 590 例，急诊诊疗抢救费用约数 10 万；门诊预约并协助诊疗 3 千例患者，高质量体检患者近 100 人，医联体单位 CT 检查开单近 500 例。

做好舆论宣传，树立品牌形象。自 1 月 27 日起，共发布疫情相关报道超过 100 篇，涉及疫情相关公告、政策实施、抗疫事件、抗疫人物专题、抗疫微故事专题、抗议科普、图片传播等，报道量排全国医院前列。医院品牌推广在丁香园"最美逆行者"评选活动中被评为"最佳新闻作品"，位列 2019 年度全国非公医疗机构品牌传播新锐奖 30 强，摄影作品入选获六合区"同心抗疫 春暖花开"抗疫作品展。获中国社会办医新冠肺炎战役纪念章、高质量建设江北新主城先进集体、医联体建设优秀单位等奖项和称号。

优化服务流程，提升服务品质。共接待受理现场、400、微信后台、意见本等多种渠道的客户信息合计 1166 例，其中表扬 771 例（占客户意见的 66%）、（同比增长

212%）、投诉 226 例（同比下降 34.7%）、意见及建议 53 例，求助 116 例。在医院内部开展"优质服务小讲堂进科室"活动，结合科室服务质量及反馈，个性化给科室制定培训内容，1－12 月份共开展"患者服务""医疗人文""有效沟通"等相关培训 22 场，努力改善员工的服务意识，提升一线员工的医患沟通能力。

党建、行风、文化建设氛围浓厚。组织完成新一轮党委、纪委、工会、团委领导班子换届工作。高质量做好"不忘初心、牢记使命"主题教育。扎实推进"学习强国"使用推广。进一步规范团委工作制度，从基层抓好、做好青年团员的思想工作，牢抓凝聚力、向心力。不断完善教育、制度、监督惩防体系，构建行业作风建设长效机制，增强拒腐防变和抵御风险能力。开展专项整治活动，组织医德医风和廉政教育学习，定期播放警示教育片。做好党建引领文化建设大课题，坚持党建、业务、文化相结合的原则，丰富文化建设内涵；积极做好无烟医院、健康促进医院创建工作；继续有序开展医院院志（2004－2019 年卷）工作；举办七一表彰、职工篮球赛、医师节慰问等活动。

加快基层建设，提高服务水平。完成感染科隔离病房改造以及清洁区近 2000 平方米基建改造；完成感染科发热门诊、院内篮球场新冠检测点改造，并通过专家组验收；年度内完成三潘社区、手术室地面、住院楼顶部围栏、肿瘤科屋面防水、4 号住院楼阳台加装窗户等工程；有序推进新建急诊综合楼及新住院大楼结构封顶，按计划完成消防、暖通、幕墙、电梯招标工作。不断加强内外网终端桌面、业务软件维保，切实规范 OA 信息流程；有条不紊地推进信息化三甲创建，高质量完成等保、五级电子病历采购、信息化演练等事宜。上线海泰门诊系统，优化升级排队叫号服务；全程参与互联网医院开发验收，有序对接省阳光采购平台，

推动 HIS 服务器更新换代。完成医院四级电子病历评测、互联网医院申请工作，更换电子票据系统。

内涵建设进一步巩固。顺利完成医疗执业许可证的校验换证工作，以及 2019 年度民办非企业单位年审工作。进一步规范和优化药品、设备和医用耗材申请流程；全年"五率"考核达标；降低采购成本，全年药耗返利达到 7900 余万元，医用设备采购 1830 余万元，后勤信息类 1600 余万元；通过市场局医疗器械处、医保局、市场局物价处等主管部门检查。落实医保政策及监管，保障医疗秩序；利用全院各类会议、院内 OA 系统、滚动显示屏等方式，宣导贯彻医保政策，涉及新的医保服务协议内容、医保考核细则、总额预付结算流程、医保自查自纠工作部署、均次费用管控等医保知识。出台均次费用管控方案，加强并落实医保监管，引导医务人员规范诊疗、规范用药、规范收费，开展单病种严格管理，单病种结报率为 113%，提升医院整体有效收入。

现任党委书记、院长：王国品
总经理：周　晔
副院长：田纪伟、王　平、申　萍、余　红
电话：025-57711610
传真：025-57047765
网址：www.njjbrmyY.net
邮编：210048
该院有关统计指标见本栏目附表。　　　　（顾慧君）

东部战区疾病预防控制中心

●概况　2020 年，东部战区疾病预防控制中心是一支新型卫勤保障部队和军事医学科研单位，集卫勤保障、卫生执法、应用研究、培训指导为一体，是首批纳入国家级应急救援力量。设有卫生监督和传染病防控等业务科室 11 个，有博士后科研工作站、全军自然疫源性疾病研究重点实验室、全军影视制

作中心、江苏省医药生物技术重点实验室等特色学科平台，主办的《中华卫生杀虫药械》是国家级科技核心期刊。在上级党委的坚强领导下，疾控中心党委坚定高举习近平新时代中国特色社会主义思想伟大旗帜，深入贯彻习近平强军思想，忠实践行习近平主席训词要求和党的十九届五中全会精神，直面疫情防控、狠抓练兵备战，突出打牢基础、勇于破解难题，锐意改革创新、推动转型升级，各项建设发展接力前行、行稳致远。

为军服务抓得紧，各项保障任务完成较好。在新冠疫情防控中，全面贯彻落实上级疫情防控决策部署，紧前筹备物资，整合人员，按照"疫情就是命令，防控就是责任"要求，发扬"两不怕"精神，全力开展疫情防控工作，维护广大官兵健康。同时参与协调战区水质检测、放射防护年检、医院感控年检、抗洪抢险等工作。①新冠肺炎疫情防控工作。组织专家制订《疾控中心新型冠状病毒感染的肺炎疫情应急处置预案》《部队营区防控新型冠状病毒感染肺炎方案》《新型冠状病毒医院防控感染技术建议》《新型冠状病毒实验室检测工作方案》，为医疗机构和部队防控提供技术指导。协调开展样本筛查和疑似病例复核检测。共接收东部战区总医院、901、902、903、906、908、909 医院等单位送检复查样本 150 余份。对战区诸军兵种部队开展核酸筛查，共筛查样本 2 万余份。积极主动上门采样，采集样本 4500 余份。组织专家开展现场流调和指导。根据疫情直报系统监测的疑似病例信息，以及复工复学防控需求，先后派出李越希、朱进、谭伟龙、张锦海、曹勇平、陆年宏、贾德胜等防疫专家 148 人次赴东部战区总医院、908 医院、南昌陆军学员、国防大学、陆军工程大学、海军指挥学院等单位实地开展流行病学调查和疫情防控指导，其中现场流调 6 次，远程指导 31 家单位。派出 16 名专家赴陆军工程

大学、陆军炮兵学院等 17 所军队院校开展复课疫情驻点防控指导。派出 6 名专家赴疗养院指导支援湖北返回人员隔离观察。为部队紧急筹措防疫物资。为 26 家单位发放口罩 51700 个、医用鞋套 1300 双、医用手套 1300 双、防护服 190 套、护目镜 90 副、配发喷雾器 21 个、84 消毒液 17 桶、防护服 72 套等防护物资。②放射和感控年检工作。主动对接机关和部队，有序高效对战区医疗卫生机构开展放射防护和感控年检。对战区范围内 52 家医院(含医疗区)、疗养中心(含疗养区)和旅(团)级部队卫生单位进行放射卫生监督和防护检测，共检测各型各类放射性同位素和射线装置工作场所 356 个，签发《放射防护检查意见书》52 份。完成放射工作人员个人剂量监测任务 4773 人次，发出剂量报告 134 份，对 43 人次达到剂量调查水平的放射工作人员依规进行核查，及时分析原因并予以合理处置。出具检测报告和卫生监督意见书，指导医疗卫生机构进一步规范放射防护和感染控制工作。③战区水源普查工作。成立专项任务工作组，拟制专项任务方案，开展兵种协调、人员调配等工作，完成战区所辖各部队营区、训练场所、战略重点地区的生活饮用水水源基本信息、水质卫生、水源防护、水源地环境基础状况、介水传染病和生物地球化学性疾病等项目的系统调查，检测分析 2500 个水源。④抗洪抢险工作。7 月，派出 12 人防疫专家组，分赴安徽、江西抗洪一线，为官兵和百姓提供卫生防疫专业指导和保障。坚持教育先行，科学防控。从健康宣教入手，组织常见病、多发病、重点疾病卫生防疫教育宣讲，下发《抗洪抢险部队卫生防病手册》《洪涝灾害血吸虫病防控》等宣传资料 5000 份，培训基层军医和卫生员 62 名，为官兵授课 3400 余人次，做到专业指导与群防群控相结合。突出食品卫生及水源水质安全检测、环境

消杀与指导、传染病防控指导等重点，认真查看驻点饮用水源、食堂伙房、住宿环境、厕所等情况，不断改进保障方式。开展饮用水源水质检测 28 次、食品安全检测 28 次、环境消杀近万平方米，为部队补充发放净水、消毒、杀虫、灭鼠等药品 8600 余支(片)。

狠抓科研管理和学生带教工作。积极组织科研项目和科技奖申报，加大与院校合作交流，科技创新和教学管理工作稳步推进。①积极组织申报科研课题和科技成果。申报各类课题、科技成果奖项 34 项(其中军队生物安全专项 6 项、青年培育计划 6 项，军队后勤科研项目 6 项，国自然 8 项，省自然 6 项，军队科技进步奖二等奖 2 项)。中标科研项目 11 项(其中军队生物安全项目 4 项，第三批军事理论项目 1 项，军队后勤科研项目 2 项，国家自然科学基金面上项目 1 项，江苏省社发项目 1 项，省自然基金面上项目 1 项，南京市科协软科学项目 1 项)。②狠抓在研项目课题研究任务落实。加强对重点课题的跟踪管理，确保科研进度，督促课题计划落实到位，各项在研课题按计划进行，中心在研科研项目 97 项(其中军队课题 56 项，地方课题 41 项)。③规范科研项目管理和经费使用。召开中心科委会 6 次，讨论决定在科研项目建档、医疗卫生岗位保健津贴标准、防护物资储备、实验室管理规范、核化防护科分装沙林，加强院校科研合作平台建设、仪器设备采购。通过科研管理规范，进一步明确科研立项管理、科研过程管理、成果论文专利管理和科研经费管理。对科研项目结余经费使用和管理进行改革，纳入中心统筹管理。④组织科研项目开题和结题评审。协调 3 项生物安全专项、1 项青年培育项目开题，2 项后勤科研项目开题评审；协调 1 项目后勤科研项目结题评审。⑤教学管理和学术交流。抓好带教研究生和本科实习生日常管理工作。完成

8 名空军军医大学预防医学本科学员的实习带教和毕业答辩任务。审核汪春晖、毛应华、谭伟龙、张云等导师带教学生工作。积极与南京医科大学、蚌埠医学院、军种医科大学开展科研合作和学术交流，签订公共卫生专业实践基地等合作协议。

紧抓练兵备战，保障打赢能力持续提升。坚持党委领战，针对对抗强敌面临的高承压、高风险严峻形势，常委会专题议战议训，集中组织战备方案会审修订。规范整治战勤值班秩序，常态抓好"两支队伍"值班备勤，定期检验拉动，搞好能力评估，狠抓基础训练和专业训练，以核化生"侦检洗消"、重大疫情应急处置以及自身防护为重点开展专攻精练，外请教员加强弱训课目训练，安全顺利组织实弹实投、战斗体能等险难课目训练，从难从严组织"一个过程"实战化野外驻训。"三防"医学救援队在中国国际进口博览会安保等任务中得到检验提升。

现任中心主任:汪春晖
政治委员:蔡 俊
副主任:张 斌、陈吉东
电话:025-80867006
传真:025-80867000
邮编:210002　　　(吕 恒)

南京市疾病预防控制中心

●概况　2020 年，南京市疾病预防控制中心设职能科室 15 个、业务科室 18 个，在编职工 275 人，其中技术职务高级 91 人、中级 84 人、初级 46 人，博士 10 人，硕士 75 人，博士生导师 2 人，硕士生导师 11 人。

党委坚持党建引领，围绕新冠肺炎疫情等重大传染病防控和各项工作任务，在坚定信心中狠抓落实，在奋勇争先中攻坚克难，在强化责任中护航发展。面对新冠肺炎疫情，中心党委和干部职工勠力同心，在"火线"淬初心、担使命，昼

夜奋战、全力以赴守护人民群众生命安全和身体健康。11月完成党支部换届选举,健全组织,配强基层党支部班子。加强舆论宣传,利用中心新媒体平台,落实网站改版,推进微信公众号建设,开通中心抖音公众号,宣传内容常变常新,坚持弘扬主旋律,传播正能量。持续加强党风廉政建设,全力防控重点领域风险,开展疫情防控、招聘招标、安全生产等专项监督。注重党建带团建,青年突击队驰援一线抗疫,在疫情防控中发挥生力军作用。

强化新冠疫情防控,加强监测预警,全面提升突发公卫事件应急能力。针对全市新冠肺炎疫情监测情况及防控形势,组织中心及各区疾控中心相关专业技术人员参加卫生健康行政部门,国家、省、市疾控部门等举办的各类培训课程。完成新冠肺炎相关培训11批次3738人次。规范全市重大传染病公共卫生月风险评估、专题风险评估,完成日常风险评估7期。重点监测、分析新冠肺炎疫情相关舆情,编发舆情监测报告138期。处置突发公共卫生事件及相关信息54起,其中新型冠状病毒肺炎26起、水痘19起、手足口病1起、诺如病毒感染性腹泻7起及发热伴血小板减少综合征疫情1起,发病1592例,暴露60384人,无死亡、较大、重特大事件。

强化机制、完善体系,疾病防控成效整体提升。全市累计报告甲、乙类传染病14种8311例,无甲类传染病报告,报告发病率97.78/10⁵同比2019年下降15.31%,死亡29例,其中血源及性传播类65.42%、呼吸道类29.75%、肠道类4.32%、自然疫源及虫媒类0.51%;丙类6种15882例,发病率186.85/10⁵同比2019年下降34.12%,无死亡病例报告;前三顺位手足口病7330例,流行性感冒5532例,其他感染性腹泻2520例。3个国家级、1个省级流感哨点共监测流感

样病例191743例,其中15岁以下95.89%,全年流感样病例标本3510份,检出阳性标本161份,阳性率4.58%,低于上年度同期水平(24.39%);报告流感/流感样病例暴发疫情6起,波及人数4719人,累积报告病例数96例,检测标本64份,检测阳性数4份。6起疫情中,江北新区2起,雨花台区2起,栖霞区和建邺区各1起。经检测,确定1起为乙型和季H3型混合感染暴发,3起为鼻病毒感染引起的暴发,1起为肺炎链球菌和流感嗜血杆菌混合感染,还有1起未检出阳性。全市共报告手足口病7330例,其中重症病例1例,无死亡病例;报告登革热病例无重症、死亡、二代病例。2020年第16周起,在全市范围内开展急性呼吸道传染病的综合监测。全市6家哨点医院(鼓楼医院、儿童医院、市第一医院、溧水人民医院、江宁医院、六合人民医院)共31个监测科室开展急性呼吸道综合监测,共计监测128421例病人。住院肺炎6家哨点医院共32个监测科室开展住院肺炎监测,共计监测病例13280人次,多病原检测共计14819人次,全市无人感染H7N9禽流感病例报告。全市其他二级及以上医疗机构开展不明原因肺炎病例监测,无不明原因肺炎报告。全市腹泻病门诊登记数32427人次,O2检索率28.04%(9093/32427),无霍乱。中小学因病缺课每日报告率97.82%,学生健康监测平台预警12418次,全市394所中小学开展学生伤害监测工作,学年伤害发生率4.7%,414所中小学开展学生健康体检信息监测,监测学生361988人,学年视力不良检出率63.11%,超重检出率17.25%,肥胖检出率16.38%,营养不良检出率4.42%。

慢病防控新模式进一步拓展。累计健康管理高血压67.14万例、糖尿病22.74万,规范管理率:高血压79.16%、糖尿病79.20%,累计纳入社区糖尿病精细化管理

16606例中,鼓楼区、江北新区社区全覆盖。二级及以上医疗机构报告新发慢病130909例中,肿瘤13126例。完善疾控中心一基地医院一社区卫生服务中心"三位一体"高血压综合防控新模式,累计组建慢病自我管理小组1077个,最大程度降低漏报率。2019年度人均期望寿命83.59岁,较2018年提升0.27岁;重大慢病过早死亡概率8.75%,较2018年下降7.8%。严重精神障碍信息系统登记在册患者31607人,检出率3.75‰,在管31066人,检出患者管理率98.29%,规范管理率96.78%。7—12月联合南京医科大学、江苏省疾控中心在建邺区、浦口区、溧水区首次采用"南京市慢性病防控社会因素调查收集与管理系统"信息化平台开展样本量约3万人的社区成人慢性病防控社会因素调查,建立全市前瞻性随访的重点人群队列和生物样本库。11月举办南京市慢性病疾病负担研究与大数据应用技术省级继续医学教育培训班,采取现场、线上两种方式,邀请中国疾控中心、南京医科大学、江苏省疾控中心及上海市疾控中心等专家团队莅临授课,培训人数达150余人。慢性非传染性疾病预防控制重点专科入选南京市医学重点专科(第十一周期)。

结核病防治力度切实加强。共登记肺结核2148例(不含单纯结核性胸膜炎),涂阳1281例,阳性诊断率59.64%,疑似肺结核3257例(报告率100%、总体到位率99.36%、成功治疗率92.89%),耐多药肺结核(MDR-TB)高危人群筛查率99.59%,室间质量保证(EQA)覆盖率100%。加强学校结核病疫情监测,及时开展病例追踪调查,规范处置学校肺结核疫情245起274例,聚集性疫情3起27例,结核菌素皮肤试验(PPD)密切接触者11115例,胸部X片筛查11153例。多层次全覆盖,组织全市结防大培训。首次组

织全市 58 所高校、46 家二级及以上医疗机构、12 家区疾控中心相关负责人员 300 余人参加市级现场培训,切实提升全市专业人员结核病防治技能。开展"守护健康呼吸、共享健康校园"结核病防治知识传播行动,覆盖 12 个市区 12 所学校 3500 余名师生。高淳区实施省级提升村医麻风病防治能力项目,150 名村医参加麻风防治知识培训,13564 名网民在"健康高淳"公众号参与有奖问答。

艾防工作模式创新,艾防宣传和行为干预进一步加强。全面启动国家第四轮艾滋病综合防治示范区工作,开展第二届艾滋病健康教育宣传作品征集活动,举办艾滋病防治知识校园行讲座 220 场,覆盖学校 51 所、学生 10 万余名,投放 HIV 抗体自检服务包 14500 份,建立南京工业大学江浦校区"南京市首个青春健康教育基地"。全市 85 家艾滋病初筛实验室、142 家快检点共筛查 182.1 万人次。10 个艾滋病性病哨点监测男男性行为等 6 类人群 2437 人中,阳性 37 例,阳性率 1.5%。24 个自愿咨询检测门诊(VCT)服务点完成自愿咨询 10971 人次,提供 HIV 和梅毒检测 10715 人次,全市 32 家二级以上医疗机构提供 PITC 检测 43522 人次,初筛阳性 227 人,初筛阳性率 0.5%。探索开展 60 岁以上老年人群艾滋病抗体筛查试点工作,增设六合区、溧水区老年人艾滋病监测哨点(800 人),老年人筛查 59327 例中,阳性 8 例。男男性行为人群干预覆盖率 94.6%,吸毒人群干预覆盖率 72.7%,女性性服务员干预覆盖率 92.0%。3 个美沙酮维持治疗门诊和 1 个延伸点累计入组治疗 2690 人,在治 524 人。全市现住址累计发现 HIV 抗体阳性病例 5280 例,现存活 4853 例。2020 年,新发 HIV 抗体阳性 552 例、艾滋病 114 例,死亡 33 例,性途径传播 97.8%,其中同性传播 61.7%、异性传播 36.5%。据疾病监测信息报告管理系统统计,全年梅毒报告 3023 例,较去年同期下降 11.4%;淋病报告 1144 例较去年同期下降 25.5%。

计划免疫工作继续巩固提高。推进儿童预防接种咨询门诊建设,7 月 1 日,在市儿童医院设立市儿童预防接种咨询门诊,规范评估预防接种禁忌症,有效指导儿童预防接种门诊开展各类疫苗接种工作。开展新冠疫情期间预防接种门诊技术指导工作 121 次,其中儿童预防接种门诊 45 次、狂犬病暴露预防处置门诊 23 次、产科预防接种室 20 次、成人预防接种门诊 19 次、区疾病预防控制中心 13 次。适龄儿童累计接种免疫规划疫苗 182.4 万剂次,基础接种率高于 98%。监测乙肝、AFP 疫情、麻疹、风疹免疫规划相关疾病,新发乙肝 65 例。报告疑似麻疹、风疹 196 例,确诊 1 例,个案流调率 100%,疑似病例 48 小时完整调查率 97.45%。15 岁以下急性弛缓性麻痹(AFP)236 例,48 小时内流调率 100%。疑似预防接种异常反应(AEFI)监测 1416 例,异常反应 130 例。

完成血吸虫病、地方病攻坚行动及"十三五"终期评估,各项任务指标均达到标准要求。新增江北新区、高淳区达到消除血吸虫病标准。全年累计查螺面积 2.29 亿平方米,药物灭螺 3302.27 平方米,解剖钉螺 14023 只无阳性,血吸虫病监测查病 63331 人,血检阳性 897 人,粪检 8196 人,无阳性病例,治疗救助晚血病人 24 例。血检发热病人 12796 人,阳性 8 例,均为境外输入病例。居民户食用盐监测 3600 份,食用盐碘覆盖率 98.75%、合格率 98.31%,合格碘盐食用率 95.16%,儿童甲状腺 B 超检测 1200 人,肿大率 1.7%;儿童尿碘检测 2400 人,中位数 251.84μg/L;孕妇尿碘检测 1200 人,中位数 170.75μg/L。肠道寄生虫病监测 6118 人,蛲虫监测 2691 人,全市通过省有效控制肠道线虫病评估。开展现场指导、培训、监测评估及健康教育,举办培训班 2 次,组织质控活动 4 次,接受上级调研评估 6 次,汛期加强现场指导预防急感发生。组织开展 4·26 疟疾日、5·15 碘缺乏病宣传日以及血防宣传周活动,参加省血防所血寄防健康科普知识读物评比活动,获省血防所血寄防健康科普知识读物评比活动(血防组故事类)一等奖,获江苏省"十三五"血吸虫病健康教育先进集体称号。

创新健康教育形式,推动科普取得实效。围绕新冠疫情防控,通过海报、地铁、公交等累计编制宣传材料 60 余种 100 余万份,针对阶段性疫情防控重点,录制 4 个系列健教视频。突出重点人群及领域健康教育,累计建成省级健康促进医院 39 家,市级健康促进医院 84 家。举办全市健康科普讲师演讲技能竞赛,推进健康科普专家库及资源库建设,制作完成第一季 24 期《健康素养大讲堂》微课,传播健康理念知识。启动全市健康素养监测工作,覆盖 12 个区 56 个街道 3000 余人,完成健康素养、烟草使用国家级、省级监测点工作任务及市级全监测任务,健康素养水平较大幅度提升 38.5%。在全省健康促进与健康教育技能竞赛中,南京市健康教育团队荣获总成绩第二名,中心选手个人获得健康促进科普奖,由省卫生健康委授予"江苏省健康促进与健康教育岗位能手"称号。

聚焦科教短板,进一步推进科研创新。推进高校高水平合作,与南京大学医学院建立公共卫生科研教学基地中心;全国第三、省内第二挂牌南京医科大学附属疾控中心,首次获批南京医科大学硕导 11 名、博导 2 名,获批徐州医科大学硕导 3 名;成功申报江苏省研究生工作站。获批江苏省职业健康重点实验室(放射卫生)、江苏省食品安全风险监测重点实验室(重金属领域)省级重点实验室 2 个、慢性非传染病预防控制市级医学重点专科 1 个。申报科研项目 17 项,立项 9 项。其中,申报市卫健委重点项目 5 项、一般项目 10 项,立项市卫健委重点项目 3 项、一般项目 5 项;申报省卫健委重点项目 1 项、面上项目 1 项,立项省卫健委面上项目 1 项。发布省预防医学团队标准 1 项,合作参与省地方标准 5 项;获国家发明专利 3 项、实用新型专利 4 项、软件著作 6 项,出版图书著作 2 部;发表论文 81 篇中,SCI 8 篇、中华 8 篇、核心 32 篇、统计源 16 篇。举办省级继续医学教育培训项目 2 期,培训 379 人。

强化质控、优化服务,规范开展卫生监测工作。6 月,通过江苏省疾控中心新冠病毒核酸检测盲样考核。12 月,通过 CNAS 实验室国家认可复评审,完成评审组考核项目 80 余项。完成能力验证、室间比对等外部质控活动 18 次 25 项次,出具检测报告 842 份。推动区域核酸检测能力提升,指导 11 家区级疾控机构核酸检测实验室通过省级验收,先后开展 27 家医疗、第三方检测机构和疾控机构新冠病毒核酸检测质控工作。在省辖市疾控机构中率先运用三代基因测序技术开展新冠病毒溯源分析。引进细菌飞行质谱仪,缩短致病菌鉴定时间。21 天完成城市核酸检测基地建设,单日可检测新冠样本 1 万余份。完成新型冠状病毒核酸检测 5.1 万份,复核确认阳性 233 例(报病 222 例),复核 27 家各级医疗机构、第三方检测机构、疾控机构送检阴性质控 4800 余份,组织开展国家公祭日等各类活动新冠病毒核酸采样检测近 10 次。

不断强化实验室监测、检测能力建设。完成公共场所、饮用水、卫生用品、消毒产品,以及食品安全风险监测样 4497 份 12560 项次,监测流感 2880 份 9712 项次,外环境禽流感病毒 140 份 1400 项次,手足口病 236 份 944 项次,呼吸道感染综合监测 329 份 987 项次,食源性疾病 379 份 1987 项次,艾滋病 1739 份 3478 项次。应急检测疑似诺如病毒、流感、水痘—带状疱疹病毒聚集性疫情等 36 起 698 份 1582 项次;疑似人禽流感疫情样本 1 份(为 H5N6 高致病性禽流感);新型布尼亚、出血热、登革等虫媒病毒 310 例。

持续巩固食品安全风险监测。全市开展食品污染及有害因素监测,区县覆盖率 100%,食品化学污染物及有害因素监测食品 14 类、491 批次、污染物 87 种;食品微生物及其致病因子监测食品 9 类、401 批次、微生物指标 17 项;食品中放射性污染监测食品、饮用水、环境样本 38 份。设立食源性疾病监测医疗机构 175 家,监测食源性疾病 3174 例,检测粪便样本 1270 份、阳性 117 份;全年共接报食源性疾病暴发事件 14 起,发病 238 人,无死亡病例。组织开展"全民营养周"系列活动,获中国营养学会全民营养周"组织示范单位"称号;成功举办首届 2020 年南京市营养知识暨工作技能培训班。

广泛开展公共卫生监测检测。开展各类水质监测 1206 份,合格率 100%。采集分析高淳和浦口两区农村环境卫生监测土壤样品 40 份和对应的稻米样品中重金属含量,结果显示蛔虫卵和活卵数均为零,重金属含量均达到土壤环境质量农用地土壤污染风险管控标准。开展空气污染(雾霾)对人群影响监测,PM2.5 成分分析获取数据 6580 个,有效开展空气污染人群健康风险评估。

有序开展消毒与病媒生物监测。全年完成 30 家医疗机构消毒质量监测,检测样品 1420 份,覆盖率 100%,合格率 97.54%;对 12 家托幼机构开展消毒质量监测,检测样品 408 份,覆盖率 100%,合格率 95.83%;开展病媒生物生态学、登革热媒介伊蚊与抗药性、蜱等专项监测,"四害"密度:鼠 0.14%、蚊 0.45 只/灯·小时,蝇 2.22 只/笼,蟑螂 0.40 只/张,完成病原学检测及病媒生物控制效果评估。

稳步推进职业放射卫生工作。工业企业职业病危害因素监测工作场所 228 家,现场质控复核及指导 22 家,现场监测企业 8 家;完成 26 家哨点医院职业性放射性疾病哨点监测,开展放射工作人员个人剂量监测 381 人;检测 88 台放射防护和影像质量控制设备质量,审核各类职业病报告卡 614 条,完成全市食品饮用水放射性污染 38 份样品采集和实验室检测。组织参加全国首届职业健康传播作品大赛,图文类作品获国家三等奖、省特等奖和一等奖。12 月,放射卫生重点实验室通过省卫健委现场评审。

发挥工会、共青团桥梁纽带作用。发挥工会群团组织优势,在抗击疫情、推进民主管理和丰富职工业余文化生活等方面开展多项工作。申报"工人先锋号""南京市五一劳动奖状",举办"疾控战'疫'赞歌"摄影比赛,组织职工到瘦西湖秋游等活动,激发职工工作热情,提高职工集体荣誉感。参加省疾控中心举办的第二届"健康江苏·我行动"健步走比赛,获优秀组织奖。扎实推进青年志愿者活动,参与全市健康科普讲师演讲技能竞赛、南京医科大学附属疾控中心揭牌仪式等多个大型活动保障志愿服务。共青团组织充分发挥在疫情防控工作中的生力军和突击队作用,青年突击队获"南京青年五四奖章集体"称号。

该中心先后获江苏省抗击新冠肺炎疫情先进集体、南京市五一劳动奖状单位、南京青年五四奖章集体、国家碘缺乏病参照实验室、2020 年度碘缺乏病实验室质控网络建设工作先进单位、江苏省营养学会全民营养周先进单位、江苏省疾控中心流感等病毒核酸检测盲样考核结果优秀、江苏省卫健委首届职业健康传播作品征集活动一等奖、2017—2019 年度国家卫生城市复审工作有功单位、第四批南京市学雷锋活动示范点等荣誉;周楠获南京人民满意的卫生健康工作者、南京市抗击新冠肺炎疫情先进个人称号,宋伟、陈敏获江苏省疾控中心思想政治工作优秀个人称号,李成国获 2017—2019 年度国家卫生城市复审工作先进个人称号,丁洁获江苏省抗击新冠肺炎疫情先进个人称号、"南京好人"称号,范华锋获评南京市卫生健康系统新冠肺炎疫情防控嘉奖人员,王冲获新冠肺炎疫情防控白衣卫士、南京"最美医护工作者"、江苏省新冠肺炎疫情防控嘉奖等荣誉,汪娜获中国健康促进与教育协会华东健康教育研究会先进个人、江苏省第十一届优秀科普作品新媒体组三等奖等荣誉,陈旭鹏获 2019 年江苏省居民健康素养监测工作先进工作者称号,朱正平获第五届江苏省"百名医德之星"称号,赵秋妮获国家卫健委首届职业健康传播作品征集活动三等奖,洪忻获全省疾控工作作出贡献个人、南京市三八红旗手称号,陈春静获全国农村饮用水卫生监测十年成绩突出个人称号,谷仕敏获碘缺乏病实验室质控网络建设工作先进个人称号。

现任中心主任:周　楠
党委书记:宋　伟
副主任:李成国、丁　洁、范华锋
党委副书记、纪委书记:陈　敏
电话(传真):83538309
邮编:210003
网址:www.njcdc.cn
（李文婷）

南京市卫生监督所

●**概况**　2020 年,南京市卫生监督所有业务科室 10 个,职能科室 8 个,在岗职工 116 人,硕士 23 人。

围绕中心工作,坚持以党建为引领,以考核为抓手,聚焦规范化建设、综合化推进、精细化监管、法治化保障、智慧化管理的"五化"目标,顺利完成全年各项工作目标任务。

全力打好疫情防控阻击战。第一时间成立新冠疫情防控应急工作领导小组,所领导靠前指挥,制订工作方案,组建防控专项工作组,深入医疗机构、重点公共场所、复工企业、学校、"三站一场"等全面开展卫生监督和疫情防控工作。全市共出动监督人员 8 万余人次,检查单位近 4 万户次,督促指导消毒隔离、医务人员防护、医疗废物和医疗污水处置等防控环节共计 1.2 万余项,发现并督促整改问题 7000 余条。

稳步推进"双随机、一公开"工作。全市国家随机监督抽查任务总数 2329 个,完结率 100%;市本级任务总数 245 个,完结率 100%。全市省级随机监督抽查任务总数 933 个,完结率 100%;市本级任务总数 110 个,完结率 100%。通过市卫健委官网公示抽查结果 245 条,接受社会监督。

不断提高行政执法办案水平。针对媒体关注、群众反映强烈、社会影响恶劣等危害群众健康的突出问题,不断加大惩治打击力度,查办一批典型案件,形成高压态势和震慑效果。全年共办理行政处罚案件 152 起,罚没款共计 127 余万元,查办重大案件 20 起。发生行政复议案件 1 起、行政诉讼案件 1 起,无复议被撤销、变更和行政诉讼败诉、赔偿案件。

精准开展医疗卫生领域专项整治。围绕民生领域热点,重点开展医疗美容、妇产、口腔等社会办医活跃的领域以及违规产前诊断、妊娠终止、艾滋病检测等行为的专项整治。全年检查医疗机构和公共场所共计 1600 余户次,出动执法人员 3100 余人次,立案查处 83 起,累计罚没款共计 71.24 万元。

大力推动医疗卫生行业多元化监管。一是以目标为导向,推动医疗卫生行业自律。压实医疗机构依法执业主体责任,指导其使用"南京市医疗机构依法执业自查系统",推动依法执业自查的常态化开展、全范围覆盖。主动对接南京市民营口腔协会等行业协会,指导 150 余家成员单位完成机构和人员依法执业承诺书的签订以及信用分类评价的启动工作。二是以结果为导向,推进信用分级分类监管。实行不良执业行为记分制度,强化医疗机构及医务人员依法执业意识,全市医师不良执业行为记分涉及医师 143 人次、医疗机构 103 家;对被多次、反复投诉举报的相对人实施分类监管,被投诉举报次数与监督检查频次挂钩,进一步提高卫生监督工作的精准性。

持续加大职业卫生监管力度。突出重点行业领域、重点环节,坚持服务与监管并举,督促企业落实职业病防治主体责任,及时排查隐患、消除风险,达到专项治理 4 个"95%"的任务指标;组织开展尘毒危害等专项治理行动,采取综合手段,保持对职业卫生违法行为的高压态势,加大职业卫生监督执法工作的查处力度,实现市、区两级卫生监督机构职业健康领域"零执法"和"零办案"的双突破。

深入推进公共卫生领域监管。联合教育行政部门完成校园卫生日常监管 3893 户次,覆盖率 200% 以上;结合游泳场馆等专项工作,完成公共场所日常监管 2 万余户次;完成供水单位、涉水产品生产经营单位监督检查 1392 户次;对医疗机构控烟、病媒生物防治等采取"四不两直"方式进行全方位检查。抽检卫生用品 2000 余件,水质现场快速检测样品 345 份,水质处理器样品 21 份。

严格落实行政执法"三项制度"。聚焦执法源头、过程、结果等关键环节,在行政执法过程中做到"应公示尽公示""应记录尽记录""应审核尽审核",顺利通过市司法局"三项制度"专项摸底评价。加大硬件投入,更新执法记录仪、数据采集站等移动执法设施配置,完善行政执法全过程记录具体操作流程,不断推进各项制度落到实处。

切实做好稽查信访工作。严格执行投诉举报和信访案件调查处理工作程序的规定,指派专人接待受理,落实专人跟踪督办,确保回复及时、处理到位。全年共受理信访投诉举报70件,办结率100%。

全面推进"智慧卫监"建设。在巩固前期在线监测试点基础上,进一步发挥既有优势,挖掘潜在优势,加快医疗废物、医疗辐射、游泳馆水质、二次供水等领域在线监测信息化建设。加速推进卫生监督手段由常规化向信息化转变,打造在线监测、移动执法、全面参与、远程交互、快速反应于一体的全方位、立体化现代卫生健康执法新格局。

该所获2020年度全省卫生监督工作先进单位、全市抗击新冠肺炎疫情先进集体、南京市2019年度迎接国家卫生城市复审工作有功单位、先进基层党组织等集体荣誉共计14项。多人获南京市"人民满意的卫生健康工作者"、第六届南京地区"十佳医生"、抗击新冠肺炎疫情先进工作者、南京"最美医护工作者"、市卫生健康系统优秀共产党员、南京市2019年度迎接国家卫生城市复审工作先进个人、市政务服务A218窗口年度三星标兵窗口、"南京市三八红旗手"等荣誉。

现任所长:朱玉斌
党委书记:崔　宁
党委副书记、纪委书记:任晓莉
副所长:肖永静、翁加付
二级调研员:丁秀娣
三级调研员:黄卓文
四级调研员:房　康
电话:025-83766528
传真:025-83766528
邮编:210003　　　　(吴蓉蓉)

南京红十字血液中心

●概况　2020年,南京红十字血液中心成立于1958年,隶属南京市卫生和计划生育委员会管理的公共卫生事业单位,1993年通过了卫生部组织的评审验收,成为中国首批经卫生部验收合格的血液中心之一。历经几代人不断艰苦奋斗,已成为一所集采供血、科研、教学于一体的采供血机构。

该中心现有职工总数212人,博士2人,硕士36人,高级职称19人。采供血大楼占地面积0.60公顷,总建筑面积1.1万平方米,设有业务科室9个,职能科室5个。其中,亲子司法鉴定所是2002年经江苏省司法厅首批审核批准设立的第一家司法鉴定所。现有献血点15处,供血范围除市区外,还覆盖六合、浦口、江宁、溧水、高淳等,供血半径超过100公里,为辖区内60余所市属、区属、民营医院提供血小板类、红细胞类、冷沉淀类、血浆类四大类18个品种的血液制品,并为临床提供疑难血型鉴定及配血、新生儿溶血病检查、输血不良反应鉴定、组织配型等技术服务项目。2011年以来,陆续开展病毒灭活血浆技术、滤白技术、核酸技术、辐照技术,以适应日益快速发展的业务需要。

坚持以习近平新时代中国特色社会主义思想为指导,深入学习贯彻党的十九届五中全会精神,面对新冠肺炎疫情带来的采供血严峻形势,全体职工以强烈的政治责任感,不畏艰难,负重奋进,高效高质保障疫情防控工作的落实和血液的安全供应,连续4次使南京获"无偿献血先进市"称号。在上半年采血人次、采血量大幅度下降的情况下,挺过低谷、再攀新高。全年献血106814人次,献血量32.8吨,同比上升3.92%及4.12%;供应各类血液产品360015.25单位,同比供血量上升2.23%。

防控有力,确保临床血液安全供应。根据疫情防控要求,制定工作规定和防控方案,从工作环境、人员防护和血液安全等实施全方位、无死角防控,采用分时段、分散型的献血模式,避免人员集中献血。在采血过程中,严格落实"先洗手、后测体温、查验苏康码、一进一出"等措施,未发生一起采供血不良事件。

多措并举,确保临床血液供应。2月14日,迅速启动市血液保障应急预案Ⅱ级响应,全市党政机关、医疗卫生单位、企事业单位、各类企业等踊跃报名参加无偿献血。6月,启动六城区、江北新区、浦口区应急无偿献血工作,各区积极响应,均超额完成应急献血指导性计划。在新冠疫情防控常态化全面复学复课的情况下,高校采血密集开展,大学生的献血热情空前高涨,报名人数屡创新高。通过发布血情通报、加强临床沟通、推行献血者优先用血、做好省内血液调剂等方式进一步确保血液的安全供应。

严密组织,成功采集新冠肺炎康复者恢复期血浆。2月21日,完成市首例新冠肺炎康复者恢复期血浆采集工作,先后采集6名康复者1400毫升血浆,用于临床危重症患者救治。除满足本市自用外,先后支援无锡、安徽芜湖、武汉火神山医院等用于救治新冠肺炎危重症患者。5月15日,按照省、市卫健委要求,完成采集新冠肺炎康复者血浆1300毫升的储备任务。

质量严控,全力保障血液安全。新建生物二级实验室一间,通过国家卫生健康委临床检验中心质量评价,保障员工生物安全及血液产品细菌学检测结果,提升相应检测项目能力。

开拓思路,提升"献血后"服务水平。开展2018—2019年度全国无偿献血奉献奖和星级志愿者奖项申报工作,推进落实医疗机构用血费用直接减免工作,提高献血者的获得感、荣誉感和归属感。依托电子无偿献血证建立"互联网+无偿献血"服务模式。落实献血者免费体检、大病救助、用血报销等惠民政策。新建雨花台区雨花客厅及建邺区中央公园献血点,形成布局合理、高效便捷采血网络。新街口百货商场献血屋、机采成分献血屋获评中国输血协会全国最美献血点,仙林学则路献血屋获评全国最智献血屋。

现任中心主任:张　春
党委书记:周慧芳
副主任:谈　维、傅　强、戴宇东
电话:025-83479560
传真:025-52356077
邮箱:njrcbc@jsmail.com.cn
邮编:210003

(李　军　朱雪琴)

南京市急救中心

●概况　2020 年,南京市急救中心始建于 1956 年 8 月,原名南京市救护总站、南京市红十字救护总站,是全国最早开展院前急救工作的急救中心之一。现位于紫竹林 3 号南京市突发公共卫生事件应急指挥中心,建筑面积 4400 平方米,主要承担南京地区的院前急救、突发事件的现场急救、自救技能的普及教育及大型活动的医疗保障任务。是中国医院协会急救中心(站)管理分会常委单位、国家航空医疗救护联合试点和互联网＋院前医疗急救试点医疗机构、长三角院前急救联盟成员单位、江苏省医院协会急救医疗中心(站)分会主任委员单位、南京市院前急救医疗质量控制中心挂靠单位。

该中心内设办公室、总务装备科、财务科、质量管理科、通讯调度科、急救管理科。现有工作人员 164 人,其中事业编人员 86 人(高级职称 20 人)。秉承"时间就是生命,岗位就是责任"的理念,严格按照就近、就急、满足专业需要、兼顾患者或其家属意愿的原则,实行"统一调度,分散救治"的运行模式,提供及时、便捷、人性化服务。设有 50 个急救分站,85 个急救站点(其中 7 个自管分站/点),形成以"急救中心为基础、网络分站为骨干"的"独立院前急救型"模式。

配置监护型救护车 97 辆(含负压转运车 11 辆、多人转运车 1 辆、涉水救护车 1 辆)、物资保障车 1 辆和指挥车 1 辆。网络分站和中心自管站的 169 辆车均配置 GPS 卫星定位系统。全年接听电话突破 57 万,出救超 15 万趟,日最高出救量达 526 趟。

坚持智慧急救发展思路,打造智慧急救平台,加强院前急救智慧化管理,提高院前急救能力和服务水平,运用现代互联网＋、AI 人工智能、4G/5G 无线通信技术和大数据等相关信息技术优化院前急救全流程,共享院前、院内信息,打通急救绿色通道覆盖的急救及紧急救援通讯和信息共享系统。信息化的探索和院前急救质控体系的建立有力支撑中心服务模式的转变和管理模式的创新,实现院前急救全体系、全流程、全人员的动态化和精细化智慧急救管理。

重视夯实急救技能与自救互救技能普及工作,建立现代化急救技能培训基地,成为美国心脏协会心血管急救培训中心、江苏省爱国卫生教育和江苏省健康教育基地、南京市团校教学基地及院前救护培训基地等。依托省市卫健委建立江苏省卫生应急自救互救体验馆暨南京市生命急救体验馆。体验馆引入急救 VR 培训,集体验、学习、教学培训为一体,通过宣传展板、视频播放、实物展示、互动参与和现场介绍等方式宣传急救知识和急救技能。自 2016 年 8 月开馆以来,接待各类体验者 4 万余人,被南京市卫健委授予党员教育实境课堂示范点称号,被省科协、省科技厅、省教育厅命名为江苏省科普教育基地。自主开发的急救志愿者软件投入使用,已有成功参与辅助救治案例。

面对新冠肺炎疫情考验,扣紧"防、转、救",在疫情防控和城市日常急救两个战场科学应战,探索出一条有南京特色的院前医疗急救疫情防控新路径,确保疫情防控和日常急救同时作战、同时打赢,为

保障南京市民的生命安全和健康及省市疫情防控取得胜利发挥重要作用,被省委、省政府授予"全省抗击新冠肺炎疫情先进集体"称号,魏强和刘声声被省委、省政府授予"全省抗击新冠肺炎疫情先进个人"称号。

现任中心主任:魏　强
党总支书记:蒋红兵
副主任:高　飞、王　颖
电话:025-68168534
传真:025-83552763
邮编:210003
邮箱:njsjjzx@163.com
网址:nanjing.emss.cn

(国立生)

南京医学会

●概况　2020 年,南京医学会是南京地区医学科学技术工作者自愿组成的全市性、学术性、非营利性的社会团体。1923 年由张逢怡牵头筹组的中华医学会南京支会在内务部立案,标志着南京医学会正式成立。1950 年,中华医学会南京支会正式更名为中华医学会南京分会,并于同年举行了新中国成立后第一次会员大会,选举产生第一届理事会;1989 年,学会在南京市编办登记成立为南京市卫生健康委下属的全额拨款事业单位;1998 年,学会在南京市民政局登记注册为学术性非营利性社团法人。

该学会有会员 8012 人,下设 63 个专科分会,覆盖南京地区部队、部属(国家卫健委直属)、省属、市属、区属及社会办医疗机构及医学高等院校等,是南京地区会员人数最多,影响力最大的医学学术社团组织。内设办公室、学术会务部、《中华消化内镜杂志》(双核心期刊)编辑部、《临床麻醉学杂志》(双核心期刊)编辑部、医疗事故技术鉴定办公室 5 个部门,有在职人员 32 人,其中,高级职称 8 人,中级职称 11 人,初级职称 13 人。坚

持"献身奉献、求实协作"的办会宗旨，积极践行为医务工作者服务，为医学创新驱动发展服务，为公民科学素质提高服务，为党委和政府科学决策服务的职责定位，年均承办学术年会、高峰论坛、研讨会、学术沙龙、疑难病例讨论会、读片会、基层医生培训等经常性学术活动近百场。充分发挥社团公益性质，积极承担包括医疗事故技术鉴定、医疗损害鉴定、预防接种异常反应鉴定、职业病鉴定及国家执业医师考试组织等在内的多项政府委托工作，受到相关政府部门和服务对象好评。获"全省科协系统先进集体""南京市科协综合示范学会""南京市科协学会工作先进集体""江苏省医学会年度优秀市级学会""南京市总工会科教卫体系统'安康杯'竞赛优胜单位"等荣誉称号。《中华消化内镜杂志》及《临床麻醉学杂志》为 RCCSE 中国核心学术期刊（A），在相关专业领域内具有较高影响力。

完善组织建设，提升学会服务能力。以书面通讯方式召开第十一届二次理事会，授予 13 个分会"2019 年度先进专科分会"称号，对 11 个分会进行表彰；对 19 个专科分会、11 个学组、5 个青年委员会进行换届改选；增设 3 个专科分会、19 个学组、2 个青年委员会。按季度向市卫健委、学会理事会及广大会员通报工作动态。

搭建学术交流平台，促进医学学科发展。40 多个分会，积极开展学术年会、学术研讨会、病例讨论会等学术活动，组织"南京地区麻醉学术研讨会""2020 年南京地区住院医师规范化培训临床技能竞赛"等形式多样的学术活动，构建繁荣奋进的学术氛围；转变工作方式，创新学术交流模式，组织 8 个分会召开线上学术活动；成功举办"第五届金陵国际放射肿瘤治疗学术年会"等多场高层次学术会议，着力搭建南京地区医学高层次交流平台。

坚持人才强会，推动医学科技进步。充分利用平台优势，加大人才举荐力度，做好中华医学会、江苏省医学会委员推荐工作；开展"十佳医生""白求恩式好医生""人文爱心医院""人文爱心科室"等推荐评审工作；推荐 2 名专家分别入选江苏省科协青年科技人才托举工程、获第十七届江苏省青年科技奖；5 项科技成果获"江苏医学科技奖"；组织专家建言献策，4 个分会牵头形成专家建言上报市科协，其中"关于设立市生物安全三级病理尸体解剖实验室"被采纳并实施。

聚焦健康需求，开展医学科普宣传。组织各分会开展线上线下相结合的科普义诊活动，获"市科协 2020 年南京全国科普日优秀组织单位"称号。男科学等 10 余个分会共组织开展线下医疗帮扶活动 15 场次；临床膳食营养分会通过微信平台推送 6 篇科普文章；与南京广播电台合作开展《主委访谈录》科普栏目，优选 9 项科普成果进行线上科普宣传，获得社会大众广泛认可。

坚持典型引领，营造尊医重卫氛围。疫情期间，第一时间发布《致全市医务工作者的一封信》，向奋战在疫情防控一线的医务工作者表达崇高的敬意和诚挚的问候；加强抗疫宣传工作，征集抗疫先进事迹报道 160 余篇，推出《南京医学会/南京医师协会疫情防控工作简讯》11 期、《南京医师通讯》3 期，微信推送专科分会防疫简讯 17 期，医疗单位防疫工作专辑 11 期，阅读量达近 5 万人次。与南京广电集团等单位联合主办《"逆行者"的家国情怀——江苏省、南京市卫生健康系统庆祝 2020 年"中国医师节"文艺演出》，增进全社会对医务人员的理解和认同，营造"尊医重卫"良好氛围。

办好科技期刊，提升学术影响力。①《临床麻醉学杂志》按期出刊 12 期，刊登稿件 305 篇，其中基金论文 150 余篇、专家共识 7 篇，2 篇论文入选"2020 年中华医学百篇优秀论文评选活动"。《临床麻醉学杂志》核心影响因子 1.201，综合评价总分在 23 种外科学综合类期刊中排在第 4 位，2020 年成功入选"第 5 届中国精品科技期刊"，这是继 2014 年、2017 年之后连续第三届入列"中国精品科技期刊"目录。该刊编辑部获江苏省科技期刊医药期刊专业委员会主委单位，在行业领域内产生了广泛影响。②《中华消化内镜杂志》按期出刊 12 期，组织重点号 5 期，刊登共识与指南 8 篇、专家论坛 15 篇，6 篇新型冠状病毒相关文章被"新型冠状病毒肺炎科研成果学术交流平台"收录。协办"2020 全国超声内镜病例大赛"等 3 场活动，其中"第三届青年导师杯早癌实战技能大赛"获江苏省期刊协会"明珠奖优秀策划奖"及江苏省科技期刊学会"金马奖十佳品牌活动奖"。

承接政府转移工作，发挥参谋助手作用。有序开展各类医疗鉴定工作，全年共受理鉴定 145 例，完成鉴定 133 例。组织 5972 名考生参加国家医师资格实践技能考试，3557 名考生参加国家医师资格综合理论考试，审核发放医师资格证 2335 本，完成医师定期考核 4200 人次，办理医师注册变更提前考核 180 人次。对全市 3511 家医疗机构的依法执业自查系统使用进行指导、监督、审核及相关支持工作，同时对系统产出的统计数据定期汇总，形成监测评价报告向全市通报。承担南京市医学重点专科第十一周期评审、第十周期复核工作，组织相关专家对南京地区 26 家医院申报的 89 项医学重点专科申报材料，开展资料初审及现场复审工作。协助市卫健委开展医学伦理委员会抽查工作、全市医疗质量控制中心现场竞聘评审工作。协助市科协完成青年科学家论坛等多项品牌建设项目，承办"南京市第十三届青年学术年会医学分会场——呼吸道传染病的早期识别和预警""南京医药卫生学会联合体学术会议——糖尿病防治新进展研讨会"等多场大型会议。与南京市医药集中采购保障中心共同组建权威专家顾问团队，指导帮助南京国际医用耗材馆，医用耗材征集与专家论证工作，并设立医学高科技技术应用科普展示教育基地。

强化党建引领，保障学会有序发展。坚持以习近平新时代中国特色社会主义思想为指导，深入贯彻学习党的十九大和十九届五中全会精神，认真履行基层党建主体责任，以党的政治建设为统领，带领学会广大党员干部进一步增强"四个意识"，坚定"四个自信"，坚决做到"两个维护"，为促进学会各项工作，健康有序发展提供坚强的政治保证。

现任秘书长、党总支副书记：林庆龙

党总支书记、副秘书长：娄景亭
副秘书长：唐涌进、江　涛
电话：025-83482821
传真：025-83482821
邮箱：njyxh23@163.com
网址：www.njyxh.cn
邮编：210003　　　　（张诗钰）

附表1　2020年南京市有关医院数据与指标统计表

单　位	年门急诊量	出院人数	年床位使用率	年床位周转次数	出院者				诊断符合率			抢救危重病人		手术		院内感染率
					平均住院日	治愈好转率	病死率	3日确诊率	门诊与出院	出入院	手术前后	数	成功率	数	一~三级	
	(万人次)	(人次)	(%)	(次)	(天)	(%)	(%)	(%)	(%)	(%)	(%)	(人)	(%)	(人次)	(人次)	(%)
江苏省人民医院	451.18	153949	86.3	40	7.8	97.66	0.5	100	100	100	100	34636	98.5	84406	45049	1.74
南京鼓楼医院	344.69	110286	85.96	38.13	8.25	99.08	0.39	98.40	99.72	99.78	99.76			70051	41434	1.44
南京市第一医院	177.3	73902	104.8	46.2	8.3	69.1	0.9	99.7	99.8	99.8	99.9	7672	96.4	23488	23092	0.2
东南大学附属中大医院	170	90463	86.8	38.3	8.4	98.7	0.6		99.8	99.9	99.8	39386	98.7	51955	36373	
南京医科大学第二附属医院	146.06	5.35	81.29	38.9	9.07	98.06	1.3	93.6	91.92	92.15	98.56	8114	91.87	40074	29490	
江苏省中医院	520.03	81092	84.2	34.0	9.1	99	0.7	94.2	99.7	99.8	100	925	93.5	32682	20031	1.27
江苏省中西医结合医院	87.68	23741	73.57	31	8.62	96.8	0.99	99.98	82.68	82.69	98.52	843	89.44	13878	10568	0.91
南京市中医院	86.78	32503	65.6	21.1	11.4	98	0.9	85.2	99.3	99.6	99.8	1141	84.9	11452	8957	0.94
中国医学科学院皮肤病医院	129.43	1614	78.75	25.87	11.23	99.06	0	96.04	97.38	98.53	99.85	0		674	664	1.18
江苏省肿瘤医院	39.51	88367	126.1	66.3	7.0	98.13			100	100	99.9	344	82.45	11649	34.7	0.8
南京市第二医院	50.18	37615	86.14	22.13	14.13	93.80	1.30	92.74	99.57	99.53	98.01	1509	86.55	8398	5737	1.76
南京脑科医院	95.81	34640	86.20	20.70	14.90	92.03	0.50	90.22	89.20	91.10	97.40	684	78.00	5141	4322	1.7
南京市儿童医院	202.71	69087	77.15	40.64	7.07	98.60	0.12	96.61	92.30	99.80	99.50	3927	98	27049	21268	1.82
南京市妇幼保健院	185.63	53542	80.37	56.66	5.20	98.64	0.01	100	99.84	99.84	99.75	975	99.49	25519	21237	0.35
南京医科大学附属口腔医院	7.19	2779	78.3	54.5	5.3	100	0	99.96	100	100	100	2	100	2641	1979	0.03
南京市口腔医院	81.16	4044	78.91	35.68	8.09	99.67	0	87.42	100	100	100	3	100	3903	2981	0.52
南京市中西医结合医院	67.04	14086	74.21	28.36	9.57	96.92	0.61	87.05	98.79	99.44	91.42	322	90.37	4603	3501	0.13
南京市职业病防治院	3.87	327	73.57	3.99	67.52	100	0	100	100	100		3	100			0.26
江苏省省级机关医院	76.2	6168	52.90	16.40	11.90	77.70	1.40	99.30	99.30	99.20	100.00	693	94.52	1309	1013	1.44
南京市中心医院	26.2	5908	82.4	20.1	14.7	99.2	0.3	100	99.8	99.9	99.9	1125	97.4	1034	342	1.2
南京同仁医院	71.28	27062	86.71	41.62	7.57	98.46	0.6	100	99.98	100	100	4758	96.43	12230	10383	0.79
南京江北医院	88.67	34263	70.8	32.91	7.89	96.78	0.09	91.17	95.19	95.48	70.08	1919	98.33	19377	16933	

（于渭琪）

附表2　2020年南京市有关医疗卫生单位基本情况统计表

单　位	房屋建筑面积	职能科室	临床科室(业务、教学)	医技辅助科室	床位数	卫生人员	卫技人员	执业(助理)医师	注册护士	固定资产总数	医疗(教学)设备	
											总价值数(累计)	设备数(累计)其中万元以上
	(万平方米)	(个)	(个)	(个)	(张)	(人)	(人)	(人)	(人)	(万元)	(万元)	(台件)
江苏省人民医院	39.25	36	54	13	3500	6791	6008	1855	3513	286124	175635	8216
南京鼓楼医院	49.2	29	35	9	2900	5091	4444	790	1110	210749.5	1573216017.53	7888
南京市第一医院	20.7	28	36	9	2600	3209	2848	956	1490	194160	74902.06	3272
东南大学附属中大医院	19.38	55	69	14	2499	3513	3071	1088	1587	107686	78758.6	3337
南京医科大学第二附属医院	10.24	33	49	10	1644	2910	2386	792	1218	94668.75	60309.04	3628
江苏省中医院	20.2	32	39	7	2414	3127	3099	1198	1475	249825	104781	4991
江苏省中西医结合医院	6.91	30	35	5	767	1389	1149	439	563	82553.29	49958.32	2585
南京市中医院	30.7	32	35	9	1500	1898	1683	689	804	63593.1	43661	9344
中国医学科学院皮肤病医院	4.6	14	24	9	103	471	365	124	134	29109	17977	1253
江苏省肿瘤医院	6.3	34	10	15	1239	1698	1465	435	835	77347.72	4589.45	147
南京市第二医院	21.9	46	58	12	1155	1539	1383	436	749	20808.8	10229	140
南京脑科医院	13.19	25	33	11	1709	2157	1849	745	1172	112683.86	47432.31	1655
南京市儿童医院	23.73	27	29	8	1742	2446	2142	678	1162	286199.24	46740.02	2553
南京市妇幼保健院	10.63	27	19	11	1000	1891	1640	556	855	115348	16869	2411
南京医科大学附属口腔医院	6.3	18	20	7	200	769	671	307	322	57536.53	17483.35	1955
南京市口腔医院	5.89	21	13	5	132	929	717	368	296	4056	276	40
南京市中西医结合医院	3.75	24	30	6	497	798	703	289	339	23477.38	14335.77	805
南京市职业病防治院	0.92	16	7	6	120	222	172	72	63	9299.33	3814.19	147
江苏省省级机关医院	4.44	41	56	10	502	713	619	236	290	46227.37	27361.67	1146
南京市中心医院	3.89	15	23	11	300	414	57	136	219	1351.2	11901.4	617
南京同仁医院	12.1	17	35	6	650	1075	393	507	175	78402.69	23200	1411
南京江北医院	7.99	17	39	6	800	1353	174	341	583	56617	23466	2621
东部战区疾病预防控制中心	2.7	11	0	0	0	54	54	16	0	7000	4800	460
南京红十字血液中心	1.03	5	9	0	0	212	149	5	93	12664	7426	458

(于渭琪)

各区卫生工作概况
Brief Account of Districts Hygiene Work

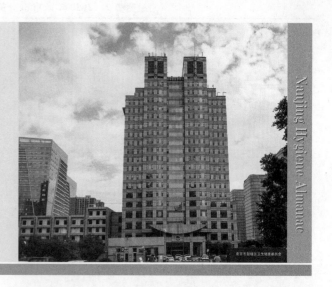

南京市鼓楼区卫生健康委员会

玄武区

●**概况** 2020 年,玄武区有各级各类医疗卫生机构 229 个,床位 3943 张,卫生人员 8924 人。其中,卫技人员 7180 人,执业(助理)医师 2924 人,注册护士 3047 人。全区每千人拥有医生数达 4.89 人,每万常住人口全科医生数达 7.94 人。区卫健委获评江苏省抗击新冠肺炎疫情先进集体,区疾控中心获评全市抗击新冠肺炎疫情先进集体,区疾控中心党支部获评江苏省卫生健康行业先进基层党组织;3 人获省级抗击新冠肺炎疫情先进个人称号,14 人获市级抗击新冠肺炎疫情先进个人称号,7 人获市、区优秀共产党员称号,2 人获南京市人民满意的卫生工作者称号,1 人获南京地区十佳护士称号。

新冠肺炎疫情防控。连续 103 天专题研究、协调调度疫情防控相关工作,自 1 月 24 日起每日编印工作简报,2 月 12 日起实现本土确诊病例"零新增",无重症病例。结合实际规范设置预检分诊点,探索分区设置、个人防护、制度流程、物资储备"四个规范"的预检分诊"兰园模式",实现"验码、测温、筛查、监管"全流程管控,使"四早"措施得到迅速落实。率先在政府办医疗机构全面应用预检分诊一体机,有效维持良好就医秩序,累计预检分诊 190 余万人,日均检 5000 余人次,无差错。通过电话、网络、扫码等有效方式,开展精准预约诊疗,有效防止医疗场所人员聚集。辖区 11 个社区卫生服务中心(站)发挥 59 个家庭医生全科服务团队、分级诊疗系统预约平台作用,预约 7 天内门诊服务,实现"分时就诊、分流患者、化解风险"的目标。常见病、慢性病患者和老年人病患者首选辖区内中心首诊;病情复杂患者由中心预约直接转诊到二级以上医院就诊。门诊慢性病患者视病情将处方用量延长至 3 个月,配备使用二级以上医院药品,满足患者需要;与医联体内大医院共同开设"联合病房",为患者提供同质化住院服务。探索集中隔离专班保障模式,开设心理服务热线,开展进出双核酸检测加胸片检查,成立医疗专家组、孕妇服务组、爱心妈妈团,保障不同服务对象个性化需求。组派医护骨干 1855 人次,全程驻点保障市区两级 11 个集中隔离点,保障留学生包机、首个美国包机等入境航班 81 个、5880 人的集中隔离任务。创新实施重点人员全过程网格化"三级健康管理",创造出 2—4 小时出具流调报告的"玄武速度"。截至年底,全区累计摸排核实重点人员 65788 人、核酸检测 235157 例、集中隔离 9958 人、居家观察 5681 人。成立区院感防控专班,指导各医疗机构建立院感防控工作小组(门诊部以下的设立院感专员),开展多轮检查督查及"回头看",全年累计下达监督意见书 831 份,帮助辖区 180 余家医疗机构安全有序恢复诊疗服务;开展疫情防控、院感管理培训,完成多轮次医疗机构全员覆盖。

爱国卫生。成立 50 多人的消杀队伍,做好南京站、小红山客运站等重点场所消杀工作。组织全区农贸市场疫情防控工作培训。印发《致玄武区居民的一封信》7 万余份、《新冠肺炎防制手册》5 千余份、各类海报 7 套 1.8 万余份。出动 126 人次检查农贸市场、餐饮、超市共 264 个,指导病媒生物防治和消杀。巩固创卫成果,4—5 月开展爱国卫生月活动,区委区政府主要领导带领机关干部深入老旧小区开展环境卫生大扫除,其间,全区共计出动 1.2 万余人次,清除卫生死角 3000 余处,清理各类垃圾杂物 800 余车 2000 吨,清理乱张贴 1274 处,拆除违规广告牌 114 块,查处违规工地 16 个,清理破损共享单车 1200 余辆,补植绿地 3000 余平方米,获市级检查评分第二名。举办健康科普讲师区级竞赛,选拔 3 名优秀选手参加市级竞赛,其中 2 名选手参加总决赛,获得个人第二名、单位优秀组织奖,选拔 1 名参加省级竞赛。举办线上市级健康大讲堂 7 场、区级健康讲座 14 场,培训区级健康生活方式指导员 300 名以上。建成省级健康社区 3 个、市级无烟单位 1 个、市级健康街道 1 个、市级健康驿站 1 个、市级健康步道 1 个、市级健康促进医院 3 个、市级健康家庭 2 户、市级健康市民 30 名。

社区卫生。制订下发《2020 年玄武区基本公共卫生服务项目实施方案》,聘请市社区卫生协会对全区各社区卫生服务中心开展基本公共卫生服务项目第三方考核评估。完成居民健康档案建立 538131 份,电子健康档案建档率 90.02%。发放健康教育印刷资料 183 种、507010 份。播放音像资料 180 种、3348 次,共 33766 小时。举办各类健康教育讲座 122 余场次,参加人数 4701 人,举办健康咨询 96 场,咨询人数 6501 人。累计建立预防接种证 3562 人,建证率和接种率达到 100%。接种计划免疫疫苗 86331 针次,各类疫苗接种率达 100%。为 65 岁以上老年人开展免费健康体检 51370 人,老年人健康管理率 69.8%。全区规范管理高血压、2 型糖尿病患者分别为 24917 人和 8797 人,规范管理率分别为 56.21% 和 59.93%。全年管理肺结核患者 89 人,同期已完成治疗的肺结核患者人数 79 人,规则服药率 100%。全区登记严重精神障碍患者 1930 人,规范管理 1916 人,规范管理率 99.27%。为 48094 名老年人和 10277 名 0—3 岁儿童开展中医体质辨识及调养服务,中医药健康管理服务率达 65.35% 和 82.47%。报告传染病 29 例,无迟报漏报现象,报告及时率 100%。全区发现事件或线索 29 次,协助开展食源性疾病、饮用水卫生安全、学校卫生、公共场所、非法行医和非法采供血、计划生育实地巡查 576 次。全区早孕建册率 94.4%,孕产妇健康管理率 97.75%,产后访视率 96.15%,出生缺陷发生率

4.43‰,孕产妇死亡率为零,妇女病普查人数 47709 人,妇女病普查率 96.9%,婚前医学检查率 85.04%。7 岁以下儿童保健覆盖率 99.97%,新生儿访视率 97.47%;0—3 岁儿童系统管理率 97.41%;5 岁以下儿童死亡 8 人,死亡率 2.85‰,婴儿死亡 7 人,婴儿死亡率 2.49‰。全年共完成两癌检查,宫颈癌检查 5000 人,其中转诊阴道镜 109 人,病理检查 81 人,发现宫颈低级别病变 23 人,高级别病变 12 人,宫颈癌 3 人。乳腺癌检查 5013 人,病理检查 13 人,发现乳腺癌 7 例。共为 2820 名建册孕妇部分减免费用进行艾滋病、梅毒、乙肝筛查,筛查率 100%。共筛查出梅毒感染孕妇 1 例,乙肝表面抗原阳性 82 例。对 9 例梅毒感染产妇所生儿童进行随访,排除梅毒感染 5 例,转他区随访 2 例。全年接产医院筛查产妇乙肝表面抗原阳性 20 人,共为 20 例新生儿注射免费乙肝免疫球蛋白。发放男用避孕套 44304 盒、口服避孕药 247 盒,智能药具箱共显示领取男用避孕套信息 28354 条,计划生育 4 项手术开展 27 例,月服务 427 人次。完成 59 个社区家庭医生工作室全覆盖,开展互联网+护理服务,预约上门和家庭病床服务获江苏省家庭医生签约服务创新举措,同仁街社区卫生服务中心丹凤邮家家庭医生工作室获江苏省星级家庭医生工作室称号。全区常住人口签约 184749,签约率 30.9%;重点人群签约 122066 人,签约率 73.2%。后宰门社区卫生服务中心口腔科被评为南京市基层医疗机构特色科室,全区市级特色科室达到 19 个。新街口社区卫生服务中心通过国家优质服务基层行推荐标准认定。仙鹤门社区卫生服务中心通过江苏省妇幼健康规范化门诊市级验收。制订《玄武区加强母婴设施建设实施方案》,按照国家标准制定统一的母婴室标识,统一印发系列关于母乳喂养的健康教育宣传海报、宣传

画、宣传资料等。全年完成新(扩)建母婴室 5 家,其中示范母婴室 1 家、标准化母婴室 4 家。

医政管理。制定《玄武区医联体建设管理办法(暂行)》《医联体绩效考核评分表》《玄武区医联体(专科联盟)专项资金管理办法》等文件。与省肿瘤医院、市口腔医院再次签订合作协议;共与 14 家三级医院、1 家二级医院建立医联体合作关系,共建设医联体 19 个、药联体 5 个、专科联盟 5 个、专科合作 12 个、联合病房 5 个,共建特色专科 17 个,新增省级 1 个、市级 1 个。全年参加中大医院、市中心医院、南医大附属眼科医院医联体培训 10 余次,受训 220 余人次;接收上级医院 58 名专家到辖区医疗机构门诊带教服务,服务 1203 天、9167 人次;组织 122 名基层医务人员到核心医院进修,超额完成年初制定目标任务,综合医改考核位列全市第三。与江苏省人民医院消化专科联盟签约暨揭牌仪式在区政府召开。与省人民医院共建消化内科(内镜)专科联盟,完善专科联盟运行机制,完成集中授课 110 余场次,跟班教学 482 人天,167 名医护人员专业技能得到锻炼,10 余家机构医疗服务品质得到有效提升。搭建区域预检分诊监管系统,配置预检分诊一体机 22 台,智能识别患者身份和非接触式测量体温,提升预检分诊效能。设立微信在线健康咨询平台,组建"医路先锋"咨询团队入驻平台。建成玄武区"互联网+健康服务"平台,协调区属和民营医疗机构进驻平台,形成"线上申请、线下服务"的健康保障模式。全年向市卫生信息平台、市医用耗材阳光监管平台、区政务数据共享交换平台上传各类医疗健康数据 4079.39 万条。组织中医惠民宣讲 110 余场,发放宣传资料 2500 余册,完成同仁街社区卫生服务中心估衣廊中医馆、仙鹤门社区卫生服务中心徐庄社区卫生服务站中医阁建设,展开 7 个区名中医工作室建设项

目,组织省名中医经典大讲堂和中医药宣传月活动,印制宣传海报40种。组织10人参加中医药知识和技能培训,推荐5人参加南京市中医药青年人才培养对象选拔,3人进入复审。全区全年10家基层社区卫生服务中心基本药物配备使用品种和金额比例平均值达到省市规定要求。完成第一批国家集中采购药品本年度带量签约任务。严格执行省平台短缺药品监测预警"每月零报告"和国家短缺药品直报系统报送要求。各中心按要求开展处方医嘱点评公示,建立医疗机构合理用药考核、分析和通报制度并落实。各中心均无连续半年同一抗菌药物使用量始终居于第一名情况,各中心抗菌药物采购金额占药品总采购额的比例均低于10%,药品网采基本达到100%。全年基本药物、抗菌药物、麻醉精神药品管理培训考核3次,培训考核500余人次;年中第三方医疗质量检查中,10家中心药事工作平均得分97.8,锁金村社区卫生服务中心处方点评工作被专家组称为"三甲水平"。成立玄武区医疗质量管理控制"1+2+10"质控组织,建立健全医疗质量管理工作领导小组和医疗质量管理委员会、医学伦理学委员会2个委员会及医疗服务、医疗文书等10个质控专家组,明确职责分工和标准要求;制订落实《玄武区医疗质量与医疗安全服务年活动方案》,对区属委管医疗机构实行"5个4"分类管理,将232家医疗机构按地域划分为新街口、红山、仙鹤门、孝陵卫4个片区,按专业分为口腔、医美、中医、综合4个类别,按等级分成诊所、门诊部、一级和二级及以上4个级别,交10个质控专家组按地域混编成4个指导组,定期开展上门督查指导,做到全覆盖。委托南京市基层卫生协会,对11家社区卫生服务中心(站)、区口腔医院、区妇保所、4所大学的校医院及部分民营医院,开展医疗质量控制管理情况检查。

组织5支区医疗质量检查专家组对辖区内区属委管医疗机构医疗质量进行全面检查。全年受理医疗事故技术鉴定申请21例,协助人民调解委员会协议调解2例、司法诉讼1例。处理直接电话投诉、市卫健委和12345平台转送各类涉医投诉223件,均已合理解决。

疾病预防与控制。全区累计报告法定传染病发病955例,无甲类报告,无死亡报告,其中乙类传染病11种502例,发病率为84.38/10⁵,丙类传染病4种453例,发病率为76.15/10⁵,无死亡病例报告。报告突发公共卫生事件2起,均为新冠肺炎聚集性疫情,涉及人数1050人,涉及病例10例;腹泻病门诊就诊总人数为935人次,"02"检索161例,"02"检索率为17.22%。全区接种率如下:卡介苗99.70%、乙肝(3)99.15%、脊灰(4)94.73%、百白破(3)99.47%、白破91.24%、含麻类疫苗(2)98.62%、流脑A(2)99.40%、乙脑(2)97.97%、甲肝(2)98.24%、流脑A+C(2)92.37%。全年累计建证建卡2439人,接种一类疫苗64183针次,报告AFP病例4例,经流调均已排除。新冠疫苗12月18日起实施紧急接种,当月接种1246剂次,无疑似不良反应上报。全区共发现肺结核病患者125例,其中病原学阳性患者76例、病原学阴性患者46例、结核性胸膜炎1例、无病原学(仅病理阳性)2例,全部治管,治管率100%。辖区医疗机构新报告艾滋病病毒感染者/病人39例,其中男性35例,女性4例,艾滋病病人10例,晚发现比率25.6%。新增本区管理艾滋病病毒感染者/病人44例,全区现管理存活感染者/病人379例,已完成随访和CD4检测378人,随访率99.7%;对所有符合治疗条件的感染者/病人均及时转至市公卫中心接受抗病毒治疗,治疗率95.3%。登记在册严重精神障碍患者数为1928人(去年底1742人),登记报

告率为3.23‰(去年底2.90‰),其中签署知情同意书愿意接受医学管理的1914人,检出患者管理率99.27%,规范管理率99.27%。全区慢性病死亡网络报告2699例,死亡率5.74‰,不明死因比例3.33‰。建设PCR实验室,目前日核酸检测量可达300人份,主要承担辖区密接、密接的密接、入境人员解除隔离前核酸检测。

卫生应急。完善各类公共卫生应急预案,修订《玄武区突发公共卫生事件应急预案》《玄武区突发事件医疗卫生救援应急预案》。全年完成全区应急培训1万余人次、60余场重要会议和重大活动保障任务。2020年12月,锁金村街道、梅园新村街道、孝陵卫街道等3个街道通过市卫生健康委卫生应急规范街道考核评估。

卫生监督。全区医疗机构共234家,51家机构受疫情影响暂未开业,已开业机构监督覆盖率100%;中小学幼儿园共80家,监督覆盖率100%;二次供水共93家,监督覆盖率100%;公共场所873家,除部分未开业的KTV、沐浴场所,其余公共场所监督覆盖率100%;职业用人单位39家,监督覆盖率100%。共完成行政处罚30件,罚没款10.15万元。行政处罚案件在规定时间全部录入"七日双公示"系统和江苏省市场监管信息平台。疫情防控监督共出动监督员5806人次,累计检查单位10532家次,下达监督意见书2802份。开展专项监督行动,出动卫生监督员70人次,监督检查医疗美容机构30家,生活美容机构63家。对辖区内汽修厂、加油站、印刷厂等150余家企业开展职业卫生普法宣传并进行摸底检查;发放职业健康宣传品600余份;举办《中华人民共和国职业病防治法》培训班2次,培训人员83人。认真推进《南京市尘肺病防治攻坚行动实施方案》和尘毒危害专项治理工作,对突出重点行业领域建设项目和粉尘危害严重的用人单位进行全覆盖普查。截至年

底,全区已成功申报职业病危害单位 11 家,申报率达到 100%。组织监督员对辖区内 7 所大学、39 所中小学、41 所幼儿园开展专项传染病防控监督检查。开展规范医疗废弃物收集、运输、处置的专项行动。

计划生育工作。全年生育登记 2594 人,其中二孩生育登记 829 人;出生人数 2855 人,一孩 1929 人,二孩 899 人,多孩 27 人。全年核查省、市、区及外地一票否决 41 批次 1107 人。完成全员人口库 31633 条信息核对工作。全年累计为 2227 名失业人员发放独生子女父母奖励金 13.362 万元,为 4817 人次特扶对象共发放扶助金 1027.154 余万元,为 2258 名企业退休职工发放一次性奖励 677 万元,为 94 名符合政策条件的人员申请计划生育公益金 19.30 万元;为 751 名特扶人员发放公交和游园补贴 46.562 万元,春节、中秋等节日慰问特扶人员 2368 人次,发放慰问金 59.02 万元;慰问计划生育困难家庭 85 户,发放慰问金 3.40 万元。计划生育各类奖扶政策兑现率达 100%。为计划生育特殊家庭建立联系人信息档案。将 977 名计划生育特扶人员优先纳入基层医疗机构家庭医生签约服务,签约知晓率 100%。为 1224 名特扶对象发放"计划生育家庭特别扶助制度扶助证"。积极开展计划生育家庭生育关怀保险服务活动,全年投入 7.755 万元为 517 名失独人员办理重大疾病及住院津贴险综合保险,投入 1.236 万为 103 户计划生育困难家庭独生子女办理意外伤害和重大疾病保险。0—3 岁婴幼儿早期发展知识普及率达到 96%。组织各类基层协会骨干业务培训 20 余场,培训人数 300 多人次。全年各基层计生协会开展各类协会活动 120 多场次,驻区高校同伴教育 80 多场。全区获全省青春健康优秀项目点 1 个、全省计生协工作成绩突出单位 3 个、全省计生协工作成绩突出个人 3 个、市级青春健康教育俱乐部项

目 1 个、市级基层群众自治项目 2 个、市级"连心家园"优秀项目点 2 个、市级青春健康校园项目 4 个。

老龄健康。积极打造医养服务"1＋7＋N"总体布局,完善"六位一体"和"三段一线"的居家养老社会化服务体系,打造以红山街道、锁金街道为试点的特色型医养结合居家养老服务中心。"互联网＋医养护一体化"综合服务平台获评全省老龄工作优秀案例。南京佑康康复指导中心启动"老年人心理关爱项目"。举办老龄国情教育及老龄健康教育培训。全年分发张贴 4 万余份《致全省老年人的慰问信》,制作版块 50 块、安宁疗护工作手册 300 份、国情教育资料 1000 余本。新街口社区卫生服务中心等 6 家单位入选南京市安宁疗护试点单位,区卫生健康委获南京市卫健委安宁疗护先进集体称号,新街口社区卫生服务中心获南京市安宁疗护先进机构称号,玄武医院张梦泽、钟山银城梅苑颐养中心张晓岚获南京市安宁疗护先进个人称号。区卫健委老龄健康科陈明获江苏省第三届"百家孝星"称号。江苏悦心养老产业有限公司获全国"敬老文明号"称号,佑康居家养老服务中心张桂芳院长获全国"敬老爱老助老模范人物"称号。玄武区佑康居家养老服务中心和极仁养老服务评估中心获评为中央老年人心理关爱项目示范点。

现任区卫生健康委员会党委书记、主任:王礼铭

二级调研员:徐正海

党委委员、副主任:叶冬梅(女)、王　河、周　平

三级调研员:周晓光、张建国

四级调研员:孙拥军、钱　立、相　敏

电话:025-83682465

邮编:210018

该区有关统计指标及区属医疗卫生单位有关情况见本栏目附表。

(殷锦国)

秦淮区

●概况　2020 年,秦淮区有各级各类医疗卫生机构 435 家,其中三级医院 6 家,二级医院 12 家,一级医院 18 家,社区卫生服务中心 14 家(含双塘),公共卫生单位 3 家,护理院 9 家,门诊部、企业事业单位医务室、卫生站、护理站、社会办医和个体诊所 373 家。卫生技术人员 16088 人,床位 10040 张。每千人常住人口医疗机构床位数 10.54 张,每千人常住人口执业(助理)医师数 5.77 人,每万人拥有全科医师数 4.57 人,承担全区居民基本医疗、公共卫生和惠民医疗等综合性卫生服务任务。该区"15 分钟健康圈"的多元化办医格局初步形成,医疗卫生综合服务能力居全市领先水平。

新冠肺炎疫情防控。加强重点人员健康管控,重点关注外地来宁人员、密切接触人员等健康监测工作;加强重点行业监管,重点关注民营医疗机构、外卖、快递业务、冷链食品、监所、养老机构等行业监管;加强疫情防控工作指导,印发社区防控工作手册、告知书等,指导街道、社区做好可疑人员排查、发热人员筛查等工作;加强新冠病毒核酸检测,市红十字医院、区疾控中心建成核酸检测实验室并投入使用。截至年底,全区报告新冠肺炎确诊病例 3 例(其中 2 例为境外输入)、境外输入无症状感染者 3 例,均治愈出院,实现患者"零死亡"、医护"零感染"。

医疗卫生体制改革。推进公立医院综合改革,南京市红十字医院、秦淮区中医医院完成医院章程制定,并通过全市公立医院综合改革绩效评价。健全完善药品供应保障体系,执行药品购销制度;加强麻精药品管理,监督销毁全区破损过期精麻药品;强化基本药物优先配备使用,基层医疗机构基本药物占比达 54.72%、金额占比达 58.26%。推进卫生监督体系建

设,落实"双随机一公开"抽查工作,完成年度目标任务;做好职业健康监管,制订区尘毒攻坚专项方案、工业企业职业病危害摸底调查工作方案等,推广医疗废弃物在线监测、依法执业自查试点工作,实现公共卫生和医疗服务多元化监管模式。

"医联体"建设。加强紧密型"医联体"建设,实施医联体项目21个,建成联合病房5个,逐步健全以省中医院、市中医院为引领,区中医院为龙头,社区卫生服务中心为枢纽的"院府合作"框架,在全市率先建成区域内"医联体";完善双向转诊、分级诊疗机制,多家三甲医院开通"秦淮区双向转诊绿色通道",初步形成基层首诊、双向转诊、急慢分治、上下联动的格局。推进智慧医疗建设,与中国建设银行南京市分行合作建成区全民健康信息平台和"健康秦淮"微信公众号,区全民健康信息平台通过省全民健康信息平台四级评级标准。全区一般预防接种门诊,数字化升级改造15个,淮海路、止马营、月牙湖3个社区卫生服务中心完成智慧化门诊系统改造。年内,该区获评市医联体建设先进区。

卫生服务能力提升。完成精细化家庭医生签约4万余例,14家社区卫生服务中心全部达到国家优质服务基层行推荐标准或基本标准,实现基层医疗机构中医特色服务全覆盖。全年,开展妇女免费两癌筛查12000例,完成糖尿病医防融合服务5000例,老年人眼底筛查项目3000例;推进安宁疗护试点工作,红十字医院和止马营、朝天宫社区卫生服务中心收治患者5例;月牙湖、双塘、瑞金路3个街道开展病媒生物防制全覆盖管理推广,全覆盖街道数量位全市第一。加强卫生人才队伍建设,选拔推荐并申报省骨干人才22人,市骨干人才86人;2020年完成2019年下半年公开招聘的12名卫技人员录用工作。提供研究生见习岗位139个,签约29人。组织基层单位优秀中医师到秦淮中医院拜师7人,组织基层卫技人员参加中医适宜技术培训基地培训100余人次;社区卫生服务中心中医类别医师占同类机构医师总数比例均超20%。

"互联网+护理服务"医疗服务网络化建设。开发"互联网+护理服务"平台,探索互联网医院建设。依托"建联赋能"合作项目,推进全区公共卫生信息系统建设。启动"e联中医"项目,建成直通省、市三甲医院的远程诊疗网络;深入一线开展调研,了解群众需求、改进服务方式,增加服务项目至15个;将"互联网+护理服务"纳入家庭病床试点工作范畴,整合团队,做好工作衔接,针对家庭医疗服务提供及时、专业、高效的家庭护理服务,逐步形成家庭护理新业态"秦淮模式"。至年底,"互联网+护理服务"平台、"秦淮网约护理"总下载量约1万余例,服务患者1500余人次,解决大批特殊人群的实际困难。

惠民医疗。南京市红十字医院秉承"真心惠民、真正惠民"宗旨,深化医疗救助内涵,形成融合医保、民政、惠民、医院、慈善的"五位一体"医疗救助体系,通过医保信息平台,实现"一站式"结算,最大程度为困难患者提供救助与便利。该院逐步将惠民对象拓展到月收入3000元以下困难人群,同时将恶性肿瘤、髋膝关节置换等大病诊疗均纳入救助范围,精准对接困难群体就医需求。

卫生监督。以日常监督执法、综合执法及专项整治为基础,强化法治队伍建设,落实疫情防控,开展"双随机"(随机抽取检查对象、随机选派执法人员)国家监督抽检工作任务,查处投诉举报,重点打击严重违法行为,规范和维护医疗市场卫生秩序,提升公共卫生监管水平,切实维护人民群众的健康权益。全年,开展公共场所卫生监督1690户次,学校卫生监督59户次,饮用水监督144户次,医疗市场监督920户次;行政处罚结案42起,其中简易处罚3起,一般程序39起,罚没款合计971705.87元;受理信访投诉举报137件,含12345(12320)转交88件,上级交办22件,来人来访15件,来电投诉12件;投诉举报处理满意率100%。

疾病预防与控制。实施预防与处置并重,提升卫生应急、疾病预防与控制能力和水平。完成重大公共卫生项目和基本公共卫生项目的指导,重点做好新冠肺炎疫情防控工作。全区共报告甲乙类传染病9种568例,发病率为57.213/10^5,无甲类传染病报告;丙类传染病报告4种853例。全区共设艾滋病初筛实验室9家、艾滋病快速检测点11家、VCT(艾滋病自愿咨询检测)门诊5家、PITC(医务人员主动提供HIV检测咨询)门诊3家,国家级艾滋病监测哨点3个;完成查螺200万平方米,筛查居民400人;处置钟英中学水痘暴发疫情、区首例新冠肺炎疫情等突发公共卫生事件2起;开展生命统计工作,全年产房出生23639人,死亡人数5089人。

爱国卫生。以推进健康细胞工程建设为重点,建成健康驿站1个、市级健康街道1家、省级健康社区4家、市级健康社区7家,创建市级健康单位5家,评选健康家庭60个、健康市民60人。创建省级健康促进医院1家、市级健康促进医院1家。做好病媒生物防制工作,在全区打造区级大优化片区1个、街道级优化片区12个、区级示范片(点)3个、街道级示范片(点)12个,完成3个街道的病媒生物防制全覆盖建设。全年编印宣传折页8种10万余份,全覆盖发放至辖区各类重点人群。组织开展健康生活方式等广场咨询宣传活动48场,发放资料5万余份。

人口健康。以深化计划生育服务管理改革为中心,落实计划生育目标管理责任制,完善生育登记服务制度、全面两孩政策实施情况监测制度,12个街道104个社区应用生育登记服务手机APP,实现生育登记服务网上受理、网上查询和网上反馈。重视失独人员慰问帮扶和安全稳定工作,通过走访慰问、搭建平台、重点关爱,确保家庭、社区和谐稳定,全年完成节日慰问3次,发放公交、游园补贴人均620元。推进0—3岁婴幼儿早期发展体系建设,备案0—3岁托育机构5家。坚持计划生育"一票否决"制度,审核1500余人。

医政管理。围绕医疗文书、护理质量、院内感染等关键环节开展。区卫健委分批次督查医疗机构核心制度落实情况,质控检查区属医疗机构,组织医护人员参加"三基本"考试。举办区属医疗机构新冠疫情及院内感染防控现场督导会。针对民营医疗美容机构、口腔医疗机构开展新冠疫情及院内感染防控教育培训会,签订防控责任承诺书。组织医护人员3000余人参加"感控家园"的网上学习及答题。开展辖区内医疗机构执业医师资格考试报名工作,完成200余名考生报名材料审核;组织700余名医师参加2年1次的医师定期考核工作。审核医疗美容主诊医师备案87人次。加强对医疗机构限制类医疗技术临床应用管理,督促其及时备案,强化事中、事后监管,组织专家开展现场质控检查,完成9家医疗机构9项限制类技术备案及公示。举办"5·12"国际护士节系列工作,评选表彰全区优秀护士长、优秀护士74人。举办"8·19"中国医师节优秀医师表彰暨急救技能大赛,评选表彰优秀医师30人;开展应急救治能力大赛,通过岗位练兵提升急救本领,增强服务能力。委托南京医学会技术鉴定医疗事故11例,委托江苏省医学会技术鉴定医疗事故2例,委托市公安局物证鉴定所尸检2例。接待群众各类投诉、来访达80余人次。

现任区卫生健康委员会党委书记、主任:谢钰健(女)

党委委员、副主任:高仙宏、管金萍(女)、李淑文(女)
电话:025-87753681
邮编:210001

该区有关统计指标及区属医疗卫生单位有关情况见本栏目附表。

(张 迅)

建邺区

●**概况** 2020年,建邺区有医疗机构191家,其中三级医院4家:江苏省第二中医院、南京市第一医院河西院区、南京市儿童医院河西院区、明基医院。有民营二级医院1家、一级医院4家,门诊部37家,各类诊所89家。区属社区卫生服务中心8家,社区卫生服务站6家,区卫生监督所、区疾控中心、区妇保所各1家。辖区内床位总数2701张,卫生从业人员6917人,其中卫技人员5235人。全区平均每千人口:床位数5.34张,卫生技术人员数10.35人,执业(助理)医师数4.13人,注册护士数4.57人。区属医疗卫生单位现有在职职工823人(编内433人),卫技人员749人(全科医师190人,护士256人)。有卫生监督所、疾控中心、妇保所3家公共卫生单位,核定编制数56人,目前在岗128人(编内56人,编外72人)。区属全年门急诊1330328人次,其中门诊1269704人次,急诊60624人次,出院964人次。符岱佳、顾寒寒、姜娜获"全省抗击新冠肺炎疫情先进个人"称号,区卫健委获"全省抗击新冠肺炎疫情先进集体"称号。

疾病预防与控制。全区法定传染病累计报告发病1243例,较去年同期(1722例)下降27.82%,其中甲乙类传染病累计报告发病632例,发病率129.03/10⁵;丙类传染病累计报告发病611例,发病率124.74/10⁵。辖区现有感染者及病人334例,314人已参加抗病毒治疗,治疗覆盖率94.01%;辖区人群HIV初筛检测共计100919人,占常驻人口比例为20.6%,确证阳性28例;对市看守所新进羁押人员HIV检测累计1933人,阳性3人;全区VCT咨询检测909例,14例阳性;对于新发现HIV阳性病例,认真执行阳性咨询告知、首次随访(流调)、转介等工作。全区结核病管理信息系统共登记报告活动性肺结核病人(包括结核性胸膜炎)102例,管理率100%;全区非结防机构网络报告至本区肺结核病人数133例,重卡7例,总体到位126例,到位率100%;区严重精神障碍信息系统在册患者1161人,报告患病率2.37‰;在管患者1146人,管理率98.71%,面访率90.39%,服药率88.62%,规律服药83.79%,在册精神分裂症患者服药率88.31%,规律服药率83.92%。全区查螺面积1130万平方米(含潜洲),未捕获到钉螺和活螺。春季药物灭螺工作共完成灭螺面积300万平方米。疫区医院血防门诊DDIA查病3423人,粪检200人,扩大化疗2人。免疫规划疫苗累计应种101040人次,实种101002人次,接种率为99.96%。累计高血压管理病人45489份,累计在管病人41715人,登记管理率42.25%;精细化管理病人数20276人。全区糖尿病管理病人15475人,累计在管病人14060人,登记管理率36.99%;区精细化管理病人7296人。区户籍死亡人数1552人,男性897人,女性655人。前五位死因依次是循环系统疾病、肿瘤、呼吸系统疾病、损伤和中毒、内分泌营养代谢病,共计1434人,占全死因的92.40%。

卫生应急。做好新型冠状病毒肺炎疫情防控,全区医疗机构和集中医学观察隔离点累计监测调查疑似新冠肺炎病例135例,其中经南京市公卫中心诊断报告24例,其中本地发病18例,境外输入6例;治愈出院24例,无死亡病例。累计开展密接人员摸排1495

人,累计开展密切接触者排查 849 人,其中本区实施密切接触者医学观察 595 人,通过强化监测发现病例 11 例;本地发函 485 份(含接收外地来函后本地发函协查),协查管理密切接触者 595 例,发函外地 198 份,协查外地密切接触者 259 例;排查管理聚集性疫情疫点可疑暴露人员 928 例,排查一般接触人员 318 例。累计实施 84673 人次样本采集,其中密切接触者采样 1161 人次、中高风险地区返宁人员采样 21704 人次、入境人员采样 9259 人次、医护人员采样 2937 人次、复工企业采样 11967 人次、监管场所及养老机构采样 2484 人次、发热门诊监测采样 8206 人次、隔离点及接驳转运工作人员采样 4104 人次、接触进口冷冻食品从业人员采样 3072 人次、其他采样 19779 人次。开展食品及冷链监测 12 轮次,采集样本 6659 份,其中采集冷冻食品 2957 份、环境样本 1911 份、场所工作人员 2813 人次。自 9 月起,每月对医疗机构开展新型冠状病毒核酸监测,截至 12 月 31 日,累计采集环境物表及污水标本 1056 份,人员标本 49 人次。全区累计报告处置新冠肺炎聚集性疫情 4 起,累计发病 19 人,其中本地发病 14 人,并案处理 5 人(其中涉及连云港、淮安两地疫情),排查密切接触者 38 人,波及场所可疑暴露 928 人,按照突发公共卫生事件执行网络直报,均已结案;处置"9-8"专案,累计发病 1 人,排查密切接触者 100 人,实施集中医学观察 198 人,总计波及 5988 人,累计实施应急监测 8159 人次,场所环境监测 545 批次。区卫健委筹建区级急性传染病和中毒应急处置 2 支队伍,区疾控中心组建新冠肺炎疫情现场应急处置小组 4 支,总计 24 人;组织现场应急处置队伍全员参与国家、省及南京市新冠肺炎疫情培训 8 轮次,参训人数逾 150 人次;建设区级新冠肺炎病毒疫情处置流行病学调查队伍、核酸检测采样队伍和消杀队

伍,开展区级培训 3 轮次。累计参与区建工局、区教育局、驻区高等院校复工复产复学验收 105 次,投入专业技术保障指导力量 218 人次;参与区指挥部专项疫情督查 30 余次,派出专业技术指导团队 40 余人次。累计参与省市区多部门组织考试、会议、会展及赛事等专项防疫保障逾 70 次,累计派遣保障力量 260 余人次,保障车辆 90 余台次;完成南京马拉松、国家公祭日、上海进博会等重大活动防疫保障工作。

卫生监督。对辖区内 806 家公共场所、191 家医疗机构、100 所学校及托幼机构、106 家职业病危害因素用人单位、70 家二次供水管理单位、45 家游泳场馆、63 家集中式中央空调使用单位,开展商场和超市卫生防护专项检查、学校新冠肺炎防控专项监督检查、医疗机构新冠肺炎感染防控专项督查行动,覆盖率达 100%。开展打击非法行医专项行动、KTV 文娱场所专项检查、美食节保障、中高考保障及各类活动保障等工作。全年共出动卫生监督执法人员 7850 人次、1238 车次。对辖区医疗机构及个人、公共场所等各类违法行为行政处罚共计一般程序立案 42 起,罚没款共计 15.5 万元,其中没收款 3.7 万元,罚款 11.8 万元,不包含药品器械;其中非法行医、医疗机构 27 起,放射卫生 2 起,公共场所 9 起,职业卫生 1 起,简易程序 3 起。行政复议 1 起,经复议仍维持原处罚决定。全年受理投诉举报总共 303 起(其中医疗卫生 240 起,公共场所卫生 59 起,其他 4 起),在处理过程中严格执行《投诉举报案件调查处理程序》。在区公安分局、区市场监管局、6 家街道综合执法大队支持和配合下打击非法行医,年内进行 3 次打非专项行动,加强区域巡查,针对群众举报线索快速及时处理,全年非法行医案件共立案 7 起,结案 5 起,罚没款共计 14.2 万余元。加大宣传力度,坚决杜绝非法行医现象,

并借助大型社区宣传活动、自媒体等方法开展宣传活动。对全区 191 家医疗卫生服务机构进行监督检查,发现问题,现场发出卫生监督意见书,要求立即整改。做出行政处罚 6 起,罚款 3.8 万。另对处方书写不规范、医疗废物处理不规范情况、医师没有办理变更手续医疗、美容机构进行记分处理,责令限期改正。2 月 9 日—27 日,完成全区 101 家学幼机构开学前防控专项监督检查,针对存在问题,下达卫生监督意见书,开学前检查整改落实情况进行"回头看"。在新冠疫情时期,对辖区内中高考考点学校开展卫生监督,未发生公共卫生突发事件。对辖区内 40 所游泳场馆进行卫生监督检查,其中 11 家存在问题,下达监督意见书并要求立即整改。1 家不符合开放要求场馆责令停业整改。完成国家卫健委下达"双随机一公开"任务清单 196 家,完结率 100%。全年共受理业务办件 1159 件,咨询 1829 人次,发放卫生许可证 316 件、医疗机构新发证 20 件、中医诊所备案 12 件,医疗机构变更 105 件,办理医疗机构校验 145 家。办理医师注册 626 人次,护士注册 500 人次。放射诊疗许可证发放 67 件,窗口满意率 100%,零投诉。8 月将再生育许可事项权力下放街道,对接指导并培训到位,确保无缝实时衔接。做好诊所备案制试点工作,共备案 14 家。

妇幼保健。妇女保健服务门诊 17780 人次,儿童保健服务门诊 14670 人次。举办"孕妇学校"40 期。前往社区、幼儿园暨企事业单位讲课 8 次,健康教育受众近 500 人次。义务咨询 1000 余人次。分两批对全区在册 55 家托幼机构进行卫生保健业务指导,查找存在问题并提出整改要求。全区孕产妇早孕建册率 95%,孕产妇住院分娩率达到 100%,常住人口孕产妇死亡率为零;艾滋病、梅毒检测率 100%;围产儿死亡率 2.28‰,户籍内出生缺陷发生率 3.44‰。全

区 7 岁以下儿童保健管理率 98.76%，3 岁以下儿童系统管理率 95.74%。新生儿死亡率 1.27‰，婴儿死亡率 3.56‰，5 岁以下儿童死亡率 5.6‰。排除因病就诊儿童，其死亡率分别为 5 岁以下儿童死亡率 1.78‰，婴幼儿死亡率 1.02‰，新生儿死亡率 1.02‰，低于全省平均水平。

社区卫生。将全区基层医疗单位划分为北、中、南 3 个区域，实行联盟化管理。8 月 10 日，成立北部联盟委员会，由南湖、滨湖社区卫生服务中心组建，实行人财物统一管理；8 月 20 日，由沙洲、双闸、莲花社区卫生服务中心共同组建，启动南部联盟区域检验中心建设，实现南部临床检验项目资源共享，提升医联体工作内涵。聘明基护理部副主任担任南湖社区卫生服务中心业务副院长，提升基层护理服务能力。聘明基医院骨干医生和护士长担任沙洲社区卫生服务中心和明基医院联动病房科主任和护士长。探索由医联体核心医院市第一医院对区基层医疗机构医疗质量控制实行全面一体化管理。启动第二轮急诊轮训工作，全区 94 名基层全科医师轮流到市第一医院急诊科进行为期 30 天轮训。委托医联体南京市第一医院河西院区承建全区第三个院区急救站点建设，实现资源共享和优势互补。进一步推进"互联网＋护理服务"项目。全系统遴选出 90 名 5 年以上临床护理工作经验护师从事"互联网＋护理服务"。在首批推出 11 个风险小上门服务项目基础上，结合居民需求增加换药、拆线、推拿、通乳、儿童黄疸测定等上门护理项目，全区上门护理服务 362 人次。探索开展家庭病床与家庭养老床位服务相结合的医养结合服务。区卫健委和民政局共同申报《探索开展家庭病床与家庭养老床位服务相结合的医养结合服务》项目，并被列为江苏省 2020 年家庭医生服务模式创新举措。和民政局联合出台《家庭医生团队

预约上门服务与家庭养老照护服务的医养结合工作实施方案》。全区开设家庭病床 68 张。开展优质服务基层行活动，南湖、南苑、莲花 3 家社区卫生服务中心申报"优质服务基层行"推荐标准，正接受省级专家审核。结合医联体项目化建设，开展基层医疗机构特色专科建设，沙洲呼吸科创建成市级 2020 年度市级特色科室。莲花儿童康复科和南湖口腔科参加省级特色科室创建，已进行现场审核。组织医务人员积极参与省卫健委网上每日一练学习平台学习，加强医务人员基本理论、基本知识、基本技能学习。组织全系统护理技能大赛、优质服务基层行家庭医生团队感控技能大赛活动。加强基层卫生管理人员能力提升和骨干人才遴选。5 月 23—24 日，在省委党校对全区 63 名中层管理干部进行能力提升培训。在全系统开展新一轮省市优秀基层卫生骨干人才遴选，遴选出 56 名市骨干人才、14 名省骨干人才，推进基层卫生骨干人才薪酬协议工资制度建设。以老年人、慢病患者、孕产妇、儿童、残疾人、贫困人口、离退休老干部、特扶人群等人群为重点对象，做实"首诊式签约"，结合"互联网＋护理服务""家庭医生预约上门服务"，推广"点单签约"。截至年底，全区常住人口签约 220755 人，其中重点人群签约 142583 人，重点人群签约率稳定在 70% 以上。扩大家庭医生工作室建设覆盖面，打通居民健康管理"最后一公里"，拉近家庭医生和居民距离。截至年底，全区已设立家医工作室 13 个，莲花金穗花园家庭医生工作室争创江苏省星级家庭医生工作室，已接受市级验收。按照《国家基本公共卫生服务指标考核体系》要求，进行半年考核及结果通报。截至 12 月 31 日，全区居民健康档案共建立电子档案 442785 份，建档率 90.40%。全区共完成 60 岁以上老年人健康体检 44520 人，健康管理率 56.57%，距

离全年 70% 目标差距巨大。全区 65 岁以上老年人、0—36 个月儿童中医药健康管理率除双闸中心外各家均达标。坚持优先使用基本药物，推进药品保障改革。全区社区卫生服务中心统一在江苏省药品（医用耗材）阳光采购和监管平台采购药品，全区采购金额 172076.04 万元。截至到 2020 年 12 月，全区基本药品品种占比 52.86%，基本药物使用金额占比 60.2%，高于省标准 5.2%，全市排名第七。委托江苏省第二中医院开展全区精麻药品合理使用培训，共 533 人参加培训，426 人通过考核并取得精麻药品使用人员培训合格证书。开展精麻药品专项整治活动，共检查 10 家具有精麻药品印鉴卡医疗机构。加强抗菌药物合理使用，委托南京市社会办医协会开展抗菌药物合理使用及过敏反应急救培训班，共培训 322 人。规范开展抗菌药物分级管理目录备案和诊所静脉输注抗菌药物备案工作。

计划生育。依法实施"全面两孩"政策，8 月将再生育许可事项权力下放到街道，对接指导并培训到位，确保群众办事无缝衔接。全区再生育审批 43 份。提升妇幼健康服务，已建成 62 家母婴室；完成全区妇女"两癌"筛查 11073 人次；免费婚孕检 2844 人次，全区婚检率 82.44%。加强妇幼重大公共卫生项目业务指导与质量控制、妇幼卫生信息与"三网"监测等工作，降低孕产妇和儿童死亡率，严格辖区接产医院出生医学证明管理和使用工作，着力打击和防止拐卖儿童现象。指导建设街道级 0－3 岁婴幼儿早期发展指导示范站，联合市场监管局等相关部门对辖区托育机构卫生保健工作进行检查督查，加强托幼机构食品卫生和传染病防治工作监督管理，确保在园儿童健康与安全。5 月 22 日，在兴隆街道苍山路社区举办"苍山一家人 温暖一家亲"宣传活动，现场表彰 15 名最美"抗疫人"。节日走

访慰问特扶人员813人,发放慰问金24.39万元,发放公交游园补助各586人计36.332万元;发放计划生育困难家庭民政春节慰问金77000元计110人;中秋走访慰问特扶人员832人,发放慰问金16.64万元,审核结算一次性奖励2482人,共发放奖励金8935.2万元;审核发放计划生育公益金28人计5.6万元;审核发放无业人员独生子女费16.062万元;审核发放特扶人员3296人次,共717.216万元。健全联系人制度,为特扶人员家庭医生签约并做到应签尽签,促进计生家庭健康发展。推进医养结合,构建养老护理体系,建立健全以居家为基础、社区为依托、机构为补充的医养结合服务网络,发动街道社区按计划推进60周岁老年人健康体检工作。

爱国卫生。开展爱国卫生工作,保障新冠疫情防控工作。共组织下发防控宣传资料31次;宣传海报26套,共47000份;宣传折页14套,共36000份;宣传单9类,共60000份;宣传品7套,共13000份。各街道和社区共悬挂宣传横幅594条;组织27套宣传资料(电子版)下发各街道各社区。推进2020年全国健康促进区建设工作,8月4日,区召开专题会,明确郁健副区长牵头,卫健委具体统筹。10月22日,召开全区建设"全国健康促进区"工作推进会暨"将健康融入所有政策"专题培训。9月25日,举行健康科普讲师竞赛活动;完成健康细胞建设25家单位(场所)区级验收评估、5家健康促进医院区级评估验收工作;完成健康素养260户现场入户调查工作;完成莫愁湖街道、南苑街道、兴隆街道江苏省健康教育联播平台推广工作;社区诊断已完成现场调查8500户审核工作。开展环境卫生综合整治,共出动人员约15000人次,整治农贸市场23家,整治居民小区共603个,清理卫生死角和积存杂物等共9100余处。

卫生行风建设。学习强国学员总数435名,覆盖率104%,参与度98%,全区排名第二名;在建邺卫健报送信息164篇,有关疫情防控70篇,媒体207篇。组织系统党员自愿捐款40806元,支持疫情防控工作;1名疫情防控表现突出医务人员一线入党;及时推出最美防疫先锋、"南京市工人先锋号"等表彰。8月,组织"向疫而行负使命 建功立邺展担当"演讲比赛。表彰40名系统优秀共产党员。组织参加区巡察本系统7家单位巡察整改办结工作。

健康教育。联合开展"世界防治结核病日""爱卫宣传月""全国肿瘤防治宣传周""全国儿童预防接种日""全民健康生活方式宣传日""世界狂犬病日""世界艾滋病日"等活动,累计开展主题咨询活动13次。参与2部宣传片脚本制作和拍摄工作("防疫有我,爱卫同行"和全国健康促进区)。全年自编印刷各种科普健康知识彩色双折页宣传资料12期,计33.5万份,新冠专题宣传材料计3份。设计制作户外各种科普健康知识宣传橱窗,更新主题内容4期,共计60块。制作图文展板30块。设计制作宣传品近1000套。向国家、省、市等各级新闻媒体、网站报道和上传动态信息近80篇。辖区各社区卫生服务中心发放健康教育印刷资料793种,321258份;播放健康教育音像资料11064种,4757次,30902小时;设置健康教育宣传栏823个,宣传栏更新823次;举办健康教育讲座97次,参加4421人;举办健康教育咨询活动93次,参加5765人。

现任区卫生健康委员会党委书记、主任:王石城

副主任:刘 刚、沈 瑜、岑 岚(女)、石 可

电话:025-87778051

邮编:210019

该区有关统计指标及区属医疗卫生单位有关情况见本栏目附表。

(李浔波)

鼓楼区

●概况 2020年,鼓楼区有各级医疗机构450家,其中三级医院12家,二级医院7家,一级医院11家、区疾病预防控制中心、区妇幼保健所、区卫生监督所公共卫生单位3家,社区卫生服务中心14家(非政府办4家),社区卫生服务站1家。全系统医疗业务总收入64759.11万元,比上年度减少5454.82万元,同比下降7.77%。其中,完成医疗毛利润9104.18万元,比上年度下降65.34万元,同比下降0.71%。门急诊2132407人次,比上年度减少1030362人次,同比下降32.58%(新冠疫情影响)。是年,荣获2020中国家庭健康守门人、江苏省抗击新冠肺炎疫情先进集体称号。

"医联体"建设。联合南中医国医堂开展医联体合作,共建鼓楼区中医药人才培训基地,制订分级培训计划,拟定中医1234工程发展思路;联合省人医开展"仁医志愿服务项目",4家中心进入前期试点单位;联合南京脑科医院在建宁路社区卫生服务中心设置神经科基层防治基地,为后续定向培训、常态培训、门诊坐诊、学员带教提供场地。安排107名三级医院专家下社区坐诊45260人次;省人民医院、南医大二附院、中大医院、鼓楼医院等三级医院安排119名医师晋升职称下社区帮扶带教;每季度医联体核心医院院感、质控专家就医疗质量控制管理及医疗安全等工作进行督查指导;安排65人次医护人员到三级医院进修和培训。

慢病管理。继续在各社区卫生服务中心开展高血压、糖尿病精细化管理工作,不断完善信息系统功能,强化对高血压、糖尿病随访管理资料审核统计功能,建立信息与数据有效通道。全区高血压健康管理63896人,完成率105.50%;规范管理45691人,规范

管理率 71.51%;糖尿病健康管理 23775 人,完成率 112.52%,规范管理 17217 人,规范管理率 72.42%。

中医药发展。推行"中医 1234 工程建设",包括 1 个基地(南京中医药大学国医堂共建中医药人才培训基地);2 个工作室(名医工作室、学术流派工作室);3 个中心(治未病中心、中医慢病管理中心、中医康复中心);4 个重点工作(区中医专家库、中医传统文化、中医国际化、中医医校协同)。设立"鼓楼区中医药文化宣传月",开展"鼓楼区名中医评选活动",4 名中医被评为鼓楼区名中医,设名中医工作室;开展"植根社区沃土 换来杏林芬芳"——鼓楼区中医中药社区行系列活动。创建全国基层妇幼保健机构标准化中医馆,推动中医和妇幼健康事业融合发展。

老龄工作。发布《2019 年南京市鼓楼区老年人口信息和老龄事业发展状况报告》。组织开展"敬老月"主题宣传活动、"敬老文明号"遴选评审工作,朗诗常青藤有限公司(瑞城店)被评为全国"敬老文明号";承办主题为"提升健康素养 乐享银龄生活"的 2020 年江苏省老年健康宣传周暨老年健康科普促进行动启动仪式;承接市老龄办在凤凰街道蓝天园社区开展的第二批老年人心理关爱项目试点工作;省政府副省长陈星莺、省卫健委主任谭颖、市政府副市长胡万进、市卫健委副主任赵军对鼓楼区医养结合机构进行调研,并慰问高龄老人。

院感防控。做好新冠肺炎疫情防控,落实执行辖区医疗机构预检分诊点设置、院感防控指导及督查、疑似患者转运、确诊及无症状感染者出院后健康管理与复诊、隔离点人员配备及污水处置、辖区医疗机构关停及复诊等相关工作,下发《关于做好新冠肺炎期间院感防控工作的通知》,对辖区 96 家医疗机构开展随机性督查;结合医疗机构复诊开展"常态＋专项"化督查;组织区首届院感骨干培训班成员,

依据督查标准,对辖区 14 家社区卫生服务中心、1 个站,以及 130 家社会办医疗机构开展了专项督查,对未设置预检分诊的 27 家医疗机构法人进行约谈,确保院内零感染。

疾病预防控制。全区报告甲乙类传染病 12 种 945 例,发病率 85.17/10^5,比去年同期下降 1.15%,无甲类传染病,报告 2 起突发公共卫生事件,均为新型冠状病毒疫情报告。无传染病漏报,审卡 7391 张,处理传染病预警 184 起。报告 92 起学校急性传染病疫情,比去年同期下降 49.73%,通过有效处理和控制,未出现扩大蔓延。做好散发疫情和免疫规划相关疾病调查和处理,共流调散发疫情 924 例。全区腹泻病门诊报告腹泻病人 4164 人次,O2 检索 1380 人,检索率为 33.14%。报告手足口病例 455 例,比上年同期下降 51.28%。参与儿童医院重症病例现场流行病学调查、数据录入、标本采集及上送工作。完成每月 5 例常规监测样本采样送样,上送普通手足口病标本 60 份。免疫接种率维持在 99% 以上,全年一类接种 137278 剂次,二类 294408 剂次(其中含狂犬疫苗 140750 剂次,新冠疫苗 2985 人次)。完成第一轮脊灰疫苗补充免疫工作,接种率 100%。对辖区内 808 名艾滋病病人及艾滋病病毒感染者定期随访,提供心理疏导、行为干预和转介服务等,CD4 检测率 100%,配偶检测率 100%,结核筛查率 100%,抗病毒治疗率 92.5%。发现活动性结核病患者 203 例,其中病原学阳性 113 例。完成查螺面积 311.5 万平方米,物理灭螺 8 万平方米,江滩清淤 3000 立方米。

妇幼保健。全区新生婴儿 5284 人,新生儿访视率 94.55%;7 岁以下儿童健康管理 47452 人,7 岁以下儿童健康管理率 99.30%;产前健康管理 5193 人,孕产妇健康管理率 98.28%;婴儿死亡率 1.51‰,5 岁以下儿童死亡率

1.51‰,出生缺陷率 1.4‰;婚前检查率 85.21%。省妇幼信息系统录入 10003 例,录入率 100%。深入推进预防艾滋病、梅毒和乙肝母婴传播项目,全年监测孕产妇 16552 人。完成两癌检查 10003 人,结案率 100%,确诊乳腺癌 8 例、宫颈癌 3 例、宫颈病变 46 例。对托幼机构进行业务指导 90 次(包括 0—3 岁早期教养机构指导 15 次)。完成托幼机构工作人员体检 3607 名、新入园儿童体检 6228 名,建档率均为 100%。

卫生监督。针对新冠肺炎疫情,对所有中小学、托幼机构、养老机构、医疗机构、企事业单位、经营性公共场所复工复产防控措施进行卫生学指导和监督检查。出动监督员 6880 人次,监督检查 3427 户次(医疗机构 1037 家,公共场所 1386 家,疾控 1 家,其他 277 家),督促整改落实上级下发问题菜单 117 条。推进医疗机构依法执业自查管理系统工作,全区医疗机构 433 家全部完成平台用户录入工作,门诊部及以上机构均建立专家组,及时开展自查工作,平台专项检查 260 次,自查 517 件,全市占比 13.13%。积极推进医疗机构依法执业自查管理系统工作,公共场所 1955 家,二次供水单位 130 家,各级各类医疗机构 358 家,放射诊疗机构 89 家,学校及托幼机构 166 家,职业病危害企业 139 家,职业健康体检机构 2 家,消毒产品生产企业 2 家。做好省食品安全示范区创建工作。

爱国卫生。组织全区广泛开展群众性卫生运动,举办第四届"健康市民""健康家庭"评选活动,选拔 4 户家庭、45 位市民参加市级评选。开展"健康细胞"工程建设,建成区级健康社区 10 个、健康单位 3 个;建成市级健康细胞工程包括 1 个健康教育展示体验中心、7 个健康社区、1 个健康驿站、2 个健康单位、4 个无烟机关、市级健康促进医院 3 个(未命名);有省级健康社区 2 个(未考核)。推进巩

固无烟医疗卫生系统建设成果,重点加强基层医疗卫生机构无烟环境建设,实现医疗卫生机构全面禁烟。开展无烟党政机关建设,挹江门街道、小市街道、幕府山街道、鼓楼区地税局被命名为市级无烟党政机关。加强病媒生物防制工作,推进病媒生物防制市场化服务。

计划生育。依法落实全面两孩政策,开展优生优育全程管理服务,促进家庭健康发展,完成"十三五"人口协调发展先进县区创建工作。实行"一票否决"制度,全区共审核 14 批次、49 名计划生育执行情况。依法出具 14 周以上引产证明 86 例。全区生育服务登记 3355 件(一孩 2242 件,二孩 1113 件),按需办理独生子女父母光荣证(含补办)223 本,再生育一孩审批 54 件,办理流动人口婚育证明 183 件。广泛开展计划生育知识宣传,孕前优生健康检查 1164 对。审核并向独生子女伤残死亡家庭 11384 人发放 2514.2 万元;春节慰问特扶家庭 2779 人,发放 83.37 万元;中秋慰问特扶家庭 2889 人,发放 57.58 万元;公交、游园补贴 1887 人,发放 116.99 万元;兑现退休企业职工独生子女父母一次性奖励(3600 元/人)3439 人,1238.04 万元;兑现年度独生子女父母奖励金 5752 人,34.52 万元。持续开展"情暖计生困难家庭——暖冬行动",走访慰问失独家庭 100 户,发放慰问金 4 万元;为全区失独家庭 1228 人购买大病、住院护理保险 18.42 万元,为低保家庭和流动人口困难家庭独生子女 318 人购买意外伤害、疾病住院医疗保险 1.688 万元。通过项目带动服务,协同挹江门街道开展"新家庭计划——家庭发展能力建设"项目试点,通过宣传活动促进辖区群众健康习惯养成;协同热河南路街道开展计划生育特殊家庭"1+1+N"联系人服务团队制度试点,形成失独帮扶合力;积极开展计划生育特殊家庭联系人制度 3 个全覆盖专项行动。

现任区卫生健康委员会党委书记、主任:徐　昕
副主任:宋志坚、安冬梅(女)、庄永忠、徐　蓉(女)
电话:025-58591647
邮箱:759030338@qq.com
邮编:210011
该区有关统计指标及区属医疗卫生单位有关情况见本栏目附表。
(步腊春)

雨花台区

●**概况**　2020 年,雨花台区有各级各类医疗卫生机构 175 个,其中二级以上综合医院 3 个(分别是雨花医院、南京市第一医院南院、梅山医院)、社区卫生服务中心 7 个(下设 26 个社区卫生服务站)。政府办医疗卫生机构卫生专业技术人员 919 人,其中中级职称 324 人,副高级职称以上 153 人。

深入实施"内部培养",启动江苏省基层卫生信息化提档升级试点工作,区"智慧医疗"专项工作考评位列全市第一。通过江苏省妇幼信息系统省级验收。推进国家"电子病历文件管理标准化"项目试点工作。加快雨花医院数字化医院建设,上线新版 HIS 系统,推进电子病历应用能力达到四级水平。

新冠肺炎疫情防控工作。新冠肺炎疫情发生以来,全区卫生健康系统坚决贯彻落实国家、省、市、区疫情防控有关决策部署,依法防控、科学防控、联防联控,做到"早发现、早报告、早隔离、早治疗"。区新冠病毒肺炎防控工作指挥部下设"一办十组三个专项工作组四个工作专班",全面加强对疫情防控工作的调度、指导和督查。共设置 2 个综合性医疗机构发热门诊、5 个基层医疗机构发热筛查室和 8 个预检分诊,规范开展发热门诊、发热筛查室和预检分诊点工作。新建雨花医院、梅山医院 2 个 PCR 实验室(分子诊断实验室),加强对新冠肺炎病人的诊断、转运

和救治工作。先后设置 6 个集中隔离点,严格做好集中隔离点医学观察等相关工作,累计入住隔离人员 14116 人。多渠道拓宽物资供应渠道,全力做好防控物资保障。全面做好辖区企业、学校、养老机构等重点场所卫生学技术指导工作,派驻医务人员入驻学校"健康护学岗",有力有序推动复工复产复学。落实重点人群核酸检测"应检尽检",累计检测 5 万余人次。强化流行病学调查、核酸检测等疫情处置队伍力量,组建 101 人流行病学调查队伍,285 人核酸采样人员储备队伍,50 人环境消杀队伍,10 人心理健康服务团队,有效提升突发公共卫生事件应急处置能力。全区疫情防控形势平稳,无一例聚集性疫情,受到国务院联防联控机制第七工作指导组的肯定。区疫情防控办公室、区卫健委被南京市委市政府授予"全市抗击新冠肺炎疫情先进集体"称号,2 人获"全省抗击新冠肺炎疫情先进个人"称号,14 人获"全市抗击新冠肺炎疫情先进个人"称号。

医疗卫生体系建设。启动江苏省妇幼保健院总部项目建设,加快推进区公共卫生中心、雨花经济开发区社区卫生服务中心建设。完成岱南社区卫生服务中心主体结构建设。新河、贾西新苑社区卫生服务站通过省标准化建设市级验收。完成 2020 年度雨花台区民生实事重点项目任务,建成 12 个社区卫生服务站点,全区"15 分钟健康服务圈"进一步完善。

综合改革。新建 5 个医联体(雨花医院与市第一医院建立 MRI 检查、专科病人转诊绿色通道。雨花社区卫生服务中心建成江苏省中医院护理基层培训基地、南京市基层卫生协会市级社区护理培训基地。铁心桥社区卫生服务中心与明基医院签署"建立高血压达标中心合作协议"。西善桥社区卫生服务中心与江苏省人民医院合作开展高血压达标中心建设),规范运行 33 个医联体,全年

医联体下派专家 5103 人次，专家诊疗服务 38682 人次。选派 54 名医务人员到医联体"核心医院"学习培训。举办专业知识培训班 240 余场次，累计培训医护人员 11609 余人次。与南京鼓楼医院签订药联体合作协议，率先在全省成立社区糖药师工作室，组建 5 个社区糖尿病管理责任团队，为 416 名糖尿病患者提供药学服务。创立以首席药师为龙头、指导药师为支撑、基层药师为基础的三级药师联动的药学服务模式。将药学服务内容纳入家庭医生个性化签约包，签约患者 1084 名，推进南京鼓楼医院临床药师下沉家庭医生工作室坐诊，指导家庭医生、药师开展慢性病精细化药学服务。推动首诊式签约，建立首席家庭医生制度。全区遴选首席家庭医生 12 名。结合慢性病联合门诊开展精细化管理，全区已完成首诊签约 19264 人，全人群签约（续约）率 36.1%，重点人群签约（续约）率 78.0%。获江苏省 2020 年度家庭医生服务模式创新单位，邻里荟家庭医生工作室创建为省星级家庭医生工作室。区基层卫生人才队伍建设和家庭医生签约服务工作获省政府激励表彰。

综合监督改革。承接国家医疗服务多元化监管试点任务，通过建立组织框架、全面使用依法执业自查系统、推行依法执业承诺制度等措施，落实医疗机构依法执业主体责任。探索医疗行业管理模式，成立南京市民营口腔医疗协会雨花分会。创新监管手段，建立医疗服务信用监管机制、社会监督员机制，完善规范化行政执法机制，加快推进医疗废弃物在线追溯系统等"智能卫监"项目建设。推进"江苏省卫生监督在线监督监测"和江苏省医疗卫生行业"信用＋综合监管"试点项目，在线监督监测试点工作已覆盖全区泳池水、二次供水、公共场所、医用辐射、医废追溯、医疗远程视频监控 6 个领域，涉及 56 家单位 77 个点位；对全区

176 家生活美容机构、12 家医疗美容机构开展专项监督检查。加强职业卫生监管，全面完成"尘肺病防治攻坚行动"目标任务。

中医药管理。加强"中医馆"规范化建设，农花、金叶花园、平治社区卫生服务站"中医阁"通过市级现场评审。铁心桥社区卫生服务中心接受"全国名老中医盛灿若工作室基层工作站"评审，高质量通过"全国基层中医药工作先进单位"复评审。

基层卫生。开展国家"优质服务基层行"活动，6 个社区卫生服务中心达"推荐"标准，达标率 100%，位列全省第一。加快推进"江苏省社区医院建设示范区"建设，雨花、西善桥、岱山社区卫生服务中心建成省级社区医院。辖区内有国家优质服务示范中心 3 个、全国百强社区卫生服务中心 1 个、省级社区医院 5 个、省级特色科室 2 个、市级特色科室 29 个。雨花社区卫生服务中心眼科、铁心桥社区卫生服务中心呼吸内科建成市级特色科室。雨花社区卫生服务中心口腔科、铁心桥社区卫生服务中心普外科、西善桥社区卫生服务中心消化内科开展省级特色科室创建工作。积极开展新一轮基层骨干人才遴选工作，遴选出市级基层卫生骨干人才 41 名，其中省级优秀基层卫生骨干人才 11 人。实施"政府购买、定额补助、按工作量补助"的模式，规范做好 12 大类国家基本公共卫生服务项目。全区累计建立 41.9 万份电子健康档案，建档率 90.2%。持续推行居民电子健康档案向公众开放，累计开放 10.7 万份。

疾病预防与控制。全区无甲类传染病发生，共报告乙类传染病 8 种，总发病数为 363 例，发病率为 $78.25/10^5$，死亡 2 例（均为艾滋病病例）。传染病自动预警处置信息及时率 100%。处置学校、托幼机构等单位传染病疫情 128 起。推进全国第四轮艾滋病综合防治示范区创建工作。加强结核病防

治，共报告疑似肺结核患者 118 例，转诊率 100%。高质量开展血地寄防工作，查螺面积 844 万平方米，未发现活螺；巩固灭螺面积 100 万平方米。强化疟疾血检，完成镜检血片 500 张，未发现阳性。全区免疫规划疫苗接种一类疫苗 125752 剂次，二类疫苗 83233 剂次，辖区 11 种以街道为单位的扩大免疫规划疫苗接种率 98% 以上。全区人均期望寿命为 83.95 岁。规范管理高血压患者 38992 人、糖尿病患者 12374 人，任务完成率 100%。全区累计建档并录入江苏省疾控信息应用平台的严重精神障碍患者 1925 人，检出率为 4.15‰，在管患者 1914 人，管理率 99.33%，面访率 91.58%。

卫生监督。完成 33 起行政处罚、1683 次行政检查全过程记录，出动执法人员 4929 人次，移动终端上传执法记录 503 条，累计存储行政执法全过程音视频记录文件 5000 余条。完成医疗废弃物专项整治、医疗美容综合监管执法等 9 个医疗卫生机构专项检查以及打击非法医疗美容、全区游泳场所等 15 个公共卫生专项检查。完成开学前学校（含托幼机构）疫情防控、全区复学验收、秋冬季学校疫情防控共 3 个专项检查。与区行政审批部门紧密联系，对公共场所许可告知承诺单位进行事中事后监管 219 户次。

本年度"双随机一公开"任务总数共计 147 家，其中国家级抽检任务 112 家，省级抽检任务 35 家，累计采样 466 份，抽检不合格对象 16 家，作出行政处罚决定 19 件。

健康促进。开展以"防疫有我，爱卫同行"为主题的第 32 个爱国卫生月活动。累计发放抗疫宣传海报 2.5 万余张、宣传折页 3.8 万余份，悬挂主题横幅 1500 余条，播放电子屏 746 块；集中开展病媒生物消杀活动，对企事业单位、农贸市场、车站码头等重点场所进行专项环境整治，累计清理杂物 1750 吨，消杀小区 596 个、489.7 万平方

米,增补病媒生物防制设施3155个。组织各街道(园区)开展农贸市场专项整治周活动。建立除"四害"常态化管理机制,小区除"四害"管理率达100%,完成病媒生物全覆盖工作试点街道(园区)1个。

深入开展"全民健康生活方式行动",健全健康教育网络,建好区级健康科普知识传播平台,完善健康科普专家库和资源库,开展健康大讲堂进社区、进单位、进企业活动,举办"2020年雨花台区健康科普讲师演讲技能竞赛"、第四届"健康市民""健康家庭"评选培育活动。建成14个市级、9个省级"健康细胞"项目。居民健康素养水平稳步达到27.5%。落实"厕所革命"政策,提高无害化卫生户厕养护水平。建设无烟环境,加强控烟督查,开展"健康雨花·我为控烟发声"公益接力活动、第30个"世界无烟日"宣传活动。

重点人群健康服务。推进安宁疗护试点工作,西善桥社区卫生服务中心被市卫健委评为2020年安宁疗护试点工作优秀机构,赛虹桥社区卫生服务中心获得南京市安宁疗护试点案例汇报竞赛一等奖。完成江苏省儿童青少年近视综合防控试点区建设任务,探索建立眼科电子病历,开展6125名儿童青少年的视力检查和三年跟踪随访。开展妇幼公共卫生服务,完成妇女"两癌"筛查11512例,印发《雨花台区女职工生殖健康和"两癌"筛查"三年行动"方案》。完成市级婴幼儿脑发育障碍社区干预试点项目,对5000名婴幼儿进行筛查,对异常儿童进行干预随访。板桥社区卫生服务中心妇幼健康规范化门诊通过市级验收,妇幼规范化门诊建设率达85.7%。新建2个市级示范母婴室。完成1个街道级0—3岁婴幼儿早期发展指导站和3个社区亲子室建设;完成4家社会办托育机构的现场评审与备案工作;推进2家普惠托育机构建设,可提供普惠托位152个。全面贯彻落实尘肺病防治攻坚行动。辖区职业病危害申报系统内有182家(放射29家),监督检查122户次,立案查处案件4件(其中职业健康检查机构1件、尘毒1件、尘肺1件、其他1件)。严格落实攻坚行动目标,对雨花台区53家尘肺病防治重点监管单位开展尘肺病专项巡查69次,覆盖率130%、申报率100%,相关企业粉尘危害申报率、定期检测率、职业健康检查率、培训率均达到95%,工伤保险覆盖率达90%。开展《中华人民共和国职业病防治法》宣传周活动,组织全区近150家用人单位积极参与"千企万人有奖竞答"活动。

人口监测和家庭发展。开展全员人口库信息的核对修改工作。全面兑现计划生育奖励扶助政策,严格落实计生特殊家庭"三个全覆盖",推进雨花街道"新家庭计划——家庭发展能力建设"、赛虹桥街道邓府山社区"1+1+N"计生特殊家庭联系人团队服务试点项目,完成雨花街道"家庭健康服务中心"、铁心桥街道"连心家园"、雨花经济开发区"生育关怀基地"、西善桥街道永盛社区"计生基层群众自治"4个市级项目点建设,并通过验收。开展市级青春健康"十佳志愿者"和"十佳志愿者团队"的申报工作,江苏传媒学校陈子仪荣获"十佳青春健康志愿者"称号。该区获省计划生育保险工作先进单位三等奖、市计划生育系列保险和"双百"活动先进单位二等奖。

药事管理。落实国家谈判药品配备使用工作,共采购国家谈判药品13种,保障人民群众用药需求。成立国家组织集中采购药品工作领导小组,制定工作方案和考核制度,顺利完成年度采购任务。严格落实药品(耗材)采购管理。出台《雨花台区域审方中心实施意见》和工作推进时间表,利用国家卫健委信息编码系统,对全区1800余种药物品规进行统一编码,初步完成HIS系统与审方系统数据对接。出台《雨花台区基本用药统一目录试点工作方案》,成立区域药品目录遴选专家组,先后6次召开工作协调会议,完成全区基本用药目录统一。同时实现区域内慢性病常用药品与南京鼓楼医院用药衔接,满足下转慢性病患者用药需求。通过电子屏、微信公众号、宣传栏等平台宣传合理用药知识。落实医疗机构抗菌药物备案制度,做好抗菌药物分级和医师处方权限管理,规范抗菌药物临时采购程序。强化精麻药品管理,对全区使用精麻药品的医疗机构进行专项检查8次,对存在问题进行现场指导并督促整改。

卫生应急。及时调整和完善卫生应急领导小组,全区共组建6支区级卫生应急救援队伍,做好节假日卫生应急值班和应急队伍备班制度,确保及时响应。加强全区卫生应急工作的技术指导培训和考核,切实做好各类卫生应急事件的组织协调和重大公共卫生事件的应急处置。指导铁心桥街道、赛虹桥街道、梅山街道、古雄街道建成南京市卫生应急规范化街道。全区共开展各类卫生应急培训66场次,培训3100人次。其中开展区级突发公共事件医疗救援应急演练1场次,参与区级人员密集场所火灾事故和危险化学品道路运输事故应急救援各1场次,开展新冠肺炎疫情防控实操演练1场次、新冠肺炎疫情防控应急采样演练1场次。全区卫健系统利用抗震减灾等各类主题宣传日,开展卫生应急知识宣传,发放卫生应急知识宣传相关资料5万余份。

现任区卫生健康委员会党委书记、主任:褚堂琴(女)

党委副书记、副主任:刘文江

副主任:戴国强、周建华、陈红云(女)、夏慧勇

电话/传真:025-52883310

邮信:1091640475@qq.com

邮编:210012

该区有关统计指标及区属医疗卫生单位有关情况见本栏目附表。

(姚欣雅)

栖霞区

●概况　2020年，栖霞区有各类医疗卫生机构252家（含驻区医疗机构），其中三级医院3家，二级医院6家，公共卫生单位3家，社区卫生服务中心10家，社区卫生服务站30家，社会和企事业单位办门诊部以上医疗机构29家，护理院（站）15家，诊所、卫生所和医务室等156家。全区编制床位3366张，实有床位3135张，卫生技术人员5165人。其中执业（助理）医师2098人，护士2247人，每千人拥有床位4.26张，卫技人员7.02人，执业（助理）医师2.85人，注册护士数3.05人（以全区常住人口73.59万测算）。创成全省首批社区医院建设示范区，全国社区医院建设现场会连续两年在栖霞区召开，基层人才队伍建设和家庭医生签约服务工作获省政府表彰，区卫健委获评"全省抗击新冠肺炎疫情先进集体"，栖霞"院府合作"深化医改新路径入选中国改革2020年度50典型案例。

新冠肺炎防控。全区累计报告确诊病例10例，19天实现确诊病例零新增，25天实现确诊病例清零，确保患者零死亡，医护零感染。全区3人获评"省级抗击新冠肺炎疫情先进个人"，13人获评"市级抗击新冠肺炎疫情先进个人"。履行区新冠肺炎疫情防控职责，成立区防控工作指挥部、区委防控工作领导小组，建立行政区、经开区、大学城"1＋3"防控工作机制，推动资源共享、联防联控、协同作战。重点人员管控到位，坚持"外防输入、内防反弹"，累计检查来宁车辆40.16万辆，测量体温73.57万人次。实行关口前移、流调前置等措施，全区累计追踪到密切接触者833人，属地管理530人。完成全市上海入境来宁人员接转和隔离保障任务，累计接驳转运并集中隔离入境人员5634人。落实重点人员健康管理，全区先后

启用18个隔离酒店，集中隔离1.65万人（入境人员1.09万人），累计居家观察7586人。对冷链食品和进口货物"逢进必检"，人物同防有效落实，完成冷链食品核酸检测2.05万件、进口货物核酸检测1207件、从业人员核酸检测1.17万人次。组建11支卫生技术学指导团队，对辖区企业和学校加强疫情防控指导。从严控制线下会议和重大活动，出动医务人员8085人次，保障各类重大活动、重要会议1006场次、32.44万人次。落实发热门诊"三区两通道"分区管理，4个发热门诊累计接诊发热患者2.2万人。整合区内三级医院优质资源，成立10个质控工作小组，建立网格化管理制度，开展6轮全覆盖督查。推动核酸检测"应检尽检"，累计检测36.1万人次，栖霞区医院、区疾控中心建成核酸检测实验室，全区日核酸检测能力近1万人份。严密组织新冠疫苗紧急接种，梳理11类重点人群应种尽种人员6792人，实际接种9723人。组建流行病学调查队及后备队、环境消杀队、心理健康服务团队、核酸检测采样队等4支疫情应急处置队伍，以桌面推演、实操演练形式开展3次新冠肺炎疫情处置应急演练。

疾病预防控制。全区报告传染病甲乙类11种832例，发病率114.36/10万。免疫规划疫苗共接种18.79万剂次，免疫规划疫苗接种率达到98％以上，非免疫规划疫苗接种14.14万剂次。发现结核病患者和疑似患者179例，报告率、到位率、系统管理率均为100％。开展HIV监管场所干预检测180人次，自愿免费咨询检测（VCT）点3个，检测880人次。完成查螺面积3931.76万平方米，查螺调查总框数44930框，未发现阳性钉螺，完成药物灭螺798.00万平方米。全区严重精神障碍患者档案累计共录入1823份，规范管理率98.35％。完善居民健康档案，高血压病人健康管理60292人，糖尿病

病人健康管理22325人。

卫生应急。加强疾病预防控制、传染病管理、计划免疫、结核病、艾滋病、血吸虫病、地方病、寄生虫病防治、卫生监测检验、健康教育等各项业务工作技术指导，妥善处置突发公共卫生事件，做好鼠、蟑、蝇等病媒防制。坚持"预防为主"工作方针，落实国家基本公共卫生服务和重大传染病防控项目管理，推进疾病预防控制各项工作有序开展。

卫生监督。全年公示行政许可信息745条、行政处罚信息32条，医师不良执业行为记分涉及医师17人次、医疗机构15家。加大惩治打击力度，全年共立案调查32起，办理结案32起，罚没金额20.38万元。其中涉及医疗卫生类18起，职业卫生和放射卫生类3起，公共场所卫生类10起，学校卫生类1起。全年共受理投诉举报45起，均及时调查处理与反馈。推进栖霞区卫生健康智慧监管平台（二期）项目建设，新增医疗废物在线监管系统、整合二次供水在线监测系统、扩展建设医院污水、医疗机构依法执业电子化监管信息系统4个模块。

爱国卫生。加强病媒生物防制，加大除"四害"重点片区、示范片区建设，完成防控设施标准化建设街道全覆盖示范片区2个。举办爱国卫生月、世界无烟日广场宣传、义诊活动，推进医疗卫生机构控烟监督执法工作。全年创建市级"健康细胞"单位10个。

社区卫生与妇幼保健。创建市级基层特色科室1个，现有18个基层特色科室，医疗卫生服务体系健全率达100％。加快推进家庭医生工作室建设，全区共建成54个家庭医生工作室，成立家庭医生签约服务团队77支，一般人群签约26.63万人，签约率36.6％；重点人群签约19.61万人，签约率82.32％。落实农村育龄妇女增补叶酸项目，发放叶酸576瓶，增补192人；突出孕前优

生健康服务为特色的生殖健康服务，检查2164人次；落实预防母婴艾滋病、梅毒、乙肝等传播性疾病项目，孕产妇艾梅乙检测5981人次；推进"两癌一筛"项目，宫颈癌检查完成11124人次，乳腺癌检查完成11235人次；完成免费婚检922对、免费孕检922对。发生孕产妇死亡1例，孕产妇死亡率16.5/10⁵。3岁以下儿童系统管理率99.23%，7岁以下儿童健康管理率99.81%，婴儿死亡率1.32‰，新生儿死亡率0.66‰，5岁以下儿童死亡率1.98‰。推行院外服务，为托幼机构儿童上门体检30291人次，及时完成省级妇幼信息系统的录入工作。

医政管理。与江苏省人民医院签署第三轮"院府合作"战略合作协议，共建燕子矶新城医院、南京市栖霞医院暨江苏省人民医院栖霞分院。与南京中医药大学合作共建教学、实习就业基地，省中医院仙林分院、南医大二附院迈皋桥院区、市妇幼保健院丁家庄院区、泰康仙林鼓楼医院国际医学中心等项目建设进展顺利。栖霞区医疗联合体（医联体）依托江苏省人民医院与栖霞区政府"院府合作"平台，以栖霞区医院为龙头，辐射带动栖霞周边7个社区卫生服务中心进行医联体建设，栖霞区医院与龙潭社区卫生服务中心成立联合病房，探索医共体诊疗模式。建成南京市"互联网＋护理服务"见习基地，主办南京市卫健委召开的"互联网＋护理服务"工作推进会、区卫健系统"互联网＋护理服务"操作技能竞赛。"智慧医疗"深入推进，在全市二级医院中，首家取得"互联网医院"资质，提供线上线下服务。支持多种网上开通挂号预约支付方式，实现线上挂号12673人次。

中医药管理。与南京中医药大学和江苏省中医院继续深入开展合作，发挥中医药适宜技术培训基地作用，邀请南京中医药大学和江苏省中医院专家给基层中医师

和西学中人员培训常用中医药适宜技术。为52000余名65岁以上老人开展中医体质辨识和中医药保健指导，为0—36个月儿童开展中医药健康管理服务16000余人。

计划生育管理。建立全面两孩政策动态监测机制，每月汇总上报全区生育登记办理、再生育审批、出生及孕产等情况。共办理生育登记服务4500例（其中一孩3016例、二孩1484例），再生育审批68例。坚持"政府主导、部门监管、社会参与、家庭配合、共建共享"的工作思路，积极推动婴幼儿照护服务事业发展。2020年，将婴幼儿照护服务机构建设列为栖霞区民生实事项目，新建、改扩建20家婴幼儿照护服务机构。新增市级普惠托育机构2家，尧化、西岗街道0—3岁婴幼儿指导站通过南京市婴幼儿早期发展示范指导站考核验收，尧化街道0—3岁婴幼儿指导站获评"江苏省示范性托育机构"称号。开展0—3岁保育机构星级评估工作，评选出区内3家四星级保育机构、1家三星级保育机构。开展计划生育特扶家庭和部分无退休待遇老计生干部慰问工作，发放资金87.034万元。其中走访慰问713户家庭，发放慰问金39.46万元；向共计707人发放公交吉利卡、游园年卡及其他慰问物品，价值43.834万元。全年向特别扶助人员1132人发放资金857.06万元。

现任区卫生健康委员会党委书记、主任：王应栓

党委副书记、副主任：焦　瑜（女）

党委委员、副主任：李　红（女）

电话：025-85570532

邮编：210046

该区有关统计指标及区属医疗卫生单位有关情况见本栏目附表。

（朱命国）

江宁区

●**概况**　2020年，江宁区有各级各类卫生健康机构644个，开放床位9621张；卫生技术人员12902人，其中有执业（助理）医师5150人，注册护士5242人。每千人执业（助理）医师数3.68人，人均期望寿命超过82.85岁。全区门急诊人次1003.44万、出院18.11万人次，业务收入47.99亿元。先后获全国计划生育优质服务先进单位、江苏省社区医院建设示范区、全国健康促进区等称号。

医药卫生体制改革。江宁医院、江宁中医院、江宁第二人民医院医疗费用增幅均达总控费目标，基层机构首诊占比达70.15%，被市政府表彰为"公立医院综合改革成效明显的区"。探索推进4组紧密型医联体试点建设，创新开展区域影像、血透等五大专科联盟建设，建立区域消毒供应中心，推动优质医疗资源持续下沉。巩固完善基本药物制度实施成果，各医疗机构药品网上采购覆盖率100%。启动国家及省级短缺药品检测平台，短缺药品的监测、报送等管理得到加强。优先使用国产医用耗材，全区医用耗材及试剂网上采购覆盖率100%。

机构建设与管理。稳步推进江宁妇幼保健院、省中医院牛首山分院、汤山社区卫生服务中心、麒麟社区卫生服务中心等17个建设项目，江宁中医院新大楼主体封顶，湖熟社区卫生服务中心病房综合楼交付使用，新改扩建13个社区卫生服务站点，全区社区卫生服务机构省级标准化建设达标率100%。

教育与科研。全系统招录523名卫生人才。对全科医生职称聘用予以倾斜，东山、禄口、湖熟、江宁、上坊、丹阳社区卫生服务中心专技中、高级比例提高至75%，高级比例提高至25%；其他17家社区卫生服务中心专技中、

高级比例提高至70%,高级比例提高至20%。完成19期3600人次省级Ⅰ类学分继续医学教育项目培训,完成2期8批次1223人次聘用乡村医生继续医学教育培训,全年完成各类培训教育32期(班),培训5000人次。

疾病预防与控制。做好新冠肺炎疫情防控工作,累计追踪管理密切接触者(含参照管理)3310人、管理密接(含参照管理)1036人,开展流调4219人;对9万名社区居家隔离人员落实"四包一"健康管理,分类实施集中医学观察近2.8万人;交通卡口查验车辆86万台、司乘人员290余万名;筛查、流调处置航班3064架、旅客14万余人。发热门诊累计诊治患者9715人次;为5000多家工业企业、310所学校提供防控指导;发放中药汤剂15505袋、中药香囊2290个。开展专项督导300场次,开展重点场所疫情防控驻场监管;核酸检测及抗体检测标本采集54.91万份。出台《关于完善重大疫情防控体制机制 健全公共卫生应急管理体系的指导意见》,修订《江宁区精神疾病患者免费治疗实施细则》,不断完善惠民利民政策。全区乙、丙类传染病分别下降20.51%、40.35%。全年适龄儿童免疫规划疫苗接种44万余剂次,非免疫规划疫苗接种25万余剂次,接种率达95%以上。

卫生应急。5个街道通过南京市"卫生应急规范化建设"现场评估,实现全区卫生应急工作规范街道全覆盖。处置聚集性疫情97起、食源性疾病事件4起;处置突发公共卫生事件15起,突发公共卫生事件及时报告、及时处置率均达100%。新建同仁医院谷里急救点和市公卫中心汤山急救站,全年开展院前转运2.3万人次。落实区内重大活动和会议疫情防控和医疗保障156次,保障各类考试24.3万人次。优化卫生应急队伍,组织业务培训6127人次,组织参加演练10次,开展群众性急救

技能培训3.8万人次。在全区30所医疗机构门诊大厅配备了AED。

卫生监督。全区医疗机构全面运行"南京市医疗机构依法执业自查管理系统"。开展在线监督监测和"信用+综合监管"两项省卫健委试点工作。完成"双随机"任务453户次,处理行政处罚案件102件。职业病危害摸底调查完成1435家,职业病危害项目初次申报3721个,完成35家工作场所职业病危害因素监测。开展全区医疗卫生安全专项整治行动,组建27支安全生产专项整治督查小组,检查440家医疗卫生机构,发现问题2519个,问题隐患整改率100%。

妇幼保健。建成妇幼健康规范化门诊19个、公共场所母婴室70家。全区产妇15144人,活产数15379人,孕产妇健康管理率95.53%,出生缺陷发生率8.93‰。妇女常见病筛查108458人次,筛查率93.86%。0～6岁儿童94347人,管理93052人,婴儿死亡23人,死亡率1.62‰。托幼机构卫生保健合格率100%。"两癌"筛查25138人,完成率100.56%。新增农村妇女增补叶酸2606人,孕产妇艾梅乙检测13973人,检测率100%,实施梅毒母婴阻断96.67%,新生儿注射乙肝免疫球蛋白100%。免费婚检10323人,婚检率92.4%,免费孕检5374人。

医政管理。制定完善《基本医疗指导性考核指标细则》,首次开展9家二级医疗机构(包括7家社会办医疗机构)医疗质量管理专项检查。组织专家现场审核,完成2家全麻技术备案、6家口腔种植技术备案。加强二级以上医疗机构医学伦理委员会建设,指导医学伦理备案系统的使用和管理。有效处置医患纠纷与投诉253件。开展"互联网+护理服务",线上预约、线下上门服务134人次。

中医药管理。江宁中医院创

成三级中医院,常态化开展中医药工作,发挥23家社区卫生服务中心中医馆作用,所有中心和站点分别开展6类和4类以上中医药适宜技术。强化适宜技术普及,以中医医院为培训基地开展1期中医适宜技术培训班,培训180余人。完成4家中医阁的创建与市级验收。

社区卫生服务。8家社区卫生服务中心达到"优质服务基层行"活动推荐标准,14家达到基本标准。全区新增6个市级特色科室,共建成37个省市级特色科室。禄口创成农村区域性医疗卫生中心,丹阳、上坊建成省级社区医院,丹阳建成省星级家医工作室1个,土桥、丹阳家医工作室荣获省"2020年度家庭医生服务模式创新单位"称号。参赛案例"织密基层网 护航大健康"荣获第二届基层创新案例展卓越案例。全区全人群签约人数为411823人,重点人群签约人数为322031人。基本公共专项经费增加至人均100元,居民健康档案建档率达90%以上,通过国家基本公共卫生服务项目省级绩效评价。

人口计生目标管理。2家托育机构通过市普惠托育服务实事项目验收,为2.4万名符合条件的对象发放各类奖励救助资金4865万元。通过市卫健委组织的"1+1+N"联系人制度和"三个全覆盖"专项行动验收。作为全市唯一的国家级人口监测点,完成5个样本点200例样本的入户调查任务。完成7个幸福家庭市级协会项目建设,湖熟街道"新家庭计划—家庭发展能力建设"项目通过市验收,麒麟街道"连心家园"项目被省卫健委、计生协授予全省2020年"连心家园——关爱失独家庭行动"优秀项目点。

卫生信息化建设。推进全民人口健康信息平台建设,上线江宁区区域医疗电子票据系统,完成江宁区卫生监督与爱国卫生信息化项目建设,累计处理日常监督业务

1758 件,爱国卫生改厕日常巡查 2080 次,行政处罚业务 71 起,完成投诉举报 28 起,医疗废物收集重量为 56.35 吨。江宁中医院上线电子社保卡"扫码就医"便民服务功能,"我的江宁"APP、家庭医生签约等自助服务方便高效。

健康促进工作。建成"全国健康促进区",开展爱国卫生运动,持续推进"厕所革命"。建成国家级卫生街道 4 个、省级卫生村(社区)20 个、省级"健康细胞"9 个、市级"健康细胞"36 个,3 个街道完成市级病媒生物防治全覆盖。精心打造新时代文明实践健康促进服务平台,组建 30 支志愿服务队,建设特色活动阵地 30 个,打造品牌项目 40 个。

老龄工作。为全区老年人提供健康体检 10.92 万人,为全区 80 周岁及以上老年人投保意外伤害综合保险 2.6 万人。江宁沐春园护理院获评全国医养结合典型、2020 年全国"敬老文明号",汤山街道创成 2020 年全国第四批"智慧健康养老应用试点示范街道",谷里街道养老服务体系建设入选全国农村公共服务典型案例。

现任区卫生健康委员会主任(区政协副主席):姜立波
党委书记、副主任:吕　华(女)
副主任:王　洪、刘太安、黄朝霞(女)、孙　海、李民进、王德彪
电话:025-52281981
邮箱:jnqwsjbgs@163.com
邮编:211100
该区有关统计指标及区属医疗卫生单位有关情况见本栏目附表。
(王　栩)

浦口区

●概况　2020 年,浦口区有各级各类医疗机构 135 个,其中综合医院 2 个,中医医院 2 个,专科医院 1 个,护理院 2 个,社区卫生服务中心 7 个,社区卫生服务站 58 个,门诊部 6 个,诊所(含卫生所、医务室、卫生站、卫生保健所)52 个,妇幼保健与计划生育中心、疾病预防控制中心、卫生监督所、医学在职培训机构、临床检验中心各 1 个。医疗机构编制床位数 1751 张,其中医院床位 1602 张,社区卫生机构床位 149 张。有卫生人员 3282 人,其中卫生技术人员 2803 人,内含执业(助理)医师 1156 人、注册护士 1198 人。平均每千人口拥有编制床位数 4.55 张、医师 3.13 人、注册护士 3.24 人。门急诊量 224.19 万人次,住院 4.36 万人次。社区卫生服务中心省级标准化建设达标率 100%,服务站达标率 100%。基本公共卫生人均补助经费提升至 100 元,居民健康档案建档率 91.43%。获全市基层医改(区域医联体建设)创新一等奖,获江苏省抗击新冠肺炎疫情先进集体称号。

综合医改。以路径优化助力,塑造医疗品牌。推进"院府合作",浦口慢淋中心、7 个整建制专科、29 个优质专科门诊持续融入,品牌效应持续提升,三四级手术占比达 63.90%。召开院府合作管委会第四次会议,浦口区区中心医院新增市级重点专科 3 个,完成三级医院转设市级评估。区中医院新增南京市市级重点专科 1 个、南京市中医重点专科 2 个,通过三级中医院转设,成为江北地区首家三级中医院。2020 年,全区政府办公立医疗机构累计门急诊达 206.43 万人次,住院 4.31 万人次,全区政府办公立医疗机构总收入 9.92 亿元。加快实施《浦口区紧密型医共体建设实施方案》,"1+5"和"1+2"医共体实质运作,配强行政管理能力,选拔任命核心医院专家负责基层医院管理;探索"医共体"单位药品、检验和检查的统一目录、统一采购、统一配送、统一结算,被南京市卫健委确定为全市试点先行区;完成社区卫生服务机构升级药品、检查和耗材目录库,运营共享中药房、江浦街道社区卫生服务中心康复病房等联合病房,实现医共体资源同质化管理,全年核心医院下派专家、骨干 218 名,诊疗 2 万余人次,区域医共体建设取得实效,成功入选全区十佳创新项目。

医疗服务。启动省人医浦口分院三期工程建设,该项目总投资 31.59 亿元,占地面积约 3.76 万平方米,建设面积约 24.5 万平方米。浦口区中医院于 2020 年 9 月 18 日升级为三级中医医院,成为江北地区首家三级中医医院、浦口区首家三级医院。组织开展庆祝 5·12 护士节和 2020 年中国医师节活动。开展浦口区第二届"浦口好医生"、区卫健系统优秀医务工作者、援鄂医生评选活动,举办"向疫而行、天使有爱"庆祝 5·12 护士节暨抗疫微故事分享会和"弘扬抗疫精神,护佑人民健康"2020 年中国医师节故事分享节暨第二届"浦口好医生"故事分享会。做实对口支援帮扶镇安工作,全力做好公务员体检和教师体检服务工作,完成各类重大活动医疗保障任务。优化急救点设置,年内完成 120 急救站点的新设任务,在桥林街道乌江社区卫生服务中心新增 120 站点。

智慧医疗。积极推进"互联网+医疗健康"发展,上线全区医疗废弃物管理平台、安全生产大数据监管平台以及预防接种门诊预约系统,全年计划免疫接种疫苗(预约)接种 5.13 万人次。探索"互联网+护理服务",对特殊病患开展上门护理服务。推进区域卫生信息互联互通四级甲等测评,提优区域信息共享程度。

人才队伍。制定出台《关于印发〈关于加强浦口区卫生人才队伍建设的实施意见〉〈浦口区卫生人才引进、科研和专科建设奖励办法〉的通知》(浦政发〔2020〕63 号),全年引进 9 名高层次人才,招聘各类卫技人才 262 人,遴选省、市基层卫生骨干人才 29 人。组织开展基层卫生骨干人才遴选 29 人其中省基层卫生骨干人才 7 人);

开展基层卫生人才能力提升培训6人；社区卫生服务中心人员务实进修和乡村医生实用技能进修20人；组织全科医生和社区护理人员轮训及各类培训7次，约300余人。

基层医疗卫生服务。按时序推进区级特色科室、优质服务示范站建设，目前已完成江浦、星甸妇女保健科，江浦、乌江、石桥针灸推拿科5个区级特色科室和江浦华光、乌江木山、汤泉新金、星甸石窖、石桥王村5个社区卫生服务站的验收。全区7家社区卫生服务中心，开设家庭医生工作室11个，全人群签约率34.20%，重点人群签约率75.65%。建档立卡低收入人口7514人，已完成签约7292人，体检并录入系统7121人。14大类55项基本公共卫生服务实现全覆盖，江浦街道社区卫生服务中心在"医联体、医共体支持下的签约服务上下联动"领域，纳入省级家庭医生服务模式创新建设单位。65岁以上老年人健康体检率达70%，4家医疗机构开展安宁疗护试点。

妇幼保健。浦口区纳入市级"两癌"筛查新增HPV监测项目试点区，完成宫颈筛查10991人、乳腺癌筛查11194人；28家母婴室投入使用。全区孕产妇系统管理率稳定在90%以上，基层医疗卫生机构妇幼健康规范化门诊建成率100%。全面开展免费新生儿疾病筛查、新生儿听力筛查、新生儿先心筛查等项目，出生缺陷率为4.44‰。

新冠肺炎疫情防控。面对突如其来的新冠肺炎疫情，在区委应对疫情工作领导小组和区疫情防护指挥部领导下，构建应对新冠肺炎的"一办九组＋N个专项组"联防联控机制，卫健系统发挥主力军作用，24小时驻守全区交通关口，奋战在重点人群管控一线，为全区疫情防控作出重要贡献；派出7批次43名医务人员驰援武汉、北京、新疆等地，实现"打胜战、零感染"

的援助目标。严格按照国家、省市防控工作要求和诊疗规范，完善预检分诊和发热门诊设置，全区发热门诊累计接诊2.2万余人次。加强病例采样、流调、排查、监测和管理，实施全链条追踪排查，做到程序严密、无缝衔接，年度流调391人次。规范转运、跟踪、管理出院病例6人，有效处置1起聚集性疫情。科学规范设置各类集中隔离场所17个，落细落实重点人群健康管控。全区实现医护零感染、患者零死亡，区中心医院被确定为全市第三顺位新冠肺炎患者定点收治医院。购置移动方舱CT、移动DR等设备，加快PCR实验室建设，夯实医疗物资保障，全年重点人群核酸检测8.7万人次。长效做好对中高风险地区来浦返浦人员健康管理，建立健康指导员、医学观察员、健康宣讲员"三大员"服务复工复产、学校防控，组建重大活动保障、冷链食品监管等专班，全面做好"外防输入、内防反弹"工作，全年完成各类重大活动保障52场次、1.16万针次新冠肺炎疫苗接种。制订印发新冠肺炎疫情防控应急预案和全民核酸筛查方案，做好集中隔离场所储备，组建390余人应急处置队伍，开展各类演练培训172场次，建立满足全区医疗机构90天使用的物资储备，全面提高卫生应急能力。

疾病预防与控制。全区甲乙类传染病累计报告发病率为113.27/10⁵，与去年同期相比下降13.09%。及时处理学校传染病暴发疫情43起，及时处理传染病预警系统预警信息数135条。完成春季查螺2800万平方米，春季药物灭螺310万平方米，环境综合治理灭螺25.6万平方米。开展血吸虫病检查5589人，连续14年无急性血吸虫感染病人。结核病防制系统管理率和规则服药率均为100%；重点人群肺结核筛查率100%。处置结核病聚集性疫情1起，散发疫情5起。全区高血压患者规范管理率86.80%；2型糖尿

病患者规范管理率89.28%。完成国家级病毒性肝炎免疫效果评价项目和市级慢性病防控社会因素调查项目，区疾控中心获国家级死因监测工作突出贡献集体奖。

爱国卫生。启动第32个爱国卫生月活动，坚持多病共防，深入开展"防疫有我、爱卫同行"爱国卫生月活动，细化健康浦口和卫生城市建设常态化监测评价，加强国家卫生城市长效管理，完成汤泉街道省级健康街道、星甸街道国家卫生街道、桥林街道省级卫生街道及4个省级健康社区、32个市级"健康细胞"、3家市级无烟机关系列创建任务。完成国家级成人烟草流行监测和市级健康素养项目调查任务。

卫生监督。按照国家省市"双随机一公开"任务时间节点要求，完成双随机任务142家。完成公共场所15个专项检查共585户次。深入开展全区基层卫生服务站医院感染、医疗废物管理监督检查工作，完成传染病防制监督检查354户次。完成餐饮具消毒、消毒产品等日常监督检查11户次，消毒餐具抽检样品149份，合格147份，合格率98.7%，对餐具不合格的企业予以行政处罚。做好饮用水水质监测，全年共监测各类水样87份，合格率100%。完成学校卫生专项检查140户次，开展学校直饮水、托幼机构照明采光专项监督检查，做好中、高考保障任务。浦口区卫生监督所作为2020年全省卫生监督在线监督监测试点单位，拓展智慧卫监平台建设领域，提高卫生监督执法的智能化水平，已建成医疗机构辐射在线监测、餐饮具消毒在线监测、二次供水水质在线监测、医疗机构电子监控、公共场所室内环境在线监测平台，开启"互联网＋在线监测"的监管新模式。

中医中药。进一步推进中医药示范区创建准备工作，对照标准找差距，拟定创建方案，明确责任分工。江浦、星甸和石桥3个社区

卫生服务中心创建省级中医馆;江浦街道老虎桥社区卫生服务站等6个服务站创建市级中医阁项目。引进中医人才,配置中医诊疗设备,发挥基层中医馆信息化平台优势,全面提升基层中医药服务能力。

计划生育。稳妥推进全面两孩政策,全区活产儿数为2871人,男1447人,女1424人。分娩产妇2821人,全区孕产妇保健覆盖率达99.89%,早孕建卡率92.31%,产后访视率94.50%,系统管理率90.52%,住院分娩率100%。精准实施奖励政策,奖扶对象2204人次,发放奖扶金214.35万元;特扶对象453人次,发放特扶金326.73万元;独生子女父母奖励4355人,发放奖励金26.13万元;公交游园补贴323户,发放补助金20万元;计划生育公益金补助对象113人,发放公益金23.5万元。登记企业持"独生子女父母光荣证"退休职工和城镇非从业居民一次性奖励对象1976人,结算资金711.36万元。深入推进0—3婴幼儿早期发展工作,指导星甸、江浦、桥林、汤泉等街道完成1个街道级0—3岁早期发展指导服务站和5个社区亲子室。支持社会力量发展普惠托育服务,新增备案2家社会办托育机构。发挥计生协会作用,江浦街道烈士塔社区居民自治、汤泉街道新金社区家庭健康促进、桥林街道林蒲社区生育关怀基地、星甸街道优生优育指导中心共4个项目被评为市级项目点。

现任区卫生健康委员会党委书记、主任:何晓萍(女)

党委副书记、副主任:陈绍翊

副主任:李荣春、周韶谷、王隽隽(女)、李 龙

电话:025-58882103

邮编:211800

该区有关统计指标及区属医疗卫生单位有关情况见本栏目附表。

(刘颖奇)

六合区

●概况 2020年,六合区有二级医疗机构4个,街镇社区卫生服务中心15个,民营二级医院1个、一级医院10个,各类诊所(门诊部)71个。设有村卫生室112个,专业公共卫生机构4个,无偿献血工作站1个。各类卫技人员3601人,执业(助理)医师1660人,执业护士1403人。聘用乡村医生474人。每千常住人口拥有执业(助理)医师2.39人、执业护士2.02人,每千人口拥有床位2.61张。人均期望寿命81.77岁,其中男性79.74岁,女性83.89岁。

新冠肺炎疫情防控。快速处置武汉返乡及家庭关联病例疫情,实现患者零死亡、医护零感染,是全省第一批低风险地区之一。区卫健委和2人获省委省政府表彰,区人民医院、区疾病预防控制中心和11人获市委市政府表彰。严格落实预检分诊制度,规范设置发热门诊2个、发热诊室15个,对密切接触者等对象扩大检测筛查和集中医学观察,严把流调追踪关,做到"应检尽检、应隔尽隔"。先后派出2批40名医护人员驰援武汉。参与交通卡口疫情防控2412人次,开展体温监测97.5万人次。公共场所复工监督检查全覆盖。印发各类宣传海报、折页35.5万份,发送公益短信83.7万条。原创制作"联心卡"7000份,刊发公众防控指南、复工复学指南等专栏15期。在各级新闻媒体刊载战'疫'新闻220余篇次,"健康六合"微信、微博等平台发布相关信息1400余条。建成区人民医院、疾控中心核酸检测实验室,完成应检尽检63704人。加强入境人员闭环管控,承接15批1483名入境人员集中隔离观察任务,转送市公卫中心进一步确诊15人,其中确诊病例5人、阳性病例4人、排除6人。

综合医改。加强公立医院党的建设,启动公立医院党建工作评价。8月,调整省中医院江北院区合作模式,完善合作协议,推动5个重点专科建设。9月25日,区政府与南京医科大学附属眼科医院签署《共建六合区眼病防控服务体系框架协议书》。12月8日,六合区人民医院成功创建三级医院。12月30日,区妇保所建成南京市首家区级二级妇幼保健院。落实医疗卫生行业综合监管制度,推进信用体系建设。全区医疗联合体下派专家4177次,门诊16458人次,查房1518次,手术522台次,影像、心电远程会诊24973例,双向转诊1524人次。

医政药政管理。全区门急诊患者285.57万人次,住院患者3.89万人次,手术治疗1.53万人次。区人民医院建成胸痛、卒中、创伤、高危孕产妇、新生儿危急重症等5个中心,新增市医学重点专科3个。区中医院启动三级中医院创建工作,国家区域中医(儿科)诊疗中心江苏省中医院江北院区分中心揭牌,完成35个中医阁建设任务。组织区内医疗卫生机构全科规范化(含转岗)培训18人。各项培训达2万多人次,开展院感管理专项整治行动。落实国家基本药物制度,加强医用耗材阳光平台使用监管,全面执行国家组织集中采购中选和医保谈判药品结果。举办"六合区新冠肺炎疫情暴发应急处置演练",在南京市儿科应急救援技能竞赛中获团体三等奖,程桥、横梁社区卫生服务中心急救分站点正式运行。完成采血13049人次、4357920毫升,比去年同期分别增长2.7%、1.9%。

疾病预防与控制。全区甲乙类法定报告传染病发病率控制在94.21/10^5,完成查螺面积3681.98万平方米,比计划面积多81.98万平方米。艾滋病抗病毒治疗覆盖率达94.4%,肺结核患者管理率达100%。坚持多病共防,做好手足口病、流感等重点传染病监测。全区所有接种门诊达标准化门诊要求,全年共接种免疫

规划疫苗121295人次。启动医防融合糖尿病精细化管理试点,管理高血压患者69273人,随访管理率为92.03%,管理糖尿病患者23259人,随访管理率为91.4%。落实严重精神障碍患者管理,全区在册登记报告率3.79‰,规范管理率98.71%。圆满完成重大活动医疗保障93次,快速有效处置突发疫情2起。

妇幼健康。完成免费婚前检查7457人次,免费孕前优生健康检查2680人次,新生儿出生缺陷发生率3.86‰,补服叶酸2244人,新生儿疾病筛查率99.28%,新生儿听力筛查99.28%,新生儿先天性心脏病筛查率95.73%,发现阳性9例,均已按要求随访、转诊。组织相关人员参加省市对"两癌"检查工作人员在线(视频)全员培训,年内共完成"两癌"筛查25174人。完成妇女病普查41578人,普查率达92.77%。顺利通过全省妇幼健康信息系统验收。完成0-3岁儿童视力筛查12192人,7岁以下儿童视力筛查32686人。

计生服务。落实生育登记服务网上受理、网上查询、网上反馈、网上办理1150件。计划生育"一票否决"审核累计1799人。累计发放特扶、农村奖扶、计划生育一次性奖励等资金2313.78万元。举办全区心理健康咨询专项技能和基层计生干部业务培训,做好计划生育特殊家庭"三个全覆盖"和扶助关怀力度。

老年健康。全区现有医养结合机构22家,总床位3524张,老年人意外伤害保险12.37万人,经费472万元,参保率82.9%。积极推动安宁疗护试点工作,马鞍社区卫生服务中心安宁疗护试点案例获市优胜奖。

爱国卫生。全区建成省级健康街道1个、国家卫生街镇2个,实现省级卫生街镇、村(社区)全覆盖。农村无害化卫生户厕普及率达99.9%。开展"防疫有我,爱卫同行"主题活动,联合11个部门和机构开展网络倡议云接力,8600余人次参加。新增病媒生物防制点2000余处,有效降低传染病通过媒介传播风险。举办健康科普讲师团演讲技能竞赛。农村地区新增健康教育宣传栏2000余个。结合疫情防控需要,深入开展秋冬季爱国卫生运动。落实《"健康六合2030"规划纲要》,推进省级健康促进区建设,建成省级健康社区8个,各类市级"健康细胞"工程53个。

卫生监督。全年排查非法行医线索58起,检查医疗机构308户次。抽查公共场所675家,检查各类公共场所1053户次。向社会公示执法人员28人,新发行政许可证172件,其中公共场所卫生许可证实行承诺制发证163件,行政处罚32起。做好"双随机"监督抽检工作,完成国家、省市"双随机"抽查任务191家。

基础设施建设。区人民医院新病房楼开工建设,区妇幼保健所综合病房楼竣工投入使用。建设南京医科大学眼科医院六合分院,续建竹镇卫生院门、急诊综合楼。

基层卫生。5月29日,竹镇社区卫生服务中心通过"二级医院"评审。完成龙袍、马集、冶山和雄州街道社区卫生服务中心妇幼健康规范化门诊建设,以建制街镇为单位妇幼健康规范化门诊达100%。完成龙袍等4家公共场所标准化母婴室建设。

现任区卫生健康委员会党委书记、主任:郑　强

党委委员:崔元江(正处职)

区红十字会常务副会长、副主任:张　驰

党委副书记:孙丰博

副主任:沈永梅(女)、周　华(女)、周成林

电话/传真:025-57122132

邮编:211500

该区有关统计指标及区属医疗卫生单位有关情况见本栏目附表。

(陈　娟)

溧水区

●概况　2020年,溧水区有各类卫生机构172个[其中:综合医院4个,中医院1个,专科医院(精神病防治院、爱尔眼科、口腔)3个,护理院(护理站)9个,基层医疗机构152个;专业公共卫生机构3个(疾病控制中心、妇幼保健所、卫生监督所)];各类卫生机构编制床位数2552张;卫生技术人员3869人。千人床位数达5张,千人执业医师数达2.92人,万人全科医师数达4.9人;区级医院拥有市级重点专科28个,省市级重点专科建设单位7个,新增新技术新项目61项、四级手术128项、限制类技术20项;基层医疗机构拥有省级基层特色科室3个、市级基层特色科室15个。招聘各类专业技术人员223人,其中事业编制14人,备案制人员209人。组织高层次人才综合考评6场次,通过考评51人。积极协调,争取农村定单定向医学生免费培养计划30名。参加市卫健委统一公开招聘,区级医院研究生岗位29人,镇街卫生院临床岗位3人,区妇幼保健所妇产科、儿科岗位2人。

推进"健康江苏实践示范区"建设。组织实施《"健康溧水2030"规划纲要》和《"健康溧水"建设2020年工作要点》,围绕健康生活、健康服务、健康保障、健康环境、健康产业五大领域,省康复医院、南京市示范性颐养中心、国家冰雪运动训练基地等标志性项目开工建设,国家极限运动训练馆等开馆运行,居民健康素养水平达到30%,慢病早死率下降至9.30%,十五分钟健康圈全面形成。"一平台三基地"建设全面推进,医防融合、医养融合、体医融合、教体融合全面发展,成功举办第二届"健康中国"发展大会并获各方好评,率先发布全国首个《健康江苏实践示范区建设评估报告》,对照健康中国、健康江苏2022年考核指标,主

要考核指标达标率分别达到94.4%和90.3%。胸痛、卒中、创伤、孕产妇和新生儿危急重症中心等服务内涵提升。

新冠肺炎疫情防控。严格按照新冠肺炎疫情防控指南及各级疫情防控工作要求，落细落实疫情常态化防控各项工作。积极组织各医疗卫生单位相关人员开展防控工作，提出开展疫情风险评估、趋势预测和社会面疫情防控的意见、建议，开展病例及重点人群监测与报告工作，及时发现新冠肺炎；根据疫情处置的需要和指挥部的指令，协助对人员进行检验、检疫和隔离；组织、协调、指导疫情预防控制工作。至12月27日，对国内中高风险地区人员开展集中医学观察686人，累计开展核酸检测746人次，结果均为阴性。区人民医院、中医院发热门诊共接诊5620人，累计留观360人。入境人员追踪管理第一入境点隔离期满解除隔离回溧人员433人，完成核酸检测692人次，结果均为阴性。累计检测集中医学隔离场所工作人员848人次，结果均为阴性。强化集中隔离观察场所管理。全区累计隔离4030人，累计开展核酸检测3978人次，阳性4例；累计转运集中隔离酒店、机场、海关核酸检测（或双抗体检测）阳性对象至市公共卫生医疗中心6人。开展心理干预10人次。落实重大活动防控保障。根据《关于加强线下会议活动疫情防控管理的通知》《南京市会展活动疫情防控管理规范（修订版）》等文件要求，加强对重大活动疫情防控工作的指导、检查、评估审核等。及时组建疫情防控专班和区技术指导组，成立疾控、卫生监督等组成的专家队伍，加强事前事中疫情防控指导保障，督促落实防控措施，确保各11类活动安全进行。先后指导主办方制定创新周活动、事业单位招聘、教师招考、"四新"行动上海推介会、中高考和高等自学考试、2020年江苏省足协青训俱乐部联赛、"四新"行动深圳推介会、全市"四新"行动大会、亚果会（夏、秋季）、节博会、金洽会、全球智慧出行大会、第五届空天动力联合会议、新农民新业态创业创新大会、第八届咪豆音乐节、2020年中国击剑俱乐部联赛全国赛、溧水工厂直购节、2020长三角健康峰会、2019－2020赛季全国击剑冠军赛、第二届健康中国发展大会、2020中国智慧康养旅居新生态博览会、江苏南京宠物用品展览会、2020全国农商互联暨精准扶贫产销对接大会、第十四环境与发展大会、2020年CTCC中国汽车场地职业联赛、2020中国智慧企业发展论坛、自学考试、成人高考、教师资格考试、进博会溧水推介会、沐浴健康产业博览会、2020全国滑板锦标赛事、2020环溧水自行车暨第二届环石臼湖挑战赛、南京动漫文化展览会、2020全球特种肥料大会（江苏站）、2020中国会展业年会、第四届秦淮源头灯会亮灯仪式、2021新年音乐会等60余场各类大型会议、活动及赛事防控工作预案和应急预案，通过查看方案预案、人员问询、现场检查评估等对活动疫情防控工作进行审核。完成核酸检测能力建设。加强生物安全管理，提升实验室能力，做好大规模开展核酸和抗体检测能力储备。区人民医院、中医院、疾控中心具备新冠病毒核酸检测资质，日检测约1000人份。对重点人群以外的其他人群按照"自愿、自费"原则，实行"愿检尽检"。截至12月27日，全区累计完成"应检尽检"95137人次、"愿检尽检"9096人次。持续开展新冠病毒监测。自6月17日起，区市场及物流专项组（冷链食品监管专班）、疫情控制组相关成员单位在全区持续开展农贸（水产品）市场重点食品、重点环境和从业人员常态化监测工作，针对近期国内出现多起进口冷链食品包装新冠病毒检测阳性的问题，区市场监管、卫健及相关镇街进一步加强管理，开展现场督查，督促落实相关措施及食品（含包装物）、环境及从业人员核酸检测工作。截至12月27日，全区累计开展接触冷链食品从业人员新冠病毒核酸检测1470人次，冷链食品样本新冠病毒核酸检测932份，环境样本新冠病毒核酸检测627份，均为阴性。加强疫情处置能力建设。根据省市要求，共组建新冠肺炎流行病学调查、核酸采样检测、环境消杀和心理健康服务等4支疫情处置队伍，由区疾控中心、人民医院、中医院、三院及各基层医疗卫生机构相关人员组成，其中流调队伍112人、核酸采样检测队伍36人、环境消杀队伍81人、心理健康服务队伍20人。开展业务培训、能力评估，做到一人一档。11月17日，由区防控指挥部主办，区卫健委、公安分局、教育局、市场监管局、区委宣传部承办，区中医院、区疾控中心协办，开展新冠肺炎疫情处置实操演练，200余人观摩。人民医院隔离病房收治358例患者，其中新冠核酸检测阳性2例，按照流程及时转诊至南京市公共卫生中心诊治。对隔离人员身体健康、心理健康等问题及时开展干预措施，做到4家隔离集中隔离场所的隔离人员健康问题"零事件"。

医疗机构监督管理。不断压实行风建设工作责任，强化医疗行业自律。在全系统分层次对在职在岗人员开展职业道德、法纪教育和警示教育，纳入继续医学教育内容。聚焦药品耗材以及非医疗相关产品规范采购、临床诊疗行为规范、"九不准"规定，实现医务人员高效服务和廉洁服务同促进，医疗服务水平和群众满意度双提升。继续开展医疗卫生重点领域专项治理，严厉打击医疗机构和医务人员欺诈骗取医保基金行为；坚决查处"术中加价"等违法违规行为；彻底治理矫形器具等相关产品采购使用问题；坚决纠正清理在医疗过程中"搭车"出售医疗辅助用品、保健品、康复用具等谋利行为。开展医药购销领域商业贿赂和不正之风专项治理，开展"拒绝红包、远离回扣、廉洁从医"主题专项活动，落实排险情、排险点、排险种、排险级和控风险"四排一控"工作，营造廉洁行医环境。全区系统内有 2 人获"江苏省抗击新冠肺炎疫情先进个人"称号，4 人获江苏省"记功"表彰，34 名援鄂抗疫女护士被选树为"南京市三八红旗手"，2 人被评为"南京市最美医护工作者"，1 人被评为"最美溧水人"，2 人被评为"最美抗疫先锋"，援鄂医疗队获区"最美抗疫先锋队"称号，64 人作为"疫情防控一线党员干部担当作为典型"被区委组织部通报表扬。挖掘新冠肺炎疫情防控中先进人物和典型案例，全年先后在新华社、中国江苏网、南京日报等市级以上媒体发布宣传报道 311 篇，溧水 114 网推送信息 413 篇，区融媒体旗下各类媒体发布 86 篇。"溧水区卫健委"微信公众号推送原创信息 230 篇。深化监督考核与问责。全年处理各级各类信访件 25 件，接待来访 5 件，办理"12345"工单 1348 件，切实解决群众合理诉求。

医疗机构服务管理。2020 年，区医政医疗机构服务管理以疫情防控管理为重点，围绕推动各项业务创建，持续推进护理质量，严格落实院感防控及合理处置医疗纠纷，全面推进医疗机构的服务与管理。

深化医改创新服务。持续推进医疗卫生领域对外开放，恢复口腔医院建制，7 月与市口腔医院签订合作协议，开展深度合作；推动区妇保所所转院改革，2020 年底前完成转设二级妇幼保健院现场验收。体医融合，以区中医院为龙头，建设体育运动康复中心，以永阳、洪蓝康复病房为依托，通过上下联动机制，对慢性病患者、康复患者开展"体育＋医疗"的融合试点。与区残联合作，遴选石湫街道石湫村卫生室、洪蓝街道西旺村卫生室创建省残疾人社区康复示范

点，通过省残联现场验收。新增 2 个专业遴选；区中医院拥有市级中医重点专科 2 个、市级中医重点专科建设单位 11 个。8 家镇（街）卫生院创成 3 个市级特色科室、1 个省级特色科室；白马中心卫生院成功转设为二级医院，并创成省农村区域性医疗卫生中心；东屏创成省社区医院；创成 6 个南京市示范中医阁。

智慧医疗。全年建成"互联网＋云影像"、区域医共体处方流转、高血压慢性病综合防控平台，推进建设智慧健康中心，创新发展智能医疗中心，优化健康服务平台业务等项目。提高互联互通应用水平，智慧医疗服务更加便民惠民。线上就医可通过 4 个渠道构建"互联网＋健康"系统进行服务，医疗支付有人脸识别支付、大厅自助机和诊间壁挂机挂号缴费等方式。智慧医疗依托区人民医院和中医院两大核心医共体，开展区域临检、心电、影像、消毒供应、远程会诊等五大中心系统运用，建设糖尿病一体化管理平台，通过信息化系统，建立患者、管理站、核心医院管理中心三位一体的慢病管理体系、高血压综合防控平台。通过智能物联网可穿戴设备及"互联网＋线上管理"工具，进级为"国家高血压慢性病综合防控示范区"。

药事管理。强化药品、医用耗材（试剂）的采购、配送和使用监管。3 月 6 日，区卫健委出台《溧水区实施国家基本药物制度综合试点工作方案》，全面落实和实施国家基本药物制度综合试点。全区所有参与试点的医疗机构形成以基本药物为主导的"1＋X"用药模式，截至 12 月，区人民医院基本药物产品数和销售金额占比分别为 50.04％和 36.14％。区中医院分别为 49.56％和 47.35％。区第三人民医院分别为 61.38％和 55.31％。各基层医疗机构基本药物产品数和销售金额占比如下（按照销售金额占比高低排名）：晶桥为 72.24％、71.27％；东屏为

77.3％、68.94％；石湫为 71.57％、66.21％；洪蓝为 70.07％、65.85％；白马为 70.45％、63.5％；和凤为 68.62％、63.19％；柘塘为 74.14％、64.19％；永阳为 72.65％、61.18％。与 2019 年同期相比区级医院基药配备使用占比增长 5 个百分点，基层医疗机构增长 10 个百分点，位居全市前例。区人民医院和区中医院医共体内慢性病常用药物和抗菌药物目录做到全面统一。分别建设药品供应链云平台和药品 SPD 管理系统，医共体内的药品统一目录管理、统一审核采购、统一配送等一体化管理功能。全面执行第一批国家组织药品集中采购 25 种江苏中选品种，4 月 23 日，全面执行第二批国家组织药品集中采购 32 种江苏中选品种。

法规综合监管。全面开展尘肺病病人随访工作，对全区区域内尘肺病患者进行摸排和患者福利保障待遇等调查。对 36 家企业进行现场指导与监督检查，指导督促企业进行职业健康体检和危害因素定期监测。全区 35 家企业职业健康检查率为 100％，职业健康检测率为 100％。开展职业病危害因素现状调查，对永阳街道、洪蓝街道、东屏街道、和凤镇辖区内所有 5 人及以上的工业企业 216 家进行全面调查。开展职业病防治法宣传周活动，发放条幅、材料共计 2000 余份，受教人数约 2 万人。推行"双随机、一公开"监管。溧水区国家随机监督抽查单位任务数为 133 家，省随机监督抽查单位任务数为 62 家，国家监督抽查执法人员 9 人。全年抽查公共场所 120 家，医疗卫生 22 家，学校卫生 11 家，传染病防治 19 家，计划生育 9 家，放射卫生 3 家，供水机构 10 家，涉水产品 1 家。其中关闭单位 24 家（关闭原因为停止营业）。发现问题 1 家并作出处罚。5 月召开二批医疗机构依法执业自查系统使用培训，全区 168 家医疗机构参加，医疗机构依法执业自

查系统实现全覆盖。全区 168 家医疗机构全部完成《医疗机构依法执业承诺书》公示，向社会作出依法执业信用承诺，接受社会监督。2020 年，行政处罚 13 件，医疗行业行政处罚 6 件，罚款人民币 30000 元，没收违法所得人民币 4550 元，不良行为记分 4 分。重大行政处罚 2 件，移送公安部门案件 1 件，并通过两法衔接平台同步录入信息共享平台。全年办理 12345 工单 18 件，均提前办结，当事人基本满意率 100%。

疾病防控。全区重大传染病防控以血地寄、艾滋病、结核病、麻风病等重大传染病防制为目标；全年完成国家级土源性线虫病监测点、血防螺情和病情调查、碘营养和零售业监测、疟疾监测等。启动溧水区"南京市第四轮艾滋病综合防治示范区"建设，并承担江苏省老年人艾滋病哨点监测，创新开展依托基本公共卫生服务在内的老年人 HIV 筛查，结合职业体检对重点公共场所人群开展 HIV 筛查。对因症就诊者、涂阳肺结核患者密切接触者、65 岁及以上老人、糖尿病患者等重点人群及高一新生开展结核病筛查。截至 12 月 20 日，全区 AIDS/HIV 随访 CD4 检测率 99.2%、结核病筛查率和配偶检测率均为 100%、抗病毒治疗率 95.9%、晚发现率 16.7%；结核病患者健康管理率 100%、成功治疗率 89.2%、病原学阳性肺结核占肺结核比例 50.8%、疑似肺结核总体到位率 99.5%。部署、指导全区 9 家儿童预防接种门诊的停、复诊及疫情防控。按省、市卫健委部署，有序推进 2 家产科接种室、8 家狂犬病暴露预防处置门诊信息系统升级改造。1—11月，全区免疫规划疫苗应种人数 93870 人次，实际接种 93546 人次，总接种率为 99.65%。落实适龄儿童水痘疫苗免费接种（截至 12 月 27 日）974 人。规范有序推进新冠病毒疫苗的紧急使用。先后对 11 类重点人群开展 3 轮摸底调查工作，累计摸排上报 4549 人。并于 12 月 31 日前完成 1200 剂次接种。

启动"溧水区国家慢性病综合防控示范区"建设。印发《溧水区国家慢性病综合防控示范区示范区》建设实施方案，明确目标，分解任务，确定实施步骤。并与成员单位签订责任书，建立联络员制度和系统内联络员制度。联合区体育局开展医体结合试点，召开全区试点暨慢性病患者自我管理培训。各镇（街）分别新建 1 个慢性病患者自我管理小组，社会体育指导员根据小组组员身体情况选择运动项目类型，并负责培训和指导。推动基层糖尿病并发症筛查工作站建设。省基本公卫技术指导中心与 6 家基层医疗卫生机构签订责任书。落实社会心理服务体系省级试点建设，分别完成区级社会心理服务指导中心建设，建成社区（村）心理咨询室（社会工作室）70 家；根据需求多次组织专家深入隔离酒店一线开展心理疏导和危机干预工作；召开专家线上研讨会，全年分 3 期开展全区社会心理服务业务培训，400 多人参加培训。区人均期望寿命为 81.66 岁，较 2018 年下降 0.22 岁。全年完成慢性病防控社会因素调查、糖尿病患者与高危人群筛查、慢阻肺筛查等现场调查。慢性病防控社会因素调查及糖尿病患者与高危人群筛查覆盖全区 8 个镇街，现场调查分别完成 10000 余人和 2000 余人，在洪蓝街道试点，结合基层特色科室建设，开展社区常住居民慢阻肺监测试点工作，对 40 岁及以上社区常住居民开展慢阻肺筛查共 1600 人。管理 1005 例高血压患者，治疗率达 90%，周血压控制率 20.7%。获国家卫生健康委员会疾病预防控制局、国家心血管病中心、国家心血管病中心高血压专病医联体颁发的"国家高血压慢性病综合防控示范区"称号。

卫生应急。加强传染病综合监测、全区传染病防控、突发公共卫生事件处置、重大活动（会议）保障、紧急医学救援等卫生应急。加强卫健系统危化品安全综合治理，配合相关部门，组织医疗卫生机构参与和观摩地质灾害、交通事故、危化品泄漏、大面积停电事件等突发事件应急演练，提升卫生应急处置能力。完成全区各类会展、会议、赛事等重大活动（会议）现场防疫、拆违助搬等现场医疗保障、交通事故、意外伤害等事件及时实施紧急医疗救援。截至 2020 年 12 月 20 日，报告突发公共卫生事件及相关信息 5 起，均规范处置；甲乙类传染病发病率为 $136.70/10^5$；开展演练 49 次，举办应急管理培训 148 场，参训 9778 人次。开展食品安全风险监测。共对 42 份风险食品进行食品化学污染物及其有害因素监测。对 33 份风险食品进行食品微生物的采样检测，检测结果及时上报市疾控中心。完成食源性疾病主动监测任务，全年共监测病例信息 167 人（任务数为 120 人），其中区人民医院 126 人、区中医院 37 人、石湫中心卫生院 3 人、白马中心卫生院 1 人；检测粪便标本 52 份（任务数为 50 份），未检出阳性致病菌。

社区卫生。全区有基层医疗机构 152 家，其中：乡镇卫生院（含社区中心、卫生站）29 家；村卫生室 76 家；门诊部（所）5 家；诊所、医务室、卫生所 42 家。8 家镇（街）卫生院创成 3 个市级特色科室、1 个省级特色科室；卫健委与区残联合作，遴选石湫街道石湫村卫生室、洪蓝街道西旺村卫生室创建省残疾人社区康复示范点，并通过省残联现场验收。永阳、东屏中心卫生院分别创成第二、第三批"江苏省社区医院"。到 2020 年 12 月 31 日，全区 8 家镇（街）卫生院（社区卫生服务中心）共拥有省市级基层医疗卫生机构特色科室 15 个，其中省级 4 个。全区家庭医生签约服务围绕"健康溧水"建设，重在服务质量，稳定签约率，创新服务模式。以老年人、高血压、糖尿病、孕产妇等重点人群以及建档立卡低收入人口、城乡低保、计生特殊家庭、创新创业人才、重点优抚等特定人群为主要对象。做细做实离休干部签约，并予1200元/人的满额补助。签约服务内容包括基本公共卫生服务、基本医疗服务5项（免一般诊疗费个人承担部分、测血糖、测血压、健康咨询和指导、肝肾功能检测）以及健康综合服务5项。全区辖区内各基层医疗单位均制订《家庭医生签约服务实施方案》和《绩效考核方案》。区卫健委积极组织一季度、三季度二次督导、质控和半年、全年考核。下拨签约服务绩效考核、补助资金551.86万元。重点人群基层首诊签约率为15.36%。个性化签约覆盖率2.88%。门诊就诊居民的签约覆盖率为35.44%。平均知晓率为80%，满意度均为100%。开展基层医疗机构服务能力自评自纠和创建，并明确要求。50%的卫生院（社区卫生服务中心）达到推荐标准目标。按照"标准化办院、特色化发展"的思路，在永阳试点开设血透室；在永阳、洪蓝开设康复科病房；在东屏、晶桥、白马中心卫生院开展集医疗、康复、护理、养老一体化服务新模式；在东屏、晶桥中心卫生院开展安宁疗护试点，满足群众多层次、多样化的服务需求。至年底，白马中心卫生院成功转设为二级综合医院，并创成省农村区域性医疗卫生中心。全区双向转诊上转651人次，其中签约对象505人次，占比77.57%；下转307人次，其中签约对象135人次，占比43.97%。有效履约服务签约居民挂号281749人次，开展签约项目中，肝肾功能检测的居民8968人；0—6岁儿童签约项目中ABO血型或血细胞分析的数量为1785人，以上履约项目合计为居民节省家庭支出60.43万元。

"互联网＋高血压管理"。推进"国家慢性非传染性疾病综合防控示范区"建设，打造全区后疫情时代新型慢病管理模式。主要包括高血压管理"健康溧水App高血压防控"板块（医生端）、高血压管理"智慧溧水App高心健康"板块（患者端）、溧水区全血压大数据视窗、适合老年人的GPRS智能血压监测设备（医用精度）等，医生和患者通过手机App进行血压管理和医患沟通，患者家庭自测血压结果可以实时上传App平台，与签约医生进行线上图文、电话通话以及适合老年人的视频问诊，主管医生可以随时远程监测患者血压，进行线上随访、制订用药计划及进行异常血压提醒，随时查看患者管理统计数据等，全血压大数据视窗实时动态展示签约人群高血压的管理效果，提供及时有效的评估的依据。有效管理高血压患者1003例，结合南京市社区高血压精细化管理试点早期筛查和危险因素干预精细化管理200例。实现患者筛查、诊疗、宣教、监测、健康管理及医护培训等一体化综合防控。高血压患者治疗率达87%，控制率达49.9%。获"国家高血压慢性病综合防控示范区"授牌并在"健康中国发展大会"上展示。

人口监测与家庭发展。全区人口监测和家庭发展依法落实全面两孩政策。有序做好出生缺陷综合防治、婚前医学检查、孕前优生健康检查、早孕建册、孕期保健、产前筛查、产后诊断等服务。全年度出生政策符合率达99%；孕前优生健康检查目标人群覆盖率达100%；出生人口性别比基本正常；新生儿出生缺陷发生率整体呈下降态势，年均妇幼保健和计划生育服务达标率95%；计划生育奖励扶助政策全面兑现；人口文化建设达标率95%；流动人口服务管理率95%；人口信息化建设达标率95%以上；计划生育机构队伍建设达标率96%；计划生育经费投入达到标准要求，群众对计划生育工作的满意率90%以上。组织基层对2016年以来出生人口进行清理补报，系统新增2016年以来出生婴儿数4000余条。组织基层对历年来的死亡、迁出名单进行删除或注销，共计删除或注销名单16759条。纠正系统中怀孕时间超过10月的妇女信息424条。计划生育各项法定奖励优惠政策、奖励扶助政策全面落实、兑现。计生特殊家庭家庭医生签约率达99.25%；区人民医院为计划生育特扶家庭就医开通绿色通道。继续对患高血压、2型糖尿病的失独老人等特殊人群实施服药补贴政策。在洪兰街道开展计划生育特殊家庭"1＋1＋N"联系人服务团队制度试点；持续加强出生人口性别比综合治理。同时将"两非"治理纳入镇街年度目标管理责任；落实医疗卫生单位对临床科室的绩效考核；分别与B超、妇产科等相关人员签订岗位责任书。落实对全区各单位的孕情跟踪抽查，合计抽查人数为180人，孕情跟踪率为83.9%。2020年全区出生婴儿性别比为106.14%，处于基本正常值范围。

妇幼健康管理。全区妇幼健康管理以妇幼健康服务、婴幼儿照护服务、推进出生医学证明档案移交入馆管理等为要点，突出妇幼公共卫生，围绕全区农村妇女增补叶酸预防出生缺陷、农村妇女"宫颈癌、乳腺癌"检查和孕前优生健康检查等任务清单，规范实施预防艾滋病、梅毒和乙肝母婴传播。全年婚检完成811对，"两癌"检查11029人，孕前优先健康检查691对，农村妇女增补叶酸1348人。全区活产数为3254人，早孕建册2958人，早孕建册率92.12%，产后访视率95.79%，住院分娩率100%，高危管理共2204人。孕产妇系统管理率90.66%，5次及以上产前检查率92.35%。新生儿先心病筛查2521人，筛查率97.9%。全区为0—3岁婴幼儿共新建10家社区亲子活动室，1家镇级婴幼儿早期发展指导服务站。建成普惠托育机构3家，普惠托位265个。各级阵地开展家长学堂51次，亲子活动279次，参与婴幼儿6626人次，发放指导手册5833

份,知识折页 10007 份。0－6 岁儿童健康管理 29431 人。接受 1 次及以上随访的 0－6 岁儿童数 27960 人,健康管理率达 95.0%;新生儿访视人数 3128 人,访视率达 96.1%;0－6 岁儿童系统管理数 26823 人,系统管理率达 91.1%。区内各幼儿园实际在园儿童数 14255 人,视力筛查、建档 14190 人,筛查率达 99.5%。

爱国卫生。重点开展健康教育与健康促进,全面实施"健康细胞"建设和无烟化机关全覆盖,高标准打造病媒生物防制优良示范片区,以"五个一"示范标准,开展溧水示范性健康社区创建。12 月 10 日,柘塘街道、洪蓝街道通过国家卫生镇(街)的现场评估。多渠道、多形式开展健康教育与健康促进。以媒体宣传为先导,以《今日溧水》报为载体,设《健康养生》专版和《慢病防控直通车》专栏、《健康促进园地》专栏,定期宣传慢性病防控知识、健康素养 66 条等相关内容。印制慢性病防治、传染病防治、健康生活方式等健康知识宣传折页等 9300 份,其中新型冠状病毒肺炎防控知识宣传折页 4300 份。开展健康教育讲座共 18 场,共 2180 人次参加;组织开展三期健康生活方式指导员技能培训,全区共有 140 名健康生活方式指导员参与培训;组织开展 2020 年溧水区"健康科普讲师演讲"技能竞赛并组团参赛南京市"健康科普讲师演讲"技能竞赛,其中区人民医院陈文娟荣获市竞赛"优胜奖",溧水区爱卫办获"组织奖"。11 月,分别完成在石湫街道、和凤镇 2 个监测区 450 户的素养调查。全区全年健康素养网络学习数达 116385 人次,学习覆盖率 24.59%(以常住人口 473300 人计)。围绕国家卫生镇创建标准,扎实开展国家卫生镇创建。12 月 10 日,由国家卫生镇江苏省考核评估专家组评审,洪蓝街道、柘塘街道以各项创建指标达到《国家卫生镇标准》要求通过评审。加大控烟宣传和

健康教育,继续实施无烟党政创建。以"世界无烟日"为载体,在全区 73 家党政机关(单位)中广泛宣传吸烟危害健康的科学知识,倡导无烟生活理念,提高公众对烟草危害健康的认知程度,实现无烟机关创建全覆盖。区政府办、文明办、机关工委、爱卫办联合对全区 73 家机关(单位)的"无烟机关单位创建全覆盖"工作进行逐一评估、审核、综合评定,区行政审批局等 39 家机关(单位)获"溧水区无烟机关单位"称号,其中 6 家机关(单位)获 2020 年度南京市无烟党政机关(单位)称号。巩固病媒生物防制成果,在全区城乡对鼠、蚊、蝇、蟑等病媒生物的密度控制水平和布雷图指数法进行登革热病媒监测。开展以蚊虫孳生地治理为重点的室内外环境卫生整治活动,着重完善蚊蝇防灭设施和小区外环境诱蝇笼放置,每月确定一个工作日作为集中外环境"药物喷洒日"。选取永阳街道阳关佳苑 52 户和龙山名府 63 户,进行鼠、蚊、蝇、蟑以及登革热常规监测等入户调查。东屏街道完成病媒生物防制全覆盖的示范点目标。永阳街道、柘塘街道、晶桥镇积极打造病媒生物防制优良示范片区。全区"健康细胞"建设以普及卫生健康知识、提升全民健康素养为核心,继续开展健康医院、健康学校、健康家庭、健康餐饮、健康社区(村)、健康机关等"健康细胞"建设示范创建。8 月 26 日,区爱卫办、区疾控中心在区中医院联合举办全区"三减三健"健康生活方式指导员培训活动,全区各基层单位 150 人参加培训。10 月 13 日,组织开展"溧水区健康科普讲师演讲技能竞赛",全区 83 名选手参赛,推选出 25 名优秀选手参与的区级竞赛。人民医院陈文娟获一等级;中医院周瑞、疾病防控制中心李菁珍获二等奖。东屏街道、白马镇、晶桥镇分别建成省级健康镇(街)。创建市级健康社区(村)43 个。全年共培育健康家庭 100 户,健康市民 100 名。

现任区卫生健康委员会党委书记、主任:鲁慧荣
副主任:姚　民、陈正兵、裘　武、吴德青
电话:025-57212441
邮编:211200

该区有关统计指标及区属医疗卫生单位有关情况见本栏目附表。

(杨和生)

高淳区

●概况　2020 年,高淳区有各级各类医疗机构 208 家,其中三级医疗机构 1 家(南京市高淳人民医院),二级医疗机构 2 家(南京市高淳中医院、南京市高淳区精神病防治院),乡镇卫生院 8 家(均为中心卫生院),其他公立医疗机构 3 家(南京市高淳区妇幼保健所、江苏省高淳监狱医院、南京市高淳区急救医疗站),民营医院 10 家,门诊部、诊所 48 家,医务室 8 家,社区卫生服务站 125 家。另有卫生单位 3 家(南京市高淳区疾病预防控制中心、南京市高淳区卫生监督所、南京市高淳区卫生信息与培训中心)。全区医疗机构拥有床位 2533 张,每千人拥有床位 5.68 张。目前全区卫生健康系统事业单位在岗职工 3084 人,其中卫生技术人员 2845 人。全区执业医师(含助理医师)1380 人,每万常住人口执业(助理)医师 3 人;注册护士 1522 人,每千常住人口注册护士 3.31 人。

疾病预防和控制。全区共报告乙类传染病 8 种 598 例,无死亡病例,发病率 132.15/10^5。同比 2019 年乙类传染病报告发病率持平,无甲类传染病报告。发病前五顺位为梅毒 292 例、肺结核 169 例、肝炎 66 例、淋病 47 例、出血热 18 例。丙类传染病 5 种 3085 例,发病率 681.76/10^5,其中流行性感冒 2440 例、手足口病 593 例、其他感染性腹泻 40 例、流行性腮腺炎 11 例、急性出血性结膜炎 1 例。

24 小时疫情值班，每日监测网络直报系统，检查全区医疗单位法定传染病报告 503 例，发现漏报 2 例，迟报 3 例。报告腹泻 2699 人次，"02"检索 641 例，无阳性，检索率 23.75%，占全区人口的 1.41‰。外环境、食品采检 105 份，无霍乱弧菌。高淳区共报告 10 起突发公共卫生事件，其中输入性新型冠状病毒肺炎病例 1 起，水痘暴发疫情 9 起。区结核病定点医院报告活动性肺结核 155 例中，病原学阳性患者 84 例，病原学阳性率 54.19%。区内非定点医疗机构报告本辖区疑似肺结核患者 66 例，本籍疑似肺结核转诊到位率 54.55%，报告率、转诊率、追踪到位率、总体到位率均 100%。筛查病原学阳性患者密切接触者 242 人，筛查率 100%，发现活动性肺结核 1 人。发现学校散发结核疫情 1 起，区级结核病疫情处置小组均规范处置，密切接触者筛查 66 人，未发现活动肺结核患者。各镇社区卫生服务中心建立居民电子健康档案 392811 份，全区共管理高血压患者 46116 例，任务完成率 100%，规范管理率 76.33%；管理糖尿病患者 14054 例，任务完成率 100%，规范管理率 74.31%。死因报告审核 3220 例，本区户籍死亡 3197 例，死亡率 7.09‰，人口自然增长率-0.75‰。前五位死因为循环系统疾病、肿瘤、呼吸系统疾病、损伤和中毒、内分泌营养代谢性疾病；单病种前五位死因为中风、冠心病、肺癌、高血压性心脏病、胃癌。网报新发高血压 10962 例、糖尿病 5121 例、冠心病 706 例、脑卒中 1874 例、恶性肿瘤 1781 例。随访 HIV 感染者/艾滋病人 129 例。在访 129 例中，CD4 检测率 100%，结核筛查率 100%，配偶检测率 90.91%，抗病毒在治 125 例，治疗率 96.90%。自愿免费咨询检测（VCT）823 人，未检出 HIV 阳性；检测羁押 2205 人，未检出 HIV 阳性；术前检测 26555 人，初筛阳性 12 例，有确诊 9 例；

受血（制品）前检测 7553 人，阳性 1 例；性病门诊 811 人，无阳性；其他就诊者检测 1917 人，阳性 1 例；婚检 2602 人，无阳性；孕产期检测 9958 人，无阳性。干预暗娼 1159 人次、男男性行为者（MSM）400 人次。对医疗卫生单位发放宣传教材 16300 份，12·1 世界艾滋病日等活动制发宣传单、折页、书签 500 份，组织 MSM 艾防知识宣传、动员检测 QQ 群 3 个 300 人。免疫规划建卡率 100%，各种计划内基础疫苗接种率均达 98% 以上。督导预防接种门诊 8 家、覆盖率 100%。监测预防接种副反应，报告处置一般副反应 57 起、异常反应 9 起。AFP 监测本地报告 1 例。高淳区政府与血防领导小组成员单位签订血防工作目标责任状，加强毗邻县、区联防联控，全年未发生急感病人。春季查螺 2046.2230 万平方米，有螺 9.95 万平方米，药物灭螺 119.1850 万平方米。血清学查病 9920 人，阳性 689 人，粪检 945 人无阳性。扩大化疗 1610 人，晚血救助 13 例，补助经费 25670.5 元。随机定量监测居民户食用盐 300 份，碘盐合格率 97.99%。疟原虫镜检 569 人，RDT 检测 189 人，查出恶性疟 2 例，抽检血片 280 张，无漏诊误诊。Kato-Katz 法监测肠道蠕虫 381 人，无阳性感染。透明胶纸法监测蛲虫感染 100 名幼儿，无阳性感染。室间质控 9 项 25 个、室内质控 140 次均满意。考评 HIV 快速检测点 18 家。监测食品安全风险样品 69 份、食源性疾病主动监测 120 例、阳性菌病例 9 例。省环境与健康哨点综合监测 100 户。新建 PCR 实验室，完成新冠病毒采样约 2 万人，境外人员新冠病毒检测 702 人次。

卫生应急。年内，修订完善《高淳区突发公共卫生事件应急预案》和《高淳区突发公共事件医疗救援应急预案》，制订印发《高淳区秋冬季新冠肺炎疫情防控工作方案》《高淳区新冠肺炎局部小规模

疫情应急处置工作预案》《高淳区新冠肺炎疫情常态化监测预警工作实施方案》。建立健全区、镇（街）、村三级卫生应急工作网络体系，明确疾控机构、卫生监督、各级医疗机构的职责与工作要求。成立流调、消杀、核酸检测和心理健康服务 4 支区级应急队伍。组织应急队伍人员参加省市区级培训，培训完成后进行能力评估，按"一人一档"的要求完成 4 支应急队伍人员的个人能力档案建设。根据国内外疫情形势和省市工作要求，精准开展密切接触者、一般接触者和境内境外中高风险地区来淳重点人群管控和健康管理。推进区级 PCR 实验室建设，提升区级检测能力。落实重点人群"应检尽检"工作，配合市场监管和商务部门开展冷链食品和进口货物检测监测，确保重点区域、重点人群检测全覆盖。全区核酸检测累计 117842 人次，食品货物及环境采样共计 1566 份。11 月中旬，按照省市通知，为 11 类重点人群接种新冠病毒疫苗。

卫生监督。全区有各类监督管理服务单位 1891 户，其中公共场所 782 户，医疗机构 203 户，传染病防治单位 198 户，放射诊疗单位 32 户，计划生育单位 13 户，学校 44 户，供水单位 8 户，涉水产品单位 1 户，消毒产品单位 7 户，餐饮具集中消毒单位 1 户，职业用人单位 602 户（原档）。公共场所卫生许可证持证率 100%，从业人员数 3515 人，持有健康合格证明 3505 人，持证率 99.7%。集中式供水单位卫生许可证 100%，供管水人员健康持证率 100%。全年对各类单位开展监督检查 2230 户次，建档率 100%，监督覆盖率 100%。完成住宿场所、公共浴室、理发美容、游泳场所等 4 类场所共量化分级 738 户，量化分级实施率 100%。完成国家和省级"双随机一公开"监督抽检任务 252 户。完成夏季游泳场馆、星级宾馆卫生乱象、抗抑菌剂、学校饮水、净化校园

周边环境、医疗机构违法违规行为排查、个体诊所违法计划生育手术、视力保健机构、无证行医、非法医疗美容、疫苗接种、传染病防治防控、餐消单位等专项检查与整治任务13个。组织开展打击非法医疗美容宣传活动，共174家美容场所张贴宣传材料，签订《拒绝非法医疗美容承诺书》。全年受理查处投诉举报19件，办结率100%。完成国际慢城"马拉松赛"、中国医疗器械产业峰会住宿业和中高考期间14个考点卫生保障任务。全年共立案作出行政处罚30件，行政处罚30件，罚款17.4万元。落实行政执法公示制度，推进手持移动执法终端和执法纪录仪使用，全年形成执法过程视频资料1694余段，现场便携式打印执法文书2046份。在医疗卫生（个体口腔诊所）、公共场所卫生（游泳场馆）、餐饮具集中消毒单位3个执法领域开展"信用＋综合监管"试点工作。对5名医师给予不良执业行为记分，共计17分；对4户医疗机构给予不良执业行为记分，共计19分。新冠肺炎疫情防控监督677人次，督查指导1444户次，下达监督意见书157份。其中对各级各类医院检查发热门诊18户次，预检分诊138户次；督查指导公共场所596户次，交通哨卡184户次，建筑工地45户次，复工企业205户次，冬复课学校136户次，幼儿园51户次，养老机构11户次，监狱1户次，看守所1户次，其他场所58户次。

妇幼保健。 全区产妇总数2834人，活产数2857人，产前检查率99.19%，7岁以下儿童保健管理率99.38%，婴儿死亡率3.15‰，新生儿死亡率2.10‰；实施两癌检查10163人，完成年度任务数的101.63%；实施免费婚前医学检查3524人，婚检率93.50%；实施免费孕前优生健康检查1708人，完成年度任务数的106.75%；实施计划生育手术5908例，发放避孕套16万只；开

展儿童青少年近视综合防控工作，建立幼儿园儿童视力健康电子档案1万余份，托幼机构儿童视力筛查率100%。全区8家镇卫生院妇儿保规范化门诊创建通过市级验收，妇儿保规范化门诊创建率100%；累计创建母婴室29家，母婴室创建完成率100%。在2020年南京市生殖健康技能服务人员技能竞赛中，高淳人民医院朱国芳获得避孕节育组第一名，荣获市五一劳动奖章。

医政管理。 强化医疗质量控制，制订《2020年镇卫生院绩效考核方案》及《区级医院绩效考核方案（2020版）》，开展住院病历季度质控及合理用药检查。开展高淳区卫生健康系统医疗质量安全及医院感染管理专项整治行动，进行院感防控全员培训，组织院感防控工作检查23次。区级医院按照要求使用基本药物，基层医疗机构基本药物使用率达55%。1—12月开展基层精麻药品培训90人，抗菌药物培训88人。调整区紧密型医共体管理委员会成员名单，制定各成员单位职责和联席会议制度。制定下发《关于加强医疗卫生共同体紧密型管理的通知》，明确卫健委与医共体权责清单。制定下发《高淳区慢性病基本用药统一目录试点工作方案》及《高淳区医共体慢性病基本用药推荐药品目录》。继续开展第四轮基层挂职院长工作，1—12月挂职人员下沉1126.5天，组织团队帮扶272次，完成手术391人次。派出6人对柞水县开展第三批次医疗支援工作，1人对新疆伊宁市人民医院帮扶，接受6名柞水医务人员交流学习。完成医疗保障任务15次，均无重大伤亡事件。组织全区公立医院进行医疗责任险集中签约，共受理、接待、调查、处理纠纷30余人次，参与人民调解9例，委托市医学会鉴定2例，未发生重大医疗事故。

中医药管理。 指导淳溪、阳江、固城中心卫生院建设省级中医馆，4家村卫生室建成市级示范中

医阁。制订《高淳区中医药健康管理服务项目实施方案（2020版）》，对全区65岁以上老年人、0—36月龄儿童中医药健康管理服务工作提出相应要求，全区0—3岁儿童数9353人，中医药管理数7015人，管理率达75%，达到省市考核指标；65岁以上老年人数72365人，中医药管理数50317人，管理率为69.53%，达到省市指标。3名中医药专业人员被列入南京市中医药青年人才培养计划。

爱国卫生。 按照《健康高淳建设行动计划（2017—2020年）》要求，省级卫生街道创建，古柏街道通过省级卫生街道明察暗访，实现全区省级卫生街道全覆盖。围绕"防疫有我，爱卫同行"主题，推进第32个爱卫月活动。发放主题宣传海报5000份、宣传折页12000张、宣传单及倡议书4.1万份，张贴标语、海报8000多条（张），悬挂横幅4500多条。开展健康知识进社区、进校园讲座活动10余场。围绕新时代卫生健康工作重点，普及疾病预防和卫生保健知识，开展健康教育进社区、进学校、进企业、进机关、进家庭活动，共计开展活动16场，印发宣传材料20余种共计40万份，向省市健康教育网投送健教信息45篇。开展居民健康素养监测调查，调查淳溪、桠溪共计220户220人。推进全区健康促进医院建设，将创建工作纳入全区基本公共卫生工作考核内容，区中医院、淳溪中心卫生院通过市级促进医院验收。开展2020年度南京市"新家庭计划——家庭发展能力建设"暨评选南京市第四届"健康家庭""健康市民"活动，经过健康培育、指导和评选，确认健康市民区级50名、市级30名，健康家庭区级30户、市级1户。开展"健康细胞"创建，上报24家社区和单位，5家社区、1家单位通过市级验收。开展世界无烟日宣传活动，制订下发第33个世界无烟日活动方案，开展校园讲座与宣传活动，发放宣传资料10000余份。开

展重点场所、重点区域环境整治为主,化学防制为辅的病媒生物综合控制行动,清除卫生死角,规范设置防鼠、防蝇设施,开展消杀 8000 多处,消杀面积 30.6 万平方米。依据《江苏省农村饮用水监测方案》开展水质监测,监测结果每季向社会公示。开展农村户厕改造"回头看"工作,组织督查并通报。区卫健委、总工会、爱卫办联合举办高淳区 2020 年度科普讲师演讲技能竞赛,全区 24 家医疗卫生机构共 53 名选手,决出 2 名选手参加市决赛,1 名选手选拔为省级比赛备选队员。

智慧医疗。重点开展 8 项卫生信息化工作。持续开展平台数据采集工作,优化卫生健康信息平台数据质量,规范数据采集流程,完成南京市平台、江苏省平台上传工作。推进远程影像、远程心电、远程病理、检验和远程会诊五大中心应用,开展远程影像 9000 余例,心电 60 余例,远程病例 300 余例,送出临检标本 200 余份。卫生信息平台通过国家健康信息互联互通成熟度四级甲等测评。开展"互联网+护理服务",在健康高淳微信公众号开放入口,提供网上护理服务上门预约。完成江苏省医疗电子票据试点工作,率先完成江苏省医疗电子票据系统的上线与验收。完成省妇幼系统上线工作,并在此基础上加强建设,部署省妇幼"母子健康"App,给居民提供方便的妇幼信息查询方式。建设移动家庭医生签约系统,有效提高签约质量,保证签约有效率。推动高淳人民医院成功建成互联网医院。

医疗技术。区人民医院开展新技术新项目 110 项,其中一类 16 项、二类 24 项、三类 70 项。

计生生育。落实全面两孩政策,加强宣传学习工作,开展广场宣传活动 5 次。全区卫生计生政策法规分层次培训 12 次,专题培训 32 次,以会代训 96 次,参训

1500 多人次。全年生育服务登记数量 2368 例,其中一孩 1153 例、二孩 1215 例。指导街镇审核再生育审批 119 例。审核出具持独生子女父母光荣证退休人员加发 5%退休金事项 122 例、出具收养当事人无子女证明 18 例;发放独生子女父母光荣证 1352 多本。全区农村部分计划生育家庭奖励扶助 15813 人,发放奖励扶助金 1546.014 万元;计划生育家庭特别扶助 984 人,发放特别扶助金 820.516 万元;向持证退休职工和非从业人员的"一次性奖励"450 人,发放一次性奖励金 162 万元;开展计划生育特别扶助家庭节日慰问,发放慰问金 22.12 万元;计划生育困难家庭暖心行动慰问 80 户,发放慰问金 6.4 万元;计划生育家庭一次性公益金补助 66 户,补助金 13.9 万元。各项奖励扶助金共 2570.95 万元,计划生育利益导向政策落实率达 100%。古柏街道双红社区开展新家庭计划—家庭发展能力建设,在阳江镇、淳溪街道淳安社区开展计划生育特殊家庭心理健康服务项目试点工作,通过市级验收。新建"阳江镇连心家园",通过省级考评验收。推进流动人口协会组织及阵地建设,建立流动人口计生协会,为外来务工人员提供服务保障。开展服务达 1000 多人次,发放宣传品及宣传资料 1000 余份,流动人口服务率达 98%。

现任区卫生健康委员会党委书记、主任:陈　芸(女)

党委委员(二级调研员):梁爱林

　　副主任:王小君、王铮铮(女)、夏　伟、陈小荣

　　电话:025-57311235

　　传真:025-57310610

　　邮编:211300

该区有关统计指标及区属医疗卫生单位有关情况见本栏目附表。

(张立中)

江北新区

●概况　2020 年,江北新区有各级各类医疗卫生机构 292 家,卫生技术人员 6455 人,其中执业(助理)医师 2298 人,注册护士 2977 人,开放床位 3551 张,全年总诊疗人次 470.95 万人次,出院 9.71 万人次。

新冠肺炎疫情防控。完成 7 例新冠肺炎确诊病例的流调、救治、后期健康管理,应对苏食公司等进口冷链食品阳性事件。落实 1 万余名境内外人员集中隔离医学观察,常态化核酸检测超 16 万人次。完成新冠疫苗重点人群紧急接种 12625 针剂,9387 人。完成 5 家发热门诊规范化建设,江北新区公共卫生服务中心、江北人民医院、中大医院江北院区、南京医科大学第四附属医院核酸检测实验室建成并投入使用。开展全区新冠疫情处置应急演练 2 场次,组建 10 支卫生技术指导团队加强复工复学指导,落实重点场所疫情防控工作督查指导。制定江北新区大规模核酸采样工作方案,组建 750 余人的流调、采样队伍,牵头制订全区多项疫情防控技术方案。

健康新区建设。组织健康大讲堂(讲座)、卫生日宣传 36 场。对 495 户家庭开展居民健康素养监测,居民健康素养水平 40.7%。完成省、市级"健康细胞"工程 39 个,建成市区两级无烟机关 17 个,评选区级健康家庭 39 户,健康市民 58 个;创建 2 个省级卫生街道,7 个省级卫生村通过验收。完成街道病媒生物防制全覆盖 1 个。盘城、大厂、长芦 3 个街道成功创建市级卫生应急街道。在公共场所配备 30 台自动体外除颤器,开展应急救护普及培训 6616 人,持证救护员培训 500 人。

医药卫生体制改革。出台《长三角区域医疗中心建设实施方案》,明确新区高水平综合医院、国际化专科医院、高端化诊疗中心发

展方向。江苏省肿瘤医院确定落户江北新区，中大医院新院区、江北新区妇女儿童健康中心开工建设，南医大四附院新院区试运营，鼓楼医院江北国际医院肿瘤中心建成使用。推进"院府"和"校府"合作管理模式，签订中大医院合作补充协议，拟订南医大四附院合作共建协议及两家公立医院理事会（监事会）章程。印发《江北新区促进非政府办社区卫生服务机构能力提升办法（试行）》。

医联体建设。以中大医院江北院区、南京医科大学第四附属医院和江北人民医院为核心医院，联合周边各社区卫生服务中心、民营门诊部、护理院等，构成3个紧密型医联体。2020年，核心医院向基层医疗卫生机构派出专业技术人才2945人次。基层医疗机构上转患者12114例，核心医院向基层医疗卫生机构下转患者3834人次。2020年建成1家联合病房。

基层卫生服务。顶山街道珍珠路社区卫生服务站达省级标准化建设标准。沿江、盘城、泰山街道社区卫生服务中心基层优质服务行达到推荐标准。沿江、盘城街道社区卫生服务中心创建为省级社区医院。葛塘街道社区卫生服务中心妇科、盘城街道社区卫生服务中心糖尿病专科创建为市级基层特色科室。沿江街道社区卫生服务中心康复医学科被列为省级基层特色科室建设单位。建立商业保险支持下的家庭医生签约服务机制及医保政策支持下的慢病管理机制试点，江北新区、葛关路社区卫生服务中心获评2020年度江苏省家庭医生服务模式创新单位。建成10个家医工作室，重点人群家医签约率71.9%；泰山街道社区卫生服务中心明发社区普斯康健家庭医生工作室被评为江苏省星级家庭医生工作室。

疾病预防与控制。调整江北新区血防工作领导小组，通过省级血吸虫病消除标准验收。完成全区产科预防接种室、狂犬病暴露预防处置门诊标准化建设，免疫规划疫苗接种率超95%。全区累计报告艾滋病病例606例，死亡72例，转出外省外市管理6例，新区在管528人，管理率100%。严重精神障碍信息系统在册患者2822人，报告患病率4.02‰，在管2782人，在册患者管理率98.69%，规范管理率98.69%，1866名严重精神障碍患者监护人享受以奖代补。

老龄健康。开展安宁疗护工作，确定4家试点单位，获评2020年安宁疗护试点工作优秀集体，获安宁疗护试点案例汇报竞赛优秀组织奖，江北人民医院、大厂街道社区卫生服务中心被评为安宁疗护试点工作优秀机构。普斯康健养老服务中心"社区医养康养一体化养老新模式"被评为全省老龄工作十佳案例。完成全国医养结合人才能力提升网络培训项目。

妇幼计生。全年婴儿死亡率2.36‰，5岁以下儿童死亡率3.07‰，孕产妇零死亡率。开展"两癌"检查，采用"hpv+tct"高级别联合检查手段，免费增加"盆底筛查"项目，全年新区"两癌一筛"人数达1.2万。新改扩建标准化母婴室9个。新增普惠托育机构3家，提供普惠托位350个，1家托育机构被列为2020年江苏省示范性托育机构。新建0—3岁婴幼儿街道指导服务站1家，社区亲子活动室5家。开展心理咨询师专项技能培训班，提升对计生特殊家庭的心理健康服务能力。

卫生信息化。区域健康信息平台通过省分级评价四级和国家医疗健康信息互联互通标准化成熟度四级甲等测评验收。南医大四附院是全省首家二级医疗机构互联网医院，桥荫路社区卫生服务站和大金中医诊所等一级医疗机构率先在全省开通"互联网＋诊疗"服务。开展"互联网＋护理服务"，15家医疗机构提供临床护理和专科（专项）护理共36个服务项目，全年完成近1000例次服务。建立二、三级医院与基层医疗机构双向转诊系统，实现远程影像、心电、临床检验、会诊、体检等信息互联互通。

卫生健康综合治理。落实"证照分离"改革全覆盖试点，优化审批流程，办结卫生行政许可案件2535件。制定《江北新区（江苏自贸区南京片区）关于医师多医疗机构执业备案改革试点工作的通知》，试点取消新区范围内医师多机构执业备案。承接市卫健委下放的2批共16项行政权力事项，签订《省政府赋予中国（江苏）自由贸易区试验区第一批卫生健康事项监管责任书》。成立江北新区医学会，设立6个专业委员会。实施"双随机一公开"监督抽查任务349件，落实企业职业病危害因素申报225家，开展饮用水监督监测80件。对31名医生给予不良执业行为记分，共记110分。

现任区卫生健康和民政局党工委书记、局长：陆小军

副局长：葛飞翔

党工委副书记、纪工委书记：李建新

正处职：郑斯彦

电话：025-88020908

邮箱：791206898@qq.com

邮编：210061

该区有关统计指标及区属医疗卫生单位有关情况见本栏目附表。

（张　妍　王家贵）

附表　2020 年南京市各区有关数据与指标统计（1）

地区	户籍人口	医疗卫生机构数	床位数	人数	其中卫技人员		注册护士	全区平均每千人口			注册护士数
					人数	执业（助理）医师		床位数	卫生技术人员数	执业（助理）医师数	
	（万人）	（个）	（张）	（人）	（人）	（人）	（人）	（张）	（人）	（人）	（人）
玄武区	46.75	229	3943	8924	7180	2924	3047	8.40	19.10	4.90	6.50
秦淮区	95.27	414	10040	19170	16088	6119	7528	10.54	16.89	6.42	7.90
建邺区	50.56	191	2701	6917	5235	2091	2312	5.34	10.35	4.13	4.57
鼓楼区	109.65	406	19213	34274	28607	9735	15032	17.52	26.08	8.88	13.71
雨花台区	47.03	198	2080	3831	3176	1263	1361	4.42	6.75	2.69	2.89
栖霞区	73.59	252	3135	6352	5165	2098	2247	4.26	7.02	2.85	3.05
江宁区	134.73	644	9621	15445	12902	5150	5193	7.14	9.58	3.82	3.85
浦口区	36.93	135	1751	3282	2803	1156	1198	4.74	7.59	3.13	3.24
六合区	69.45	246	1816	3601	3601	1660	1403	2.61	5.19	2.39	2.02
溧水区	44.98	171	2552	4557	3869	1528	1559	5.10	7.70	3.00	3.10
高淳区	46.01	216	2612	4214	3534	1379	1521	5.68	7.68	3.00	3.31
江北新区	84.34	292	3551	8164	6455	2298	2977	4.21	7.65	2.72	3.53

（于渭琪）

附表　2020 年南京市各区有关数据与指标统计（2）

地区	年门诊量	年收住量	全年发生传染病				儿童计划免疫五苗覆盖率	婴幼儿死亡率	5 岁以下儿童死亡率	孕产妇死亡率
			人数	发病率	死亡人数	死亡率				
	（万人次）	（万人次）	（人）	$(1/10^5)$	（人）	$(1/10^5)$	（％）	（‰）	（‰）	$(1/10^5)$
玄武区	507.68	12.79	908	152.63	0	0	98	3.81	3.81	0
秦淮区	1464.25	28.45	568	57.213	2	0.40	99	3.11	3.73	0
建邺区	369.56	5.60	623	129.03	1	0.2	100	3.56	5.60	0
鼓楼区	213.24	0.51	890	80.6	4	0.36	99.90	1.51	1.51	合理范围
雨花台区	235.59	3.01	363	77.18	2	0.43	99.97	0.72	1.19	0
栖霞区	442.30	5.79	832	114.36	0	0	100	1.32	1.98	0
江宁区	988.20	18.02	1563	116.01	5	0.37	99.89	1.56	2.54	0
浦口区	194.54	4.37	1607	426.07	1	0.27	99.47	2.24	2.88	31.97
六合区	285.57	3.89	1572	207.48	4	0.53	100	2.22	4.44	0
溧水区	307.54	6.12	1609	341.60	2	0.42	100	2.27	1.99	0
高淳区	260.64	6.54	598	132.15	0	0	99.9	3.15	3.85	0
江北新区	341.47	9.71	844	145.1306	3	0.51	100	2.36	3.07	0

（于渭琪）

附表　2020 年南京市各区有关数据与指标统计（3）

地区	全年查螺面积（万平方米）	全年查出阳性（万平方米）		期内有螺面积（万平方米）				全年灭螺面积（万平方米）		全年血吸虫病检查人数（人）	期内查出病人数（人）			扩大化疗人数（人）	晚期血吸虫病救治人数（人）	全年检查牲畜血吸虫数（头）	全年治疗阳性牲畜数（头）
		钉螺面积	其中江滩面积	计	江湖滩	内陆	山区	药物灭螺面积	环境改造面积		计	急感病人	粪孵阳性				
秦淮区	200.0000	0	0	0	0	0	0	0	0	400	0	0	0	0	0	0	0
建邺区	1130.0000	0	0	0	0	0	0	300.0000	4.0000	3603	0	0	0	2	0	0	0
鼓楼区	311.5000	0	0	0	0	0	0	0.0000	8.0000	3502	0	0	0	0	0	0	0
浦口区	2800.0000	0	0	241.7765	240.7965	1	0.0000	310.0000	25.6095	5087	0	0	0	34	2	311	0
江北新区	3517.8781	0	0	72.9170	72.9170	0	0	443.8701	0.0000	9689	0	0	0	823	0	200	0
栖霞区	3931.7606	0	0	317.8939	298.4287	18.8652	0.6000	798.0035	34.8500	9285	0	0	0	138	0	300	0
雨花台区	844.0000	0	0	0	0	0	0	100.0000	0.0000	2529	0	0	0	19	0	50	0
江宁区	3807.0166	0	0	175.4749	171.7924	0	3.6825	630.8118	4.2000	9112	0	0	0	21	7	1300	0
六合区	3981.9812	0	0	609.2864	567.6564	41.6300	0	600.4000	17.2000	9391	0	0	0	40	2	352	0
溧水区	349.0000	0	0	0	0	0	0	0	0.0000	814	0	0	0	0	0	50	0
高淳区	2046.2230	0	0	9.9500	0	9.9500	0	119.1850	4.2500	9919	0	0	0	1610	13	550	0
合　计	22919.3595	0	0	1427.2987	1351.5910	71.4252	4.2825	3302.2704	98.1095	63331	0	0	0	2687	24	3113	0

（市疾控中心）

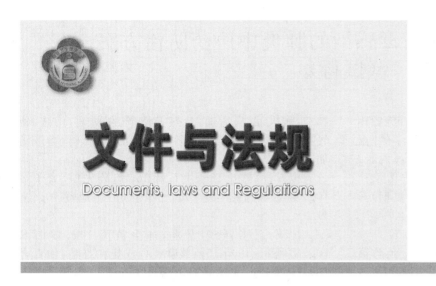

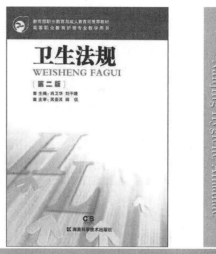

关于发挥中医药在新型冠状病毒感染的
肺炎防治工作中的作用的通知

宁卫中医〔2020〕1号

各区卫生健康委、江北新区社会事业管理局,直属各医疗单位:

为进一步加强我市新型冠状病毒感染的肺炎防治工作,切实保障人民群众身体健康和生命安全,根据国家和省关于新型冠状病毒感染的肺炎防治工作相关要求,我委组织专家研究制定了《南京市新型冠状病毒感染的肺炎中医辨治方案(试行)》,现印发给你们,并就发挥好中医药在新型冠状病毒感染的肺炎防治工作的作用提出以下要求,请认真贯彻执行。

一、坚持中西医并重,加强中西医协同防治

各区、各单位要高度重视中医药参与新型冠状病毒感染的肺炎防治工作,坚持中西医并重,加强中西医协同,救治专家组中应当配备中医药专家,建立中西医联合会诊制度,注重发挥中医药特色优势和作用。

二、发挥中医药特色,加强中医药防治

各区、各单位要加强医务人员中医药防治知识培训,掌握最新诊疗方案,提高新型冠状病毒感染的肺炎早期识别和鉴别诊断、中医药救治能力。收治定点医院的确诊病例,中医骨干专家要联合定点医院相关专家制定定期会诊、巡诊方案,做好疑难病例讨论,实施动态评估,及时调整辨治方案。对于收治定点医院的疑似病例,中医药要及早介入医疗救治工作,争取好的疗效。对于无症状的核酸检测阳性人员,要探讨应用中医药清除病毒的方案。

三、落实中医医疗机构医疗救治职责,严防医院内感染

各中医类医疗机构要加强预检分诊和发热门诊工作,确保预检分诊和发热门诊规范设置、规范开展工作。严格落实院感防控措施,加强医务人员培训,确保每位医务人员都切实掌握院感控制措施。院感部门要加强督导,对重点区域和人员要重点督导,防止医院内感染事件的发生。要加强中医药防治知识的宣传,提高人民群众对中医药防治工作的知晓度和认可度。

附件:南京市新型冠状病毒感染的肺炎中医药防治方案(试行)

南京市卫生健康委员会
南京市中医药管理局
2020年2月2日

南京市新型冠状病毒感染的肺炎中医药防治方案
（试行）

新型冠状病毒感染的肺炎，具有"五疫之至，皆相染易，无问大小，病状相似"的特点，属于中医学的"温疫"。今冬气温偏高，属冬行春令，阳气失藏，《内经》认为这样的运气条件容易引起疫邪流行。中医治疗从早期（未病先防）、中期（发病期）和后期（恢复期）三个时期进行辨证论治。

一、未病先防

《内经》强调要"全神养真"，"避其毒气"，预防第一，拟定预防方剂，具体如下：

生黄芪 15g、炒白术 10g、防风 6g、板蓝根 15g、大青叶 10g、麦冬 10g、沙参 10g、生甘草 3g。

煎煮方法：煮沸后文火煎煮 20 分钟即可。

调理注意事项：慎起居，保持空气流通，注意防寒保暖；防止过度疲劳，饮食不宜肥甘厚腻、饱食；少去人员密集的公共场所。

二、发病期

1.以卫分证为主要表现：发热明显，伴恶寒但不重，头痛咽痛，舌边尖红，苔薄白或薄黄，脉浮数，病机：温邪犯表，治拟疏散温邪，清热解毒，方药：银翘散加减。

拟方：金银花 15g、连翘 15g、淡竹叶 15g、荆芥 8g、牛蒡子 10g、淡豆豉 8g、薄荷 8g（后下）、生甘草 5g、桔梗 6g、芦根 30g。

加减：若恶寒重伴全身酸痛，加用柴葛解肌汤，加柴胡 10g、葛根 10g、防风 8g、羌活 10g、白芷 10g、细辛 3g；伴恶心呕吐腹胀，加藿香 10g、佩兰 10g、苍术 10g、厚朴 6g、炙半夏 10g；伴咳嗽咯痰，加枳壳 10g、桔梗 8g、杏仁 10g、炙枇杷叶 15g。

2.以气分证为主要表现：高热，不恶寒，咳嗽，或有黄痰，甚则气喘，舌质红，苔黄，脉数。病机：气分热毒炽盛，治拟清热解毒，宣肺止咳平喘。方药：麻杏石甘汤合黄连解毒汤加减。

拟方：生麻黄 6g、杏仁 10g、生石膏 30g（打碎先煎）、生甘草 5g、黄连 3g、黄芩 15g、黄柏 10g、焦栀子 8g、大青叶 10g、蒲公英 10g、贯众 9g。

加减：咳嗽较重，痰多色黄，加金荞麦 30g、鱼腥草 20g、瓜蒌皮 10g、浙贝母 10g、桔梗 8g、陈皮 12g；恶心呕吐，食欲较差，加藿香 10g、苍术 10g、厚朴 6g、炒枳壳 6g、神曲 10g；伴乏力、口干、大便干结、舌红少津、脉细，加生地 10g、麦冬 10g、玄参 10g。

若卫气同病，可合方使用。

3.温病后期热退阴虚津伤表现：高热已退，或有低热，乏力汗出，口干舌燥，食欲不佳，舌红少津，苔少脉细，病机：温病后期，余热未清，气阴两虚，治法：益气养阴，兼清余热，方药：竹叶石膏汤、生脉散、增液汤加减。

拟方：淡竹叶 15g、生石膏 15g 打碎先煎、太子参 10g、麦冬 10g、炙半夏 10g、五味子 6g、生地黄 10g、玄参 10g。

加减：乏力汗多，脉弱，加生黄芪 10g、炒白术 10g、防风 8g、山药 15g；咳嗽痰少或痰粘难咯，加百合 10g、玉竹 10g、北沙参 10g、桑叶 10g、炙甘草 5g

三、恢复期治疗

恢复期以正虚为主，常兼有邪恋未尽。正虚多为气阴两虚、肺脾气虚；邪恋多为痰热、痰浊未清。尤其是老年患者，即使在恢复期，病机也多为虚实间杂，如气阴两虚兼痰热壅肺；肺脾气虚兼痰浊阻肺。

（一）恢复期的治疗上应该以扶正为主，辅以祛邪。

1.气阴两虚证

症状：咳嗽，无痰或少痰，咯痰不爽，气短乏力，口干或口渴、自汗盗汗，手足心热，舌体瘦小，舌质淡或红，舌苔薄少或花剥，脉沉细或细数。

治法：益气养阴，润肺化痰。

方药：生脉散合沙参麦冬汤加减。

拟方：太子参 15g、麦冬 6g、沙参 9g、五味子 5g、川贝母 6g、百合 9g、玉竹 9g、桑叶 9g、天花粉 12g、山药 15g 等。

加减：痰热重者，加黄芩 9g、桑白皮 12g、鱼腥草 9g；咳嗽重者，加枇杷叶 12g、百部 9g、杏仁 9g；低热不退者，加柴胡 6g、功劳叶 9g、白薇 9g，或者青蒿鳖甲汤；自汗盗汗者，加煅牡蛎 15g（先煎）、黄芪 30g、糯稻根 15g；纳差食少者，加炒麦芽 12g、鸡内金 3g、六神曲 9g；心烦、失眠者，加淡竹叶 9g、酸枣仁 9g；便秘者，加火麻仁 9g、杏仁 9g、莱菔子 6g。

中成药：生脉饮、黄芪口服液、蛇胆川贝枇杷膏等。

2.肺脾气虚证

症状：咳嗽，气短乏力，自汗，纳呆食少，腹胀腹泻，舌体胖大，边有齿痕，舌质淡，舌体薄白，脉沉细或弱缓。

治法：补肺健脾，益气固卫。

方药：参苓白术散加减。

拟方：党参 9g、茯苓 15g、白术 9g、山药 15g、杏仁 9g、薏苡仁 15g、陈皮 9g、枳壳 6g、炙甘草 3g 等。

加减：咳嗽重者，加紫菀 9g、款冬花 9g；痰多者，加鱼腥草 9g、桔梗 6g、桑白皮 15g、川贝母 6g;自汗者,加黄芪 30g、防风 9g、浮小麦 12g;脘腹胀闷者,加莱菔子 9g、木香 6g;腹泻者,加白扁豆 12g、砂仁 5g。

中成药:黄芪口服液、六君子丸等。

(二)患者体温恢复正常 3 天以上、呼吸道症状明显好转,连续两次呼吸道病原核酸检测阴性(采样时间间隔至少 1 天),若仍有不适症状,可以针刺配合艾灸作为辅助治疗手段。

取穴:风门、肺俞、心俞、脾俞。兼阴虚者加太溪;兼余邪未清者加大椎、曲池、尺泽、列缺;兼夹滞纳差者加阴陵泉、足三里、三阴交。

操作:上述腧穴以悬灸法:将点燃的艾条,对准穴位,以施灸部位有温热舒适感为度。每次选取 2—4 穴,每穴每次艾灸 15—20 分钟,以灸后穴位局部皮肤潮红为度。每日 1 次,10 次为 1 疗程。

患者恢复期多有便秘、泄泻、焦虑、抑郁、失眠等症。

合并焦虑、抑郁:

取穴:百会、四神聪、调神、孙氏腹一区、神门、太冲

操作:1.5 寸毫针刺,头针平刺 1—1.5 寸,快速捻转 200 次/分,每穴持续捻转 3—5 分钟,体针针刺得气,留针 30 分钟,每日 1 次,7 次为 1 疗程。腹部腧穴直平刺 1—1.2 寸,配合悬灸,灸法操作同上。

合并失眠:

取穴:百会、四神聪、调神、安眠神门、内关、足三里、太冲

操作:1.5 寸毫针刺,头针平刺 1—1.5 寸,体针直刺或斜刺 1—1.5 寸,快速捻转 200 次/分,每穴持续捻转 3—5 分钟,体针针刺得气,留针 30 分钟,每日 1 次,7 次为 1 疗程。

合并便秘:

取穴:天枢、大肠俞、足三里、支沟;气虚无力者加关元、气海。

操作:上述腧穴以悬灸法:将点燃的艾条,对准穴位,以施灸部位有温热舒适感为度。每次选取 2—4 穴,每穴每次艾灸 15—20 分钟,以灸后穴位局部皮肤潮红为度。每日 1 次,10 次为 1 疗程。

合并腹泻:

取穴:主穴天枢、足三里;胃脘胀痛者加中脘、内关;湿盛者加上巨虚、阴陵泉;脾胃虚弱者加脾俞、公孙、气海;命火虚弱者加命门、肾俞、关元、神阙;肝木乘脾者加脾俞、太冲。

操作:上述腧穴以悬灸法:将点燃的艾条,对准穴位,以施灸部位有温热舒适感为度。每次选取 2—4 穴,每穴每次艾灸 15—20 分钟,以灸后穴位局部皮肤潮红为度。每日 1 次,10 次为 1 疗程。

关于印发南京市推进癌症防治工作
实施方案(2020-2022年)的通知
宁卫疾控〔2020〕16号

各区人民政府,市府各有关委办局和直属单位:

为贯彻落实党中央、国务院、省委、省政府和市委、市政府决策部署,根据省卫生健康委等10部门联合印发的《江苏省推进癌症防治工作实施方案(2019-2022年)》有关要求,推进全市癌症防治工作,维护人民群众身体健康,市卫生健康委等9个部门联合制定了《南京市推进癌症防治工作实施方案(2020-2022年)》。经市政府同意,现印发给你们,请认真贯彻执行。

南京市卫生健康委员会
南京市发展和改革委员会
南京市教育局
南京市科学技术局
南京市财政局
南京市生态环境局
南京市医疗保障局
南京市市场监督管理局
南京市扶贫开发工作领导小组办公室
2020年9月3日

南京市推进癌症防治工作实施方案(2020-2022年)

为贯彻党中央、国务院、省委、省政府和市委、市政府关于癌症防治工作决策部署,落实《健康中国行动(2019-2030年)》《健康中国行动——癌症防治实施方案(2019-2022年)》《"健康江苏2030"规划纲要》《江苏省慢性病防治中长期规划(2018-2025年)》《江苏省推进癌症防治工作实施方案(2019-2022年)》《"健康南京2030"规划纲要》《南京市慢性病防治中长期规划(2018-2025年)》有关要求,做好癌症防治工作,切实维护人民群众身体健康,特制定本方案。

一、背景

随着经济社会快速发展和人民生活水平不断提高,工业化、城市化和人口老龄化进程加快,生活方式、生态环境等对健康影响逐步显现,癌症的发病率、死亡率呈逐年上升趋势,主要的致癌因素包括不健康生活方式、慢性感染、环境污染、职业暴露和遗传因素等。导致我市居民死亡的前五位癌症依次为肺癌、胃癌、食管癌、肝癌和结直肠癌,癌症已成为严重危害我市居民健康的主要疾病,疾病负担日益沉重,必须加大癌症防治工作力度。

二、总体要求

(一)指导思想

以习近平新时代中国特色社会主义思想为指导,全面贯彻党的十九大和十九届二中、三中、四中全会精神,牢固树立新发展理念,全面贯彻新时期卫生与健康工作方针,坚持预防为主、防治结合、中西医并重、综合施策、精准防治,创新体制机制和工作模式,以完善防治体系建设为支撑,以信息化和大数据为手段,聚焦癌症防治重点难点环节,力争在防治技术、资源配置、政策保障等环节取得突破,推进癌症预防、治疗、管理、康复、科研等协调发展,提高患者生存率和生存质量,降低因癌症导致的过早死亡和疾病负担,助力健康南京建设。

(二)工作目标

到2022年,覆盖全市的癌症综合防治体系基本建立,危险因素综合防控取得阶段性进展,重点癌症早诊早治工作机制初步形成,规范化诊疗水平显著提升,科研、信息化、人才队伍、健康产业、救治救助相关工作不断加强,总体癌症5年生存率比2015年提高3个百分点,达到以下具体目标:

1.居民癌症防治核心知识知晓率达到70%以上,建成覆盖全市的癌症防治咨询热线和平台。

2.在高发地区开展重点癌种筛查和早诊早治工作,早诊率达到55%以上。实现农村适龄妇女"两癌"筛查全覆盖。开展部分癌种机会性筛查。

3.提高癌症诊疗规范化水平,完善癌症诊疗质量控制体系,推进诊疗新技术临床应用。通过疑难病症诊治能力提升工程等,提高癌症诊疗同质化水平。

4.建立覆盖全市的肿瘤随访登记体系,65%以上区随访登记数据达到国家肿瘤登记年报数据质量标准。搭建市级癌症大数据平台,定期发布肿瘤流行特征报告。

三、主要任务

（一）加强癌症防治机构建设，健全癌症综合防治体系

1.完善癌症防治体系。依托现有资源，建立以市级癌症中心为龙头，市第二医院（市肿瘤医院）、市疾控中心、市妇幼保健院及设立肿瘤科的三级医院和中医医院为支撑，区级疾控机构、综合医院、妇幼健康服务机构为骨干，基层医疗卫生机构为网底的癌症综合防治体系。2020年底前建成市级癌症中心，接受省癌症中心业务指导。积极创建国家癌症区域医疗中心。通过疑难病症诊治能力提升工程、重点专科建设、城乡医院对口支援等，加强各级肿瘤专科建设，提高区域癌症防治能力。鼓励专业技术水平高的肿瘤专科医院，支持帮助癌症患者外出就医比例高的地区，通过输入人才、技术、品牌、管理等，在短期内提高资源不足地区整体癌症防治能力。（市卫生健康委牵头，市发展改革委、市财政局配合）

2.强化癌症防治机构职责。提高各级各类医疗卫生机构在宣传教育、健康咨询及指导、高危人群筛查、健康管理等方面能力。充分发挥市癌症中心在全市癌症防治工作中的技术支撑和业务指导作用，建立癌症防治协作网络，探索推广适宜防治技术和服务模式。具备条件的二级及以上综合医院应设置肿瘤科，具备开展癌症筛查和常见多发癌种的一般性诊疗能力。市、区疾控机构负责癌症及危险因素监测、流行病学调查、人群干预、信息管理等。妇幼健康服务机构主要承担妇女"两癌"筛查工作。基层医疗卫生机构主要承担人群癌症筛查、宣传教育、随访干预和患者康复管理等工作。发挥学会、协会等社会组织在癌症防治技术能力提升、业务培训、继续教育等方面作用。（市卫生健康委负责）

3.建立南京市癌症防治专家委员会。建立由市内多领域、多学科专家组成的市癌症防治专家委员会，充分发挥专家在研究制定癌症综合防治策略、建立健全癌症综合防治体系、评估评价癌症综合防治技术措施与方法中的决策咨询作用。（市卫生健康委负责）

4.建立南京市肿瘤专科联盟。在全市范围内建立肿瘤专科联盟，吸纳肿瘤专科医院及综合医院和中医医院肿瘤科参加，促进癌症防治工作重心下移和资源下沉，提高癌症专科整体服务能力和诊疗水平，提升医疗服务体系整体效能。开展肿瘤专科技术培训，建立双向转诊流程和制度，确保肿瘤患者治疗延续性，逐步实现全市癌症诊疗同质化。（市卫生健康委负责）

（二）开展科普宣教和健康环境建设，提高群众防癌抗癌能力

5.组织防癌科普宣传。加强对农村居民、青少年、中老年人、职业人群等重点人群健康知识和行为方式教育，做好健康教育工作进社区、机关、企事业单位、学校、医院和养老机构，普及癌症防治知识。市、区卫生健康部门组织专家队伍，开展形式多样的宣传，提高居民癌症防治核心知识知晓率，增强主动就医意识。市级建设权威、专业的科普信息传播平台，编制发布癌症防治核心信息和知识要点，重点开展"密切关注癌症危险信号"等知识宣传，并进一步拓展平台的公共服务功能，使之具备科普知识宣教、诊疗资讯搜索等功能。开展舆情监测，组织专家及时纠正癌症防治虚假错误信息，回应群众关切。（市卫生健康委负责）

6.倡导健康文明生活方式。推进全民健康生活方式行动，开展"三减三健"等活动，广泛宣传合理膳食、适量运动、戒烟限酒、心理平衡等健康科普知识。强化"每个人是自己健康第一责任人"理念，引导和指导群众科学开展自我健康管理，建议高危人群选择专业体检机构进行定期防癌体检，根据个体年龄、既往检查结果等选择合理的体检间隔时间。（市卫生健康委负责）

7.推广相关疫苗接种。通过多种途径宣传乙肝疫苗、人乳头瘤病毒疫苗的防癌效果，提高成人接种疫苗的意识。鼓励有条件地区逐步开展成年乙型肝炎病毒感染高风险人群的乙肝疫苗接种工作。（市卫生健康委负责）

8.开展癌症早诊早治宣传。依托市级癌症中心，利用疾控机构、二级以上医疗机构肿瘤科、妇幼健康服务机构、基层医疗卫生机构等信息传播渠道，广泛开展重点癌种早诊早治知识宣传，提升公众"早筛查、早发现、早治疗"健康意识，推动重点癌种早诊早治工作顺利开展。（市卫生健康委负责）

9.推动健康支持环境建设。加强与群众健康密切相关的饮用水、大气、土壤等环境健康影响监测与评价，研究建立环境与健康调查和风险评估制度，推进环境健康风险管理。通过加强水生态、土壤保护等，保障饮用水、农用地和建设用地土壤环境安全。促进清洁燃料使用，严禁室内环境质量验收不合格的工程投入使用，减少大气污染对人群健康危害。深入开展爱国卫生运动，推进城乡环境卫生综合整治。制定工作场所防癌抗癌指南，开展健康企业建设，创造健康、安全的工作场所环境，全面保障职业人群健康。提高劳动者对职业性致癌物的认识和职业性肿瘤的防控意识。督促用人单位开展工作场所致癌职业危害因素的定期检测、评价和个体防护管理工作，依法依规安排接触职业病危害因素的劳动者进行职业健康检查。努力营造"不吸烟、不敬烟、不送烟"的社会氛围，推进无烟环境建设，加大公共场所控烟监督执法力度，逐步实现室内工作场所、公共场所、公共交通工具全面禁烟。加强医疗机构戒烟门诊建设，提高戒烟服

务水平,提升吸烟人群戒烟成功率。(市生态环境局、市卫生健康委牵头,各有关部门配合)

(三)扩大癌症筛查范围,推进癌症早诊早治

10.开展重点癌种筛查和早诊早治试点项目。参照国家发布的重点癌种早诊早治指南,制定适用于我市统一规范的早诊早治指南及技术方案。将癌症筛查与健康扶贫相结合,重视在农村地区低收入人口中开展癌症筛查。针对我市发病率较高的肺癌、胃癌、食管癌、肝癌、结直肠癌等重点癌种,选择高发区域试点开展癌症危险因素调查和高危人群评估,对高危人群开展癌症筛查,加强筛查后续诊疗的连续性,将筛查出的癌症患者及时转诊到相关医疗机构,做好后续诊治服务。实现农村适龄妇女"两癌"筛查全覆盖。(市卫生健康委牵头,市扶贫办配合)

11.优化癌症早诊早治模式。基层医疗卫生机构逐步提供癌症风险评估服务,引导高危人群定期接受防癌体检,加强疑似病例的随访管理,针对早期癌症或癌前病变进行早期干预。综合运用现代诊疗技术和中医体质辨识等方法,早期发现高危人群,积极开展癌前病变人群的中西医综合干预,逐步提高癌症患者中医药干预率。(市卫生健康委负责)

12.逐步提高癌症筛查覆盖面。依据筛查试点工作情况,进行卫生经济学评估后,进一步优化重点癌种筛查和早诊早治行动方案。逐步扩大癌症筛查和早诊早治覆盖范围,在重点癌种高发地区推进将癌症筛查纳入政府民生工程,提高高危人群参与率,同时加强筛查后续的治疗、管理,将筛查出的癌症患者及时引导到相关医疗机构,提高治疗率和治疗效果。在重点地区开展癌症筛查的基础上,选择部分条件成熟地区开展食管癌、胃癌等癌种的机会性筛查。(市卫生健康委负责)

13.提升医疗卫生机构癌症筛查能力。重点评估区级医疗机构癌症筛查技术水平,扶助各医院提升筛查能力,开展医务人员筛查培训,提高筛查诊断水平。试点开展癌症早期筛查和早诊早治能力提升建设工程。选择工作基础较好的区级医院设立"市级癌症筛查与早诊早治基地"。开设肿瘤科的二级及以上综合医院、中医医院以及肿瘤专科医院要逐步建立防癌健康体检中心。加强防癌体检的规范化管理,建设一批以癌症防治为特色的慢性病健康管理示范机构。(市卫生健康委负责)

(四)推广常见癌症诊疗规范,提升癌症诊疗能力

14.推进癌症诊断规范化。整合市内诊疗资源,建立数字化病理切片库、影像数据库,推进并完善市级癌症远程会诊中心建设,加强各级医疗机构肿瘤诊疗信息交流。在全市范围内推进数字化病理切片技术,到2022年,市肿瘤医院、全市开设肿瘤科的综合医院、中医医院逐步建立数字化病理切片管理系统。探索运用互联网、人工智能等技术,便捷开展远程会

诊等服务,提高基层诊疗能力。(市卫生健康委牵头,市发展改革委配合)

15.加强癌症治疗规范化。将个体化医学、精准医学、快速康复理念融入肿瘤的诊疗。对病情复杂患者要积极推行"单病种、多学科"诊疗,组织多学科进行会诊、病例讨论或联合查房,制定科学、适宜的诊疗方案。严格落实癌症防治相关诊疗规范、指南、临床路径,根据患者基本情况、肿瘤病理分型、分期、分子生物学特征以及既往治疗等情况,合理选择手术、化疗、放疗、生物靶向治疗、中医药等治疗方式,实施规范化诊疗。推动基因诊断、靶向治疗等个体化医疗手段应用,完善诊疗指南和操作流程。探索建立规范化诊治辅助系统,利用信息化手段对医生诊治方式进行实时规范。加强抗肿瘤药物临床应用管理,指导监督医疗机构落实谈判抗癌药品配备及使用工作要求,完善用药指南。依法打击违法违规医疗广告,教育引导癌症患者到合法医疗机构进行规范化治疗。(市卫生健康委负责)

16.加快癌症诊疗先进技术推广应用。以恶性肿瘤防治能力提升为导向,依托我市优势学科,牵头组织开展多中心联合临床研究,逐步构建全市主要恶性肿瘤临床大数据中心和防治联合攻关协作网络,实现研究资源共享。加快癌症精准治疗和生物治疗等先进诊疗技术研发和推广应用,结合癌症防治需求,遴选、引进、推广一批成熟有效、适用于基层的癌症预防、筛查、诊治、康复保健适宜技术,加快成果转化和应用推广。(市卫生健康委负责)

17.推进癌症中西医结合治疗。推进中医医院肿瘤科建设,加强癌症中医药诊疗服务。以国家中医临床研究基地等平台为依托,通过整合资源、协同攻关等方式,探索创新符合中医理论的癌症诊疗模式和中医药防治技术方法。开展癌症中西医临床协作试点,创新中医药与现代技术相结合的癌症诊疗模式,形成并推广中西医结合诊疗方案。充分发挥中医药特色优势,帮助癌症患者提高免疫功能,减轻放疗化疗副反应,促进术后恢复,减少复发转移。针对癌症发生、发展过程中的某一阶段或关键环节,探索形成中西医结合诊疗方案或专家共识,提高癌症治疗效果。(市卫生健康委负责)

18.提升癌症诊疗质量控制水平。完善癌症质控体系和指标,依托肿瘤专业市级医疗质量控制中心,通过肿瘤诊疗相关质量信息的系统收集、分析及反馈,对肿瘤诊疗质量相关指标进行持续性监测,促进肿瘤诊疗质量持续改进,规范诊疗行为。构建全市抗肿瘤药物临床应用监测网络,开展肿瘤用药监测与评价。癌症治疗机构制定肿瘤多学科联合诊疗管理制度,对肿瘤多学科诊疗工作进行全面管理,定期开展检查。落实处方点评制度,组织多学科对抗肿瘤药物和辅助用药处方(医嘱)实施抽查点评,提高合理用药

水平。(市卫生健康委负责)

(五)加强癌症患者康复管理,提高癌症患者生存质量

19.推进癌症康复规范化。加强癌症患者的康复指导、疼痛管理和心理支持,对晚期患者开展姑息治疗和安宁疗护试点工作,鼓励有条件的医疗机构开展安宁疗护服务,设立安宁疗护病区(病床)。进一步推广癌症患者生存无痛化,二、三级医院肿瘤科应推进癌痛规范化治疗示范病房建设,依托省内癌痛规范化标准,强化癌症护理人员癌痛防控技术规范化培训,开展癌症患者无痛化全程管理。(市卫生健康委负责)

20.提升基层医护人员康复服务能力。在镇街卫生院、社区卫生服务中心设立康复医学科,加强基层医护人员康复技能培训及考核,提高医疗资源缺乏地区应对癌症患者的治疗及治疗后的护理能力,到2022年基层医护人员康复技能培训覆盖率达95%以上。逐步试点将癌症患者健康管理纳入家庭医生签约服务范围,对癌症患者予以全方位的康复指导、疼痛管理,提高患者生活质量。(市卫生健康委负责)

21.关注癌症患者心理和社会需求。及时了解患者心理需求和变化,做好宣教、解释、沟通和疏导,鼓励有条件的医疗机构开展医务社会工作和志愿者服务。发挥社会组织、患者社团等作用,关心、关爱癌症患者。(市卫生健康委负责)

(六)加强癌症防治科研、信息化和人才队伍建设,提升癌症防治水平

22.提升癌症防治整体科技水平。加强科学研究和对外合作,实施市医学重点学科建设与人才培养,推进临床医学(研究)中心、重点学(专)科(重点实验室)建设,加大立项支持,鼓励开展癌症重点项目攻关。推进癌症病因学、发病机制、预防干预、诊疗康复、中医药及中西医结合治疗等研究,重点突破精准医疗、大数据等应用关键技术,支持癌症疫苗研发、基因诊断、靶向治疗、免疫治疗及手术机器人技术等创新,加快基础前沿研究成果在临床和健康产业发展中的具体应用。积极组织申报国家新药创制科技重大专项,推进抗癌药物的创新研发。支持癌症防治医疗机构中药制剂、中药新药及中医诊疗设备的研发及转化应用。(市科技局、市卫生健康委、市财政局负责)

23.提高癌症防治信息化水平。完善我市肿瘤登记报告制度,各级各类医疗卫生机构应履行肿瘤登记报告职责,到2022年实现肿瘤登记工作以区为单位全覆盖。完善我市慢性病网络管理信息系统,运用医院HIS系统自动生成肿瘤登记报告信息。推进癌症防治相关数据多源整合,加强与民政、公安、医保、统计等部门相关数据共享整合,构建我市癌症防治大数据平台。加强癌症防治数据综合利用,定期发布肿瘤流行特征报告,为优化肿瘤防控策略、科学指导癌症

规范化诊疗等提供基础信息支撑。(市卫生健康委牵头,市医保局等各有关部门配合)

24.加强专业人才支撑。结合我市实际,适当增加癌症放化疗、影像、病理、护理、康复、安宁疗护、儿童肿瘤、公共卫生等薄弱领域的相关专业招生计划和专业人才培养。大力引进紧缺高层次人才团队、江苏特聘医学专家和世界名校博士,将符合条件的高层次人才纳入省"333工程"、高层次卫生人才"六个一工程"等项目。培养一批具有影响力的癌症诊疗高端人才,打造我市癌症诊疗服务品牌。组织开展专业技术人员培训,探索将肿瘤规范化诊疗纳入医务人员继续教育,强化公共卫生人员癌症防控知识技能的掌握。(市卫生健康委负责,各有关部门配合)

25.支持癌症防治相关健康产业集群发展。完善癌症防治产、学、研、用协同创新体系,打造南京重点医药产业基地,在医疗服务、健康管理、健康保险、药品器械、保健食品、康复护理等癌症防治多环节寻求产业突破点,利用癌症防控产业链条长、关联程度高的特点,打造若干癌症医疗健康产业集群。着力推动一批研究成果转化和推广平台建设,探索癌症科研成果转化推广和产业化有效途径,支持以知识产权、技术要素入股等方式与企业合作。(市发展改革委、市科技局、市卫生健康委分别负责)

(七)加强医疗保障与救治救助,减轻患者疾病负担

26.多层次加强患者医疗保障。严格落实各项医疗保障制度政策,切实保障癌症患者医疗保障待遇,逐步提高患者医疗保障水平。鼓励和引导有资质的商业保险机构开发癌症防治相关商业健康保险产品,逐步扩大商业健康保险覆盖面。引导基金会等公益慈善组织积极开展癌症患者医疗扶助。(市医保局及有关部门负责)

27.提高抗癌药物可及性。加强对抗癌药品的质量安全监管。适应国家药品目录动态调整,积极做好衔接和落地执行工作,做好药品集中采购工作,强化医疗机构主体责任,规范国家谈判抗癌药采购、使用,保障临床用药需求,提高肿瘤患者用药可及性,降低患者用药负担。(市市场监管局、市医保局、市卫生健康委分别负责)

28.加大经济薄弱地区癌症防控和救治力度。推进实施健康扶贫工程,做好建档立卡、特困等农村低收入人口癌症防控和救治工作。针对经济薄弱地区,进一步加强癌症健康教育、筛查、大病专项救治和重点癌症集中救治等工作。(市卫生健康委牵头,市扶贫办等有关部门配合)

四、保障措施

(一)加强组织领导,完善工作机制

市、区要建立完善癌症防治工作领导协调机制,加强对防治工作组织领导,将癌症防治工作作为重大

民生工作列入重要议事日程。制定符合本辖区实际的实施办法和工作方案,落实相关机构设置和人员配备,将各项措施落实落细。(市各有关单位、各区人民政府分别负责)

(二)加大资金投入,拓宽筹资渠道

市、区各级政府要适度加大财政投入,集中力量支持癌症防治工作。加大对癌症防治机构经费保障力度,将财政经费与癌症防治任务完成情况和绩效考核结果挂钩。充分发挥社会组织在癌症防治工作中的作用,建立多元化资金筹措机制,积极鼓励社会资本投入癌症防治领域,为癌症防治提供公益性支持。(市财政局、各区人民政府分别负责)

(三)强化队伍建设,提高防治能力

市、区要从工作实际出发,合理配置癌症防治人员,加强防治队伍建设,强化人员培训,积极开展多层次学术交流和医学教育,培养癌症防治人才和团队,提升防治人员的工作能力和科研水平。规范全市肿瘤专科医师诊疗,提高全市肿瘤专科医师诊疗同质化水平。(市卫生健康委、各区人民政府分别负责)

(四)组织督导检查,开展效果评估

加强督导检查,建立实施情况跟踪、督导机制。市、区卫生健康部门会同有关部门对本辖区年度防治工作情况进行检查,督促各项目标任务完成。市卫生健康委将针对各区落实情况进行评估,综合评价政策实施效果。(市卫生健康委牵头,市各有关部门配合。区级督导检查由各区人民政府负责)

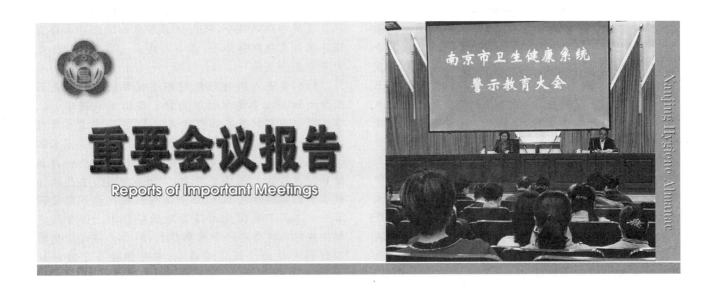

全面推进卫健事业高质量发展
奋力开启健康南京建设新征程

——南京市卫生健康委员会主任方中友在2021年全市卫生健康系统
对标找差创新实干推动高质量发展暨党风廉政建设工作会议上的讲话
（2021年2月23日）

这次会议的主要任务是，以习近平新时代中国特色社会主义思想为指导，全面贯彻落实党的十九届五中全会精神和习近平总书记视察江苏重要讲话指示精神，按照全国、全省卫生健康工作电视电话会议和2021年全市深化对标找差创新实干推动高质量发展大会要求，总结2020年及"十三五"时期卫生健康工作情况，部署新一年工作任务，深入推进全系统党风廉政建设，推动全市卫生健康事业高质量发展。刚才，3个区卫健委和3个市属单位作了交流发言，各有侧重、各有特色，讲得很好。希望各区、各单位相互学习、相互借鉴。下面，我讲4点意见：

一、2020年和"十三五"全市卫生健康工作成效显著

（一）新冠肺炎疫情防控交出优异答卷。面对突如其来的新冠肺炎疫情，全系统坚持人民至上、生命至上，迅速反应、日夜奋战。27天本土确诊病例零增长，实现了患者零死亡、医护零感染。2名个人、1个集体获国家抗疫表彰，2人被评为全国先进工作者，我委、12个区卫健委均被表彰为全省或全市抗疫先进集体，304名卫生健康工作者被省、市表彰为抗疫先进个人。一是坚持科学精准防控。在全省率先公布定点收治医院和发热门诊，率先对密切接触者等对象扩大检测筛查和集中医学观察，严把流调追踪关，全面做到"应收尽收、应检尽检、应隔尽隔"。二是坚持全力救治患者。整合全市优质医疗资源，率先实施"发现

—诊断—治疗—出院健康管理"闭环管理。仅用13天建成市公卫医疗中心应急扩容一期工程。先后派出12批医疗队、500多名医务人员驰援武汉、黄石、黑龙江、北京、河北等地，2名专家远赴委内瑞拉指导抗疫。三是坚持常态长效管控。构筑外防输入的全链条闭环管控机制，加强对境外和国内中高风险地区来宁人员健康管理。全市日核酸检测能力达20万人份，累计"应检尽检"300余万人次。为7400多家规模以上企业开展疫情防控指导，组建130余个学校防疫技术指导团队，做好400余场各类大型活动防控保障，开展冷链食品等应急监测。四是坚持加强应急准备。市委市政府在全省率先出台《关于完善重大疫情防控体制机制健全公共卫生应急管理体系的指导意见》，完善疫情防控方案预案，加强物资、人员储备配备。省卫健委与市政府签订共建合作协议，市公共卫生医疗中心扩建项目正式启动建设。

（二）健康南京建设大力推进。一是广泛开展爱国卫生运动。开展"防疫有我，爱卫同行"系列活动，累计开展环境卫生集中整治活动1.7万次，病媒生物集中消杀9.9万次。二是助力乡村振兴。省级卫生镇（街）全覆盖，创成国家级卫生镇（街）17个，农村人居环境持续向好。三是持续开展健康促进工作。江宁区建成国家健康促进区，玄武、溧水建成省级健康促进区；组织第四届健康家庭、市民评选，大力支持溧水区打造"健康中国"样本。

（三）公共卫生体系建设不断加强。一是有效强化传染病防控。完成血防查螺2.29亿㎡，成功申报第四轮全国艾滋病综合防治示范区，探索建立我市首个青春健康教育示范基地，赴驻宁高校开展防艾讲座196场，覆盖学生7.6万人次。二是扎实开展精神卫生防治。加强严重精神疾病管理，全市在册患者管理率98.29%，规范管理率96.78%。三是有序推进慢性病防治。联合9部门印发《南京市推进癌症防治工作实施方案（2020—2022年）》，高淳区通过省级慢性病综合防控示范区复评审。四是进一步完善预防接种工作。开设儿童预防接种咨询门诊，积极采购储备流感疫苗，加强人员培训考核，全年共接种免疫规划疫苗182.4万剂次。五是持续开展卫生应急工作。圆满完成国家公祭仪式等40余项重大活动医疗保障，开展突发事故灾害应急救援78起，现场规范化处置率、报告率均达100%。

（四）综合医改工作持续深化。一是持续推进公立医院综合改革。我市被国务院表彰为全省唯一的国家公立医院改革真抓实干成效明显地区，省对市高质量发展考核中卫生健康指标连续两年居全省首位。完成所有市属公立医院章程修订。栖霞区深化医改"院府合作"入选"中国改革2020年度50典型案例"。二是加快分级诊疗制度建设。推进紧密型医联体、医共体建设试点，全市共建134家联合门诊、102家联合病房、219个特色科室，开设家庭医生工作室224个、家庭病床1.5万人次，组建家庭医生全科团队1002个，780名专家划片进驻。江北新区、鼓楼区创新商业保险支持下家庭医生签约机制，促进签约服务提质增效。三是健全完善药品供应保障体系。157家医疗机构实现短缺药品监测预警"零报告"全覆盖，加强医用耗材阳光监管平台使用管理，全面执行国家组织药品集中采购和医保谈判药品结果。四是有序推进卫生监督体系建设。创新信用体系建设，在全省率先出台医疗卫生行业综合监管制度，全市查办行政处罚案件675件，较上年增加22.3%，完成国家、省双随机抽检3262件。五是不断推进"智慧医疗"建设。全市16家互联网医院通过考核，超额完成省、市民生实事任务。建邺区配备智能物流药品柜等设备，提升服务效率。

（五）医疗卫生服务体系全面增强。一是着力提升医疗服务。落实17项便民服务举措，新建急救站点16个，推进互联网＋院前医疗急救试点。成功主办全省航空医疗救护演练，受到国家卫生健委医政医管局好评。参加省急危重症护理技能竞赛，包揽了团队、个人一等奖。三级医院门诊、住院满意度分别达97.96%和98.03%，我市被评为全国平安医院工作表现突出地区。二是强化医疗质量管理。开展医疗机构院内感染管理专项整治行动，对全市37个医疗质量控制中心进行调整优化，启动2020—2022年大型医院巡查。三是提升基层服务能力。挂牌40家省级社区医院和3家农村区域性医疗卫生中心，承办全国社区医院培训现场会，代表江苏省参加国家基本公卫服务绩效考核取得第一，在省家庭医生团队感控技能竞赛中获全省第一。

（六）重点人群健康保障水平稳步提高。一是不断加大妇女儿童健康保障力度。超额完成国家、省、市级婴幼儿照护服务机构建设任务，在国家卫生健康委母婴设施经验交流会上作典型发言。为82万名妇女实施常见病筛查，为50万3—6岁儿童实施视力保健和健康体检。创成更年期、新生儿保健、孕产妇保健3个国家级特色专科，在全省生殖健康竞赛中荣获第一。二是不断提升老龄健康服务能力。出台我市积极应对人口老龄化中长期规划，举办全市老龄健康工作和老龄国情教育培训班，积极推动安宁疗护试点，我市医养结合工作入选"全国医养结合典型经验"。三是不断提高人口家庭发展能力。实施"新家庭计划——家庭发展能力建设"项目，落实各项计划生育奖励扶助资金近2亿元，兑现率达100%。四是不断推进职业健康工作。有序组织尘肺病防治攻坚行动，开展"职业健康保护，我行动"系列宣传，完成全市工业企业职业病危害现状普查。

（七）科教创新和人才队伍建设有效提升。一是推进卫生健康科技创新。启动第二轮南京临床医学中心建设，市疾控中心与南医大共建附属疾控中心，申报59项省级医学科研课题、106项省新技术奖项目。二是加强卫生人才队伍建设。开展2020年度住培结业考试，考生规模近1800人，遴选816人入选省市基层卫生骨干人才，落实133名基层医务人员国培项目。三是弘扬先进典型。举办"中国医师节"系列庆祝活动，评选第六届南京地区"双十佳"和南京市"人民满意的卫生健康工作者"，激励医务人员永葆初心、践行使命。

（八）中医药工作传承发展。高淳中医院与市中医院签署紧密型医联体协议，全国中医肛肠诊疗中心江北协作中心挂牌成立，江宁、溧水、浦口3家区中医院转设为三级中医院，进一步提升了中医医疗机构综合实力。制定《南京市中医药青年人才培养计划》，组织市级中医重点专科申报，加强中医住院医师规范化培训，进一步提高了中医药科研学术水平。

（九）安全生产工作深入开展。一是切实强化红线意识。深入学习习近平总书记关于安全生产的重要论述，牢固树立安全发展理念，全年委党委9次专题研究安全生产工作。二是不断拧紧责任链条。制定委党委委员、班子成员、内设机构安全生产责任清单及相关制度，督促医疗卫生单位落实主体责任，将安全生产责任制覆盖至全部岗位。三是扎实推进全面履责。组织开展疫苗接种管理等10项专项整治行动，委党委委员和班子成员两次带队开展督导检查，发现问题落实闭环管理。

（十）党的建设和党风廉政建设全面加强。一是加强党的政治建设。推动"不忘初心、牢记使命"制度落地落实，持续深入抓好中央、省委巡视反馈问题整改任务，强化源头防控和常态监管，推动全面从严治党向纵深发展。二是强化作风行风建设。开展形式主义、官僚主义问题集中检查，落实为基层减负相关措施。常态化开展"拒绝红包、远离回扣、廉洁从医"专项活动，全系统运用"第一种形态"谈话1875人次，配合派驻纪检组查办违纪违规案件25件25人。三是打好意识形态主动仗。推进意识形态工作责任制落实，及时分析研判舆情，做好各类意识形态阵地管控，把握意识形态领域主动权。

过去一年的工作，为"十三五"我市卫生健康事业发展画上了圆满句号。5年来，全系统抓改革、强监管、筑高峰、壮基层、优服务、防风险，我委连续3年被评为市级机关对标找差绩效考核第一等次和机关作风建设先进单位，卫生健康事业跨上新台阶。概括起来有几个显著提升：一是健康南京建设水平显著提升。高分通过第四次国家卫生城市复审，农村无害化卫生户厕普及率达到99.9%。居民健康素养水平达31.7%，位居全省前列并稳步提高。人均期望寿命由2015年底的82.19岁提高到83.59岁，三大基本健康指标均超过发达国家平均水平。二是医药卫生改革成效显著提升。在全省率先开展公立医院绩效考核工作，3家市属医院在全国首次三级医院绩效考核中位列行业前十。涉农区全部完成医共体建设。在全省率先实施改革完善医疗卫生行业综合监管制度。各区卫生信息平台互联互通建设全部达到省级测评4级标准以上，乡镇卫生院实现远程医疗全覆盖。三是医疗卫生服务质量显著提升。新五区实现三级医院全覆盖。全市各级各类医疗卫生机构数、床位数、卫生人员数，分别比5年前增长47%、26%和54%。常住人口千人床位数、执业（助理）医师数、注册护士数均居全省首位。市公共卫生医疗中心等四大医疗中心陆续建成并投入使用。拥有国家级临床重点专科22个、省级临床重点专科83个，建立国医大师工作站5个、市名中医工作室36个，秦淮等4个区获评省基层卫生十强区和社区医院建设示范区，创成全国"百强"社区卫生服务中心5家，家庭医生签约服务实现全覆盖。城乡居民基本公共卫生服务人均最低补助标准提高至100元。四是卫生健康创新能力显著提升。启动南京临床医学、转化医学研究院建设，完成第一轮并开展第二轮市级临床医学中心建设。鼓楼医院孙凌云团队获得国家技术发明二等奖，全市获得省科学技术奖31项，其中一等奖7项。

"十三五"期间，全市卫生健康事业发展取得突出成绩，特别是去年以来疫情防控和事业发展取得"双胜利"，根本在于党中央和各级党委政府的坚强领导，也离不开全市卫生健康战线的广大同志的辛勤付出

和无私奉献。在此，我代表委党委向全系统广大卫生健康工作者特别是广大医务工作者表示亲切的慰问和衷心的感谢。

二、对标找差，准确把握"十四五"时期我市卫生健康工作面临的新形势新任务新要求

习近平总书记指出，当今世界正经历百年未有之大变局。当前和今后一个时期，我国发展仍然处于重要战略机遇期，但机遇和挑战都有新的发展变化。我们要以长远眼光审视卫生健康事业发展。我们要胸怀"两个大局"，准确识变、科学应变、主动求变，谋划好、推进好今后一个时期我市卫生健康工作，抢占先机、争取主动，抢先一步、走在前列，准确把握面临的机遇挑战和目标任务。

（一）深刻认识"十四五"卫生健康事业发展面临的新机遇。一方面，各级高度重视人民健康，健康中国上升为国家战略。十九届五中全会明确了在"十四五"时期实现人民身心健康素质明显提高、卫生健康体系更加完善等目标，进一步凸显了卫生健康事业在"两个一百年"历史进程中的基础性地位和重要支撑作用。2019年国务院印发《长江三角洲区域一体化发展规划纲要》，明确提出要打造健康长三角，优化配置医疗卫生资源，持续提升人民健康水平。本月初，南京都市圈规划获国家发改委批复，规划提出"十四五"时期将着力打造幸福都市圈示范区，深化医疗资源协作联动，发挥南京医疗优势，扩大优质资源覆盖面。另一方面，新一轮科技革命为卫生健康事业发展提供了强大支撑，生物材料、人工智能、5G等前沿科技的融合应用正在引领医疗研发、远程诊疗、临床数据采集等更多创新举措的落地，在完善公共卫生体系建设、提高现代医院管理水平等方面发挥了关键作用。尤其在此次新冠肺炎疫情防控中，互联网医院、远程诊疗、大数据筛查等技术的创新应用，为科学精准防控提供了必要保证。

（二）深刻认识"争当表率、争做示范、走在前列"的新使命。习近平总书记在江苏考察时强调，要全面把握新发展阶段的新任务新要求，坚定不移贯彻新发展理念、构建新发展格局，着力在改革创新、推动高质量发展上争当表率，在服务全国构建新发展格局上争做示范，在率先实现社会主义现代化上走在前列。要准确把握新发展阶段、新发展理念、新发展格局的内在联系和重要内涵，围绕"创造人民高品质生活"任务，确立更高目标定位，全面推进健康南京建设，加快构建整合型、智慧化卫生健康服务体系，使卫生健康事业与新发展阶段相匹配、与新发展格局相适应，让群众享有更高水平的医疗卫生服务。"十四五"时期南京卫生健康事业发展的指导思想是：深入贯彻党的十九大和十九届二中、三中、四中、五中全会精神，坚定"把人民群众健康放在优先发展战略地位"目标，坚持"健康中国建设"主线，实施"普及健康生活、优化健康服务、完善健康保障、营

造健康环境、壮大健康产业"五项重点任务,全方位、全周期保障人民健康,让群众享有更高水平的卫生与健康服务,为南京打造"创新名城,美丽古都"、开启现代化新征程奠定坚实健康基础。

(三)深刻认识高质量发展对卫生健康事业提出的新要求。习近平总书记指出,研究谋划"十四五"时期卫生健康发展,要站位全局、着眼长远,聚焦面临的老难题和新挑战,拿出实招硬招,全面推进健康中国建设。当前,我市卫生健康事业发展总体上还没有完全适应主要矛盾的变化,医学学科专业影响力还需要提升,医疗卫生服务供给与需求之间还有差距,人口老龄化成为今后较长时期基本市情。我们要科学把握新发展阶段卫生健康领域的新形势、新矛盾、新挑战,深化全局性、基础性、战略性问题研究,科学编制全市卫生健康"十四五"事业发展规划和相关专项规划,建立规划发展指标体系,健全执行监测评价机制。一要提升首位度。打造以国家临床医学研究中心为目标的医学专科高峰,医卫科研整体实力及创新水平居全国副省级城市前列;全市城乡居民主要健康指标达高收入国家水平;每千人口执业(助理)医师数、床位数位居全省首位。二要提升融合度。牢固树立大卫生、大健康理念,大力推进以治病为中心向以人民健康为中心转变,协同相关部门单位、科研院所推动医防、医养、医体、医教、医信、医工跨越式融合发展,为实现高质量发展提供有力支撑。三要提升满意度。突出"办好民生事业、补齐民生短板"这一重点,更加聚焦群众普遍关心的民生问题,更有针对性地补短板、强弱项,更好满足人民群众日益增长的美好生活需要。

三、创新实干,扎实做好 2021 年度重点工作

2021 年是中国共产党建党 100 周年,是开启全面建设社会主义现代化国家新征程和实施"十四五"规划的开局之年。全市卫生健康工作的总体思路是:以习近平新时代中国特色社会主义思想为指导,全面贯彻党的十九大和十九届二中、三中、四中、五中全会精神,践行"争当表率、争做示范、走在前列"重大使命,坚持以人民健康为中心,坚持新时代卫生健康工作方针,坚持高质量发展主题,深入实施健康南京行动,统筹推进疫情防控和卫生健康事业发展,不断提升全方位全周期保障群众健康能力,为高质量建设"强富美高"新南京注入新的力量,以优异成绩庆祝建党 100 周年,重点抓好十个方面工作:

(一)夺取新胜利,继续抓好常态化疫情防控。坚持常态化精准防控和局部应急处置有机结合,坚持人物同防、人物同查,快速处置,精准防控,为经济社会发展提供基本前提和有效保障。一要完善监测预警机制。持续开展以重点人群、场所环境、冷链食品和病原学为主要监测内容的多渠道、多点触发常态化监测,发挥医疗机构哨点作用。二要强化人员场所管控。规范做好入境人员受控转运、健康管理等工作,

落实"从国门到家门"的全流程闭环管理措施。强化隔离场所卫生学管理,落实"五个到位"措施。三要加强防控能力储备。加强各区域各专业应急处置队伍培训演练,按照"一人一档"要求完成个人能力建档,确保人人培训过关。医疗机构储备满足 30 天满负荷运转需要的医疗物资。平稳有序推进新冠疫苗接种,保障接种安全。四要落实院感防控措施。落实医疗机构主体责任,加强重点科室、重点人群、重点环节管控,对不同诊疗单位施行分区分级精准防控。加强院感知识技能全员培训,严格按规定配齐院感专职人员,常态化开展院感专项督查,杜绝院感事件发生。

(二)构筑新高地,积极融入创新名城建设。落实市委第四个"一号文"和创新名城建设推进大会精神,大力实施科教兴卫工程,近期召开全市卫生健康科技创新大会,全面增强卫生科教创新和人才队伍建设水平。一要完善创新体制机制。加快建设南京市临床医学研究院、转化医学研究院,构建基础研究、临床研究、转化应用三位一体的科技创新体系,协同高校、科研院所、高新企业等,推进原始创新、集成创新与二次创新,突破一批前沿重大关键技术,应用开展国际国内行业领先技术。二要加快创新成果转化。主动融入我市新医药与生命健康产业发展,推动建立医工贸企研金用一体的创新链,加强与企业产业的合作融合,促进生物医药和生命健康产业加速、迭代发展,促进形成健康新业态。三要激发创新人才活力。加强与国际一流医疗卫生机构合作,选派优秀中青年医务人员赴国内外访学研修,邀请国际知名专家讲学、会诊。鼓励有实力的社会办医疗机构引进高层次人才。引导公立医院设立并逐步提高人才专项经费,用于重点人才的培养引进。四要强化创新载体建设。继续推进临床医学研究中心、第二轮临床医学中心建设,力争建成 1 个国家临床医学研究中心,参与 1—2 个国家科技部与江苏省共建临床医学研究中心项目。启动新一轮实验室、生物样本库等高技术公共服务平台建设,打造国家重点实验室平台。

(三)实施新行动,大力推进健康南京建设。一要实施健康南京行动。贯彻落实《实施健康中国行动推进健康南京建设实施方案》,研究制定 10 大任务实施细则,探索打造健康中国行动"南京模式",支持"健康中国"溧水样本建设,加快推动卫生健康理念、服务方式转变。二要加强健康细胞建设。全市新建各类健康单位 600 个,建成省级健康促进区 2 个,省级健康街道 5 个,全市居民健康素养水平不低于 30%。三要强化健康生活宣传。广泛开展健康教育,推进合理膳食普及行动,开展全市居民营养健康状况、碘营养状况、食物成分监测和膳食结构习惯研究。组织开展全市科普讲师演讲技能竞赛。将健康科普纳入医疗卫生机构和医务人员绩效考核。四要深化新时代爱国卫生运动。全面启动新一轮全国卫生城市迎复审工作,推进

城乡环境整洁行动和市场环境综合整治行动,深化农村厕所革命。加强控烟工作,全市15岁以上人群吸烟率低于22%,无烟党政机关建设全覆盖。增强群众自我防护意识和能力,筑牢常态化防控的社会大防线。

(四)凝聚新动能,坚定不移全面深化医改。一要推进分级诊疗制度建设。协调医保部门发挥医保政策的杠杆作用,推动落实分级诊疗制度,提高基层首诊率。推进省市级医疗中心建设,组织、指导公立医院申报和创建国家、省区域医疗中心。推动涉农区紧密型县域医共体建设,完善医联体章程制定,加强一体化管理。二要完善现代医院管理制度。全力推进公立医院高质量发展,以改革创新为动力,实现公立医院发展方式从规模扩张转向提质增效,运行模式从粗放管理转向精细化管理,资源配置从注重物资要素转向更加注重人力资源发展,推动公立医院进入高质量发展的新阶段。推进现代医院管理制度省级试点,全面开展三级公立医院绩效考核,推进二级及以下公立医院绩效考核,启动妇幼保健机构绩效考核。三要加快"互联网+医疗健康"建设。加大远程医疗服务统筹管理力度,推进远程医疗服务向基层延伸、扩大覆盖。加强区域全民健康信息平台建设,促进医疗机构和公卫机构信息共享,逐步将电子健康档案向签约居民开放。四要健全完善药品供应保障体系。严格执行国家基本药物目录,推动各级公立医疗机构优先配备合理使用基本药物,确保基本药物配备使用品种和金额占比全部达标,不断提高基本药物使用量,逐步形成以基本药物为主导的"1+X"用药模式。五要强化医疗卫生行业综合监管。继续落实行政执法全过程记录等"三项制度",加大"双随机一公开"监督抽检范围,开展部门联合双随机抽查。推进医疗机构依法执业自查,强化信用监管,推进"在线"监测。继续开展医疗服务多元化监管,推进长三角区域卫生监督执法一体化进程,打造专业化、职业化卫生健康执法监督队伍。

(五)迈上新台阶,着力健全公共卫生体系。一要加强疾控体系建设。持续提高监测预警、风险评估、流行病学调查、检验检测和应急处置能力。启动市疾控中心异地新建项目,补齐市、区疾控中心建设短板,全市二级及以上公立医疗机构设置公共卫生科。二要强化疾病预防控制。推动第四轮全国艾滋病示范区创建,探索创新互联网+综合干预、动员检测。完成江宁、浦口区消除血吸虫病考核评估,探索构建学校结核病综合防控新模式。强化疫苗储运和预防接种过程中的质量管理。三要扎实开展卫生应急工作。积极推进卫生应急规范化建设,完善紧急医学救援基地网络,强化部门间和省部属、部队医疗卫生机构间协调联动和信息沟通,提升突发公共卫生事件防控能力,做好重大突发事件紧急医学救援工作。

(六)适应新需求,千方百计改进服务质量。突出解决群众关注的民生问题,提升医疗卫生服务供给水平,不断满足群众全方位全周期健康需要。一要提升医疗服务水平。继续实施改善医疗服务行动计划,实行非急诊全面预约诊疗制度,推进多学科诊疗、分娩镇痛和日间手术等服务开展,积极施行便民服务措施。推进胸痛、卒中、创伤、新生儿和孕产妇五大救治中心建设,提升全市危急重症救治能力。协调医保部门推进医保"脱卡支付",减少就医等待环节与时间,提升患者就医感受,提高市民就医满意度。加强采供血管理,保障临床用血与安全。强化院前急救能力建设,满足市民服务需求。二要优化医疗资源布局。加快优质医疗资源扩容和布局优化,支持新五区创建三甲医院,推进鼓楼医院"紫东院区"、市妇幼保健院丁家庄院区等建设,年内完成市公共卫生医疗中心扩建项目主体工程封顶,进一步增加优质医疗资源供给。三要完善医疗纠纷处置。健全医疗纠纷预防与处置机制,设立一体化受理服务场所,方便患者咨询、投诉,方便医患沟通。依托医疗纠纷调解和医疗责任险赔偿处理两个中心,完善一体化医疗纠纷处理平台,完善医疗风险分担机制,推动"平安医院"建设。

(七)聚力新突破,多措并举夯实基层基础。一要优化完善服务体系。建设5个农村区域性医疗卫生中心,深入开展社区医院示范区建设,推动符合条件的城乡基层医疗卫生机构转设社区医院。扎实开展"优质服务基层行活动",大力培育建设基层特色科室。积极推进家庭医生工作室建设,力争年底前全市家庭医生工作室达250个以上,创建省级家庭医生创新模式试点单位、省级星级家庭医生工作室各4个。开展线上线下联动宣传推广,打造网红特色科室和家庭医生,扩大知名度和影响力。二要加强基层人才培养。实施我市基层卫生人才五年建设计划,推行基层卫生人才"区管乡用"改革试点,动态调整基层医疗卫生机构编制数额,提高乡村医生岗位吸引力。推进基层卫生人员实训基地建设,组织全科医生规范化培训和转岗培训,全市基层医疗机构新招录医务人员全科培训做到应培尽培,市、区两级开展基层医疗卫生机构岗位培训5000人次以上。三要提升基层服务能力。全面提升优质服务基层行活动覆盖率,推动非政府办社区卫生服务中心参与,年内80%的基层机构达到国家基本标准以上,40%达到推荐标准。评定30个市级基层特色科室,推进省级基层特色科室创建。推进基层专家工作室(联合病房)建设,完善家庭医生首席制,促进优质医疗资源下沉。

(八)拓展新局面,不断强化一老一小保障。一要加强托育服务体系建设。新增80家普惠托育机构,完善0—3岁婴幼儿照护服务信息管理平台建设,推动加快形成0—3岁托育机构"一站式"审批准入模式,积极争创首批国家级婴幼儿照护服务示范城市。二要加大妇幼健康保障力度。全面实施育龄妇女两癌筛查、产前筛查、新生儿出生缺陷防治工程,加强危重孕产妇和新生儿救治中心建设,提高救治能力。三要提升老年健康服务水平。支持南京市老年病医院创建三级老年病医院,推动全市二级以上公立综合医院设老年医学科比例超70%,全市新增2家护理院。开展医养结合服务质量提升行动,建立市老年健康及医养结合专家库,做好医养结合示范区、示范机构创建工作。继续开展安宁疗护试点,组织安宁疗护示范机构创建。开展智慧助老行动,推进老年友善医疗机构、老年友好型社区创建活动,努力提升老年人获得感、幸福感和安全感。

(九)激发新活力,大力推进中医药振兴发展。一要加强区域中医医疗中心建设。支持中医医院牵头组建医疗联合体,建立健全融预防保健、疾病治疗和康复于一体的中医药服务体系。二要筑牢基层中医药服务阵地。加大基层中医医疗机构中医药设施和信息化建设投入,推动中医康复技术进社区、进家庭、进机构,全市80%以上社区卫生服务站、村卫生室设立中医阁,为群众提供家门口的中医药服务。三要强化中医文化传承发展。实施"互联网+中医药健康服务",推进智能中医药诊疗示范工程建设,提升我市中医药现代化水平。挖掘和传承中医药宝库中的精华精髓,实施中医药文化传播行动,在全市中小学进一步丰富中医药文化教育。

(十)构建新机制,持续开展安全生产工作。一要深入开展安全生产理论学习。坚持把深入学习贯彻习近平总书记关于安全生产重要论述作为重大政治任务,采取多种形式,学习贯彻党中央、国务院和省市关于安全生产工作的决策部署。开展《中华人民共和国安全生产法》《南京市安全生产"党政同责、一岗双责"暂行规定》等专题理论学习。二要持续推进安全生产专项整治。持续开展全市卫生健康系统安全生产专项整治三年行动,强化督导检查,加大排查力度,对问题隐患持续开展集中整治,实现横向到边、纵向到底的专项整治全覆盖。三要着力构建安全生产长效机制。按照"安全责任到位、安全投入到位、安全培训到位、安全管理到位、应急救援到位"的要求,建立全员、全过程安全生产责任制度,将安全生产责任制覆盖至全部岗位。

四、持之以恒,推进全面从严治党向纵深发展

我们要大力发扬为民服务孺子牛、创新发展拓荒牛、艰苦奋斗老黄牛精神,增强首位意识,扛起首位担当,弘扬"生命至上、举国同心、舍生忘死、尊重科学、命运与共"的伟大抗疫精神,以高质量党建引领保障事业高质量发展。

一是坚定不移把准政治方向。进入新发展阶段,我们必须旗帜鲜明讲政治,牢牢把握正确政治方向,始终在思想上政治上行动上同以习近平同志为核心的党中央保持高度一致。要筑牢忠诚之魂,始终胸怀"两个大局",心系"国之大者",不断提高政治判断力、政治领悟力、政治执行力,教育引导系统干部职工增强"四个意识"、坚定"四个自信"、做到"两个维护",坚定不移听党话、感党恩、跟党走,牢牢掌握意识形态工作主动权,努力打造最讲党性、最讲忠诚、最讲政治的卫健队伍。

二是坚定不移把稳思想之舵。把学习党的十九届五中全会、总书记视察江苏重要讲话精神和关于卫生健康事业发展的重要论述结合起来,进一步领会把握新思想的丰富内涵和实践要求。扎实开展党史学习教育,精准把握"学史明理、学史增信、学史崇德、学史力行"目标要求,做到"学党史、悟思想、办实事、开新局"。把党史学习教育与"不忘初心、牢记使命"主题教育常态化结合起来,与持续深化思想解放结合起来,与落实"十四五"开局之年各项重点任务结合起来,注重方式方法创新,更好地将学习教育过程中激发出来的信念信心、热情激情,转化为攻坚克难、干事创业的具体行动。

三是坚定不移加强公立医院党的建设。按照省卫健委的要求,从今年开始要对上一年度二级以上公立医院党建质量进行考核评价。要以公立医院党建工作质量评价为抓手,进一步推动公立医院党的政治建设、思想建设、组织建设、行风建设、党风廉政建设,促进党建工作与医院业务工作深度融合。今年是换届大年,各级党组织要做好换届选举工作,规范各级党组织设置。开展庆祝建党100周年系列活动,深化"我是党员我先上,做两个'卫士'"主题实践,开展"比能力、看效率,比担当、看作为,比实干、看奉献"活动,激励广大党员干部和医务工作者为民服务作表率、服务发展走在前。

四是坚定不移推进党风廉政建设和反腐败斗争。深入贯彻落实中纪委十九届五次全会及省、市纪委全会精神,深化标本兼治,综合发挥惩治震慑、惩戒挽救、教育警醒的功效,强化"不敢腐"的震慑力、"不能腐"的约束力、"不想腐"的感染力。严格执行中央八项规定及其实施细则精神,坚决防止形式主义、官僚主义隐形变异,持续为基层松绑减负,激励干部担当作为。开展"医德医风建设巩固年"专项活动,在全系统实施组织体系、学习教育、监督管理、满意工程全覆盖。全面梳理排查党风廉政建设风险点,深化医药购销领域突出问题专项整治,严肃查处群众看病就医过程中的微腐败,营造风清气正的政治生态。

同志们,站在"两个一百年"奋斗目标的历史交汇点,承前启后,责任重大。宏伟蓝图已经绘就,光荣使命催人奋进。让我们更加紧密地团结在以习近平同志为核心的党中央周围,在市委、市政府坚强领导下,齐心协力、开拓进取,切实扛起"争当表率、争做示范、走在前列"省会担当,确保"十四五"良好开局,奋力谱写健康南京建设崭新篇章,以优异成绩向建党100周年献礼!

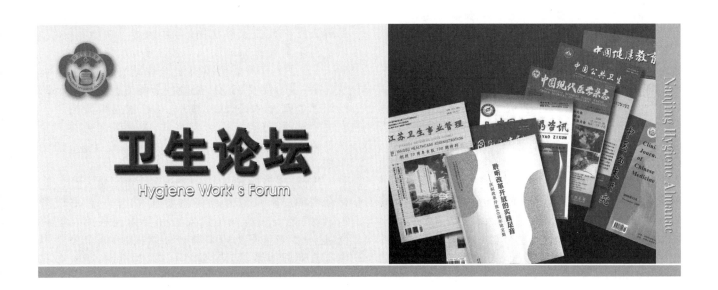

科学组织　精准发力
打赢疫情防控阻击战[①]

方中友

疫情就是命令,防控就是责任。南京市卫健委深入贯彻中央和省市决策部署,持续强化依法防控、科学防控、联防联控,切实守护好人民群众生命安全和身体健康,取得了阶段性成效。全市连续 20 天无新增确诊病例。累计收治确诊病例 93 名,其中年龄最小的病例仅 10 个月,最大的 97 岁。至 3 月 8 日,已全部治愈出院。

同时间赛跑,强化防控体系组织

早在 2019 年 12 月 31 日,武汉发布不明原因肺炎消息之后,我们就内部要求各医院提高警惕,市公卫中心提前做好收治准备。1 月 19 日上午,市卫健委召开新冠病毒肺炎防控工作会议,研判形势、制定方案;1 月 20 日,成立防控工作领导小组,确定 4 家定点收治医院,在全省率先公布 55 家发热门诊。各区卫健委、各直属单位闻令而动,全面投入防控工作;委党委快速反应,第一时间号召党员干部取消春节休假,进入"战时状态",把党旗插在防控一线。按照吴政隆省长在南京调研时要求,立即研究建设市第二医院暴发烈性疾病科楼、医学隔离中心和应急病房。经过十多天奋战,建成了 72 间隔离病房和 31 间医护人员隔离用房,2 月 19 日移交市第二医院并投入使用。

和疫情抗争,强化全域疫情防控

加强流行病学调查。市区两级疾控部门联合公安、通信等部门,运用大数据等手段开展调查,提高流行病学调查的质量和效率。截至 3 月 7 日,共出动流调人员 6685 人次,累计消杀面积约 480 万平方米。市疾控中心病毒实验室实行 24 小时轮班制,坚持样本即来即做,为尽快排查传染源和密切接触者争取了宝贵时间。通过对密切接触者的筛查检测,还提前发现了一些无症状感染者,消除了进一步传染的风险。开展扩大筛查检测。为了给企业复工提供核酸检测筛查服务,特事特办,实施紧急生物安全备案,目前有 7 家医疗机构、6 家第三方检测机构具备检测能力,日检测能力达 20000 份。按照"先重点人群、后一般人群""聚集性疫情与散发疫情"相兼顾的工作原则,分批次开展扩大筛查检测工作。自 2 月 14 日开始扩大筛查检测,累计筛查样本近 50000 例。科学处置聚集性疫情。全市出现多起聚集性疫情,通过多部门联合,运用大数据等手段摸排密切接触者,进行集中隔离医学观察,均得到有效控制。

与病魔较量,强化"南京方案"救治

总结探索了"发现—诊断—治疗—出院健康管理"的"南京模式",得到省医疗救治组的肯定。规范发热门诊,加强发热呼吸道症状病人鉴别诊断,至 3 月 7 日,发热门诊累计收治 30252 人次。南京鼓楼医院等 13 家互联网医院开通"发热筛查门诊"服务,累计接诊 8537 人次。规范转运工作,规范集中收治,对重症患者开展"一人一团队""一人一方案"的精细化救治管理。坚持中西医并重,为集中隔离点的密切接触者发放预防性中药汤剂 4500 余袋。率先加强出院

① 原载 2020 年 3 月 9 日《新华日报》

患者的健康管理,患者出院后遵医嘱在家中休养10—15天,所属社区卫生中心指定家庭医生团队做好出院患者的随访,构建从"发现"到"出院"的救治管理模式。

同心战疫情,强化一线人员关爱

大年三十万家团圆之时,接到上级支援武汉的任务后,南京医护人员没有丝毫犹豫,当晚即组建28人的医疗队,年初一出发奔赴武汉一线。在湖北一线:南京共派出492名医护人员,为全国副省级城市之最。他们在前线争分夺秒抢救病人,创造了一个个奇迹,涌现出一批感人肺腑、催人奋进的先进集体和个人,受到了国家卫健委、人社部的表彰。2月12日,南京市政府率先印发《关于为赴湖北医务人员办好十件实事的通知》,将省部属驻宁医院、市公共卫生医疗中心隔离病区医务人员一并纳入保障范围,对他们的家庭情况全面摸底,建立了1232人的"关爱库",为他们送上暖心包、暖心卡、暖心菜,办理商业保险,倾力帮助解决医护人员家庭吃用、实际困难。在南京一线,市中医院副院长徐辉同志忘我工作,连续奋战18天后,于2月7日凌晨突发疾病抢救无效,倒在抗击疫情的第一线,年仅51岁,被追授全国卫健系统疫情防控先进个人、全国三八红旗手、江苏省疫情防控工作先进个人、江苏省五一劳动奖章、南京市优秀共产党员等荣誉称号。南京医护人员中,有省记大功、记功一批。

当前,疫情防控形势依然严峻,境外输入性风险持续增加。南京卫健委将一如既往,牢记总书记指示,始终把人民群众生命安全和身体健康放在第一位,进一步完善重大疫情防控体制机制,健全公共卫生应急管理体系,坚持"防疫＋"战时机制,坚决夺取疫情防控的全面胜利。

高质量发展卫生健康事业①

方中友

《习近平谈治国理政》第三卷生动记录了党的十九大以来,以习近平同志为核心的党中央,团结带领全党全国各族人民立足"两个大局"、推进"两个革命"、全面建成小康社会的伟大实践,是习近平新时代中国特色社会主义思想的丰富和发展。系统学习《习近平谈治国理政》第三卷,牢牢坚持"人民至上"理念,对于我们不忘初心、牢记使命,奋进新时代、建功新时代,具有十分重要的意义。

筑牢政治根基

《习近平谈治国理政》第三卷为我们应对新形势、新变化、新挑战指明了前进方向、提供了根本遵循。我们要与学习贯彻习近平总书记系列重要指示精神结合,系统学、一体学;要与贯彻落实省市委决策部署要求结合,贯通学、深入学。

深学深悟,坚定践行。党的十八大以来,发展卫生健康事业始终处于基础性地位,同国家整体战略紧密衔接。我们要通过认真学习《习近平谈治国理政》第三卷所蕴含的创新理论,切实增强"四个意识",坚定"四个自信",做到"两个维护"。对标对表,学出坚定信念。要主动从政治责任、政治要求和政治标准上对标对表,做到学思用贯通、知信行统一。要勇于扛起完善重大疫情防控体制机制与健全公共卫生应急管理体系这一重大政治责任,构建强大的公共卫生体系,推进卫生健康事业改革发展,加快健康南京建设,全力维护好人民群众生命安全和身体健康。笃信笃行,学出使命担当。要深入掌握其中蕴含的方法论,学以致用,将核心要义和思想精髓真正转化为深化医改的强大动力,转化为造福群众的务实举措,履行好为人民群众生命健康保驾护航的职责使命。

弘扬抗疫精神

习近平总书记在全国抗击新冠肺炎疫情表彰大会上指出:"中国的抗疫斗争,充分展现了中国精神、中国力量、中国担当。"新冠肺炎疫情发生以来,党中央把疫情防控工作作为最重要的工作来抓,为我们坚决打赢疫情防控阻击战提供了根本政治保证。

弘扬抗疫精神,深刻认识力量来自于党的领导和制度优势。以习近平同志为核心的党中央统筹全局、果断决策,采取最严格、最全面、最彻底的防控举措,全国疫情防控阻击战取得重大战略成果,充分彰显了中国共产党领导和中国特色社会主义制度的显著优势,以及政府主导、公益性主导、公立医院主导的医疗卫生体系的独特优势。我们要按照习近平总书记的重要指示要求,织紧织密"防护网"、筑牢筑实"隔离墙",切实保障公共卫生安全、维护人民健康。弘扬抗疫精神,深刻认识力量来自水滴石穿的艰苦努力。近年来,"健康南京"建设持续全面推进,全市人均期望寿命、婴儿死亡率、孕产妇死亡率三大健康指标均优于世界发达国家平均水平。在省对市高质量发展考核中,卫生健康指标连续两年居全省首位,2019年被评为全省唯一的国家公立医院改革真抓实干成效明显地区。自2003年以来,南京先后成功应对SARS、甲流、人感染禽流感等一系列重大公共卫生事件。在

---

① 原载2020年第21期《群众》(思想理论版)

此次抗击新冠肺炎疫情中,成功实现了患者零死亡、医护零感染,其中患者年龄最大的有97岁,最小的仅10个月,全市疫情防控和医疗救治能力得到了有效检验。弘扬抗疫精神,深刻认识力量来自白衣战士的大爱担当。抗击疫情取得明显成效,离不开全系统干部职工的担当和奉献。11万医卫人员全力投入、冲锋在前,成为抗击疫情的中流砥柱。党旗飘扬在一线、党员冲在一线,24人因表现突出火线入党。先后组织8批515名医务人员驰援湖北,人数居全国省会城市之首,其中党员208名,涌现出了一大批先进典型,以实际行动诠释了崇高的职业精神。

完善应急管理体系

习近平总书记指出,防范化解重大疫情和突发公共卫生风险,事关国家安全和发展,事关社会政治大局稳定。我们要按照习近平总书记重要指示精神和南京市委市政府《关于完善重大疫情防控体制机制 健全公共卫生应急管理体系的指导意见》明确的目标,下决心深化改革,推动各项工作落地见效。

优化体系建设。一是优化信息共享、智能高效的公共卫生应急指挥体系。成立市公共卫生应急管理委员会,统筹应对突发公共卫生事件。二是优化综合协同、灵敏高效的公共卫生监测预警体系。紧紧围绕"四早"目标,不断提升突发公共卫生事件风险决策能力。三是优化城乡兼顾、职责清晰的疾病预防控制体系。四是优化分级分流、平战结合的重大疫情救治体系。五是优化共建共享、综合施策的公共卫生社会治理体系。六是优化精准传播、有效引导的新闻舆论应急体系。

健全体制机制。一是健全协调的快速响应机制。巩固在新冠肺炎疫情防控工作中形成的重大传染病疫情应急响应指挥体系和机制。二是健全顺畅的联防联控机制。强化联防联控、群防群控、协同合作的机制建设。三是健全实用的平战结合机制。建立和完善公共卫生应急培训、演练和应急征用机制。四是健全有效的防控救治机制。进一步完善应急和常态化防控结合的措施与机制。五是健全融合的医防结合机制。完善分工合作、信息共享、应急预案衔接机制,形成合力。

加强能力建设。一是加强公共卫生基础设施建设。新改扩建市疾控中心及实验室,建成区域公共卫生中心实验室。推进省市共建公共卫生医疗中心改扩建工程,建成后将成为全国一流、国际领先的医、教、研、防、管、康"六位一体"国家级区域传染病医疗中心。规范发热门诊和隔离病房建设,加强涉农区的区属综合医院感染性疾病科建设。完善急救网络布局与急救车辆配备。二是加强公共卫生人才队伍建设。三是加强公共卫生体系信息化建设。四是加强公共卫生研究支撑平台建设。全面提升南京应对重大疫情和公共卫生事件的能力。

推动卫生健康事业高质量发展

习近平总书记对"十四五"规划编制工作指示强调,要把加强顶层设计和坚持问计于民统一起来。我们将深入学习《习近平谈治国理政》第三卷,高标准做好"十四五"规划编制,奋力完成全年各项目标任务。

着力抓好常态化疫情防控。深入贯彻国务院联防联控机制电视电话会议精神,切实加强秋冬季疫情防控,做好打持久战的思想和工作准备。加强境外和国内中、高风险地区来宁人员的闭环管控,守好外防输入第一道关口。落实农贸海鲜市场、医院、学校、养老机构、隔离场所等重点场所的各项防控措施。充分发挥医疗机构"哨点"作用,加强院感防控,进一步提升检测能力,为疫情防控提供坚强保障。

着力科学编制"十四五"规划。深入学习习近平总书记重要指示精神,坚定不移贯彻新发展理念。加强组织领导,深入调查研究,在站位全局中找准定位,在识变应变中厚植优势,在问计于民中补齐短板,充分体现走在全省前列的定位和要求,使规划既站高望远又务实管用,符合未来发展方向和人民期盼。

着力深化医药卫生体制改革。落实《深化医药卫生体制改革2020年下半年重点工作任务》,开展全市年度公立医院综合改革效果评价。高质量推进现代医院管理制度、医疗服务多元化监管、社区医院、安宁疗护、医共体、城市医联体、诊所发展等多项国家级试点工作,形成一批可复制推广的"南京经验"。

着力构建优质高效的医疗卫生服务体系。大力推进"一老一小"及互联网医院等民生实事项目,继续实施改善医疗服务行动计划,坚决打赢健康扶贫攻坚战。加快市妇幼丁家庄院区、第一医院河西院区等一批重点项目推进力度,推动各板块三级医院全覆盖,推进紫东地区发展,支持六合、高淳高质量发展。

着力加强党的建设和党风廉政建设。全面落实党委领导下的院长负责制,深入开展"争当维护核心的忠诚卫士,争当人民群众的健康卫士"主题实践活动。弘扬抗疫精神,激励医务工作者永葆初心、践行使命。高质量完成年度工作任务,为夺取疫情防控和经济社会发展双胜利作出积极贡献。

卫生工作纪事
Hygiene Work's Account

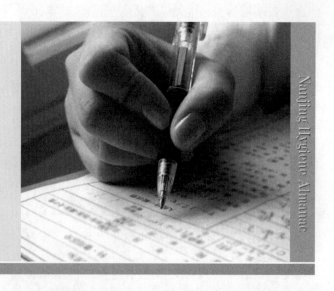

1月5日,由市第一医院及长三角地区三省一市康复医学会共同发起的"长三角康复一体化发展联盟"在南京正式成立。市卫生健康委主任方中友、市科学技术协会副巡视员张坚平出席揭牌仪式。

1月6日,市卫生健康委召开老干部情况通报会。市卫生健康委党委书记、主任方中友通报2019年全市卫生健康工作发展情况及2020年全市卫生健康工作思路。

1月6日,江苏省卫生健康委副主任李少冬一行在市卫生健康委副主任杨大锁陪同下,调研南京市妇幼保健院"省妇幼健康信息系统"建设工作。

1月7日,国家卫生健康委组织以刘治中任组长的专家评审组一行4人对江宁区健康促进区建设工作开展现场评估验收。江宁区区长严应骏,市卫生健康委副主任王安琴,江宁区副区长伏进进,区政协副主席、区卫生健康委主任姜立波陪同评估验收。

1月8日,市卫生健康委召开全市人口监测与家庭发展工作会议。市卫生健康委副主任王安琴出席会议并讲话。

1月8日,召开全市2019—2020年度脑卒中高危人群筛查和干预项目启动培训会议。市卫生健康委副主任杨大锁出席会议并讲话。

1月10日,南京地区高校计生联部分校长座谈会在东南大学召开。市卫生健康委副主任、计生协常务副会长丁小平主持会议。东南大学副校长刘乃丰致辞。

1月15日,在第67届"世界防治麻风病日"暨第33届"中国麻风节"来临之际,市卫生健康委主任方中友、副主任杨大锁会同市民政局、扶贫办、残联、红十字会等部门相关领导到市公共卫生医疗中心看望并慰问麻风休养员。

1月15日,市卫生健康委主任方中友检查市公共卫生医疗中心安全生产工作。市卫生健康委副主任杨大锁、江宁区卫生健康委主任姜立波陪同检查。

1月15日,召开南京市医疗卫生安全专项整治行动工作会议。市政府副秘书长吴秀亮出席会议并讲话。市卫生健康委主任方中友主持会议并讲话。

1月19日,市卫生健康委新型冠状病毒感染的肺炎防控工作领导小组成立,市卫生健康委主任方中友任组长,市卫生健康委副主任王静、王安琴、丁小平、许民生、杨大锁任副组长。

1月20日,江苏省政府副省长马秋林一行赴南京市第一医院慰问并举行座谈会。省政府副秘书长张乐夫、南京市政府副秘书长包洪新、市卫生健康委副主任丁小平等陪同慰问。

1月21日,省、市爱卫办抽查玄武区、鼓楼区冬春季爱国卫生工作开展情况。南京市卫生健康委副主任王安琴参加检查。

1月21日,市卫生健康委召开2019年度卫生健康系统援藏援疆工作总结座谈会,谋划推进新一年的援藏援疆工作。市卫生健康委副主任丁小平出席会议并讲话。

1月22日,市新型冠状病毒感染的肺炎防控工作指挥部正式成立,指挥长由市委副书记、市长韩立明担任,市委常委、宣传部部长陈勇,市委常委、常务副市长杨学鹏,副市长胡万进、蒋跃建、霍慧萍、邢正军任副组长。

1月29日,省长吴政隆前往南京市第二医院(江苏省传染病医院)调研。

2月1日,南京市卫生健康系统召开疫情防控工作电视电话会议,分析当前形势,部署下一阶段防控工作任务。市卫生健康委党委书记、主任方中友主持会议并讲话。

2月3日,市卫生健康委主任方中友一行对六合区新型冠状病毒感染的肺炎疫情防控工作进行督查。

2月4日,国务院应对新冠疫情联防联控机制指导组由国家卫生健康委药政司原司长郑宏带队,督查南京南站和市疾控中心防控工作,南京市副市长邢正军、市卫生健康委主任方中友陪同检查。

2月5日，国务院应对新冠疫情联防联控机制指导组督查南京市第一医院发热门诊、南京市第二医院汤山院区、"爱心宾馆"南京国际博览中心酒店和建邺区兴隆街道奥体社区居民委员会新冠疫情联防联控工作。南京市副市长胡万进，市政府副秘书长吴秀亮，市卫生健康委主任方中友、副主任赵军陪同检查。

2月9日，第五批江苏支援湖北医疗队958人分别从南京禄口机场、无锡硕放机场启程赴湖北。省委书记娄勤俭到南京禄口机场为出发的医疗队队员送行，代表省委、省政府和全省人民向即将奔赴湖北抗击疫情一线的医务工作者表示崇高的敬意，为白衣战士们加油壮行。

2月10日，市中医院与市中西医结合医院派出11名援鄂医务人员参加国家中医医疗队。市长韩立明到南京南站送行并讲话，副市长胡万进参与送行。

2月11日，国务院应对新冠疫情联防联控机制指导组由国家卫生健康委药政司原司长郑宏带队，在省公安厅副厅长、市公安局局长常和平和市卫生健康委副主任王安琴的陪同下，督查南京市鼓楼区宁海路街道山西路社区联防联控工作开展情况；在副市长蒋跃建和市卫生健康委副主任王安琴的陪同下，督查南京市建邺区莫愁湖街道茶亭社区、台积电（南京）有限公司企业复工防控工作。

2月11日，国家中医药管理局发文，对牺牲在抗疫一线的南京市中医院副院长徐辉同志去世表示沉痛哀悼。同日，市委追授徐辉同志"南京市优秀共产党员"称号，号召全市党员干部要以徐辉同志为榜样。

2月13日，包括南京鼓楼医院162人在内的第七批江苏援湖北医疗队集结完毕，启程奔赴湖北省武汉市，全力支援当地开展新冠肺炎医疗救治工作。

2月13日，市卫生健康委党委召开党委（扩大）会议。市卫生健康委党委书记、主任，市卫生健康委疫情防控工作领导小组组长方中友主持会议。

2月14日，市长、市新型冠状病毒感染的肺炎疫情联防联控工作指挥部指挥长韩立明调研南京市疾控中心。

2月17日，市卫生健康委主任方中友调研市儿童医院新冠肺炎防控工作。

2月18日，国务院应对新冠疫情联防联控机制指导组督查南京鼓楼医院疫情防控工作，查看门诊大厅、发热门诊，南京市副市长胡万进和市卫生健康委主任方中友陪同检查。

2月19日，市卫生健康系统召开疫情防控工作电视电话会议。市卫生健康委党委书记、主任，市卫生健康委新型冠状病毒肺炎疫情防控工作领导小组组长方中友主持会议并讲话。

2月24日，第11批江苏援武汉医疗队31人在南京南站集结出征。省卫生健康委主任谭颖、南京市人民政府副市长胡万进、南京市卫生健康委主任方中友前往南京南站为队员送行。

2月24日，南京市卫生健康系统召开疫情防控工作电视电话会议。市卫生健康委党委书记、主任，市卫生健康委新型冠状病毒肺炎疫情防控工作领导小组组长方中友主持会议并讲话。

3月3日，副省长、省疫情防控工作领导小组副组长陈星莺前往南京市公共卫生医疗中心调研。

3月5日，市卫生健康委主任方中友对疫情期间医疗机构院感防控工作进行暗访督查。

3月16日，南京市卫生健康系统召开新冠肺炎疫情防控工作电视电话会议。市卫生健康委党委书记、主任，市卫生健康委新型冠状病毒肺炎疫情防控工作领导小组组长方中友主持会议并讲话。

3月20日，市委常委、市纪委书记、市监委主任刘月科先后赴市第一医院、市中医院，向连日奋战在抗击疫情一线的医务人员表示慰问，实地检查发热门诊管理运行情况，观摩医用耗材阳光监管工作，并听取市卫健委、市医保局负责同志的汇报。

3月24日，国务院应对新冠疫情联防联控机制第七工作指导小组由国家卫生健康委疾控局副局长周宇辉带队，检查南京禄口机场、雨花台区雨花社区卫生服务中心境外输入防疫防控工作落实情况。江苏省副省长陈星莺、省卫生健康委主任谭颖、南京市副市长邢正军、市卫生健康委副主任王安琴陪同检查。

3月24日，市卫生健康委召开全市卫生健康系统新冠肺炎疫情防控工作电视电话会议。党委书记、主任，市卫生健康委新型冠状病毒肺炎疫情防控工作领导小组组长方中友主持会议并讲话。

3月25日，国务院应对新冠疫情联防联控机制第七工作指导小组分别检查南京市疾病预防控制中心和南京市中医院防境外输入工作落实情况，南京市第二医院汤山分院新冠肺炎患者治疗情况。南京市副市长胡万进、市政府副秘书长吴秀亮、市卫生健康委主任方中友陪同检查。

3月26日，市卫生健康委副主任丁小平、一级调研员王克富前往江宁区淳化街道西埠社区，开展结对帮扶调研。

3月29日，中国政府援助委内瑞拉抗疫医疗专家组一行8人从南京禄口机场赴委。专家组由国家卫生健康委组建，江苏省卫生健康委选派，南京市派出南京鼓楼医院重症医学专家顾勤、护理专家陈璐。省卫生健康委主任谭颖、市卫生健康委主任方中友赴机场送行。

4月9日，市卫生健康委、建邺区委区政府领导及部分机关干部到建邺区沙洲街道莲花北苑社区，参加"爱国卫生月"及环境整治提升月志愿者服务活动。

4月9日，市卫生健康委召开高质量发展暨党风廉政建设工作会议，总结回顾2019年工作情况，部署新一年目标任务。委党委书记、主任方中友主持会议。

4月13日，市卫生健康委党委书记、主任方中友赴高淳区调研卫健系统新冠肺炎疫情防控工作。

4月13日，中国政府援助委内瑞拉抗疫医疗组专家平安凯旋。省政府副省长陈星莺、省卫生健康委主任谭颖、市卫生健康委主任方中友到机场迎接。

4月17日，第二轮南京临床医学中心建设启动会在市政府举行。会议由市政府副秘书长吴秀亮主持，胡万进副市长到会并讲话，市卫生健康委、市科技局、市财政局相关领导，市卫生健康委直属单位主要领导和科技部门负责人，第一轮、第二轮临床医学中心负责人参加会议。

4月21日，市卫生健康委党委书记、主任，市卫生健康委新型冠状病毒肺炎疫情防控工作领导小组组长方中友主持召开新冠肺炎疫情防控工作会议，委领导、委直属各医院、市疾控中心、市卫生监督所、委机关各处室负责人参加。

4月24日，市卫生健康委、市档案馆联合举办南京市出生医学证明档案管理工作视频培训会议。市卫生健康委副主任王静出席会议并讲话。

4月29日，南京市安宁疗护试点推进会暨市级安宁疗护指导中心挂牌仪式在鼓楼医院举行。市卫生健康委副主任彭宇竹、赵军，鼓楼医院副院长于成功共同为南京市安宁疗护指导中心揭牌。

4月30日，市卫生健康委召开全市卫生健康系统开展落实安全生产主体责任集中宣讲"春风行动"视频会议，市卫生健康委副主任杨大锁主持会议并讲话。

4月30日，市卫生健康委召开全市卫生健康系统新冠肺炎疫情常态化防控工作电视电话会议。市卫生健康委党委书记、主任，市卫生健康委新型冠状病毒肺炎疫情防控工作领导小组组长方中友主持会议并讲话。

5月12日，市长、市新冠肺炎疫情联防联控工作指挥部指挥长韩立明前往医疗机构、教育部门、养老院、影院等地调研检查全市常态化疫情防控工作，向全市广大护士致以节日祝贺和诚挚问候。副市长、副指挥长胡万进参加，有关疾控专家全程指导。

5月14—15日，市卫生健康委领导带领8个小组采取座谈交流与实地查看相结合方式，对委直属各单位开展安全生产督导检查，重点检查安全生产理论学习、工作部署、责任清单、培训演练、隐患排查等情况，全力推动医疗卫生机构安全生产各项措施落地落实。

5月18日，市委常委、市委统战部部长华静到市卫健系统调研统战工作。

5月19日，市卫生健康委召开市安全生产第五督导（巡查）组进驻市卫生健康委工作汇报会。市安全生产第五督导（巡查）组全体成员，委领导班子成员，各直属单位、委机关各处室主要负责人参加会议。

5月19日，市卫生健康委正式启动全市医疗卫生数据质量专项提升行动，首批行动的南京鼓楼医院、溧水区卫生健康委在市卫生信息中心开展数据治理相关工作。市卫生健康委副主任王静出席活动。

5月21日，市卫生健康委、市爱卫办、市机关事务管理局联合举办的南京市市级机关健康促进项目正式启动。市机关事务管理局二级巡视员宋哲雷、市卫生健康委副主任王安琴出席会议并讲话。

5月21日，伊宁市委组织部副部长王晓强带队，到市卫生健康委交流卫生援疆等工作，市卫生健康委副主任王安琴、丁小平陪同调研。

5月22日，市卫生健康委副主任、市计生协常务副会长丁小平一行到溧水区专题调研计生保险工作。

5月22日，市卫生健康委党委书记、主任方中友赴江宁区调研公共卫生体系建设。

5月28日，市中医院与高淳中医院举行紧密型医联体签约暨南京市中医院高淳分院挂牌仪式。省卫生健康委副主任、省中医药管理局局长朱岷，市卫生健康委主任方中友，高淳区委书记吴勇强、区长刘伟等出席活动。

5月29日，2020年南京市无偿献血工作联席会议召开。

5月29日，在第33个"世界无烟日"来临之际，由市卫生健康委、市爱卫办、市机关事务管理局联合主办，溧水区卫生健康委承办的南京市2020年度"无烟机关"创建工作启动仪式暨培训会议在溧水举行。市卫生健康委副主任王安琴、溧水区委宣传部部长经地生出席活动并讲话。

6月2日，市政协教卫体（文化文史）委员会主任张强一行调研市第一医院河西院区。市卫生健康委副主任赵军陪同调研。

6月10—11日，省卫生健康委体改处处长赵淮跃带队调研南京市公立医院综合改革工作。市卫生健康委二级巡视员许民生陪同调研。

6月12日，南京市召开第32个"爱国卫生月"新闻发布会。市卫生健康委副主任王安琴、市城市管理局一级调研员李鸾鸣、秦淮区副区长王赵海出席会议并分别通报"爱国卫生月"活动情况。

6月12日，南京市计划生育协会召开七届二次理事会暨全市计生协工作大会。会议审议通过七届二次理事会工作报告，调整部分常务理事和理事。省卫生健康委二级巡视员祁爱平出席会议并讲话。市政府副秘书长吴秀亮主持会议。

6月16日，省卫生健康委妇幼健康处处长顾寿永带领专家组一行调研南京市妇幼保健院，专题评审省、市妇幼健康信息系统历史数据迁移工作。市卫生健康委副主任王静参加调研。

6月28日,召开全市2020年上半年妇幼健康工作质量控制反馈会。市卫生健康委副主任王静出席会议并讲话。

6月30日,市卫生健康系统召开庆祝建党99周年暨优秀共产党员抗疫先进事迹报告会。市卫生健康委党委书记、主任方中友出席会议并讲话。

7月3日,省卫生健康委主任谭颖带队对南京市高考疫情防控工作进行现场指导。市卫生健康委主任方中友陪同。

7月10日,市卫生健康委召开全市安全生产第五督导(巡查)组集中督导市卫生健康委反馈意见整改工作动员部署暨开展"百团进百万企业"安全生产宣讲活动大会。市卫生健康委党委书记、主任方中友,副主任杨大锁出席会议并讲话。市卫生健康委一级调研员袁先友主持会议。

7月17日,市卫生健康委召开南京地区卫生健康系统深化文明城市创建工作推进会。市卫生健康委党委书记、主任方中友出席会议并讲话。

7月21日,宿迁市人大常委会副主任赵丽丽一行调研市儿童医院河西院区"互联网＋医疗健康"实施情况。市人大常委会副主任陈华、市卫生健康委一级调研员袁先友陪同。

7月22日,市卫生健康委党委书记、主任方中友赴浦口区调研集中医学隔离场所和核酸检测工作。

7月23日,市计生协联合中国人寿南京分公司召开2020年全市计生系列保险工作会议。市卫生健康委副主任、计生协常务副会长丁小平,市卫生健康委一级调研员、市计生协副会长王克富出席会议。

7月28日,市中医院召开南京市基层特色科室孵化中心南京市中医院脾胃病孵化项目启动会。市卫生健康委副主任杨大锁出席会议。

7月29日,市人大常委会副主任陈华率队视察全市0—3岁婴幼儿照护服务工作。市卫生健康委副主任王静陪同视察。

8月1日,"世界母乳喂养周"宣传活动启动仪式在南京市妇幼保健院举行。江苏省妇幼健康研究会会长洪浩、南京市卫生健康委副主任王静出席活动。

8月11日,市公立医院管理委员会举行第一次全体会议。市长、市医管委主任韩立明出席会议并讲话,副市长、市医管委副主任胡万进参加。

8月14日,市卫生健康委副主任杨大锁前往市疾控中心、市卫生监督所、市急救中心、南京红十字血液中心、南京医学会、市卫生信息中心等6家公共卫生单位,以"强化红线意识 落实安全责任"为主题开展安全生产宣讲活动。

8月17日,市卫生健康委党委书记、主任方中友主持召开2020年全市卫生健康重点工作半年情况推进会。

8月19日,南京市举行庆祝2020年"中国医师节"活动,学习贯彻习近平总书记关于关心爱护医务工作者的重要指示精神,向广大医务工作者致以节日问候和崇高敬意。市长韩立明出席活动。

8月21—22日,市卫生健康委举办全市卫生健康系统安全生产专题培训班。市卫生健康委副主任杨大锁、一级调研员袁先友出席开班仪式。

8月25日,市卫生健康委党委书记、主任方中友调研市第一医院河西院区,市卫生健康委副主任王静、市第一医院党委书记张颖冬等参加调研。

8月21—25日,市卫生健康委副主任王安琴率队对拟创建全国计划生育优质服务先进单位的6个区进行市级评估。

8月26日,市卫生健康委副主任彭宇竹调研市儿童医院河西院区。

8月26—27日,市卫生健康委举办基本公卫妇幼项目培训班,市卫生健康委副主任王静出席并讲话。

8月31日,南京医科大学附属南京疾病预防控制中心签约揭牌仪式暨公共卫生发展论坛在宁举行。

9月3日,市人大常委会副主任陈华带领市人大常委会民生实事项目第八监督组,围绕"提升健康服务水平"民生实事项目到市卫生健康委开展专题视察活动。市卫生健康委副主任王静陪同视察。

9月3日,市纪委监委派驻市卫生健康委纪检监察组组长王晓林赴南京市中医院调研。

9月3—5日,由市总工会、市人力资源和社会保障局、团市委主办,市卫生健康委、市科技教育卫生体育工会联合会承办,市急救中心、江苏卫生健康职业学院协办的2020年度南京市职工职业(行业)技能大赛院前医疗急救技能竞赛在江苏卫生健康职业学院举办。

9月4—5日,市卫生健康委在江宁区举办全市常态化新冠疫情防控与基层卫生服务能力提升研修班。市卫生健康委副主任杨大锁出席并讲话。

9月10日,国家卫生健康委基层司长聂春雷一行调研南京市社区医院和基层卫生信息化提档升级工作。省卫生健康委副主任李少冬、市卫生健康委副主任杨大锁陪同调研。

9月10日,市长、市新冠肺炎疫情联防联控工作指挥部指挥长韩立明主持召开指挥部会议。市委常委、常务副市长杨学鹏,副市长胡万进、霍慧萍、沈剑荣参加。

9月16日,南京市开展2020年江苏省暨南京市新冠肺炎疫情应急处置演练。

9月18日,省中医药管理局批准溧水区、江宁区、浦口区3家区级中医院转设为三级中医医院,结束南京市没有区级三级中医院的历史。

9月18日,市卫生健康委、市爱卫办组织召开2020年度省级健康促进区建设培训会议。市卫生健康委副主任王安琴出席会议并讲话。

9月18日,由市卫生健康委主办、南京明基医院承办的全市医疗卫生机构危险化学品泄漏事故应急救援演练在南京明基医院举行。市卫生健康委副主任杨大锁、一级调研员袁先友出席观摩现场。

9月21—23日，市卫生健康委举办全市老龄健康工作和老龄国情教育培训班。市卫生健康委副主任赵军作开班动员讲话。

9月23日，省卫生健康委副主任李少冬一行调研南京市妇幼保健院丁家庄院区、市儿童医院河西院区建设情况。

9月25日，市公共医疗卫生中心（江苏省传染病医院）扩建项目启动，陈星莺、韩立明、王思源、谭颖、杨学鹏、李世贵、蒋跃建、胡万进等省市领导出席。市长韩立明作重要讲话，副市长胡万进、省卫生健康委副主任李少冬签订省市共建合作协议。

9月25日，南京市举办首届中医药管理培训班，进行《江苏省中医药条例》等相关培训。市卫生健康委副主任杨大锁出席并讲话。

9月27—30日，市卫生健康委领导带领8个小组采取座谈交流与实地查看相结合方式，对委直属各单位及部分社区卫生服务中心开展中秋国庆节前安全生产督导检查。

9月28日，《江苏省中医药条例》宣传贯彻座谈会在宁召开，市人大常委会副主任陈华，市政府副市长胡万进，市卫生健康委主任方中友，市发改委、教育局、科技局、工业和信息化局、财政局、人力资源社会保障局、农业农村局、文化旅游局、市场监管局、医保局等部门相关负责人，有关医院主要负责人在市级分会场参加会议。

9月29—30日，国家卫生健康委基层司在南京市举办全国社区医院建设培训班，市卫生健康委副主任杨大锁作为全国唯一的市级地方代表进行交流发言。

10月10日，市卫生健康委、市安宁疗护指导中心（鼓楼医院）、雨花台区卫生健康委在雨花台区赛虹桥社区卫生服务中心（小行医院）共同举办"南京市2020年世界安宁缓和医疗日"系列活动。市卫生健康委副主任赵军、雨花台区卫生健康委主任褚堂琴参加活动。

10月11日，第二届"健康中国"发展大会暨中医药产教融合发展大会在南京市溧水区开幕。全国政协副主席郑建邦、省政协主席黄莉新出席并讲话。副省长陈星莺主持大会开幕式，中国工程院院士、"共和国勋章"获得者钟南山向大会发来视频致辞。

10月14日，国务院应对新冠疫情联防联控机制督查组在国办督查室一级巡视员刘忠带领下，对鼓楼医院和梅园颐养中心进行现场督查。省卫生健康委副主任周明浩，南京市政府副秘书长吴秀亮，市卫生健康委主任方中友、副主任杨大锁陪同检查。

10月14—15日，2020年度南京市职工职业（行业）技能大赛护士技能竞赛在南京医科大学江宁校区举行，赛事由市总工会、市人社局、团市委主办，市卫生健康委、市科教卫体工会联合会、南京护理学会承办，南京医科大学继续教育学院协办。市总工会党组书记、常务副主席、市大赛组委会主任孙强，市总工会副主席闻庆武，市卫生健康委二级巡视员许民生等出席开幕式。

10月16日，市卫生健康委召开全市卫生健康系统警示教育大会。各区卫生健康委、江北新区卫生健康和民政局主要领导、分管领导，各直属单位党政主要领导及党委（总支、支部）委员、党办主任，驻市卫生健康委纪检监察组全体人员，委机关处以上干部参会。

10月21日，省卫生健康委主任、省老龄委副主任谭颖走访慰问南京市鼓楼区高龄老人和为老服务团队，并送上节日问候和祝福。省卫生健康委副主任邱泽森、南京市副市长胡万进、南京市卫生健康委副主任赵军、鼓楼区副区长冯泉陪同慰问。

10月22日，南京市召开加强医疗机构依法执业工作会议，推进医疗服务多元化监管，落实医疗机构依法执业主体责任。市卫生健康委副主任王安琴出席会议并讲话。

10月23日，市人大常委会副主任陈华率领第一监督组视察0—3岁社区婴幼儿照护服务设施民生实事建设项目，这是今年市人大对建设项目的第四次集体视察。市卫生健康委副主任王静作专题汇报。

10月23日，由南京市总工会、市人社局、团市委主办，市卫生健康委、市科教卫体工会联合会、市儿童医院共同承办的2020年度南京市职工职业（行业）技能大赛儿科应急救援技能竞赛在市儿童医院河西院区举办。省卫生健康委一级调研员、应急办主任顾帮朝，市卫生健康委一级调研员袁先友分别致辞。

10月26日，省督导组听取南京市医疗卫生安全专项整治情况汇报。市卫生健康委党委书记、主任方中友专题汇报安全生产专项整治工作开展情况及下一步工作打算。

10月28日，市卫生健康委党委书记、主任方中友主持召开党委（扩大）会议，学习贯彻习近平总书记重要讲话精神，总结前三季度目标任务完成情况，部署推进各项重点工作。

10月29日，国家卫生健康委召开医疗服务多元化监管试点工作培训总结会。市卫生健康委副主任王安琴出席会议，并进行大会交流。

10月29日，市卫生健康委党委书记、主任方中友赴市卫生信息中心专题调研全市智慧医疗建设情况。

10月30日，市卫生健康委召开迎接市安全生产第五督导（巡查）组巡查工作布置会，市卫生健康委副主任杨大锁出席会议并讲话。

10月30日，市卫生健康委党委书记、主任方中友赴栖霞区调研卫生健康工作。

10月30日，南京地区高校计生联换届大会在江宁区融媒体中心召开。市计生协会长陈礼勤，市卫生健康委副主任、市计生协常务副会长丁小平出席会议。

10月31日,2020年第二十届南京市夕阳红歌会在南京广播电视台演播大厅演出。省卫生健康委副主任邱泽森、市卫生健康委主任方中友分别致辞。

11月3日,由市总工会、市人社局、共青团南京市委共同主办,市卫生健康委、市科教卫体工会联合会、市爱卫办联合承办的2020年南京市健康科普讲师演讲技能竞赛在宁举行。市卫生健康委副主任王安琴、市总工会副主席陈慧男出席开幕式并分别致辞。

11月4日,国家卫生健康委药政司司长于竞进一行调研南京市国家基本药物制度综合试点工作。省卫生健康委副主任兰青、市卫生健康委副主任彭宇竹陪同调研。

11月12—13日,市卫生健康委在溧水区委党校举办2020年全市卫生健康系统党务干部培训班。市卫生健康委党委书记、主任方中友出席开班仪式并作动员讲话。

11月18日,南京市举办南京市职工职业(行业)技能大赛卫生监督技能竞赛。市卫生健康委副主任王安琴出席并致辞。

11月20日,省暨南京市冬季爱国卫生运动现场推进活动在南京市江宁区东山街道举行。省爱卫会副主任、省卫生健康委主任谭颖,南京市爱卫会主任、南京市副市长胡万进出席并讲话,省爱卫会办公室主任、省卫生健康委副主任周明浩出席。

11月20日,由市卫生健康委主办、市级安宁疗护指导中心(南京鼓楼医院)承办的南京市安宁疗护多学科论坛在南京鼓楼医院举行。市卫生健康委副主任赵军出席并致辞。

11月20日,市医改领导小组副组长、副市长胡万进主持召开深化医改工作专题会议。市政府副秘书长吴秀亮,市委编办、市发改委、市财政局、市人社局、市卫生健康委、市市场监督局、市医保局及市医保中心等市医改办成员单位相关负责人参加会议。

11月26日,由市新冠肺炎疫情联防联控指挥部主办,市卫生健康委承办,市疾控中心、南京鼓楼医院、市第二医院协办开展南京市2020年新冠肺炎疫情应急处置演练。市政府副市长胡万进出席并讲话,市卫生健康委主任方中友担任总指挥。

11月26—27日,省卫生健康委、省委省级机关工委、省人力资源和社会保障厅、省总工会联合举办"2020年'优质服务基层行'家庭医生团队感控技能竞赛省级决赛"。南京市卫生院队荣获一等奖,并获省级"五一劳动"奖章;南京市社区队荣获二等奖;2个团队成员均获得"江苏省技术能手"称号;南京市卫生健康委获优秀组织奖。

11月27—28日,市卫生健康委团委在市儿童医院河西院区举办2020年市卫生健康委基层团干部培训班。市卫生健康委党委委员、副主任丁小平,以及委各直属单位分管领导、团组织负责人、各级青年文明号骨干代表等120余人参加本次培训。

11月30—12月1日,由省卫生健康委、省人力资源和社会保障厅主办,省护理学会承办的"江苏省急危重症护理技能竞赛"决赛在江苏卫生健康职业学院举行。全省13个地级市及在宁省属省管医院14支代表队共112名选手参加本次竞赛。经过紧张激烈的角逐,南京护理代表队获团队一等奖、两组个人一等奖。

12月2日,南京鼓楼医院与南京市中心医院签署合作协议,市中心医院正式加入鼓楼医院集团,并挂牌"南京鼓楼医院集团南京市中心医院"和"南京市老年医院"。

12月11日,国家母婴设施建设经验交流会议在南京召开。国家卫生健康委人口家庭司副司长周美林出席会议,南京市卫生健康委副主任王静作典型经验交流发言。

12月14—17日,由广东省职业病防治院、南京市职业病防治院联合主办的2020年全国职业病防治院(所)长联席会议在宁召开。国家卫生健康委职业健康司副司长王建冬、江苏省卫生健康委副主任周明浩、市卫生健康委主任方中友出席会议。

12月18日,市委宣讲团成员、市卫健委党委书记、主任方中友在卫健系统宣讲党的十九届五中全会精神。各直属单位党政主要领导、党办负责人、委机关全体人员参加。

12月24日,2021年江苏老年春晚南京海选展演暨南京第四届"中国人寿杯"老年文艺汇演在南京广播电视台演播大厅演出。此次晚会由市卫生健康委、市老龄办主办,各区老龄办及中国人寿保险公司南京分公司协办。省老龄协会副会长何小鹏、省老龄办专职副主任杨立美出席,市卫生健康委副主任赵军、中国人寿保险公司南京分公司总经理陈建政分别致辞。

12月24日,市卫生健康委召开2020年全市妇幼健康工作指标分析会。市卫生健康委副主任王静出席会议并讲话。

12月28日,市卫生健康委机关党委组织召开2020年机关党组织书记述职评议会。会议由市卫生健康委党委委员、副主任丁小平主持。

12月29日,市卫生健康委主任方中友主持召开委疫情防控领导小组会议,传达学习市委疫情防控领导小组会议精神,部署疫情防控工作。

12月29日,市卫生健康委在江北新区召开妥善处理部分企业退休人员集体访工作座谈会。市卫生健康委副主任王安琴出席并讲话。

12月31日,市卫生健康委召开2020年度直属单位党组织书记抓全面从严治党述职大会。委领导班子成员,市纪委监委派驻纪监组,各直属单位党政主要领导、党委副书记、纪委书记、党办主任、纪委副书记,委机关相关处室负责人参加会议。市卫生健康委党委书记、主任方中友主持召开。

(何福林)

卫生界人物
Outstanding Figures of Hygiene Circles

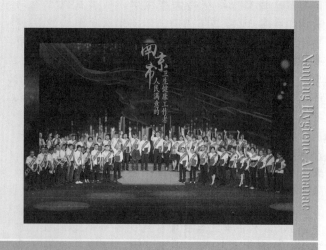

●南京市卫生健康委及有关医疗卫生单位领导名单（现职统计时间截至 2020 年 12 月 31 日）

南京市

党委书记、主任、一级巡视员　方中友

党委副书记、副主任（正局）　彭宇竹（女）

党委委员　穆耕林（正局）

党委委员、副主任（正局）　赵军

党委委员、副主任　王静（女）

副主任　王安琴（女）

党委委员、副主任　丁小平

党委委员、副主任　杨大锁

党委委员、市纪委监委派驻纪检监察组组长　王晓林

二级巡视员　许民生

二级巡视员　王克富

一级调研员　姚敬（女）

一级调研员　袁先友

办公室主任（对外合作交流处处长）　丁森

组织人事处处长　梁颖（女）

规划发展与信息化处处长、一级调研员　毛卫

规划发展与信息化处副处长　徐超

财务处（审计处）处长　仇娅（女）

行政审批服务处（法规处）处长　徐涛

体制改革处处长　李正斌

体制改革处副处长　薛峰

健康促进处处长　杨溢秦

疾病预防控制处处长　李传军

疾病预防控制处副处长、三级调研员　汪振诚

疾病预防控制处副处长　王爱青（女）

医政医管处处长　刘奇志

医政医管处副处长　邱喜林

医政医管处副处长　郭庆华（女）

基层卫生健康处处长　李群（女）

基层卫生健康处副处长　赵宁（女）

卫生应急办公室主任　许燕（女）

科技教育处处长　王倩（女）

科技教育处副处长　徐颖（女）

综合监督处处长　臧茂兰（女）

药物政策与基本药物制度处处长　禹艳平（女）

药物政策与基本药物制度处副处长　张翀（女）

老龄健康处处长　姜玲（女）

妇幼健康处处长　王芳（女）

妇幼健康处副处长　殷方明

职业健康处处长　蔡旭兵

人口监测与家庭发展处处长　许慧（女）

宣传处负责人　岳超

中医处处长　朱春霞（女）

中医处副处长　陈霞（女）

信访与行风建设处处长　叶磊

公立医院管理处处长　储海

市干部保健委员会办公室处长　秦利萍（女）

市老龄工作委员会办公室处长、一级调研员　傅晓红（女）

市老龄工作委员会办公室副处长、三级调研员　范训国

市老龄工作委员会办公室副处长　张颖（女）

机关党委专职副书记　王桂山

离退休干部处处长　尚文甦（女）

正处职卫生健康监察专员　马安民

正处职卫生健康监察专员　李锡培

鼓楼医院

党委书记、院长　穆耕林

第一医院

党委书记　张颖冬

院长　马俊

第二医院

党委书记　张国有（女）

院长　易永祥

南京脑科医院

党委书记　邱家富

院长　刘宏毅

妇幼保健院

党委书记　沈嵘（女）

院长　李萍（女）

儿童医院

党委书记　黄松明

院长　陈宇宁

中医院

党委书记　陈延年

院长　虞鹤鸣

口腔医院

党委书记　王磊

院长 杨旭东
中西医结合医院
　党委书记 刘万里
　院长 施金土
职业病防治院
　院长 王桂珠(女)
　党委书记 李胜
疾病预防控制中心
　主任 周楠(女)
　党委书记 宋伟
卫生监督所
　所长 朱玉斌
　党委书记 崔宁
急救中心
　主任 魏强
　党总支书记 蒋红兵
血液中心
　主任 张春
　党委书记 周慧芳(女)
中华医学会南京分会
　秘书长 林庆龙
　党总支书记 娄景亭(女)
卫生信息中心
　主任 殷伟东
南京计划生育协会
　秘书长 翟国庆(女)
市计划生育药具管理站
　负责人 穆芳(女)
市中心医院
　党委书记 印小荣
　院长 顾平

玄武区
卫生健康委党委书记、主任
　王礼铭
二级调研员 徐正海
副主任、三级调研员 叶冬梅
副主任 王河、周平

三级调研员 周晓光、张建国
四级调研员 孙拥军、钱立、
　相敏

秦淮区
卫生健康委党委书记、主任
　谢钰健(女)
副主任 高仙宏、管金萍(女)、
　李淑文(女)

建邺区
卫生健康委党委书记、主任
　王石城
副主任 刘刚、沈瑜、
　岑岚(女)、石可

鼓楼区
卫生健康委党委书记、主任
　徐昕
副主任 宋志坚、安冬梅(女)、
　庄永忠、徐蓉(女)

雨花台区
卫生健康委党委书记、主任
　褚堂琴(女)
党委副书记、副主任 刘文江
副主任 戴国强、周建华、陈红云
　(女)、夏慧勇

栖霞区
卫生健康委党委书记、主任
　王应松
党委副书记、副主任 焦瑜
副主任 李红(女)

江宁区
卫生健康委主任(区政协副主席)
　姜立波
党委书记、副主任 吕华(女)

副主任 王洪、刘太安、黄朝霞
　(女)、孙海、李民进、王德彪

浦口区
卫生健康委党委书记、主任
　何晓萍(女)
党委副书记、副主任 陈绍翊
副主任 李荣春、周韶谷、王隽隽
　(女)、李龙

六合区
卫生健康委党委书记、主任
　郑强
正处职 崔元江
区红十字会常务副会长、副主任
　张弛
党委副书记 孙丰博
副主任 沈永梅(女)、周华
　(女)、周成林

溧水区
卫生健康委党委书记、主任
　鲁慧荣
副主任 姚民、陈正兵、裘武、
　吴德青

高淳区
卫生健康委党委书记、主任
　陈芸(女)
二级调研员 梁爱林、王小君、
　王铮铮、夏伟、陈小荣

江北新区
卫生健康和民政局党工委书记、
局长 陆小军
副局长 葛飞翔
党工委副书记、纪工委书记
　李建新
正处职 郑斯彦

●全国先进人物

● 徐 辉 生前任南京市中医院党委委员、副院长、副主任医师,新型冠状病毒感染的肺炎防治指挥部副组长和工作小组组长。2020年2月7日,因突发疾病抢救无效离世,享年51岁。2月11日,追授"南京市优秀共产党员"称号。2月16日,追授"江苏省新冠肺炎疫情防控工作先进个人"称号。2月18日,追授"全国三八红旗手"称号。3月4日,被授予"全国卫生健康系统新冠肺炎疫情防控工作先进个人"称号。3月7日,入选"一线医务人员抗疫巾帼英雄谱"。9月8日,被授予"全国优秀共产党员""全国抗击新冠肺炎疫情先进个人"称号。女,汉族,1968年4月生,江苏宜兴人,2001年10月加入中国共产党,1991年7月参加工作,本科学历。2008年,担任秦淮医院院长;2015年,秦淮医院并入南京市中医院任副院长。从事妇产科工作28年,精通妇产科常见病、多发病处治,擅长产科合并症及并发症处理,对于产科危急重症处理及抢救富有经验。2020年,在新型冠状病毒肺炎疫情防治工作中,牵头制订市中医院应急预案和中医诊疗方案,对门急诊预检分诊和发热门诊的流程进行部署安排,组建发热门诊、预检分诊的医疗队伍,设置隔离病房和医护人员休息区,筹集防控物资,协调保障服务。在抗疫一线连续奋战18天后,因突发疾病抢救无效,不幸逝世。先后获南京市"白求恩杯"先进工作者、南京市优秀女医生、秦淮区优秀党员等荣誉称号。
（周莉莉 邵 颖）

● 邱海波 东南大学首席教授、博士生导师,东南大学附属中大医院党委副书记、纪委书记、主任医师。2020年3月,被授予"全国卫生健康系统新冠肺炎疫情防控工作先进个人"称号。2020年9月,被授予"全国优秀共产党员""全国抗击新冠肺炎疫情先进个人"称号。男,1966年10月生,新疆喀什人,1985年7月加入中国共产党。1983年9月,考入南京铁道医学院(东南大学医学院前身),攻读医疗专业;1988年7月,毕业后进入南京铁道医学院附属中大医院工作;1997年7月,中国协和医科大学博士毕业。长期致力于重症医学学科的建立和规范性发展。先后参与2003年非典疫情、2005年四川省猪链球菌病疫情、2008年手足口病疫情、2008年汶川地震、2009年甲型H1N1流感疫情、2010年玉树地震、2011年温州动车事故、2013年H7N9禽流感疫情、2014年"8·2"昆山爆炸事故、2015年"8·12"天津特大火灾爆炸事故、2019年响水爆炸等重大突发公共卫生事件的抢救工作,并多次担任国家医疗专家组组长,为救治重症患者作出重要贡献。2020年,新冠疫情暴发以后,奉命奔赴武汉,作为中央赴武汉指导组专家组成员、国家卫生健康委员会救治专家组成员参与抗疫战斗,制定一系列危重患者的诊疗规范急流程,提出一系列如专家下沉、全国驰援、方舱医院等建议并被采纳,为抗击疫情作出重要贡献。先后入选教育部新世纪优秀人才计划、卫生部有突出贡献中青年专家、国务院特殊津贴专家、江苏省优秀领军人才,先后获全国抗震救灾模范、全国优秀科技工作者、全国师德先进个人、全国卫生计生系统白求恩奖章、全国最美医生、全国医德标兵、卫生部有突出贡献中青年专家等荣誉称号。（黄力维）

● 孙立群 南京医科大学第二附属医院重症医学科副主任、主任医师、教授、硕士生导师。2020年3月,被授予"全国卫生健康系统新冠肺炎疫情防控工作先进个人"称号。2020年9月,被授予"全国抗击新冠肺炎疫情先进个人"称号。女,1972年6月生,山东即墨人。先后就读于青岛大学医学院、南京大学。1996年,参加工作;2011年,博士研究生毕业后入职南京医科大学第二附属医院。从事重症医学临床教学、科研工作近20年,擅长ARDS、脓毒症、休克、重症急性胰腺炎、MODS等重症疾病救治。在国内外期刊共发表论文30余篇,其中SCI10余篇,申报专利2项。2020年,任第一批江苏援湖北医疗队医疗组组长,为当地医院建立一套规范、科学、严谨的工作流程,提高救治效率,做到救护人员零感染。先后获江苏省有突出贡献中青年专家、江苏"最美医务工作者"、江苏省卫健系统新冠肺炎疫情防控先进个人、江苏省"三八红旗手"、江苏"巾帼最美奋斗者"、全国妇联一线医务人员"抗疫巾帼先锋"、江苏省优秀共产党员、"中国好医生、中国好护士"抗疫特别人物等荣誉称号。 （何 涛）

● 史锁芳 江苏省中医院(南京中医药大学附属医院)主任中医师、教授、博士生导师。2020年9月,被授予"全国抗击新冠肺炎疫情先进个人"称号。男,1962年2月生,江苏丹阳人。1981年9月—1986年7月,就读于南京中医学院(南京中医药大学)。1986年8月,进入江苏省中医院工作。从事中医呼吸内科临床、教学、科研工作35年,对许多疑难病症的中医诊疗有独到见解,在全国中医肺系及五运六气领域有较高影响力。研制院内制剂3个、清膏制剂8个。编著《住院医师规范化教材·中医呼吸内科学》《哮喘中医特色疗法》《慢性阻塞性肺疾病中西医结合治疗》等医学专著10余部,出版医学科普书籍13部。发表医学论文160余篇,其中SCI论文5篇,主持上气道咳嗽综合征临床诊疗指南1项。主持国家级课题3项,省级、厅局级课题10余项。获中华中医药学会科学技术二等奖1项,三等奖2项;江苏中医药科学技术一等奖2项,3等奖1项,发明专利7项。先后获江苏省优秀中青年中医临床优秀人才、江苏省"六大高峰"人才、江苏省中医药领军人才、全国优秀中医临床人才、江苏省名中医、教育部长江学者、江苏省人力资源社会保障厅记大功奖励等荣誉称号。

（周恩超　朱志伟　盖峻梅）

●**鲁　翔**　南京医科大学副校长，南京医科大学附属逸夫医院院长、主任医师、教授、博士生导师。2020年9月，被授予"全国抗击新冠肺炎疫情先进个人"称号。男，1960年3月生，安徽和县人。曾任西藏拉萨市人民医院院长、党委书记，南京医科大学第一附属医院（江苏省人民医院）副院长，江苏省妇幼保健院院长，南京医科大学第二附属医院院长。长期从事老年心血管病防治及临床教学科研工作，对老年高血压、冠心病、心肌老化等疾病的研究和临床诊治有较高造诣。先后承担过国家自然科学基金及江苏省省级科研项目多项，发表论著数十篇，培养毕业博士研究生、硕士研究生数十名。享受国务院政府特殊津贴。曾获中国医院协会2012年全国优秀院长、第二届国家名医盛典"国之名医·卓越建树"称号。2020年，担任江苏援湖北疫情防控前方指挥部副总指挥、江苏对口援黄石医疗支援队领队，带领江苏58家医疗机构的310名医护人员前往黄石参与当地疫情防控工作，获江苏省五一劳动奖章。　（范雨舟）

●**刘　云**　南京医科大学第一附属医院（江苏省人民医院）副院长、主任医师、教授、博士生导师。2020年9月，被授予"全国抗击新冠肺炎疫情先进个人""抗击新冠肺炎疫情全国三八红旗手"称号。女，1967年3月生，江苏盐城人。毕业于南京医科大学，获博士学位。承担包括国家重点研发计划在内的国家、部省级项目近20项。发表SCI及核心期刊文章近百篇，主编著作2本。拥有国家发明专利6项，软件著作权35项，获江苏

省科学技术奖二等奖、江苏省医学科技三等奖、江苏信息通信行业科技进步一等奖、南京市科学技术进步三等奖等。先后入选科教兴卫工程优秀医学重点人才，科教强卫工程医学重点人才，江苏省卫生拔尖人才，江苏省"333高层次人才培养工程"培养对象，江苏省"六大人才高峰"培养对象。享受国务院特殊津贴。2020年，获江苏省人社厅和江苏省卫健委新冠肺炎疫情防控记功奖励、江苏省五一劳动奖章，所带领的援武汉重症医疗队获全国卫生健康系统新冠肺炎疫情防控工作先进集体。（施玉燕）

●**黄　茂**　南京医科大学第一附属医院（江苏省人民医院）呼吸与危重症医学科主任、主任医师、教授、博士生导师。2020年9月，被授予"全国抗击新冠肺炎疫情先进个人"称号。男，1961年1月生，江苏泰州人。1978年3月，就读于南京医科大学。1982年起，在江苏省人民医院工作。从事医学教育、科研及临床工作近40年。先后主持和参与国家及部省级课题30余项，发表学术论文200余篇，获省科技进步奖、医学科技奖、新技术引进奖等10余项，申请专利、实用发明10余项，主编6部、参编22部教材、学术专著等，参加中国呼吸病相关指南、专家共识、行业标准制定20余项，获首届中国医师奖、中国呼吸医师奖、恩德思医学科学技术奖（内镜微创名医奖）等。2003年，担任赴内蒙古抗击非典型肺炎医疗专家组组长，诊治患者134例，全部救治成功。2020年，担任江苏省新冠肺炎医疗救治专家组组长，带领专家组建立科学合理和有效的"分层及区"管理模式，建立轻症转重症预警模型，提高治疗合理性和救治成功率，实现江苏省新冠肺炎患者"零死亡"；担任中国政府援助委内瑞拉抗疫医疗专家组组长，获"弗朗西斯科·德·米兰达"国家二组勋章。先后获江苏省五一劳动奖章、

全国五一劳动奖章，获全国职工职业道建设先进个人、江苏省防治非典型肺炎工作先进个人、全国防治非典型肺炎工作优秀共产党员、白求恩式好医生、"国之名医·卓越建树"、江苏省最美医务工作者、江苏省百姓信任的医疗专家、江苏省优秀共产党员、江苏省高校优秀共产党员、江苏省"十佳研究生导师"等荣誉称号。　（黄　茂）

●**杨　毅**　东南大学附属中大医院重症医学科主任、主任医师、博士生导师。2020年9月，被授予"全国抗击新冠肺炎疫情先进个人"称号。女，1968年8月生，重庆江津人，1990年加入中国共产党。1986年9月，考入南京铁道医学院（东南大学医学院前身），攻读医疗专业。1991年，进入南京铁道医学院（东南大学附属中大医院前身）工作。在休克发病机制与治疗研究及器官功能衰竭与功能重建的临床和基础研究有深厚的造诣，对ARDS及脓毒症的免疫调控机制及精准化治疗开展研究。主持国家新药创制科技重大专项、国家自然科学基金面上项目、江苏省重点研发计划专项资金（社会发展）等课题20余项。获中华医学科技进步二等奖、教育部自然科学二等奖、江苏省医学科技进步一等奖，近5年在SCI发表收录文章近百篇，主编及参编专著及重症医学教材11部。多次作为国家级、省级专家组专家参与突发公共卫生事件救援。2020年，担任江苏省新冠肺炎救治专家重症医学组长，先后转战江苏、吉林、黑龙江、新疆。先后获江苏省"五一劳动"奖章、江苏省卫生健康系统新冠肺炎疫情防控工作先进个人、江苏省"三八红旗手"、江苏"最美医务工作者"、江苏省卫生系统人感染H7N9禽流感防治先进个人、医药卫生界生命英雄"科技之星"等荣誉称号。　（黄力维）

●**戚建伟**　南京市第一医院党委

委员、副院长、主任医师、硕士生导师。2020 年 9 月，被授予"全国抗击新冠肺炎疫情先进个人"称号。男，1965 年 5 月生，江苏江阴人。1988 年，毕业于东南大学医学院医疗系临床医学专业，进入南京市第一医院工作。先后任耳鼻喉科医师、主治医师，耳鼻喉科及听力研究室副主任医师，以及耳鼻喉科副主任、科教科主任、教学办公室主任、科教科处主任、院长助理、党委委员、副院长。从事耳鼻喉科临床、教学、科研工作 30 余年，擅长头颈良恶性肿瘤和咽喉疾病的诊治，特别是保留喉功能的喉癌手术、头颈肿瘤切除手术及各类鼻科手术。2020 年，主动请战支援湖北抗击新冠肺炎疫情，任第五批江苏援湖北医疗队南京二队领队、临时党支部书记，江苏援武汉同济医院光谷院区临时党总支副书记。带领南京二队 132 名医务人员连续奋战 52 天，实现患者"零死亡"、医务人员"零感染"、医疗过程"零差错"。和专家组制定的部分危重症救治操作流程，得到国务院联防联控机制（医疗救治组）和国家卫健委的高度认可和推广建议。先后获江苏省卫生健康系统新冠肺炎疫情防控工作先进个人、江苏省"五一劳动"奖章、江苏省优秀共产党员、"南京好人"等荣誉称号。2020 年 9 月，所带领的江苏援鄂医疗队南京二队，获"全国抗击新冠肺炎疫情先进集体"称号。

（曹 艳 胡 婕）

●**梁 茹** 中国铁路上海局集团有限公司南京疾病预防控制所副所长、主任医师。2020 年 9 月，被授予"全国抗击新冠肺炎疫情先进个人"称号。女，1972 年 8 月出生，山东费县人。先后就读于苏州第二卫生学校、南京师范大学（自学英语专科）、山东大学（预防医学函授本科）、南京医科大学（MPH公共卫生硕士）。1992 年，进入徐州铁路卫生防疫站（疾控中心）工作；2010 年，调至上海铁路局（中

国铁路上海局集团有限公司）南京疾病预防控制所；2018 年 1 月，任副所长；2018 年 8 月，被聘为主任医师。从事疾病预防控制工作近 30 年，先后参加相关课题的研究工作和标准评审，先后在中华劳动卫生职业病杂志、中国公共卫生、中国工业医学杂志、江苏预防医学等省部级以上杂志上发表论文近 20 篇。2020 年，新冠疫情突至，参加上海局集团公司首例确诊病例的调查处理等疫情防控工作，妥善安排专业人员进行消毒、业务指导等，未发生聚集性与借铁路传播疫情，获评中国铁路上海局集团有限公司 2020—2022 年学科带头人、铁路抗击新冠肺炎疫情先进个人、铁路抗击新冠肺炎疫情优秀共产党员。

（吴苏明）

●**蒋德升** 东部战区空军医院呼吸内科主任、副主任医师。2020 年 9 月，被授予"全国抗击新冠肺炎疫情先进个人"称号。男，1964 年 9 月生，安徽祁门人。1986 年，毕业于皖南医学院临床医学系；1992 年，毕业于解放军军医进修学院呼吸内科专业，获硕士学位；1992 年，入职解放军第四五四医院（现东部战区空军医院）；2009 年，任呼吸内科主任。从事呼吸内科临床工作 30 余年，有丰富的临床工作经验，擅长呼吸系统感染性疾病、慢性气道疾病、肺部肿瘤的诊治。在 SARS、H1N1、H7N9、禽流感、新冠肺炎等历次突发公共卫生事件中总是冲在第一线，每次都较好地完成任务。作为军队卫生工作人员坚持做好为兵服务，尤其是为基层官兵服务，经常深入基层，到山区、东南沿海及偏远岛屿为官兵巡诊。2014 年，在江苏省第三届"名医民选"活动中被评为"百姓信任的医疗专家"；2015 年，在南京媒体举办的"十科百佳口碑医生"评选活动中被评为十佳呼吸科医生。2020 年，主动报名参加军队援助湖北医疗队，任湖北省妇幼保健院光谷院区感染十科主任，

率领医护人员救治新冠肺炎患者 141 人，治愈率 99%，所带科室被授予"全国抗击新冠肺炎疫情先进集体"称号。

（徐莉萍）

●**廖 辉** 东部战区空军医院皮肤烧伤整形科主任、主任医师、教授、硕士生导师。2020 年 9 月，被授予"全国抗击新冠肺炎疫情先进个人"称号。女，1968 年 3 月生，安徽淮南人。先后就读于安徽医科大学、南京中医药大学。1994 年，进入东部战区空军医院（原空军南京医院、解放军第四五四医院）。从事血液内科临床工作近 30 年，先后开展骨髓脐带血造血干细胞移植治疗恶性血液病、造血衰竭性疾病的基础和临床系列研究，自 2005 年起同时从事病毒性、细菌性等感染性疾病研究。先后主持参与国家级、军区及省级科研课题 9 项，取得科研成果 8 项，江苏中医药科学技术一等奖 1 项，高等学校科学研究科技成果二等奖 1 项，军队科学技术进步三等奖 3 项，军队医疗成果三等奖 3 项。担任《中国输血杂志》编委。发表 SCI 论文 16 篇。出版著作 3 部。2002 年，荣立个人三等功 1 次；2017、2019 年，享受军队优秀专业技术人才三类岗位津贴；2019 年，成为空军高层次科技人才；2020 年，享受军队优秀专业技术人才二类岗位津贴。

（徐莉萍）

●**阳文新** 东部战区总医院秦淮医疗区门急诊科副主任，主任医师。2020 年 9 月，被授予"全国抗击新冠肺炎疫情先进个人"称号。男，1964 年 11 月生，湖南常德人。1983 年 9 月入伍，先后就读于第一军医大学、南京大学医学院研究生课程班。从事心内科、重症医学、急诊临床工作 30 余年，对严重创伤、各种休克、重症感染、多器官功能障碍综合征、重度药物中毒的抢救治疗均已达到国内先进水平。擅长心肺脑复苏术、危重病营养支持、呼吸机应用、血液净化术等。

获军队医疗成果三等奖 2 项。在核心期刊上发表医学论文 40 余篇。曾参加各类演习演练、各种医疗保障 20 余次，多次参加部队巡诊授课、革命老区送医送药，参加并组织非典型肺炎、诺如病毒感染性腹泻、腺病毒感染、甲流、乙流、禽流感、新冠肺炎等疫情防控、治疗工作，先后参加 2002 年汤山毒鼠强中毒患者、2015 年长白街火灾批量伤员、2019 年三条巷墙体坍塌批量伤员等的救治，2019 年参加班戈县人民医院援藏工作。

（阳文新）

● **于成功** 南京鼓楼医院副院长、主任医师、教授、博士生导师。2020 年 11 月，被授予"全国先进工作者"称号。男，汉族，1965 年 10 月生，江苏南京人，中共党员。先后就读于新乡医学院、山东医科大学、上海第二医科大学。1997 年，进入南京鼓楼医院工作。2003—2005 年，在哈佛大学医学院从事博士后研究工作；2011—2012 年，援疆期间任伊宁市人民医院副院长；2013—2017 年，先后任南京鼓楼医院集团仪征医院副院长、院长；2018 年起，任南京鼓楼医院副院长；2020 年，作为江苏第五批援湖北医疗队南京一队领队支援武汉。从事临床内科学医教研工作 30 年，主要从事胃肠疾病的诊疗工作。先后主持国家自然科学基金等课题 15 项，获得科技成果奖 3 项，发表学术论文 173 篇，其中 SCI 论文 24 篇。培养研究生 70 余名，主编《消化系肿瘤学》《消化内镜诊疗关键》《消化道狭窄与梗阻性病变的内镜治疗》《溃疡性结肠炎——中西医的过去、现状与未来》等专著。2012 年，获新疆伊犁州卫生援疆先进个人、伊宁市援疆优秀专业技术人员、伊宁市优秀共产党员、南京市卫生局优秀共产党员等称号；2013 年，获新疆维吾尔自治区"优秀援疆干部人才"称号；2015 年，获扬州市优秀科技工作者称号；2017

年，获江苏省"五一劳动"奖章。享受国务院政府特殊津贴。

（施利国）

● **沈卫民** 南京市儿童医院小儿整形外科主任、主任医师、副教授、医学博士、硕士生导师。2020 年 11 月，被授予"全国先进工作者"称号。男，1963 年 1 月生，江苏南通人，中国农工民主党党员。先后就读于内蒙古医学院、苏州大学。1985 年，进入南京市儿童医院工作；2008 年，调任南京市儿童医院烧伤整形科主任、外科行政主任。从事小儿外科和小儿整形外科临床工作 30 多年，擅长治疗新生儿唇腭裂、颅面畸形如颅内外联合径路治疗眶距增宽、儿童面裂畸形和半侧颜面发育不全、后斜头畸形和各种颅缝早闭引起的斜头、中面部发育不全等。在儿童大面积烫伤等皮肤缺损干细胞移植治疗、应用 3D 技术为临床服务，在颅面畸形、儿童及新生儿小下颌整形外科手术治疗等方面全国领先。是国内小儿整形外科的领军人物和国内血管瘤脉管畸形的领军人物。先后在国内外期刊发表论文 200 余篇，其中 SCI 论文 30 余篇，中华级文章 90 余篇，著作和参编著作 8 部，获省、市新技术引进奖 14 项，获得国家专利发表 30 余项。2012 年，获评南京地区十佳医师、江苏省百名医德之星；2013 年，获评"江苏省我最喜爱的健康卫士"，获中华医师协会微创与整形成就奖、南京市五一劳动奖章；2015 年，获评南京市劳动模范；2016 年，获评江苏省劳动模范，获荣耀医者"金柳叶刀奖"；2017 年，获评国家卫健委先进工作者。

（钱 昆 姚银莹）

● **黄英姿** 东南大学附属中大医院副院长、主任医师、博士生导师。2020 年 9 月，被授予"抗击新冠肺炎疫情全国三八红旗手"称号。女，1975 年 3 月生，湖南湘潭人。先后就读于南京铁道医学院、东南

大学。1998 年，进入南京铁道医学院附属医院工作；2019 年，任东南大学附属中大医院副院长。从事重症医学与急诊工作、教学 20 余年，主要研究方向为严重感染/MODS 发病机制与治疗的临床和基础研究，主持国家自然科学基金面上项目、江苏省重点研发计划（社会发展）项目、江苏省自然科学基金面上项目，参与省级以上科研课题 10 余项。获教育部自然科学二等奖 1 项，中华医学科技进步二等奖 1 项，江苏省科技进步二等奖 1 项。发表论文 20 余篇。主编重症医学专著 2 部，参编论著、教材 8 本。2020 年，担任江苏支援黄石医疗救治（专家组）组长，湖北省黄石市新型冠状病毒肺炎疫情防控指挥部医疗救治专家组组长、湖北省黄石市鄂东医疗集团市中心医院副院长、党委委员（挂职）完成抗疫任务，先后获江苏省人社厅和江苏省卫健委新冠肺炎疫情防控"记功"奖励、江苏省五一劳动奖章、江苏省十佳"五一巾帼奖"、2020 年江苏省有突出贡献中青年专家、江苏省优秀共产党员、"中国好医生、中国好护士"抗疫特别人物等称号。

（黄力维）

● **乔 莉** 南京医科大学第一附属医院质量管理处副处长，急诊医学博士、主任医师、副教授、硕士生导师。2020 年 9 月，被授予"抗击新冠肺炎疫情全国三八红旗手"称号。女，1977 年 2 月生，江苏南京人。先后在南京医科大学完成学士、硕士、博士阶段学习；2014 年，于美国佐治亚医学院进修急诊；2000 年，进入江苏省人民医院工作；2019 年，在江苏省人民医院溧阳分院担任急诊科兼 ICU 科主任。从事急诊工作 20 余年，主要从事多脏器功能衰竭、急性感染、急性中毒、疑难重症等急危重症的救治。参与国家和省级课题 8 项，睿 E（睿意）急诊医学研究专项基金 1 项；获江苏省医学新技术引进

二等奖、一等奖各 1 项；软件著作权 4 项；实用型专利 4 项；发表核心期刊论文近 30 篇。2020 年，参加江苏省第 7 批、江苏省人民医院重症医疗队第 5 批援武汉医疗队，先后担任武汉市第一医院重症监护病房行政副主任、武汉市金银潭医院南 6 重症监护病房医疗组长，获江苏省人社厅和江苏省卫健委新冠肺炎疫情防控"记功"奖励。

（乔 莉）

●张园园 江苏省中医院科护士长、副主任护师。2020 年 9 月，被授予"抗击新冠肺炎疫情全国三八红旗手"称号。女，1980 年 4 月生，江苏徐州人。先后就读于南京中医药大学、南京医科大学。2001 年，进入江苏省中医院工作；2011 年，任病区护士长；2019 年，任科护士长。从事中医临床护理工作 20 年，致力于发挥中医护理在疾病治疗和康复中的优势作用。先后发表论文十余篇，参与厅局级课题 3 项，主持院级课题 3 项，参编教材《实用中医护理学》《护理管理学》。2016 年，成为全国首届中医护理骨干人才；2017 年，成为江苏省骨科专科护士。2020 年，在武汉方舱工作期间积极开展中医护理技术和导引功法，为促进新冠肺炎患者康复贡献力量。（张园园）

●王 慧 江苏省中西医结合医院主任医师、感染性疾病科副主任。2020 年 9 月，被授予"抗击新冠肺炎疫情全国三八红旗手"称号。女，汉族，1968 年 6 月出生，江苏南京人。1991 年 7 月，毕业于新疆医科大学临床医学院医疗系，分配至昌吉州人民医院工作；2017 年 12 月，调任江苏省中西医结合医院工作。从事内科临床工作 30 年，致力于感染性疾病的诊治、发热疾病的鉴别诊断、抗菌药物的合理应用及各种细菌、真菌、病毒性疾病的诊治。2020 年，带领医务人员开展发热门诊的工作，尤其是新型冠状病毒肺炎疑似病例的筛查工作，不断完善工作流程，精益求精，防控成效显著。2020 年 7 月，获栖霞区抗疫先锋称号；2020 年 10 月，所带领的发热门诊获江苏省抗击新冠肺炎疫情先进集体。

（王 慧）

●陶连珊 南京医科大学第二附属医院主任护师、副教授、硕士生导师、大内科护士长。2020 年 9 月，被授予"抗击新冠肺炎疫情全国三八红旗手"称号。女，1970 年 2 月生，江苏南京人。毕业于南京医科大学。1989 年，进入南京医科大学第二附属医院工作。从事临床护理一线工作 30 余年，先后主持参与江苏省卫生厅、南京市卫生局和南京医科大学课题 10 余项，申请专利 2 项。先后发表学术论文近 30 余篇，参编《实用临床护理三基》等书籍 2 部。先后获评南京医科大学、南京中医药大学、南京卫生学校等优秀带教老师。2020 年，作为江苏省第一批援湖北医疗队员在武汉奋战，先后获江苏省委宣传部"最美优秀工作者"、江苏省人社厅和江苏省卫健委新冠肺炎疫情防控"记功"奖励、江苏省妇联"最美巾帼奋斗者"称号等荣誉。

（陶连珊）

●李 林 南京市第一医院健康管理中心护士长，副主任护师、讲师。2020 年 9 月，被授予"抗击新冠肺炎疫情全国三八红旗手"称号。女，1986 年 8 月生，江苏连云港人，中共党员。本科毕业于四川大学华西临床医学院护理系，于南京医科大学取得护理学硕士学位。2008 年，进入南京市第一医院工作，从事内科护理、老年科护理和护理管理。先后主持参与省市、院校级课题 5 项，以第一作者发表论文 7 篇，获实用新型专利 3 项。2020 年，作为江苏援湖北医疗队南京二队队员，担任南京二队整建制接管同济医院光谷院区 E1－5 重症病区的感控负责人。根据新冠重症病区特点，对照防控规范，创新设置感控岗位并制定了岗位职责，对 132 名队员分批次开展感控和穿脱防护服培训，开展持续督查，建立院感台账。成立医疗队保障分队，保证队员安全，协助医疗队创造"零感染"的成绩，获江苏省人社厅和江苏省卫健委新冠肺炎疫情防控"记功"奖励、南京市"三八红旗手"、江苏省卫生健康行业优秀共产党员等荣誉称号。

（曹 艳 胡 婕）

●魏 嘉 南京鼓楼医院主任医师，教授，南京大学临床肿瘤研究所副所长，博士生导师。2020 年 4 月，获第 24 届中国青年五四奖章。女，1983 年 1 月生，四川绵阳人。于南京大学获得医学博士学位，曾公派赴西班牙加泰罗尼亚肿瘤研究院接受博士联合培养。2008 年，进入南京鼓楼医院工作；2019 年，南京鼓楼医院肿瘤中心副主任。从事肿瘤内科工作 10 余年，专攻恶性肿瘤"个体化治疗"研究方向。先后主持参与国家、部省级课题 20 项，获教育部科技进步奖等国家及部省级科研奖项 14 项、江苏省杰出青年基金等人才称号，申请国家专利发明 2 项。先后发表学术论文 120 余篇，其中在肿瘤界高影响力杂志上发表 SCI 文章 80 余篇。主编肿瘤个体化治疗中英文专著 4 部，参编肿瘤学中英文专著 6 部。先后获"中国肿瘤青年科学家"称号、"人民好医生"（胃癌领域）金山茶花·杰出贡献奖、吴孟超医学青年基金奖等。

（施利国）

●王 清 南京鼓楼医院护理部副主任、主任护师、硕士生导师。2020 年 3 月，被授予"全国卫生健康系统新冠肺炎疫情防控工作先进个人"称号。女，1983 年 12 月生，江苏南京人，中共党员。先后就读于南京卫生学校、南京医科大学、南京中医药大学。2002 年，进入南京鼓楼医院工作；2014 年，担任神经内科病区护士长；2018 年，任南京鼓楼医院护理部助理;2020年,任护理部副主任。从事神经系统疾病护理与护理管理、急性脑卒中患者早期康复护理、吞咽障碍患者喂养管理、互联网＋护理服务等领域近20年。先后主持国家自然科学基金1项,省级课题2项,市级课题和中央部属高校等课题4项;取得科研成果20余项,申请实用新型专利2项,先后发表学术论文20余篇。先后获评南京鼓楼医院"优秀护理人员"、南京鼓楼医院先进个人、南京市卫生青年人才(第三层次)、南京鼓楼医院学科学术后备人才。2020年,作为江苏省第五批援鄂医疗队南京一队的护理领队驰援武汉,获江苏省人力资源社会保障厅记大功奖励、江苏省"三八红旗手"、南京市"三八红旗手"等称号。　　(施利国)

●杨永峰　南京市第二医院副院长、主任医师、博士生导师。2020年3月,被授予"全国卫生健康系统新冠肺炎疫情防控工作先进个人"称号。男,1972年9月生,河南安阳人。先后就读于新乡医学院、中南大学湘雅医学院。1996年,进入河南安钢总医院工作;1999年,于中南大学湘雅医学院硕博连读,历任住院医师、总住院医师、主治医师;2004年起,于南京市第二医院工作。从事医疗卫生20多年,精通肝脏疾病的临床、病理及影像诊断,擅长疑难肝脏疾病的诊治。先后主持国家自然科学基金、江苏省科技厅临床医学专项等课题10项。获江苏省科技进步奖1项、南京市科技进步奖2项、江苏省医学新技术引进奖8项等。发表第一或通信作者论文90余篇,其中SCI论文收录20篇,中华级23篇。先后参加2007年人感染高致病性禽流感(H5N1)、2009年甲型H1N1流感、2013年人感染H7N9禽流感等的救治。2015年,任医疗救治副队长赴西非疫区抗击埃博拉出血热;2020年,作为省队专家赴武汉支援,担

任武汉开发区体育中心方舱医院二舱副院长,获江苏省人力资源社会保障厅记大功奖励,被授予"江苏最美人物—最美医护工作者"称号。　　　　　　　　　　(李萍)

●吴林珂　南京市第一医院呼吸内科805A区护士长、主管护士、讲师。2020年3月,被授予"全国卫生健康系统新冠肺炎疫情防控工作先进个人"称号。女,1985年10月生,江苏新沂人。毕业于昆明医学院,2007年进入南京市第一医院工作。从事临床护理工作14年,多次在南京市举办技能竞赛中获奖,刻苦敬业,积极创新。工作期间发表文章15篇,其中核心期刊2篇,申请实用新型专利2项。2020年,作为江苏省第五批援鄂医疗队南京二队队员支援武汉同济医院光谷院区E1-5病区(重症病区),获江苏省人力资源社会保障厅记大功奖励,被评为江苏省"三八红旗手"、南京市"三八红旗手"。(曹艳　胡婕)

●谷伟　南京医科大学附属南京医院(南京市第一医院)主任医师、教授、硕士生导师。2020年3月,被授予"全国卫生健康系统新冠肺炎疫情防控工作先进个人"称号。男,1964年11月生,江苏淮安人。毕业于南京铁道医学院。1998年,进入南京市第一医院呼吸与危重症医学科工作;2012年6月,担任南京市第一医院呼吸与危重症医学科主任。从医36年,擅长肺癌的早期诊断及规范化治疗、呼吸慢病管理。承担国家及省部级课题10余项,发表SCI、中华级及核心期刊论文70余篇,多次获省、市新技术引进奖和南京市科技进步奖。2020年,参加江苏第五批援鄂医疗队南京二队,接管武汉同济医院光谷院区E1-5F新冠重症病房,担任病区主任,奋战52天,收治重症患者88人,其中危重症患者7例。先后获江苏省第三届"名医民选"百姓信任的医疗专

家称号,中国医师协会、白求恩研究会颁布的"第四届白求恩式好医生"称号,江苏省人力资源社会保障厅记大功奖励、南京市优秀共产党员。　　　　　(曹艳　胡婕)

●陈文森　南京医科大学第一附属医院(江苏省人民医院)感染管理处副处长、主任医师、副教授、硕士生导师。2020年3月,被授予"全国卫生健康系统新冠肺炎疫情防控工作先进个人"称号。男,1981年10月生,江苏镇江扬中人。先后就读于南京医科大学、西安交通大学。2008年8月,进入江苏省疾病预防控制中心工作;2013年6月,调至江苏省人民医院工作。长期从事感染预防与控制,传染病疾病控制及流行病学研究。主持省部级课题5项,以第一或通讯作者身份发表SCI及核心期刊论文40篇。主编和主译论著5部,副主编1部。专利2项。2014年12月—2015年2月,受国家卫健委委派赴塞拉利昂抗击埃博拉出血热疫情。2015年,获评江苏省卫健委"援塞抗疫先进个人";2016年,获选美国医疗与保健流行病学协会(SHEA)"国际大使";2017年,获评科学感控优秀基层实践者、全国医院感染管理优秀青年学者;2020年,作为中央指导组医疗救治组感控专家参加武汉新冠疫情防控和医疗救治,受国家委派参加新疆乌鲁木齐、山东、河北(石家庄)新冠疫情防控和医疗救治,获江苏省人力资源社会保障厅记大功奖励、江苏青年五四奖章。　　　　　(陈文森)

●陈旭锋　南京医科大学第一附属医院(江苏省人民医院)急诊医学科行政副主任、主任医师、教授、博士生导师。2020年3月,被授予"全国卫生健康系统新冠肺炎疫情防控工作先进个人"称号。男,1978年11月生,中共党员,江苏宜兴人。毕业于南京医科大学。2002年,进入江苏省人民医院工

作。从事急诊临床工作 20 年，熟悉临床一线各种急救技术，尤其在 ECMO 技术救治方面。主持和参与国家自然科学基金等课题 10 余项，发表论文 80 余篇，申请国家级专利 8 项，获江苏医学科技奖、江苏医学新技术引进奖等奖项 5 项。先后入选江苏省"333"第三层次人才、江苏省"六大人才高峰"培养对象、首届江苏省"科教强卫工程"青年医学人才，获"中国好医生中国好护士"（江苏专场）先进典型代表、感动中国·江苏十大感动人物、江苏省优秀共产党员、江苏省五四青年奖章、中国医师协会急诊医师分会"急诊中坚"优秀急诊医师等称号。先后参加抗击 SARS、5·12 汶川地震、3·12 响水爆炸、10·13 无锡爆燃等重大突发公共卫生事件医疗临床救治。2020 年，作为队长兼党支部书记带领国家（江苏）紧急医学救援队赴武汉抗击新冠疫情，从方舱医院建设到危重病人救治，先后在武汉 5 家医院抗击新冠疫情长达 82 天，并作为留守武汉 20 名国家督导专家组成员，战斗到最后，获江苏省人力资源社会保障厅记大功奖励。

（陈旭锋）

●周 静 南京医科大学第一附属医院（江苏省人民医院）主任医师、副教授、硕士生导师。2020 年 3 月，被授予"全国卫生健康系统新冠肺炎疫情防控工作先进个人"称号。女，1972 年 1 月生，江苏南京人。先后就读于南京铁道医学院、南京医科大学。1994 年 8 月，进入江苏省人民医院工作。从事老年重症医学医教研工作近 20 年，主要研究方向为老年多器官功能障碍和老年重症感染，先后主持、参与部省级课题 3 项，先后发表学术论文 10 余篇。2020 年，作为江苏省人民医院第一批援鄂医疗队队长、第三批江苏援湖北医疗队医疗组组长，转战武汉华中科技大学同济医学院附属同济医院中法新城院区和武汉市肺科医院

ICU，出征 71 天，创造 2 个病区"零死亡"，获江苏省人力资源社会保障厅记大功奖励，获评江苏省"三八红旗手"。

（周 静）

●胡大玲 南京医科大学附属逸夫医院老年医学科护士长、副主任护师、副教授。2020 年 3 月，被授予"全国卫生健康系统新冠肺炎疫情防控工作先进个人"称号。女，1985 年 4 月生，安徽合肥人。先后于解放军第 901 医院、安徽省省立医院、南京市明基医院学习工作。2015 年，进入南京医科大学附属逸夫医院老年医学科工作。从事护理工作 14 年，擅长危重患者的护理。2020 年，参加第三批江苏省援湖北医疗队，任南京医科大学附属逸夫医院第二批医疗队护理组组长，先后在武汉华中科技大学同济医院中法新城院区、武汉肺科医院参与救治工作，入选全国三八红旗手集体，获江苏省人力资源社会保障厅记大功奖励，获评江苏省"三八红旗手"、江宁区"巾帼抗疫先锋"。

（范雨舟）

●施姣娜 南京医科大学附属逸夫医院护理部副主任、主任护师。2020 年 3 月，被授予"全国卫生健康系统新冠肺炎疫情防控工作先进个人"称号。女，1983 年 2 月生，浙江慈溪人。先后就读于嘉兴学院医学院、杭州师范大学。2005 年，进入浙江省慈溪市人民医院工作；2016 年，调入南京医科大学附属逸夫医院。从事临床护理、护理管理及护理教学工作 15 年。先后主持参与课题 5 项，其中一项荣获南京医科大学康达学院教育研究课题评比二等奖，发表相关论文 10 余篇。申请专利发明 1 项，实用新型专利 7 项。2018 年，获评南京医科大学优秀临床教师；2019 年，获评南京医科大学优秀临床教学管理干部；2020 年，获江苏省人力资源社会保障厅记大功奖励，获评 2019—2020 学年江苏护理职业学院优秀实习带教老师、

南京医科大学康达学院护理学专业临床教学先进个人、湖北省武汉市汉南区"党员先锋""白衣卫生"称号、湖北省政府"最美逆行者"称号、江苏省"三八红旗手"、江宁区"巾帼抗疫先锋"。

（范雨舟）

●虞文魁 南京鼓楼医院主任医师、门急诊党委书记、创伤中心主任、教授、博士生导师。2020 年 3 月，被授予"全国卫生健康系统新冠肺炎疫情防控工作先进个人"称号。男，1975 年 8 月生，浙江金华人。先后就读于东南大学医学院、南京大学医学院。2005 年，至南京军区南京总医院（现东部战区总医院）工作；2008 年 12 月—2009 年 12 月，为德国洪堡大学医学院普外、内脏及肝脏器官移植中心访问学者；2008—2014 年，任南京大学医学院副教授、硕士研究生导师、副主任医师、主任医师；2014 年，任南京大学医学院教授、博士研究生导师；2017 年，任南京鼓楼医院主任医师。主要从事重症患者的高分解代谢、严重创伤救治、急性胃肠功能障碍等基础和临床研究。2020 年，作为医疗组长，参与武汉同济医院光谷院区的重症患者救治。先后以课题第一负责人身份承担国家自然科学重大科研仪器研制项目、基金面上项目、青年基金项目、江苏省社会发展重大项目各 1 项，承担全军"十二五"重大项目子课题（负责人）2 项，获江苏省自然科学基金等。曾获教育部自然科学一等奖、江苏省医学会医学科技一等奖、教育部科技进步二等奖各 1 项，中国人民解放军医疗成果二等奖 3 项等；发表论文 127 篇，其中 SCI 论文 45 篇；获得授权发明专利 2 项、实用新型专利 12 项。2011 年，入选江苏省"十二五"医学重点人才；2016 年，入选江苏省"科教兴卫工程"优秀医学重点人才、"十三五"医学重点人才、江苏省第五期"333"高层次人才；2020 年，获江苏省人力资源社

会保障厅记大功奖励。（施利国）

● **潘　纯**　东南大学附属中大医院重症医学科主任医师，硕士生导师。2020年3月，被授予"全国卫生健康系统新冠肺炎疫情防控工作先进个人"称号；2020年4月，获第24届"中国青年五四奖章"。男，1982年1月生，江苏徐州人。就读于东南大学医学院，2005年进入东南大学附属中大医院工作。发表SCI论文6篇，单篇最高影响因子17分，主持国家自然基金青年基金1项，江苏省重点实验室课题2项，参与编写5部重症医学相关专著。2017年，参与获得中华医学科技奖二等奖和江苏省科技进步奖一等奖。（黄力维）

● **李　军**　南京医科大学第一附属医院（江苏省人民医院）感染病科主任医师、教授、博士生导师。被委内瑞拉授予"弗朗西斯科·德·米兰达"二级勋章。2020年8月，获第12届"中国医师奖"。女，1961年4月生，江苏南京人。就读于南京医科大学，获得医学学士、硕士和博士学位。1982年，进入江苏省人民医院感染病科工作。先后主持完成国家自然科学基金、国家"重大科技专项"子项目及省厅级研究课题10余项，获江苏省科技奖和医学新技术引进奖10余项，国家发明专利4项，实用新型专利5项。担任主编及副主编，出版专业书籍和科普读物10余部。先后获江苏省三八红旗手、江苏省抗击非典先进个人、第三届江苏省百名医德之星、江苏省高校优秀共产党员、江苏省优秀医学人才、江苏省抗疫先进个人、第五届江苏省"十大医德标兵"、江苏省"十行百星巾帼医卫之星"、"敬佑生命，荣耀医者专科精英奖"、中国医师协会感染科医师分会"杰出抗疫先锋"、中华医学会感染病分会"2020抗击新冠疫情突出贡献奖"等称号。（李军）

● **肖永龙**　南京鼓楼医院呼吸与危重症医学科行政主任、主任医师、教授、硕士研究生导师。2020年8月，获第12届"中国医师奖"。男，1964年9月生，江苏盐城人。1988年，获南京医学院学士学位；1997年，获南京医科大学硕士学位。1988年8月起，在南京大学医学院附属鼓楼医院呼吸科工作。在临床、教学和科研一线工作32年，主要专业特长是间质性肺病、呼吸罕见病、睡眠呼吸障碍及肺小结节鉴别诊断等疑难杂症诊治。2010年，在国际上首先报告职业性铟尘暴露相关性肺泡蛋白沉积症病例。2012年，获美国疾控中心邀请做铟相关职业性肺病专题学术报告。2018年，获邀成为首届中国罕见病联盟成立发起人，担任2019年首届罕见病联盟呼吸病分会常委。先后发表65篇专业论文，其中35篇为SCI类论文。（施利国）

● **逝世人物**

● 王一镗　中国现代急诊医学和灾难医学事业奠基人之一，急诊医学教育专家，南京医科大学教授、博士生导师，第一附属医院主任医师，因病于2020年11月12日在南京逝世，享年92岁。男，1929年4月生，江苏无锡人，中共党员。1946年，考入原国立江苏医学院。1951年，进入现南京医科大学第一附属医院心胸外科工作，为南京医科大学第一附属医院终身教授。1987年，转入急诊医学专业，参与创建中华医学会急诊医学分会，曾担任第三届主任委员。2005年，在南京医科大学康达学院创办全国首个急诊医学系。2011年，参与创建并担任中华医学会灾难医学分会名誉主任委员。2005年，被美国急诊医师协会授予促进国际急诊医学发展个人成就奖。主编出版《王一镗急诊医学》《心肺脑复苏》《灾难医学》等13部著作，为构建和规范急诊医

学的理论体系做出卓越的贡献。（吴　昊）

● **南京鼓楼医院10位老同志获"中国人民志愿军抗美援朝出国作战70周年"纪念章**　2020年是中国人民志愿军抗美援朝出国作战70周年，中共中央、国务院、中央军委向参加抗美援朝出国作战的志愿军老战士老同志等颁发"中国人民志愿军抗美援朝出国作战70周年"纪念章。南京鼓楼医院10名老同志获此殊荣，他们是：李承球、戴中强、张道中、孙砚芳、程德琴、徐国宏、夏定和、李绍坤、韩东发、杜中务。（施利国）

● **市第一医院5位老同志获"中国人民志愿军抗美援朝出国作战70周年"纪念章**　南京市第一医院参加抗美援朝作战的夏学礼、傅紫华、徐沧夫、邵维坤、宋瑾珍等5名老同志获中共中央、国务院、中央军委颁发"中国人民志愿军抗美援朝出国作战70周年"纪念章。10月22日，南京市第一医院举办"九九重阳节"集体庆祝生日活动，院领导代表医院党委向他们致以亲切问候和崇高敬意。（陈　红　胡　婕）

● **南京医科大学第二附属医院4人获"全省抗击新冠肺炎疫情先进个人"称号**　2020年11月26日，全省抗击新冠肺炎疫情表彰大会在江苏大剧院举行。南京医科大学第二附属医院副院长哈维超、感染管理办公室主任王冬梅、神经外科主管护师高燕、医学遗传科研究实习员薛娴等4人获全省抗击新冠肺炎疫情"先进个人"称号。呼吸与危重症医学科获全省抗击新冠肺炎疫情先进集体称号。（何　涛）

● **省中医院获多项抗疫荣誉**　2020年11月25日，由环球时报、生命时报主办的"2020敬佑生命荣耀医者"第五届公益活动盛典在

308 · 卫生界人物

人民日报社隆重举行。江苏省名中医、江苏省中医院温病研究所所长奚肇庆获"中华医药贡献奖"，呼吸与危重症医学科主任周贤梅获"战'疫'先锋"，江苏省中医院获"优秀组织奖"。11月26日，江苏省抗击新冠肺炎疫情表彰大会隆重举行。该院重症医学科主任中医师王醒、省名中医奚肇庆、呼吸与危重症医学科主任周贤梅、呼吸与危重症医学科副主任医师王谦、重症医学科护士长朱玲、放射科主任王中秋等6人获"全省抗击新冠肺炎疫情先进个人"称号，感染科获"全省抗击新冠肺炎疫情先进集体"称号。

（周恩超　朱志伟　盖峻梅）

● 省中医院获"2019年度江苏省三八红旗集体"荣誉称号　2020年11月，江苏省妇联公布"2019年度江苏省三八红旗集体"荣誉称号名单。江苏省中医院获"2019年度江苏省三八红旗集体"荣誉称号。（周恩超　朱志伟　盖峻梅）

● 刘沈林获首届"承淡安终身成就奖"　2020年11月28日，南京中医药大学人才工作大会召开。大会对首届南京中医药大学名医、师德标兵、教学名师、承淡安终身成就奖获得者进行表彰。南京中医药大学附属医院（江苏省中医院）全国名中医刘沈林教授获首届南京中医药大学"承淡安终身成就奖"。

（周恩超　朱志伟　盖峻梅）

● 周仲瑛、夏桂成、邹燕勤当选中国中医科学院首批学部委员
2020年12月18—19日，中国中医科学院学部成立暨院庆65周年大会在北京召开。江苏省中医院（南京中医药大学附属医院）国医大师周仲瑛教授、夏桂成教授、邹燕勤教授当选中国中医科学院首批学部委员。这是该院继1955年首任院长、中国科学院学部委员叶橘泉教授、中国科学院学部委员承淡安教授之后再次获此殊荣。

（周恩超　朱志伟　盖峻梅）

● 谭俊华被授予江苏省抗击新冠肺炎疫情先进个人称号　南京脑科医院医务处主任谭俊华作为江苏省第十一批援鄂医疗队（江苏省心理援助医疗队）领队，带领来自南京、苏州、无锡、常州、徐州等地的江苏省心理援助医疗队于2020年2月24日出发驰援武汉，在武汉抗疫一线奋战26天，为患者及医护人员提供心理干预治疗和心理疏导，被江苏省委、省政府授予"江苏省抗击新冠肺炎疫情先进个人"称号。谭俊华还获省人社厅、省卫生健康委授予的"江苏省卫生健康系统新冠肺炎疫情防控工作先进个人"称号以及江苏省妇联授予的"五好家庭"称号。（陶筱琴）

● 李灼、周凯获"全省抗击新冠肺炎疫情先进个人"称号　2020年11月26日，全省抗击新冠肺炎疫情表彰大会在江苏大剧院隆重举行，用最高规格、最高礼遇向英雄的人民致敬，向人民的英雄致敬。南京市儿童医院急诊、重症医学科李灼、感染性疾病科周凯获"全省抗击新冠肺炎疫情先进个人"称号。

（钱昆　姚银銮）

● 省中西医结合医院4名专家获"江苏省名中医"称号　2020年5月25日，江苏省人力资源社会保障厅、省卫生健康委、省中医药管理局联合印发《关于表彰江苏省名中医的决定》，授予全省100名同志"江苏省名中医"称号，江苏省中西医结合医院王佩娟、谢林、田耀洲、霍介格4名专家教授获此殊荣。

王佩娟，博士生导师，国家级、省级师承指导老师，从事中西医结合妇产科临床科研教学35年，擅长中西医结合治疗妇产科疑难病，尤其擅长妇科生殖内分泌疾病、卵巢功能减退相关疾病的诊治。围绕补肾活血对卵巢功能干预进行系统深入研究，主持、主要完成国家、省以上课题14项，先后获省部级科技奖4项，发表论文60余篇，SCI论文14篇。现任省中西医结

合医院院长、中国中西医结合学会妇产科专业委员会副主任委员、省中西医结合学会副会长、妇产科专业委员会主任委员。

谢林，骨伤科主任中医师，博士生导师，享受政府特贴，全国优秀中医临床人才，省中医药领军人才，从事中西医结合骨伤科临床科研教学33年，获全国五一劳动奖章等多项国家、省表彰奖励，在骨伤科疾病，尤其是脊柱退行性疾病的中医、中西医诊治方面积累丰富的临床经验，得到全国乃至东南亚、欧美患者广泛美誉。从筋论治椎间盘退行性疾病、肾虚髓亏血瘀辨证论治骨质疏松，取得满意临床疗效和研究成果，相关成果获省、市科技进步奖8项。现任中国中西医结合微创骨科学会脊柱内镜学组主任委员、中国中西医结合脊柱医学专业委员会常委委员、省中西医结合学会脊柱医学专委会、骨伤科分会主任委员。

田耀洲，消化科主任中医师，博士生导师，全国优秀中医临床人才，省师承指导老师，省中医药领军人才，从事中医脾胃病临床科研教学32年，擅长中西医结合诊治消化系统常见病、疑难病、内科疑难杂症。益气健脾、祛湿通络治疗慢性萎缩性胃炎、柔肝息风治疗肠易激综合征、细辨通降失衡治疗反流性疾病等独特中医经验方面取得满意的临床疗效和研究成果，相关成果获省、市科技进步奖5项。现任省中西医结合医院消化科主任、学术带头人、中华中医药学会脾胃病分会常务委员、中国中西医结合学会消化专业委员会常务委员、省中西医结合学会消化系统专委会主任委员。

霍介格　肿瘤科主任中医师，博士生导师，省中医药领军人才，省"333"二层次培养对象，全国名老中医药专家徐荷芬传承工作室负责人，从事中医肿瘤临床科研教学30年，擅长中医辨证治疗各种肿瘤及内科疑难杂病，尤其擅长脑肿瘤、大肠癌、胃癌及化疗相关性

不良反应的诊治。构建徐荷芬教授学术传承创新平台，挖掘整理徐老学术思想和临床经验。获省卫生健康系统先进工作者称号，获省、市科技奖励 5 项。现任省中西医结合医院肿瘤科主任、学科带头人、世中联肿瘤精准医学专委会副会长、省中西医结合学会肿瘤专业委员会副主委、放疗专业委员会副主委。　　（杨　鸣　王熹微）

●程阳升获"全省抗击新冠肺炎疫情先进个人"称号　2020 年 11 月 26 日，在江苏省抗击新冠肺炎疫情表彰大会上，南京市中西医结合医院参加江苏省首批援鄂抗疫的医务工作者、检验科主管技师程阳升被授予"全省抗击新冠肺炎疫情先进个人"称号。
　　（施春雷　侯晓云）

●王建华获"江苏工匠"称号　2020 年 1 月 14 日，江苏省政府公布"江苏大工匠""江苏工匠"名单，江苏省中西医结合医院甲乳外科主任王建华获"江苏工匠"称号。王建华是江苏省中西医结合医院自主培养成长起来的业务骨干和中青年名医，现任外科第三党支部书记、普外科副主任、甲乳外科主任、主任医师、副教授、研究生导师。曾在德国 ESSEN 大学医院、国家癌症中心、上海交通大学甲状腺疾病诊治中心等医学中心研修学习。　　（杨　鸣　王熹微）

●刘红权入选 2020 年江苏省有突出贡献中青年专家　2020 年 7 月 16 日，江苏省政府公布 2020 年江苏省有突出贡献中青年专家名单。江苏省中西医结合医院神经内科主任、主任医师刘红权名列其中。刘红权为江苏省中西医结合医院神经内科主任、内科第二党支部书记。在国家级学会担任副组长及常务委员，在省级学会担任副主委及常务委员。（杨　鸣　王熹微）

●市中医院 7 名专家获"江苏省名中医"荣誉称号　2020 年 5 月 25 日，江苏省人力资源社会保障厅、省卫生健康委、省中医药管理局联合印发《关于表彰江苏省名中医的决定》，授予全省 100 名同志"江苏省名中医"称号。南京市中医院孔薇、李继英、张骠、金小晶、赵杨、顾宁、樊志敏等 7 人获此殊荣。
　　（周莉莉　邵　颖）

●姚煦获第五届江苏省"百名医德之星"称号　2020 年 6 月，江苏省委宣传部、省文明办、省卫生健康委联合组织开展第五届江苏省"百名医德之星""十大医德之星"推选活动。中国医学科学院皮肤病医院（中国医学科学院皮肤病研究所）姚煦获"百名医德之星"称号。
　　（吴晶晶）

●邓友明获"第九批省市优秀援疆干部人才"称号　2020 年 1 月，新疆维吾尔自治区党委、自治区人民政府授予 1519 名同志"第九批省市优秀援疆干部人才"称号。南京市第二医院援疆干部邓友明获此称号。南京市第二医院麻醉科副主任邓友明从事麻醉科工作 20 余年，擅长各科急、危重、疑难病人的麻醉，熟练掌握心血管病手术的麻醉管理。2018 年 8 月作为南京市第九批援疆干部人才赴疆工作，2019 年 12 月底完成援疆任务返宁。　　（姚冬玮）

●易永祥获"全国优秀医院院长"称号　由中国医院协会主办的主题为"人民至上，生命至上"的年度盛会——"2020 年中国医院大会"在北京会议中心召开，来自全国各地的医院管理者近 500 人出席会议。国家卫生健康委和中国医院协会相关领导发表致辞和讲话。开幕式上，进行"中国医院协会 2020 年优秀医院院长和突出贡献奖"颁奖活动。南京市第二医院院长易永祥凭借在抗击新冠肺炎疫情中取得的突出业绩和卓越贡献，

获全国"优秀医院院长"称号。易永祥还获南京红十字会"天使守护慈善基金会特质奖牌"。（徐匡义）

●市第二医院 4 名医护人员获省、市表彰　2020 年 8 月 17 日，在江苏省庆祝 2020 年中国医师节大会上，南京市第二医院曾谊获第五届江苏省"百名医德之星"称号。8 月 19 日，在南京市庆祝 2020 年中国医师节大会上，南京市第二医院宋艳获"十佳护士"称号，张永臣、沙莉获"人民满意的卫生健康工作者"称号。

曾谊，结核三科主任，主任医师。从事呼吸内科、结核科临床和科研工作 26 年，擅长肺结核与肺部其他疾病鉴别诊断，精通三级以上气管镜介入技术，是第一批赴新冠肺炎疫情前线的医务人员，担任隔离病区主任。深入病房观察患者病情变化，制订治疗方案，完成各种报表，参与市级专家组会诊工作，为"轻症患者不转重，重症患者不转危，患者零死亡"做出贡献。

张永臣，检验检测中心副主任（兼检验科副主任），副主任技师。先后参与 2003 年抗击非典、2009 年抗击甲型 H1N1 流感、2015 年远赴西非参加埃博拉出血热疫情防控工作。主动请战投入抗击新冠肺炎疫情一线，牵头制定新冠病毒感染核酸检测生物安全工作方案和新冠病毒检测实验室工作程序。6 月，参加江苏省检验医疗队驰援北京。

沙莉，护理部副主任，主任护师。从事临床护理 30 年，建立并完善以护理行政、护理质量安全、护理教育、护理科研及护理服务为框架的护理管理组织体系，探索"结构—过程—结果"模式的护理质量评价方法；以岗位需求为导向建立和完善专科护理岗位培训制度；开展专科质量督查，以护理案例分析为主线梳理并强化护理人员临床思维能力；加强对护理不良事件进行成因分析和持续改进，强化环节因素管理，保障患者安全；

推进护理质量管理工具临床运用，组织品管圈活动在省市及国家品管圈大赛中多次获奖。先后参加SARS、甲型H1N1流感、人感染高致病性禽流感、埃博拉等突发公共卫生事件救治工作。在抗击新冠肺炎疫情期间，主要承担医院感染防控及消毒隔离工作。设计所有流程，严格把控每一个环节，参与设计规划洁污通道路线，组织开展全院人员培训，重点岗位一对一实战考核，保障进入隔离病区医护人员院感安全。

宋艳，外科护士长、教育处副主任(兼)，副主任护师。在危重症护理、传染病护理、护理管理及教学领域工作16年，先后参加甲型流感、H7N9禽流感等突发传染病护理。承担南京中医药大学、南京卫生高等职业技术学校的传染病护理课堂教学工作。在抗击新冠肺炎疫情中，作为第一批进驻隔离病区护理总负责人，主要负责隔离病区筹建及护理工作。为"轻症患者不转重，重症患者不转危""医护零感染，患者零死亡"做出贡献。 (李　萍)

●姚志剑入选江苏省有突出贡献中青年专家　2020年7月，江苏省人民政府公布2020年江苏省有突出贡献中青年专家名单，南京脑科医院姚志剑入选。姚志剑作为南京脑科医院副院长、精神大科主任，牵头创建江苏省首家抑郁症诊疗中心，探索半开放式管理模式，主持国家863计划1项、国家重大研发计划课题1项、国家自然科学基金5项等课题，发表论文100余篇，获国家发明授权4项、软件著作权1项。 (陶筱琴)

●王丽萍家庭被评为南京市"最美家庭"　2020年5月，在南京市寻找最美家庭活动中，王丽萍家庭被授予"最美家庭"称号。王丽萍是南京脑科医院老年医学科护士长，丈夫黄金鹏是民政系统下属祖堂山社会福利院护士长。疫情期间，夫妻俩均主持病区抗疫工作，在第

一时间报名支援武汉抗疫。丈夫被抽调支援武汉，王丽萍一边工作一边承担起照顾家中两位老人和孩子重任。 (陶筱琴)

●李箕君获第五届江苏省"百名医德之星"称号　2020年8月，南京脑科医院医学心理科主任李箕君，被江苏省委宣传部、省文明办、省卫生健康委员授予第五届江苏省"百名医德之星"称号。李箕君为江苏省第十一批援鄂医疗队(江苏省心理援助医疗队)队长，被省人社厅"记功"奖励。 (陶筱琴)

●莫绪明教授获"第四届国之名医·优秀风范"称号　2020年9月16日，南京市儿童医院副院长、心胸外科主任莫绪明教授获"第四届国之名医·优秀风范"称号。

(钱　昆　姚银銮)

●童梅玲获"十佳医生"，贾雪梅、蔡巧妹获"人民满意的卫生健康工作者"称号　2020年8月19日，南京市庆祝2020年中国医师节大会在江苏大剧院举行。会上，第六届南京地区"十佳医生""十佳护士"评选结果揭晓。南京市妇幼保健院儿童保健科主任童梅玲获第六届南京地区"十佳医生"称号；副院长贾雪梅、门诊部护士长蔡巧妹获南京市"人民满意的卫生健康工作者"称号。 (吕东晏　杜宣宁)

●单春剑获江苏省"百名医德之星"称号　2020年9月2日，省委宣传部、省文明办、省卫生健康委员会联合表彰第五届江苏省"百名医德之星""十大医德标兵"。南京市妇幼保健院产科护士长单春剑获"百名医德之星"称号。

(吕东晏　杜宣宁)

●凌秀凤获"美丽天使奖"　2020年11月25日，由环球时报、生命时报及伙伴医生主办的"2020敬佑生命荣耀医者"第五届公益活动在人民日报社隆重举行。南京市

妇幼保健院生殖医学中心主任凌秀凤获"美丽天使奖"。该院获"优秀组织奖"。 (吕东晏　杜宣宁)

●王文梅、谢思静获"人民满意的卫生健康工作者"　2020年8月19日，南京市庆祝2020年中国医师节大会在江苏大剧院举行。南京市口腔医院副院长王文梅、教育科科长谢思静获"人民满意的卫生健康工作者"称号。

(陈　珺　顾雅心)

●李浩获"南京好市民"称号　2020年，南京市口腔医院口腔颌面外科医生李浩获第十八届"南京好市民"称号。2017年至2018年，李浩随中国第27期援桑给巴尔医疗队前往非洲桑给巴尔执行医疗救治工作。一年间，医疗队共完成门、急诊5万多人次，抢救危重病人1587人次，开展几十项疑难复杂手术，培养本地化人才，提高坦桑尼亚医疗水平。

(陈　珺　顾雅心)

●邵倩获南京"最美医护工作者"称号　2020年3月18日，南京市委宣传部、市卫生健康委联合发布第二批南京"最美医护工作者"名单。南京市口腔医院门诊部主任邵倩获"最美医护工作者"称号。

(陈　珺　顾雅心)

●王莉蓉获评市抗击新冠肺炎疫情先进个人　2020年，南京市口腔医院感染管理科王莉蓉获评南京市抗击新冠肺炎疫情先进个人。王莉蓉为江苏省口腔医院分会医院感染管理学组组长、南京市医院感染管理质控中心委员，积极承担省、市口腔专科疫情防控指导与培训工作，编写《江苏省口腔医疗机构口腔诊疗工作中新型冠状病毒感染肺炎的防控建议》及口腔科防控课件，为江苏省及南京市基层口腔专科医务人员进行线上、线下培训达千余人次，提供各类防控咨询答疑近百条。

(陈　珺　顾雅心)

●丁洁、丁松宁获"江苏省抗击新冠肺炎疫情先进个人"称号 2020年11月26日,江苏省抗击新冠肺炎疫情表彰大会在南京举行,中共江苏省委、江苏省人民政府表彰在抗击新冠肺炎疫情斗争中涌现出的先进个人和先进集体。南京市疾病预防控制中心丁洁、丁松宁获"江苏省抗击新冠肺炎疫情先进个人"称号。

丁洁,女,1973年6月生,江苏镇江人,博士研究生学历,南京市疾控中心副主任,长期从事病原微生物监测、分子溯源、免疫性研究,担任南京市卫健委疫情防控工作公共卫生专家组副组长、南京市疾病预防控制中心疫情防控领导小组副组长,具体负责疫情分析研判、流行病学调查、重点人群追踪等重点防控工作。她勇挑重担,连续260多天投入疫情防控,带领市疾控中心疫情处置组、外协组、信息分析组等工作组快速反应,沉着应对,夜以继日,随时待命,坚守岗位。

丁松宁,男,1986年11月生,江苏南京人,南京市疾病预防控制中心慢性传染病防制科副主任(主持工作),主要从事慢性传染病规划、结核病疫情处置、耐多药肺结核防制以及健康宣教等工作。他是南京市疾病预防控制中心第一批投入新冠肺炎防控战斗队员,带领疫情处置小组不分昼夜做好现场处置工作,确保病例发病前后的活动轨迹闭环、病例感染来源分析、密切接触者排查隔离。2次参加外省市疫情防控工作,在上海浦东机场战斗25天,开展检查登记、政策讲解、联系转运、防疫指导,转运旅客1922人。 (李文婷)

●市急救中心表彰10名"最美院前急救医生" 2020年,南京市急救中心在全市院前急救系统开展"最美院前急救医生"评选活动。经民主推荐、资格审核、网络投票和专家评审综合评定,授予南京市急救中心鼓楼急救分站仇为豪、浦口区中医院急救分站田学优、高淳人民医院急救分站邢大平、江北人民医院急救分站孙坚、南京市急救中心新冠肺炎转运救治组闵俊、双闸社区卫生服务中心急救分站邵雪莹、溧水区人民医院急救分站范启明、南京明基医院急救分站胡天宇、南医大四附院急救分站陶晶晶和南京市中医院急救分站黄炜烽等10名同志南京市"最美院前急救医生"称号。 (国立生)

●第六届南京地区"十佳医生""十佳护士"评选活动 2020年7月9日,江苏省卫生健康委员会、中共南京市委宣传部、无锡联勤保障中心卫勤处、东部战区空军保障部卫生处、南京市总工会、南京市文明办、南京市卫生健康委员会联合开展第六届南京地区"十佳医生""十佳护士"评选活动。经民主推荐、组织审核、专家评审、公示监督和活动领导小组综合评定,决定授予丁秀娣等10名同志第六届南京地区"十佳医生"称号;授予马俊等10名同志第六届南京地区"十佳护士"称号;授予高下等50名同志第六届"人民满意的卫生健康工作者"称号。在8月19日召开的南京市庆祝2020年中国医师节大会上,南京市委副书记、市长韩立明为获得者颁奖。 (吴苏明)

●第六届南京地区"十佳医生"名单
(按姓氏笔画排序)
丁秀娣 南京市卫生监督所二级调研员
于乐成 东部战区总医院感染病科主任
孙国文 南京市口腔医院口腔颌面外科一病区主任
吴超 南京鼓楼医院副院长
陈小凤 东部战区空军医院急诊科主任
罗正祥 南京脑科医院神经外科副主任医师
胡星星 南京市溧水区中医院急诊科、感染科科主任
莫钧锐 南京市急救中心急救医生

韩艺 江苏省人民医院老年ICU科副主任
童梅玲 南京市妇幼保健院儿童保健科科主任

●第六届南京地区"十佳护士"名单
(按姓氏笔画排序)
马俊 南京市鼓楼区幕府山社区卫生服务中心预防保健部副主任
朱玲 江苏省中医院重症医学科护士长
纪仕静 南京市中医院脑病科护士
吴罡 东南大学附属中大医院江北院区重症医学科护师
宋艳 南京市第二医院外科科护士长、教育处副主任(兼)
陈久栋 南京市第一医院重症医学科护师
胡张红 南京市六合区人民医院呼吸内科副护士长
徐胜宏 南京市儿童医院心胸外科重症监护室主管护师
曹晶晶 南京市中西医结合医院重症监护室护师
虞建花 南京市玄武区新街口社区卫生服务中心护理部主任

●南京市晋升卫生技术高级职务任职资格工作概况 2020年,经江苏省卫生技术高级职务任职资格评审委员会评审,江苏省人社厅审核确认南京市取得卫生技术正高级职务任职资格318人,其中市属单位157人,区县单位161人。经南京市卫生技术高级职务任职资格评审委员会评审,江苏省人社厅及南京市人社局审核确认全市取得卫生技术高级职务任职资格1330人,其中市属单位385人,区县单位945人。 (殷鹏)

●南京市晋升卫生技术高级职称任职资格名单
研究员(4人)
郑继(溧水区疾病预防控制中心);刘桂荣(六合区人民医院);陈建芸(南京市第三医院);王洁(南

京市妇幼保健院)。

主任医师(192人)

傅晓明、高波、杭芸芸、刘阳、韦志平、夏春凤、易丽华(高淳人民医院);仇正平、冯永波、邹德明(高淳中医院);张金、张霞(建邺区疾病预防控制中心);石晓敏(江宁区妇幼保健计划生育服务中心);孙卫星(江宁区疾病预防控制中心);牟俊华、熊元香(江宁区中医医院);陈刚、陈双雯、仇玮、窦立敏、范永春、李凌云、柳发德、师锦宁、孙瑾、唐庆来、王芬、王华梅、徐宗良、尹江宁、余艳秋、张翠兰、张宏、张小兰、朱颖(江宁医院);赵亲寿(溧水区洪蓝街道卫生院);诸兴善(溧水区精神病防治院);查文华、陈跃、樊春燕、李在峰、刘刚、刘建刚、漆军华、全勇辉、沈娟、文洪波、余守强、邹荣成(溧水区人民医院);范明霞、殷红梅、张才军(溧水区中医院);朱月仙(六合区妇幼保健所);陈传宇、费春明、沈世富、肖亮、杨宁、周成林、周文星、周艳、朱乃训(六合区人民医院);王晓芳、张全轴(六合区中医院);陈绪攀、贺永宁(南京爱尔眼科医院);李志红、张海燕(南京安宁医院);孙艳、张莉莉(南京华世佳宝妇产医院);陈旭华、侯广会、李卫兵(南京明基医院);陈瑜、戴志萍、董靖德、胡铧、李箕君、刘犇、刘献伟、陆治平、王伟、徐小峰、许利刚、杨坤、张久荣、朱荣鑫、王纯(南京脑科医院);艾敏、胡春梅、刘伟英、龙启强、孟桂霞、唐晓军、王佳、张荣、张向荣、张亚平、郑以山(南京市第二医院);陈世平(南京市第三医院);方苏榕、黄河、李惠琴、刘颖、牛永胜、戚建伟、施乾坤、王丽、武新英、袁受涛、张俊杰、朱建成、朱剑、朱玮、邹春芳(南京市第一医院);程海霞、顾海斌、郭艳、李荣、刘峰、潘键、赵晓科、周勇(南京市儿童医院);石晓燕、吴晓丽、吴云、杨大震、翟永宁、张慧林、郑金霞、朱志红(南京市妇幼保健院);杨芳(南京市红十字医院);魏强(南京市急救中心);熊丽林、周楠、朱正平、张守刚(南京市疾病预防控制中心);董迎春、段宁、李艳芬、王育新、吴国锋、张红(南京市口腔医院);耿建国、龙玉宝、尚玉龙、吴帼蕴、余世庆、张濒、张丽娟(南京市浦口医院);杜慧娟、赵衍山(南京市青龙山精神病院);陈卓、李元洋、马东、孟凡荣、唐晨虎、王睿、王新方、王叶芳(南京市中西医结合医院);庞珺(南京市中心医院);葛海波、黄靖、李斌、李俊、陆卫萍、田波、魏武、张贤、张彦亮(南京市中医院);蔡秀娅、徐英(南京同仁医院);杨卫华(南京医科大学眼科医院);顾云龙(南京邮政医院);高昌琴、魏金霞(浦口区妇幼保健计划生育服务中心);喻长友(浦口区疾病预防控制中心);高铁梅、李小冬、唐顺广、王为、袁菊、张建宇(浦口区中心医院);白淑芬、朱俊(浦口区中医院);陈春树、高薇(栖霞区妇幼保健院);赵峻生(栖霞区医院);印淑慧(秦淮区妇幼保健所);张宁(秦淮区疾病预防控制中心);李前文(泰康仙林鼓楼医院有限公司);李国建(雨花医院)。

主任中医师(28人)

陈红、黄杰、宋扬、吴红(江宁区中医医院);陈斌、裴琴、强智勇、周德富(六合区中医院);陆倩(南京脑科医院);沈建军(南京市第二医院);戴奇斌、薛倩一、赵有利(南京市中西医结合医院);曹福凯、李静、马书玖、王淑静、韦蓉、余波、詹群、张彩荣、张艳(南京市中医院);余玉清(浦口区中心医院);刘剑、朱正萍(浦口区中医院);李邗峻、庞根生、陶静(秦淮区中医院)。

主任技师(23人)

诸君(高淳人民医院);陈国珍(江宁区中医医院);李艳、屠强(江宁医院);张力(溧水区人民医院);李凌、阮福明(六合区人民医院);陈津(南京红十字血液中心);李宗鸿(南京脑科医院);郁金红(南京市第二医院);朱银霞(南京市第三医院);张子齐(南京市第一医院);徐飞(南京市儿童医院);武恂(南京市妇幼保健院);石利民、王燕、吴咏梅、许文炯、张韶华(南京市疾病预防控制中心);钱冬冬(南京市口腔医院);何君(南京市职业病防治院);张国英(南京市中西医结合医院);姜海峰(浦口区中心医院)。

主任药师(8人)

张恒玉(江宁区中医医院);俞平(溧水区人民医院);任义胜、吴艳、周秋云(南京脑科医院);王俐(南京市妇幼保健院);陈寅生(南京市中医院);朱明辉(南京同仁医院)。

主任中药师(1人)

马静(南京同仁医院)。

主任护师(62人)

邢红岩、赵冬梅(高淳人民医院);时红梅、周瑛(高淳中医院);耿开兰(江宁区第二人民医院);李洁、饶文君、徐亚云(江宁区中医医院);白晓娟、李昌娣、刘乐春、徐明冬、许敏(江宁医院);田友群(溧水区精神病防治院);葛爱萍、万小菊、俞巧兰(溧水区人民医院);潘培蓉、徐丽、张桂香(溧水区中医院);陈兰香、陈颖、林春娣、朱玉琴(六合区人民医院);刘静(南京明基医院);高颖、金全香、李雪芬、刘红、向阳、张晓红、朱大茹(南京脑科医院);丁滢、孙启芳、王慧群、吴菊芬、吴岭、张静、张立、赵春花(南京市第二医院);陈华、张梅、朱茂芳、朱永勤(南京市第三医院);孙红霞、郑雪梅(南京市第一医院);盛玉、徐怡、徐玉香(南京市儿童医院);陈璐、吴小香、叶宁、张翔娣(南京市妇幼保健院);张芳(南京市口腔医院);楼巧珍(南京市浦口医院);卢双莲、马燕(南京市中心医院);杜媛、刘洁、左勤(南京市中医院);王红梅(浦口区中医院);李坤(雨花医院)。

社区主任医师(37人)

傅玉华(高淳区砖墙中心卫生院);朱黎华(鼓楼区幕府山社区卫生服务中心);顾颖(建邺区莲花社区卫生服务中心);卞英娟、范成宇(建邺区南湖社区卫生服务中心);徐守群(江宁区淳化街道方山社区卫生服务中心);陈晓燕(江宁区东山街道社区卫生服务中心);金道明(江宁区谷里街道社区卫生服务中心);李宏林(江宁区湖熟街道龙都社区卫生服务中心);陈小林、费声、朱应武(江宁区湖熟街道社区卫生服务中心);刘小春(江宁区禄口街道社区卫生服务中心);刘春林(江宁区禄口街道铜山社区卫生服务中心);庞晓晨(江宁区秣陵街道社区卫生服务中心);陈艳绘(江宁区汤山街道社区卫生服务中心);许建民(溧水区白马中心卫生院);葛声云(溧水区石湫中心卫生院);解淑云、张巧珍(溧水区柘塘中心卫生院);莫南山(六合区龙袍街道东沟社区卫生服务中心);潘永平(六合区雄州街道社区卫生服务中心);卞红(南京鼓楼区中央门社区卫生服务中心);马萍(南京市中小学卫生保健所);袁方(南京医科大学门诊部);王斌、赵如美(浦口区桥林街道社区卫生服务中心);吴沁(栖霞区八卦洲社区卫生服务中心);夏庆丽(栖霞区龙潭社区卫生服务中心);孙丽玲(栖霞区迈皋桥社区卫生服务中心);秦建国(秦淮区秦虹社区卫生服务中心);祝宇光(玄武区新街口社区卫生服务中心);王敏(玄武区玄武湖社区卫生服务中心);蒋永胜(雨花台区铁心桥卫生院);徐智胜(雨花台区西善桥社区卫生服务中心);叶红(雨花台区雨花社区卫生服务中心);朱亚萍(中国电子科技集团公司第五十五研究所)。

社区主任中医师(8人)

杨寿堂(高淳区古柏中心卫生院);程艳玲(建邺区沙洲社区卫生服务中心);曹永生(江宁区湖熟街道社区卫生服务中心);杜福根(江宁区禄口街道社区卫生服务中心);李荣美(江宁区秣陵街道东善桥社区卫生服务中心);严桂芳(江苏省戏剧学校);郑枫(浦口区桥林街道社区卫生服务中心);许学玉(秦淮区止马营社区卫生服务中心)。

社区主任技师(3人)

陈红兵(鼓楼区建宁路社区卫生服务中心);孙莹(鼓楼区挹江门

社区卫生服务中心);高传虎(溧水区柘塘中心卫生院)。

社区主任药师(3人)

邢建彬(高淳区桠溪中心卫生院);陈俊(江宁区汤山街道上峰社区卫生服务中心);宫顺娣(溧水区柘塘中心卫生院)。

社区主任中药师(1人)

吴礼芬(建邺区南湖社区卫生服务中心)。

社区主任护师(15人)

芮晓凤(高淳区桠溪中心卫生院);万枫涛(鼓楼区幕府山社区卫生服务中心);陈玉娟(鼓楼区挹江门社区卫生服务中心);焦丽(建邺区江心洲社区卫生服务中心);潘萍(建邺区南湖社区卫生服务中心);易萍(江宁区东山街道社区卫生服务中心);吴菊香(江宁区谷里街道社区卫生服务中心);张玲、周清芳(江宁区江宁街道陆郎社区卫生服务中心);钱巧芳(江宁区秣陵街道百家湖社区卫生服务中心);程早霞(溧水区石湫中心卫生院);刘庆霞(六合区金牛湖街道社区卫生服务中心);付文萍(六合区竹镇镇社区卫生服务中心);刘萍(秦淮区蓝旗社区卫生服务中心);严三玲(秦淮区秦虹社区卫生服务中心)。

副研究员(17人)

刘艳(江宁医院);邰秋园(溧水区人民医院);乔林(南京市第一医院);李燕、王东华、殷文(南京市儿童医院);毛益鸿(南京市红十字医院);高飞(南京市急救中心);王繁可(南京市口腔医院);钱媛、邵颖(南京市中医院);张正赢(南京市祖堂山精神病院);施展(浦口区疾病预防控制中心);吴锐东、郑忠华(浦口区中心医院);李斌、臧文静(雨花台区疾病预防控制中心)。

副主任医师(453人)

周恒(高淳区妇幼保健所);胡建华、李军(高淳区精神病防治院);柴伟、陈礼梅、陈冕、陈云、龚鸣、顾胤、刘萍、宁金环、秦海燕、史美华、汪海松、吴静芬、肖隆武、邢世贵、徐玲玲、徐珊珊、徐旭然、严建华、于晓昌、张晓红、朱伟、诸玮

(高淳人民医院);孙亚军(高淳中医院);王红君(高淳中医院);谢正南(鼓楼区妇幼保健所);藏陶影、宋家安、王建、张丽(鼓楼区疾病预防控制中心);单良、吴文倩(建邺区疾病预防控制中心);李兹烨(建邺区沙洲社区卫生服务中心);毛红军、翁前进、肖华、徐乐、张琳、王燕(江宁区第二人民医院);龙珂(江宁区妇幼保健计划生育服务中心);冯艺(江宁区妇幼计划生育服务中心);魏雯(江宁区谷里街道社区卫生服务中心);陈红芳、金鑫、李宁、夏小娟(江宁区疾病预防控制中心);李雍容、刘雯、苏化、赵琨、赵占强、朱元元(江宁区中医医院);董洪果、范德森、郭妍、黄林义、黄小艳、纪俊标、蒋旭、李慧、李小丽、栗慧娜、林照、卢鑫、孙银春、汪翔、王明明、王圣、王长峰、谢敏、徐华、许继芹、严泽林、杨磊、余湛、张爱娟、张崛、张启德、张巍、张文静、张小娇、张园园、张中文、赵焕、周欣、朱甜甜、张珺(江宁医院);李晓梅(江苏省中西医结合医院);王羿婷(江苏施尔美整形美容医院);李瑞华、陆振宇(溧水区妇幼保健所);刘彩翔、田凤杰(溧水区疾病预防控制中心);周慈瑶(溧水区口腔病防治院);包成明、陈诚、陈林、丁治保、范锐、丰陈、傅明辉、胡斌、黄超、黄刚、黄立萍、李晶晶、李士高、陆友正、宋用强、谈剑、汤银燕、汪勇、王雷、吴新国、熊正帅、许俊、颜惠芳、姚义琴、叶林辉、叶晓丽、余前、章培、章雯、赵晓明、周祖东、朱丽晔(溧水区人民医院);胡晓蕾、刘阳、檀华锋、王香栾(溧水区中医院);陆家霞、吴肇芬(六合区妇幼保健所);郑彬(六合区疾病预防控制中心);白志华、陈素玉、戴能武、黄魁、蒋凤芹、刘文丽、祁恩耀、施忠平、孙文、唐浩、田丰、王丹丹、王家贵、温传阳、薛昌宏、杨文、张德庭、张飞(六合区人民医院);顾蓉蓉、潘明、吴生明、吴兆凯(六合区中医院);王颖、肖婉莉、熊娟、杨勇(南京爱尔眼科医院);薛红(南京柏喆医院管理有限公司);丁

宝秦(南京邦德骨科医院有限公司);朱姗姗(南京鼓楼美莱医疗美容门诊部有限公司);陈涛(南京韩辰美容医院有限公司);顾剑文(南京皓雅汇景口腔门诊部有限公司);张文俊(南京华世佳宝妇产医院);施晓成(南京建邺凡菲医疗美容诊所);张群(南京建邺宁嘉医疗美容诊所);经志武(南京康美美容医院有限公司);胡晶晶(南京溧水爱尔眼科医院);桂勤芳、李怀木、荣锋、徐成振、张修建(南京梅山医院有限责任公司);陈刚(南京美贝尔美容医院有限公司);王延芬(南京美仕年专科门诊部有限公司);单绍银、黄维、刘新亚、潘秋莎、彭祥旺、王凯、温婉芳、吴伟力、杨永江、周烨(南京明基医院);黄传鼎、陶君(南京南钢医院);黄汉平(南京南华骨科医院有限公司);薛书玉(南京南华骨科医院有限公司);方慧、顾昊、黄琳、李益民、李泽东、刘忆、田敏捷、王倩、王尊乔、吴桐、余传勇、祝东林、邹珏(南京脑科医院);张平虎(南京栖霞新天地久悦口腔门诊部);黄雪水、钱素兰(南京秦淮瑞安口腔诊所有限公司);张琳(南京秦淮天乐口腔诊所);王飞(南京仁品耳鼻喉专科医院有限公司);王康哲(南京瑞东医院);崔立慧、胡继梅、李剑侠、梁成、杨小亮(南京市大厂医院);陈杰、陈珊珊、陈艳、费贤树、郭晶、黄国金、李代欣、吕艳玲、史东阳、闫宁、张维峰、周士晌、卓九五(南京市第二医院);陈亮、唐庆昆(南京市第三医院);蔡娟、蔡仁田、陈洪伟、陈宇辰、仵永军、范丽、方媛、高谷、高琳、谷茂红、胡先林、胡蕴、黄清、金国珍、靳明旭、孔杰、李小波、刘洋、孟培娜、牟晓冬、聂帅、钱炜春、沈芸竹、宋希、孙睿、唐成、田智丹、王国柱、王文静、王晓花、王雅萍、闻慧娟、吴会玲、吴鸣、吴向起、徐锦、徐进敏、许欢、袁璐、张馨梅、章文豪、周锦烽、周六化、周云(南京市第一医院);陈凤、陈文博、黄立渠、黄霞、黄正华、李小会、廖维、刘勇、吕星星、马乐、戎留成、汤永辉、王

智琪、薛瑶、闫坤龙、杨雁、杨洋、张维、赵龙德、钟治球、朱佳(南京市儿童医院);陈茜、丁烨、胡凯、花向东、刘靖、苗立友、王伟、王永梅、文娟、吴广强、邢媛、喻丽婷、张金玉、张兴源、张瑶、周茜、周雪(南京市妇幼保健院);邓梓丹、钱鹏、沈俊、张文涛(南京市红十字医院);胡承军、闵俊(南京市急救中心);陈春静、苟莉莉、苏晶晶、王琛琛、王毓、徐园园、闫庆倩(南京市疾病预防控制中心);蔡叶、曹俊、耿崎峰、李振、卢晓林、彭靖园、邬烈、尹颖、张鹏、张倩、赵鑫(南京市口腔医院);吉凌(南京市盲人学校);董祥(南京市浦口区康华诊所);陈鹏、戴正泽、郭珊、黄培赞、金虎、兰晓庆、刘必祥、刘朝朝、刘文梅、陶静、魏志芳、许常娥、杨剑、杨玉春、张珺、张臻、朱旭斌(南京市浦口医院);李琦、刘阿琼、谭继男、辛萍、袁京松(南京市青龙山精神病院);沈阳、张扬(南京市职业病防治院);伯广干、顾飞、宋雨、张志友(南京市中西医结合医院);郭兆凌、秦燕萍、王忆、姚杰、朱永良(南京市中心医院);傅元冬、韩玮、吉凯峰、马铁莉、秦峰、谭珊珊、王军、王小江、吴鸿浩、岳巧艳(南京市中医院);何国路(南京市祖堂山精神病院);方芳、黄宁、刘婷、戚荣富、王德望、王锐、毋涛、张连霞、张玲敏、赵欣(南京同仁医院);周丽英(南京万寿医院);顾玉荣(南京新协和医院有限公司);严晓东(南京雅度口腔门诊部有限公司);陆春明(南京一德康复医院);方益春、刘岩(南京一民医院有限公司);李柯然(南京医科大学眼科医院);赵利平(南京医科大学友谊整形外科医院有限责任公司);褚立涛(南京应天骨科医院);高业刚、王钦、朱礼亮(南京张文新骨伤科医院);张万权(南京臻颜医疗美容门诊有限公司);王爱萍(南京紫金医院);邓莉(浦口区妇幼保健计划生育服务中心);曹丽华、陈娟、霍寅萍、柳彦昕、陆龙、夏延贞、许尤玲、杨杨、袁侠(浦口区中心医院);顾伟、王燕(浦口区

中医院);单晓静、马桂茹、袁紫(栖霞区妇幼保健院);宋庆春(栖霞区栖霞社区卫生服务中心);曹雪梅、陈海建、李元、卢一、秦文华、冉红梅、石云鹤、陶磊、杨志富(栖霞区医院);林微微、魏静、赵颖(秦淮区妇幼保健所);季伟(秦淮区疾病预防控制中心);丁权(秦淮区石门坎社区卫生服务中心);戴碚、金哲、徐律韵、赵建国(泰康仙林鼓楼医院有限公司);丁燕苗、刘娟、邹姝阳(玄武区妇幼保健所);范晓汨、张琪(玄武区疾病预防控制中心);皇晓娟、许丽莉(玄武区新街口社区卫生服务中心);王龙凤(牙博士集团南京新街口口腔门诊部有限公司);陈秀伟(雨花台区妇幼保健所);郭蕾蕾(雨花台区铁心桥社区卫生服务中心);刘家林、吴尚(雨花医院)。

副主任中医师(69人)

潘留留、张胥磊、朱文莉(高淳人民医院);顾大局(高淳中医院);吴晓燕(鼓楼区宁海路社区卫生服务中心);郭培培、汪翠芸、王庆敏、夏敏、徐佳杨、周巧琴(江宁区中医医院);方云芸(江宁医院);侯莹、张忠晶(溧水区人民医院);何英滔、王恩国、张守刚(溧水区中医院);查显庭、高祥、林琳、马睿(六合区人民医院);何亚泳、胡玉梅、贾世梅、孙金羊、徐英(六合区中医院);倪锐(南京丁义山肛肠专科医院);梁重峰、史茜(南京市第二医院);顾维国、孙静、王斐、徐昕亚(南京市红十字医院);谷淑静、刘坤、刘晓冉、刘怡、梅海云、陶思玮、吴澎、杨璐、叶康(南京市中西医结合医院);陈娟、陈裕平、陈志亮、戴铭卉、官艳华、韩忠敏、侯腾、刘利民、施娟娟、唐莉莉、王勇、夏飞、杨旭、余婉蓉(南京市中医院);钱春、王丽娟、于琦(南京市祖堂山精神病院);刘亚峰、汪长豹(南京紫金医院);童永忠、张国栋(浦口区中医院);嵇媛、金瑜、刘玲(栖霞区医院);王桂兰(秦淮区妇幼保健所);王冬芹(秦淮区中医医院);王波涛(雨花台区雨花社区卫生服务中

心）。

副主任技师（60人）

谢春华（高淳区疾病预防控制中心）；黄玮、马敏（高淳人民医院）；方燕（鼓楼区疾病预防控制中心）；仲巍巍（建邺区疾病预防控制中心）；李超（江北新区公共卫生服务中心）；魏立勇（江宁区第二人民医院）；陈斐（江宁区妇幼保健所）；冯利芬、田民杰、周玉玲（江宁医院）；赵伟（溧水区人民医院）；韩涛（溧水区中医院）；蔡振群（六合区疾病预防控制中心）；陈建平、席允锋、周秀来（六合区人民医院）；康春萍（南京爱康国宾门诊部有限公司）；魏杰（南京梅山医院有限责任公司）；吴钧（南京脑科医院）；吕亚玲（南京宁益眼科中心有限公司）；黄玲（南京市第二医院）；蒋春莲、吕园、王有礼、徐迪、袁冰（南京市第一医院）；曹彤、韩晶晶、刘鹏、孙林春、于汉卿、张洪梅、周晋（南京市儿童医院）；樊卫民、李璃、刘安、张悦（南京市妇幼保健院）；许德翔（南京市红十字医院）；曹静、王炜、徐庆（南京市疾病预防控制中心）；黄罡、李兵、陶进京（南京市口腔医院）；洪美（南京市职业病防治院）；郭媛波（南京市中西医结合医院）；费丽娜、刘丽玥、张冰斌（南京市中医院）；阮成龙（南京同仁医院）；陈奇（南京医科大学友谊整形外科医院有限责任公司）；呆虹、李成（浦口区疾病预防控制中心）；胡怀楼、刘飞、张发（浦口区中心医院）；陈大岭（栖霞区医院）；高琦（秦淮区疾病预防控制中心）；亓晓雨（玄武区疾病预防控制中心）。

副主任药师（30人）

周树军（高淳人民医院）；孔祥华（江宁区第二人民医院）；卞民亮、易美红、张俊俊（江宁医院）；马林（南京华东电子集团有限公司）；程敏（南京梅山医院有限责任公司）；朱晶（南京明基医院）；陈玉刚、侯文洁、钱智磊、张亮（南京脑科医院）；马静（南京市大厂医院）；高湘旻、沈洁、张婷婷（南京市第二医院）；邱广富（南京市第三医院）；

吉金子、荆莉、潘希丁（南京市第一医院）；韩望、何心、宛霞（南京市儿童医院）；王露露（南京市口腔医院）；陈婷、黄晓峰（南京市浦口医院）；杜秋（南京市中医院）；杜鹏、杨金敏（浦口区中心医院）；章从云（栖霞区医院）。

副主任中药师（12人）

崔永伟（溧水区中医院）；金立秀（南京明基医院）；冯霞、耿丽（南京脑科医院）；王绚（南京市儿童医院）；童鑫（南京市妇幼保健院）；刘峥、芮海波、王丹丹、赵学龙、赵颖（南京市中医院）；洪兴明（栖霞区医院）。

副主任护师（278人）

孔花顺、李国萍、刘三玉、马玉香、倪芳梅、史慧、吴军花、杨建凤、杨小燕、张益红、赵玲花、朱莲英（高淳人民医院）；吕小玲（高淳中医院）；曹丽芳、贾秋萍、毛金仙、周秀琴（江宁区第二人民医院）；纪晓科（江宁区中医医院）；程晓霞、葛凌霞、胡传凤、江群、李玲、毛鸽、倪娟娟、庞霞、史其贤、王丽、王敏、王圣茹、徐卫、杨琴、于芳、郁荣、张金娥、朱巧敏（江宁医院）；华玮（溧水区精神病防治院）；蔡义美、段菊花、李照美、陆华秋、商燕、施云兰、肖燕、徐海霞、杨雪、张幸芳、周玲、朱静（溧水区人民医院）；韩玮、田荣芝、郑冬雅（溧水区中医院）；黄来清（六合区精神病医院）；蔡红斌、陈彩霞、陈静、陈琪珍、戴红艳、董萍、黄姝敏、简家萍、李贞、沈琴、汪云芳、王洪、吴金兰、谢小青、辛艳、张芳、赵和健、钟慧娟、朱海兰（六合区人民医院）；徐慧（六合区无偿献血工作站）；金桂兰、张礼花（六合区中医院）；黄静（南京爱尔眼科医院）；常娟、宋桂华、郁永花、张晴晴（南京安宁医院）；涂元翠（南京股骨髋骨科医院有限公司）；周继红、周开美（南京健嘉康复医院有限公司）；胡艳、李翠琴、林爱霞、彭镜、汪红英、王彩萍（南京明基医院）；陈正霞、方英、韩敏、华占艳、黄皓莲、蒋学娟、康晓雨、廖黎、齐玉娟、宛海宏、汪蕾、魏凤莲、吴

艳丽、夏喜玲、徐华、薛冬辉、闫芬、杨艳、杨阳、赵春花、周桂梅、宗薇（南京脑科医院）；贾宁娜、姚华（南京瑞东医院）；王燕（南京市残疾儿童康复中心）；董霞、高冬兰、龚晓姗、黄琪、孔方、梁玉萍、刘建华、汤文、王风兰、吴莉、许红兰、严瑾、袁颖（南京市第二医院）；蔡一琴、丁慧凤、吉贵璐、陆庆霞、彭红艳、沈金芬、王静、王玉梅、吴佳、张丽萍、张晓霞（南京市第三医院）；卞丽艳、范羽飞、靳秋月、李林、刘雁、柳茜、吕红、宋丹丹、王文蔚、张磊洁、张伟（南京市第一医院）；陈丹、蒋银珠、居雅蓓、李年、李萍、刘燕、刘一鸣、彭燕、夏矜、肖晓红、徐亚娟、赵明、周进芳（南京市儿童医院）；崔晓花、冯琳、顾瑞、郭潍宁、郝三美、何茹、姜晨、李培培、刘蓓蓓、刘艳秋、陆小莉、冒雯雯、秦香、申河媛、石丽华、唐在君、王春华、王晶、王岚、王楠、王彦博、谢丽丽、徐倩、徐微、徐馨荷、许前珍、许艳、羊洁、杨力、杨梅、杨婷婷、叶蕾蕾、于广月、余晓辉、张琳、张璐、张莹莹、张志佳、邽玲玲（南京市妇幼保健院）；胡晓琳、汪青凤、王芹、温小燕、杨欣（南京市口腔医院）；陈勤、邵尽丽、汪有兰、袁培培、张霞（南京市浦口医院）；李正兵、刘亚芳、朱燕（南京市青龙山精神病院）；高小伟、胡晓娟、姜和霞、喻燕（南京市社会儿童福利院）；胡振兴、林怡、刘杨、梅佳、张晓小、周婷（南京市职业病防治院）；董莉、黄莉娟、林翠萍、戎飞玲、王慧、王天晓、张月霞、朱军、朱群霞（南京市中西医结合医院）；陈澎、侯晴、李寅（南京市中心医院）；柏敏、曾钰、陈娟、陈明洁、高芳、纪晓慧、季娴、刘玲俊、吕文娟、王传英、王娟、王玲丽、吴宝华、姚长红、庄保云（南京市中医院）；陈红、端和华、高刘颖（南京市祖堂山精神病院）；胡娟、姜芸、缪小燕、王媛媛、张永华（南京同仁医院）；蒋秋红（南京一民医院有限公司）；卜颜萍、姜玉红、李丹、马红明、田婧、王保霞、王芳、王娟（浦口区中心医院）；江燕华、张文静（浦口区中

医院);陈申洁、陈钟、兰燕、吴丹、夏仁秀(栖霞区医院);孔维纯(秦淮区中医医院);崔亚珍、刘艳玲(泰康仙林鼓楼医院有限公司)。

社区副主任医师(150人)

陈金虎、陈英英、王光明、赵银花(高淳区淳溪中心卫生院);孔瑞明(高淳区东坝中心卫生院);周炳花(高淳区桠溪中心卫生院);邢烁伟(高淳区砖墙中心卫生院);吴思思(鼓楼区华侨路社区卫生服务中心);陆露、马海燕(鼓楼区江东社区卫生服务中心);沈庆梅、夏伟(鼓楼区幕府山社区卫生服务中心);唐丽芹(鼓楼区宁海路社区卫生服务中心);崔璐璐(鼓楼区小市社区卫生服务中心);张琴(鼓楼区挹江门社区卫生服务中心);洪梅、陶庆文、王翔(建邺区滨湖社区卫生服务中心);李瑞、刘锡军(建邺区莲花社区卫生服务中心);何坤、贺金凤、李金贵(建邺区南湖社区卫生服务中心);胡曲波、孙滨、熊晓文、张森(建邺区兴隆社区卫生服务中心);汤联锦(江北新区顶山街道社区卫生服务中心);蒋红娟(江北新区葛塘街道社区卫生服务中心);叶静(江北新区盘城街道社区卫生服务中心);赵燕(江北新区泰山街道社区卫生服务中心);张道红(江北新区长芦街道社区卫生服务中心);姚应霞(江宁区淳化街道方山社区卫生服务中心);甘道清、郭畅畅、陶绪娟、王宁(江宁区淳化街道土桥社区卫生服务中心);傅玮、王跃东、徐云莉(江宁区东山街道社区卫生服务中心);余海英、郑玲玲(江宁区谷里街道社区卫生服务中心);陈方青、邵任斌、汪培、吴春梅(江宁区横溪街道社区卫生服务中心);华新花(江宁区横溪镇丹阳社区卫生服务中心);王玉梅(江宁区湖熟街道龙都社区卫生服务中心);刘增斌、万娣(江宁区湖熟街道社区卫生服务中心);韩志红(江宁区湖熟街道周岗社区卫生服务中心);凡广琴、秦牛、杨莉蓉、赵润东(江宁区江宁街道社区卫生服务中心);黄玮、马金生、汤秀萍(江宁区江宁街道铜井社区卫生服务中心);陈玲、孙化静、魏亚宁、於娜、于磊(江宁区禄口街道社区卫生服务中心);车晓东、高华、魏代平(江宁区秣陵街道百家湖社区卫生服务中心);李晓华、平克梅(江宁区麒麟街道社区卫生服务中心);陈峰(江宁区汤山街道社区卫生服务中心);马婷(江苏省江浦高级中学);薛昌林(溧水区白马中心卫生院);邰锡祥(溧水区洪蓝镇卫生院);孙晓红(溧水区石湫中心卫生院);段红波(溧水区永阳街道社区卫生服务中心);王成琴(六合区程桥镇社区卫生服务中心);黄妹文(六合区横梁街道社区卫生服务中心);杨振国(六合区金牛湖街道社区卫生服务中心);洪国江、吴涛(六合区龙池街道社区卫生服务中心);徐冰青(六合区马鞍街道社区卫生服务中心);杨凯(六合区雄州街道瓜埠社区卫生服务中心);张伟(六合区雄州街道社区卫生服务中心);马翠红、竺修来(六合区冶山街道社区卫生服务中心);孙平丽(六合区竹镇镇社区卫生服务中心);张留风(南京第一机床厂有限公司);宋小滨(南京华东电子集团有限公司);陈敏(南京华韩奇致美容医院有限公司);曹海峰(南京华美美容医院);谢应菁(南京江宁五洲医院);钱敏洁(南京丽尔雅医疗技术研究中心);张浩(南京秦淮洁丽雅口腔诊所);林俊(南京市第一中学医务室);王雪艳(南京易佰才企业管理有限公司);李华益(南京益齿口腔诊所);杨鸣(南京优恩医疗管理有限公司江东北路门诊部);李琦(南京雨花微医门诊部);齐海玲(欧葆庭(南京)养老服务有限公司);罗萍、梅金芳(浦口区桥林街道社区卫生服务中心);何成炜、刘萍(浦口区汤泉街道社区卫生服务中心);邬广清(浦口区星甸街道石桥社区卫生服务中心);余荣丽(浦口区永宁街道社区卫生服务中心);陈妙玲、任义、孙忠(栖霞区八卦洲社区卫生服务中心);黄康怀(栖霞区龙潭社区卫生服务中心);刘正晴(栖霞区马群社区卫生服务中心);丁爱梅、黄珠晶(栖霞区迈皋桥社区卫生服务中心);张家军(栖霞区西岗社区卫生服务中心);宁仕琪、潘金屏(栖霞区燕子矶社区卫生服务中心);罗秀丽(栖霞区尧化社区卫生服务中心);李冬、马轶睿、芮荣辉、向婷(秦淮区朝天宫社区卫生服务中心);叶琼芳(秦淮区大光路社区卫生服务中心);杨世文(秦淮区夫子庙社区卫生服务中心);卢秀云(秦淮区淮海路社区卫生服务中心);黄建波(秦淮区蓝旗社区卫生服务中心);龚习兵(秦淮区石门坎社区卫生服务中心);杨婷(秦淮区月牙湖社区卫生服务中心);陈晓雷、吴燕(秦淮区中华门社区卫生服务中心);贡平(玄武区红山社区卫生服务中心);盛红艾、夏法霖(玄武区后宰门社区卫生服务中心);顾彩红、周凤敏(玄武区兰园社区卫生服务中心);晃东超(玄武区天山路社区卫生服务站);常燕、王秀娟(玄武区仙鹤门社区卫生服务中心);卢淼、杨梅(玄武区孝陵卫社区卫生服务中心);高本付、毛文杰、赵晶津(玄武区新街口社区卫生服务中心);李爱平(雨花台区板桥社区卫生服务中心);俞清清(雨花台区岱山社区卫生服务中心);邵园园、吴琼(雨花台区铁心桥卫生院);吉用梅、沈兴东(雨花台区西善桥社区卫生服务中心);戴琳、胡晓飞、刘艳伟、赵璇(雨花台区雨花社区卫生服务中心)。

社区副主任中医师(57人)

袁新明(高淳区古柏中心卫生院);杨秋华(高淳区固城中心卫生院);杨祝华(高淳区阳江中心卫生院);程学红、林娟、朱春雷(鼓楼区凤凰社区卫生服务中心);夏斯艳(鼓楼区华侨路社区卫生服务中心);赵晓华(鼓楼区挹江门社区卫生服务中心);鲍秋荔、戴宇婷、郭挺、贾晓宁、卓敏(鼓楼区阅江楼社区卫生服务中心);沈韦(建邺区莲花社区卫生服务中心);陈淑敏、乔静(建邺区南苑社区卫生服务中心);戴明泽(建邺区兴隆社区卫生服务中心);李欣(江宁区淳化街道方山社区卫生服务中心);王珂玮、王亚青、于明君(江宁区东山街道社区卫生服务中心);朱晖(江宁区湖熟街道社区卫生服务中心);马强、乔君(江宁区江宁街道陆郎社区卫生服务中心);楚登辉(江宁区江宁街道社区卫生服务中心);钟莉(江宁区汤山街道社区卫生服务中心);史阿妮(溧水区洪蓝镇卫生院);梅桂珍(溧水区晶桥中心卫生院);徐成英(六合区龙袍街道东沟社区卫生服务中心);方宝琴(六合区马集镇社区卫生服务中心);陈芳(六合区雄州街道瓜埠社区卫生服务中心);胡玲玲(南京都安全门诊部有限公司);徐婉伦(南京解放路医院);刘莎莎(南京师范大学附属中学新城初级中学);李朋兰(南京手佳盲人按摩保健中心有限责任公司);张乐祥(浦口区永宁街道社区卫生服务中心);丁星浩(栖霞区靖安社区卫生服务中心);撒咏波(栖霞区仙林社区卫生服务中心);马鹏程、杨萍(秦淮区大光路社区卫生服务中心);徐玲(秦淮区夫子庙社区卫生服务中心);张锋(秦淮区红花社区卫生服务中心);韦晓梅(秦淮区淮海路社区卫生服务中心);鞠文会、倪净(秦淮区石门坎社区卫生服务中心);李晓云、林颖超(秦淮区月牙湖社区卫生服务中心);王竹兰(秦淮区中华门社区卫生服务中心);吉成军(玄武区后宰门社区卫生服务中心);郭继臣、朱明娟(玄武区同仁街社区卫生服务中心);曹妍(玄武区玄武湖社区卫生服务中心);王军(玄武区玄武门老年康复护理院);白洋(雨花台区板桥社区卫生服务中心);毛红(雨花台区西善桥社区卫生服务中心);陶勇(雨花台区雨花社区卫生服务中心);巫波(中国电子科技集团公司第十四研究所门诊部)。

社区副主任技师（12 人）

倪建军(高淳区淳溪中心卫生院);蒋玮玮(鼓楼区幕府山社区卫生服务中心);陈莉(江北新区盘城街道社区卫生服务中心);王茗(江北新区泰山街道社区卫生服务中心);徐娟(江宁区湖熟街道社区卫生服务中心);金少君(溧水区白马中心卫生院);吕德树(浦口区桥林街道社区卫生服务中心);雷茂桃(浦口区星甸街道社区卫生服务中心);朱宁喜(栖霞区仙林社区卫生服务中心);丁杰(秦淮区石门坎社区卫生服务中心);张晓敏(雨花台区岱山社区卫生服务中心);王敏(中国药科大学)。

社区副主任药师（19 人）

马抗美(高淳区古柏中心卫生院);邢香萍(高淳区固城中心卫生院);周玉桃(高淳区桠溪中心卫生院);张丽(高淳区阳江中心卫生院);葛青(鼓楼区华侨路社区卫生服务中心);陈琳琳(建邺区滨湖社区卫生服务中心);赵卫卫(江北新区大厂街道葛关路社区卫生服务中心);高信华(江宁区禄口街道社区卫生服务中心);吴荣(江宁区秣陵街道东善桥社区卫生服务中心);黄小平(溧水区石湫中心卫生院);陈振华(六合区龙袍街道东沟社区卫生服务中心);熊树洁(南京鼓楼中康综合门诊部);谭学亮(浦口区汤泉街道社区卫生服务中心);丁翔(栖霞区八卦洲社区卫生服务中心);俞文慧(栖霞区靖安社区卫生服务中心);丁传祥(栖霞区迈皋桥社区卫生服务中心);蔡吉(栖霞区西岗社区卫生服务中心);颜敏(栖霞区燕子矶社区卫生服务中心);王媛(秦淮区朝天宫社区卫生服务中心)。

社区副主任中药师（7 人）

牛波(鼓楼区宁海路社区卫生服务中心);戴礼军(江北新区大厂街道葛关路社区卫生服务中心);马良珠(江宁区淳化街道方山社区卫生服务中心);易秀萍(江宁区湖熟街道龙都社区卫生服务中心);谢玉红(溧水区和凤中心卫生院);张莉(秦淮区中华门社区卫生服务中心);徐静(雨花台区铁心桥卫生院)。

社区副主任护师（99 人）

史月花、王双凤、王郁兰(高淳区淳溪中心卫生院);王秋琴、杨芸(高淳区东坝中心卫生院);邢小花(高淳区古柏中心卫生院);宋桂花、邢桂花(高淳区固城中心卫生院);李火娣(高淳区桠溪中心卫生院);罗秀英、邢定花(高淳区阳江中心卫生院);刘新霞、袁爱民(高淳区砖墙中心卫生院);戴加萍(鼓楼区宝塔桥社区卫生服务中心);吴萍(鼓楼区凤凰社区卫生服务中心);夏春芳(鼓楼区华侨路社区卫生服务中心);杨凤(鼓楼区江东社区卫生服务中心);李殿红(鼓楼区宁海路社区卫生服务中心);黄惠琼、杨晓静、姚莉(鼓楼区挹江门社区卫生服务中心);何萍、李明红、郑萍(鼓楼区中央门社区卫生服务中心);陆妍(建邺区滨湖社区卫生服务中心);杨建敏(建邺区莲花社区卫生服务中心);徐文静、周渊(建邺区南湖社区卫生服务中心);狄向珍(建邺区沙洲社区卫生服务中心);陈贻(建邺区双闸社区卫生服务中心);姜红、林平(江北新区大厂街道葛关路社区卫生服务中心);龚月慧、蒋义琴(江北新区大厂街道山潘社区卫生服务中心);黄树霞(江北新区大厂街道卸甲甸社区卫生服务中心);谢文娟(江北新区葛塘街道社区卫生服务中心);沈志萍、余巧玲(江北新区盘城街道社区卫生服务中心);陈雪华(江北新区沿江街道社区卫生服务中心);蔡静(江宁区淳化街道土桥社区卫生服务中心);许宏花(江宁区东山街道上坊社区卫生服务中心);赵宏梅(江宁区横溪镇丹阳社区卫生服务中心);任娟(江宁区湖熟街道社区卫生服务中心);戴忠梅、丁美玲(江宁区湖熟街道周岗社区卫生服务中心);江南、谢丽丽、杨珍(江宁区禄口街道社区卫生服务中心);唐厚琴(江宁区秣陵街道东善桥社区卫生服务中心);潘国丽、夏四美(江宁区秣陵街道社区卫生服务中心);戴茹、侯广秀、邹雪(江宁区汤山街道社区卫生服务中心);黄海蓉(溧水区白马中心卫生院);刘巧云、张爱华(溧水区和凤中心卫生院);魏建凤(溧水区永阳街道社区卫生服务中心);何爱桃(溧水区柘塘中心卫生院);马媛(六合区龙池街道新集社区卫生服务中心);陈文(六合区龙袍街道东沟社区卫生服务中心);卢莺、强慧(六合区棠城社区卫生服务中心);高静、黄娟娟、田玲、杨静(六合区雄州街道瓜埠社区卫生服务中心);李学梅(南京华东电子集团有限公司);章玉梅(南京医科大学门诊部);汪东升(南京中国药科大学门诊部);杨丹丹(浦口区江浦街道社区卫生服务中心);杜格云、刘良娟、沈萍、王琴、杨进梅、郑恒茹(浦口区桥林街道社区卫生服务中心);陶菲(浦口区汤泉街道社区卫生服务中心);欧万芸(浦口区星甸街道社区卫生服务中心);杨娟娟(浦口区永宁街道社区卫生服务中心);黄敏、平礼琴(栖霞区迈皋桥社区卫生服务中心);王进、赵德琴(栖霞区尧化社区卫生服务中心);陈萍(秦淮区淮海路社区卫生服务中心);王正英(秦淮区止马营社区卫生服务中心);朱海萍(玄武区后宰门社区卫生服务中心);洪振华(玄武区仙鹤门社区卫生服务中心);许莹、杨敏、易丽(玄武区新街口社区卫生服务中心);刘红(雨花台区板桥社区卫生服务中心);梅定花(雨花台区赛虹桥社区卫生服务中心);丁红、姜凤、徐香、许燕(雨花台区铁心桥卫生院);董苏、马婷(雨花台区雨花社区卫生服务中心)。　　　　(殷　鹏)

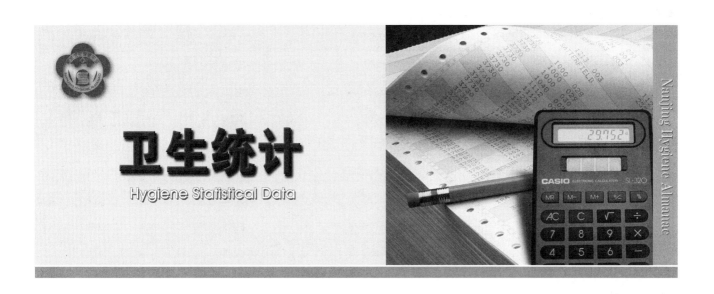

卫生统计

Hygiene Statistical Data

人口统计

2019—2020 年全市人口与卫生有关统计指标比较

	2019 年	2020 年	增减数
一、人口情况			
年末常住人口数（人）	8500100	9314685	814585
年平均常住人口数（人）	8468150	8907392	439242
年末户籍人口数（人）	7098169	7225706	127537
年平均户籍人口数（人）	7033787	7161937	128150
出生率(‰)	9.61	9.49	−0.12
死亡率(‰)	5.48	6.00	0.52
自然增长率（‰）	4.13	3.48	−0.65
二、机构、床位、人员			
（1）卫生机构数（个）	3242	3439	197
其中：医院数（个）	248	271	23
二级以上医疗机构数（个）	90	92	2
（2）床位数（张）	59046	62937	3891
其中：医院床位（张）	53499	57455	3956
二级以上医疗机构床位（张）	44876	47838	2962
（3）卫生工作人员数（人）	114608	121719	7111
①卫生技术人员数（人）	93856	99557	5701
执业医师（人）	33700	35577	1877

续表

	2019 年	2020 年	增减数
执业助理医师（人）	2035	2246	211
注册护士（人）	42461	45473	3012
药剂师（士）（人）	4705	4950	245
技师（士）（人）	5328	5626	298
其中：检验人员（人）	3803	3894	91
其他卫技人员（人）	5627	5685	58
②其他技术人员（人）	5776	5998	222
③管理人员（人）	5584	6125	541
④工勤人员（人）	8924	9597	673

（武庭婷）

2019—2020 年全市人口与卫生有关统计指标比较（户籍人口）

	2019 年	2020 年	增减率（%）
三、居民医疗保证程度指标			
平均每千人口床位数（张）	8.32	8.71	4.7
平均每千人口医院床位数（张）	7.54	7.95	5.4
平均每千人口二级以上医疗机构床位数（张）	6.32	6.62	4.7
平均每千人口卫生工作人员数（人）	16.15	16.85	4.3
平均每千人口卫生技术人员数（人）	13.22	13.78	4.2
平均每千人口执业（助理）医师数（人）	5.03	5.23	4.0
平均每千人口注册护士（人）	5.98	6.29	5.2
每一居民年均就诊次数（次）	13.21	10.87	−17.7
平均百居民中住院（入院）人数（人）	26.77	22.94	−14.3
平均每百门、急诊人次中住院人数（人）	2.30	2.16	−6.1
四、健康水平及预防保健指标			
人均预期寿命（岁）	83.59	83.88	0.3
儿童免疫规划疫苗接种率（%）	99.92	99.94	0.02
传染病发病率（1/10 万）	115.5	98	−15.2
传染病死亡率（1/10 万）	0.33	0.34	3.0
重大慢性病过早死亡率（%）	8.75	8.6	−1.7

（武庭婷）

2019—2020 年全市人口与卫生有关统计指标（常住人口）

	2019 年	2020 年	增减率（%）
五、居民医疗保证程度指标			
平均每千人口床位数（张）	6.95	6.76	−2.73
平均每千人口医院床位数（张）	6.29	6.17	−1.91
平均每千人口二级以上医疗机构床位数（张）	5.28	5.14	−2.65
平均每千人口卫生工作人员数（人）	13.48	13.07	−3.04
平均每千人口卫生技术人员数（人）	11.04	10.69	−3.17
平均每千人口执业（助理）医师数（人）	4.20	4.06	−3.33
平均每千人口注册护士（人）	5.00	4.88	−2.40
每一居民年均就诊次数（次）	10.97	8.43	−23.16
平均百居民中住院（入院）人数（人）	22.23	17.79	−19.97

（武庭婷）

卫生基本情况统计

2020 年全市各类卫生机构、床位、人员数

机构分类	卫生机构(个)	床位数(张)	人员数(人)
总计	3439	62937	121719
一、医院	271	57455	83314
综合医院	105	29419	47958
中医医院	38	8126	11264
中西医结合医院	4	1364	2308
专科医院	68	13438	18904
护理院	56	5108	2880
二、基层医疗卫生机构	3070	4613	32217
社区卫生服务中心	119	3743	11786
社区卫生服务站	378		502
卫生院	15	723	1778
村卫生室	292		681
门诊部	380	51	8195
诊所.卫生所.医务室	1886	96	9275
三、专业公共卫生机构	62	268	4144
疾病预防控制中心	17		1498
专科疾病防治院(所、站)	5	242	357
健康教育所(站、中心)	1		12
妇幼保健院(所、站)	14	26	1032
急救中心(站)	4		166
采供血机构	3		356
卫生监督所(中心)	14		604
计划生育技术服务机构	4		119
四、其他卫生机构	36	601	2044
疗养院	2	601	299
医学在职培训机构	1		6
临床检验中心(所、站)	16		1351
统计信息中心	2		26
其他	15		362

(武庭婷)

2020 年全市各类卫生技术人员、执业(助理)、医师、注册护士

机构分类	卫生技术人员(人)	执业(助理)医师(人)	注册护士(人)
总计	99557	37823	45473
一、医院	69786	23804	35671
综合医院	40869	13964	20951
中医医院	9948	3720	4666
中西医结合医院	1938	757	925
专科医院	15385	4977	8084
护理院	1646	386	1045
二、基层医疗卫生机构	25543	12345	9099
社区卫生服务中心	10135	4631	3241
社区卫生服务站	439	261	87
卫生院	1605	707	446
村卫生室	267	265	2
门诊部	6040	2777	2552
诊所.卫生所.医务室	7057	3704	2771
三、专业公共卫生机构	3135	1468	495
疾病预防控制中心	1138	796	48
专科疾病防治院(所、站)	277	118	95
健康教育所(站、中心)	7	5	1
妇幼保健院(所、站)	810	456	213
急救中心(站)	102	54	35
采供血机构	237	24	100
卫生监督所(中心)	524		
计划生育技术服务机构	40	15	3
四、其他卫生机构	1093	206	208
疗养院	196	74	83
医学在职培训机构	3	2	
临床检验中心(所、站)	634	63	15
统计信息中心	3		
其他	257	67	110

(武庭婷)

2020 年全市医院卫生机构、床位、人员数

指标名称	机构数（个）	床位数（张）	卫生人员（人）	卫生技术人员（人）	执业（助理）医师（人）	注册护士（人）
医院	271	57455	83314	69786	23804	35671
综合医院	105	29419	47958	40869	13964	20951
中医医院	38	8126	11264	9948	3720	4666
中西医结合医院	4	1364	2308	1938	757	925
民族医院						
专科医院	68	13438	18904	15385	4977	8084
口腔医院	10	273	2157	1778	817	793
眼科医院	5	401	793	552	206	233
耳鼻喉科医院	1	50	121	72	20	37
肿瘤医院	1	1379	1698	1452	432	834
心血管病医院						
胸科医院						
血液病医院						
妇产（科）医院	4	1095	2386	1891	652	997
儿童医院	3	1757	2535	2216	708	1190
精神病医院	8	2512	1372	1069	324	597
传染病医院	1	1500	1539	1383	420	749
皮肤病医院	2	123	501	391	132	142
结核病医院						
麻风病医院						
职业病医院						
骨科医院	3	301	419	394	114	239
康复医院	13	1824	1566	1315	268	684
整形外科医院	3	160	566	274	105	147
美容医院	8	158	823	534	188	259
其他专科医院	6	1905	2428	2064	591	1183
护理院	56	5108	2880	1646	386	1045

（武庭婷）

2020 年全市卫生事业发展主要指标与上年比较

	2020 年	2019 年	增减
一、卫生机构（个）	3439	3242	197
政府办（卫生部门）	610	585	25
部属	1	1	
省属	17	17	
市属	17	17	
二、床位总数（张）	62937	59046	3891
政府办（卫生部门）	39438	37665	1773
部属	103	103	
省属	11246	10865	381
市属	13465	13125	340
三、卫生人员总数（人）	121719	114608	7111
政府办（卫生部门）	71848	68995	2853
部属	477	481	－4
省属	18525	17316	1209
市属	22440	21729	711

（武庭婷）

2020 年全市各区卫生机构、床位、人员数

地区	卫生机构(个)	床位数(张)	卫生人员(人)
总计	3439	62937	121719
玄武区	229	3943	8924
秦淮区	414	10040	19170
建邺区	222	2701	6985
鼓楼区	418	19213	35483
江北新区	291	3555	8083
浦口区	135	1968	3282
栖霞区	251	3135	6352
雨花台区	198	2080	3831
江宁区	644	9621	16221
六合区	248	1816	4617
溧水区	173	2253	4557
高淳区	216	2612	4214

(武庭婷)

2020 年全市按经济类型统计各区卫生机构、床位、人员数

地区	卫生机构(个)		床位数(张)		卫生人员(人)	
	公立	民营	公立	民营	公立	民营
总计	1310	2129	46624	16313	83853	37866
玄武区	72	157	3389	554	6987	1937
秦淮区	95	319	7769	2271	13597	5573
建邺区	33	189	867	1834	1893	5092
鼓楼区	118	300	16699	2514	29053	6430
江北新区	80	211	1631	1924	3346	4737
浦口区	82	53	1492	476	2686	596
栖霞区	79	172	1417	1718	3309	3043
雨花台区	45	153	1186	894	2034	1797
江宁区	266	378	6457	3164	9608	6613
六合区	163	85	1566	250	3852	765
溧水区	128	45	1910	343	3990	567
高淳区	149	67	2241	371	3498	716

(武庭婷)

2020 年全市各区卫生技术人员、执业(助理)医师、注册护士

地区	卫生技术人员(人)	执业(助理)医师(人)	注册护士(人)
总计	99557	37823	45473
玄武区	7180	2924	3047
秦淮区	16088	6119	7528
建邺区	5297	2091	2312
鼓楼区	29486	10200	15078
江北新区	6455	2298	2977
浦口区	2803	1156	1198
栖霞区	5165	2098	2247
雨花台区	3176	1263	1361
江宁区	12903	5150	5242
六合区	3601	1617	1403
溧水区	3869	1528	1559
高淳区	3534	1379	1521

(武庭婷)

2020 年全市按经济类型统计卫生技术人员、执业(助理)医师、注册护士

地区	卫生技术人员(人)		执业(助理)医师(人)		注册护士(人)	
	公立	民营	公立	民营	公立	民营
总计	71974	27583	27063	10760	32814	12659
玄武区	5787	1393	2339	585	2394	653
秦淮区	12025	4063	4489	1630	5573	1955
建邺区	1659	3638	699	1392	608	1704
鼓楼区	25214	4272	8548	1652	12949	2129
江北新区	2886	3569	1048	1250	1385	1592
浦口区	2371	432	1004	152	993	205
栖霞区	2758	2407	1220	878	1106	1141
雨花台区	1760	1416	664	599	749	612
江宁区	8015	4888	3129	2021	3258	1984
六合区	3044	557	1386	231	1146	257
溧水区	3443	426	1377	151	1353	206
高淳区	3012	522	1160	219	1300	221

(武庭婷)

2020 年全市各区分类别统计执业（助理）医师数

地区	执业（助理）医师（人）			
	临床类别	中医类别	口腔类别	公共卫生类别
总计	26992	6169	3246	1416
玄武区	1767	476	564	117
秦淮区	3843	1767	417	92
建邺区	1291	507	243	50
鼓楼区	8249	722	738	491
江北新区	1723	272	218	85
浦口区	844	187	56	69
栖霞区	1438	439	156	65
雨花台区	883	191	146	43
江宁区	3707	848	457	138
六合区	1127	268	106	116
溧水区	1081	290	68	89
高淳区	1039	202	77	61

（武庭婷）

2020 年全市各区卫生机构情况

地区	机构数（个）	其中				
		医院	社区卫生服务中心	社区卫生服务站	疾病预防控制中心（防疫站）	妇幼保健所（站）
总计	3439	271	119	378	17	14
玄武区	229	23	10	4	2	1
秦淮区	414	45	14	10	1	1
建邺区	222	13	8	7	1	1
鼓楼区	418	45	14	2	5	2
江北新区	291	20	10	28	1	1
浦口区	135	7	7	58	1	1
栖霞区	251	22	10	30	1	2
雨花台区	198	18	7	25	1	1
江宁区	644	39	23	168	1	1
六合区	248	14	15	0	1	1
溧水区	173	10	1	21	1	1
高淳区	216	15	0	25	1	1

（武庭婷）

2020 年全市各区卫生机构床位、人员数

地区	床位数（张）	医院（张）	社区卫生服务中心(站)（张）	卫生人员（人）	卫生技术人员（人）	医院（人）	社区卫生服务中心(站)（人）
总计	62937	57455	3743	121719	99557	69786	10574
玄武区	3943	3328	187	8924	7180	4490	933
秦淮区	10040	9643	397	19170	16088	12215	1358
建邺区	2701	2373	272	6985	5297	2800	833
鼓楼区	19213	18804	407	35483	29486	24905	1055
江北新区	3555	3191	240	8083	6455	4202	723
浦口区	1968	1839	129	3282	2803	1782	585
栖霞区	3135	2895	180	6352	5165	3484	736
雨花台区	2080	1528	533	3831	3176	1522	848
江宁区	9621	8383	937	16221	12903	7709	2311
六合区	1816	1405	411	4617	3601	1895	909
溧水区	2253	1963	50	4557	3869	2498	249
高淳区	2612	2103		4214	3534	2284	34

（武庭婷）

2020 年全市各区每千人口床位、卫生技术人员、执业（助理）医师、注册护士（常住人口）

地区	床位数（张）	卫生技术人员（人）	执业（助理）医师（人）	注册护士（人）
全市	6.76	10.69	4.06	4.88
玄武区	7.33	13.35	5.44	5.67
秦淮区	13.55	21.72	8.26	10.16
建邺区	5.06	9.91	3.91	4.33
鼓楼区	20.43	31.36	10.85	16.03
江北新区	3.28	5.96	2.12	2.75
浦口区	4.90	6.98	2.88	2.99
栖霞区	3.17	5.23	2.12	2.27
雨花台区	3.42	5.22	2.07	2.24
江宁区	5.00	6.70	2.67	2.72
六合区	2.87	5.69	2.55	2.22
溧水区	4.59	7.87	3.11	3.17
高淳区	6.09	8.23	3.21	3.54

（武庭婷）

2020 年全市分等级床位、卫生技术人员、执业（助理）医师、注册护士

医院等级	床位数（张）	卫生技术人员（人）	执业（助理）医师（人）	注册护士（人）
三级医院	36643	51304	17590	26533
二级医院	11195	11891	3915	5993
二级以上医院	47838	63195	21505	32526
一级医院	3253	2887	1151	1172

（武庭婷）

2020 年全市各级各类医院分级情况

分组名称	医院（个）	综合医院（个）	中医医院（个）	中西医结合医院（个）	民族医院（个）	专科医院（个）	妇幼保健院（个）	专科疾病防治院（个）
总计	271	105	38	4		68	2	2
三级	33	15	6	2		10	1	
三级甲等	19	6	3	2		8	1	
三级乙等	2	2						
三级丙等								
未评等次	12	7	3			2		
二级	59	19	6			34	1	
二级甲等	12	7	2			3		
二级乙等	6	4	1			1	1	
二级丙等								
未评等次	41	8	3			30		
一级	76	52	16			4		
一级甲等	17	17						
一级乙等	10	9	1					
一级丙等	1	1						
未评等次	48	25	15			4		
其他	103	19	10	2		20		2

（武庭婷）

2020 年部、省、市、区医疗机构床位、人员情况

单位名称	床位数（张）	卫生人员（人）	卫技人员（人）	执业（助理）医师（人）	注册护士（人）
部属					
中国医学科学院皮肤病医院	103	477	371	130	134
省属					
江苏省人民医院	4064	6637	6014	1724	3464
江苏省中医院	2414	3306	3105	1091	1487
南京医科大学第二附属医院	1650	2853	2319	820	1223
江苏省省级机关医院	377	713	615	233	289
江苏省肿瘤医院	1379	1698	1452	432	834
江苏省第二中医院	595	775	692	280	317
江苏省中西医结合医院	767	1389	1150	440	563
东南大学附属中大医院	2364	3513	3071	1090	1587
南京医科大学附属口腔医院	51	769	671	307	321
南京医科大学附属逸夫医院	579	1172	930	348	438
市属					
南京市第一医院	1600	3211	2849	957	1490
南京鼓楼医院	2902	5091	4522	1404	2529
南京市儿童医院	1687	2446	2142	678	1162
南京市中医院	1546	1912	1716	670	807
南京脑科医院	1701	2157	1847	526	1067
南京市第二医院	1500	1539	1383	420	749
南京市口腔医院	132	907	771	381	296
南京市妇幼保健院	945	1890	1579	533	842
南京市中西医结合医院	497	798	703	289	339
南京市中心医院（南京市市级机关医院）	294	498	416	136	219
南京市职业病防治院	82	222	170	72	63
区属					
南京市红十字医院	520	565	480	170	244
南京市秦淮区中医医院	80	140	117	37	44

续表

单位名称	床位数（张）	卫生人员（人）	卫技人员（人）	执业（助理）医师（人）	注册护士（人）
南京市浦口医院	517	1261	1048	373	532
南京市浦口区中医院	541	715	667	261	319
南京市浦口区中心医院	822	1116	963	358	497
南京市栖霞区医院	282	538	471	194	202
南京市栖霞区妇幼保健院					
南京市雨花医院	194	252	219	86	93
南京市江宁医院	2063	2790	2467	965	1161
南京市江宁区中医医院	500	926	804	355	333
南京市江宁区第二人民医院	390	366	279	92	125
南京市大厂医院	543	836	718	218	387
南京市六合区人民医院	722	1344	1156	392	636
南京市六合区中医院	348	539	462	167	207
南京市六合区精神病医院	85	53	46	8	27
南京市溧水区人民医院	1000	1501	1337	487	633
南京市溧水区中医医院	500	943	836	304	404
南京市溧水区精神病防治院	120	100	90	32	39
南京市高淳人民医院	1200	1590	1365	461	720
南京市高淳中医院	365	569	500	175	234
南京市高淳区精神病防治院	117	62	53	16	29
非卫生部门政府办					
江苏民政康复医院	106	87	74	24	20
江苏省监狱管理局精神病院（江苏省康新戒毒所）	160	121	117	32	71
南京市青龙山精神病院	1260	428	319	88	220
南京市祖堂山精神病院	300	158	107	45	53

（武庭婷）

2020 年全市民营医疗机构床位、人员情况

单位名称	床位数（张）	卫生人员（人）	卫技人员（人）	执业（助理）医师（人）	注册护士（人）
民营三级					
南京明基医院	1050	1993	1557	466	821
南京医科大学眼科医院	120	282	213	79	93
南京医科大学友谊整形外科医院	120	333	152	55	85
泰康仙林鼓楼医院	524	899	718	251	352
南京江北医院	800	1335	1050	340	555
南京同仁医院	650	1278	1080	421	483
民营二级					
南京市玄武口腔医院		35	24	14	10
南京邦德骨科医院	100	165	164	60	82
南京扬子医院	200	369	315	108	134
南京明州康复医院	280	258	200	43	147
南京梅山医院	499	767	652	186	323
南京南钢医院	178	262	221	64	116
南京瑞东医院	100	204	134	49	47
南京航天医院	100	154	124	49	49
南京南华骨科医院	100	85	78	20	49
南京爱尔眼科医院	104	201	119	40	48
南京龙蟠结石医院	100	170	126	43	54
南京博大肾科医院	80	133	105	29	61
南京紫金医院	257	315	290	50	193
南京太乙堂中医医院	80	106	82	47	27
南京马应龙中医医院	80	46	31	12	14
南京新协和医院	100	141	124	50	60
南京仁品耳鼻喉专科医院	50	121	72	20	37
南京东南眼科医院	80	134	91	37	45
南京华世佳宝妇产医院	50	279	133	43	71
南京健嘉康复医院	180	190	160	27	105

续表

单位名称	床位数（张）	卫生人员（人）	卫技人员（人）	执业（助理）医师（人）	注册护士（人）
南京康贝佳口腔医院	15	146	111	33	59
南京金陵口腔医院	15	57	38	16	19
南京天佑儿童医院	50	65	51	21	20
南京长江医院	100	117	97	37	46
南京股骨髋骨科医院	101	169	152	34	108
南京高新医院、南京鼓楼医院集团高新医院	100	206	158	51	79
南京张文新骨伤科医院	100	133	111	35	59
南京一德康复医院	274	62	48	13	30
江苏钟山老年康复医院	100	124	110	14	42
南京新颐和康复医院	100	112	80	19	36
南京贝鹤雅康口腔医院	15	60	44	15	27
南京市化学纤维厂职工医院（万寿医院）	150	140	126	47	67
南京玛丽妇产医院	50	107	86	38	40
南京瑞海博康复医院	150	149	135	21	54
南京雨花城南口腔医院	15	70	50	26	20
南京一民医院	310	530	433	140	208
南京金康康复医院	100	57	52	12	25
南京世纪现代妇科医院	50	110	93	38	44
南京应天骨科医院	100	108	77	22	45
南京博韵口腔医院	15	70	35	13	22
南京溧水爱尔眼科医院	64	106	80	28	28

（武庭婷）

2020 年全市疾病预防控制中心人员情况

单位名称	机构数（个）	卫生人员（人）	卫技人员（人）	执业（助理）医师（人）
合计	17	1498	1138	796
一、疾病预防控制中心合计	14	1380	1052	730
江苏省疾病预防控制中心	1	502	409	343
南京市疾病预防控制中心	1	260	156	76
南京市玄武区疾病预防控制中心	1	36	25	18
秦淮区疾病预防控制中心	1	53	38	22
建邺区疾病预防控制中心	1	26	24	14
南京市鼓楼区疾病预防控制中心	1	57	43	23
南京市浦口区疾病预防控制中心	1	56	50	33
南京市栖霞区疾病预防控制中心	1	26	23	18
南京市雨花台疾病预防控制中心	1	34	21	15
南京市江宁区疾病预防控制中心	1	143	87	50
南京市六合区疾病预防控制中心	1	59	56	39
南京市江北新区公共卫生服务中心疾病预防控制所	1	46	45	31
南京市溧水区疾病预防控制中心	1	44	40	28
南京市高淳区疾病预防控制中心	1	38	35	20
二、卫生防疫站合计	3	118	86	66
南京长江油运公司卫生防疫站	1	12	2	
南京港卫生防疫站	1	7	6	2
上海铁路局南京疾病预防控制所	1	99	78	64

（武庭婷）

2020 年全市卫生监督所人员情况

单位名称	机构数(个)	卫生人员(人)	卫技人员(人)	卫生监督员(人)
合计	14	604	524	458
江苏省卫生监督所	1	146	113	113
南京市卫生监督所	1	126	117	117
南京市玄武区卫生监督所	1	23	23	23
南京市秦淮区卫生监督所	1	64	60	38
南京市建邺区卫生监督所	1	42	38	14
南京市鼓楼区卫生监督所	1	31	27	27
南京市浦口区卫生监督所	1	29	24	18
南京市栖霞区卫生监督所	1	18	16	16
南京市雨花台区卫生监督所	1	13	13	13
南京市江宁区卫生监督所	1	28	22	19
南京市江北新区卫生监督所	1	31	25	14
六合区卫生监督所	1	17	17	17
南京市溧水区卫生监督所	1	19	14	14
高淳区卫生监督所	1	17	15	15

(武庭婷)

2020 年全市妇幼保健所人员情况

单位名称	机构数(个)	卫生人员(人)	卫技人员(人)	执业(助理)医师(人)
合计	13	1032	810	456
江苏省妇幼卫生保健中心	1	157	130	89
南京市玄武区妇幼保健所	1	31	26	16
南京市秦淮区妇幼保健所	1	49	41	25
南京市建邺区妇幼保健所	1	45	37	15
南京市鼓楼区妇幼保健所	1	71	59	36
南京市浦口区妇幼保健计划生育服务中心	1	49	40	25
南京市栖霞区妇幼保健所	1	23	19	16
南京市雨花台区妇幼保健所	1	60	49	17
南京市江宁区妇幼保健计划生育服务中心	1	167	117	62
南京市六合区妇幼保健所	1	164	101	54
南京市江北新区公共卫生服务中心妇幼保健所	1	47	42	20
溧水区妇幼保健所	1	93	84	49
南京市高淳区妇幼保健所 南京市高淳区妇幼保健计划生育服务中心	1	76	65	32

(武庭婷)

2020 年全市卫生机构万元以上设备情况

机构分类	万元以上设备总价值(万元)	万元以上设备(台)				
		合计	10 万元以下	10 万—49 万元	50 万—99 万元	100 万以上
总计	1781444	104277	77205	21103	3013	2956
一、医院	1563610	84480	62254	17148	2420	2658
综合医院	938234	48112	35252	9799	1447	1614
中医医院	235049	12779	9398	2617	343	421
中西医结合医院	61501	3422	2406	816	101	99
专科医院	327720	19920	14983	3885	528	524
护理院	1106	247	215	31	1	
二、基层医疗卫生机构	93791	9854	7933	1564	254	103
社区卫生服务中心(站)	83744	8700	6982	1393	227	98
卫生院	9885	1077	876	169	27	5
门诊部						
诊所、卫生所、医务室	162	77	75	2		
三、专业公共卫生机构	91725	7217	4976	1826	280	135
疾病预防控制中心	44729	3782	2963	598	153	68
专科疾病防治院(所、站)	6125	217	125	53	25	14
健康教育所(站、中心)	21	5	5			
妇幼保健院(所、站)	13180	842	550	246	29	17
急救中心(站)	5187	552	429	116	5	2
采供血机构	19542	1315	438	782	64	31
卫生监督所(中心)	876	364	364			
计划生育技术服务机构	2065	140	102	31	4	3
四、其他卫生机构	32318	2726	2042	565	59	60
疗养院	5527	680	484	171	18	7
医学在职培训机构						
临床检验中心(所、站)	19470	1586	1250	287	26	23
统计信息中心	2237	202	147	37	4	14
其他	5084	258	161	70	11	16

(武庭婷)

2020 年全市医疗机构万元以上设备情况

机构分类	万元以上设备总价值(万元)	万元以上设备(台)				
		合计	10 万元以下	10 万—49 万元	50 万—99 万元	100 万元以上
部属						
中国医学科学院皮肤病医院	16812	1253	211	29	33	
省属						
江苏省人民医院	170085	8044	1629	223	332	
江苏省中医院	104781	4991	1029	145	184	
南京医科大学第二附属医院	10790	1009	162	21	16	
江苏省省级机关医院	26485	1146	248	36	42	
江苏省肿瘤医院	42096	1423	229	43	47	
江苏省第二中医院	22457	1316	221	36	45	
江苏省中西医结合医院	47493	2585	626	77	79	
东南大学附属中大医院	78047	3302	786	115	118	
南京医科大学附属口腔医院	19142	2205	515	35	14	
南京医科大学附属逸夫医院	32271	1069	458	53	86	
市属						
南京市第一医院	73663	3272	686	128	131	
南京鼓楼医院	154549	7887	1518	237	277	
南京市儿童医院	57795	3611	567	106	115	
南京市中医院	41849	2756	634	64	50	
南京脑科医院	53751	2216	459	63	88	
南京市第二医院	43382	1755	371	48	80	
南京市口腔医院	20635	1859	365	36	30	
南京市妇幼保健院	36214	2466	485	59	69	
南京市中西医结合医院	13633	805	172	24	20	
南京市中心医院 　（南京市市级机关医院）	12165	654	149	22	21	
南京市职业病防治院	3899	134	31	13	10	
区属						
南京市红十字医院	2802	172	27	5	5	
南京市秦淮区中医医院	858	109	9	4	1	
南京市浦口医院	11486	699	133	19	19	
南京市浦口区中医院	10246	496	68	12	34	

续表

机构分类	万元以上设备总价值(万元)	万元以上设备(台)				
		合计	10万元以下	10万—49万元	50万—99万元	100万元以上
南京市浦口区中心医院	24054	940	210	41	42	
南京市栖霞区医院	8009	465	53	14	16	
南京市栖霞区妇幼保健院						
南京市雨花医院	2477	200	49	6	2	
南京市江宁医院	87221	3596	633	75	130	
南京市江宁区中医医院	15231	778	141	19	35	
南京市江宁区第二人民医院	1864	106	24	8	3	
南京市大厂医院	10916	704	168	21	20	
南京市六合区人民医院	28627	1775	238	31	46	
南京市六合区中医院	9143	482	79	10	21	
南京市六合区精神病医院	229	19	5	1		
南京市溧水区人民医院	26421	1425	312	51	32	
南京市溧水区中医医院	17832	964	218	28	29	
南京市溧水区精神病防治院	365	46	6	1		
南京市高淳人民医院	28722	1437	318	33	48	
南京市高淳中医院	7699	488	121	18	14	
南京市高淳区精神病防治院	322	42	11			
非卫生部门政府办						
江苏民政康复医院	316	75	15	2		
江苏省监狱管理局精神病院（江苏省康新戒毒所）	659	33	6	2	1	
南京市青龙山精神病院	245	33	7			
南京市祖堂山精神病院	315	23	8	1		
民营三级						
南京明基医院	22979	1956	342	38	36	
南京医科大学眼科医院	7102	313	73	19	15	
南京医科大学友谊整形外科医院	272	17	16	1	0	
泰康仙林鼓楼医院	30390	1782	352	56	45	
南京江北医院	23001	1594	253	38	29	
南京同仁医院	19960	1319	276	41	32	

（武庭婷）

2020 年全市各类卫生机构房屋建筑面积

机构分类	房屋建筑面积(平方米)	业务用房面积(平方米)
总计	8175261	6275467
一、医院	6395925	5350501
综合医院	3228642	2880617
中医医院	966580	667449
中西医结合医院	113770	111436
专科医院	1987160	1609301
护理院	99773	81698
二、基层医疗卫生机构	1427159	634256
社区卫生服务中心	562613	499998
社区卫生服务站	37716	35924
卫生院	127361	93450
村卫生室	60412	
门诊部	319833	
诊所.卫生所.医务室	319224	4884
三、专业公共卫生机构	283440	233085
疾病预防控制中心	119149	100289
专科疾病防治院(所、站)	32438	28839
健康教育所(站、中心)	1719	1719
妇幼保健院(所、站)	57959	51897
急救中心(站)	7662	7480
采供血机构	27095	16919
卫生监督所(中心)	22633	19501
计划生育技术服务机构	14785	6441
四、其他卫生机构	68737	57625
疗养院	43960	34647
医学在职培训机构	1500	1500
临床检验中心(所、站)	12876	11495
统计信息中心	1860	1860
其他	8541	8123

(武庭婷)

医院工作统计

2020 年全市各级各类医疗机构主要工作情况

机构分类	总诊疗 人次 （人次）	其中：门、 急诊人次 （人次）	入院人数 （人）	出院人数 （人）	住院病人 手术人次数 （人次）	每百门 急诊的 入院人 次数(人次)	病床 使用率 （%）	出院者 平均住院日 （日）
总计	78515937	76566814	1657535	1652852	760267	2.42	76.13	9.6
一、医院	48947205	48618034	1603825	1599462	760262	3.30	79.23	9.5
综合医院	27796556	27657089	959163	957461	548913	3.47	80.01	8.6
中医医院	9504296	9452764	221721	221550	74151	2.35	73.71	9.4
中西医结合医院	1559752	1556850	38866	38947	13347	2.50	73.81	9.4
专科医院	10004652	9874738	358302	356206	123851	3.63	85.28	9.8
护理院	81949	76593	25773	25298		33.65	67.46	39.3
二、基层医疗卫生机构	28665778	27214866	50542	50093		0.26	38.72	11.1
社区卫生服务中心	17602992	16663925	39336	38935		0.24	37.82	12.1
社区卫生服务站	969995	969915						
卫生院	1614869	1602691	11035	11023		0.69	44.59	7.7
村卫生室	1112103	1098070						
门诊部	2822158	2358182	38	38				
诊所、卫生所、医务室	4543661	4522083	133	97		5.84	100.00	1.9
三、专业公共卫生机构	810727	723749	924	900	5	0.16	47.78	45.4
专科疾病防治院（所、站）	41378	41378	919	895		2.22	49.61	45.6
妇幼保健院（所、站）	613584	526606	5	5	5	0.15		1.0
急救中心（站）	155765	155765						
四、其他机构	92227	10165	2244	2397		22.08	51.65	35.7
疗养院	92227	10165	2244	2397		22.08	51.65	35.7

（武庭婷）

2020 年全市各区医疗机构主要工作情况

地区	总诊疗人次（人次）	其中：门急诊人次（人次）	预约诊疗人次占总诊疗人次比例（%）	入院人数（人）	出院人数（人）	住院病人手术人次数（人次）	平均每百门、急诊人次入院数(人次)	病床使用率（%）	平均住院天数（日）
总计	78515937	75624739	20.56	1657535	1652852	760267	2.42	79.23	9.5
玄武区	5982139	5264942	28.23	127913	127752	23672	2.58	94.65	8.7
秦淮区	14772342	14556567	26.41	284534	284057	162012	2.06	76.35	8.9
建邺区	3986545	3664820	20.74	56947	57074	29670	1.80	78.19	9.5
鼓楼区	21074527	20685838	27.51	602063	600970	336547	3.10	81.17	9.1
江北新区	4709533	4571529	18.51	97442	97135	45886	2.45	77.94	8.6
浦口区	2259544	2227402	19.42	43657	43662	14512	2.06	75.59	9.6
栖霞区	4423007	4166205	15.36	59170	57899	19480	1.65	71.40	15.2
雨花台区	2355878	2234562	5.61	30112	29940	3842	1.54	78.45	16.2
江宁区	10044386	9559541	12.14	181073	180286	63385	2.22	78.58	10.6
六合区	2978758	2888827	3.52	38866	38905	9841	1.66	79.72	10.5
溧水区	3099911	3016566	12.55	61189	60736	24112	2.37	71.82	8.5
高淳区	2829367	2787940	3.23	74569	74436	27308	3.17	77.80	8.9

（武庭婷）

2019—2020 年全市各级各类医疗机构主要工作情况

机构分类	总诊疗人次（人次）		入院人次数（人次）	
	2019 年	2020 年	2019 年	2020 年
总计	92895208	78515937	1883190	1657535
一、医院	57239760	48947205	1812174	1603825
综合医院	32388843	27796556	1097187	959163
中医医院	10725438	9504296	252773	221721
中西医结合医院	1984469	1559752	49665	38866
专科医院	12060943	10004652	390474	358302
护理院	80067	81949	22075	25773
二、基层医疗卫生机构	34111135	28665778	60563	50542
社区卫生服务中心	22301334	17602992	47363	39336
社区卫生服务站	1088733	969995		
卫生院	1717651	1614869	13152	11035
村卫生室	1390385	1112103		
门诊部	2716618	2822158	13	38
诊所、卫生所、医务室	4896414	4543661	35	133
三、专业公共卫生机构	1449878	810727	7041	924
专科疾病防治院（所、站）	66009	41378	516	919
妇幼保健院（所、站）	1221647	613584	6525	5
急救中心（站）	162222	155765		
四、其他机构	94435	92227	3412	2244
疗养院	94435	92227	3412	2244

（武庭婷）

2019—2020 年全市各区医疗机构主要工作情况

地区	总诊疗人次（人次）		入院人次数（人次）	
	2019 年	2020 年	2019 年	2020 年
总计	92895208	78515937	1883190	1657535
玄武区	7128960	5982139	130625	127913
秦淮区	17877175	14772342	330175	284534
建邺区	4061079	3986545	65376	56947
鼓楼区	25165477	21074527	701567	602063
江北新区	5591815	4709533	108637	97442
浦口区	2686687	2259544	53679	43657
栖霞区	5420783	4423007	80265	59170
雨花台区	2802129	2355878	29200	30112
江宁区	11930075	10044386	180364	181073
六合区	3780797	2978758	53762	38866
溧水区	3327979	3099911	71538	61189
高淳区	3122252	2829367	78002	74569

（武庭婷）

2020 年全市医院主要工作情况

分类	总诊疗人次（人次）	入院人数（人次）	出院人数（人）
按经济类型分			
总计	78515937	1657535	1652852
公立	65637770	1384922	1383901
民营	12878167	272613	268951
按医院等级分			
总计	48947205	1603825	1599462
三级医院	40349573	1315417	1314556
二级医院	6231449	203935	201986
一级医院	2366183	84473	82920

（武庭婷）

2020 年全市部、省、市、区医疗机构主要工作量情况

单位名称	总诊疗 人次数 （人）	其中：门、 急诊人次数 （人）	出院 人数 （人）	病床 使用率 （％）	平均 住院日 （日）
部属					
中国医学科学院皮肤病医院	1294285	1174396	1614	78.75	11.23
省属					
江苏省人民医院	4512162	4511885	153949	86.32	7.79
江苏省中医院	5206362	5200362	81092	84.20	9.09
南京医科大学第二附属医院	1460571	1460571	53485	81.29	9.07
江苏省省级机关医院	766594	762547	6168	52.86	11.86
江苏省肿瘤医院	395122	395122	88367	126.07	7.01
江苏省第二中医院	478257	478257	17055	80.49	9.22
江苏省中西医结合医院	876803	876803	23741	73.57	8.62
东南大学附属中大医院	1700552	1700552	90463	86.76	8.43
南京医科大学附属口腔医院	719291	719291	2779	78.33	5.29
南京医科大学附属逸夫医院	607770	607770	22381	85.12	8.11
市属					
南京市第一医院	1773126	1769926	73902	104.80	8.31
南京鼓楼医院	3446946	3446946	110286	85.96	8.25
南京市儿童医院	2027097	2027097	69087	77.15	7.07
南京市中医院	890484	867832	32503	65.58	11.35
南京脑科医院	958106	958056	34640	85.22	14.90
南京市第二医院	501792	501792	37615	97.62	14.13
南京市口腔医院	811646	811646	4044	78.91	8.09
南京市妇幼保健院	1856257	1856257	53542	80.79	5.20
南京市中西医结合医院	670444	670444	14086	74.21	9.57
南京市中心医院（南京市市级机关医院）	273115	262481	5908	82.37	14.70
南京市职业病防治院	38684	38684	327	83.89	67.52
区属					

续表

单位名称	总诊疗 人次数 （人）	其中:门、 急诊人次数 （人）	出院 人数 （人）	病床 使用率 （%）	平均 住院日 （日）
南京市红十字医院	336799	336799	11804	71.65	11.52
南京市秦淮区中医医院	356516	356516	1047	68.21	19.49
南京市浦口医院	705118	699142	21617	80.59	7.46
南京市浦口区中医院	507271	507271	17442	79.51	8.93
南京市浦口区中心医院	641702	638288	24677	79.43	9.66
南京市栖霞区医院	495881	495881	9014	67.52	7.70
南京市栖霞区妇幼保健院					
南京市雨花医院	126062	126062	2484	50.15	12.23
南京市江宁医院	1695379	1695379	69044	77.56	8.31
南京市江宁区中医医院	520983	520983	17706	71.21	7.39
南京市江宁区第二人民医院	38992	38992	2522	103.25	58.11
南京市大厂医院	580479	580479	19478	77.25	7.87
南京市六合区人民医院	788063	782427	21990	85.36	9.72
南京市六合区中医院	466335	466335	12420	72.39	7.35
南京市六合区精神病医院	7286	7286	289	93.07	97.16
南京市溧水区人民医院	862955	862955	32015	74.97	7.41
南京市溧水区中医医院	519125	507995	16455	75.41	8.44
南京市溧水区精神病防治院	18848	18848	1292	78.49	26.32
南京市高淳人民医院	890377	890377	49087	93.76	8.41
南京市高淳中医院	397927	397927	10430	64.58	9.71
南京市高淳区精神病防治院	16833	16833	542	67.65	55.46
非卫生部门政府办					
江苏民政康复医院	3072	3072	579	42.43	26.80
江苏省监狱管理局精神病院 （江苏省康新戒毒所）	887	887	77	37.81	50.09
南京市青龙山精神病院	3657	3657	130	103.84	254.13
南京市祖堂山精神病院	873	873	949	87.92	101.17

（武庭婷）

2020 年南京市人均预期寿命

时间（年）	合计（岁）	男性（岁）	女性（岁）
2000	74.49	72.52	76.56
2001	75.39	73.26	77.63
2002	75.55	73.12	78.17
2003	76.93	75.14	78.16
2004	77.42	75.37	79.47
2005	77.20	75.26	79.19
2006	77.54	75.32	79.84
2007 *	76.88	74.52	79.38
市区	77.82	75.70	80.06
2008	76.72	74.44	79.12
市区	77.42	75.34	79.60
2009	76.60	74.20	79.14
市区	77.66	75.32	80.10
2010	76.84	74.46	79.32
市区	77.72	75.50	80.00
2011	79.31	77.19	81.58
市区	79.70	77.61	81.91
2012	80.26	78.30	82.35
市区	80.59	78.63	82.67
2013	81.70	79.60	83.94
2014	82.17	80.19	84.28
2015	82.19	80.11	84.45
2016	82.34	80.38	84.44
2017	82.71	80.61	84.97
2018	83.32	81.16	85.63
2019	83.59	81.53	85.77
2020	83.88	81.78	86.11

* 2007 年首次将南京市郊区、郊县数据纳入统计范围，原统计范围为市区。 （武庭婷）

2020 年南京市各区户籍居民人均期望寿命

地区	合计（岁）	男性（岁）	女性（岁）
全市	83.88	81.78	86.11
玄武区	86.72	84.47	89.09
秦淮区	84.98	82.97	87.04
建邺区	84.86	82.73	87.09
鼓楼区	85.33	83.31	87.46
浦口区	82.82	80.65	85.05
江北新区	83.74	81.61	86
栖霞区	83.41	80.98	86.02
雨花台区	83.6	81.14	86.34
六合区	81.77	79.74	83.89
江宁区	82.87	81.11	84.67
溧水区	82.76	81.27	84.4
高淳区	83.3	81.3	85.61

（武庭婷）

南京市 2020 年户籍居民合计疾病系统前十位死因

死因顺位	疾病名称	死亡率(/10 万)	标化率(/10 万)	构成比(%)
1	循环系统疾病	256.54	113.00	43.21
2	肿瘤	185.47	111.33	31.24
3	呼吸系统疾病	46.11	18.77	7.77
4	损伤和中毒	34.69	22.4	5.84
5	内分泌、营养和代谢疾病	22.65	11.01	3.82
6	神经系统疾病	11.83	6.06	1.99
7	消化系统疾病	10.95	5.43	1.84
8	泌尿生殖系统疾病	7.54	3.82	1.27
9	传染病和寄生虫病	4.12	2.63	0.69
10	骨骼肌肉和结缔组织疾病	1.59	0.92	0.27

南京市 2020 年户籍居民男性疾病系统前十位死因

死因顺位	疾病名称	死亡率(/10 万)	标化率(/10 万)	构成比(%)
1	循环系统疾病	264.69	121.28	39.33
2	肿瘤	237.23	136.23	35.25
3	呼吸系统疾病	58.26	22.95	8.66
4	损伤和中毒	39.61	27.1	5.89
5	内分泌、营养和代谢疾病	21.66	10.94	3.22
6	消化系统疾病	12.2	6.36	1.81
7	神经系统疾病	11.81	6.45	1.75
8	泌尿生殖系统疾病	8.81	4.5	1.31
9	传染病和寄生虫病	5.5	3.4	0.82
10	精神和行为障碍	1.32	0.69	0.2

南京市 2020 年户籍居民女性疾病系统前十位死因

死因顺位	疾病名称	死亡率(/10 万)	标化率(/10 万)	构成比(%)
1	循环系统疾病	248.5	104.28	48.21
2	肿瘤	134.39	83.65	26.07
3	呼吸系统疾病	34.12	13.58	6.62
4	损伤和中毒	29.83	17.68	5.79
5	内分泌、营养和代谢疾病	23.63	11.2	4.59
6	神经系统疾病	11.85	5.66	2.3
7	消化系统疾病	9.71	4.5	1.88
8	泌尿生殖系统疾病	6.28	3.08	1.22
9	传染病和寄生虫病	2.77	1.84	0.54
10	肌肉骨骼和结缔组织疾病	2.08	1.31	0.4

(武庭婷)

南京市 2020 年户籍居民合计单病种前十位死因

死因顺位	疾病名称	死亡率(/10 万)	标化率(/10 万)	构成比(%)
1	脑血管病	158.17	69.32	26.64
2	心脏病	91.62	40.51	15.43
3	肺癌	44.82	26.22	7.55
4	胃癌	30.55	18.11	5.15
5	慢性下呼吸道疾病	29.91	12.01	5.04
6	糖尿病	19.56	10.03	3.29
7	结肠、直肠和肛门癌	19.18	10.83	3.23
8	肝癌	17.53	11.19	2.95
9	食道癌	14.78	8.63	2.49
10	意外跌落	13.25	6.13	2.23

南京市 2020 年户籍居民男性单病种前十位死因

死因顺位	疾病名称	死亡率(/10 万)	标化率(/10 万)	构成比(%)
1	脑血管病	162.39	72.84	24.13
2	心脏病	95.4	45.03	14.18
3	肺癌	64.32	36.11	9.56
4	胃癌	42.5	23.71	6.31
5	慢性下呼吸道疾病	38.23	14.85	5.68
6	肝癌	23.48	15.14	3.49
7	食道癌	23.06	13.16	3.43
8	结肠、直肠和肛门癌	22.92	12.72	3.41
9	糖尿病	19.3	10.11	2.87
10	意外跌落	13.04	6.82	1.94

南京市 2020 年户籍居民女性单病种前十位死因

死因顺位	疾病名称	死亡率(/10 万)	标化率(/10 万)	构成比(%)
1	脑血管病	154.01	65.4	29.88
2	心脏病	87.9	35.93	17.05
3	肺癌	25.57	15.28	4.96
4	慢性下呼吸道疾病	21.7	8.44	4.21
5	糖尿病	19.82	10.05	3.84
6	胃癌	18.76	11.79	3.64
7	结肠，直肠和肛门癌	15.5	8.78	3.01
8	意外跌落	13.45	5.47	2.61
9	肝癌	11.65	7.13	2.26
10	胰腺癌	9.82	6.06	1.91

(武庭婷)

2010—2020 年全市卫生机构、床位、人员数

时间(年)	卫生机构(个)	床位数(张)	卫生人员(人)
2010	2211	31090	60044
2011	2268	34503	62114
2012	2305	37775	66295
2013	2315	41760	70616
2014	2383	43688	75351
2015	2337	46643	78882
2016	2383	49857	86264
2017	2340	52244	93611
2018	2801	54992	103808
2019	3242	59046	114608
2020	3439	62937	121719

（武庭婷）

2010—2020 年全市卫生技术人员、执业（助理）医师、注册护士

时间(年)	卫生技术人员(人)	执业(助理)医师(人)	注册护士(人)
2010	48300	17007	19577
2011	50041	17265	20954
2012	53967	19101	22953
2013	58032	20662	25413
2014	62068	21602	27363
2015	65139	22307	28850
2016	70687	25272	32093
2017	76144	28098	34443
2018	84097	31560	38258
2019	93856	35735	42461
2020	99557	37823	45473

（武庭婷）

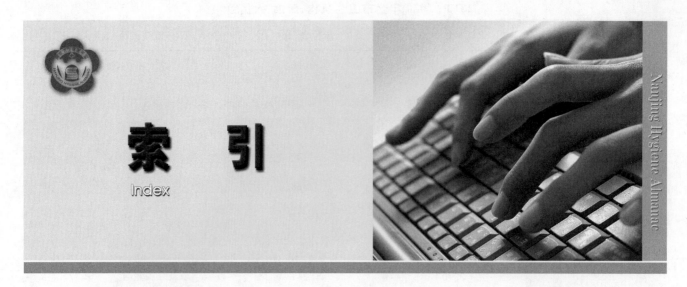

索 引

Index

说 明

一、索引采用主题分析索引方法,依据首字汉语拼音字母顺序排列。

二、类目用黑体字。数字表示内容所在页码或参见页码,数字后的字母表示从左至右内容所在栏别。

南京金域医学检验所有限公司

南京金域医学检验所有限公司成立于2007年5月16日，是金域医学集团全资核心子公司。公司坐落在南京高新技术产业开发区药谷大道，建筑面积达8000多平方米，其中实验室5600平方米。公司主要从事医学检验、病理诊断、基因检测、科研服务等，为全省近900家医疗机构与科研院校提供2600余项遗传病诊断、肿瘤防治、心血管疾病防治、出生缺陷防治、感染性疾病防治等全疾病领域、全生命周期、全病程管理的精准医疗检测服务，是省内首家拥有ISO15189认可的第三方医学实验室。

基于自身实力及集团优势，公司与国内外相关领域专家、学者与研究单位合作，是省内学科、项目较齐全的临床检验实验室。公司实验室坚持采购国际进口主流设备，实验室规划布局与国际先进实验室接轨。公司以医学检验、病理诊断、科研服务等相关检验检测为主营业务，业务范围覆盖全省13个地级市，为各地、各级医疗机构提供专业化、国际化的医疗服务业务。尤其在分子病理、细胞病理、血液病理、肾脏病理、分子遗传及国际化病理会诊等学科构建国际化的学科平台，公司在省内建立一整套完善的组织病理质量控制方法与标准，年处理组织病理标本量超过12万例。

目前，公司申请的知识产权共52项，其中已授权知识产权33项，包括发明专利3项、实用新型16项、软件著作权14项，另有3项发明专利和16项实用新型专利正在申请中。公司累计承担省市级科研课题6项，2018年底结题江苏省科技厅临床医学专项科研课题"心血管疾病个性化分子诊断及应用推广"（BL2014017）。

公司近5年共计发表国内外学术论文57篇，其中SCI文章6篇、核心期刊文章4篇。随着技术创新的提升，公司文章发表的数量和质量不断提升，其中2017年发表论文16篇；2018年有8篇论文入选第十届全国临床实验室管理会议优秀论文及第十三届检验医师年会会议优秀论文，并进行会议发言及壁报展示；2019年发表1篇SCI论文与3篇期刊论文，另有7篇论文被国内各医学会议收录，共有6篇获得优秀壁报奖，在行业内产生良好反响。

公司于2017—2019年连续3年被评为江苏省科技服务业"百强"机构；2018年荣获江苏省民营科技企业称号；2018年荣获江苏省科技服务骨干机构称号；2018年公司总经理获得江苏省科技企业家称号；2019年第二次通过国家高新技术企业复评审；2019年获得南京市工程研究中心认定；2019年获得江苏省工程技术研究中心认定；2019年通过南京市科技服务骨干机构培育库入库；2019年获得南京市瞪羚企业称号；2019—2020连续2年获得南京市外包服务业骨干型企业称号；2020年获得南京市总部企业认定；2020年获得江北新区灵雀企业认定。

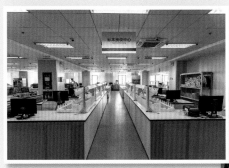

南京金域医学检验所有限公司依托集团规模化效应和研发优势，持续创新技术，拓展业务，打造"人不动，标本动"模式，为江苏省各级医疗机构提供优质的医学检验服务。目前，网络已延伸至乡镇、社区一级，覆盖江苏85%人口所在区域，成为医学检测工作的中坚力量。

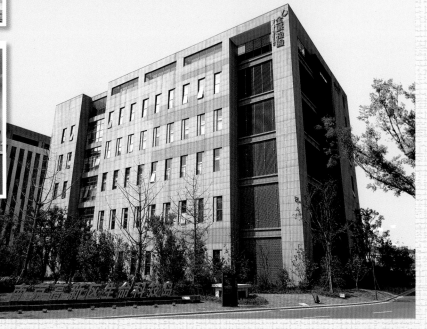

地址：南京市江北新区药谷大道11号
　　　加速器二期01栋
网址：www.kingmed.com.cn
官方微信号：GZ-KINGMED
联系电话：4001-111-120

南京市红十字医院

南京市红十字医院始建于1946年，前身是中国红十字会总会南京分会诊疗所。1958年由南京市政府正式命名为南京市红十字医院。2002年8月，被市政府确定为南京市惠民医院，同时成为全国首家惠民医院。2011年12月，获批冠名南京瑞华慈善医院，实现贫困人群的免费基本医疗，是一所集医疗、教学、科研为一体的二级甲等综合医院。

医院分为本部和月牙湖分院，占地面积1.81万平方米，业务用房面积4.14万平方米，实际开放床位520张，设有15个病区，30余个临床辅助科室。全院在职职工558人，卫生技术人员471人。年门急诊量34万人次，收治住院病人1.7万人次。

临床诊疗科室齐全，妇产科、消化内科、呼吸内科、神经内科为南京市医学重点专科，普外科、骨科、康复科等是秦淮区重点专科。医院拥有核磁共振、GE64排CT及16排螺旋CT、西门子750四维彩超、DR数字成像系统等进口先进设备。可开展人工关节置换、断指再植、腹腔镜微创手术、宫颈LEEP锥切、前列腺电气化切除、气压弹道碎石、肿瘤微（无）创治疗、血液透析治疗、白内障超声乳化及人工晶体植入等项目。冠名南京瑞华慈善医院9多年来，为广大低保及低收入人群免费开展人工关节置换、妇科肿瘤宫腔镜下切除、血液透析、恶性肿瘤微（无）创治疗等多项大病救助项目，得到政府、社会、群众的一致认可。

医院秉承"博爱、精业、团结、奉献"的医院精神和"真心惠民、真正惠民"的办院宗旨，为广大市民提供优质、高效、专业、便捷的医疗服务，力争建设成一所服务理念先进、环境优雅舒适、生活设施配套齐全、医疗服务技术精湛、康复特色彰显的现代化综合医院。

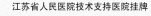
江苏省人民医院技术支持医院挂牌

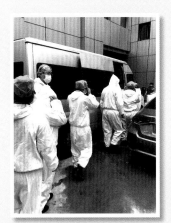
医护人员奔赴隔离点

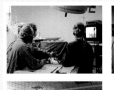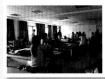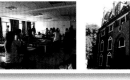
手术、康复、4号楼合并图

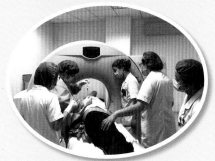
CT引导下的肺穿刺手术（呼吸内科）

地址：南京市秦淮区白下路242号
电话：（025）86641430
网址：www.njshszyy.com

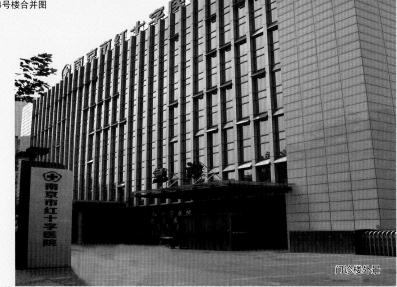
门诊楼外景

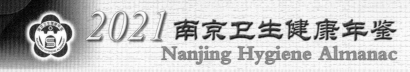
南京医科大学附属逸夫医院
（南京医科大学第三附属医院）

南京医科大学附属逸夫医院（南京医科大学第三附属医院）是南京医科大学和江宁区人民政府共建，并经教育部推荐，由香港邵氏基金会捐资冠名的省属综合性三级公立医院。医院于2016年6月正式开业，兼备新医院的硬件优势和南京医科大学附属医院的深厚积淀，实现医疗、教学、科研、服务管理全面发展。

医院规划占地面积14万平方米，设置床位1200张，分两期开放。目前一期工程已完成，占地约7.3万平方米，建筑面积9.2万平方米，开放床位600张。

作为南京医科大学的直属附属教学医院，医院与学校基础、药学、公卫、护理、医政等相关学院实现人力资源共享。医院目前在职职工1202人，其中高级职称人127人、博士37人、硕士254人。拥有享受国务院特殊津贴专家2人、江苏特聘医学专家3人、江苏省333工程人才9人、"六大人才高峰"3人、江苏省"双创人才"团队1个、江苏省高校"青蓝工程"中青年学术带头人1人。

医院以多学科协作模式组建以疾病、器官、学科为基础的临床诊疗中心，整合医疗资源，创立医疗、护理、康复、宣教等功能一体化的疾病管理模式。医院一期已开设40多个科室与四大诊疗中心（肾脏泌尿中心、神经脑病中心、临床病理与检验中心、健康管理中心）。医院老年医学科、医学检验科为省级临床重点专科评审；老年病、肾病学、普通外科学等15个专业通过国家药物临床试验机构资格认定；医学检验科获得国际标准化组织ISO15189医学实验室认可证书；老年医学科是国家老年疾病临床医学研究中心在全国遴选的21家协同创新核心单位之一。医院是江苏省创伤救治联盟首批会员单位医院，并建立国内外高安全级别的中华粪菌库核心实验室，面向全国提供异地救援性粪菌移植服务。

医院在提供高质量医疗服务的同时，承担南京医科大学各项临床教学任务，已成立临床和护理共32个教研室，获得的各类教育教学奖项达38项，教育教学类课题立项达32项，承担的教学任务的总学时数在2019年达到6703学时。

医院秉承南京医科大学"博学至精，明德至善"的校训及"传承创新，知行合一"的院训精神，努力建成高水平、有特色、国际化的教学医院，汇聚国内外优质医疗资源，打造特色，立足南京，服务全国。

医院地址：江苏省南京市江宁区龙眠大道109号
医院网址：www. nydsrrsh.com.
官方微信号：nydyfyy
预约咨询电话：（025）87115710、（025）87115712

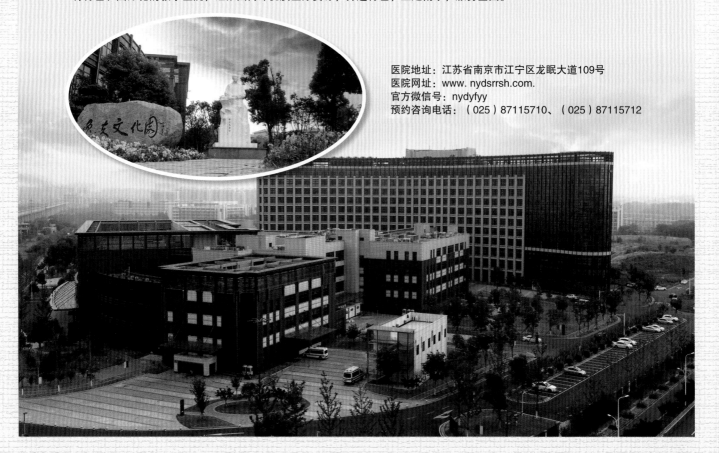

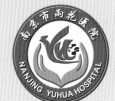

南京市雨花医院
南京市第一医院雨花分院

院训：厚德 精医 博爱 创新

南京市雨花医院始建于1956年，是一所集医疗、教学、预防、保健、康复为一体的二级综合性医院。医院占地面积13485平方米，建筑面积22548平方米，编制床位230张。作为雨花台区唯一一所区属公立医院，医院始终坚持以"病人为中心，以医疗质量为核心"的办院宗旨，秉承"厚德、精医、博爱、创新"的院训，立足于为百姓的健康事业谋福祉，赤诚打造雨花台区医疗服务中心。

2020年，面对突如其来的新冠肺炎疫情，医院迅速成立疫情防控领导小组，制订应急预案，完善发热门诊，开设隔离观察病房，从预检、门急诊、病区、转运等各个诊疗环节全力把控。医院筹建PCR实验室（分子诊断实验室），加强新冠病毒核酸检测能力，配合区内工作协调，常态化安排人员参与区内新冠隔离点工作。全院职工坚守疫情防控一线，奋力保障人民群众健康安全。

医院以等级医院创建为抓手，借助紧密型医联体合作平台，推动整体实力提升。2020年增设泌尿外科，完善二级学科建设；增开八病区，扩大患者收容能力；建设重症医学科（ICU），提升医疗服务能力；精神科、神经内科被评为区级重点专科；神经内科、呼吸内科、放射科、泌尿外科等科室开展新技术8项，医院整体服务水平显著提高。近3年，医院门急诊人次、出院人次、手术量快速攀升，第三方患者满意度得分逐年提高。

近年来，医院秉承人才强院的发展理念，注重点面分离，以学科主干为点，以点带面，使医院整体医疗水平得到快速提升。穿越岁月长河，面向未来，医院必将以更加高昂的姿态、更加宽广的情怀和更加豪迈的气概为建设健康雨花、平安雨花、和谐雨花保驾护航，再谱华章。

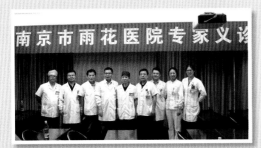
联合南京市第一医院专家组织健康义诊

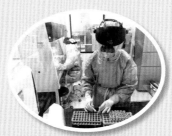
建设PCR实验室

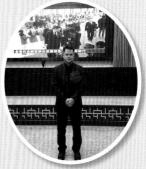
党支部书记史宝柱被评为江苏省抗击新冠肺炎疫情先进个人

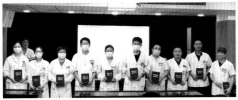
表彰疫情防控先进科室及个人

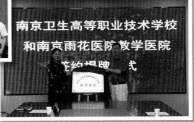
挂牌南京卫生高等职业技术学校和南京雨花医院教学医院

微信公众号

官网网址：www.njsyhyy.com
地址：雨花台区板桥大道9号
电话：（025）52883121
传真：（025）52883191
交通路线：182、D16、Y35路华兴大街站下
　　　　　183、976路雨花医院站下
　　　　　153、Y22路板桥站下
　　　　　D22路新湖大道站下

医院外观

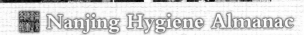

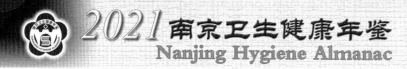
江苏省人民医院浦口分院
（南京市浦口区中心医院）

　　江苏省人民医院浦口分院（南京市浦口区中心医院）创建于1949年，是一所集预防、医疗、教学、科研于一体的二级甲等综合性医院，医院担负着全区医疗、教学、科研中心任务，并为毗邻的安徽省和县、全椒县、来安县近40万人口提供医疗服务。现为江苏省人民医院浦口分院、南京医科大学教学医院、江苏卫生健康职业学院附属中心医院、健康江苏建设与发展研究院，目前正在积极创建三级医院。

　　医院现有建筑面积11万平方米，现开放床位957张（其中含有一个层流病区20张床）。投入31.59亿元在建三期工程将为医院未来增加24.6万平方米的医疗科研用房。医院现有在职职工1175人，重视人才培养和引进，高学历、高职称人才占全院30%左右，并呈逐年递增趋势。

　　医院科室设置齐全，设有20个职能科室、33个临床科室和1个门诊部，其中消化内科、心内科、内分泌科、肾脏内科、神经内科、肿瘤内科、呼吸内科、血液内科、普外科、骨科、泌尿外科、神经外科、产科、妇科、康复医学科、耳鼻喉科、麻醉科、检验科、超声诊断科、放射影像科、重症医学科、药剂科、病理科等23个专科为南京市医学重点专科，在区县级医院中名列前茅。

　　医院设备先进，拥有SPECT、128层螺旋CT、方舱CT、数字化平板血管造影机（DSA）、直线加速器（LA）、3.0核磁共振、1.5T磁共振（MRI）、全自动生化分析仪、各门类齐全的腔镜（电子胃肠镜、十二指肠镜、关节镜、经皮肾镜、腹腔镜、宫腔镜、气管镜）等一大批涵盖检查、手术、急救、治疗等多学科的先进设备，以及先进的电子信息化系统，全方位构建智能化、数字化医院。

　　院府合作以来，创新实施"一院三区"院区化管理及"1+1+5"医共体建设模式，目前骨科、消化内科、血液科、肿瘤放疗科、普外科、神经外科、胸外科、泌尿外科等省人医强势专科整建制进驻，人才、技术力量不断增强，综合服务能力显著提升，门急诊、住院人次大幅增长，三四级手术占比达60.8%。特别是在疫情防控形势下，三四级手术与去年同期相比仍保持增长趋势。多项技术不断填补区内空白，达到省市领先水平，甚至具有国际国内影响力，吸引着省内外患者慕名来院求医，得到全国各地专家学者的关注和青睐。

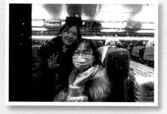

　　2020年抗疫期间，医院发热门诊、隔离病房严格按照要求落实各项疫情防控工作，快速独立建制PCR实验室，助力复工复产。此外，医院派出40名医护人员先后驰援武汉、北京和新疆等地参加抗疫，派出30余名医护人员参加本地机场、酒店等隔离点涉外人员医疗保障，并获得省市区一致肯定和表彰。

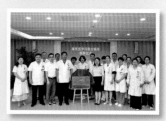

　　医院内涵质量、综合实力向着三级医院目标迈进，精神文明建设硕果累累，2019年荣获省级、市级、区级"文明单位"称号，2020年荣获"南京市五一劳动奖状"等荣誉称号，同年荣获国家医政医管局"改善医疗服务行动示范医院"称号。未来，随着医院三期工程投入使用，这里将打造成江苏省人民医院国家级临床医疗中心的承载地，成为医疗、教学、科研基地的支撑点，浦口慢淋中心等一批高精尖医疗将打响国际化品牌，将江苏省人民医院浦口分院建成江北地区品质型、标杆型医院！

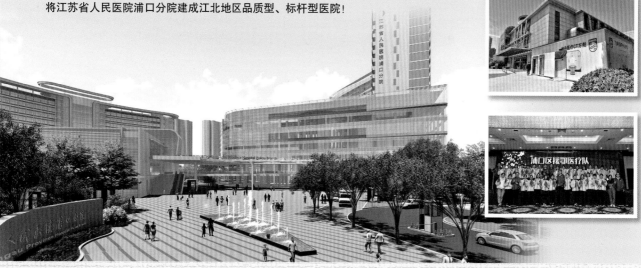

南京医科大学第四附属医院

南京医科大学第四附属医院是由南京江北新区和南京医科大学合作共建的一所集医、教、研为一体的综合教学医院。辖京新院区、浦园院区、南苑院区，一院三区，一体化管理。

医院拥有省级卒中中心、市级胸痛中心、市级创伤中心，以及15个市级临床重点专科。医院鼎力打造国家综合医院中医示范科室，成立康复医学（心脏康复、神经康复、盆底康复、产后康复）中心、消化医学中心、脊柱中心、关节中心、眼视光中心、急救医学中心、代谢病诊疗中心等。着力建设核医学科、肿瘤放射治疗科，为江北百姓看病不过江提供便利。

医院积极响应国家"分级诊疗"战略，与泰山、沿江、顶山、盘城社区卫生服务中心建立以南医大四附院为核心的紧密型"医疗联合体"。发展建设互联网医院，助力远程医疗和慢病管理。

医院坚持"科教兴院"的理念，医、教、研并举。2020年，医院获"国家自然科学基金"和"江苏省自然科学基金"双突破。

医院拥有全球领先的飞利浦3.0核磁共振、西门子双源CT、128排CT、医科达直线加速器、4K腔镜、胶囊胃镜、Rowa全自动发药机、罗氏全自动生化免疫检测线、高压氧舱、DSA杂交手术室等先进医疗设备设施。

2020年，新冠肺炎疫情突发，医院克服困难，独立院区改造建设规范的发热门诊，设置PCR和专用CT。因防疫成绩突出，获评省级"标杆发热门诊"和"南京市抗击新冠肺炎疫情先进集体"称号。

秉承"生命至上，关爱无限"医者使命，医院鼎力打造立足于江北，辐射苏北、皖东的区域型医疗中心，为健康江苏、健康南京不懈努力！

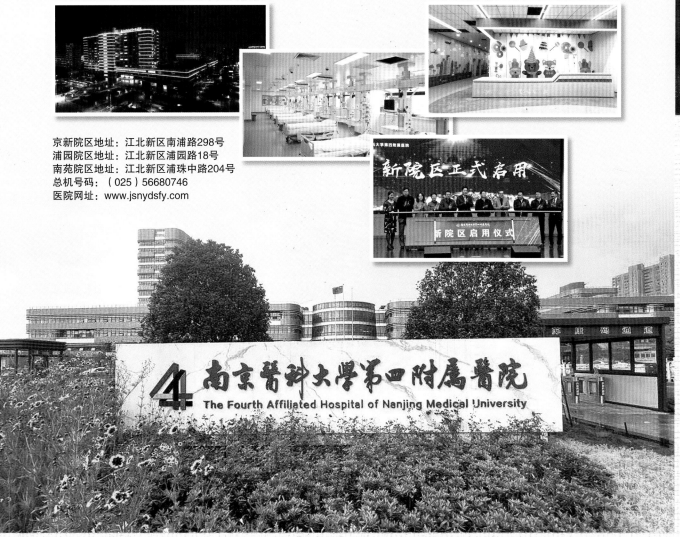

京新院区地址：江北新区南浦路298号
浦园院区地址：江北新区浦园路18号
南苑院区地址：江北新区浦珠中路204号
总机号码：（025）56680746
医院网址：www.jsnydsfy.com

4 南京醫科大學第四附屬醫院
The Fourth Affiliated Hospital of Nanjing Medical University

2021

南京卫生健康年鉴

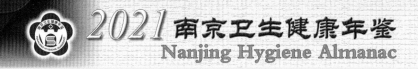
南京市六合区人民医院

　　南京市六合区人民医院是集医疗、教学、科研、急救、预防、保健、康复为一体的三级综合性公立医院,在职职工1355人,其中,高级职称251人、中级职称498人、博士2人、硕士149人。医院设有临床、医技科室43个,其中骨科、神经外科、胸外科、泌尿外科、妇科、重症医学科、肿瘤科、呼吸科、眼科、医学影像科、麻醉科、普外科、耳鼻咽喉科、口腔科、消化内科、感染性疾病科、儿科、心血管内科、医学检验科为南京市医学重点专科。

　　2020年,在疫情肆虐的危急关头,医院先后派出40名医务人员,逆行出征,千里驰援武汉。《抗疫群英谱》一书正式出版发行。

　　2020年,医院召开党员代表大会,选举产生新一届党委委员,成立院纪委。医院成功升级为三级综合医院,实现几代六医人共同的夙愿。医院新病房楼和感染性疾病楼正式开工建设;EICU建成并投入使用;区健康管理中心建设正式启动。

　　全年共申报各类科研课题30余项,发表SCI论文5篇,获国家发明专利8项,参与主编专业著作1种;组织承办省级继续医学教育项目4项。

医院院训:正心修身,严谨敬业
办院宗旨:人才为本、医技争先、质量一流、服务至上

地址:南京市六合区延安路28号
邮编:211500
电话/传真:（025）57759827
网址:www.hlry.cn

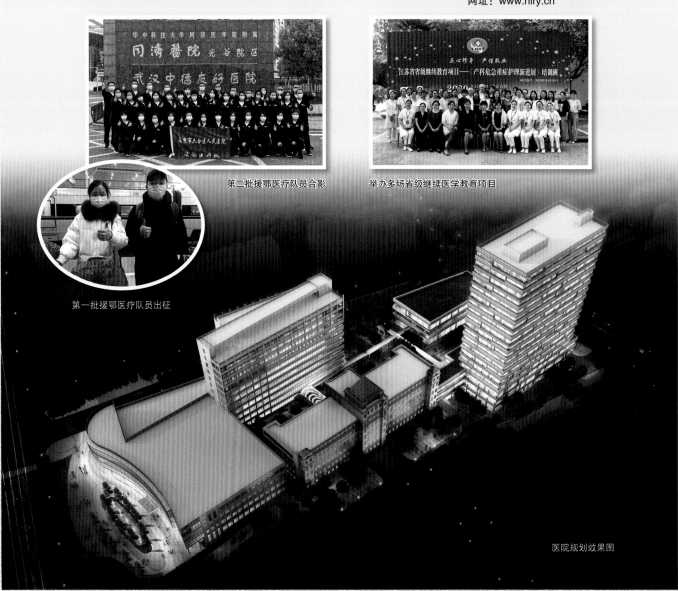

第二批援鄂医疗队员合影

举办多场省级继续医学教育项目

第一批援鄂医疗队员出征

医院规划效果图

南京市溧水区人民医院

南京市溧水区人民医院（东南大学附属中大医院溧水分院）是全区最大的一所集医疗、教学、科研、康复于一体的综合性三级医院。医院建于1924年，2015年与东南大学附属中大医院合作共建成为中大医院溧水分院，也是国家级"爱婴医院"，国家卫健委国际紧急救援中心网络医院，东南大学医学院、江苏大学、皖南医学院、南京医科大学康达学院教学医院，国家住院医师规培协同基地、江苏省住院医师规培基地。曾获全国模范职工之家、江苏省文明单位、南京市文明单位、市卫生系统十佳医院、市卫生系统医院管理工作先进单位、全国改善医疗服务行动典型案例先进单位、江苏省平安医院等称号。

医院位于山清水秀的无想山北麓，2011年9月启用，占地约8.3万平方米，建筑面积8.6万平方米，核定床位1000张，设有23个标准病区，40个业务科室。医院现有职工1482人，卫生专业技术人员1317人，高级职称211人，中级职称498人；博士17人，硕士131人，本科941人。目前拥有国务院政府特殊津贴获得者、突出贡献中青年专家1人，博导3人，博士21人，硕导12人，江苏省、南京市人才工程20余人。

医院技术上可开展三级医院必备技术和诊疗项目。其中普外科、骨科、神经外科、心血管内科、ICU、介入科、内分泌科等科室能够开展三级甲等医院的技术及诊疗项目。目前开展27项限制类医疗技术，520项四级手术，113项新技术新项目。医院拥有神经内科、重症医学科、妇科、儿科、泌尿外科、麻醉科、病理科、骨科、肿瘤内科、消化内科、检验科、医学影像科、普外科、产科、眼科、心血管内科、内分泌科、胸外科、急诊科、神经外科、老年医学科、肾内科共22个南京市医学重点专科，位居南京同级医院前列。

2020年初新冠疫情爆发，该院作为南京市新冠肺炎定点收治医院，肩负着溧水区域疫情防控的重大责任。医院党政领导靠前指挥，党员干部率先垂范，全体职工坚守阵地，奋战在抗疫最前线，成功筛查出2例新冠肺炎患者，未发生院内感染，为全区人民安全健康守住最后一道防线。疫情发生以来，该院根据疫情变化，随时调整部署防控设施和措施。在多次省、市疫情防控督查、验收、评估中，医院疫情防控实施方案受到专家好评。在整个疫情防控工作中，医院涌现出一大批先进人物和事迹，全院50人次受到省市区表彰。其中援鄂医疗队所在南京二队获"全国卫生健康系统新冠肺炎疫情防控工作先进集体"称号，33人获评南京市三八红旗手，急诊科被评为江苏省"三八"红旗集体，4人被省人社厅和卫健委记功，1人获评省政府"全省抗击新冠疫情先进个人"。医院抗疫事迹被中央、省、市、区媒体报道100余次。

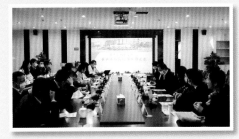

国家、省、市卫健委等领导调研国家基本药物试点工作

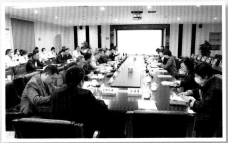

中央及省级媒体调研

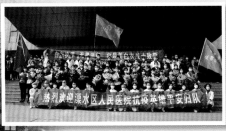

42名援鄂医疗队员全部平安归来

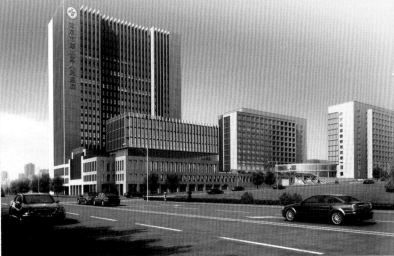

南京市高淳人民医院

　　南京市高淳人民医院始建于1936年，经过80余年的艰苦创业，目前已成为该地区功能齐全、优势突出，集医疗、教学、科研、急救、预防保健、康复于一体的综合性三级医院。医院是南京鼓楼医院高淳分院，南京市儿童医院技术合作单位，南京市口腔医院高淳分部。医院是江苏卫生健康职业学院、扬州大学医学院附属医院，南京医科大学、江苏大学教学医院。医院是江苏省平安医院，江苏省母婴友好医院，江苏省首批"实施患者安全目标合格医院"，南京市"基本现代化医院"，全国院务公开示范点，国家卫生健康委临床路径推进定点医院。2020年医院被评为江苏省抗疫先进集体，获南京市"五一劳动奖状"，被评为高淳区先进基层党组织。

　　医院总占地面积9.42万平方米，总建筑面积约16万平方米。医院拥有5万元以上医疗设备568台套，百万元以上医疗设备50台套，医疗设备总资产达3.02亿元。配备有3.0T磁共振、256排螺旋CT、瓦里安直线加速器、血管造影X射线系统、全自动检验分析流水线、智能采血系统、实时荧光定量PCR仪、全自动发药机、奥林巴斯CV-290型胃镜系统、方舱CT、高压氧舱（20人舱）等一大批先进医疗设备。

　　医院现有职工1640人，其中高级职称249人，博士13人，硕士201人。医院核定床位1200张，开放床位1300张，共开设29个标准病区，5个医技科室，32个临床专科，其中妇产科、急诊科、重症医学科、神经内科、神经外科、眼科、病理科、医学影像科（超声）、肿瘤科、耳鼻咽喉科、普外科 、麻醉科、检验科、医学影像科（放射）、心内科、消化内科、骨科、泌尿外科、儿科、感染科、肾内科21个专科被评为南京市重点专科。

　　全院职工肩负着"尽最大努力为百姓健康提供优质服务"的使命，秉承着"生命无价，健康至上"的共同价值观，怀着高度的责任感和使命感，正以饱满的热情、昂扬的精神和坚定的信念，朝着"做受人尊敬的仁者，建民众拥戴的医院，创接近国际水平的医疗中心"的医院愿景迈进。

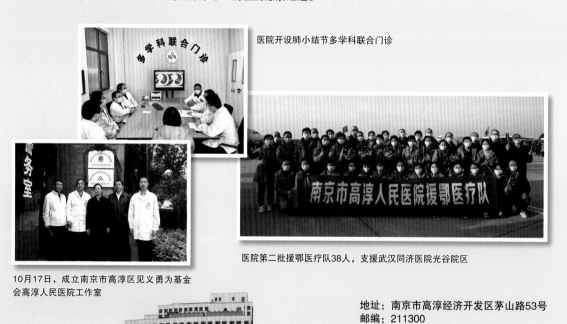

医院开设肺小结节多学科联合门诊

医院第二批援鄂医疗队38人，支援武汉同济医院光谷院区

10月17日，成立南京市高淳区见义勇为基金会高淳人民医院工作室

地址：南京市高淳经济开发区茅山路53号
邮编：211300
电话：（025）57311232

南京市江宁中医院

南京市江宁中医院成立于1984年12月，2004年挂牌南京市惠民中医院，2009年通过二级甲等中医医院评审，2010年成为南京中医药大学教学医院，2020年8月通过江苏省三级中医医院评审，现已发展成为南京地区集医疗、教学、科研、康复、保健为一体的综合性三级公立中医医院。医院2013年完成异地搬迁，一期工程占地面积2.04万平方米，建筑面积6.5万平方米，现医院南面二期工程占地面积2.252万平方米，建筑面积8.64万平方米，2020年底顺利封顶，预计2021年底投入使用，届时医院总建筑面积将达15.1万平方米，总床位数将达到1000张。现有职工926人，正高职称41人、副高职称108人、中级职称285人，硕博学历132人，南京市名老中医2名，南京中医药大学翰林学院兼职教授35名。年门急诊54万人次，出院病人1.8万人次，业务收入3.95亿元。医院先后被评为"中国妇女发展基金会PAC优质服务医院""江苏省健康促进医院""江苏省平安医院""江苏省节能示范单位""省档案管理三星级标准医院"。

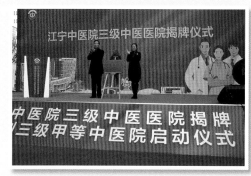

江苏省中医药管理局局长朱岷、江宁区区委书记李世贵为江宁中医院三级中医医院揭牌

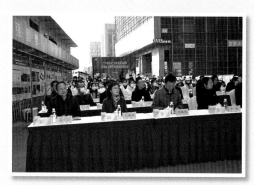

省中医药管理局、省中医院、省中西医结合医院等领导参加启动仪式

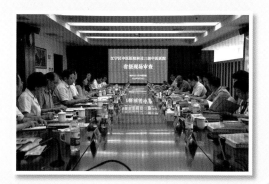

省级领导现场审查

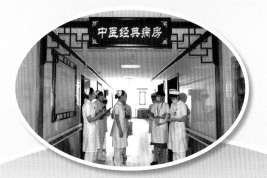

实地评审中医经典病房

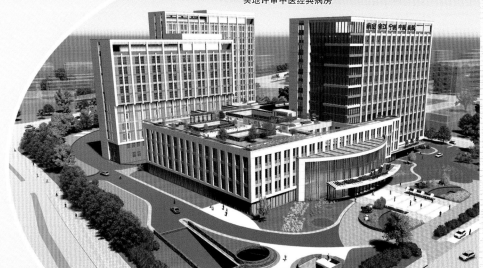

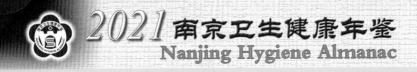

南京市六合区中医院

　　江苏省中医院江北院区暨南京市六合区中医院是一所集医疗、教学、科研、预防、保健、康复为一体的二级甲等中医综合性医疗机构，位于六合区龙池街道新棠路181号，占地面积约3.7万平方米，总建筑面积5万余平方米，设置床位400张，现实际开放床位345张，设有妇产科、外科、肛肠科、骨伤科、眼科、耳鼻喉科、内科、康复科等病区。

　　医院拥有磁共振成像设备、高压氧舱、64排螺旋CT、16排螺旋CT、DR、体外碎石机、大功率钬激光、数字胃肠机、数字乳腺机、彩色B超、电子肠镜、电子喉镜、电子支气管镜、腹腔镜、宫腔镜、眼科OCT、超声乳化仪、口腔三合一CT、全自动血生化分析仪、全自动发光免疫分析仪等大型诊疗设备100多台套，能够较好地满足健康服务需求。

　　江苏省中医院江北院区的运行，是落实南京市支持六合区高质量发展的具体措施之一，随着省中江北院区进入实质化的建设阶段，本部优质专家资源和先进技术手段不断注入，极大缓解了江北地区患者看专家难的问题，也填补了江北地区高水平中医药医疗机构的空白，为快速提升六合区医疗服务能力，更好地服务辖区及周边地区的居民贡献极大的力量。

　　医院致力于提高医疗综合服务水平、发挥中医药特色优势，不断完善人才队伍建设，在临床科室、重点专科的建设上取得新进展，在护理和药事管理上规范有效。不断深入推动公立医院服务体系、管理体制、监管体制等综合改革，严控相关医改指标，拓展医疗服务项目。

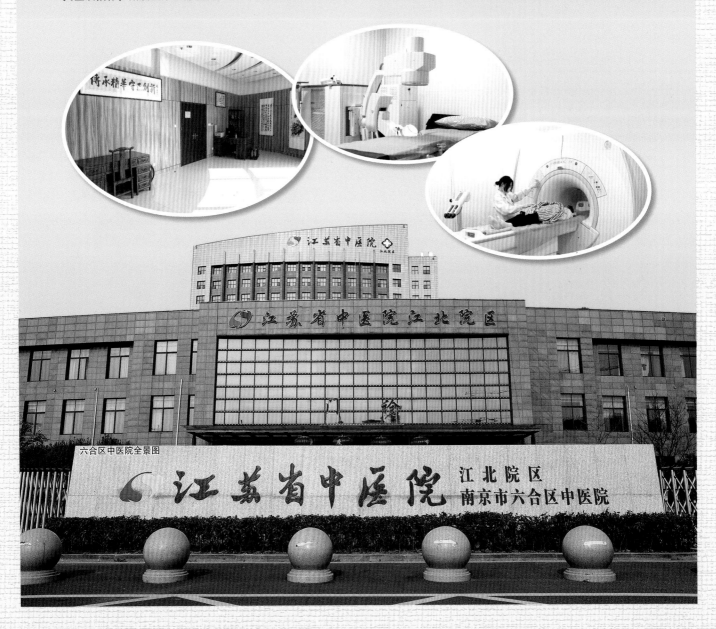

六合区中医院全景图

南京市溧水区中医院

南京市溧水区中医院一直紧紧围绕保障人民健康的核心，将疫情防控与提升医疗服务能力两手抓，同时推进中医内涵建设。2020年受疫情影响，门诊总人次为405604人次，急诊51273人次，比去年同期增长5.29%，住院16523人次，病床使用率75.41%。开展三级手术2004台次，同比增长1.93%；四级手术803台次，同比增长88.5%。三四级手术量占全年手术量比重为44.22%。目前医院拥有中西医各项设备1700余台，总价值达1.8余亿元。

2020年初，全国新冠肺炎疫情防控阻击战打响，在医院的号召下，医院职工纷纷提交请战书，积极报名驰援抗疫一线。1月25日（正月初一），作为党员的急诊科主任胡星星身先士卒，出征武汉参与新型冠状病毒肺炎救治。EICU护士长王娟在1月27日加入江苏医疗支援队，奔赴武汉大学附属中南医院支援。8月，新疆疫情暴发，医院检验科主任邓涛主动请缨，作为江苏第二批医疗队队员远赴新疆协助标本检测工作。为表彰他们大无畏的奉献精神，胡星星被中共南京市委宣传部、市卫健委授予南京"最美医护工作者"称号，王娟被武汉市江夏区委区政府授予"武汉市江夏区荣誉市民"称号，被南京市委、市政府授予"抗击新冠肺炎疫情先进个人"称号，邓涛被江苏省委宣传部、省文明委、省总工会授予"江苏省文明职工"称号。

2020年，溧水第一家MMC区域中心——"国家标准化代谢性疾病管理中心（MMC）"在溧水区中医院正式运行，同时设立MMC乡镇分中心并授牌，实现挂一次号，即可一站式完成各种代谢指标的检测、糖尿病急慢性并发症的全面筛查。11月，医院心血管监护病房（CCU）正式运行，标志着医院急危重症患者抢救能力与医疗服务水平的进一步提高。医院现有脾胃病科、骨伤科2个市级重点专科，在此基础上争创省级重点专科；有康复科、内分泌科、肾病科等11个在建市中医重点专科；医学检验科、超声诊断科、医学影像科、病理科4个医技科室已于2020年12月22日顺利完成南京市医学重点专科初期现场评审。治未病中心、中医康复中心、针灸推拿中心及中药制剂中心四大中医中心建设在持续推进中。

2020年，溧水区中医院和区体育局联合启动体医融合项目运动与健康促进互联网平台的建设工作，平台相关数据上传至溧水区健康智慧大数据平台，在国内率先形成体医融合大数据，助力"健康中国看江苏，健康江苏看溧水"目标的实现。9月，省中医药管理局正式发文确认溧水区中医院成为三级中医医院。在十四五规划开启之后，医院将趁热打铁，全面启动三级甲等医院创建，继续以为人民服务为核心，进一步大力提升医院医疗服务能力，探索实践医疗改革新模式，争取在3年内完成三甲中医医院医疗技术服务能力的全覆盖，努力建设成为人民满意和放心的现代化医院。

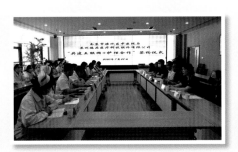

互联网+护理

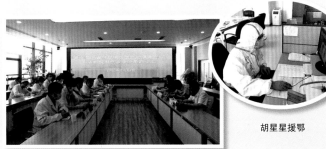

与妇保院签约

胡星星援鄂

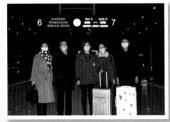

王娟援鄂

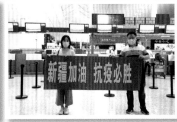

邓涛援疆

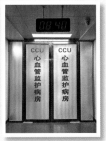

CCU

MMC

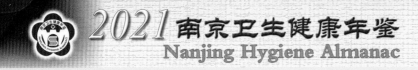

江苏省消防救援总队医院
（消防职业健康中心）

江苏省消防救援总队医院（消防职业健康中心）隶属江苏省消防救援总队，是一家具有职业健康体检及职业病鉴定资质，以职业病康复治疗、烧烫伤、整形为特色的非营利性公立医院，是市工伤保险、城镇职工、居民医保定点、长三角异地定点医院。

医院先后与江苏省人民医院、江苏省中医院、江苏省第二中医院、南京鼓楼医院、南京市口腔医院建立双拥共建关系。充分发挥职业病检查、鉴定、康复和烧烫伤及疤痕治疗特色，经常性开展社区义诊等便民医疗服务，与市红十字会联合组建"南京红十字消防医院紧急救援队"。主要设备有3.0T MRI和CT、进口DR、磁控胃肠胶囊系统、GE四维彩色多普勒超声、骨密度检测仪、听力检测仪、体成分分析仪、进口呼吸机、多参数监护仪、血尿全自动化验仪、全自动生化仪、全自动电解质分析仪、免疫发光仪、血流变测试仪、动态血沉测试仪、中医四诊仪、动脉粥样硬化检测仪、微量元素测定仪、耳鼻喉综合诊疗平台、多功能烧伤悬浮床、各类职业康复设备，还引进3D二氧化碳点阵激光治疗仪、微晶磨削治疗仪、超声波导入、红/蓝光光动力治疗仪等先进治疗疤痕的设备、长轴负压防疫监护型救护车、大型流动医疗车、医疗方舱等。

医院旨在做好全省消防指战员、政府专职消防员和消防文员身心健康的"守门人"，力争做到"生命全周期、健康全过程"。从职业病知识和政策宣教、职业病体检和鉴定、职业病及职业相关疾病的康复多个维度服务全省消防人。

医院在上级机关的领导下，抓住机遇，改革创新，钻研业务，勤奋工作，进一步发挥职业病体检、职业病康复和烧伤疤痕专科特色，更好地为广大群众服务。

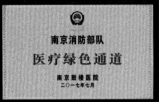

南京鼓楼医院"医疗绿色通道"牌匾

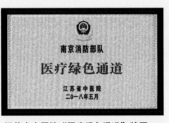

江苏省中医院"医疗绿色通道"牌匾

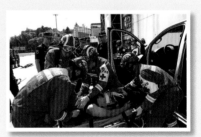

应急救护培训

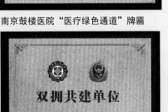

江苏省人民医院"双拥共建单位"牌匾

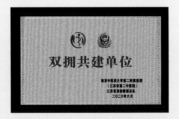

江苏省第二中医院"双拥共建单位"牌匾

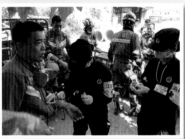

地震拉动演练卫勤保障

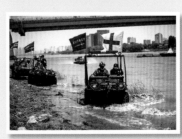

抗洪抢险演练卫勤遂行保障

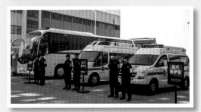

生产安全事故应急演练

地　址：南京市鼓楼区清凉门大街203号
负责人：王春明
电　话：（025）86636222
传　真：（025）83303239
网　址：www.njgaxfyy.com

南京金陵孕育专科门诊部
Nanjingjinlingyunyuzhuankemenzhenbu

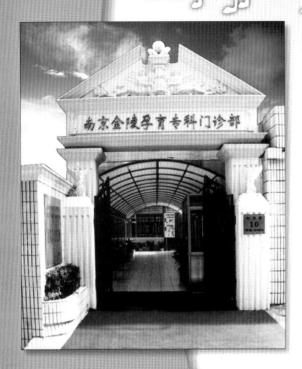
南京金陵孕育专科门诊部

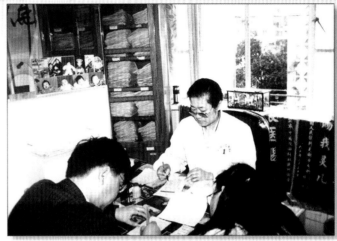
孙剑秋主任为病人诊疗

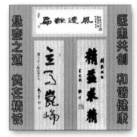

南京金陵孕育专科门诊部遵循"全心全意为人民服务"的宗旨,以"实现优化孕育,提高人口质量,弘扬祖国医学,造福人类后代"为宗旨而创建。该部孙剑秋主任以历经40多年创研的"优化孕育调控工程"为医疗主体,立足中医并运用现代医学技术,以不孕、不育(尤其是习惯性流产)及育龄期夫妇为防治对象,在生殖相关的不同分期予以系列筛检,同步实施康精、健卵、育宫、康胎等系列调控,实施健康繁衍。其科研成果曾获得全军"三优成果"金奖和全国"三优成果"优秀奖及国家专利。该研究分支曾获军队科技进步二、三等奖各1项。

该门诊部坚持创办宗旨,在自律、自尊、自重、求实中健康生存与发展,以良好医德医风及特色医疗赢得社会及国内外患者的认可、信任和赞誉。1997年,门诊部获评南京市社会办医"十佳单位"。孙剑秋主任将在现有疗效的基础上制订出面向更广泛的人群,为民族优质繁衍提供更为切实可行的,同时更为系统化、科学化、程序化、简便化及操作性较强的方案,为实现人类自觉优质繁衍并能够自我调控目标做出更大努力。

孙剑秋主任将带领门诊部全体医务人员继续为不幸家庭排忧解难,为人民的幸福、社会的安定、人类优质繁衍做出应有的贡献。

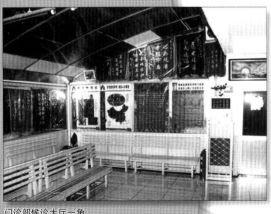
门诊部候诊大厅一角

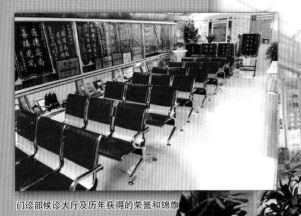
门诊部候诊大厅及历年获得的荣誉和锦旗

地址:南京市玄武区如意里10号
电话:(025)84416999
传真:(025)84404900
网址:www.sjqjlyy.com
邮编:210018

南京梅山医院

　　南京梅山医院成立于1970年，是一所集医疗、预防、急救、康复、教学、科研为一体的二级甲等综合性医院，现为江苏省人民医院医联体医院，是皖南医学院、蚌埠医学院和南京医科大学的教学医院。医院下辖总院、分院和两个社区卫生服务站。医院开放床位568张。

　　南京梅山医院拥有临床医技科室32个，市级重点专科7个：神经内科、麻醉科、重症医学科、心内科、放射科、呼吸内科和肾脏内科。

　　该院新冠肺炎防疫工作受到上级防疫指挥部发文表彰，转运确诊新冠病人2人，实现院内零感染、零漏诊，1人获得市级抗疫先进个人称号。医院核酸检测实验室于2020年9月28日建设正式投入使用。

　　2020年，全天开放120院前急救；5月5日，率先完成长三角门诊异地就医联网结算，成为长三角异地就医的领跑者和示范医院。

　　11月25日，梅山医院改扩建项目完成备案立项，列入南京市雨花台区2021年人代会督办项目。

　　医院规划目标：十四五期间梅山医院提档升级为三级甲等综合医院，改扩建工程项目一期工程计划2024年投入使用，计划开放床位1000张。

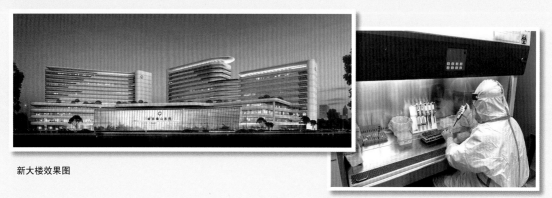

新大楼效果图

核酸实验室

电话：（025）86364316　86363363
传真：（025）86707679
邮编：210039
法人代表：李兵
单位地址：南京市雨花台区
　　　　　雄风路505号

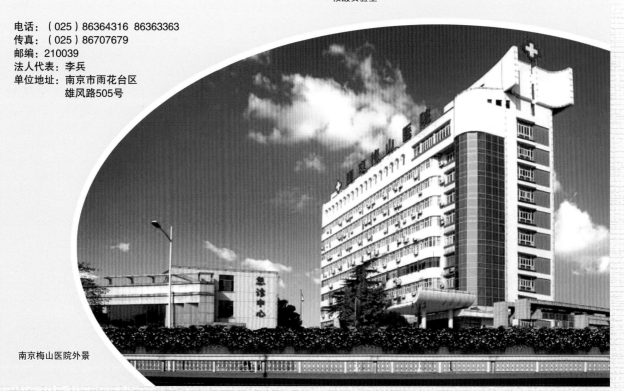

南京梅山医院外景

南京医药股份有限公司

南京医药股份有限公司成立于1951年，1996年在上海证券交易所上市，是中国医药流通行业首家上市公司，现已发展成为跨地区、网络型的集团化企业。公司市场网络覆盖江苏、安徽、福建、湖北等地及西南部分地区（在苏皖闽三省市场占有率位居前列），2020年销售收入近400亿元，全国行业规模排名第八位，居2020年《财富》中国500强第267位。公司荣获全国药品流通创新示范企业等称号，成功入选"第一批全国供应链创新与应用示范企业"名单，是南京市流通领域医药现代供应链体系项目示范企业。

公司以医疗机构供应链服务和医药零售连锁为主营业务，是国内药事服务业务的先行者，积极适应国家医改政策要求，努力探索实践药事服务管理创新。发挥在江苏市场处于主导领先地位的中药销售优势和中药代煎服务特色，中药药事服务业务医院客户数已达70家。零售业务由健康药房和专业药房组成，合计约600家零售门店，拥有百信药房等九家区域品牌连锁机构，以客户健康需求为导向，开展基于专业药学服务的会员管理工作，探索多模式医药零售业务，打造"南京医药健康管理"零售品牌。

公司大力发展现代物流，拥有全国范围内较高水平的终端配送能力、辐射周边地区的快速配送网络体系以及药品仓库的较高管理水平。位于南京市国家级江北新区的中央物流中心于2018年10月正式使用，建筑面积近70000平方米，目前是江苏省内规模最大的专业化药品与医疗器械物流中心，也是行业内规模、智能化水平、功能完备性等方面较为领先的现代化物流中心。

公司以"为公众和社会提供健康产品与服务，使人们生活得更健康、更安全、更有活力"为企业使命，是苏、皖、闽、鄂等地药品器械应急储备及解放军总后、海军药品器械战略储备定点单位。2020年新冠肺炎疫情发生以来，南京医药母子公司切实担负起国有企业的政治责任和社会责任，全力保障防疫物资供应，为各地取得抗击疫情的胜利发挥重要作用，获得江苏、安徽两省省委省政府颁发的"抗击新冠肺炎疫情先进集体"荣誉称号。

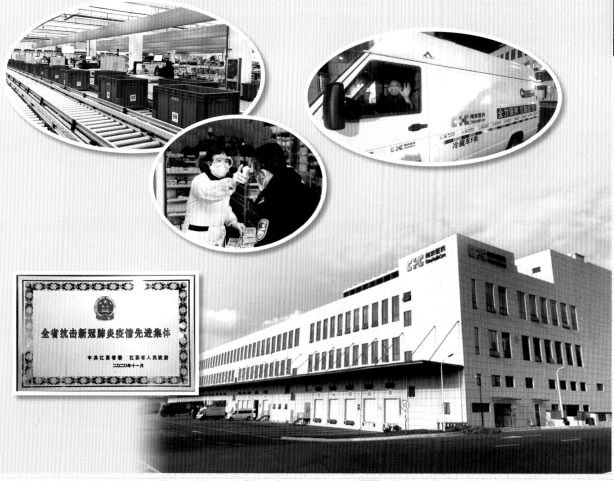

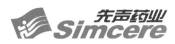
先声药业 Simcere 让患者早日用上更有效药物
Providing Today's Patients with Medicines of the Future

先声药业（2096.HK）是一家正在快速向创新与研发驱动转型的制药公司，获科技部批准建设"转化医学与创新药物国家重点实验室"。公司聚焦肿瘤、中枢神经和自身免疫三大疾病领域，致力于让患者早日用上更有效药物。凭借优异的研发与商业化能力，其主要产品在中国保持领先的市场份额。先声药业秉持开放式创新的研发策略，与多家跨国公司和生物技术企业成为战略合作伙伴，促进全球生命科学成果在中国的价值实现。

先声获得的荣誉

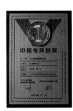 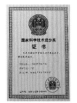 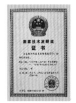

中国专利金奖　　　　国家科学技术进步二等奖　　　　国家科学技术发明二等奖

先声建设的国家级平台

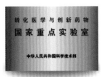   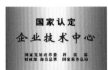 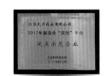

转化医学与创新药物国家重点实验室　　国家国际合作基地　　国家引才引智示范基地　　国家认定企业技术中心　　国家"双创"试点示范企业

全球研发布局

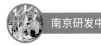 南京研发中心　　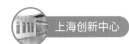 上海创新中心　　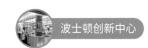 波士顿创新中心

 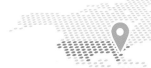
获国家科学技术部批准建设
转化医学与创新药物国家重点实验室

先声药业集团有限公司
Simcere Pharmaceutical Group Limited

No. 699-18, Xuanwu Avenue, Nanjing, 210042
+86 25 8556 6666
www.simcere.com

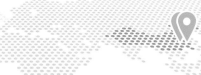

数 学

三级上 第1-10讲

培优A班

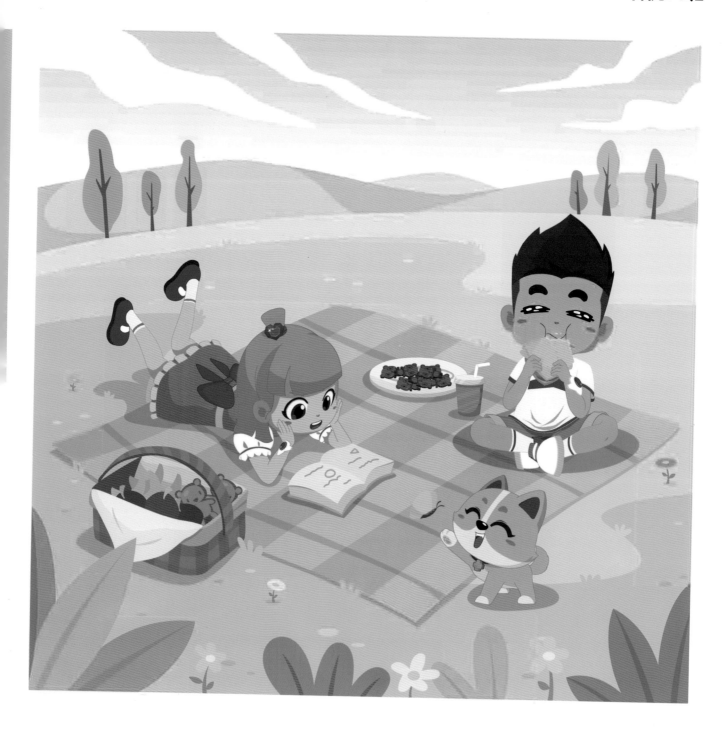